JN414878

기초 인체해부생리학

계명찬 · 이창주 공역

Martini & Bartholomew

PEARSON

BIOSCIENCE 도서출판 바이오사이언스(주)

국립중앙도서관 출판시도서목록(CIP)

생명과학 / 저자: Martini, Bartholomew ; 역자: 계명찬, 이창주
-- 서울 : 바이오사이언스, 2011
p. ; cm

원표제: Structure & Function of the Human Body
영어 원작을 한국어로 번역
ISBN 978-89-92709-62-0 93510 : ₩25000
인체 생리학[人體生理學]
인체 해부학[人體解剖學]

511.1-KDC5
612-DDC21 CIP2011003428

Authorized Translation from the English language edition, entitled STRUCTURE AND FUNCTION OF THE HUMAN BODY, 1st Edition, ISBN: 0136253776 by MARTINI, FREDERIC H.; BARTHOLOMEW, EDWIN F., published by Pearson Education, Inc, publishing as Benjamin Cummings, Copyright © 1999.

All rights reserved. No part of this book may be reproduced or transmitted in any form or by any means, electronic or mechanical, including photocopying, recording or by any information storage retrieval system, without permission from Pearson Education, Inc.

KOREAN language edition published by BIO SCIENCE, Copyright © 2011

이 책의 한국어판 저작권은 저작권자와의 독점계약으로 도서출판 바이오사이언스(주)에 있습니다.
저작권법에 의해 한국 내에서 보호를 받는 저작물이므로 무단전재와 복제를 금합니다.

기초 인체해부생리학

초판 인쇄: 2011년 8월 25일
초판 발행: 2011년 8월 31일

저　자: Martini, Bartholomew
역　자: 계명찬 · 이창주
발행인: 문정구
발행처: 도서출판 바이오사이언스(주)
137-060 서울시 서초구 방배동 479-4 호산빌딩 402호
TEL: (02)581-4057~8
FAX: (02)581-4059
Homepage: http://www.biobooks.co.kr
E-mail: bioscience06@hanmail.net
ISBN: 978-89-92709-62-0 93510

등록번호: 제22-3079호

값 25,000원

Benjamin Cummings is an imprint of PEARSON

도서출판 바이오사이언스(주)

본문과 삽화 팀

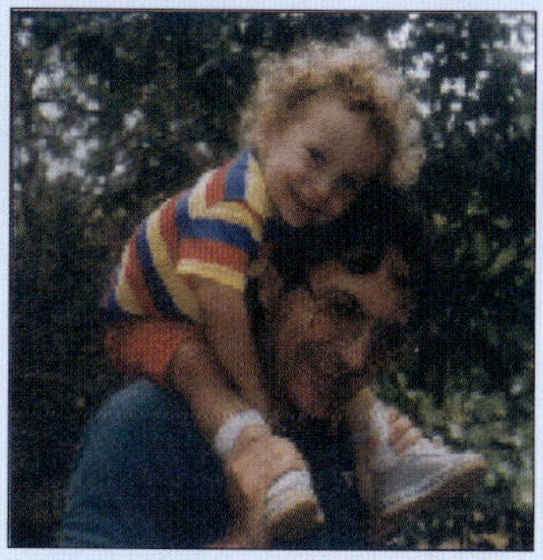

Frederic H. Martini는 Cornell University에서 비교기능해부학 전공으로 이학박사학위(Ph.D.)를 받았다. 그는 특히 해부학, 생리학, 조직학, 그리고 발생학에 조예가 깊다. Martini 박사의 업적에는 학술잡지, 기술보고, 책의 장들, 잡지기사, 그리고 열대섬의 생물학 및 지질학에 대한 저서 등이 있다. 그는 Michael J. Timmons 교수와 함께 *Human Anatomy* (2e, 1997)의 공동저자이며, Edwin F. Bartholomew 교수와 함께 *Essentials of Anatomy and Physiology* (le, 1997)의 공동저자이다. *Human Anatomy* (le)와 *Fundamentals of Anatomy and Physiology* (3e)는 Text and Academic Author' s Association으로부터 각각 1995년과 1996년에 Textbook Excellence Award를 수상하였다. Martini 박사는 1970년 이래 (비교/인체) 해부학과 생리학의 학부과정을 강의해 왔다. 그는 현재 Hawaii University의 교수로 재직 중이며 Cornell University와 New Hampshire University 사이의 합자투자회사인 Shoals Marine Laboratory (SML)와 연계되어 있다. Martini 박사는 그의 저서 각각에 동반되는 A & P learning system의 모든 사항과 관련이 있다. 또한 그는 척추동물의 생리학, 해부학, 그리고 생태학에 대한 실제 연구프로그램을 유지하고 있다. Martini 박사는 교육과 정위원으로서 Human Anatomy and Physiology Society의 회원이다. 그는 또한 National Association of Biology Teachers, the Society for College Science Teachers, the Society for Integrative and Comparative Biology, the Western Society of Naturalists, the International Society of Vertebrate Morphologists, the Authors Guild, the Text and Academic Author' s Association, 그리고 the National Association of Underwater Instructors의 회원이기도 하다. 그의 교육과 연구주제에 대한 더 많은 정보를 원한다면 A & P의 홈페이지 http://www.prenhall.com/martini/fap를 방문하기 바란다.

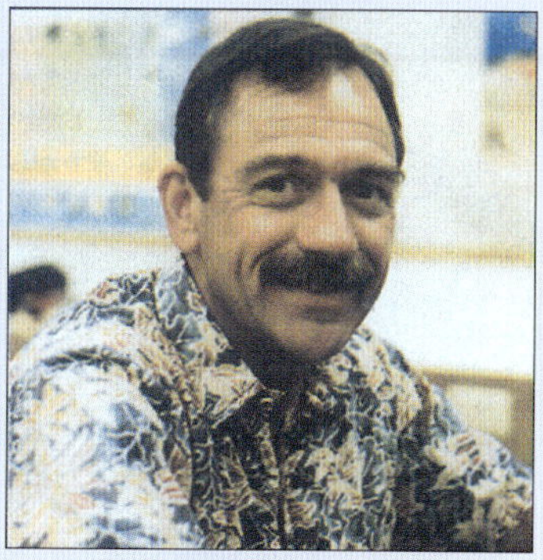

Edwin F. Bartholomew는 Ohio의 Bowling Green State University에서 석사학위를 받았다. 관심분야는 인체해부생리학으로부터 해양환경까지 그리고 또한 식용달팽이(escargot)와 관상어의 "뒷뜰" 양식까지 광범위하다. 지난 25년간 그는 중등과정과 학부과정에서 인체해부생리학을 강의해 왔다. 그는 (식물학에서 동물학에 이르기까지) 매우 광범위한 과목을 Maui Community College에서 강의도 해 왔다. 그는 현재 Rocky 산맥 서부에 있는 역사적인 Lahainaluna High School에서 교육하고 있다. Bartholomew는 논문발표, 주간신문칼럼, 그리고 여러 잡지기사를 냈다. 그는 Human Anatomy and Physiology Society, National Association of Biololgy Teachers, 그리고 American Association for the Advancement of Science의 회원이다.

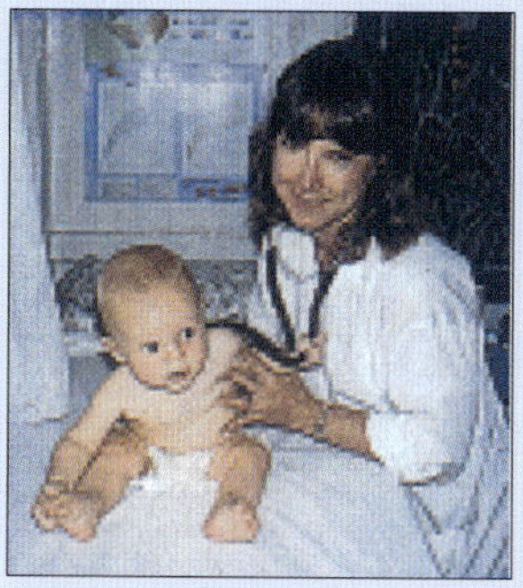

Kathleen Welch 박사는 모든 Martini project의 임상 자문위원으로 University of Seattle에서 M.D. 학위를 받았으며, Chapel Hill에 있는 University of North Carolina에서 근무하고 있다. 2년 동안, 그녀는 Hawaii의 Lahaina에 있는 Kaiser Permanente Clinic의 LBJ Tropical Medical Center Family Practice의 모자보건센터장으로 근무하였다. 그녀는 1987년 이래 개인진료를 하고 있다. Welch 박사는 American Academy of Family Practice의 연구원이다. 그녀는 Hawaii Medical Association과 Human Anatomy and Physiology Society의 회원이다. Martini 박사와 Welch 박사는 1979년에 결혼하였으며 1995년 1월에 태어난 "P.K."라는 아이 하나가 있다.

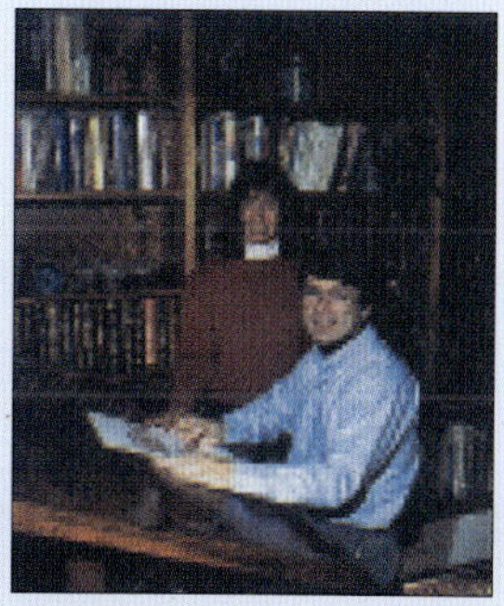

William C. Ober 박사는 아트코디네이터이며 삽화가이다. Washington and Lee University에서 학부를 마쳤으며, Charlottesville에 있는 University of Virginia에서 M.D.를 받았다. 의대에 다니는 동안 그는 Johns Hopkins University의 응용예술학부(Department of Art as Applied to Medicine)에서도 공부하였으며, 현재 University of Virginia의 가정의학과 임상조교수로서 근무하고 있다. 그는 또한 Shoals Marine Laboratory의 핵심 연구원의 일원으로 여름학기에 생물학 삽화를 가르치고 있다. Ober 박사는 현재 의학 및 과학삽화에 열정을 기울이고 있다.

일러스트레이터인 **Claire W. Garrison, R.N.**은 20년 동안 소아산과의 간호사로서 일했으며, 그 후 전문 의학 일러스트레이터로 변신하였다. 5년간의 견습생활을 마치고, 그녀는 1986년 이래 Ober 박사를 보조하여 일하고 있다. Garrison 역시 Shoals의 핵심 구성원이다.

Ober 박사와 Garrison 양의 삽화가 있는 교과서들은 국가적인 관심을 받았으며, the Association of Medical Illustrators (Award of Excellence) American Institute of Graphics Arts (Certificate of Excellence), Chicago Book Clinic (Award for Art and Design), Printing Industries of America (Award of Excellence), and Bookbuilders West로부터 상을 받았다. 이들은 또한 Art Directors Award를 수상하기도 하였다.

저자 서문

우리가 인체생물학에 대한 많은 것들을 알고 있다고 해도, 과학자들은 끊임없이 인체가 하는 일에 관한 새로운 면모들을 밝혀나가고 있다. 여러분은 이러한 면을 신문을 읽거나 혹은 텔레비전을 보면서 스스로 찾아볼 수 있을 것인데 거기에는 항상 인체에 관한 기사 혹은 글들이 있을 것이다. 운동수행능력, 의학적인 연구, 새로운 약물 혹은 새로운 질병 등에 대해 인체는 항상 주목을 받는다.

본서 기초 인체해부생리학(Structure and Function of the Human Body)은 여러분 자신에 관한 발견과 여러분의 몸이 어떻게 일하는가를 밝혀나가는 분야로 여러분을 초대한다. 본서는 인체에 대한 기본적인 이해를 원하는 어떠한 사람도 읽어나갈 수 있다. 여러분은 생물학적인 기초지식이나 혹은 여기에서 제시하는 개념에 대한 과학적인 기초지식을 갖출 필요는 없다. 우리는 1. 여러분의 기초기식(즉 인체의 구조는 어떠하며, 어떻게 일하고, 그리고 일하지 않으면 어떠한 일이 일어나는지)을 확립시키고, 그리고 2. 강의실 밖에서 얻은 관련 정보를 이해하기 위한 뼈대를 제공하도록 본서를 디자인하였다.

본서는 일반적인 두 가지 주제가 있다. 하나는 통합되고 협응된 단위로서의 인체 기능이다. 협응은 몸의 가장 작은 살아 있는 단위인 단일 세포로부터 뇌, 심장, 그리고 허파(폐)와 같은 기관에 이르기까지 모든 수준에서 존재한다. 두 번째 주제는 첫 번째 주제와 밀접하게 연관된 것으로 안정된 내부환경을 유지하기 위해 몸의 성분들이 서로 협동적으로 일하는 것에 관한 것이다. 이러한 기본적인 개념은 제1장에서 소개하였으며 나머지 모든 장들에서 더욱 강조하였다.

본서의 일반적인 특징

어떠한 두 사람도 동일한 방식으로 읽지 않으며 모든 사람들은 학습 양식이 다르다. 우리는 여러분의 학습 양식이 어떠하든지 여러분을 돕기 위해 각 장들을 구성하였다. 본서는 (1) 개념(들)에 대한 강조 및 구성, (2) 확실한 구성으로 종합한 그림들, 그리고 (3) 상세한 복습내용 및 자기측정이라는 세 가지 핵심적인 특징이 있다.

개념들에 대한 강조

- **단원목표:** 각 장은 단원목표에 대해 짧게 나열하면서 시작된다. 이 목표들은 각 장의 본문에 제시되는 핵심개념들에 대해 주의를 집중하게 만든다.
- **계통 개요:** 몸의 주요 계통을 다루는 각 장은 계통의 기능에 대해 개괄하면서 시작된다. 그 계통이 무엇인지에 대해 짤막하게 요약한 다음, 우리는 그 장의 나머지 부분들은 어떻게(how) 그리고 왜(why)에 대해 설명하는데 할애한다.
- **유사점의 사용:** 인체의 기본 기능은 친숙한 물리적 원리 혹은 일상생활에서의 사건들과 가능한 연관된다. 이는 핵심개념을 더 쉽게 알 수 있도록 마음속에 그림을 만들어 줄 것이다.
- **임상적인 설명:** 대부분의 장들에는 상자 안에 제시되는 최소한 하나의 임상적인 설명을 포함시켰다. 이 상자들은 관련된 내용 근처에서 찾을 수 있으며 중요한 개념과의 상관성 혹은 적용성에 대한 가치 있는 영감을 제공할 것이다.
- **노화가 몸 계통에 미치는 영향에 대한 설명:** 이 설명은 노화와 연관되는 구조적 및 기능적 변화를 요약하며 이들을 정상적인 해부 및 생리와 관련시킨다. 노화의 과정에 대한 이해

는 65세 이상의 인구가 극적으로 늘고 있기 때문에 그 중요성이 점점 더 커지고 있다.

- 어휘 발달에 대한 강조: 중요한 용어는 본문 중 처음 나오는 페이지의 옆 공백에 강조하여 나타내었다. 용어의 어원을 제시하였고 일단 그 어원에 익숙해진다면 이의 학술적인 정의를 알기 전에 대부분의 새로운 용어의 의미를 이해할 수 있을 것이다.
- 개념확인: 각 장에서 각각의 중요한 절 끝 부근에 몇 개의 질문을 적었다. 이러한 질문은 여러분의 독해 능력을 신속하게 확인시켜줄 것이다. 해답은 각 장의 끝에 위치시켰으며, 만일 여러분이 틀리는 경우 그 장을 계속 공부해 나가기 전에 적절한 항목에서 다시 읽어볼 수 있을 것이다.
- 교차인용: 아이콘(∞)과 페이지 인용으로 연결된 개념은 이전 본문에서 설명한 내용에 입각한 새로운 개념이 생기는 곳에서 찾을 수 있다.

종합적이며 편리한 그림들

- 한 눈에 알 수 있다: 그림과 본문이 같이 진행되며 그림들은 여러분으로 하여금 본문에서 제공된 정보를 그 그림과 연관시키는 데 도움을 줄 것이다. 모든 그림들은 같은 두 사람의 일러스트레이터에 의해 그려졌으며 따라서 제시되는 양식이나 사용된 색이 본서 전반적으로 통일되어 있다.
- 모든 수준에서 구조적 연관성을 종합시켰다: 학생들은 개체, 기관계, 혹은 기관을 다루는 경우 이들을 쉽게 볼 수 있을 때 가장 편안하며 친근해 한다. 또한 학생들은 분자수준이나 세포수준에서의 변화를 다룰 때 서먹해질 수 있다. 본서는 바로 눈에 보이는 큰 척도의 세계와 세포 및 조직의 친숙하지 않은 미시세계 사이의 틈을 메워줄 핵심이 되는 그림들이 포함되어 있다.
- 그림을 방점으로 표시하였다: 본문에서 각 그림들은 여러분이 그림의 제목으로 바로 이어지도록 뒤에 붉은 점(•)을 뒤에 찍어 강조하였다. 본문에 있는 이 붉은 점은 여러분에게 특히 편리함을 주어 그림을 공부한 후 다시 본문으로 쉽게 되돌아올 수 있게 할 것이다.

각 장에 대한 많은 복습 내용들

각 장은 많은 양의 단원복습으로 끝나게 되어 학기 동안의 전체적인 뼈대 안으로 새로운 내용들을 공부하고 적용하고 그리고 종합시킬 수 있게 하였다. 각 장의 단원복습은 다음과 같은 내용들이 포함된다.

- 핵심용어: 각 장에서 나온 가장 중요한 핵심용어 혹은 단어들이 이 항목에서 이들의 정의와 함께 나열되었다.
- 학습요약: 학습요약은 본문에서 제시된 순서대로 주요 개념과 주제를 복습한다. 관련 페이지 번호를 제목에 표시하였으며, 관련된 핵심 용어는 고딕체로 나타내었다. 참고를 쉽게 하기 위해, 관련된 그림 및 표의 번호도 적절하게 나타내었다.
- 복습문제: 기본적인 개념과 관련 용어를 기억하고 이해했는지를 시험해 보고자 기본적인 복습문제들을 배치시켰다. 서술형 문제들은 그 장에 나온 기본 개념들을 복합적으로 관련시킬 수 있도록 여러분을 도와줄 것이며 중요한 사고의 기법을 증진시킬 것이다.

다른 유용한 특징들

부록에는 학생 및 교수들이 이 과정 동안 같이 사용할 내용들을 담고 있다.

- 부록 I은 본문에서 사용된 무게와 측정 체계를 종합하였다. 여러분은 제1장을 공부하면

서 이 내용들을 재검토해야 하는데, 그 이유는 앞으로 다른 장들을 공부할 때 혼란이나 불편함을 없앨 수 있기 때문이다.

- 부록 II는 외래어의 어근, 접미사, 접두사, 그리고 복합된 형태 등에 대한 목록을 포함하고 있다.

감사의 글

본서는 한 사람에 의해서가 아니라 많은 사람들의 노력을 통해 만들어졌다. 조언, 의견, 그리고 공동지혜(collective wisdom)로 본서가 완성되도록 만들어 준 교수 및 검토자들이 가장 많은 일을 하였다. 이 분들이 가진 주제에 대한 흥미, 제시의 방법이나 정확성에 대한 관심, 그리고 매우 다양한 능력과 배경을 가진 학생들에 대한 경험은 본서의 검토과정을 교육적 경험으로 만들었다. 신중하게 의견, 견해, 그리고 자료를 기록한 이 분들에게 우리는 진심으로 감사하며 행운을 빈다.

아래의 여러분이 본서의 초고를 검토하는데 많은 시간을 할애해 주셨다.

Susan Baldi, *Santa Rosa Junior College*
Barbara Barger, *Clarion County Correction Center*
Steven Bassett, *Southeast Community College*
Judith Bell, *Midstate College*
Mitzie Bryant, *St. Louis Board of Education – Practical Nursing*
Peggy Guichard, *City College of San Francisco*
Rosemarie Harris, *University of Mississippi Medical Center*
Roger Johnson, *University of Mississippi Medical Center*
Karen Jones, *Pitt Community College*
Mary Jordan, *St. Louis Board of Education – Practical Nursing*
Learma Konechne, *Pima Medical Institute – Respiratory Therapy Program*
Jack Lazarre, *University of Phoenix*
Judi Lindsley, *Lourdes College*
Mary Jane Lofton, *Belmont Technical College*
Evelyn Moffett, *Jones County Junior College*
Cheryl Perugini, *Porter and Chester Institute*
Mary Rahr, *Northeast Wisconsin Technical College*
Barbara Ramutkowski, *Pima Medical Institute – Medical Assistant Program*
Wayne Seifert, *Brookhaven College*
Charles Seiger, *Atlantic Community College*
Janet Sesser, *High Tech Institute, Inc.*
Ann Smith, *Joliet Junior College*
Kim Smith, *Shelton State Community College*
Connie Vinton-Schoepske, *Iowa State University*
Jeff Walmsley, *Lorain County Community College*
Pam White, *Northwest Mississippi College*

또한 우리는 본서를 제작하도록 견해와 의견으로 고무시켜 주신 전국의(그리고 해외의) 대학에 있는 교수들과 학생들에게 감사한다.

본서는 설명과 그림의 두 성분으로 구성된다. 설명을 준비하는데 있어 우리는 Charles Seiger, Steven Bassett, Judi Lindsley, Laura Edwards, 수석 개발편집인, Deena Cloud, 개발편집인, Byron Smith, 프로젝트 매니저, Project Manager 그리고 제작과정부터 본서가 나오기까지 전반적으로 도움을 주신 보조편집인, Damian Hill로 구성된 훌륭한 팀의 도움을 받을 수 있었다. 제작과정 동안 Barbara Liguori는 본문을 구성하고, 어조를 일반화시키며, 그리고 전체적으로 일관되게 제시되도록 만드는 데 있어 우리를 돕는 핵심적인 일을 수행하였다. 제작편집인, Shari Toron은 본서의 페이지들을 구성할 때 본문과 그림들을 적절하고 적당한 곳으로 이동시켰다. 거의 예외없이, 검토자들은 정확하고 종합적이며 시각적으로 흥미를 주는 그림들의 중요성을 강조하여 학생들이 핵심 내용들을 이해하는데 도움을 주도록 하였다. 그림은 Bill Ober, M.D.와 Claire Garrison, R.N.의 팀에 의해 제작되었다.

저자들은 종합적인 계획 하에 본문, 그림, 그리고 생산계획을 유지하도록 전체 프로젝트를 가능하게 해 준 Prentice Hall의 지원팀과 편집자들에게 감사 드린다. 특히 대학서적편집개발부의 편집장인 Ray Mullaney와 부수석인 노움과 환경을 제공해 준 Laura Edwards, 기술, 과학, 수학을 위한 편집장으로 본 프로젝트를 지원해 준 Tim Bozik, 그리고 생물학 편집담당자로서 계획을 이끌고 조화시킨 David K. Brake에게 특히 감사 드린다. 우리는 또한 생산/제작 부사장으로서 도움을 주신 David Riccardi에게 감사 드린다.

본서에 있을 수 있는 어떤 잘못이나 실수는 전적으로 저자들의 책임으로 검토자나 삽화가, 혹은 편집인의 잘못이 아니다. 다음 판을 개선시키기 위한 노력으로 우리는 독자들에게 본서의 구성이나 내용에 대한 관련 정보, 제안, 혹은 논평을 다음의 주소(David Brake, Executive Editor for Biology, Prentice Hall, Inc., 1208 East Broadway, Suite 110, Tempe AZ 85282.)로 보내주기를 원한다. 여러분은 또한 직접 이메일을 통해서도 우리에게 보낼 수 있다. 제안이나 논평들에 대해 진심으로 감사드릴 것이며, 이는 제2판을 제작하는데 있어 주의 깊게 고려될 것이다.

Frederic Martini

Haiku, Hawaii
Martini@maui.net

Edwin F. Bartholomew

Lahaina, Hawaii
edbarth@maui.net

본서를 PK, Ivy,
그리고 Kate에게 바친다.
본문과 삽화 팀

역자 서문

최근 국내외적으로 생명과학 관련서적들이 대량 출판되고, 국내에서도 많은 번역서들이 출판되고 있습니다. 기존의 해부생리학 교재에 수록된 인체의 구조와 기능에 관한 방대한 내용의 지식을 한 학기 강의로 진행하는 데는 교수와 학생 모두에게 부담이 있었습니다. Martini & Bartholomew 교수의 *Structure & Function of the Human Body*는 의학전공자보다는 자연과학부 및 비전공자를 위한 1학기 주 2~3시간 정도의 해부생리학 강의교재로 적당한 수준입니다. 번역과정에서 우리는 이 책의 제목을 "기초 인체해부생리학"으로 정했습니다. 또한 가능한 우리말 표현을 구현하기 위해 노력하였습니다. 정확한 용어 사용을 위해 색인에는 우리말과 영문으로 분리하여 정리하였습니다. 표현의 미숙함이나 용어 사용의 한계성으로 인해 보완되어야 할 점들이 발견된다면 개선하여 더 친숙한 책으로 만들어 나가겠습니다. 이 책의 출판을 위해 노력해 주신 도서출판 바이오사이언스(주)의 문정구 사장님 이하 임직원 여러분께 깊이 감사드립니다. 끝으로 인체의 구조와 기능에 관한 기본적인 지식을 획득하고자 하는 학생 여러분에게 본서가 많은 도움이 되기를 바랍니다.

2011년 8월
역자 씀

역자 소개

계명찬
한양대학교 자연과학대학 생명과학전공
mcgye@hanyang.ac.kr

이창주
한양대학교 자연과학연구소
cjlee@dreamwiz.com

학생들에게

학생들에게

여러분은 인체의 해부학(구조)과 생리학(기능)에 관한 재미있는 공부로의 여행을 시작하였다. 여러분은 어떻게 몸이 활동하며 어떻게 이 지식을 전문가처럼 대화할지 배우게 될 것이다. 여러분은 또한 어떻게 임상적으로 적용되며 그리고 어떻게 이 지식들이 실제 세상과 관련되는지에 대해 배우게 될 것이다. 비록 이 새로운 과제들이 처음에는 낯설게 보일지 모르지만 이 모든 것들은 이해가 가능한 것들이다. 우리는 여기에서 그러한 생각들을 극복시키는데 도움을 줄 것이다.

이 책은 여러분의 입장에서 쓰여진 것이다. 여러분이 아래의 여러 페이지들을 읽게 되면서 이 새로운 주제를 이해하고 습득하도록 여러분을 도와주게 되는 여러 다양한 특징들을 보게 될 것이다.

CHAPTER 14

심장과 순환

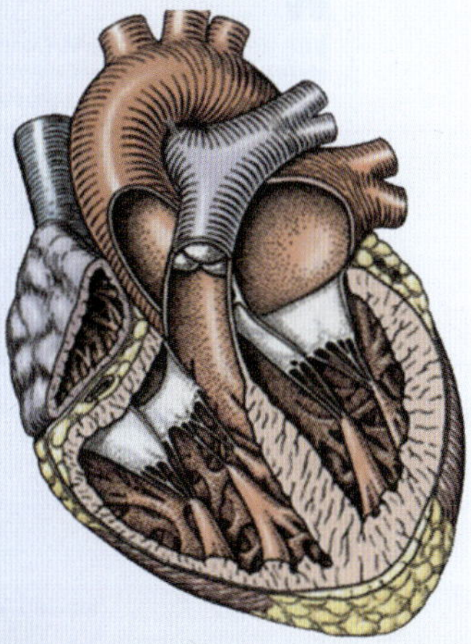

단원개요

심장과 순환계

심장의 구조
- 심장의 내부구조
- 심장벽
- 심장에 대한 혈액공급

심장박동
- 심장주기
- 심장의 전도계
- 심전도
- 심장박동의 조절

혈관
- 혈관의 구조
- 혈압

혈류의 조절
- 단기반응
- 장기반응

몸의 혈관
- 허파순환
- 온몸순환: 동맥
- 온몸순환: 정맥
- 태아순환

노화와 심장혈관계

임상노트: 심장동맥순환과 심장발작
임상노트: 혈압은 어떻게 측정할까?
임상노트: 붉은입술(red lip), 눈 아래의 다크서클(dark circle), 그리고 얼굴이 붉어지는 것은 무엇이 그렇게 만들까?

단원목표

1. 심장의 위치와 일반적인 특징에 대해 설명한다.
2. 심장을 통한 혈액의 흐름에 대해 이해하며, 주된 혈관, 방, 그리고 심장판막에 대해 확인한다.
3. 심장벽의 층들에 대해 확인한다.
4. 전형적인 심장박동 혹은 심장주기에 일어나는 변화에 대해 설명한다.
5. 심장 전도계의 성분과 기능에 대해 설명한다.
6. 동맥, 모세혈관, 그리고 정맥의 구조와 기능에 대해 설명한다.
7. 어떻게 조직 및 다양한 기관계가 혈류 및 조직내 압력을 조절하기 위해 상호작용하는지 설명한다.
8. 구조와 기능에 입각하여 혈관들의 종류를 구별한다.
9. 주요 동맥 및 정맥 그리고 이들이 존재하는 부위를 확인한다.
10. 노화와 관련하여 심장혈관계에서 일어나는 변화를 설명한다.

단원개요와 단원목표

각 장은 단원개요와 단원목표 목록과 함께 시작된다. 페이지 번호와 개요의 제목은 실제 본 장에서 보게 되는 것과 일치한다. 단원개요는 본 장이 어떻게 진행되는지를 알게 하며 특정의 정보를 위해 그 부분으로 바로 갈 수 있게 한다. 임상노트 역시 단원개요에 그 제목을 달아 놓았다. 만일 단원개요에서 여러분이 어디로 갈지 알았다면 그 다음 단원목표에서 여러분이 무엇을 배워야 하는지 알게 할 것이다. 여러분의 학습노트를 적는데 단원목표를 사용하면 각 장에서 제시되는 중요한 개념을 얻는데 있어 여러분에게 도움이 될 것이다.

비뇨계 개요

어디에서 여러분은 예를 들어 비뇨계의 중요한 기능에 대해 요약한 것을 찾을 수 있을까? 비뇨계 개요를 보라. 개요는 매번 새로운 계통에 대해 소개한다. 특정 계통의 중요한 면을 바탕으로 여러분의 공부를 정리하는데 도움이 될 것이다.

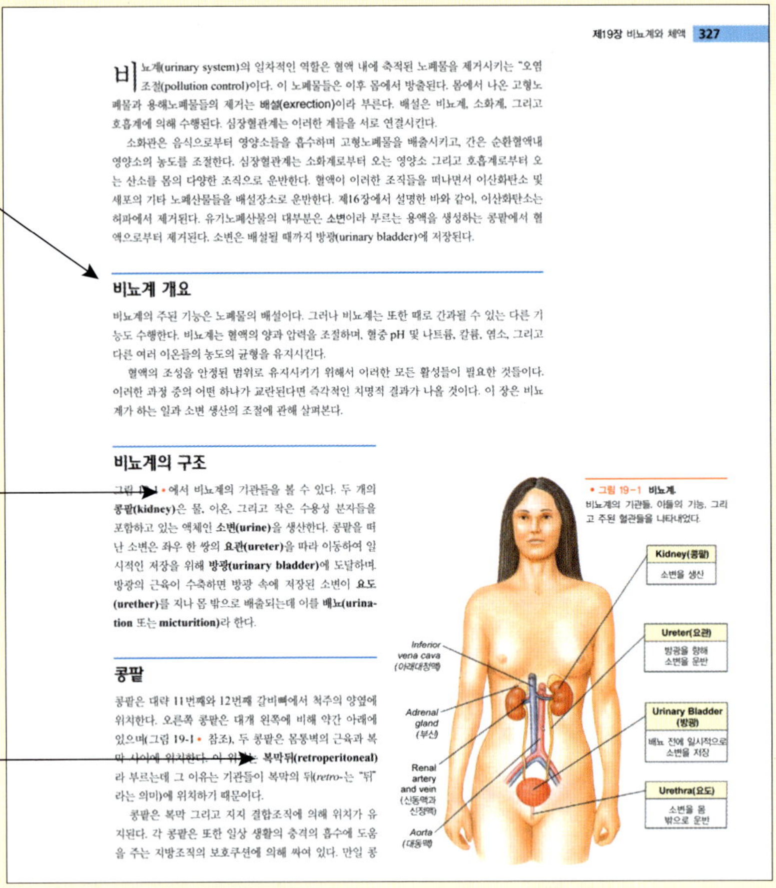
제19장 비뇨계와 체액 327

비뇨계(urinary system)의 일차적인 역할은 혈액 내에 축적된 노폐물을 제거시키는 "오염조절(pollution control)이다. 이 노폐물들은 이후 몸에서 방출된다. 몸에서 나온 고형노폐물과 용해노폐물들의 제거는 **배설(exrection)**이라 부른다. 배설은 비뇨계, 소화계, 그리고 호흡계에 의해 수행된다. 심장혈관계는 이러한 계들을 서로 연결시킨다.

소화관은 음식으로부터 영양소들을 흡수하며 고형노폐물을 배출시키고, 간은 순환혈액내 영양소의 농도를 조절한다. 심장혈관계는 소화계로부터 오는 영양소 그리고 호흡계로부터 오는 산소를 몸의 다양한 조직으로 운반한다. 혈액이 이러한 조직들을 떠나면서 이산화탄소 및 세포의 기타 노폐산물들을 배설장소로 운반한다. 제16장에서 설명한 바와 같이, 이산화탄소는 허파에서 제거된다. 유기노폐산물의 대부분은 **소변**이라 부르는 용액을 생성하는 콩팥에서 혈액으로부터 제거된다. 소변은 배설될 때까지 방광(urinary bladder)에 저장된다.

비뇨계 개요

비뇨계의 주된 기능은 노폐물의 배설이다. 그러나 비뇨계는 또한 때로 간과될 수 있는 다른 기능도 수행한다. 비뇨계는 혈액의 양과 압력을 조절하며, 혈중 pH 및 나트륨, 칼륨, 염소, 그리고 다른 여러 이온들의 농도의 균형을 유지시킨다.

혈액의 조성을 안정된 범위로 유지시키기 위해서 이러한 모든 활성들이 필요한 것들이다. 이러한 과정 중의 어떤 하나가 교란된다면 즉각적인 치명적 결과가 나올 것이다. 이 장은 비뇨계가 하는 일과 소변 생산의 조절에 관해 살펴본다.

비뇨계의 구조

그림 19-1 • 에서 비뇨계의 기관들을 볼 수 있다. 두 개의 **콩팥(kidney)**은 물, 이온, 그리고 작은 수용성 분자들을 포함하고 있는 액체인 **소변(urine)**을 생산한다. 콩팥을 떠난 소변은 좌우 한 쌍의 **요관(ureter)**을 따라 이동하여 일시적인 저장을 위해 **방광(urinary bladder)**에 도달하며. 방광의 근육이 수축하면 방광 속에 저장된 소변이 **요도(urether)**를 지나 몸 밖으로 배출되는데 이를 **배뇨(urination 또는 micturition)**라 한다.

콩팥

콩팥은 대략 11번째와 12번째 갈비뼈에서 척주의 양옆에 위치한다. 오른쪽 콩팥은 대개 왼쪽에 비해 약간 아래에 있으며(그림 19-1 • 참조), 두 콩팥은 몸통벽의 근육과 복막 사이에 위치한다. 이 위치는 **복막뒤(retroperitoneal)**라 부르는데 그 이유는 기관들이 복막의 뒤(*retro*-는 "뒤"라는 의미)에 위치하기 때문이다.

콩팥은 복막 그리고 지지 결합조직에 의해 위치가 유지된다. 각 콩팥은 또한 일상 생활의 충격의 흡수에 도움을 주는 지방조직의 보호쿠션에 의해 싸여 있다. 만일 콩

• 그림 19-1 **비뇨계.** 비뇨계의 기관들, 이들의 기능, 그리고 주된 혈관들을 나타내었다.

그림 참고점

붉은 점은 본문에서 그림번호 뒤에 있다. 이들 붉은 점은 표지가 되어 여러분이 그림을 참고로 할 때 본문에서 쉽게 그 곳을 찾을 수 있게 한다.

핵심용어

중요한 용어는 **고딕체**로 강조하였으며 발음도 같이 포함시켰다. 이러한 핵심용어의 많은 것들이 쉽게 복습하기 위해 각 장의 끝에 나열하였다.

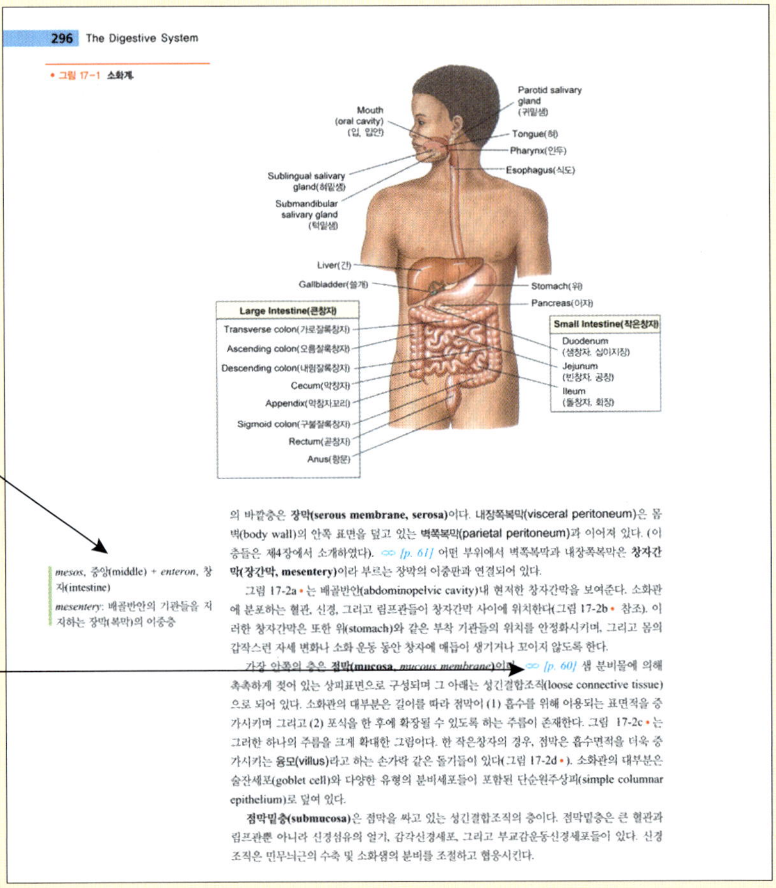
296 The Digestive System

• 그림 17-1 **소화계.**

의 바깥층은 **장막(serous membrane, serosa)**이다. 내장쪽복막(visceral peritoneum)은 몸벽(body wall)의 안쪽 표면을 덮고 있는 **벽쪽복막(parietal peritoneum)**과 이어져 있다. (이 층들은 제4장에서 소개하였다). ∞ *[p. 61]* 어떤 부위에서 벽쪽복막과 내장쪽복막은 **창자간막(장간막, mesentery)**이라 부르는 장막의 이중판과 연결되어 있다.

mesos, 중앙(middle) + *enteron*, 창자(intestine)

mesentery: 배골반안의 기관들을 지지하는 장막(복막)의 이중층

그림 17-2a • 는 배골반안(abdominopelvic cavity)내 현저한 창자간막을 보여준다. 소화관에 분포하는 혈관, 신경, 그리고 림프관들이 창자간막 사이에 위치한다(그림 17-2b • 참조). 이러한 창자간막은 또한 위(stomach)와 같은 부착 기관들의 위치를 안정화시키며, 그리고 몸의 갑작스런 자세 변화나 소화 운동 동안 창자에 매듭이 생기거나 꼬이지 않도록 한다.

가장 안쪽의 층은 **점막(mucosa, *mucous membrane*)**이며 ∞ *[p. 60]* 샘 분비물에 의해 촉촉하게 젖어 있는 상피표면으로 구성되며 그 아래는 성긴결합조직(loose connective tissue)으로 되어 있다. 소화관의 대부분은 길이를 따라 점막이 (1) 흡수를 위해 이용되는 표면적을 증가시키며 그리고 (2) 포식을 한 후에 확장될 수 있도록 하는 주름이 존재한다. 그림 17-2c • 는 그러한 하나의 주름을 크게 확대한 그림이다. 한 작은창자의 경우, 점막은 흡수면적을 더욱 증가시키는 융모(villus)라고 하는 손가락 같은 돌기들이 있다(그림 17-2d •). 소화관의 대부분은 술잔세포(goblet cell)와 다양한 유형의 분비세포들이 포함된 단순원주상피(simple columnar epithelium)로 덮여 있다.

점막밑층(submucosa)은 점막을 싸고 있는 성긴결합조직의 층이다. 점막밑층은 큰 혈관과 림프관뿐 아니라 신경섬유의 얼기, 감각신경세포, 그리고 부교감운동신경세포들이 있다. 신경조직은 민무늬근의 수축 및 소화샘의 분비를 조절하고 협응시킨다.

어휘개발

각 장의 여러 곳에서 중요한 단어 부분과 이의 의미를 여백에 나타내었다. 이 단어들은 그 장에서 쓰이는 어휘에 대한 기초가 된다. 어떤 형태로 다시 쓰이기 때문에 이에 주목하기 바란다.

개념연결

사슬연결기호는 새로운 재료가 이전의 설명과 관련되었다는 것을 시각적으로 보게 한다. 괄호 안의 참고페이지번호는 관련 주제를 어디에서 찾을 지 알려준다.

뛰어난 해부학 그림

해부생리학은 시각적인 주제로서 효과적인 삽화가 없다면 개념을 잡기가 어려워진다. 본서는 여러 도움이 되는 그림 기법을 사용하였다. 여기에는 거시-미시 그림(여기에서 볼 수 있음), 전자현미경사진 그리고 깨끗하게 표시한 해부학적 특징들이 있는데, 이들은 여러분의 학습 주제에 관한 모든 면을 보게 해 줄 것이다.

94 The Skeletal System

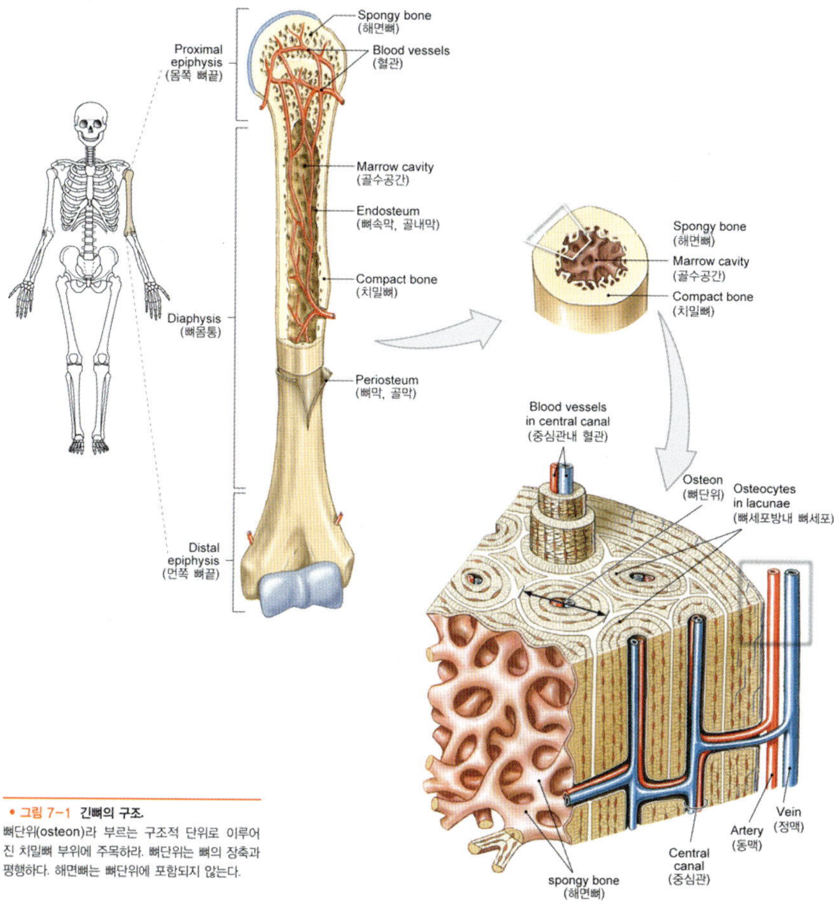

• 그림 7-1 **긴뼈의 구조.** 뼈단위(osteon)라 부르는 구조적 단위로 이루어진 치밀뼈 부위에 주목하라. 뼈단위는 뼈의 장축과 평행하다. 해면뼈는 뼈단위에 포함되지 않는다.

있는 성긴결합조직을 지칭한다. **적색골수(red marrow)**는 혈액형성조직이며, **황색골수(yellow marrow)**는 지방조직이다. 인접된 뼈의 뼈끝은 관절에서 상호작용한다. 많은 관절 내에서 마주보는 뼈의 표면은 유연하고 미끄러운 **관절연골(articular cartilage)**로 덮여 있다.

그림 7-1 • 에서 두 종류의 뼈, 즉 치밀뼈와 해면뼈도 볼 수 있다. **치밀뼈(compact nobe)**는 상대적으로 딱딱한 반면, **해면뼈(spongy bone)**는 구멍이 많고 덜 치밀하다. 두 종류 모두 긴뼈 내에 존재한다. 치밀뼈는 뼈몸통을 형성하며 뼈끝의 표면을 덮고 있다. 각각의 뼈끝들은 해

• 그림 8-6 머리와 목의 근육들.

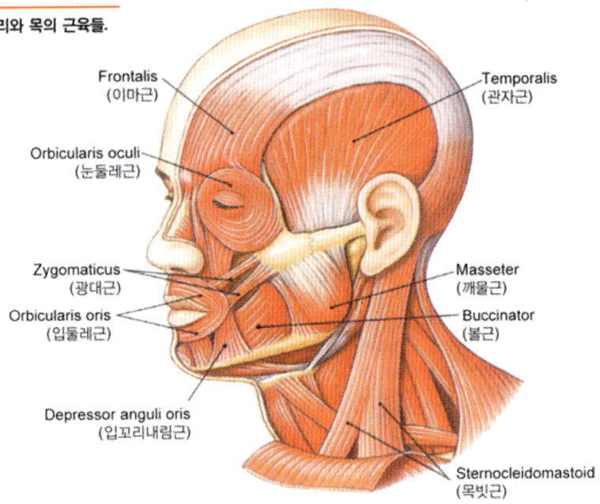

표 8-2는 주요 몸통근육들의 위치, 작용, 그리고 운동에 대해 요약하였다.

머리와 목의 근육들

머리와 목의 근육들은 그림 8-6 • 에서 볼 수 있으며 표 8-2에 요약하였다. 얼굴의 근육들은 머리뼈의 표면에서 기원되었으며 피부의 진피 안으로 삽입되어 있다. 이들이 수축하는 경우, 피부가 움직이면서 얼굴의 표정이 변하게 된다. 얼굴의 근육에서 가장 큰 집단은 입과 연관이 있다. **입둘레근(orbicularis oris)**은 입을 오므리며, 다른 근육들은 입술 혹은 입의 끝을 움직인다. 입과 연관된 또 다른 근육인 **볼근(buccinator)**은 입을 오므릴 때 뺨을 압박하고 공기를 불 수 있도록 한다. 씹는 동안 볼근의 수축과 이완은 볼의 안쪽 공간으로부터 치아를 지나 음식이 뒤로 갈 수 있게 해준다. 씹는 운동은 **관자근(temporalis)** 및 **깨물근(masseter)**의 수축으로 일어난다.

개념확인 문제

구술로 주요 단원의 말미에 있는 이 문제들은 방금 익힌 기본 개념을 이해하는지 "확인" 하는데 도움이 될 것이다. 이에 대한 해답은 각 장의 끝에 있는 단원복습에서 찾을 수 있다.

- ✔ 깨물근을 수축하거나 이완시킬 때, 어떤 일이 일어날까?
- ✔ 어떤 근육이 "키스하는" 근육이라고 할 수 있을까?

더 작은 집단의 근육들이 눈썹과 눈꺼풀, 머리덮개(scalp), 코, 그리고 바깥귀의 운동을 조절한다. 목의 다른 근육들이 후두의 위치를 조절하며, 아래턱을 내리고, 입 천장을 팽팽하게 하고, 혀와 인두 근육의 기부를 안정화시킨다. 이들 중 하나인 **목빗근(sternocleidomastoid)**은 빗장뼈와 복장뼈로부터 머리뼈의 꼭지부위(mastoid region)로 이어진다. 목빗근은 머리를 돌리거나 목을 굽히게 한다.

척주의 근육

척주의 근육은 등세모근(trapezius)과 넓은등근(latissimus dorsi)과 같은 보다 얕은 등근육에 의해 덮여 있다(그림 8-5b • 참조). 척주의 폄근(extensor)에는 척주와 머리를 곧게 유지시키는 **척주세움근(erector spinae)**[엉치가시근(sacrospinalis), 엉덩갈비근(iliocostalis), 가장긴근(longissimus), 그리고 가시근(spinalis)]이 있다(그림 8-7 • 과 표 8-2). 서로 수축하게 되면, 이들 근육은 척주를 펴게 한다. 오직 한 쪽만이 수축하게 되면, 척주는 옆으로 굽어진다. 척주세움근은 허리네모근(quadratus lumborum) 그리고 척주를 굽히는 다양한 배근육들과 대항한다.

몸통의 근육

몸통의 근육에는 (1) **바깥갈비사이근(external intercostalis)**과 **속갈비사이근(internal**

복습

핵심용어

흡수(absorption): 기체, 액체, 혹은 용질의 능동섭취 혹은 수동섭취.

쓸개즙(bile): 쓸개에 저장된 후 샘창자로 방출되어 지질을 유화시키는 간의 외분비 분비물.

미즙(chyme): 위와 몸쪽 작은창자에 존재하는 소화분비물과 섭취된 음식의 반액체 혼합물.

소화(digestion): 소화관의 세포에 의해 흡수될 수 있는 단순분자로 섭취된 물질을 화학적으로 분해하는 과정.

샘창자(duodenum): 작은창자의 처음 25 cm 부분.

위샘(gastric gland): 산, 효소, 그리고 호르몬을 분비하는 위의 관상샘(tubular gland).

가수분해(hydrolysis): 물분자를 부가하여 화학결합을 끊는 과정.

섭식(ingestion): 입을 통해 소화관으로 물질을 유입시키는 과정.

암죽관(lacteal): 창자 융모내 말단 림프관.

창자간막(mesentery): 배골반안에 있는 기관들의 위치를 지지하고 안정화시키는 장막의 두 층. 연관된 혈관, 신경, 그리고 림프관을 위한 통로를 제공.

점막(mucosa): 상피와 그 아래의 성긴결합조직을 합한 점액막.

이자액(pancreatic juice): 이자에 의해 생산되는 완충용액과 소화효소의 혼합액. 소화효소인 세크레틴과 콜레시스토키닌의 자극으로 샘창자로 방출된다.

꿈틀운동(peristalsis): 음식물을 소화관과 같은 관의 축을 따라 추진시키는 민무늬근 수축의 파동.

융모(villus): 작은창자의 점막에 있는 긴 손가락 같은 돌기.

학습개요

서론(p. 295)

1. 소화관으로 내려가는 음식으로부터 소화계는 개인의 성장과 유지를 위해 필요한 에너지와 구성물질들을 공급한다.

소화계 개요(p. 295)

1. 소화계는 근육질의 **소화관(digestive tract)** 및 다양한 **부속기관(accessory organ)**들로 구성된다.

2. 소화기능에는 섭취, 기계적 처리, 소화, 분비, 흡수, 그리고 분비가 포함된다.

소화계의 구조(pp. 295~306)

1. 소화관은 입안, 인두, 식도, 위, 작은창자, 큰창자, 곧창자, 그리고 항문이 포함된다(그림 17-1).

소화관의 벽(p. 295)

2. 배골반안 내에서 소화관과 연결된 복막의 이중판은 **창자간막(mesentery)**이라 한다(그림 17-2a).

3. 상피와 그 아래의 결합조직은 소화관의 안쪽 **점막(mucosa)**을 형성한다. 바깥쪽으로 **점막밑층(submucosa)**과 **근육층(muscularis externa)**이 있다. 복막안 내에서, 근육층은 **장막(serosa)**으로 덮여 있다(그림 17-2b).

4. 창자벽 및 작은 융모의 주름은 소화관의 표면적을 증가시킨다(그림 17-2c,d).

5. 근육층의 수축은 **꿈틀운동(peristalsis)**을 통해 음식물을 소화관을 통해 추진시킨다.

입안(p. 298)

6. 입안의 기능에는 (1) 미각, (2) 치이, 혀, 그리고 입표면을 사용한 기계적 처리, (3) 점액과 침의 혼합에 의한 윤활작용. 그리고 (4) 침효소에 의한 소화가 포함된다.

7. 볼은 입안의 양옆을 형성한다. **단단입천장(hard palate)**과 **물렁입천장(soft palate)**은 그의 천장을 형성하며 혀는 그의 바닥을 형성한다(그림 17-3a).

8. 혀의 일차적인 기능은 씹고 삼키도록 음식을 조작하고, 감각을 분석하며, 그리고 점액을 분비하는 것 등이다.

9. **귀밑샘(parotid)**, **혀밑샘(sublingual)**, 그리고 **턱밑샘(submandibular salivary gland)**은 이들의 분비물을 입안으로 방출한다. 침은 입을 윤활시키며, 화학물질을 용해시키고, 입 표면을 세척하며, 그리고 세균을 억제시킨다. 침의 분비는 대개 자율신경계에 의해 조절된다(그림 17-1).

10. 씹는 것은 마주보는 치아의 접촉을 통해 일어난다. 20개의 일차치아, 즉 **젖니(deciduous teeth)**가 발달 동안 32개의 영구치로 대체된다(그림 17-3b).

11. **치아주위조직(periodontal ligament)**은 치아를 치아확 안에 고정시킨다. **상아질(dentin)**은 치아의 기본구조를 형성한다. **치아머리(crown)**는 **사기질(enamel)**로 싸이며, **치아뿌리(root)**는 **시멘트질(crmentum)**이다(그림 17-4).

인두(p. 300)

12. 인두는 고형음식, 액체, 그리고 기체의 총체적인 통로가 된다. 인두의 근육은 삼키기 과정을 돕는다.

식도(p. 300)

13. 식도는 고형음식과 액체를 인두로부터 위까지 운반한다.

14. 삼키기는 **음식덩이**(foot mass 또는 **bolus**)의 압축으로 시작되는데, 음식덩이는 인두로 이동하게 되며, 후두가 올라가고, 후두덮개가 접히고 그리고 성대문이 닫힌다. 꿈틀운동은 음식덩이를 **식도아래조임근**까지 식도를 지나게 한다(그림 17-5).

위(p. 300)

15. 위는 (1) 섭식된 음식물의 일시적인 저장, (2) 섭식된 음식물의 혼합, 그리고 (3) 산과 효소를 사용하여 음식물의 화학결합을 파괴시키는 세 가지 주요 기능을 갖고 있다.

16. **위몸통(body)**은 위에서 가장 큰 부분이다. **날문조임근(pyloric sphincter)**은 위로부터 빠져나오는 것을 막는데, 이완상태에서 위내벽은 수많은 **위주름(ragae;** 융기와 주름)을 갖는다(그림 17-6).

17. **위샘(gastric gland)**은 **위산(gastric juice)**을 분비하는데 여기에

복습

복습은 본 장에서 제시한 내용들을 다시 한번 더 확인하는데 도움을 준다. 본 장에서 나온 핵심용어가 정의되어 있다. 학습개요에서 제시된 적절한 장의 제목 및 페이지 수와 함께 중요한 점을 순서대로 요약하였다. 본 장에 대한 여러분의 이해도를 측정하기 위해 다양한 복습문제들을 제시하였다. 여기에는 연결형, 선택형, OX 문제, 그리고 서술형이 있다. 끝으로, 여기에서 개념확인 문제의 해답을 찾을 수 있다.

복습문제

복습문제는 기본지식과 새로운 어휘를 확인하는 문제로서 본 장의 각기 다른 부분들에서 제시된 이론들을 통합하는지에 대한 문제이며 본 장에서 나온 여러 재료들을 실제 상황에 적용할 수 있게 한다.

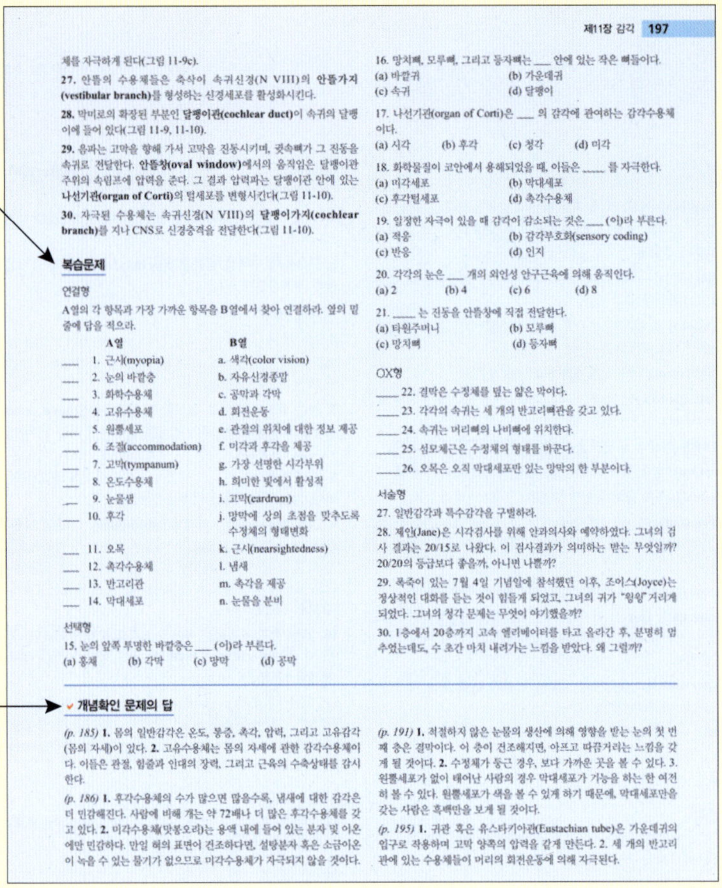

제11장 감각 197

체를 자극하게 된다(그림 11-9c).

27. 안뜰의 수용체들은 축삭이 속귀신경(N VIII)의 **안뜰가지(vestibular branch)**를 형성하는 신경세포를 활성화시킨다.

28. 막미로의 확장된 부분인 **달팽이관(cochlear duct)**이 속귀의 달팽이에 들어 있다(그림 11-9, 11-10).

29. 음파는 고막을 향해 가서 고막을 진동시키며, 귓속뼈가 그 진동을 속귀로 전달한다. **안뜰창(oval window)**에서의 움직임은 달팽이관 주위의 속림프에 압력을 준다. 그 결과 압력파는 달팽이관 안에 있는 **나선기관(organ of Corti)**의 털세포를 변형시킨다(그림 11-10).

30. 자극된 수용체는 속귀신경(N VIII)의 **달팽이가지(cochlear branch)**를 지나 CNS로 신경충격을 전달한다(그림 11-10).

복습문제

연결형

A열의 각 항목과 가장 가까운 항목을 B열에서 찾아 연결하라. 옆의 밑줄에 답을 적으라.

	A열	B열
___	1. 근시(myopia)	a. 색각(color vision)
___	2. 눈의 바깥층	b. 자유신경종말
___	3. 화학수용체	c. 공막과 각막
___	4. 고유수용체	d. 회전운동
___	5. 원뿔세포	e. 관절의 위치에 대한 정보 제공
___	6. 조절(accommodation)	f. 미각과 후각을 제공
___	7. 고막(tympanum)	g. 가장 선명한 시각부위
___	8. 온도수용체	h. 희미한 빛에서 활성적
___	9. 눈물샘	i. 고막(eardrum)
___	10. 후각	j. 망막에 상의 초점을 맞추도록 수정체의 형태변화
___	11. 오목	k. 근시(nearsightedness)
___	12. 촉각수용체	l. 냄새
___	13. 반고리관	m. 촉각을 제공
___	14. 막대세포	n. 눈물을 분비

선택형

15. 눈의 앞쪽 투명한 바깥층은 ___ (이)라 부른다.
(a) 홍채 (b) 각막 (c) 망막 (d) 공막

16. 망치뼈, 모루뼈, 그리고 등자뼈는 ___ 안에 있는 작은 뼈들이다.
(a) 바깥귀 (b) 가운데귀
(c) 속귀 (d) 달팽이

17. 나선기관(organ of Corti)은 ___ 의 감각에 관여하는 감각수용체이다.
(a) 시각 (b) 후각 (c) 청각 (d) 미각

18. 화학물질이 코안에서 용해되었을 때, 이들은 ____ 를 자극한다.
(a) 미각세포 (b) 막대세포
(c) 후각털세포 (d) 촉각수용체

19. 일정한 자극이 있을 때 감각이 감소되는 것은 ___ (이)라 부른다.
(a) 적응 (b) 감각부호화(sensory coding)
(c) 반응 (d) 인지

20. 각각의 눈은 ___ 개의 외인성 안구근육에 의해 움직인다.
(a) 2 (b) 4 (c) 6 (d) 8

21. ____ 는 진동을 안뜰창에 직접 전달한다.
(a) 타원주머니 (b) 모루뼈
(c) 망치뼈 (d) 등자뼈

OX형

____ 22. 결막은 수정체를 덮는 얇은 막이다.

____ 23. 각각의 속귀는 세 개의 반고리뼈관을 갖고 있다.

____ 24. 속귀는 머리뼈의 나비뼈에 위치한다.

____ 25.섬모체근은 수정체의 형태를 바꾼다.

____ 26. 오목은 오직 막대세포만 있는 망막의 한 부분이다.

서술형

27. 일반감각과 특수감각을 구별하라.

28. 제인(Jane)은 시각검사를 위해 안과의사와 예약하였다. 그녀의 검사 결과는 20/15로 나왔다. 이 검사결과가 의미하는 바는 무엇일까? 20/20의 등급보다 좋을까, 아니면 나쁠까?

29. 폭죽이 있는 7월 4일 기념일에 참석했던 이후, 조이스(Joyce)는 정상적인 대화를 듣는 것이 힘들게 되었고, 그녀의 귀가 "윙윙"거리게 되었다. 그녀의 청각 문제는 무엇이 야기했을까?

30. 1층에서 20층까지 고속 엘리베이터를 타고 올라간 후, 분명히 멈추었는데도, 수 초간 마치 내려가는 느낌을 받았다. 왜 그럴까?

개념확인 문제의 답

(p. 185) **1.** 몸의 일반감각은 온도, 통증, 촉각, 압력, 그리고 고유감각(몸의 자세)이 있다. **2.** 고유수용체는 몸의 자세에 관한 감각수용체이다. 이들은 관절, 힘줄과 인대의 장력, 그리고 근육의 수축상태를 감시한다.

(p. 186) **1.** 후각수용체의 수가 많으면 많을수록, 냄새에 대한 감각은 더 민감해진다. 사람에 비해 개는 약 72배나 더 많은 후각수용체를 갖고 있다. **2.** 미각수용체(맛봉오리)는 용액 내에 들어 있는 분자 및 이온에만 민감하다. 만일 혀의 표면이 건조하다면, 설탕분자 혹은 소금이온이 녹을 수 있는 물기가 없으므로 미각수용체가 자극되지 않을 것이다.

(p. 191) **1.** 적절하지 않은 눈물의 생산에 의해 영향을 받는 눈의 첫 번째 층은 결막이다. 이 층이 건조해지면, 아프고 따끔거리는 느낌을 갖게 될 것이다. **2.** 수정체가 둥근 경우, 보다 가까운 곳을 볼 수 있다. **3.** 원뿔세포가 없이 태어난 사람의 경우 막대세포가 기능을 하는 한 여전히 볼 수 있다. 원뿔세포가 색을 볼 수 있게 하기 때문에, 막대세포만을 갖는 사람은 흑백만을 보게 될 것이다.

(p. 195) **1.** 귀관 혹은 유스타키아관(Eustachian tube)은 가운데귀의 입구로 작용하며 고막 양쪽의 압력을 같게 만든다. **2.** 세 개의 반고리관에 있는 수용체들이 머리의 회전운동에 의해 자극된다.

개념확인 문제의 답

임상노트

이 주제가 일상의 경험과 어떻게 관계될까? 임상노트의 상자 안에서 그 답을 찾을 수 있다. 어떤 상자들은 어떻게 건강관리인들이 진단과 치료를 위해 해부생리학을 이용하는지에 관한 정보를 준다. 다른 임상노트에서는 여러분이 방금 배운 주제에 관한 재미있는 이면 이야기를 알려 준다. 어떤 것이든 독특한 것들이다.

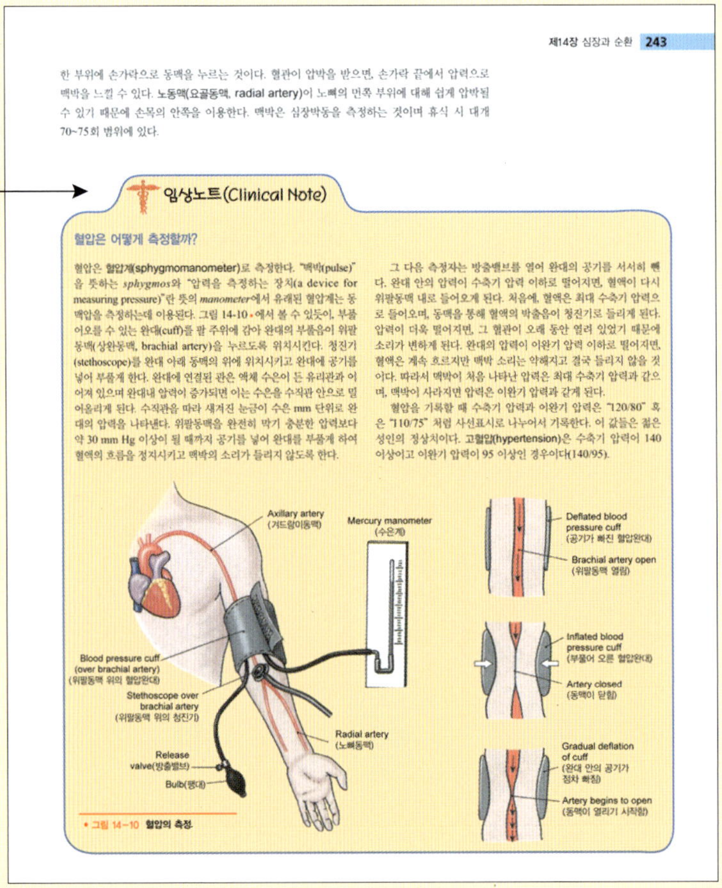

제14장 심장과 순환 243

한 부위에 손가락으로 동맥을 누르는 것이다. 혈관이 압박을 받으면, 손가락 끝에서 압력으로 맥박을 느낄 수 있다. **노동맥(요골동맥, radial artery)**이 노뼈의 먼쪽 부위에 대해 쉽게 압박될 수 있기 때문에 손목의 안쪽을 이용한다. 맥박은 심장박동을 측정하는 것이며 휴식 시 대개 70~75회 범위에 있다.

임상노트(Clinical Note)

혈압은 어떻게 측정할까?

혈압은 **혈압계(sphygmomanometer)**로 측정한다. "맥박(pulse)"을 뜻하는 *sphygmos*와 "압력을 측정하는 장치(a device for measuring pressure)"란 뜻의 *manometer*에서 유래된 혈압계는 동맥압을 측정하는데 이용된다. 그림 14-10에서 볼 수 있듯이, 부풀어오를 수 있는 완대(cuff)를 팔 주위에 감아 완대의 부풂음이 위팔동맥(상완동맥, brachial artery)을 누르도록 위치시킨다. 청진기(stethoscope)를 완대 아래 동맥의 위에 위치시키고 완대에 공기를 넣어 부풀게 한다. 완대에 연결된 관은 액체 수은이 든 유리관과 이어져 있으며 완대내 압력이 증가되면 이는 수은을 수직관 안으로 밀어올리게 된다. 수직관을 따라 새겨진 눈금이 수은 mm 단위로 완대의 압력을 나타낸다. 위팔동맥을 완전히 막기 충분한 압력보다 약 30 mm Hg 이상이 될 때까지 공기를 넣어 완대를 부풀게 하여 혈액의 흐름을 정지시키고 맥박의 소리가 들리지 않도록 한다.

그 다음 측정자는 방출밸브를 열어 완대의 공기를 서서히 뺀다. 완대 안의 압력이 수축기 압력 이하로 떨어지면, 혈액이 다시 위팔동맥 내로 들어오게 된다. 처음에, 혈액은 최대 수축기 압력으로 들어오며, 동맥을 통해 혈액의 박출음이 청진기로 들리게 된다. 압력이 더욱 떨어지면, 그 혈관이 오래 동안 열려 있었기 때문에 소리가 변하게 된다. 완대의 압력이 이완기 압력 이하로 떨어지면, 혈액은 계속 흐르지만 맥박 소리는 약해지고 결국 들리지 않을 것이다. 따라서 맥박이 처음 나타난 압력은 최대 수축기 압력과 같으며, 맥박이 사라지면 압력은 이완기 압력과 같게 된다.

혈압을 기록할 때 수축기 압력과 이완기 압력은 "120/80" 혹은 "110/75" 처럼 사선표시로 나누어서 기록한다. 이 값들은 젊은 성인의 정상치이다. **고혈압(hypertension)**은 수축기 압력이 140 이상이고 이완기 압력이 95 이상인 경우이다(140/95).

• 그림 14-10 **혈압의 측정.**

목차 개요

목차

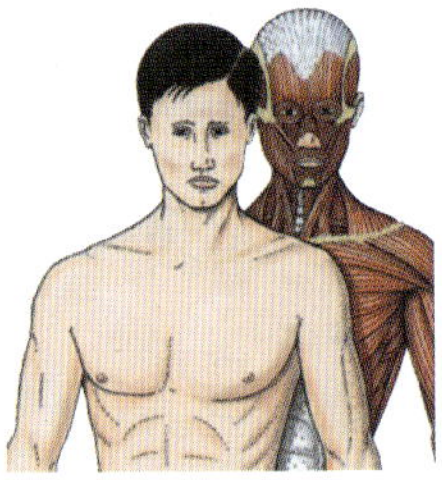

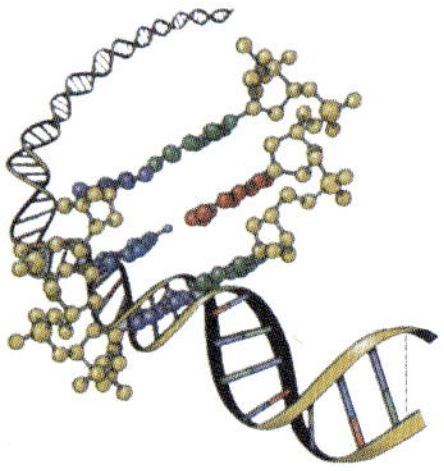

CHAPTER 3

세포의 구조와 기능 • 34

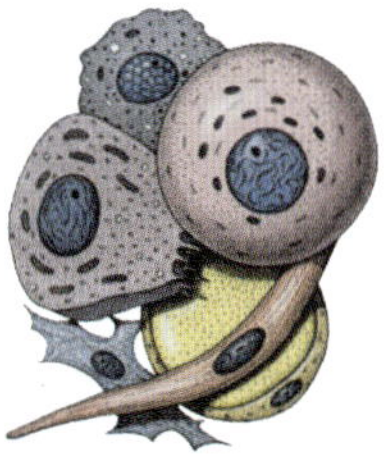

CHAPTER 4

조직과 몸의 막 • 52

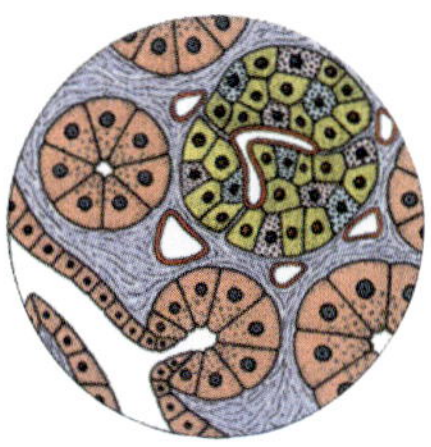

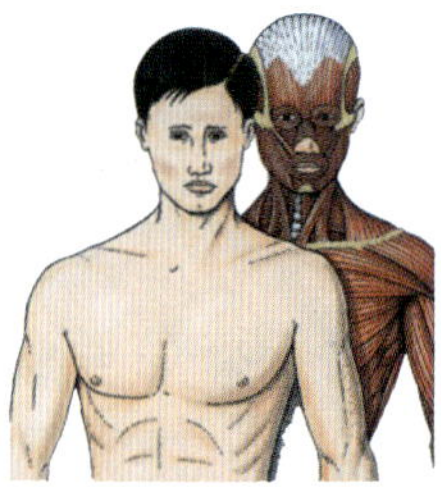

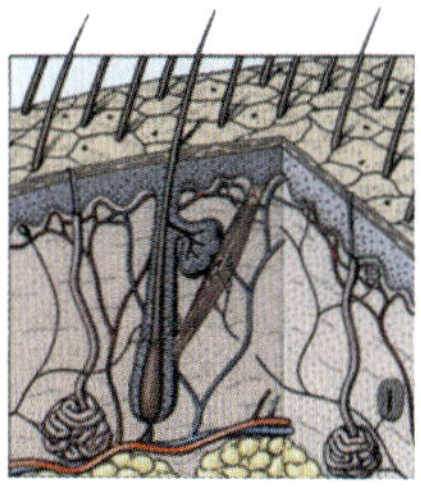

CHAPTER 7
골격계 • 92

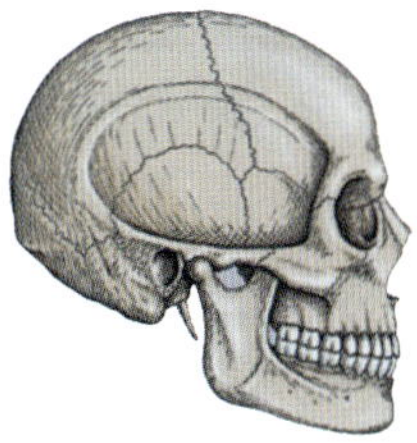

CHAPTER 8
근육계 • 124

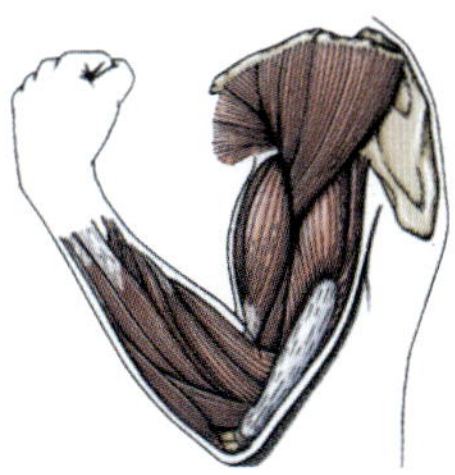

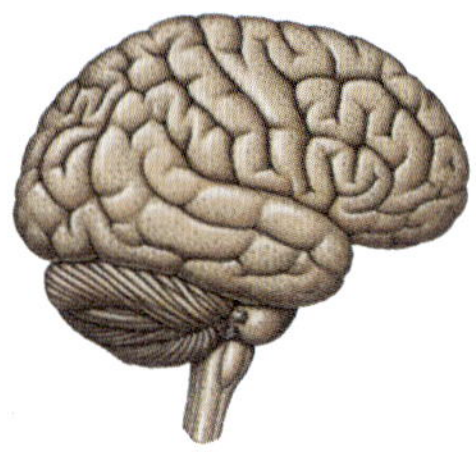

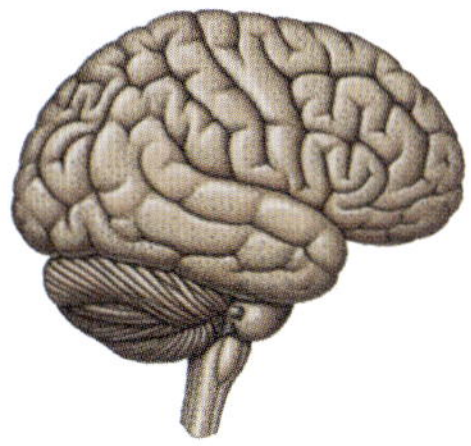

CHAPTER 11

감각 • 182

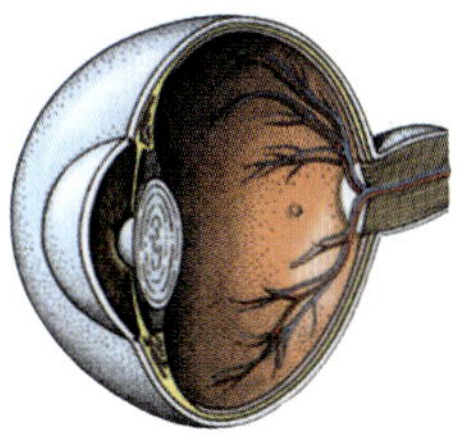

CHAPTER 12
내분비계 • 198

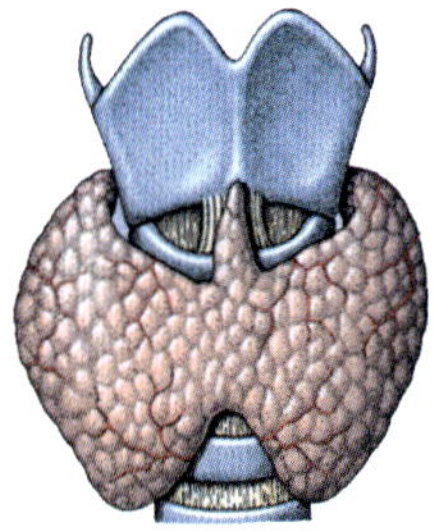

CHAPTER 13
혈액 • 214

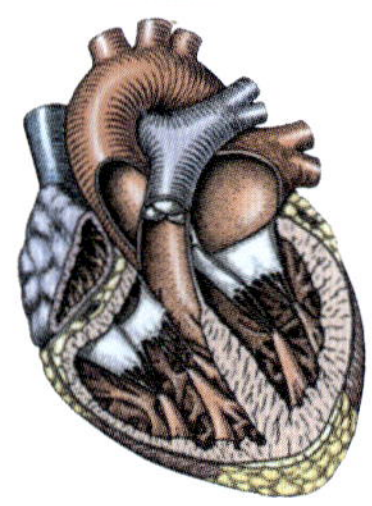

CHAPTER 14

심장과 순환 • 230

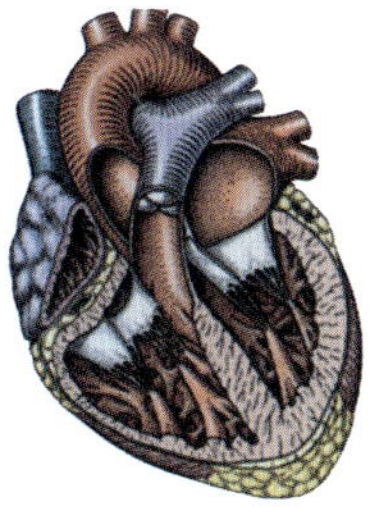

CHAPTER 15

림프계와 면역 • 260

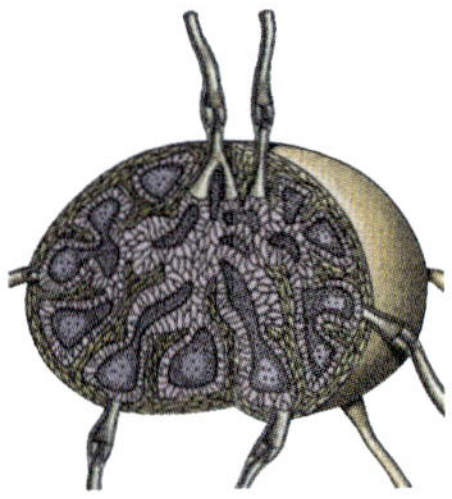

CHAPTER 16
호흡계 • 276

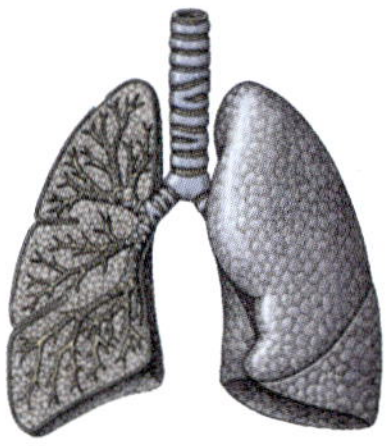

CHAPTER 17
소화계 • 294

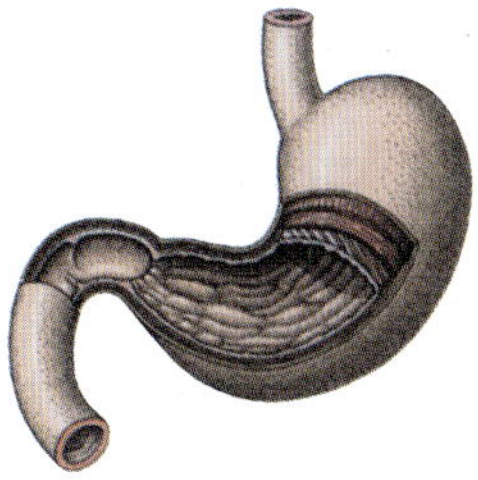

CHAPTER 18

영양과 대사 • 312

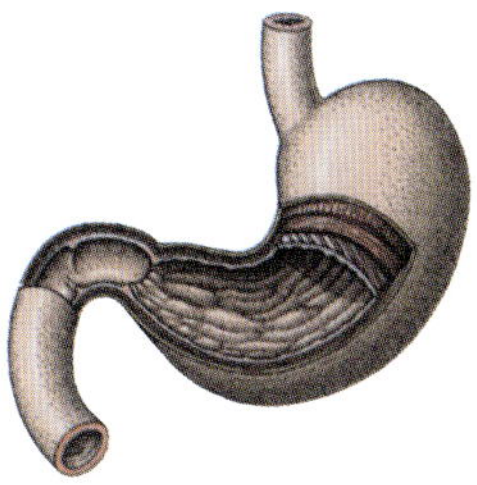

CHAPTER 19

비뇨계와 체액 • 326

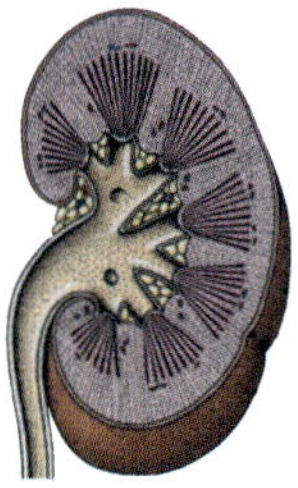

CHAPTER 20

생식계 • 346

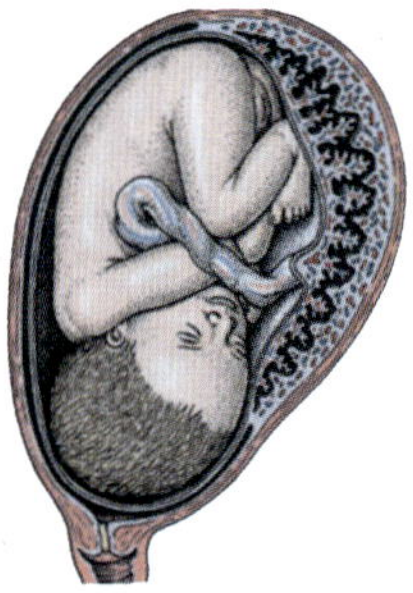

CHAPTER 21

발생과 유전 • 368

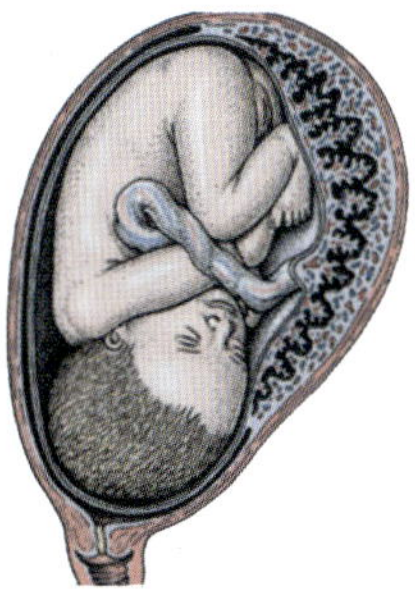

기초
인체해부생리학

CHAPTER

1

사람의 몸: 서론

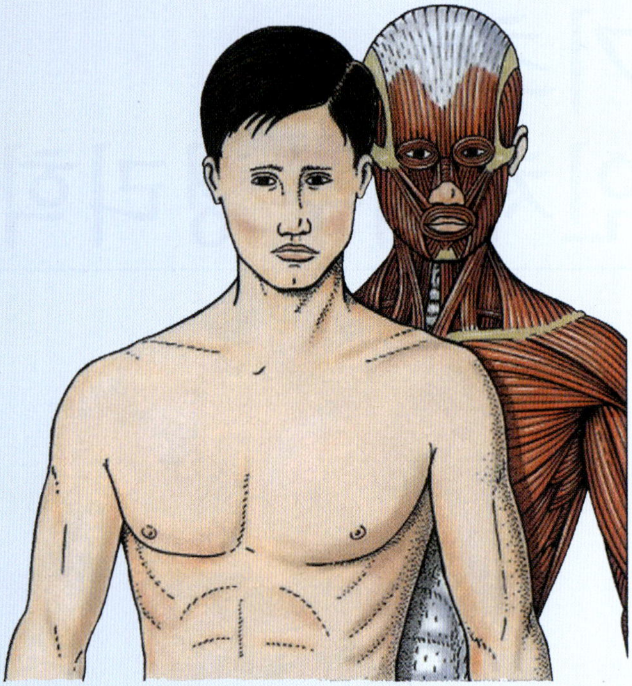

단원개요

해부학과 생리학

신체의 구조적 수준

항상성

음성되먹임

양성되먹임

해부학 학습

해부학적 위치와 방향을 나타내는 용어들

인체의 부위

신체의 단면

몸공간과 몸내벽

단원목표

1. 해부학과 생리학을 정의한다.
2. 사람 및 다른 생명체의 조직화 수준을 알아본다.
3. 항상성의 중요성을 설명한다.
4. 어떻게 양성되먹임과 음성되먹임이 항상성 조절에 관여하는지 설명한다.
5. 해부학적 용어를 사용하여 몸의 부위, 절단면, 그리고 상대적인 위치를 설명한다.
6. 주요 몸공간과 이들의 세부공간을 확인한다.
7. 장막의 내장쪽 부위와 벽쪽 부위를 구별한다.

우리 주변의 세상은 무한히 다양한 생명체로 가득하지만, 우리 자신과 우리 자신의 몸보다 더 매혹적인 것은 아무것도 없다. 인간을 포함하는 생명체에 대한 과학적 연구를 **생물학(biology)**이라 부른다. 본서는 인체생물학의 두 가지 중요한 면, 즉 신체의 구조 혹은 **해부** 그리고 신체의 기능 혹은 **생리**에 대해 설명한다. 본서를 읽음으로써, 우리는 왜 우리 인간의 몸을 "불가사의한 기계"라 부르는지에 대해 배우게 될 것이다.

해부학과 생리학

해부학과 생리학은 고대 그리스어에서 유래하였다. "잘라서 개방하는" 의미로부터 유래된 **해부학(anatomy**, a-NAT-o-mē**)**은 몸의 내부구조와 외부구조 그리고 몸의 각 부분 사이의 물리적인 연관관계에 대한 학문이다. 몸의 기능에 대한 연구 분야인 **생리학(physiology**, fiz-ē-OL-o-jē**)**은 우리를 건강하게 살도록 만드는 물리적 그리고 화학적 과정을 조사한다. 해부학과 생리학에 대해 학습 전반에 걸쳐 알게 되겠지만, 구조와 기능은 서로 밀접하게 연관되어 있다. 해부학에 대한 이해는 기능을 알 수 있는 실마리를 주며, 관여하는 신체 부분에 대한 생리학을 설명할 수 있다.

구조와 기능 사이에 항상 연관관계가 있지만 언제나 이해 가능한 것은 아니다. 예를 들어, 심장의 해부학은 15세기에 분명하게 기술되었다. 그러나 약 200년이 지나서야 심장의 펌프작용이 설명되었다. 반면, 현미경을 통해 처음 세포구조를 연구하기 수십 년 전에 세포의 여러 중요한 기능들이 알려졌다.

신체의 구조적 수준

생물과 무생물의 한 확실한 차이는 몸의 구조적 복잡성에 있는데, 생명체가 훨씬 더 복합하다. 인체는 여러 **수준의 조직화**를 포함한다. 더 단순한 구조 수준은 복합되어 보다 복잡한 수준에서의 구조를 만든다. 어떻게 한 수준의 기능이 다른 수준에 영향을 미치는지에 대해 이해함으로써 신체가 외부 및 내부 변화에 어떻게 반응할 것인지를 예측할 수 있게 된다. 그림 1-1 • 을 살펴보면, 예를 들어 심장혈관계에서 다양한 수준의 구조적 수준을 볼 수 있다. 가장 간단한 것에서 보다 더 복잡한 구조적 수준에 대해 아래에 나열하였다.

- **분자**: 다음 장에서 보게 되는 바와 같이, 물질의 가장 작은 안정된 단위는 **원자**이며, 원자는 결합되어 **분자**를 형성한다. 어떤 분자는 단지 2개의 원자를 갖지만, 다른 분자들은 많은 수의 원자로 조직화되어 복잡한 형태를 형성한다. 이 가장 단순한 수준일지라도, 분자의 특수화된 형태가 그 기능을 결정한다. 이는 **분자적 수준**에서의 조직화이다.
- **세포**: 몸에서 가장 작은 생명의 단위는 **세포**이다. 각 세포는 여러 각기 다른 분자들로 조직화되는 수많은 **세포소기관**을 포함하고 있다. 심장근세포는 수축되거나 혹은 짧아질 수 있도록 하는 대단히 많은 수의 특수화된 분자들을 포함한다.
- **조직**: **조직**은 협동적으로 특수한 기능을 수행하도록 작동하는 유사한 세포들의 집단으로 조직화된다. 심장근세포는 한 형태의 **근육조직**을 구성하여 수축하고 따라서 움직일 수 있는 기능을 나타낸다. 이 경우, 그 운동은 심장이 혈액을 방출하도록 만든다. (4대 조직에 대해서는 제4장에서 설명하였다.)
- **기관**: **기관**은 협동적으로 특수한 기능을 이행하도록 작동하는 여러 각기 다른 조직들로 구성된다. 예를 들어, 심장은 속이 빈 3차원적인 기관이다. 심장의 벽은 근육 및 기타 조직들로 구성된 층들을 포함한다.

• 그림 1-1 **조직화의 수준.**
상호작용하는 원자는 분자를 형성하며 분자들은 심장근세포와 같은 세포를 구성한다. 세포들의 집단들은 심장의 근육과 같은 특수한 기능을 갖는 조직으로 조직화된다. 둘 혹은 그 이상의 조직들이 심장과 같은 기관으로 조직화된다. 심장은 혈액 및 혈관과 함께 심장혈관계를 구성하는 한 성분이다. 모든 기관계는 복합되어 생명체 즉 살아 있는 인간이 되도록 한다.

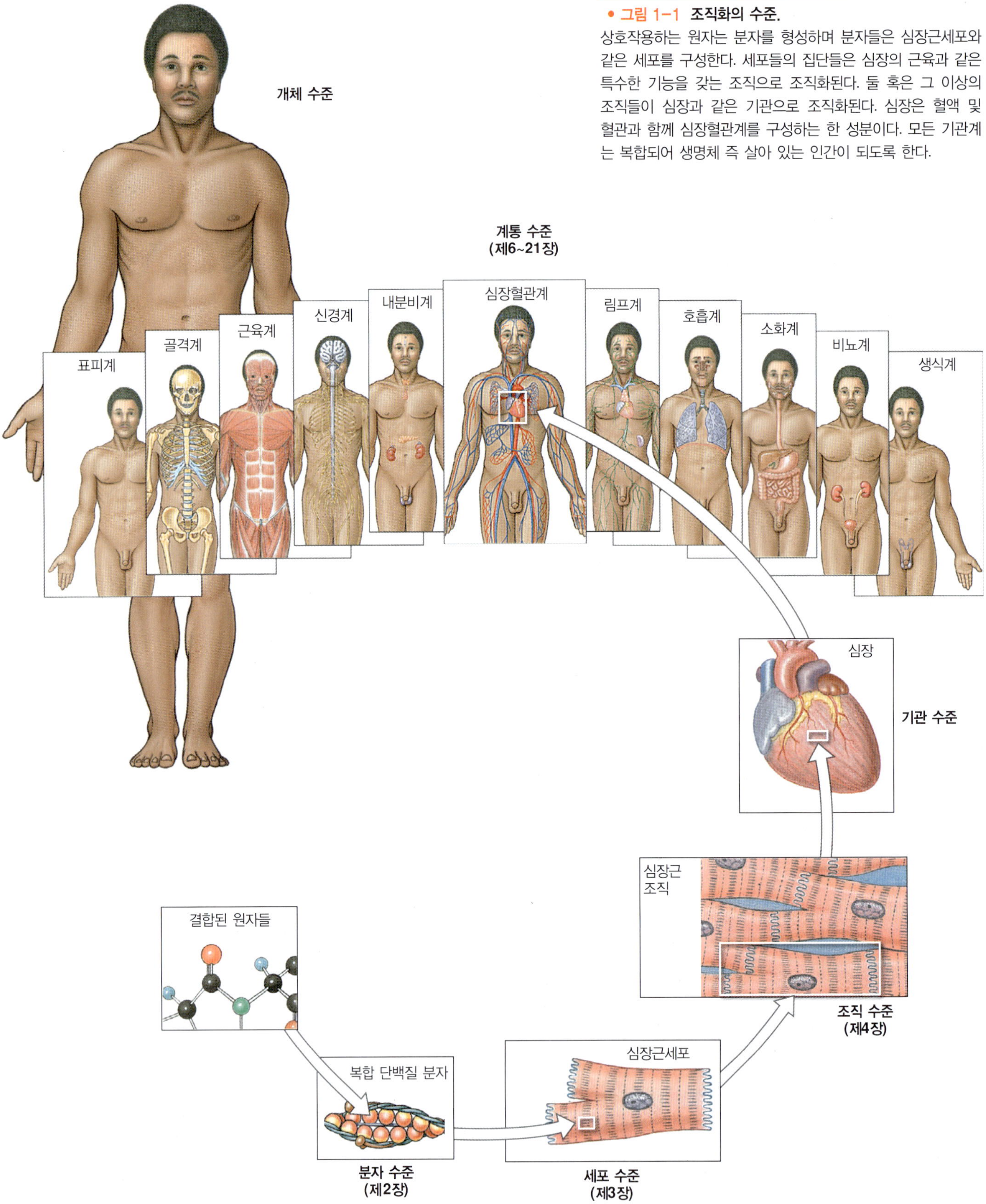

- **기관계**: 심장은 매번 수축할 때마다, 혈관으로 혈액을 방출한다. 심장, 혈관, 그리고 혈관계는 **기관계**의 한 예인 **심장혈관계**를 형성한다. 기관계는 때로 **신체계**라고 부르기도 한다.
- **개체**: 몸을 구성하는 11종류의 기관계는 협동적으로 가장 높은 수준의 조직화를 유지하는데, 즉 이 경우에는 인간을 구성한다.

구조적인 조직화의 각 수준은 전적으로 다른 것에 의존한다. 예컨대, 세포수준, 조직수준, 혹은 기관수준에서의 손상은 전체 기관계에 영향을 미칠 수 있다. 심장근세포내 분자적 변화는 비정상적인 수축을 야기할 수 있거나 혹은 심지어 심장의 박동을 멈출 수 있다. 가슴에서의 상처 경우처럼, 심장근조직의 물리적 손상은 비록 대부분의 심장근세포들이 구조적으로 온전하다고 해도 심장을 비효율적으로 만들 수 있다. 기관수준에서의 비정상적인 구조는 비록 근육세포들과 근육조직이 완전히 정상이라고 해도 심장으로 하여금 비효율적으로 박동하게 할 수 있다.

끝으로, 기관계에 영향을 주는 어떤 것은 조만간에 그의 모든 구성성분에 영향을 줄 것이다. 예를 들어, 만일 혈액이 과도하게 손실된 사람의 경우 심장은 효율적으로 박동할 수 없다. 만일 심장이 박동할 수 없어 혈액이 흐르지 못한다면, 세포들이 호흡곤란에 빠지거나 영양분의 결핍에 빠질 것이다. 이러한 변화들은 심장혈관계에만 국한되지 않게 된다. 몸의 모든 세포, 조직, 그리고 기관들이 손상을 받게 될 것이다.

- ✔ 인간의 몸에서 가장 작은 단위는 무엇일까?
- ✔ 기관과 조직의 차이점은 무엇일까?

항상성

신체의 기관계들은 상대적으로 작은 공간 속에서 서로 포개져 있다. 세포, 조직, 그리고 기관계는 큰 도시 속의 사람들처럼 서로 환경을 공유하면서 존재한다. 도시 거주자들처럼 도시의 공기를 호흡하며 지역내 음식점에서 음식을 먹는 것처럼 세포들은 이들의 환경으로부터 산소와 영양분을 흡수한다. 살아 있는 모든 세포들은 혈액 혹은 다른 체액과 접촉하고 있다. 이러한 체액환경 속에서 온도, 부피, 염의 양, 혹은 산성도(pH)와 같은 요인들은 몸의 기능을 적절하게 하도록 상대적으로 좁은 범위 안에서 유지되어야만 한다. 만일 체액이 비정상적이라면 세포들은 손상을 받거나 혹은 죽게 될 수 있다.

비록 세포의 체액환경에서 정상적으로 아주 작은 변화가 일어난다고 해도, 우리들의 몸은 극적인 변화를 막는 여러 방법을 가지고 있다. **호메오**(*homeo*, 변화하지 않는)와 **스타시스**(*stasis*, 지속되는)라는 어원으로부터 유래된 **항상성(homeostasis**, hō-mē-ō-STĀ-sis)은 상대적으로 일정한 내부 환경을 지칭한다. 우리의 신체계들은 우리들의 현재 활동에 관계없이 정상적으로 항상성을 유지한다. 그러나 항상성을 유지하는 기전이 잘못되면, 기관계는 기능부전에 빠지며, 그 사람은 질환의 증상 혹은 **질병(disease)**을 경험하게 된다.

여러분은 실내온도를 조절하기 위해 집 혹은 아파트에서 온도조절기를 사용하는가? 만일 그렇다면, 여러분은 비록 인식하지는 못했지만 항상성 조절의 기본 원리에 대해 이미 알고 있는 것이다. 온도조절기는 방안의 온도를 모니터하여 여러분이 선택한 범위 혹은 두 입력점 안에서 실온을 유지하는 기능을 한다. 여름철에 온도조절기는 냉방기를 켬으로써 온도를 조절한다. 원리는 간단하다. 온도조절기는 입력치보다 온도가 높으면 켜지며, 입력온도에 도달하면 꺼지게 된다.

항상성을 조절하는 기전은 **자극**에 대한 반응으로 활성화된다. 종종, **자극(stimulus)**은 세포, 조직, 기관, 혹은 기관계의 활성변화, 즉 **반응**을 야기하는 환경 안의 어떤 것이다. 온도조절기를 유추해보면, 자극은 실온의 증가가 된다. 결과되는 반응은 냉방기의 작동이다. 냉방기는 실온을 낮추어 자극을 제거한다. 이러한 유형의 항상성 조절은 **음성되먹임**이라 부른다.

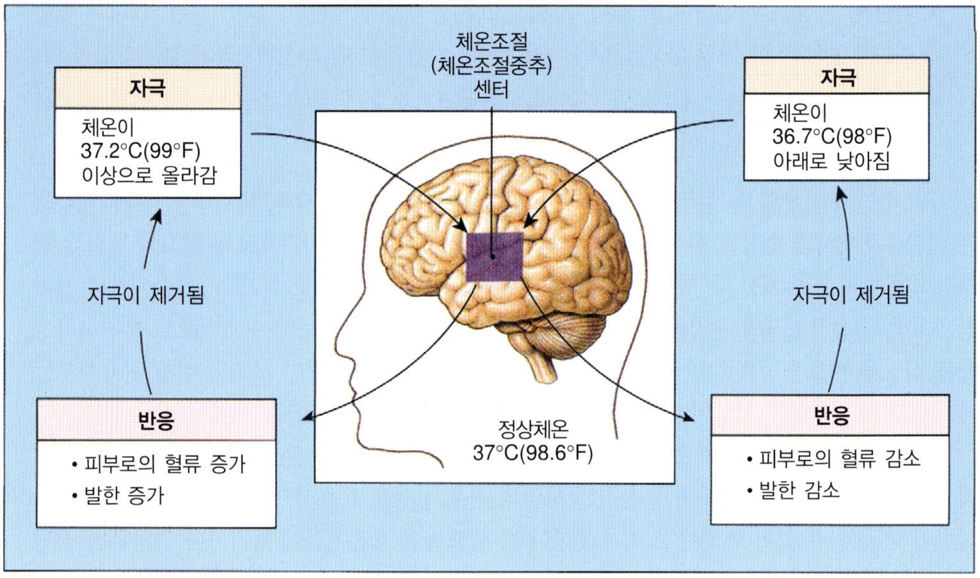

• 그림 1-2 **음성되먹임.**
음성되먹임의 경우, 자극은 원래의 자극을 제거하는 반응을 야기한다. 체온은 37°C로 설정되어 있는 온도조절기로서 기능하는 뇌의 조절중추에 의해 조절된다. 만일 체온이 37.2°C 이상으로 상승하면 피부로의 혈류 증가와 발한의 증가를 강화시켜 체온이 낮아지도록 한다.

음성되먹임

therme, 열
thermoregulation: 몸의 온도 조절

음성되먹임(negative feedback)에서 반응은 자극의 효과를 역전시킨다. 체내 항상성 조절의 대부분은 음성되먹임이다. 그러한 예의 하나는 **체온조절(thermoregulation)**이라 부르는 과정으로 몸의 온도를 조절하는 것이다. 체온조절은 생산된 열의 양과 손실되는 열의 양 사이의 균형을 맞춘다. 인체에서 열은 대부분 피부를 통해 소실되며 주로 골격근에 의해 생산된다.

인체의 '온도조절기' 세포인 **체온조절중추**는 뇌에 위치한다(그림 1-2 •). 체온조절중추는 37°C(98.6°F) 가까이 맞추어져 있다. 체온이 37.2°C(99°F) 이상일 경우, 체온조절중추의 뇌세포들은 신호를 보내 혈관을 넓히고 확장시키며, 이는 체표면의 혈류를 증가시킨다. 따라서 피부는 라디에이터와 같은 역할을 하여 환경으로 열을 발산시킨다. 또한 땀샘이 자극되어 땀을 흘리게 된다. 땀의 증발은 피부표면으로부터 열이 발산되는 것을 돕는다. 체온이 정상으로 되돌아오게 되면 체온조절중추는 피부표면으로의 혈류를 감소시키며 땀샘의 활성이 감소된다.

양성되먹임

모든 항상성기전이 자극을 역전시키는 효과를 갖는 것은 아니다. **양성되먹임(positive feedback)**의 경우, 초기의 자극은 자극을 증폭시키는 반응을 야기한다. 예를 들어, 온도가 올라가면 냉방기가 작동하는 대신 난방기가 작동하도록 설정된 집의 온도조절기를 상상해보자. 이 경우, 초기의 자극(실온의 상승)은 자극을 더욱 강화시키는 반응(난방기의 작동)을 야기할 것이다. 어떤 외부적인 요인이 온도조절기를 *끄*거나 혹은 난방기의 전원을 뽑기 전까지 실온은 계속 상승할 것이다(그렇지 않으면 화재가 발생한다).

음성되먹임이 상대적으로 변화가 없는 내적 상태를 초래하도록 장기간의 조절을 제공한다는 점을 상기하자. 반면, 양성되먹임은 일단 시작되면 빠르게 완료될 필요가 있는 덜 빈번하거나 흔하지 않은(그러나 필요한) 변화를 조절한다. 예를 들어, 분만의 과정이 오랜 시간이 걸린다면 아기가 위험해질 수 있다. 분만과 출산을 개시하는 첫 번째 자극은 성장하는 태아에 의한 자궁의 신장이다. 이 자극은 뇌의 조절중추를 자극하여 자궁벽의 근육수축을 자극하는 화학물질을 방출한다. 이러한 상호작용은 태아를 산도를 향해 이동하도록 한다. 이 운동은 자궁의 신장을 더욱 자극하며, 그 다음 조절중추가 더욱 자극되면 자궁근육은 더 강하게 운동하고 신장된다. 이러한 종류의 주기는 **양성되먹임고리**로서 어떤 외적인 힘 혹은 과정, 이 경우에는 신생아의 분만이 자궁의 모든 확장을 제거하게 된다. 그 후 항상성이 회복된다.

- 우리 몸에서 왜 항상성이 중요할까?
- 음성되먹임은 받아들일 수 있는 범위 안에서 어떻게 몸의 내부 상태를 유지시킬까?
- 음성되먹임과 양성되먹임의 차이점은 무엇일까?

해부학 학습

조기 해부학자들은 인체의 다양한 부위를 기술하는 경우 몸을 기술하기 위해 사용되는 통상적인 용어가 너무 모호한 심각한 소통문제에 직면하였다. 예를 들어, 혹이 "등에 있다"라는 설명은 그 부위에 대한 매우 정확한 정보를 제공해 주지 못한다. 따라서 해부학자들은 표지점이 될 수 있는 현저한 해부학적 구조와 센티미터 혹은 인치로 나타내는 거리를 사용하여 인체의 지도를 만들기 시작하였다. 이들 초기의 해부학자들은 라틴어 혹은 그리스어로 말하였으며 해부학적 구조를 지칭했던 많은 용어들이 현재에도 여전히 사용되고 있다.

해부학적 위치와 방향을 나타내는 용어들

인체에 대한 정확한 용어라 할지라도 참조가 되는 표준적인 인체부위가 없이는 혼동이 될 수 있다. (우리의 코는 눈 위에 있는가? 물구나무 선다면 어떨까?) 몸의 표준 참조 위치는 **해부학**

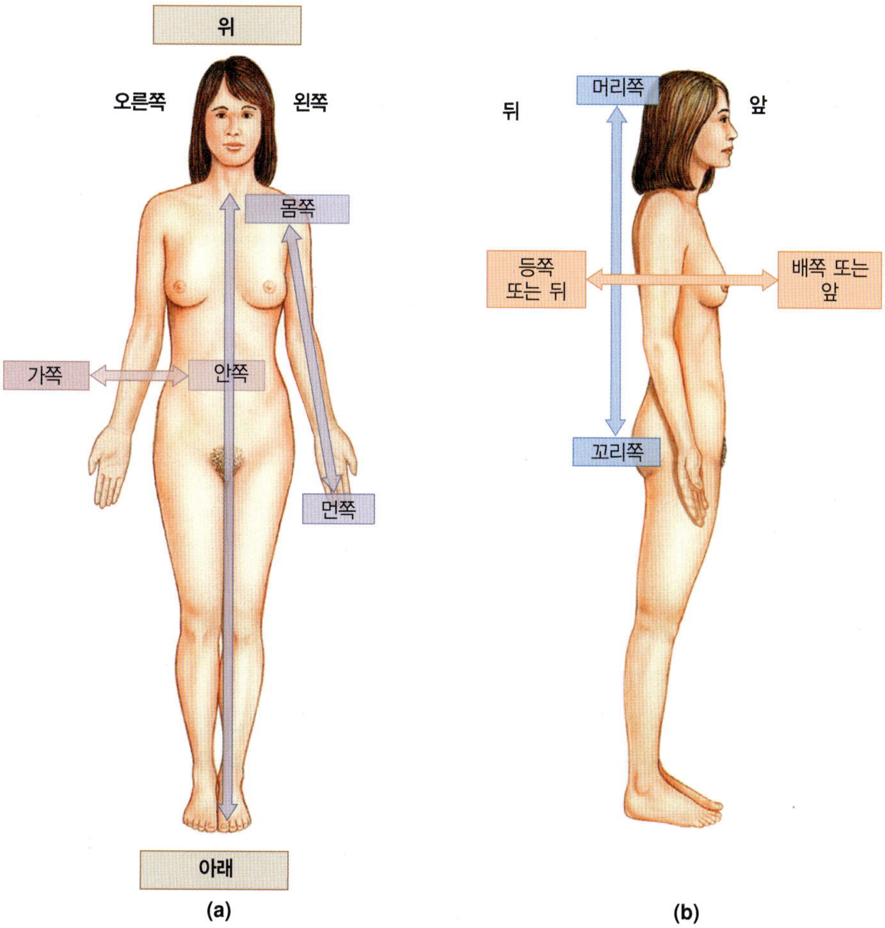

• **그림 1-3 방향에 관한 용어.** 본서에서 사용된 방향에 관한 중요한 용어는 화살표로 표시되어 있다. 그 뜻과 의미는 표 1-1에 설명되어 있다.

표 1-1 방향에 관한 용어들(그림 1-3 참조)

용어	부위 혹은 기준	예
앞	앞쪽, 전	배꼽은 몸통의 *앞면*(*anterior*, ventral surface)에 위치
배쪽	배쪽면(인체에서는 앞과 동의어)	
뒤	등, 뒤	어깨뼈는 갈비뼈의 *뒤*에 위치
등쪽	등(인체의 경우 뒤와 동의어)	*등쪽* 몸공간은 뇌와 척수를 감쌈
머리쪽	머리	골반의 *머리쪽* 경계는 넙다리의 *위*에 위치
위	위, 높은 위치(인체에서 머리쪽)	
꼬리쪽	꼬리(인체의 경우 꼬리뼈)	엉덩이는 허리의 *꼬리쪽*
아래	아래, 낮은 위치	무릎은 엉덩이의 *아래*
안쪽	몸의 세로축을 향하는	넙다리의 *안쪽* 표면은 서로 붙으며 위팔은 가슴 앞에서 안쪽으로 움직이면 복장뼈에 닿음
가쪽	몸의 세로축에 먼쪽	넙다리는 골반의 *가쪽* 면과 관절을 이룸. 코에서 가쪽으로 이동하면 눈과 만남
몸쪽	부착된 기부를 향하는	넙다리는 발보다 *몸쪽*에 있으며 손목에서 몸쪽으로 가면 팔굽과 만남
먼쪽	부착된 기부로부터 먼	손가락은 손목과 *먼쪽*으로 팔굽에서 먼쪽으로 가면 손목과 만남
얕은	몸의 표면과 가깝거나 혹은 상대적으로 근처에 있는	피부는 *아래* 구조의 표면에 있음
깊은	몸의 표면에서 더 멀리 있는	넙다리의 뼈는 주위 골격근보다 *깊음*

자세(anatomical position)라 알려져 있다. 이 자세에서, 팔은 손바닥을 앞으로 향하여 옆에 위치한다(그림 1-3a •). 위를 보고 누워 있는 경우는 **바로누운자세(supine)**이며, 얼굴을 아래로 하고 누우면 **엎드린자세(prone)**라 말한다.

표 1-1과 그림 1-3 • 은 자세에 있어 가장 중요한 방향에 대한 용어이며 그 사용에 대한 예가 된다. 앞(anterior)과 배쪽(ventral)이라는 용어는 모두 몸의 전방을 의미한다. 비슷하게, 뒤(posterior)와 등쪽(dorsal)이라는 용어는 인체의 등을 가리킨다. "왼쪽"과 "오른쪽"은 항상 관찰자가 아닌 관찰대상의 왼쪽과 오른쪽을 가리킨다는 점을 잊지 말자.

인체의 부위

혼동을 피하기 위해, 해부학자와 임상의사들은 신체구조 및 그를 둘러싼 전신적인 부위에 대해 매우 특별한 명칭을 사용한다. 예를 들어, 위팔은 위팔(brachium) 혹은 위팔의(brachial, 형용사로서)라고 특별하게 지칭한다. 이러한 부위별 명칭은 표 1-2에 나열하였으며, 형용사는 그림 1-4 • 에 나타내었다. 이러한 용어들을 숙지하면 몸의 다양한 기관 및 기관계에 관해 공부하는데 도움이 될 것이다. 예컨대, 머리(cranium)라는 용어는 머리뼈를 지칭하며 뒤의 장에서 뇌신경(cranial nerve), 뇌동맥(cranial artery) 등에 대해 설명할 것이다.

많은 기관들이 몸통의 아랫부분에 위치하므로 이 부위 즉 배골반사부위에 대한 더 상세한 표면 지도의 두 유형을 생각하게 되었다. 첫 번째 방법은 이 부위를 배꼽(umbilicus, navel)에서 절개하는 가상선에 의한 4분절인 **배골반사분역(abdominopelvic quadrant)**으로 나눈다(그림 1-5a •). 이 방법은 두통, 통증, 그리고 상처부위의 위치를 기술하는데 있어 유용한 지침이 된다. 통증부위는 임상의로 하여금 가능한 치유방법을 결정하는데 도움이 될 것이다. 예를 들어, 우하

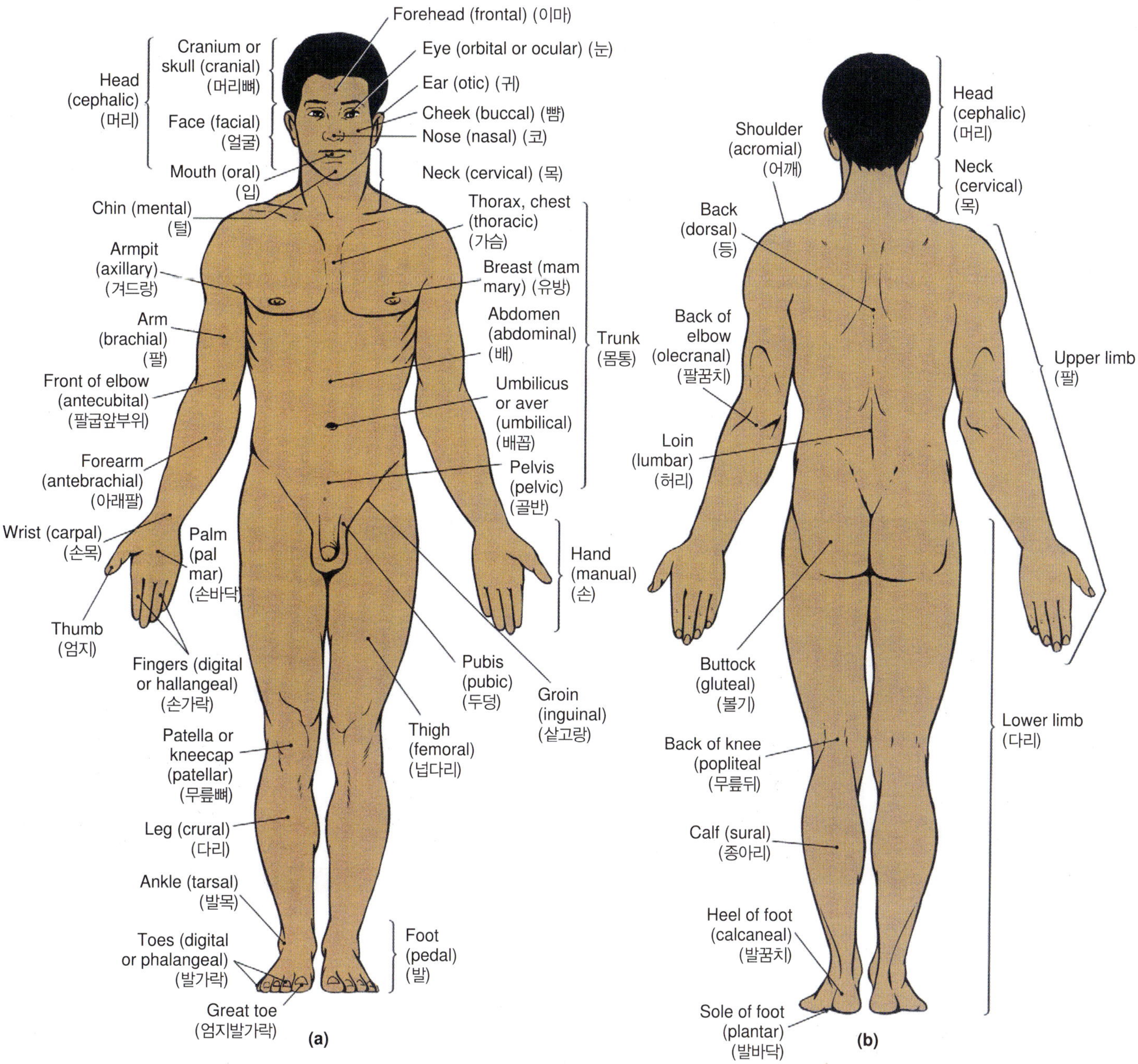

• **그림 1-4 해부학적 표지점.**
몸의 앞과 뒤의 표지점에 대한 일반적인 용어를 먼저 나타내었으며 괄호 안에 형용사를 첨부하였다.

사분면(right lower quadrant, RLO)에서의 압통은 막창자꼬리염(충수염, appendicitis)의 증상이며, 우상사분역(right upper quadrant, RUQ)의 압통은 담낭(쓸개, gallbladder)이나 간에 문제가 있을 가능성이 있다.

보다 더 정밀한 다른 방법은 9개의 **배골반사부위(abdominopelvic region)**로 구분한다(그림 1-5b •). 그림 1-5c •는 사분면, 부위, 그리고 내부 기관 간의 연관관계를 보여준다.

표 1-2 인체의 부위들(그림 1-4 참조)

구조	부위	구조	부위
Cephalon(head, 머리)	Cephalic region(머리부위, 두부)	Axilla(armpit, 겨드랑)	Axillary region(겨드랑부위, 액와부)
Cervicis(neck, 목)	Cervical region(목부위, 경부)	Brachium(arm, 위팔)	Brachial region(위팔부위, 상완부)
Thoracis(chest, 가슴)	Thoracic region(가슴부위, 흉부)	Antebrachium (forearm, 아래팔)	Antebrachial region(아래팔부위, 전완부)
Abdomen(배)	Abdominal region(배부위, 복부)	Manus(hand, 손)	Manual region(손부위, 수부)
Pelvis(골반)	Pelvic region(골반부위)	Thigh(넓적다리)	Femoral region(넓적다리부위, 대퇴부)
Loin(lower back, 허리)	Lumber region(허리부위, 옆구리부위)	Leg(종아리)	Crural region(종아리부위, 하퇴부)
Buttock(볼기)	Gluteal region(볼기부위, 둔부)	Calf(장딴지)	Sural region(장딴지부위, 비복부)
Pubis (anterior pelvis, 두덩뼈)	Pubic region(두덩부위, 아랫배부위)	Pes(foot, 발)	Pedal region(발부위, 족부)
Groin(샅굴부위)	Inguinal region(샅굴부위, 서혜부)		

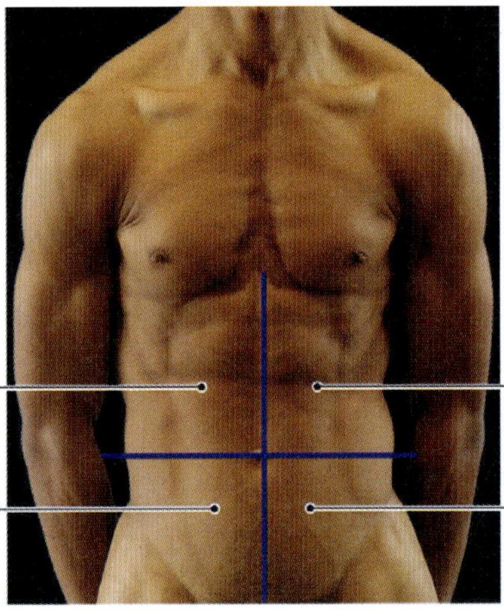

(a)

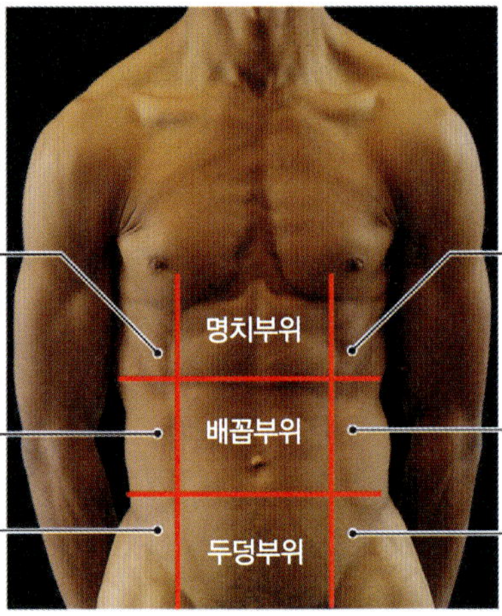

(b)

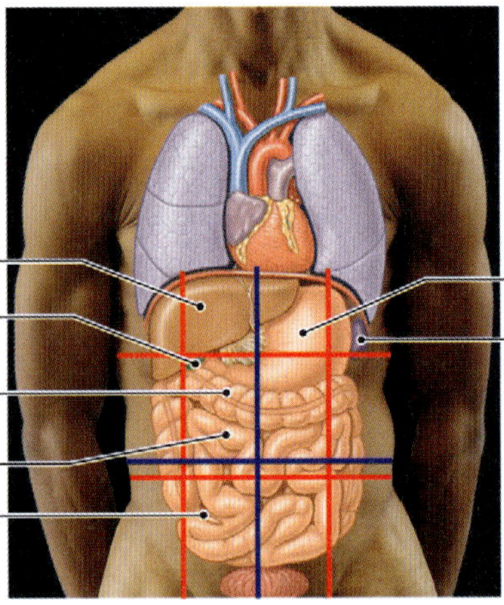

(c)

• 그림 1-5 **배골반사분역과 부위.**
(a) 배골반사분역은 4부위로 나누어진다. 이 용어 혹은 이의 약자들은 임상적인 설명에서 가장 흔하게 사용된다. **(b)** 보다 정확한 부위적 설명은 적절한 배골반사부위에 대한 표지점에서 얻을 수 있다. **(c)** 사분면 혹은 부위들은 상부의 해부학적 표지와 아래 기관 사이의 상관관계가 있기 때문에 유용하다.

신체의 단면

많은 경우, 몸부위의 내부 구조를 보기 위한 유일한 방법은 절단하는 것이다. 3차원의 사물에 대한 어떤 단면은 3개의 **절단면(sectional plane)**으로 나타낼 수 있다. 아래에 설명하는 이러한 단면은 그림 1-6 • 에 나타내었으며, 표 1-3에 요약하였다.

1. **가로면(횡면, transverse plane). 가로면**은 몸의 세로축(머리-다리)에 직각인 면으로서 **윗부분**과 **아랫부분**으로 나눈다. 이 절단면을 **수평면(horizontal section)**, 가로단면, 혹은 횡단면이라 한다.
2. **이마면(관상면, frontal plane** 혹은 **coronal plane). 이마면**은 몸의 세로축에 수평인 평면이다. 이마면은 양옆으로 확장되므로 인체를 **앞쪽**과 **뒤쪽**으로 나눈다.
3. **시상면(sagittal). 시상면**도 몸의 세로축에 평행하지만, 그러나 이는 몸을 **왼쪽**과 **오른쪽**으로 나눈다. 인체의 정중성을 지나서 몸을 동일한 좌우 대칭으로 나누는 단면을 **정중단**

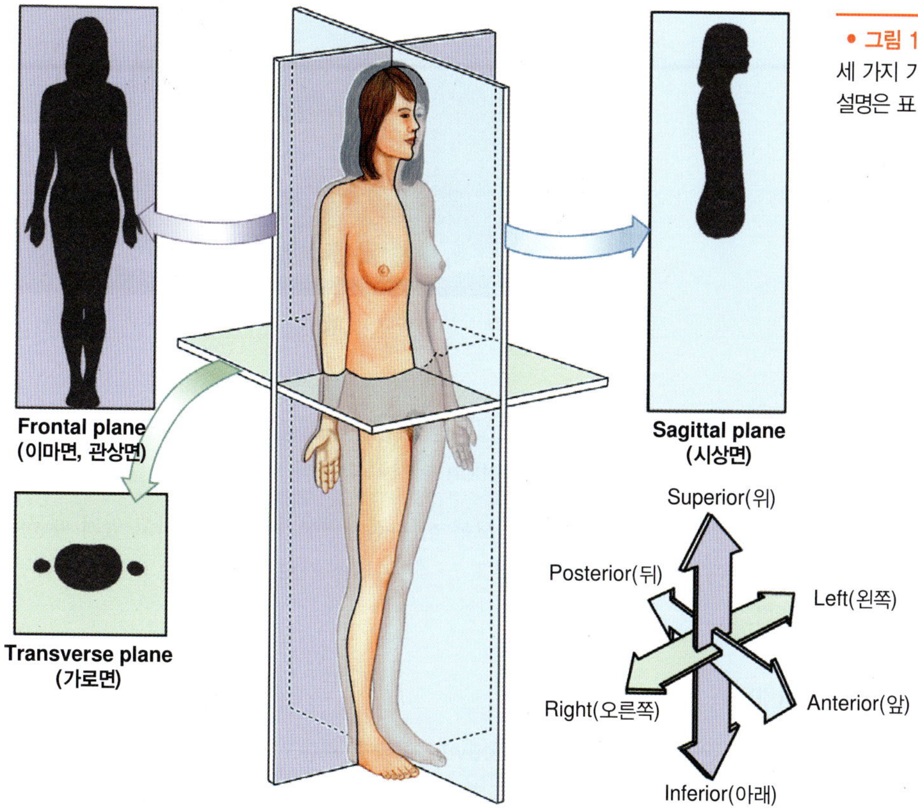

• **그림 1-6 단면.**
세 가지 기본 면을 나타내었다. 이에 관한 정의와 설명은 표 1-3에 설명하였다.

표 1-3 면(plane)을 가리키는 용어(그림 1-6 참조)

면의 방향	형용사	설명
세로축에 평행	Sagittal	*Sagittal section(시상단면)*은 인체를 좌우로 나눔
	Midsagittal	*Midsagittal section(정중단면)*은 인체의 정중을 지나 좌우대칭으로 나눔
	Frontal/coronal	*Frontal section*(혹은 *Coronal section, 이마단면, 관상단면*)은 인체를 앞뒤로 나눔; *coronal*이란 용어는 대개 머리뼈를 설명할 때 사용
세로축에 직각	Transverse/ horizontal	*Transverse section(가로단면)* 또는 *horizontal section(수평단면)*은 인체를 위아래로 나눔

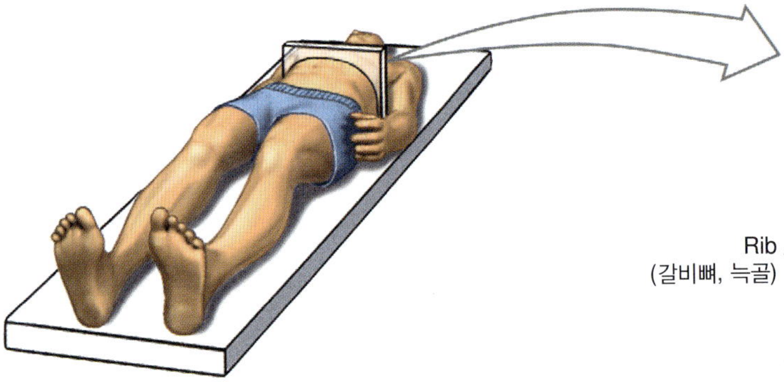

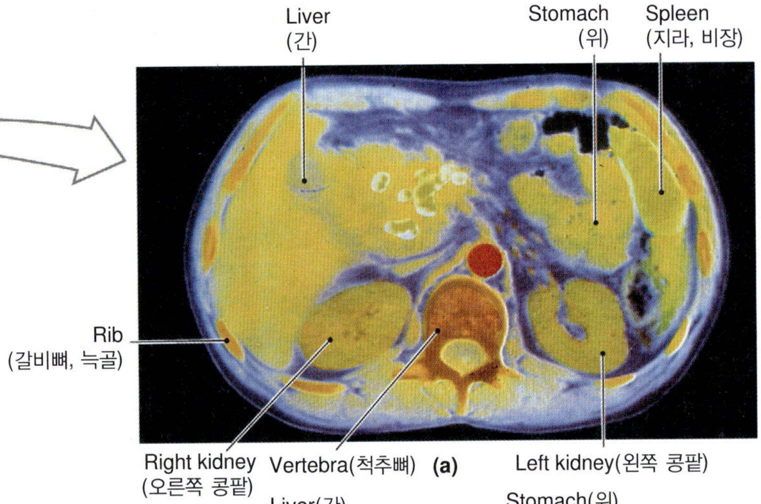

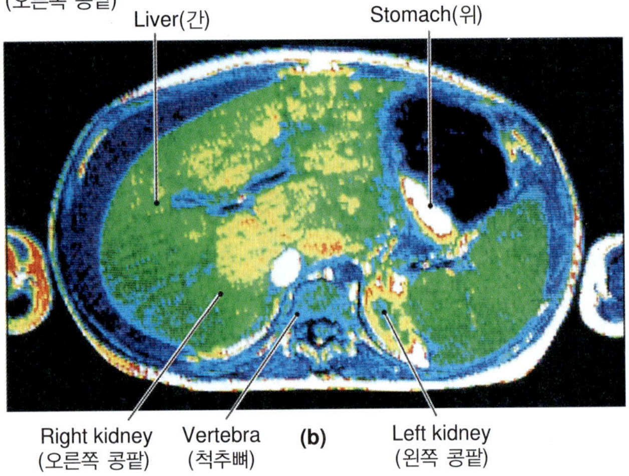

• 그림 1-7 **스캔 기법들.**
(a) 복부의 색 보정된 CT 스캔. 이전에 **CAT**(**C**omputerized **A**xial **T**omography)라 불렀던 **CT**(전산화단층촬영술, **C**omputerized **T**omography)는 대개 절단면을 재구성하기 위해 컴퓨터를 사용한다. 표준 X-선에 비해 CT 스캔은 보다 더 분명한 3차원적인 연관관계와 연조직 구조를 보여준다. **(b)** 동일 부위의 색 보정된 **MRI**(자기공명영상, **M**agnetic **R**esonance **I**maging) 스캔. 대개 세밀한 연조직구조가 CT 스캔에 비해 더욱더 분명하다.

면(midsagittal section)이라고 한다. 정중단면이 몸의 세로축과 평행하므로, 이마면과 시상면 역시 세로단면(longitudinal section)이라고 부른다.

외과적인 절개 없이 몸의 내부를 볼 수 있도록 하는 전자영상기법이 발달하고 있기 때문에 절단면을 이해하는 것이 더욱 중요하다. 그림 1-7 • 은 복부를 가로로 절단하는 CT와 MRI 스캔의 예를 보여준다.

몸공간과 몸내벽

몸의 많은 필수 기관들은 몸공간(체강, body cavity)이라 부르는 내부 공간 안에 있다. 이러한 몸공간은 (1) 걷거나 뛰거나 뛰어오르는 동안 가해질 수 있는 충격으로부터 뇌와 척수 같은 약한 기관들을 완충시키며, (2) 내부 기관들의 크기와 형태가 변화할 수 있도록 만든다. 허파, 심장, 위, 창자, 방광 그리고 많은 여러 기관들이 몸공간 안에 위치하고 있기 때문에, 이들은 인접 기관들의 활동을 방해하지 않고 수축되거나 확장할 수 있도록 한다.

뇌와 척수를 둘러싸고 있는 **등쪽 몸공간(dorsal body cavity)** 그리고 호흡계, 심장혈관계, 소화계, 비뇨계, 그리고 생식계를 둘러싸고 있는 보다 더 큰 **배쪽 몸공간(ventral body cavity)**이라는 두 가지의 주된 몸공간이 있다.

등쪽 몸공간(그림 1-8a •)은 뇌와 척수를 담고 있는 체액으로 채워진 공간으로 **머리뼈(두개골, cranium)**와 **척추(허리뼈, vertebrae)**에 의해 둘러싸여 있다. 등쪽 몸공간은 뇌를 담고 있는 머리공간(cranial cavity)과 척수를 둘러싸고 있는 척수공간(spinal cavity)으로 나누어진다.

가로막(횡격막, diaphragm)은 얇은 근육판으로써, 배쪽 몸공간을 가슴벽(흉벽)으로 둘러싸

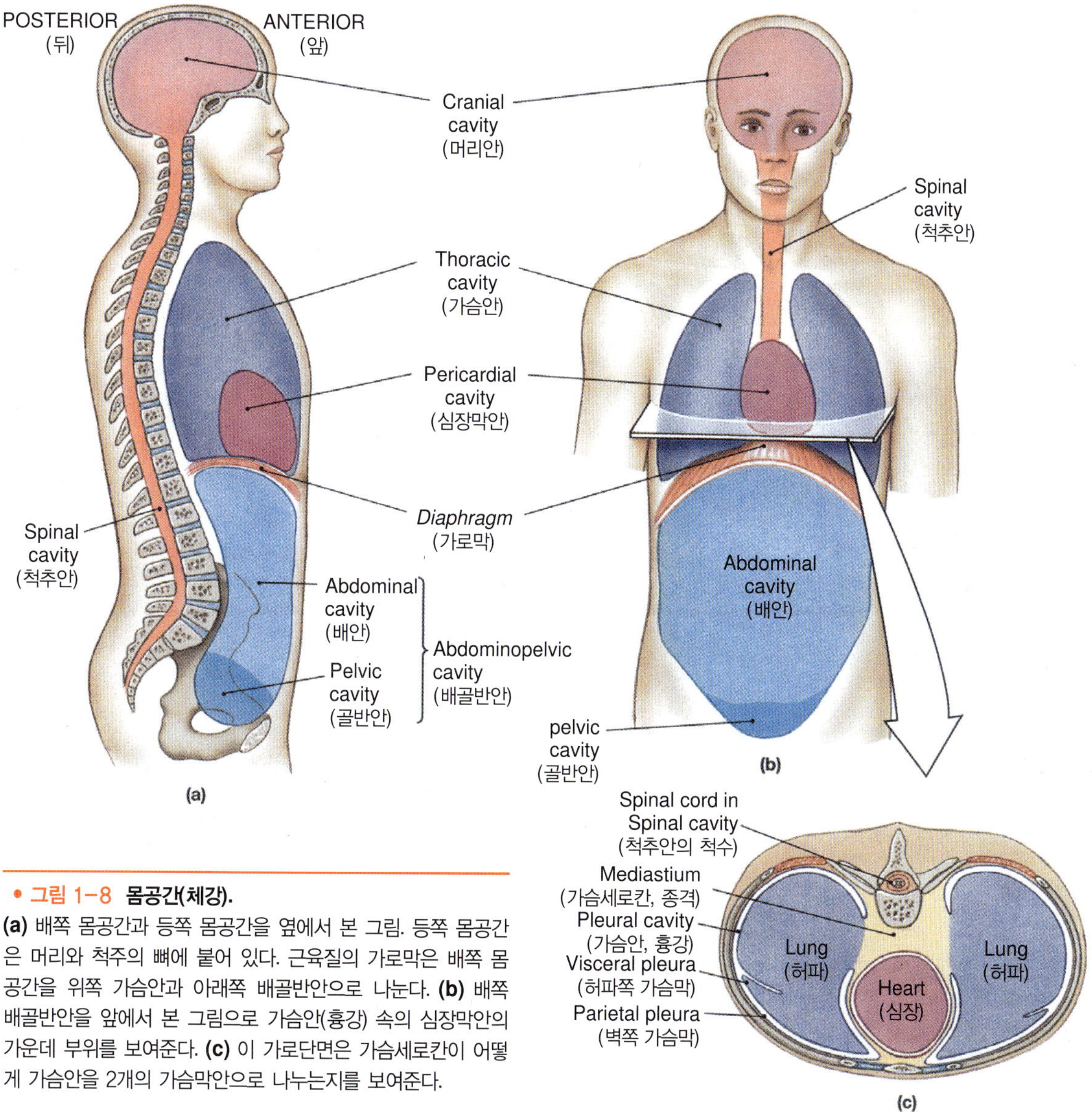

• 그림 1–8 **몸공간(체강).**
(a) 배쪽 몸공간과 등쪽 몸공간을 옆에서 본 그림. 등쪽 몸공간은 머리와 척주의 뼈에 붙어 있다. 근육질의 가로막은 배쪽 몸공간을 위쪽 가슴안과 아래쪽 배골반안으로 나눈다. **(b)** 배쪽 배골반안을 앞에서 본 그림으로 가슴안(흉강) 속의 심장막안의 가운데 부위를 보여준다. **(c)** 이 가로단면은 가슴세로칸이 어떻게 가슴안을 2개의 가슴막안으로 나누는지를 보여준다.

인 위쪽의 **가슴안(흉강, thoracic cavity)**과 아래쪽의 **배골반안(복부골반강, abodominopelvic cavity,** 그림 1-8a •)으로 나눈다. 배골안은 2개의 연속적인 위쪽의 **배안(abdominal cavity)**과 **골반안(pelvic cavity)**으로 더 나뉜다.

> *diaphragma*, 격벽
> *diaphragm*: 배골반안으로부터 가슴안을 분리시키는 근육질의 판

기관의 표면과 이들 각각의 공간들은 **장막**(serous membrane)이라 부르는 반짝이는 미끄러운 내벽으로 덮여 있다. 장막의 **벽쪽층**(parietal portion)은 몸공간의 바깥쪽 벽을 형성한다. **내장(viscera)**이라 부르는 내부기관의 **내장쪽층**(visceral portion)을 덮고 있으며, 이곳에서 몸공간 안으로 돌출된다. 이렇게 마주보는 장막의 층들 사이 공간은 매우 적지만, 이 공간에는 윤활액의 얇은 층을 포함하고 있다. 많은 내장기관들은 크기나 형태가 주기적으로 변화된다. 예를 들어, 폐는 각 호흡 사이에 확장되고 수축되며, 심장의 체적은 각 박동 사이에 변화된다. 장막을 덮고 있는 층들은 인접기관의 마찰이나 기관과 몸의 벽 사이의 마찰을 억제한다.

가슴공간(흉강)은 폐와 심장을 포함하고 있다. 심장은 **심장막안(pericardial cavity)**으로 알려진 공간 속으로 돌출된다. 이 장막을 둘러싸는 장막은 **심장막**(심막, pericardium)이라 하는데, 이는 "심장을 둘러싼다"는 의미이다. 폐의 각각은 **가슴막안(흉강, pleural cavity)**에 의해 싸여 있다. 가슴막안을 싸는 장막은 **가슴막**(흉막, pleura)이라 부른다. 두 가슴막안 사이의

> *peri*, 주위의 + *kardia*, 심장
> *pericadial cavity*: 심장을 싸고 있는 공간

- 팔꿈치는 손목에서 먼쪽(distal)일까 아니면 몸쪽(proximal)일까?
- 어떤 유형의 절단면이 몸을 오른쪽과 왼쪽으로 나눌까?
- 만일 외과의사가 가로막의 바로 아래를 절개한다면 어떤 종류의 몸안이 열리게 될까?

부위는 **가슴세포칸**(종격, mediastinum)이라 알려진 큰 덩이를 포함한다(그림 1-8c •). 가슴막안은 심장에 부착된 큰 동맥과 정맥, 가슴샘, 기관, 식도, 그리고 심장막안을 둘러싸고 있다.

대부분의 배골반안 그리고 여기에 포함되는 기관들은 **복막**(peritoneum)이라 부르는 장막에 의해 덮여 있다. 배골반안을 싸고 있는 이 부위는 **복막안**(복막강, peritoneal cavity)이라 부른다. 위, 작은창자, 큰창자 부분들과 같은 기관들은 **창자간막**(장간막, mesentery)이라 부르는 이중의 복막판에 의해 복막안 안에 붙어 있다. 창자간막은 제한된 운동을 허용하면서 안정성과 지지를 제공한다.

복습

핵심용어

anatomy (a-NAT-o-mē, **해부학**): 몸의 구조에 대한 학문.

anatomical position(해부학적 자세): 몸의 표준 지표 부위. 손바닥을 앞으로 향하는 경우 몸의 앞쪽 표면이 보인다.

frontal plane(이마면, 관상면): 몸을 앞과 뒤 부분으로 분리하는 절단면.

homeostasis(hō-mē-ō-STĀ-sis, **항상성**): 상대적으로 안정되거나 일정한 내부환경.

negative feedback(음성되먹임): 자극의 효과를 역전시켜 항상성을 회복하는 몸의 바로잡기 반응.

organ(기관): 복잡한 기능을 이행하는 각기 다른 조직의 조합.

physiology(fiz-ē-OL-o-jē, **생리학**): 몸이 어떻게 기능하는가를 다루는 학문.

positive feedback(양성되먹임): 내부자극에 이어지는 정상적인 억제의 편향을 증가시키는 기전.

sagittal plane(시상면): 몸을 왼쪽과 오른쪽 부위로 나누는 절단면.

serous membrane(장막): **벽쪽** 부위와 **내장쪽** 부위로 구성되는 미끄럽고 섬세한 조직판. 몸안을 둘러싸며 마찰을 줄이기 위해 내부 기관들을 덮고 있다.

tissue(조직): 특이적인 기능을 수행하는 특수화된 세포들의 모임.

transverse plane(가로면, 횡면): 몸을 위와 아래 부위로 나누는 절단면.

viscera(내장): 배안에 들어 있는 기관들.

학습요약

해부학과 생리학(p. 3)

1. 해부학(anatomy)은 몸의 부분들 사이의 안팎의 구조와 물리적 관계를 연구한다. **생리학(physiology)**은 몸의 기능을 연구한다.

신체의 구조적 수준(pp. 3~5)

1. 해부학적 구조와 생리학적 기전은 일련의 상호작용하는 조직화된 수준에서 배열되어 있다(그림 1-1).

항상성(pp. 5~6)

1. 항상성(homeostasis)은 상대적으로 안정된 내적 환경을 유지한다.

2. 질환(disease)의 증상들은 항상성조절이 실패하여 기관계의 부전을 야기할 때 나타난다.

음성되먹임(p. 6)

3. 음성되먹임(negative feedback)은 정상적인 한계에서 벗어난 편향에 대해 직접적으로 반대적인 작용을 하는 바로잡기 기전이다(그림 1-2).

양성되먹임(p. 6)

4. 양성되먹임(positive feedback)의 경우, 초기의 자극은 자극을 증강시키는 반응을 야기한다.

해부학 학습(pp. 7~14)

해부학적 위치와 방향을 나타내는 용어들(p. 7)

1. 해부학적으로 표준적인 예시는 위로 향한 **해부학적 자세(anatomical position)**이다. 만일 그림이 누워 있다면, **바로누운자세(supine,** faceup)이거나 혹은 **엎드린자세(prone,** facedown)이다.

2. 해부학적 구조의 상대적인 위치를 설명하고자 할 때, 특정의 방향을 나타내는 용어를 사용한다(그림 1-3, 표 1-1).

인체의 부위(p. 8)

3. 관용명 외에도, 몸의 특정 부위들은 특정의 라틴어 혹은 그리스어로 로서도 나타낸다(그림 1-4, 표 1-2).

4. 배골반사분역(abdominopelvic quadrant)과 **배골반부위(abdominopelvic region)**는 몸의 해부학적 부위를 기술하기 위하여 사용되는 두 각기 다른 용어이다(그림 1-5).

신체의 단면(p. 11)

5. 이마면(관상면, frontal plane 혹은 **coronal plane), 시상면 (sagittal plane)**, 그리고 **가로면(횡면, transverse plane)**의 세 절단면은 사람 몸의 3차원적인 부분들의 상관관계를 나타낸다(그림 1-6, 1-7, 표 1-3).

몸공간과 몸내벽(p. 12)

6. 몸공간(body cavity)은 섬세한 기관들을 보호하며 내장기관들의 크기와 형태에서의 변화를 허용해 준다. **등쪽 몸공간(dorsal body cavity)**은 (뇌를 둘러싸는) 머리안(cranial cavity)과 (척수를 둘러싸는) 척추안(spinal cavity)을 포함한다. **배쪽 몸공간(ventral body cavity)**은 호흡기관, 심장근육기관, 소화기관, 비뇨기관, 그리고 생식기관들을 둘러싼다(그림 1-8).

7. 가로막(횡격막, diaphragm)은 배쪽 몸공간을 **위쪽 가슴안(superior thoracic cavity)**과 **아래쪽 배골반안(inferior abdominopelvic cavity)**으로 나눈다. 가슴안은 (각각 허파를 포함하는) 2개의 **가슴막안** (pleural cavity)과 (심장을 둘러싸는) 하나의 심장막안(pericardial cavity)을 포함한다. **배골반안(abdominopelvic cavity)은 배안(abdominal cavity)과 골반안(pelvic cavity)**으로 구성된다(그림 1-8).

8. 장막(serous membrane)은 가슴안과 배골반안의 표면 그리고 이들이 포함하는 기관들을 둘러싼다.

복습문제

연결형

A열의 각 항목과 가장 가까운 항목을 B열에서 찾아 연결하라. 옆의 밑줄에 답을 적으라.

	A열	B열
____	1. 생리학	a. 일정한 내부환경
____	2. 항상성	b. 얼굴을 위로 향함
____	3. 바로누운 자세	c. 구조에 대한 연구
____	4. 엎드린 자세	d. 양성되먹임
____	5. 온도조절	e. 몸의 뒤쪽
____	6. 해부학	f. 조직
____	7. 등쪽 몸공간	g. 얼굴을 아래로 향함
____	8. 심장	h. 음성되먹임
____	9. 근육	i. 장막
____	10. 출생	j. 몸에 대한 연구
____	11. 배쪽 몸공간	k. 몸의 앞쪽
____	12. 심장막	l. 뇌와 척수
____	13. 앞쪽	m. 가슴과 배골반
____	14. 뒤쪽	n. 기관

복수형

15. __________은 (아래 항목의) 해부학적 자세에 있을 때 몸의 앞쪽에 적용되는 용어이다.
(a) 앞, 배쪽 (b) 안쪽, 가쪽 (c) 뒤, 등쪽 (d) 뒤, 앞

16. _____ 은 몸의 위쪽 부위와 아래쪽 부위를 나눈다.
(a) 시상단면 (b) 정중단면 (c) 이미단면 (d) 가로단면

17. 생물체의 내적 환경이 상대적으로 안정되는 것을 _____이라 부른다.
(a) 균일성 (b) 항상성 (c) 평형 (d) 일관성

18. 배꼽(umbilicus)은 가슴의 _____에 있다.
(a) 앞쪽 (b) 위쪽 (c) 뒤쪽 (d) 아래쪽

19. _____부위는 넓적다리를 일컫는다.
(a) 위팔 (b) 넙다리 (c) 가슴 (d) 목

20. 가로막(횡격막, diaphragm)은 편평한 근육질의 판으로서 배쪽 몸공간을 위쪽 ____과 아래쪽 ____으로 나눈다.
(a) 가슴안, 심장막안 (b) 배안, 골반안
(c) 가슴안, 배골반안 (d) 머리안, 가슴안

21. 가슴세로칸(종격, mediastinum)은 __________ 사이에 있는 부위이다.
(a) 허파와 심장 (b) 두 가슴안
(c) 가슴과 배 (d) 심장과 심장막안

22. 배골반안을 둘러싸는 막은 _______이다.
(a) 창자간막 (b) 가로막 (c) 심장막 (d) 배막

OX 문제

___ 23. 기관은 한 종류 이상의 조직으로 구성된다.

___ 24. 구조와 기능이 밀접하게 연관되기 때문에 해부학과 생리학을 같이 공부하는 것이 대단히 유용하다.

___ 25. 인간의 몸에서 가장 단순히 살아 있는 구조적 및 기능적 단위는 조직이다.

___ 26. 해부학적으로 몸이 위치하는 경우, 손바닥은 몸의 가쪽 표면을 향한다.

___ 27. 몸 안에서 항상성 조절이 실패하면 질병이 야기된다.

서술형

28. 분자 수준에서 시작하여 가장 단순한 수준으로부터 가장 복잡한 수준까지 조직화의 단계를 올바르게 나열하라.

29. 음성되먹임과 양성되먹임은 어떻게 다를까?

30. 해부학적인 몸의 위치를 설명하라.

31. 한밤중에 눈부위에 있는 모기 때문에 잠에서 깨어났다. 모기는 어디에 있는가?

32. 아래의 기관 혹은 기관계는 몸공간의 어디에 위치하는가?
(a) 뇌와 척수 (b) 심장혈관계, 소화계, 그리고 비뇨계
(c) 심장, 허파 (d) 위, 작은창자

33. 팔꿈치에서 시작하여 몸쪽으로 25 cm, 안쪽으로 20 cm, 그리고 아래로 30 cm 이동하는 경우, 어떤 해부학적 지표에 근접할까?

✔ 개념확인 문제의 답

(p. 5) **1.** 세포(cell)는 사람을 포함하는 모든 생명체에서 가장 작은 구조적, 기능적인 단위이다. **2.** 기관(organ)은 협동적으로 특정의 기능을 수행하는 각기 다른 조직들로 구성되며, 조직은 특수한 기능을 하는 유사한 집단의 세포들로 구성된다.

(p. 6) **1.** 사람의 몸을 구성하는 세포들은 정상적으로 좁은 범위의 환경조건 아래에서 기능할 수 있다. 항상성(homeostasis)은 몸의 내부 환경에서의 잠재적으로 해로운 변화를 저해하는 과정이다. **2.** 음성되먹임(negative feedback)은 사람 몸의 항상성을 유지하는 주된 기전이다. 음성되먹임은 몸공간의 일정한 내부 환경을 유지하기 위하여 자극을 역전시킴으로써 기능을 한다. **3.** 양성되먹임(positive feedback)은 음성되먹임과 반대의 방식으로 작용한다. 이는 초기의 자극을 증폭시키는 반응을 야기한다.

(p. 14) **1.** 팔꿈치는 손목에서 **몸쪽**에 있다. 손목은 팔꿈치에서 **먼쪽**에 있다. **2.** 시상면은 몸을 왼쪽과 오른쪽 부분으로 나눈다. **3.** 의사는 배골반안(혹은 배안)을 개방한다.

CHAPTER

2

인체의 화학

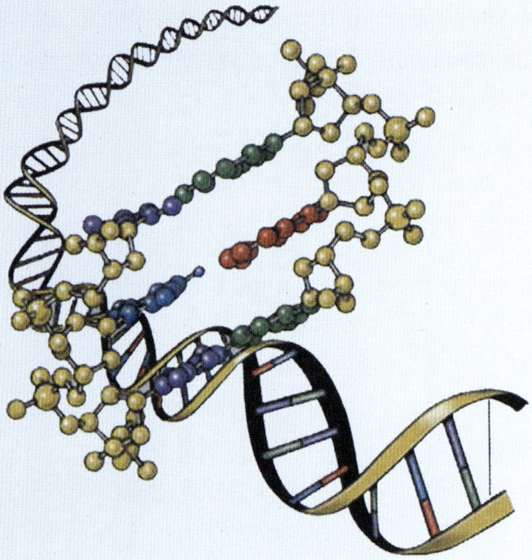

단원개요

원자란 무엇일까?
- 원자의 구조
- 동위원소
- 전자껍질

화학결합
- 이온결합
- 공유결합

화학반응

무기화합물
- 물
- 산과 염기
- pH와 완충용액
- 염

유기화합물
- 탄수화물
- 지질
- 단백질
- 핵산
- 고에너지 화합물

임상노트: 인공감미료란 무엇일까?

단원목표

1. 원자의 기본 구조를 설명한다.
2. 원자가 분자 및 화합물을 형성하는 각기 다른 방식에 대해 설명한다.
3. 분해화학반응과 합성화학반응의 차이를 설명한다.
4. 유기화합물과 무기화합물의 차이를 설명한다.
5. 어떻게 물의 화학적 특성이 인체의 기능에 중요한지를 설명한다.
6. pH 척도와 완충용액의 역할을 설명한다.
7. 무기화합물의 다양한 기능에 대해 설명한다.
8. 탄수화물, 지질, 단백질, 핵산, 그리고 고에너지 화합물의 구조와 기능에 대해 설명한다.
9. 대사에서 효소의 역할을 설명한다.

인체와 환경 속의 모든 물질들은 공통적인 구조를 공유하고 있다. 이들은 모두 **원자**라 부르는 믿을 수 없이 작은 입자들로 구성된다. 원자 종류의 차이 그리고 이들이 서로 상호작용하는 방식은 모든 무생물과 생물의 특징을 설명해 준다. 인체의 기본적인 기능은 원자들 사이의 상호작용에 의한다. 원자들은 **화학반응(chemical reaction)**을 통해 상호작용하며 재결합한다. 화학반응은 우리의 삶을 통틀어 우리 몸의 모든 세포, 조직, 그리고 기관 안에서 일어난다. 우리들의 피부 색깔, 다리의 운동, 음식의 소화, 이 페이지 속의 단어를 읽는 것 등 이들 모두는 화학반응의 결과이다.

원자 및 이들의 상호작용을 연구하는 과학의 한 분과인 **화학(chemistry)**은 인체에 대한 이해에 크게 기여해 왔다. 화학은 몸의 정교한 구조 및 기능을 설명할 뿐만 아니라, 화학적 원리에 대한 지식은 유전공학, 첨단 의료영상, 그리고 새로운 약물의 개발 등에서의 진보를 가능하게 하였다. 화학의 기본원리를 이해함으로써 몸의 물리적 구조뿐 아니라 우리를 살아 있도록 만드는 생리학적 과정에 대해 더욱더 이해할 수 있을 것이다.

원자란 무엇일까?

과학자들은 **물질(matter)**을 공간을 점유하며 질량을 갖는 어떤 것이라 정의한다. 물질은 잘 알려진 세 가지 상태 중의 하나, 즉 고체, 액체, 혹은 기체로서 존재한다. 모든 물질은 **원소(element)**라 부르는 하나 이상의 단순한 성분으로 구성된다. 원소는 가열을 포함하여 어떤 다른 물리적 수단에 의해 나누어지지 않는다. 100여 종류의 각기 다른 원소들이 있는데, 각각은 그 자신의 독특한 특성을 갖는다. 표 2-1은 인체를 구성하는 여러 원소들을 나열하였다. 가장 작은 원소이며 물질의 가장 단순한 단위는 **원자(atom)**이다. 원자는 너무 작아 백만 개를 일렬로 세워도 이 페이지 상의 점보다 크지 않다!

표 2-1 인체의 주요 원소들

원소	기호	중요성
주요 원소 (인체 전체의 99%를 차지)		
탄소	C	모든 유기분자에 존재
수소	H	물과 체내 다른 대부분의 화합물질의 성분
산소	O	물과 기타 화합물의 성분, 산소 가스는 호흡에 필수적
질소	N	단백질, 핵산, 기타 유기 화합물에 존재
미량원소 (전체 체중의 나머지 1%를 차지)		
칼슘	Ca	뼈와 치아에 존재, 막의 기능, 신경충격, 근육수축, 그리고 혈액응고에 중요
인	P	뼈와 치아, 핵산, 고에너지 화합물에 존재
칼륨	K	적절한 막 기능, 신경충격, 그리고 근육수축에 중요
나트륨	Na	막의 기능, 신경충격, 그리고 근육수축에 중요
염소	Cl	막의 기능과 물의 흡수에 중요
마그네슘	Mg	여러 효소의 활성화에 필요
황	S	많은 단백질에 존재
철	Fe	산소의 운반과 에너지 포획에 필수적
요오드	I	갑상샘 호르몬의 성분

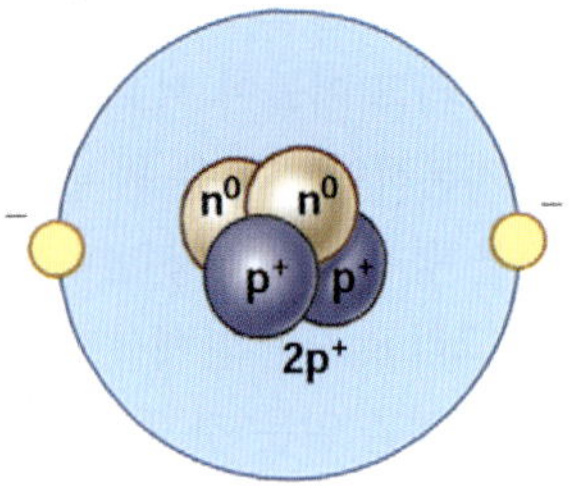

헬륨(Helium, He)
($2p^+$, $2n^0$, $2e^-$)

• 그림 2-1 **원자의 구조.**
헬륨원자는 각각의 미립자 2개, 즉 2개의 양성자, 2개의 중성자, 그리고 2개의 전자를 갖는다.

112개의 각기 다른 원소들의 각각은 독특한 학명으로 알려져 있다. 원소를 나타내는데 있어 우리는 화학기호(chemical symbol)로서 1 문자 혹은 2 문자의 약어를 사용한다. 대부분의 화학기호는 원소의 이름에서 유래되었지만, 소디움(sodium)을 뜻하는 *Na*와 같이, 일부는 원래의 라틴어(이 경우, *natrium*)에서 유래되었다.

원자의 구조

화학반응이 어떻게 일어날지는 원자의 구조에 의해 결정된다. 원자는 주된 세 종류의 미립자 즉, 양전하를 갖는 **양성자(proton, p^+)**, 전기적으로 중성인 **중성자(neutron, n^0)**, 그리고 음전하를 갖는 **전자(electron, e^-)**를 포함하고 있다. 양성자와 중성자는 크기와 질량이 비슷하며 둘 모두 원자중앙 밀집된 구조에 있는 **핵(nucleus)** 안에 존재한다. 다른 미립자보다 훨씬 더 가벼운 전자는 빠른 속도로 **전자껍질(전자각, electron shell)**이라는 지역에서 핵 주위를 돈다. 모든 원자들은 정상적으로 같은 수의 양성자와 전자를 갖고 있다. 원자의 핵 안에서 양전하를 띤 각각의 양성자들은 음전하를 띤 전자와 균형이 맞춰져 있어, 원자 그 자체는 전기적으로 중성이다.

그림 2-1 • 은 헬륨(helium)원자의 모식도이다. 이 원자는 2개의 양성자와 2개의 중성자를 핵 안에 가지고 있다. 2개의 전자는 그의 전자껍질 안에 존재한다. 원자 안의 양성자 수가 원소를 정의해 주는데 이를 **원자번호(atomic number)**라 한다. (예를 들어, 헬륨의 원자번호는 2가 된다). 뒤에서 보게 되겠지만, 원자내 양성자의 수는 전자의 수와 동일한데, 원자의 특성은 주로 전자에 의해 결정된다.

• 그림 2-2 **수소원자.**
(a) 수소의 핵은 전형적으로 1개의 양성자를 갖고 있으며 중성자는 없다. **(b)** 수소의 동위원소인 중수소(deuterium, ^2H)는 1개의 양성자와 1개의 중성자를 갖는다. **(c)** 수소 동위원소인 3중수소(tritium, ^3H)의 핵은 1개의 양성자 외에 1쌍의 중성자를 갖는다.

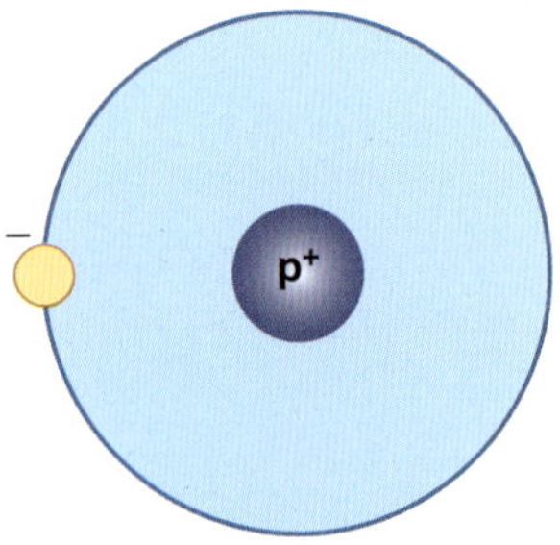

(a) Hydrogen-1(수소-1)

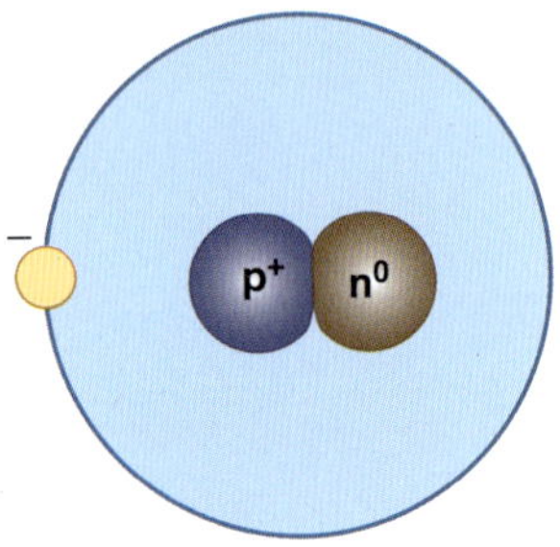

(a) Hydrogen-2(수소-2)
(deuterium) (중수소)

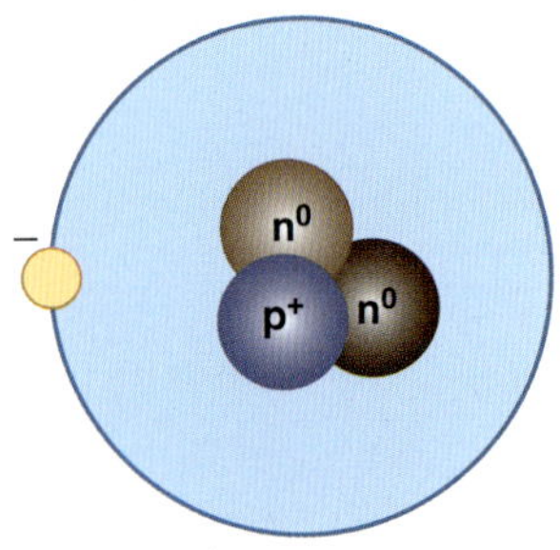

(a) Hydrogen-3(수소-3)
(tritium) (3중수소)

동위원소

특정 원소내 모든 원자들은 동일한 수의 양성자를 갖는다. 그러나 핵내 중성자의 수는 다를 수 있다. 핵내에 중성자의 수가 다른 원소의 원자들을 **동위원소(isotope)**라 부른다. 중성자가 있거나 없는 것이 원자의 화학특성에 거의 영향을 미치지 않기 때문에, 동위원소는 질량(그러므로 이들의 무게)에 의해 다른 것들과 기본적으로 구별된다. 핵내 양성자와 중성자의 전체 수인 **질량수(mass number)**는 특정의 동위원소를 나타내는데 사용된다. 그림 2-2 • 는 세 종류의 수소 동위원소, 즉 ^1H(가장 많은 형태), ^2H(중수소라 부름), 그리고 ^3H(3중수소라 부름)의 원자구조를 보여준다.

^3H와 같은 어떤 동위원소의 핵은 불안정하여 **방사능(radioactive)**을 갖는다. **방사성동위원소(radioisotope)**는 이들의 핵으로부터 **방사선(radiation, 미립자 입자와 에너지선)**을 방출한다. 최근 자연 혹은 인공 방사성동위원소를 사용하는 의학적 진전이 이루어지고 있다. 예를 들어, 탄소, 질소, 그리고 요오드와 같은 다양한 원소의 약한 소량의 방사성동위원소가 내부 기관의 상태 및 건강을 확인하는 **추적자(tracer)**로서 사용되고 있다. 다량의 방사성동위원소는 비정상조직 혹은 암조직을 파괴하기 위하여 핵의학에서 사용된다.

전자껍질

앞서 설명한 바와 같이, 원자의 전자는 **전자껍질(electron shell)**이라고 부르는 어떤 공간부위에서 핵 주위를 돈다. 이러한 부위는 일련의 동심원적인 속이 빈 공과 같으며 양파의 껍질과 유사하다. 각 전자껍질은 단지 제한된 수의 전자만을 가질 수 있다. 원자가 더 많은 전자를 가질수록, 더 많은 껍질이 필요하다. 어떤 원자들은 오직 하나의 전자껍질을 가지며, 다른 것들은 5개, 6개, 혹은 그 이상을 가질 수 있다. 그러나 인체를 구성하는 대부분의 원자들은 2 혹은 3개 이하의 전자껍질을 갖고 있다.

원자의 화학적 특성은 가장 바깥쪽(최외각)의 전자껍질에 있는 전자의 수와 배열에 의해 결정된다. 전자껍질에 관해 기억해야 할 두 가지 가장 중요한 사실은 (1) 원자는 이들이 갖는 가장 바깥쪽 껍질을 채우고자 하는 방식으로 서로 반응하며, 2번째와 3번째 전자껍질은 각각 8개의 전자를 가질 때까지 채워진다. (2) 오직 가장 바깥쪽의 전자껍질이 다른 원자와의 화학결합에 사용될 수 있다. 간단한 예에 대해 살펴보자.

원자들이 가장 바깥쪽 전자껍질을 채우기 위해 반응하기 때문에, 가장 바깥 전자껍질이 채워진 원자는 안정적이 되어 다른 원자들과 반응하지 않을 것이다. 예를 들어, 헬륨원자는 단일의 전자껍질에 2개의 전자를 갖고 있다(그림 2-1 • 참조). 헬륨의 바깥 전자껍질이 채워져서, 헬륨원자는 다른 원소의 원자들과 반응하지 않으며 결합하지도 않는다. 이것이 헬륨원자가 불활성인 이유가 되며 우리는 헬륨을 불활성가스(inert gas)라고 부른다(그림 2-2 • 참조). 수소는 바깥 전자껍질이 채워져 있지 않기 때문에 수소원자는 여러 다른 종류의 원자들과 쉽게 반응한다.

두 번째 전자껍질은 8개의 전자를 갖는다. 탄소(원자번호 6)는 6개의 전자만을 갖는다. 각 탄소원자에서 첫 번째 껍질은 2개의 전자를 갖고 있으며, 두 번째 전자껍질이 나머지 4개의 전자를 갖는다(그림 2-3a •). 본 장의 후반부에서 보게 되겠지만, 탄소의 바깥 전자껍질이 반 만 채워져 있다는 사실은 왜 탄소가 생명계에서 중추적인 역할을 수행하는지 설명해 준다.

- ✔ 원자의 수가 동일한 수소가 어떻게 서로 다른 질량수를 가질 수 있을까?
- ✔ 산소의 원자번호는 8이다. 얼마나 많은 전자들이 가장 바깥 껍질을 돌고 있을까? 가장 바깥 껍질을 채우는데 필요한 전자의 수는 몇 개일까?

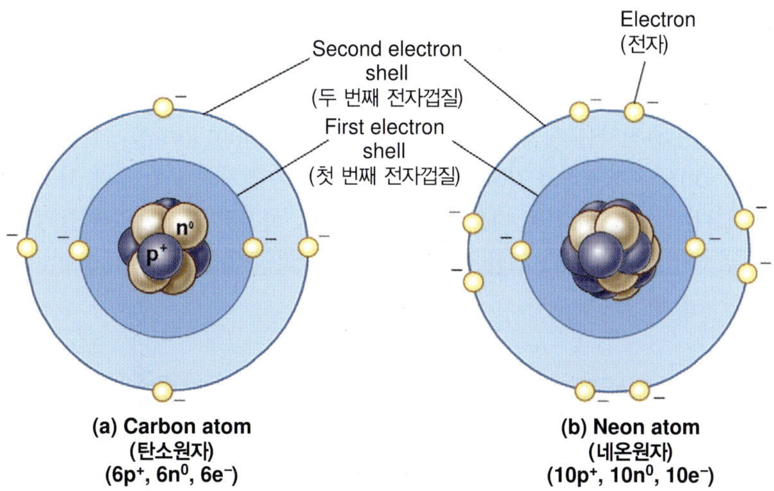

• 그림 2–3 **원자와 전자껍질.**
첫 번째(가장 안쪽) 전자껍질은 단지 2개의 전자만을 갖는다. 두 번째 전자껍질은 8개의 전자를 갖는다. **(a)** 6개의 양성자와 6개의 전자를 갖고 있는 탄소원자의 경우, 3번째에서 6번째 전자는 두 번째 전자껍질에 위치한다. **(b)** 네온원자는 10개의 양성자와 10개의 전자를 갖고 있기 때문에 첫 번째 전자껍질과 두 번째 전자껍질 모두가 채워져 있다. 헬륨(그림 2–1 •)처럼, 네온도 불활성가스이다.

화학결합

바깥 전자껍질이 채워진 원자는 매우 안정적이다. 원자들 사이의 상호작용인 화학반응(chemical reaction)은 가능한 원자가 안정되도록 하는 방향으로 일어난다. 바깥 전자껍질이 채워지지 않은 원자들은 다른 원자들과 화학결합(chemical bond)을 형성하여 전자를 공유하거나, 획득하거나, 혹은 잃어버림으로써 안정화될 수 있다. 화학결합에는 이온결합(ionic bond)과 공유결합(covalent bond)이라는 기본적인 두 가지 주된 유형이 있다.

둘 이상의 원자들이 서로 결합하는 경우, 이들은 소위 **분자(molecule)**라는 구조를 형성한다. 어떤 분자들은 단지 2개의 원자들로 구성되며, 일부는 수백에서 수천의 원자들로 구성될 수 있다. 특정 물질의 분자들을 구성하기 위해 서로 결합하는 원자들의 특이적 조합은 **분자식(molecular formula)**으로 나타낸다. 예를 들어, 물은 H_2O라는 분자식을 갖는다. 각 물분자는 2개의 수소원자와 1개의 산소원자를 포함한다. 물과 같이 하나 이상의 원소의 원자들을 포함하고 있는 물질들은 **화합물(compound)**이라 부른다.

이온결합

앞에서 보았듯이, 양성자(각각은 +1 전하를 지님)가 전자(각각은 −1 전하를 지님)의 수가 같기 때문에 원자들은 전기적으로 중성이다. 그러나 만일 원자가 전자를 잃게 되면, 상응되는 전자가 없는 1개의 양성자가 있기 때문에 +1 전하를 갖게 되며, 두 번째 전자를 잃게 되면 +2 전하를 갖게 된다. 같은 식으로, 하나 혹은 여분의 전자들을 얻게 되면, 원자는 각각 −1 혹은 −2 전하를 갖게 될 것이다. 양전하 혹은 음전하를 갖는 원자 혹은 화합물은 **이온(ion)**이라 부른다.

만일 원자가 바깥 전자껍질 안에 1개 혹은 2개의 전자를 갖는다면, 이는 1개 혹은 2개의 전자를 필요로 하는 원자에게 전자를 "제공"할 수 있다. 이 과정은 (1) (이전에 바깥 전자껍질이 비어 있던) 첫 번째 원자의 바깥 전자껍질이 완전히 채워지고, 두 번째 원자 역시 바깥 전자껍질이 완전히 채워지며, (2) 첫 번째 원자가 전자를 잃기 때문에, 이 원자는 양으로 하전된 이온 즉 양이온(cation)이 되는 두 가지 결과를 낳게 된다. 동시에 전자를 얻은 다른 원자는 음으로 하전된 음이온(anion)이 된다. 이러한 방식으로 형성된 이온들은 이들의 반대되는 전하 사이의 인력에 의해 서로 결합하게 된다. 그러한 결합은 **이온결합(ionic bond)**이라 부른다.

그림 2-4 • 는 나트륨과 염소 사이의 이온결합이 형성되는 단계를 보여준다. 이 예에서 나트륨원자는 염소원자에 전자를 제공한다. 이는 나트륨이온(sodium ion)을 +1 전하 그리고 염소이온(chloride ion)을 −1 전하를 갖도록 만든다. 두 이온은 전자의 운반 후에 서로 떨어지지 못하는데, 그 이유는 양으로 하전된 나트륨이온이 음으로 하전된 염소이온에 끌리기 때문이다. 이러한 반대로 하전된 이온들의 조합은 식염으로 잘 알려진 염화나트륨(sodium chloride)이라는 이온화합물을 형성하게 된다.

공유결합

원자가 전자를 주거나 잃는 대신, 다른 원자들과 전자를 공유함으로써 바깥 전자껍질을 채울 수 있는 방법이 있다. 결과적으로 **공유결합(covalent bond)**에 의해 결합하는 분자가 만들어진다.

수소에 대해 생각해 보자. 수소원자들은 오직 하나의 전자만을 갖는다. 첫 번째 전자껍질이 2개의 전자를 가지기 때문에, 각 수소원자들은 그들의 전자를 공유하며, 전자들은 양쪽 핵을 돌게 되는데, 그러므로 각각의 핵은 완전한 바깥 껍질을 갖게 된다. (실제로, 그림 2-2 • 에 나타낸 바와 같이 낱개의 수소원자는 자연계에서 발견되지 않는다.) 한 쌍의 전자를 공유함으로써 단일 공유결합(single covalent bond)이 형성된다(그림 2-5 • 참조).

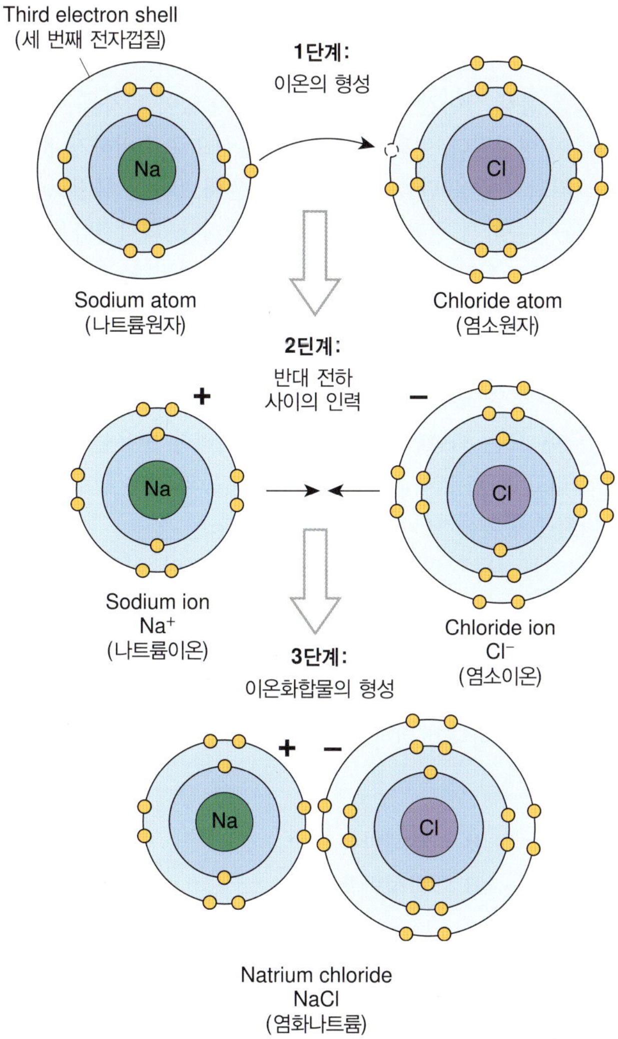

• **그림 2-4 이온결합 반응.**
1단계: 나트륨원자는 전자 1개를 잃는데, 이 전자는 염소원자가 받는다. **2단계:** 나트륨(Na^+)과 염소(Cl^-)이온은 서로 반대의 전하를 가지고 있으므로 서로 끌리게 된다. **3단계:** 나트륨과 염소이온의 결합은 *염화나트륨(sodium chloride)*이라는 이온화합물을 형성한다.

• **그림 2-5 공유결합.**
물분자의 경우, 2개의 수소원자들이 산소원자와 함께 1개의 전자를 공유한다. 이 배열은 모든 세 분자의 바깥 전자껍질을 채운다. 이러한 공유는 2개의 단일 공유결합을 만든다.

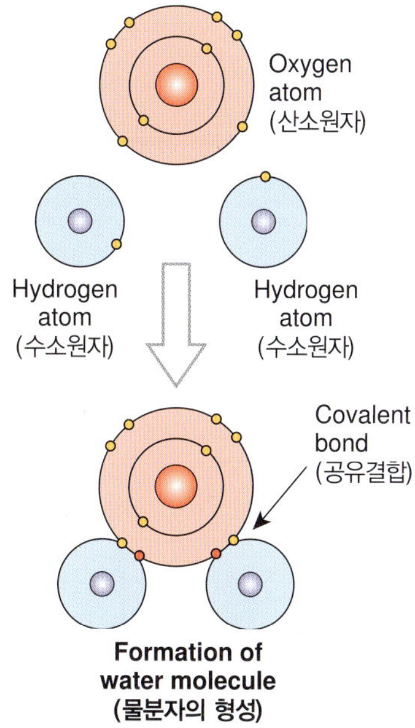

많은 분자들이 단일 공유결합으로 결합된 둘 이상의 원자로 구성된다. 예를 들어, 물분자는 2개의 단일 공유결합을 포함한다.

그림 2-5 • 에서 보듯이, 물분자가 형성되는 동안 각 수소원자는 산소원자와 단일 공유결합을 형성한다. 원자번호 8인 산소는 첫 번째 전자껍질에 2개의 전자를 갖고 있으며 두 번째 전자껍질에 6개의 전자를 갖는다. 산소원자는 한 쌍의 수소원자들과 전자를 공유함으로써 안정하게 된다. 이러한 배열은 산소원자와 수소원자 모두의 바깥 전자껍질을 채운다.

분자 안에서 원자들을 붙잡게 되는 공유결합의 수 및 종류는 원자 사이에 선으로 도식화할 수 있다. 예를 들어, H_2의 단일 공유결합은 H−H로 나타낸다. 수소처럼 산소원자들도 산소분자를 형성할 수 있다. 그러나 산소원자들이 2개의 전자를 필요로 하여 안정상태에 이르고 결과적으로 **이중 공유결합(double covalent bond)**을 형성하여 O = O로 나타낸다.

이온결합과 비교할 때, 공유결합은 전자가 원자들의 전자껍질을 서로 "붙잡기" 때문에 이온결합보다 더 강하다. 대부분의 공유결합이 전자들을 동일하게 공유하기 때문에 각각의 원자들은 전기적으로 중성이 된다. 탄소원자들 사이의 그러한 공유결합은 인체를 구성하는 대부분의 구조적 성분들을 형성하는 거대분자들의 안정된 골격을 만들게 된다.

- ✔ 산소와 네온 모두는 상온에서 가스이다. 산소는 다른 원소들과 쉽게 결합하지만, 네온은 그렇지 않다. 왜 그럴까?
- ✔ 산소원자를 결합시키는 결합의 종류는 무엇일까?
- ✔ 질소원자들은 바깥 전자껍질을 채우는데 3개의 전자를 필요로 한다. 질소분자인 N_2를 형성하도록 2개의 질소원자들을 결합시키는 공유결합의 종류는 무엇일까?

화학반응

살아 있는 세포들은 내적인 화학반응을 통해 살아간다. 모든 화학반응에 있어 원자들 사이 기존의 결합이 깨어지고, 새로운 결합들이 형성된다. 이러한 방식으로 음식으로 소비하거나 공기에서 숨쉬는 물질들은 세포, 조직, 그리고 기관을 만들거나 유지시키는데 필요한 물질로 바뀌게 된다. 그러나 화학결합은 원자들을 단순하게 결합시키는 것만은 아니다. 화학결합은 또한 저장된 에너지의 형태가 된다. 이 에너지는 화학결합이 깨졌을 경우에 방출되며, 결합이 형성되면 저장된다. 고무줄로 둘레를 감싼 2개의 나무 블록을 생각해 보라. 감은 고무줄의 장력은 화학결합의 저장된 에너지를 반영한다. 고무줄의 에너지는 블록 하나를 빼내거나(고무줄은 원래의 크기로 돌아감) 혹은 고무줄을 끊는 경우(고무줄은 날아감)에 방출된다.

metabole, 변화
metabolism: 체내에서 일어나는 모든 화학반응을 지칭하는 일반적인 용어

대사(metabolism)라는 용어는 체내 모든 화학반응을 지칭한다. 이러한 반응들은 **항상성(homeostasis)**을 유지하기 위해, 그리고 성장, 조직의 수선, 그리고 운동과 같은 필수적인 기능을 수행하기 위해 화학결합의 에너지를 방출하거나 저장하고 사용한다.

화학반응에 있어, 상호작용하는 참여물질들은 **반응물(reactant)**이라 하며, 이 반응에 의해 새로이 형성된 화학물들을 **생성물(product)**이라 부른다. 화살표는 반응의 방향, 즉 반응물(대개 왼쪽)로부터 생성물(대개 오른쪽)을 나타낸다. 인체에서 대부분의 대사반응은 (1) 더 작은 단편으로 쪼개는 **분해반응(decomposition)**, 그리고 (2) 더 작은 성분으로부터 더 큰 분자들을 만드는 **합성반응(synthesis)**의 두 유형 중의 하나가 된다. 이러한 상대적으로 단순한 반응들은 아래와 같이 그릴 수 있다.

$$AB \rightarrow A + B \quad \text{분해반응}$$
$$A + B \rightarrow AB \quad \text{합성반응}$$

두 유형의 반응 모두에서, A와 B는 각개의 원자들 혹은 각개의 분자들일 수 있다.

어떤 화학반응은 **가역적**이어서 만일 $A + B \rightarrow AB$라면, 다음은 $AB \rightarrow A + B$가 된다. 많은 중요한 생물학적 반응들은 자유로이 가역적이다. 그러한 반응은 다음과 같이 나타낼 수 있다.

$$A + B \leftrightarrow AB$$

- 살아 있는 세포에서, 탄소분자 6개인 포도당(glucose)은 탄소분자 3개의 분자 2개로 전환된다. 이러한 전환은 어떠한 유형의 화학반응이라고 할까?
- 저장된 에너지를 증가시키는 반응은 분해반응일까? 아니면 합성반응일까?
- 만일 가역반응의 생성물을 제거하면, 평형상태에 대해 어떠한 효과가 있을까?

이 반응식은 동시에 두 반응, 즉 하나는 합성반응($A + B \rightarrow AB$) 그리고 다른 하나는 분해반응($A + B \leftarrow AB$)이 쉽게 일어남을 말해준다. **평형상태(equilibrium)** 시에 두 반응들은 균형상태에 있다. AB의 분자가 더 빨리 생성되면 될수록, 다른 분자는 A + B로 분해된다. 결과적으로 A, B, 그리고 AB 분자의 수는 어떤 주어진 순간에서 변하지 않는다. 이러한 분자의 하나 혹은 그 이상의 농도를 변화시킴으로써 일시적으로 평형상태를 깰 수 있다. 예를 들어, A와 B를 가외로 첨가하면 합성반응($A + B \rightarrow AB$)이 가속화된다. 그러나 AB의 농도가 증가되면, 분해반응($AB \rightarrow A + B$) 역시 그렇게 되어 새로운 평형상태에 도달하게 된다.

무기화합물

모든 화학물질들은 **유기화합물(organic compound)**과 **무기화합물(inorganic compound)**로 크게 구분할 수 있다. 일반적으로 말해, 무기화합물은 탄소원자를 포함하지 않는 작은 분자들이다. (하나의 중요한 예외는 이산화탄소인데, 이는 오랫동안 무기화합물로 간주되어왔다.) 반면 유기화합물은 탄소원자를 포함하며, 무기화합물에 비해 훨씬 더 크고 더 복잡하다. 인체는 유기화합물과 무기화합물 모두를 갖고 있다. 인체에서 중요한 무기화합물에는 이산화탄소, 산소, 물, 유기산과 염기, 그리고 염 등이 있다.

물

우리가 아는 한, 물(H_2O)은 생명에 필수적이다. 물은 인체의 약 2/3를 차지할 뿐만 아니라 체내 대부분의 화학반응은 물속에서 일어난다. 물의 일반적인 특성이 인체의 기능에 있어 특히 중요하다.

1. 물은 대단히 다양한 유기분자와 무기분자를 용해시킨다. 물과 용해된 물질의 혼합액은 용액의 예가 된다. **용액(solution)**은 용매(solvent) 그리고 녹아 있는 용질(solute)로 구성된다. 인체내 생물학적 용액의 경우, 용매는 물이며 용질은 유기화합물 혹은 무기화합물이 된다. 이들이 용해되면서, 분자들은 서로 떨어지게 되어 결국 용액 속에 균일하게 확산되는 이온이나 분자가 방출된다.
2. 물은 온도를 크게 변화시키지 않으면서 열을 얻거나 잃을 수 있다. 이 특성으로 인해 우리 몸의 세포들에 들어 있는 물은 받아들여질 범위 안에서 우리의 몸을 유지하는데 도움을 준다. 더욱이, 물이 혈액의 주된 성분이라는 사실은 몸 전체적으로 열이 재분배되는 이상적인 순환계를 만들 수 있다. 예컨대, 활동 중인 근육에서 흡수한 열은 혈액을 통해 상대적으로 차가운 몸의 표면으로 전달될 수 있다.
3. 생명체의 화학반응에서 물은 필수적인 성분이다. 일반적으로 그러한 반응은 다양한 화합물 집단의 합성반응과 분해반응에서 물을 사용한다. 인체를 구성하는 많은 화학물질들은 상대적으로 큰 복잡한 분자들이다. 그러한 분자들은 많은 수의 보다 작고 유사한 분자들로 구성되는데, 기차의 길이가 유개화차의 수에 의해 결정되는 것과 같다.

그림 2-6 • 에 나타낸 바와 같이, 물분자는 거대분자가 합성되는 동안 유리되며, 이들의 분해 시에 흡수된다. 물분자들은 작은 아단위 분자들을 서로 결합시킨다. 어떤 뜻에서, 물이 아단위로부터 "떨어지면서" 더 큰 분자들이 형성된다고 할 수 있다. 그러한 반응은 탈수합성반응(dehydration synthesis)이라 부른다. 큰 분자가 작은 분자로 조각나거나 혹은 분해되는 것은 그의 형성 동안 잃어버린 물을 보충할 필요가 있다. 이 반응은 가수분해(hydrolysis)라 한다.

hydro-, 물(water) + 용해(*lysis*), 해리(dissolution)

hydrolysis: 물의 흡수를 통해 큰 분자들이 더 작은 성분으로 분해되는 것

산과 염기

수소이온의 반응성이 대단히 높기 때문에 혈액 혹은 기타 체액과 같은 생물학적 용액내 수소이온의 농도가 중요하다. 농도가 높다면, 수소이온은 화학결합을 깨뜨리고 복합분자들의 형태를 변화시켜 세포 및 조직의 기능을 방해할 수 있다. **산(acid)**이란 깨어지거나 혹은 해리되는 경

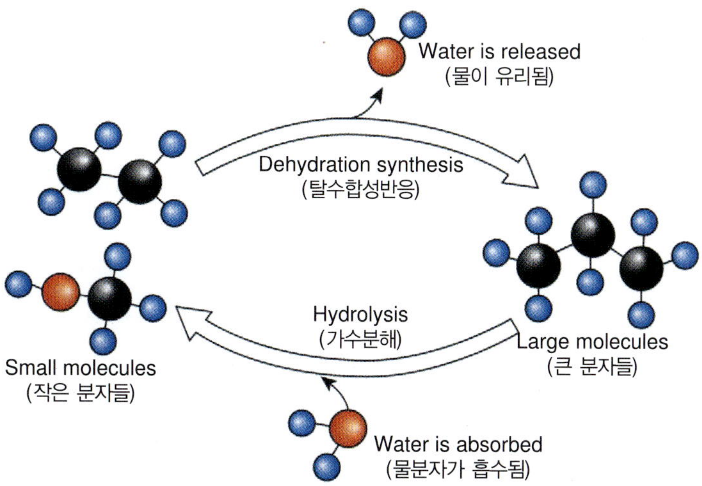

• 그림 2-6 **인체화학에서 물의 역할.** 탈수합성반응 동안, 더 크고 더 복잡한 분자들이 물분자를 제거하면서 형성된다. 가수분해 동안, 복잡한 분자들은 물분자를 첨가함으로써 분해된다.

우 수소이온을 방출하는 어떤 물질이다. 강산(strong acid)은 완전히 해리되며 그 반응은 전적으로 한 방향이 된다. 음식의 분해를 돕도록 위에서 생산되는 염산(hydrochloric acid, HCl)은 강산의 좋은 예가 된다.

$$HCl \rightarrow H^+ + Cl^-$$

반면, **염기(base)**는 용액으로부터 수소이온을 제거하는 물질이다. 많은 일반적인 염기는 용액 속에서 해리되어 수산화이온(sodium hydroxide)을 방출한다. 수산화이온(OH^-)은 수소이온과 빠르게 반응하여 물을 형성하여 용액내 수소이온을 제거한다. 수산화나트륨(NaOH)은 용액 속에서 분해되는 경우 나트륨이온과 수산화이온을 내는 강염기의 예가 된다.

$$NaOH \rightarrow Na^+ + OH^-$$

강염기는 산업이나 가정에서 다양하게 사용되고 있다. 배수관 청소제나 가성소다(lye)가 좋은 예가 된다.

약산(weak acid)과 약염기(weak base)는 완전히 분해되지 않으며, 많은 반응분자들이 온전히 남아 있다. 용액내 동일한 수의 분자에 대해 약산과 약염기는 강산이나 강염기에 비해 수소이온이나 수산화이온의 농도에 대한 영향이 적다.

pH와 완충용액

생체계에서 많은 수의 수소이온은 잠재적으로 유해한 효과를 주기 때문에, 우리의 몸은 상대적으로 좁은 범위 안에서 수소이온의 농도를 유지해야만 한다. 용액내 수소이온의 농도는 그 용액의 **pH**로서 나타낸다. pH 값은 (강산인) 0에서부터 (강염기인) 14의 범위에 있다. 단위 하나의 증감은 수소이온(H^+) 수가 10배씩 변하는 것을 의미한다. pH 값이 낮으면 낮을수록 수소이온 농도는 더 많아진다. 순수한 물의 pH는 7인데 이는 동일한 수의 수소이온(H^+)과 수산화이온(OH^-)을 포함하기 때문에 중성용액(neutral solution)으로 간주된다. pH가 7보다 낮은 용액은 산성(acidic)인데, 그 이유는 반응하여 용액으로부터 제거되는 이온보다 더 많은 수소이온이 용액 속에 존재하기 때문이다. pH가 7보다 높은 용액은 염기성(basic), 혹은 알칼리(alkaline)라고 하는데 그 이유는 H^+를 제거하는 이온이 수소이온보다 많기 때문이다.

그림 2-7 • 은 일반적인 액체와 체액의 pH를 비교하였다. 혈액은 정상적인 pH 범위가 7.35~7.45로서 약간 알칼리이다. 이 범위 밖에서의 pH 변화는 세포에 손상을 줄 수 있으며 정상적인 세포의 기능을 방해한다. 예를 들어, pH 7 이하인 혈액은 혼수상태(무의식상태)를 야기

• 그림 2-7 **pH와 수소이온의 농도.** pH 단위 하나의 증감은 H^+ 농도 10배의 변화와 같다.

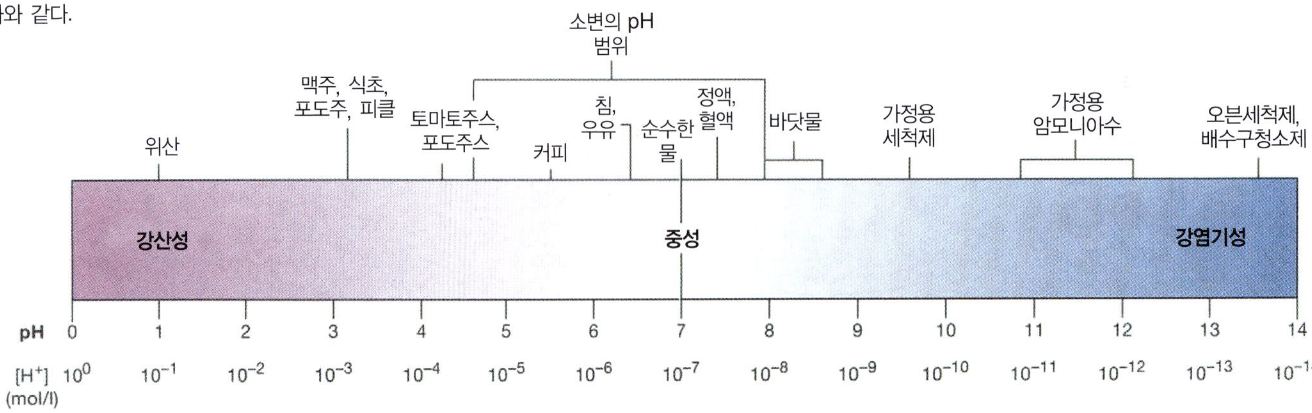

표 2-2 체액내 가장 일반적인 이온들

양이온	음이온
Na^+(나트륨)	Cl^-(염소)
K^+(칼륨)	HCO_3^-(중탄산염)
Ca^{2+}(칼슘)	HPO_4^{2-}(인산염)
Mg^{2+}(마그네슘)	SO_4^{2-}(황산염)

하며 pH 7.8보다 높은 혈액은 소설되지 않는 근육수축을 지속적으로 야기하여 사망에 이르게 할 수 있다.

너무 많은 화학반응들이 계속하여 일어나는데, 어떻게 몸은 pH 수준을 조절할까? pH의 조절은 1차적으로 체내 다양한 화학적 **완충용액(buffer)**을 통해 일어난다. 완충용액은 필요한 경우 용액내로 수소이온을 제거하거나 방출함으로써 pH를 일정하게 하는 화합물이다. 몸에서 중요한 완충계는 탄산-중탄산염 완충계(carbonic acid-bicarbonate buffer system)이다. 이에 대해서는 제19장에서 설명할 것이다. Alka-Seltzer®혹은 Rolaids®와 같은 제산제들은 위에서 과도한 수소이온들을 중화시키는 중탄산염에 기반한 완충제들이다. 콩팥(신장)에서도 과도한 수소이온들 역시 완충작용에 의해 제거되고 배설된다.

염

염(salt)은 물에 녹는 무기화합물이지만 수소이온 혹은 수산화이온을 방출하지 않는다. 염은 이온결합에 의해 결합되어 있으며 물에서 분리되어 양으로 하전된 이온과 음으로 하전된 이온을 방출한다. 예컨대, 식염(NaCl)의 수용액은 Na^+와 Cl^- 이온으로 분해되는데, 이는 체액에서 가장 많은 두 종류의 이온이 된다.

염은 **전해질(electrolyte)**이라 부르는 화합물의 예인데, 그 이유는 이들이 물에서 녹는 경우 전기를 전도시킬 수 있는 이온들을 방출하기 때문이다. 나트륨(Na^+), 칼륨(K^+), 칼슘(Ca^{2+}), 그리고 염소(Cl^-) 이온들은 혈액 및 기타 체액 속에서 녹아 전해질로서 방출된다. 이러한 이온들이 체액에서 그 농도가 변하면 거의 모든 생체 기능이 교란될 것이다. 예컨대, 칼륨의 양이 감소하면 전신성 근육마비를 야기하며, 그 농도가 증가되면 약하고 불규칙한 심장박동을 야기할 것이다. 몸에서 가장 일반적인 이온들은 표 2-2에 나열하였다.

- ✔ 산과 염기의 차이는 무엇일까?
- ✔ 제산제가 어떻게 속쓰림(stomach discomfort)을 가라앉힐까?
- ✔ 염이 산이나 염기와 어떻게 다를까?

유기화합물

유기화학은 탄소를 포함하는 화합물에 대해 연구하는 학문이다. 유기화합물은 무기화합물보다 더 크며 대부분이 특징적인 아단위 분자들로부터 형성된다. 여기에서는 네 가지 주된 큰 유기화합물, 즉 탄수화물, 지질, 단백질, 그리고 핵산에 대해 설명한다. 우리는 또한 우리들의 세포 안에서 일어나는 많은 화학반응을 일으키는 고에너지 화합물에 대해서도 설명할 것이다.

탄수화물

탄수화물(carbohydrate) 분자는 탄소, 수소, 그리고 산소가 1:2:1의 비율로 구성된다. 잘 알려진 탄수화물에는 당과 녹말이 있다. 에너지의 근원으로서 갖는 중요한 기능에도 불구하고, 탄수화물은 전체 체중의 3% 미만을 차지한다. 가장 작은 탄수화물은 단당류(monosaccharide)라 부르며, 가장 큰 탄수화물은 다당류(polysaccharide)라 한다. *Sakcharon*이라는 의미는 그

임상노트(Clinical Note)

인공감미료(artificial sweetner)란 무엇일까?

어떤 사람들은 의학적인 원인으로 당을 받아들이지 못하며, 다른 사람들은 체중이 느는 것을 피하기 위해 당을 싫어한다(과도한 당은 지방으로 저장됨). 이러한 사람들은 음식과 음료에 인공감미료를 사용한다. 알려진 예에는 NutraSweet™, Saccharin™, 그리고 Equal™이 있다. 이 화합물들은 단맛이 매우 강하지만, 체내에서 분해될 수 없거나 혹은, 이들의 분해가 몸의 전체적인 에너지 균형에 관여되지 않은 정도의 소량만을 사용한다.

mono-, 하나의 + *sakcharon*, 당
monosaccharide: 포도당과 같은 단순당

poly, 많은 + *sakcharon*, 당
polysaccharide: 단순당의 사슬들로 구성되는 복합당

리스어로 "당(sugar)"을 의미하며 접두사 *mono*-(1개, one), 그리고 *poly*-(많은, many)는 포함된 아단위 수를 나타낸다.

단순당(single sugar), 혹은 **단당류(monosaccharide)**는 큰 탄수화물분자의 기본적인 빌딩블록(building block)이 된다. 한 예는 몸에서 가장 중요한 세포 "연료"인 **포도당(glucose, $C_6H_{12}O_6$)**이다.

복합분자들은 많은 단순당으로부터 만들어지는데 이를 **다당류(polysaccharide)**라 한다. 식물에 의해 합성되는 녹말(starch)은 우리 음식에서 중요한 다당류이다. **글리코겐(glycogen)**, 혹은 동물성 녹말(animal starch)은 포도당 분자들로 구성되는 다당류이다. 글리코겐은 간과 근육조직에서 형성되는 중요한 에너지 저장물질이다.

지질

지질(lipid, 그리스어로 "지방"을 뜻하는 *lipos*에서 유래)은 다당류처럼 탄소, 수소, 그리고 상대적으로 탄수화물보다는 적지만 산소를 포함한다. 우리에게 친숙한 지질로는 지방(fat), 기름(oil), 왁스(wax) 등이 있다. 대부분의 지질은 물에 불용성(용해되지 않음)이지만, 특별한 수송기전이 이들을 순환 혈액 속에서 운반한다. 지질은 에너지의 근원으로 작용하며 모든 세포들의 필수적인 구조적 성분이 된다. 평균적으로 지질은 탄수화물에 비해 에너지가 약 2배 더 많다. 예를 들어, 만일 1그램의 버터를 먹는다면, 1그램의 설탕을 먹는 것보다 약 2배 이상의 에너지를 얻게 될 것이다.

체내 중요한 유형의 지질로는 **중성지방**, **스테로이드**, 그리고 **인지질**이 있다. **중성지방(triglyceride)**은 3개의 **지방산(fatty acid)**에 **글리세롤(glycerol)**이 결합되어 형성된다. 중성지방은 수소원자가 붙은 긴 탄소사슬이다. 지방산의 종류에 따라 중성지방이 (상온에서) 고형인지 혹은 액체 기름인지가 결정된다.

중성지방은 체내에서 가장 흔한 지방이다. 지방은 에너지의 근원으로서 작용할 뿐 아니라, 피하에 축적된 지방은 절연체로서 작용하고, 콩팥이나 눈과 같이 섬세한 기관 주위의 지방덩이는 보호적인 충격흡수 역할을 한다.

스테로이드(steroid)는 탄소원자의 연결고리로 구성되는 큰 지질분자이다. **콜레스테롤(cholesterol)**이 가장 잘 알려진 스테로이드이다. 우리의 모든 세포들은 콜레스테롤을 포함하고 있는 세포막(cell membrane)으로 둘러싸여 있으며, 많은 수의 화학전령자(chemical messenger) 혹은 호르몬(hormone)들이 콜레스테롤로부터 유래된다.

인지질(phospholipid)은 지방산 하나가 인분자로 대체된 중성지방으로 구성된다. 인이 있는 부위는 물에 녹는 반면, 지방산 부위는 녹지 않는다. 제3장에서 배우게 되는 바와 같이, 인지질은 세포막의 중요한 빌딩블록이다.

단백질

단백질(protein)은 인체에서 가장 많은, 다양한 유기 성분들이다. 약 10만여 각기 다른 종류의 단백질들이 놀랄만하게 다양한 필수적인 구조적 및 기능적 역할을 수행하다. 예를 들어, 단백질은(세포, 조직, 그리고 기관에 대한) 내부지지, 몸의 보호적 외피로서 작용하며, 그리고 근육수축, 기관계 사이의 소통 및 조절, 그리고 질병에 대한 보호적 작용을 제공한다.

단백질은 탄소, 수소, 산소, 그리고 질소를 포함하고 있는 **아미노산(amino acid)**이라 부르는 작은 유기분자의 사슬로 만들어진다. 인체에는 20개의 각기 다른 아미노산이 있다. 전형적인 단백질은 1000개의 아미노산을 포함하고 있지만 가장 큰 단백질은 10만 개 이상의 아미노산을 가질 수 있다. 단백질의 형태에 의해 그 기능이 결정되며, 단백질의 형태를 결정하는 1차적인 요인은 서로 연결된 아미노산의 순서가 된다. 아미노산의 이러한 서열(sequence)이 핵심인데, 심지어 단백질내 아미노산 1개가 변하면 그 단백질의 정상적인 기능을 수행할 수 없게 된다.

효소(enzyme)는 촉매로서 기능하는 특수한 단백질이다. **촉매(catalyst)**는 그 자신은 변하지 않으면서 화학반응의 속도를 증가시키는 화합물이다. 촉매의 도움이 없다면, 살아 있는 세포내 많은 화학반응들이 너무 느리게 일어나게 된다. 따라서 세포는 다양한 반응들을 증진시키기 위해 효소를 만든다.

그림 2-8 • 은 효소기능의 단순한 모델을 보여준다. 효소조절반응에서 **기질(substrate)**이라

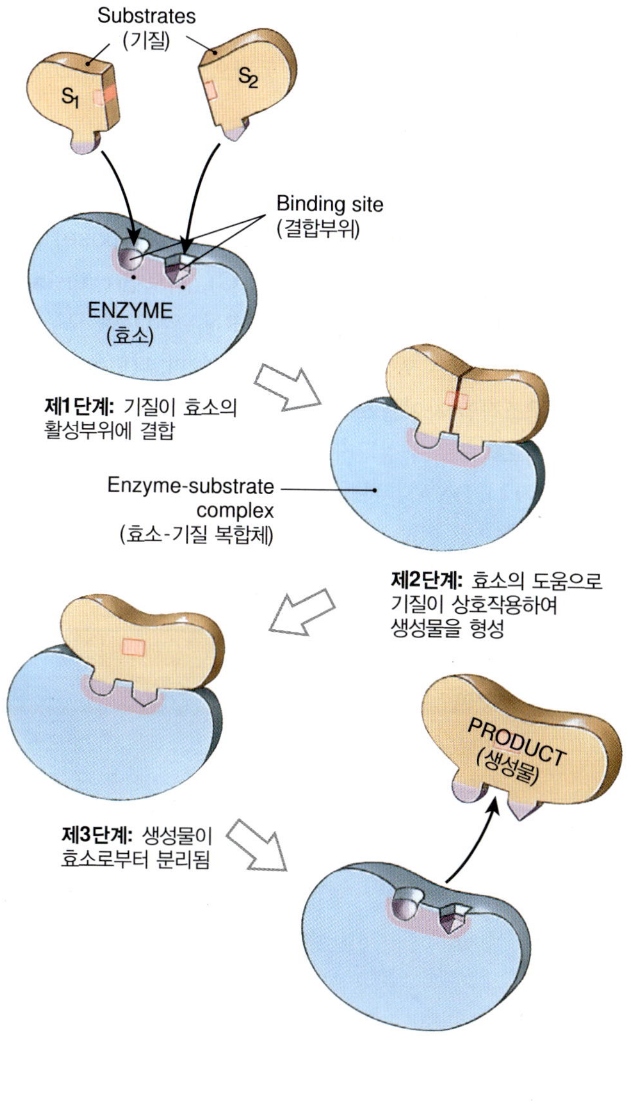

• **그림 2-8 효소의 구조와 기능.** 각 효소는 그의 노출된 표면에 특이적인 기질결합부위를 갖는다. 제1단계에서, 한 쌍의 기질분자(S_1과 S_2)가 결합부위에 붙는다. 제2단계에서, 기질은 상호작용하게 되고, 효소분자로부터 분리되는(제3단계) 생성물을 형성한다. 효소의 구조는 영향을 받지 않기 때문에 전체 주기는 반복될 수 있다. 결합부위의 형태는 효소분자의 3차원적인 형태에 의해 결정된다. 일단 반응이 완료되어 생성물이 방출되면, 효소는 유리되어 다른 반응을 촉매한다.

부르는 반응물이 특정 부위에서 효소와 결합하여 상호작용함으로써 특이적인 **생성물(product)**을 만든다. 마치 자물쇠에 열쇠가 맞는 것처럼, 효소와 기질분자의 형태에 따라 성공적인 결합이 결정된다.

단백질의 형태−따라서 그 기능은−환경내 작은 변화에 의해 바뀔 수 있다. 예컨대, 체온이 매우 높거나(43°C 혹은 110°F) 혹은 체액내 pH의 급격한 변화는 사망을 초래할 수 있는데, 그 이유는 이러한 조건 하에서, 세포의 단백질은 그의 적절한 3차원적인 형태를 잃어버려 적절한 기능을 수행할 수 없기 때문이다.

핵산

핵산(nucleic acid)은 탄소, 수소, 산소, 질소, 그리고 인으로 구성되는 큰 유기분자이다. 핵산에는 **데옥시리보핵산(deoxyribonucleic acid)**과 **리보핵산(ribonucleic acid)**의 두 종류가 있다. 여러분은 약자인 **DNA**와 **RNA**에 더 친숙할 것이다. 이 분자들은 살아 있는 세포 속에서 정보를 저장하고 처리한다. 핵산은 몸의 구조 및 기능의 모든 면에 영향을 미친다.

여러분은 눈의 색깔이나 머리 색, 혹은 혈액형과 같은 유전형질을 조절하는 DNA의 역할에 대해 들어보았을 것이다. 또한 DNA 분자는 체내 모든 단백질을 만들기 위해 필요한 정보를 암호화하고 있다. 따라서 DNA는 단백질의 합성을 조절할 뿐만 아니라 모든 면에서의 세포대사를 조절한다. 예를 들어, DNA는 반응에 관여하는 효소의 합성을 조절함으로써 지질, 탄수화물, 그리고 기타 다른 필수 분자들을 만들거나 파괴하는 것을 조절한다.

RNA는 여러 각기 다른 유형으로 존재하는데, 이들 모두는 DNA에 의해 제공되는 정보를 사용함으로써 특이 단백질을 생산하기 위해 협동적으로 작용한다. DNA, RNA, 그리고 단백질 사이의 상관관계는 제3장에서 설명하였다.

핵산은 **뉴클레오티드(nucleotide)**라 부르는 일련의 더 작은 분자들로 구성된다. 단일의 뉴클레오티드는 당, 인산기, 그리고 질소염기의 세 기본 성분으로 되어 있다. 당은 (RNA의 경우) 리보오스(ribose) 혹은 (DNA의 경우) 데옥시리보오스(deoxyribose)로서 항상 5탄당이다. 질소염기는 **아데닌(adenine, A)**, **구아닌(guanine, G)**, **시토신(cytosine, C)**, **티민(thymine, T)**, 그리고 **우라실(uracil, U)**의 다섯 종류가 있다. RNA와 DNA 모두는 아데닌, 구아닌, 그리고 시토신을 갖고 있다. 우라실은 오직 RNA에만 존재하며, 티민은 DNA에만 존재한다.

RNA와 DNA의 구조적인 차이는 표 2-3에 정리하였다. 알아야 할 핵심사항은 RNA 분자는 단일 사슬의 뉴클레오티드로 구성되지만 DNA 분자는 한 쌍의 뉴클레오티드 사슬로 구성된다는 점이다(그림 2-9 •). DNA 분자의 두 사슬들은 질소 염기 사이의 약한 결합에 의해 서로 연결된다. 이들의 모양으로 인해, 아데닌은 오직 티민과 결합하며 시토신은 오직 구아닌과

표 2-3 RNA와 DNA의 비교

특징	RNA	DNA
당	리보오스	데옥시리보오스
질소 염기	아데닌	아데닌
	구아닌	구아닌
	시토신	시토신
	우라실	티민
기능	DNA에 의해 인도되는 단백질 합성을 수행	RNA에 의한 단백질 합성을 조절하는 유전정보 저장

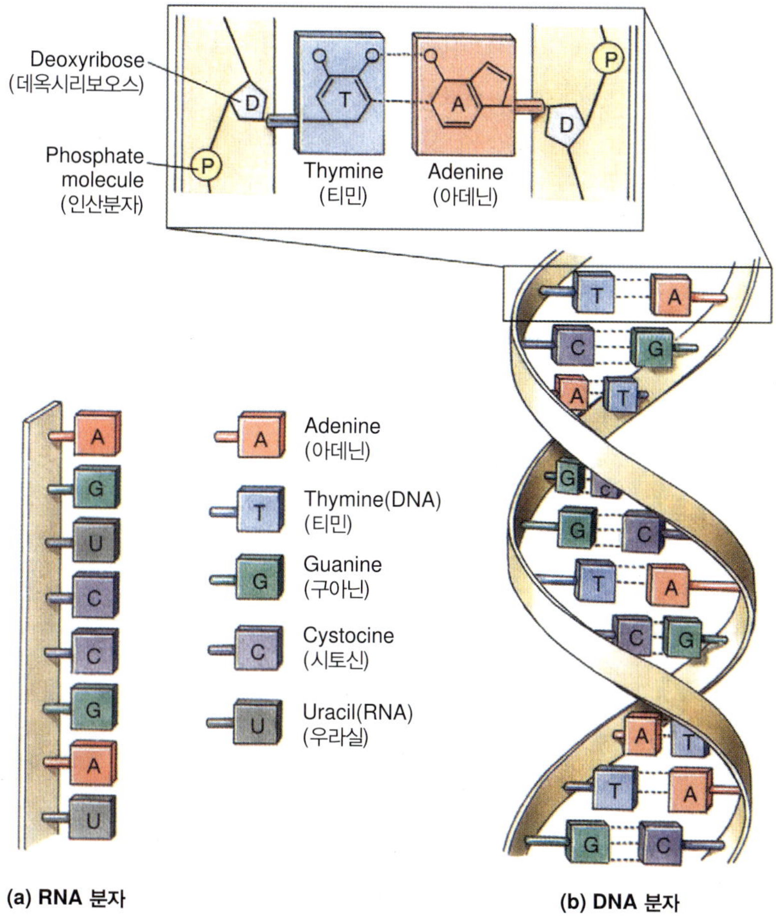

• 그림 2-9 **핵산: RNA와 DNA.** 핵산은 뉴클레오티드의 긴 사슬이다. 각 분자는 첫 번째 뉴클레오티드의 당-질소 염기에서 시작되어 사슬 끝의 인산분자에서 끝난다. **(a)** RNA 분자는 단일의 뉴클레오티드 사슬로 구성된다. RNA의 형태는 뉴클레오티드의 서열 그리고 이들 간의 상호작용에 의해 결정된다. **(b)** DNA 분자는 쌍으로 된 질소 염기 사이의 약한 결합에 의해 연결된 한 쌍의 뉴클레오티드 사슬로 구성된다.

결합된다. 쌍으로 된 질소 염기가 "계단"으로 작용하면서, 두 가닥의 DNA가 나선계단을 닮은 이중나선으로 서로 꼬여 있다.

고에너지 화합물

대사반응들은 끊임없이 에너지를 소비하며 방출시킨다. 살아 있는 세포들은 에너지를 포획, 운반, 그리고 저장할 수 있어야만 한다. 비록 방출된 모든 에너지를 저장할 수는 없지만(대부분은 열로서 소실), 대사반응에 의해 방출된 에너지의 일부는 **고에너지 결합(high-energy bond)**을 만듦으로써 포획된다. 고에너지 결합은 예외적으로 다량의 에너지를 저장하는 공유결합이다. 우리의 세포에서, 고에너지 결합은 유기분자에 인산분자를 결합시켜 **고에너지 화합물(high-energy compound)**을 만들게 된다.

세포내 가장 일반적인 고에너지 화합물은 **ATP**로서 잘 알려져 있는 **아데노신3인산(adenosine triphosphate)**이다. 흔히, ATP는 세포의 "에너지 현금(energy currency)"이라고 말한다. ATP는 유기분자(아데닌, 혹은 A), 3인산 분자(P) 그리고 고에너지 결합(~)을 포함한다. 우리의 세포 속에서 **ADP** 분자(아데노신2인산, A-P-P)와 인산(P)으로부터의 ATP(A-P-P~P) 생성은 에너지 저장의 기본적인 방법이다. 역반응은 조절된 에너지 방출의 기전을 제공한다. 그 관계는 다음과 같이 요약될 수 있다.

$$\text{ATP} \leftrightarrow \text{ADP} + \text{P} + \text{에너지}$$

에너지의 근원이 이용 가능하면, 우리 세포들은 ADP로부터 ATP를 만들며, 에너지가 필요

- 음식에 1:2:1의 비율로 C, H, O 원소들을 갖는 유기분자가 포함되어 있다. 이는 어떤 유형의 화합물이며 체내에서 그의 주된 기능은 무엇일까?
- 단백질을 끓이게 되면 그의 구조 및 기능적 특성이 왜 영향을 받을까?
- DNA와 RNA가 어떻게 비슷할까?

하면 역반응이 일어난다.

표 2-4는 본 장에서 설명한 주된 유기화합물을 정리하였다. 살아 있는 세포 안에서 이들 화합물의 조합에 대해서는 다음 장에서 설명하였다.

표 2-4 유기화합물의 구조와 기능

종류	원소	기본 아단위	복합분자	기능	예
탄수화물	C, H, O	단당류 (예: 포도당)	다당류 (예: 녹말, 글리코겐)	에너지 근원	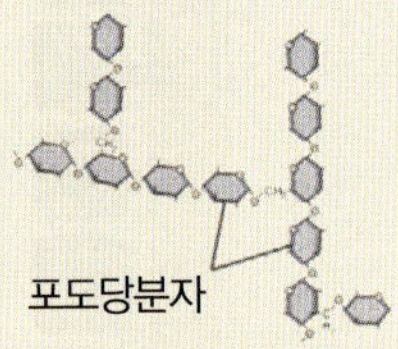
지질	C, H, O	글리세롤과 지방산	중성지방 (예: 지방과 기름)	에너지 근원	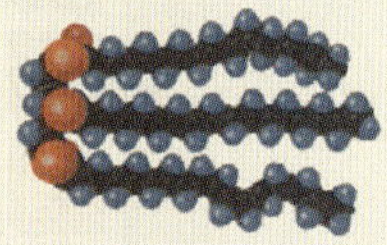
단백질	C, H, O, N 그리고 종종 S	아미노산	단백질	세포내 구조 그리고 화학반응을 촉매하는 효소 형성	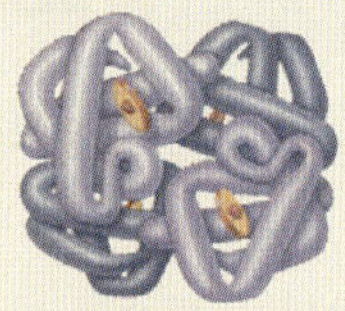
핵산	C, H, O, N, P	뉴클레오티드	DNA, RNA	단백질을 만드는 정보의 저장과 처리	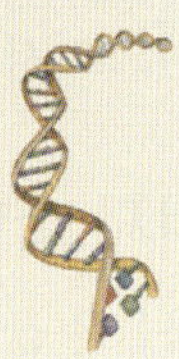
고에너지 화합물	C, H, O, N, P	뉴클레오티드	없음	에너지 운반	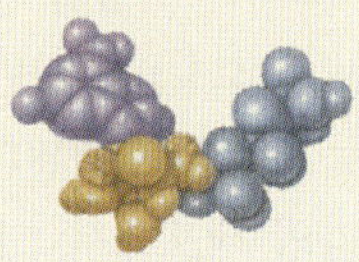

복습

핵심용어

산(acid): 용액 속에서 해리되어 수소이온(H^+)을 내는 화합물.

원자(atom): 물질의 가장 작은 안정된 단위.

염기(base): 용액에서 수소이온을 제거하는 화합물. 대부분의 염기는 용액 속에서 해리되어 수산화이온(OH^-)을 낸다.

완충용액(buffer): 수소이온을 제거하거나 방출하여 용액의 pH를 일정하게 하는 화합물.

탄수화물(carbohydrate): 탄소, 수소, 그리고 산소의 비율이 1:2:1인 유기화합물. 예에는 설탕과 녹말이 있다.

화합물(compound): 2개 이상의 원소들이 복합된 원자들을 포함하는 분자.

공유결합(covalent bond): 전자들을 공유하는 원자들 사이의 화학결합.

전해질(electrolyte): 용액 속에서 전류를 전도시키는 이온을 포함하는 수용성의 무기화합물.

전자(electron): 물질의 세 기본 입자 중의 하나이며, 음전하를 갖는 미립자로서 양으로 하전된 핵 주위를 돈다.

효소(enzyme): 특이적인 화학반응을 촉매하는(가속화시키는) 단백질.

이온(ion): 전자를 얻거나 잃어서 양전하 혹은 음전하를 갖는 원자 혹은 분자.

지질(lipid): 탄소, 수소, 그리고 산소원자의 비율이 1:2:1 유기화합물. 예에는 지방, 기름, 그리고 왁스가 있다.

대사(metabolism): 분해반응 및 합성반응을 포함하여 어떤 주어진 시간에 인체 안에서 일어나는 모든 화학반응의 합.

분자(molecule): 화학결합에 의해 서로 결합된 2개 이상의 원자를 포함하는 화합물.

중성자(neutron): 양전하 혹은 음전하가 없는 미립자.

pH: 용액내 수소이온 농도의 척도.

단백질(protein): 아미노산으로 구성되는 복합물질.

양성자(proton): 양전하를 갖는 미립자.

용질(solute): 용액내 녹아 있는 물질.

용액(solution): 용해된 물질을 포함하는 액체.

용매(solvent): 용액의 액체 성분.

학습요약

원자는 무엇일까(p. 17~19)

1. **원자(atom)**는 물질의 가장 작은 단위이다. 원소는 오직 한 유형의 원자로 구성되는 단순 물질이다(표 2-1).

원자의 구조(p. 18)

1. 원자는 양성자, 중성자, 그리고 전자로 구성된다(그림 2-1).
2. **핵(nucleus)**은 양성자와 중성자를 포함한다. 원자내 양성자의 수가 **원자번호(atomic number)**가 된다.

동위원소(p. 18)

3. **동위원소(isotope)**는 각기 다른 수의 중성자가 포함된 동일 원소의 원자들이다. 원자의 질량수(mass number)는 핵내 전체 양성자 및 중성자의 수와 같다(그림 2-2).

전자껍질(p. 19)

4. 전자는 핵 주위에 일련의 전자껍질을 점유한다. 바깥 **전자껍질(electron shell)**이 채워지지 않은 원자는 반응성이며, 바깥 전자껍질이 채워진 원자는 안정적 혹은 **불활성**이다(그림 2-3).

화학결합(p. 20~21)

1. 원자는 결합하여 **분자(molecule)**를 형성하며, 각기 다른 원소의 원자들로 이루어진 분자는 **화합물(compound)**을 형성한다.

이온결합(p. 20)

2. 이온결합은 전자를 얻거나 잃은 원자인 **이온** 간의 인력에 의해 생긴다(그림 2-4, 표 2-2).

공유결합(p. 20)

3. 일부 원자들은 **공유결합(covalent bond)**에 의해 결합되는 분자를 형성하기 위해 전자를 공유한다(그림 2-5).

화학반응(p. 22)

1. **대사(metabolism)**는 몸 안에서 일어나는 모든 화학반응을 지칭한다. 우리 세포들은 항상성을 유지하고 필수적인 기능을 보조하기 위해 에너지를 포획, 저장, 사용한다.
2. 세포들은 분해반응을 통해 유기분자의 화학결합을 끊음으로써 에너지를 얻는다.
3. 합성반응은 새로운 유기분자를 합성하며 에너지를 저장하게 한다.
4. 가역반응은 동시에 합성반응과 분해반응이 일어나는 반응이다. 이러한 두 반대방향의 반응이 균형이 잡힌 상태가 **평형(equilibrium)**이다.

무기화합물(pp. 22~25)

1. 체내 화합물들은 크게(탄소에 기반한) **유기화합물(organic)** 그리고 (탄소에 기반하지 않은) **무기화합물(inorganic)**로 분류된다.

물(p. 23)

2. 물은 체내에서 가장 중요한 무기화합물이다.
3. 많은 무기화합물과 유기화합물이 물에 용해된다.
4. 물은 다른 물질에 비해 비열이 높으며, 더 오랫동안 열을 보유한다.
5. 물은 몸의 많은 화학반응에서 필수적이다(그림 2-6).

산과 염기(p. 23)

6. **산(acid)**은 수소이온을 방출하며, **염기(base)**는 용액으로부터 수소이온을 제거한다.

pH와 완충용액(p. 24)

7. 용액의 **pH**는 포함하고 있는 수소이온의 농도를 나타낸다. 용액은 pH에 기반하여 **중성**(pH = 7), **산성**(pH < 7), 그리고 **염기성**(pH > 7)으로 구분될 수 있다(그림 2-7).

8. 완충용액(buffer)은 수소이온을 방출하거나 흡수함으로써 체액의 pH를 정상 범위(7.35~7.45) 안으로 유지한다.

염(p. 25)

9. 염(salt)은 H^+나 OH^-를 포함하지 않는 무기화합물이다.

10. 전해질(eletrolyte)이라 부르는 많은 무기화합물들은 물속에서 해리되어 이온이 된다.

유기화합물(pp. 25~30)

1. 유기화합물(organic compound)은 탄소와 수소 그리고 대개 산소를 포함한다. 크고 복잡한 유기화합물에는 탄수화물, 지질, 단백질, 그리고 핵산이 있다. 유기화합물들은 세포의 빌딩블록이 된다(표 2-4).

탄수화물(p. 25)

2. 탄수화물(carbohydrate)은 대사과정에서 가장 중요한 에너지 근원이다. 두 주된 유형은 **단당류(monosaccharide; 단순당)**와 **다당류(polysaccharide)**이다.

지질(p. 26)

3. 지질(lipid)은 지방, 오일, 그리고 왁스 등이 있으며 물에 녹지 않는 분자이다. 세 종류의 주된 지질이 있는데, **중성지방(triglyceride)**, **스테로이드(steroid)**, 그리고 **인지질(phospholipid)**이 그것이다.

단백질(p. 27)

4. 단백질은 체내에서 대단히 다양한 역할을 수행한다. 구조단백질은 몸에 대한 내적인 지지와 외적인 보호를 제공한다. 기능단백질에는 근육수축, 화학반응의 조절, 그리고 몸의 방어와 같은 많은 기능을 수행한다.

5. 단백질은 **아미노산(amino acid)**의 사슬이다.

6. 아미노산의 서열이 단백질분자의 형태에 영향을 미친다. 단백질의 형태는 그의 기능을 결정한다.

7. 효소(enzyme)는 우리의 체내에서 많은 화학반응들을 조절한다. **효소**는 그 자신은 영구적으로 변화하지 않으면서 화학반응을 가속화시키는 물질인 유기 **촉매(catalyst)**이다.

8. 효소반응에서의 반응물들은 **기질(substrate)**이라 부르는데, 이들은 효소와 결합하여 반응한 후 **생성물(product)**을 형성한다(그림 2-8).

핵산(p. 28)

9. 핵산(nucleic acid)은 분자 수준에서 정보를 저장하며 처리한다. **데옥시리보핵산(DNA)**과 **리보핵산(RNA)**의 두 종류 핵산이 있다(그림 2-9, 표 2-3).

10. 핵산은 **뉴클레오티드(nucleotide)** 사슬이다. 각 핵산은 **단순당**, **인산기(phosphate group)**, 그리고 **질소 염기(nitrogen base)**를 포함한다. 당은 항상 **리보오스** 혹은 **데옥시리보오스**이다. DNA에 존재하는 질소 염기는 **아데닌(adenine, A)**, **구아닌(guanine, G)**, **시토신(cytosine, C)**, 그리고 **티민(thymine, T)**이 있다. RNA의 경우, **우라실(uracil, U)**이 티민을 대체한다.

고에너지 화합물(p. 29)

11. 세포들을 다음의 사용을 위해 에너지를 **고에너지 화합물(high-energy compound)**에 저장한다. 가장 중요한 고에너지 화합물은 **ATP(아데노신3인산)**이다. 에너지가 이용 가능하면 세포들은 ADP에 인산분자를 첨가하여 ATP를 만들 수 있다. 에너지가 필요한 경우, ATP는 ADP와 인산으로 분해된다.

복습문제

연결형

A열의 각 항목과 가장 가까운 항목을 B열에서 찾아 연결하라. 옆의 밑줄에 답을 적으라.

	A열	B열
____	1. 원자번호	a. 거대분자의 조립
____	2. 질량수	b. 유기촉매
____	3. 중성자	c. 반대 전하 사이의 인력
____	4. 공유결합	d. 전자를 공유
____	5. 산	e. pH를 일정하게 유지
____	6. 가역반응	f. A + B ↔ AB
____	7. 원소	g. 양성자와 중성자의 수
____	8. 이온결합	h. 물과 염
____	9. 효소	i. 양성자의 수
____	10. 분해반응	j. 탄수화물, 지질, 단백질
____	11. 합성반응	k. 전하가 없는 미립자
____	12. 유기화합물	l. 동일한 원자로 구성된 물질
____	13. 완충용액	m. 용액내로 H^+를 방출
____	14. 무기화합물	n. 거대분자의 분해

복수형

15. 원자에서, 양성자와 중성자는 ____ 에 존재한다.
(a) 오직 핵내
(b) 핵의 바깥
(c) 전자껍질내
(d) 핵의 안팎

16. 동위원소는 ____ 의 수가 서로 다르다.
(a) 핵내 양성자
(b) 핵내 중성자
(c) 바깥 껍질내 전자
(d) 핵내 양성자와 중성자

17. 원자의 바깥 전자껍질내 전자의 수와 배열은 그의 ______를(을) 결정한다.
(a) 원자량
(b) 원자번호
(c) 전기적 특성
(d) 화학적 특성

18. 물에서 분해되는 화합물은 ___를(을) 형성한다.
(a) 아미노산 (b) 이온
(c) 당 (d) 뉴클레오티드

19. 탄소원자는 ___ 개의 공유결합을 형성할 수 있다.
(a) 1 (b) 2
(c) 3 (d) 4

20. 산소 한 분자내 산소원자는 ______에 의해 서로 연결되어 있다.
(a) 단일 공유결합 (b) 이중 공유결합
(c) 삼중 공유결합 (d) 이온결합

21. 인체에서 일어나는 모든 화학반응은 총체적으로 ______(이)라 부른다.
(a) 동화작용 (b) 이화작용
(c) 대사 (d) 항상성

22. 다음 보기에서, 가장 강한 산성 용액은 ______이다.
(a) 6.0 (b) 2.3
(c) 4.5 (d) 1.0

OX 문제

___ 23. 탄수화물의 기본적인 빌딩블록은 아미노산이다.

___ 24. 유기화합물은 항상 탄소와 수소원자를 포함한다.

___ 25. 글리코겐은 인체에 존재하는 다당류의 한 예이다.

___ 26. 스테로이드호르몬은 콜레스테롤 화합물로부터 유래된다.

___ 27. 세포 안에서 생산되는 주된 고에너지 화합물은 ADP이다.

서술형

28. 원자를 구성하는 세 종류의 미립자는 무엇일까?

29. 인체에서 가장 무게를 많이 차지하는 원소는 무엇일까?

30. 화학반응에서 효소의 역할은 무엇일까?

31. 인체에 존재하는 네 종류의 주된 유기화합물은 무엇일까?

32. DNA 뉴클레오티드의 세 기본 성분은 무엇일까? RNA 뉴클레오티드를 형성하는 세 기본 성분은 무엇일까?

✔ 개념확인 문제의 답

(p. 19) **1.** 수소에는 3개의 **동위원소**가 있다. 질량이 1인 수소-1, 질량이 2인 수소-2, 그리고 질량이 3인 수소-3이 그것이다. 더 무거운 시료가 더 무거운 동위원소의 비율이 높아야만 된다. **2.** 산소는 첫 번째 전자껍질에 2개의 전자를 가지며, 두 번째 껍질에 6개의 전자를 갖는다. 원자의 두 번째 껍질이 8개의 전자로 채워지지 않았기 때문에, 산소는 바깥 전자껍질을 채우기 위해 2개의 전자를 필요로 한다.

(p. 21) **1.** 원자는 바깥 전자껍질에 8개의 전자를 갖기 위해 서로 결합된다. 산소원자는 바깥 전자껍질이 완전히 채워지지 않아, 안정된 배열에 도달하기 위해 많은 다른 원소들과 반응할 것이다. 네온의 바깥 전자껍질은 이미 채워져 있어 다른 원소들과 반응하는 경향이 거의 없다. **2.** 2개의 산소원자들은 이들의 바깥 전자껍질을 채우기 위해 2개의 전자를 공유하여 **이중 공유결합**을 형성한다. **3.** 2개의 질소원자는 **삼중 공유결합**을 형성하여 질소분자를 형성한다.

(p. 22) **1.** 포도당분자가 2개의 더 작은 분자로 분해되는 것이 **분해반응**이다. **2.** 더 많은 화학결합이 형성되기 때문에, **합성반응**은 결과적으로 저장된 에너지를 증가시킨다. **3.** 가역반응의 생성물을 제거함으로써 반응물에서의 수준과 비교할 때 이의 농도를 더 낮게 할 수 있다. 생성물분자가 계속 생성되지만, 가역반응은 늦어질 것이며, 결과적으로 평형상태는 생성물 쪽으로 향할 것이다.

(p. 25) **1.** 산은 용액 속에서 수소이온을 방출하며, **염기**는 용액에서 수소이온을 제거하는 물질이다. **2.** 속쓰림은 종종 위산과다("산성 소화불량증")로 인한다. 제산제는 과도한 산을 중화시키는 약한 염기를 포함한다. **3.** 산과 염기와는 달리, **염**은 물속에서 수소이온을 방출하거나 수산화이온을 형성하지 못한다. 용액내 용해된 염은 해리되어 이온이라 부르는 입자들을 방출한다. 용액 속의 염이 전류를 통할 수 있기 때문에 이를 **전해질**이라 부른다.

(p. 30) **1.** C:H:O의 비율이 1:2:1이라는 것은 분자가 **탄수화물**이라는 것을 말해준다. 인체는 에너지의 근원으로써 주로 탄수화물을 사용한다. **2.** 고온은 단백질분자의 형태를 유지시키는 화학결합을 깰 수 있다. 단백질분자의 형태가 그 기능을 결정해 주기 때문에, 변화된 단백질분자는 적절하게 기능할 수 없다. **3.** DNA와 RNA는 둘 모두 **뉴클레오티드**라고 부르는 더 작은 분자들의 사슬로 구성되는 핵산이다.

CHAPTER

3

세포의 구조와 기능

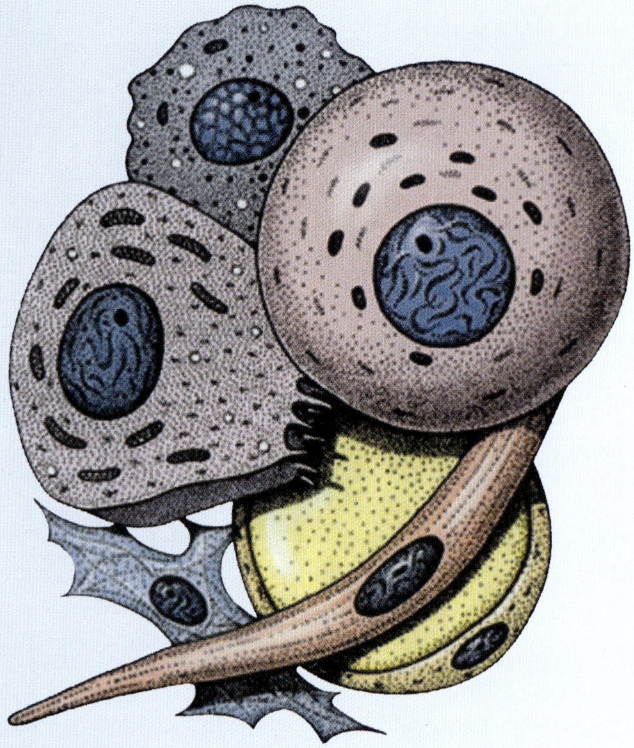

단원개요

단원목표

1. 세포막의 기능과 이러한 기능을 수행하는 구조를 설명한다.
2. 세포가 세포막을 통해 물질을 운반하는 방법을 설명한다.
3. 전형적인 세포의 소기관을 설명하며, 이들의 특수 기능에 대해 열거한다.
4. 세포 핵의 기능을 설명한다.
5. 단백질의 합성과정을 요약한다.
6. 유사분열 과정을 기술하며, 그의 중요성을 설명한다.
7. 분화를 정의하고, 그의 중요성을 설명한다.

인체는 세포(cell)라 부르는 수조 개의 빌딩블록으로 구성된다. 그러나 벽돌집과 같은 무생명 구조의 똑같은 벽돌과는 달리, 세포는 크기와 모양이 매우 다양하다. 또한 하나의 세포도 많은 동일한 기능들을 가질 수 있다. 실제로, 세포는 생명의 가장 작은 기능적 단위이다. 그림 3-1 • 은 인체에 존재하는 세포들의 예를 보여준다. 형태와 크기가 놀랄만하게 다양하지 않은가! 이러한 유형의 세포 각각은 다음 장들에서 인체계를 공부할 때 소개될 것이다.

세포들은 여러 다양한 방식으로 복합되어 몸의 모든 구조를 형성한다. 각 세포는 그 자신의 항상성을 유지하지만 몸의 항상성은 체내 모든 세포들의 복합적이고 협동적인 작용에 의존한다. 알게 되겠지만, 신체계의 각각을 구성하는 특수 구조들은 독특한 기능을 수행하도록 설계되었으며, 구조와 기능 사이의 밀접한 상관관계는 세포 수준에서 얻어진다.

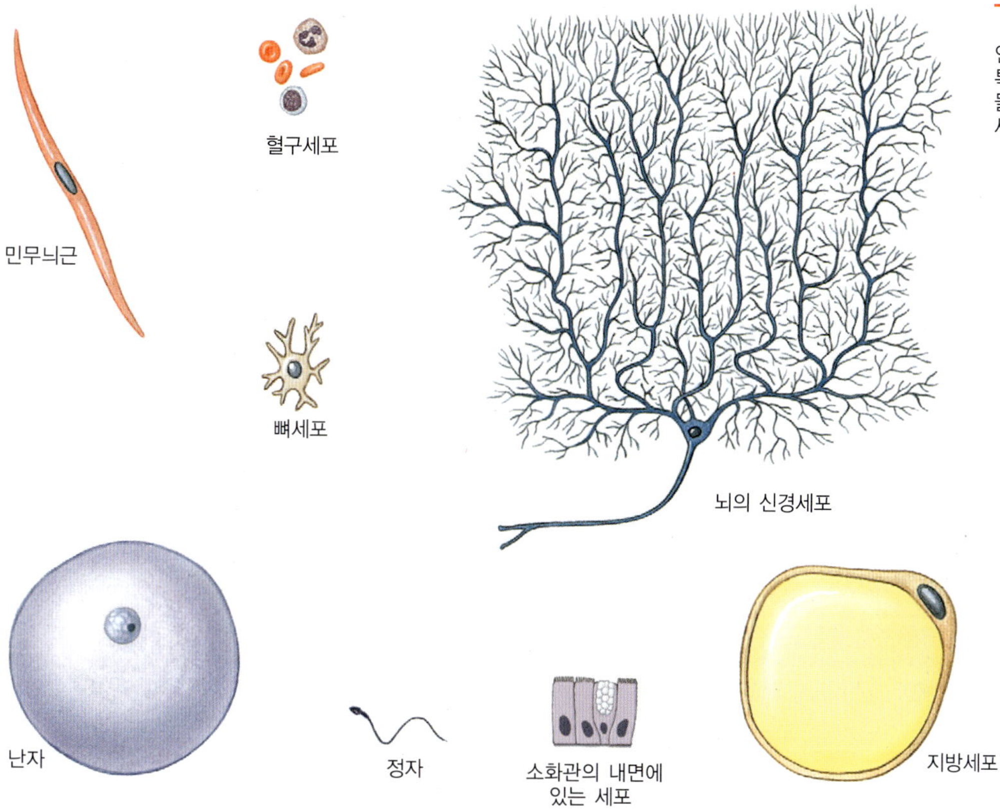

• **그림 3-1 인체내 세포들의 다양성.** 인체 세포들은 여러 각기 다른 모양과 다양한 특수 기능을 갖고 있다. 이 그림의 예는 세포들이 갖는 형태의 범위를 보여주는데, 모든 세포들은 약 500배 확대시킨 것이다.

세포의 개관

비록 몸이 여러 각기 다른 유형의 세포들로 구성되었다고 해도, 이러한 세포들의 대부분은 공통적인 특성을 갖는다. 그림 3-2 • 는 몸의 전형적인 세포의 일부를 보여주며, 이들의 일반적인 기능은 표 3-1에 나열하였다.

인체내 모든 세포들의 공통적인 특징은 다음과 같다. (1) 세포의 경계가 되며, 그를 둘러싸고 있는 수용성의 **세포바깥액**(extracellular fluid)으로부터 세포의 내부를 분리하는 **세포막**(cell membrane), (2) **세포소기관**(organelle)이라 알려진 특수 구조뿐 아니라 영양분과 기타 분자들이 부유해 있는 수용성의 **세포속액**(intracellular fluid)으로 구성되는 **세포질**(cytoplasm), 그리고 (3) 세포에 대한 "사령부"로서 기능하며 그의 유전정보를 갖고 있고, 세포의 모든 기능을 조절하는 특수 세포소기관인 **핵**(nucleus)이 그것이다.

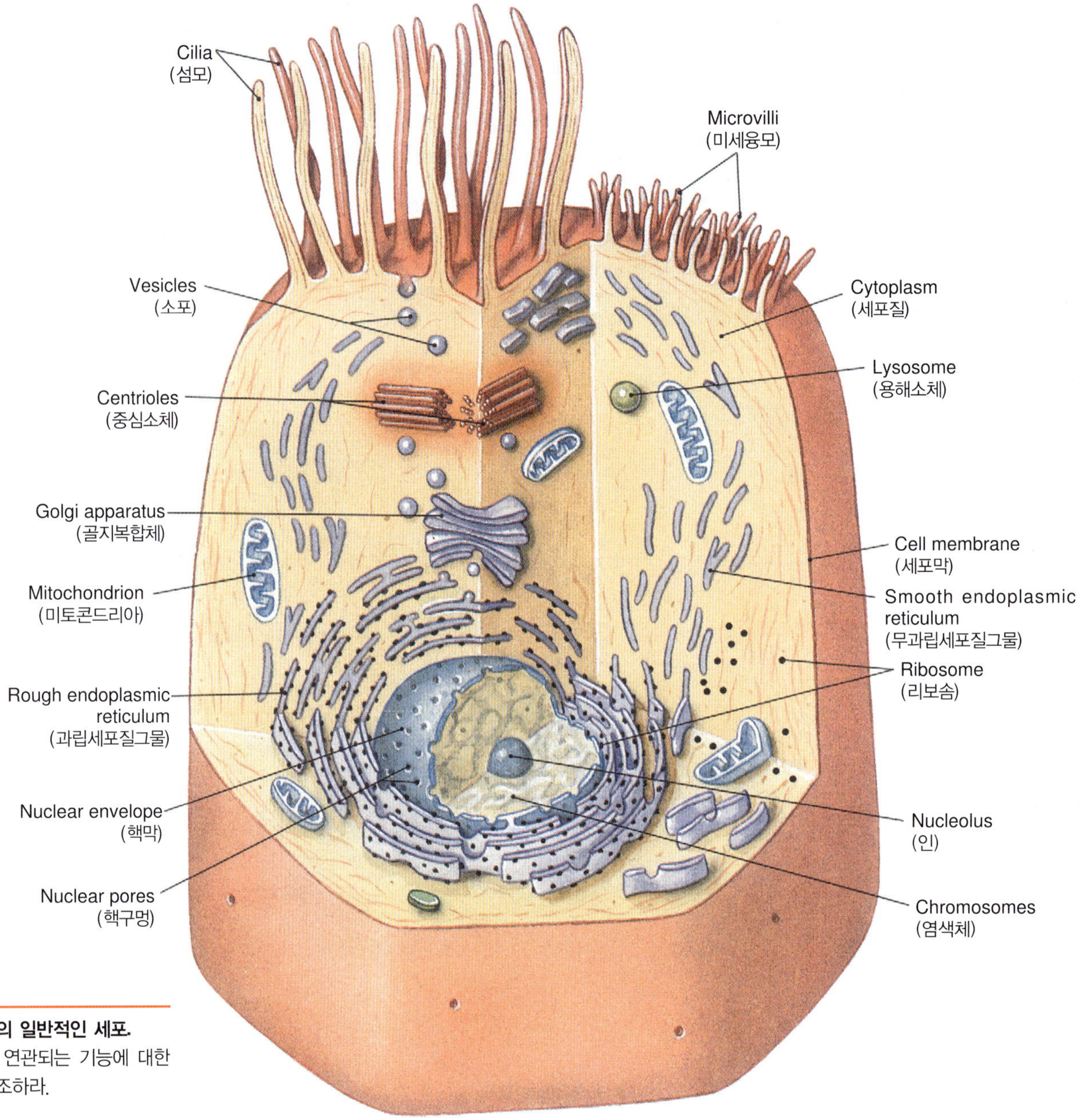

• **그림 3-2 인체의 일반적인 세포.** 다양한 세포 구조와 연관되는 기능에 대한 요약은 표 3-1을 참조하라.

세포막

세포의 바깥 경계는 원형질막(plasma membrane)이라고 알려져 있는 극히 얇고 섬세한 **세포막(cell membrane)**에 의해 형성된다. 세포막은 복잡하며 고도로 규칙적인 구조로서 많은 세포의 기능에 있어 핵심적이다. 세포막의 중요한 기능 두 가지는 다음과 같다.

1. **환경과의 교환을 조절.** 세포막은 세포의 안팎으로 물질의 이동을 조절한다. 예컨대, 영양분 및 기타 필요 물질들은 받아들이며, 세포의 생성물 및 노폐물은 밖으로 버린다.
2. **감수성(sensitivity).** 세포막은 세포바깥액 내 변화에 의해 영향을 받는 세포의 첫 번째 부위이다. 세포막은 환경 속에 존재하는 특이 분자를 인식하고 반응하기 위한 다양한 수용체(receptor)를 갖고 있다. 예컨대, 용해된 분자가 혀 위에 있는 미뢰(맛봉오리, taste

표 3-1 세포의 일반적인 기능

형태	구조	기능
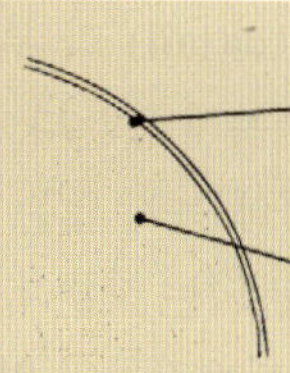	세포막	외부 환경으로부터 세포 내용물을 분리, 환경에 대한 감수성 제공, 세포 안팎으로의 물질 이동 조절
	세포질	세포의 내부 환경 유지, 세포속액, 소기관, 그리고 이들의 사용을 위한 재료 물질 포함
	비막성소기관	
	Microvilli (미세융모)	물질의 효율적인 흡수를 위해 표면적을 증가시킴
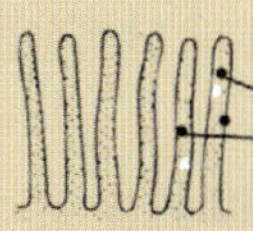	섬모	세포 표면 위로 물질을 이동시킴
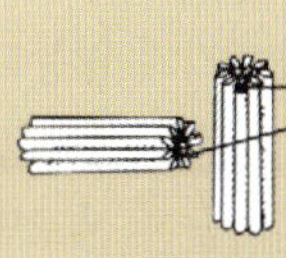	중심소체	세포분열 동안 염색체의 이동
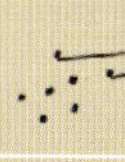	리보솜	단백질 조립 장소
	막성기관	
	Endoplasmic Reticulum (ER) (세포질그물)	세포내 물질의 생산, 세포내 저장 및 운반
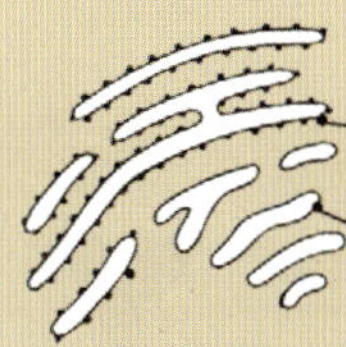	Rough ER (과립세포질그물)	단백질 합성
	Smooth ER (무과립세포질그물)	지질과 탄수화물 합성
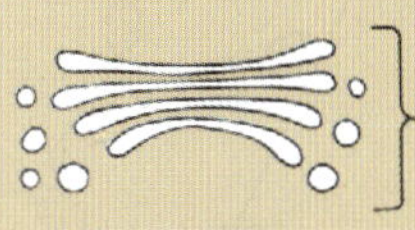	Golgi apparatus (골지복합체)	세포내 사용 혹은 세포밖 수송을 위해 소포 안으로 세포물질을 저장하고 포장하는 센터
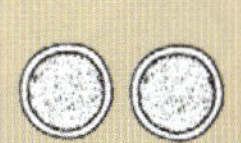	Lysosomes (용해소체)	손상된 세포나 소기관 제거, "자살주머니"
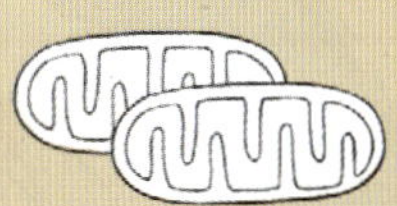	Mitochondria (미토콘드리아)	세포를 위한 ATP 대부분을 생산
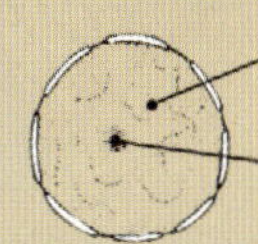	Nucleus (핵)	세포의 조절중심, 염색체 안에 유전정보 저장, 단백질 합성 조절
	Nucleolus (인)	리보솜 생산 장소

bud)내 수용체에 도달할 때 맛에 대한 감각을 느끼게 된다. 심지어 운동은 화학적으로 민감한 막에 의존하는데, 신경세포로부터 오는 특수 분자가 근육세포막에 도달한 후 근육의 수축이 시작된다.

막의 구조

세포막의 핵심 기능은 그의 독특한 구조와 직접적으로 연관된다. 세포막의 주된 성분은 인지질 분자(phospholipid molecule)이다. 인지질 각각은 종종 "머리(head)"와 "꼬리(tail)"라 부르는 두 부분으로 구성된다. 한 쪽 끝("머리")은 물에 녹으며, 다른 쪽("꼬리")은 녹지 않는다. 세포막의 인지질은 두 독특한 층을 형성하는데, 물에 녹는 머리는 바깥쪽으로 물에 녹지 않는 꼬리는 서로 마주 보며 안쪽으로 배열된다. 그림 3-3 • 에서 보듯이, 세포막과 연관되는 다른 유형의 분자들(콜레스테롤, 탄수화물, 여러 다른 형태의 단백질들)이 존재한다. 막 단백질들의 일부는 여러 가지 세포막의 기능을 담당한다. 예를 들어, 일부 막 단백질들은 혈액에 의해 운반되어 온 분자들에 대한 수용체로서 작용하여 세포로 하여금 다른 세포와 상호작용하도록 한다. 개방채널(open channel) 혹은 운반체(carrier)로서 작용하는 다른 단백질들은 세포의 안팎으로 분자들의 운반을 돕는다. 다음 장들에서 세포의 각기 다른 기능들을 다룰 때 다시 막 단백질들에 대해 배우게 될 것이다.

세포막의 기본 특성은 세포막이 **선택적인 투과성(selectively permeability)**을 갖고 있다는 것인데, 이는 세포막이 어떤 것은 자유로이 통과시키지만 다른 것은 통과시키지 않는다는 말이다. 이 중요한 특성은 1차적으로 인지질 이중층(phospholipid bilayer)내 지방산 "꼬리" 때문이다. 지질이 물분자와 혼합되지 않기 때문에, 많은 이온들과 수용성 분자들은 세포막이 이 지방산 부위를 통과하지 못한다. 이 특성이 세포막으로 하여금 주위의 수용성 세포바깥액으로부터 세포질을 분리시키는데 매우 효과적이 되도록 한다.

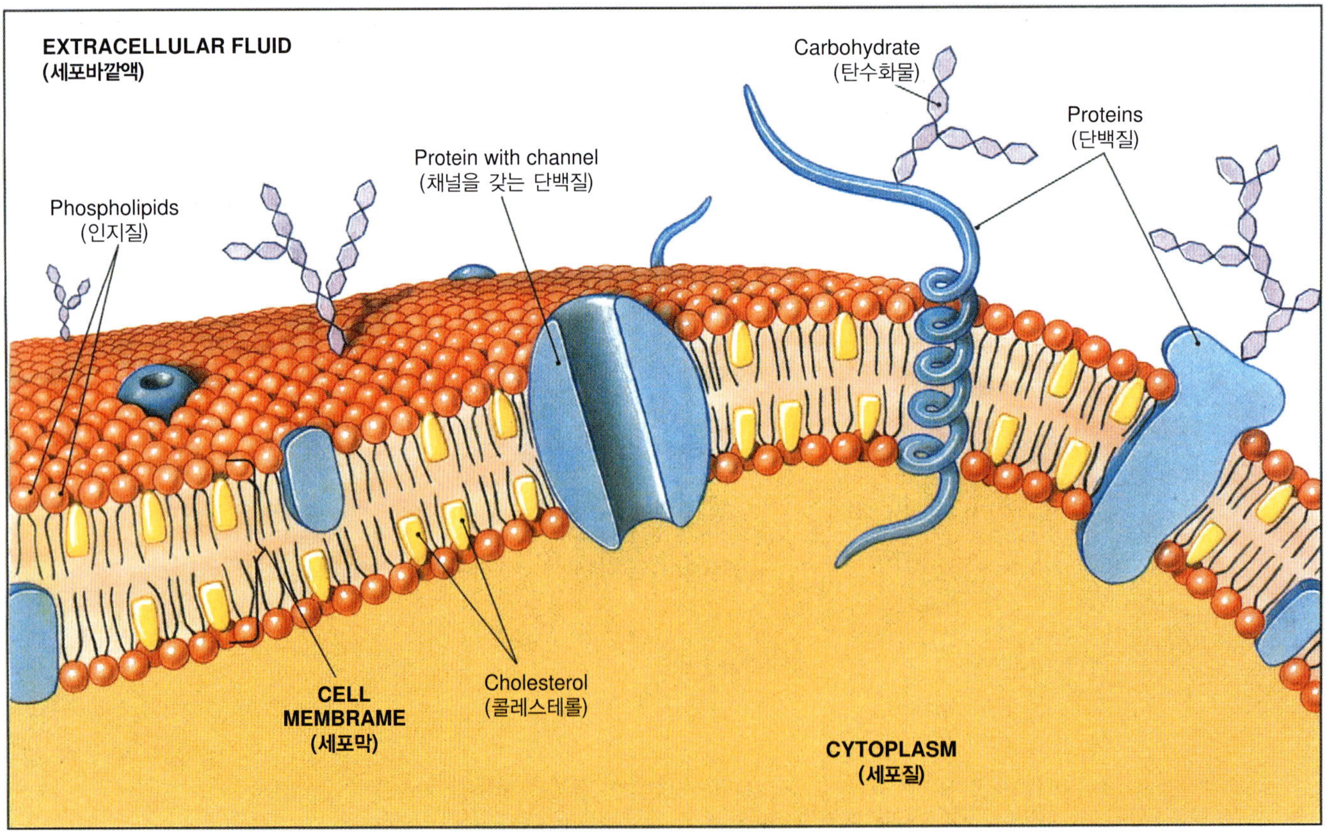

• 그림 3-3 **세포막.**

막 투과성

어떤 물질이 세포질로 들어오는지 혹은 나가는지는 세포막의 **투과성(permeability)**에 의해 결정된다. 만일 어떤 것도 세포막을 통과할 수 없다면, 막은 **불투과성(impermeable)**이라고 한다. 만일 모든 물질들이 쉽게 세포막을 통과한다면, 그 막은 **자유 투과성(freely permeable)**이다. 앞에서 설명한 바와 같이, 세포막은 선택적인 투과성으로, 일부 물질들은 투과를 시키지만 다른 것들은 이동을 제한한다. 세포막의 투과성을 변화시키는 어떤 요인은 심각한 결과를 초래할 수 있다.

세포막을 통한 물질의 이동은 수동적이거나 능동적이다. **수동과정(passive process)**은 세포가 에너지를 소비하지 않고 세포막을 통해 이온이나 분자들을 운반한다. **능동과정(active transport process)**은 본 장의 후반부에서 설명하지만 대개 ATP의 형태인 에너지를 사용할 필요가 있다.

수동과정

수동과정에는 확산, 삼투, 여과, 그리고 촉진확산(facilitated diffusion)이 포함된다.

확산. **확산(diffusion)**은 높은 농도에서 낮은 농도로 물질이 이동하는 것이다. 예를 들어, 물그릇에 식염과 같은 수용성 물질을 놓게 되면, 녹게 되어 결과적으로 분자들이 용기 전체에 균일하게 될 때까지 퍼질 것이다(그림 3-4 •). 분자들이 서로 가까이 있는(고농도) 부위와 서로 떨어져 있는 부위(저농도) 사이의 농도차이를 **농도경사(concentration gradient)**라 한다. 종종 확산을 가리켜 농도경사를 따라 "내려가는" 과정, 즉 "내리막(downhill)" 과정이라고 표현한다. 용액내 어떤 특정의 **용질(solute**, 녹아 있는 물질)에 대해, 확산은 그 용질 분자가 균일하게 퍼져 **평형(equilibrium)**에 도달할 때까지 일어난다.

에너지를 소비하지 않고 다양한 물질들을 취하거나 버릴 수 있기 때문에 체액에서 확산이 중요하다. 예를 들어, 체내 모든 세포들은 정상적인 활동에 있어 노폐산물로 이산화탄소를 생성한다. 주변의 세포바깥액에 비해 세포내 CO_2의 농도가 증가함에 따라 세포 밖으로 CO_2가

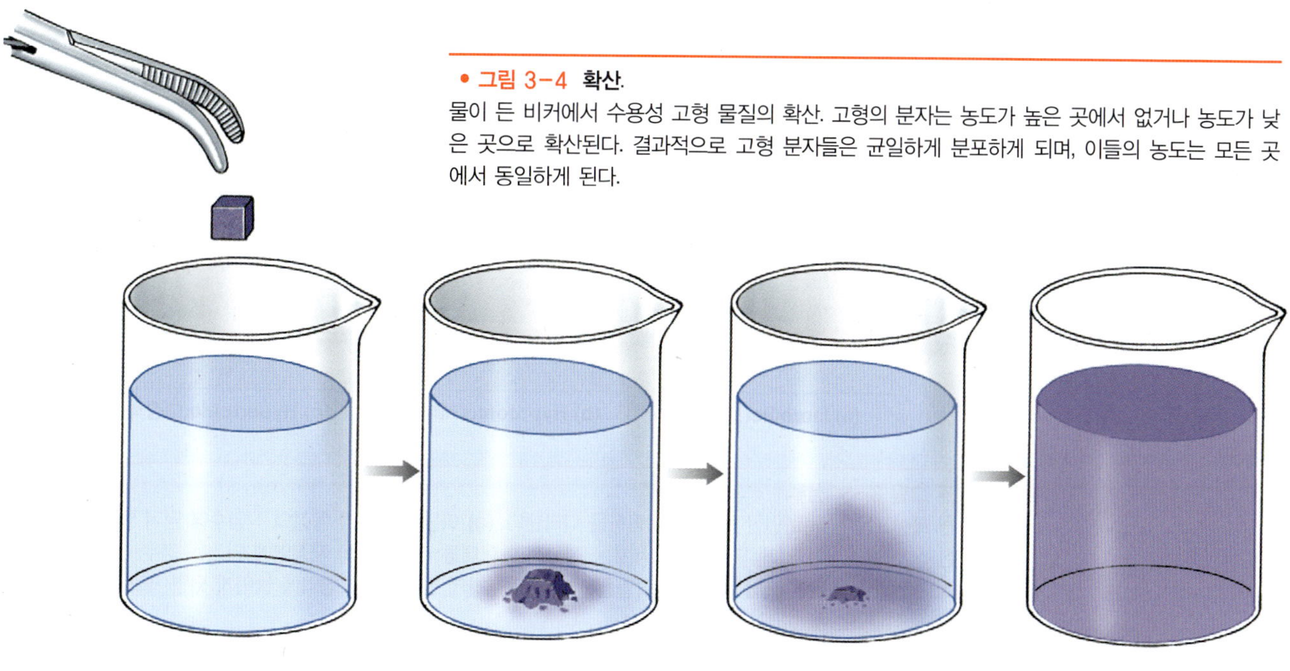

• **그림 3-4 확산.**
물이 든 비커에서 수용성 고형 물질의 확산. 고형의 분자는 농도가 높은 곳에서 없거나 농도가 낮은 곳으로 확산된다. 결과적으로 고형 분자들은 균일하게 분포하게 되며, 이들의 농도는 모든 곳에서 동일하게 된다.

확산되어 움직이고 그 농도를 낮추게 된다. CO_2는 이후 혈류에 의해 세포로부터 멀리 운반된다. 이러한 CO_2의 꾸준한 제거로 인해, 세포와 세포바깥액 사이의 농도경사가 유지되며, CO_2는 각 세포의 밖으로 쉽게 이동하게 된다.

삼투. 세포막을 통한 확산에 있어 **삼투(osmosis)**라는 고유의 명칭으로 부를 만큼 물은 살아 있는 세포에서 중요하다. 삼투는 물은 자유로이 통과시키지만 용질은 통과시키지 않는 선택적 투과성 막을 통해 일어난다. 물분자의 이동은 막의 양쪽에 있는 용질의 농도 차이에 대한 반응으로 일어난다. 모든 분자들처럼, 물분자는 더 낮은 물의 농도를 향해 확산될 것이다. 용액의 경우, 더 낮은 물의 농도는 용질의 농도가 더 높은 곳이다. 따라서 삼투에서 물분자는 평형에 도달할 때까지 더 높은 용질의 농도가 있는 부위를 향해 막을 통해 확산된다. 용질의 초기 농도가 높으면 높을수록 물분자의 흐름은 더 커진다. 평형상태에서 물분자는 막을 경계로 왕복하지만, 양쪽 분자의 수는 전체적으로 변하지 않는다.

세포 내부의 용질 농도와 관련하여, 용질의 농도가 다양한 용액은 **등장액(isotonic)**, **저장액(hypotonic)**, 혹은 **고장액(hypertonic)**이라 부른다. 각 유형의 용액들은 세포의 전체적인 모양 혹은 세포막의 긴장성(tension)에 각기 다른 영향을 미친다. 그림 3-5a • 는 등장액에 담긴 혈구세포의 형태를 보여준다. **등장액**(*iso*-, 동일한 + *tonos*, 긴장성)은 세포의 안팎으로 물의 순이동을 야기하지 않는다. 용액의 용질 농도는 세포내 용질의 농도와 동일하다. 따라서 물은 평형상태에 있어, 분자 하나가 나가면 다른 분자가 들어오게 된다. 물의 이러한 균형 잡힌 이동은 세포의 전체적인 모양을 변화시키지 않는다.

iso-, 동일한 + *tonos*, 긴장성
isotonic: 세포막을 통해 물의 이동을 일으키지 않는 세포바깥액

저장액(*hypo*-, 낮은)의 경우, 용액내 용질의 농도는 전형적인 살아 있는 세포 안의 농도보다 낮다. 세포 밖의 물 농도가 더 크며 따라서 물은 삼투에 의해 세포 안으로 들어오게 된다. 만일 그 차이가 계속되면, 그림 3-5b • 에서 보듯이, 세포는 풍선처럼 부풀어 올라 결국 막이 파열된다. 적혈구의 경우, 그러한 결과는 **용혈**(hymolysis, *hemo*, 혈액 + *lysis*, 세포의 파열)이라 부른다.

hypo-, 아래 + *tonos*, 긴장성
hypotonic: 세포막을 통과하여 세포질 안으로 물을 이동시키는 세포바깥액

고장액(*hyper*, 높은)은 전형적인 살아 있는 세포보다 더 많은 용질을 포함한다. 고장액 안에 있는 세포는 삼투에 의해 주변 용액으로 물을 잃게 되어 결국 세포는 탈수되고 쭈그러든다(그림 3-5c •).

hyper- 위 + *tonos*, 긴장성
hypertonic: 세포막을 통과하여 세포질 밖으로 물을 이동시키는 세포바깥액

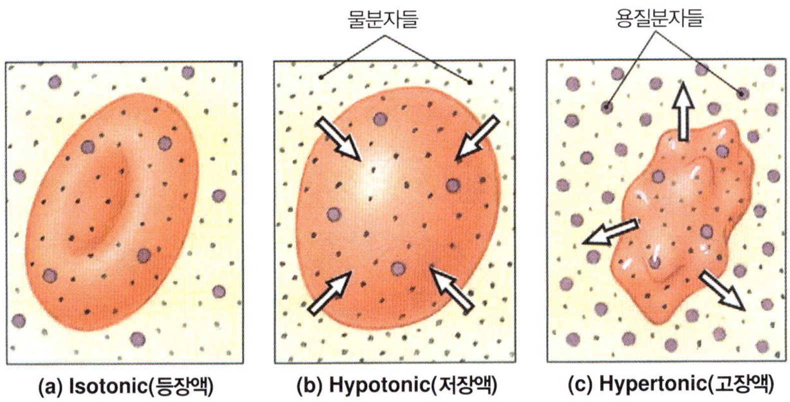

• 그림 3-5 **삼투.**
흰 화살표는 삼투로 인한 물의 이동 방향을 나타낸다. **(a)** 이들 적혈구가 등장의 식염수에 담겨 있기 때문에 어떠한 삼투적 흐름이 일어나지 않으며 세포는 정상적인 형태를 취한다. **(b)** 저장액에 담기는 경우, 물이 삼투적으로 세포 안으로 흐르게 되어 세포막이 파열될 때까지 팽창하게 된다. **(c)** 고장액에 놓이게 되면 세포 밖으로 물이 흐른다. 적혈구는 탈수되어 쭈그러든다.

심각한 혈액손실 혹은 탈수된 사람에게 다량의 물을 공급할 필요가 있는데, 이 경우 세포 특히 적혈구와 등장액인 물을 공급하는 것이 필수적이다. 그러한 용액 중의 하나가 0.9% 염화나트륨(NaCl)인 **정상 식염수(normal saline)**이다. 나트륨과 염소가 가장 많이 세포바깥액에 들어 있기 때문에 염화나트륨을 사용하는 것이다.

여과. **여과(filtration)**의 경우, 물 그리고 작은 용질분자들이 막을 강제로 통과하게 된다. 용질분자들은 막 단백질에 의해 형성된 구멍, 혹은 채널을 통해 통과할 수 있을 정도로 충분히 작다면 물을 따라 이동한다. 이 과정은 내리는 커피에서의 여과 방식, 즉 분쇄한 커피를 통과시킬 때 물과 작은(매우 중요!) 분자가 여과되는 방식과 유사하다. 여과는 용액을 강제로 밀게 된다. 커피메이커의 경우, 이 힘은 중력에 의한다. 체내에서 그 힘은 혈압(blood pressure)으로부터 오는데, 이는 심장이 순환계로 혈액을 박출하면서 생긴다. 일반적으로 여과는 작은 혈관벽을 만드는 세포의 세포막을 통해 일어나며 물 그리고 용해된 영양분을 몸의 조직으로 들어가게 한다. 콩팥(신장)의 특수한 혈관을 통한 여과는 소변(urine)의 생성에 필수적이다.

능동운반

능동운반은 작은 분자와 각 이온들뿐 아니라 더 많은 물질의 대량 이동 모두에 관여한다.

능동운반. **능동운반(active transport)**에서, ATP 에너지 분자를 사용하여 낮은 농도에서 더 높은 농도로 물질들이 농도경사에 거슬러 이동한다. 모든 살아 있는 세포들은 세포막을 통과하는 포도당과 아미노산, 그리고 이온과 같은 물질들을 운반하는 ATP-활성 운반체 단백질(ATP-activated carrier protein)들을 갖고 있다. 특히 중요한 것은 나트륨, 칼륨, 칼슘이온을 능동적으로 수송하는 **이온펌프(ion pump)**이다. (후에 보겠지만, 이러한 이온들의 이동은 근육수축과 신경충격의 전도에 관여한다.) 이러한 많은 운반체 단백질들은 세포의 안으로 혹은 밖으로, 오직 한 방향으로만 특정 이온들을 운반한다. 어떤 경우, 하나의 운반체 단백질은 동시에 하나 이상의 이온을 운반한다. 만일 한 이온이 한 방향으로 운반되고 다른 것이 다른 방향으로 운반된다면, 이 운반체는 교환펌프(exchange pump)라 부른다.

포장운반(packaged transport). 세포의 안 혹은 밖으로 운반할 필요가 있는 다량의 물질들(대량의 작은 분자들 혹은 매우 큰 입자)은 세포막을 직접적으로 통과하지 못한다. 대신에 이들은 우선 소포(vesicle)라 부르는 막 주머니로 포장될 필요가 있다.

다량의 세포외 물질들을 세포내로 운반하는 데는 2종류의 주된 과정이 있다. 이들 둘 모두는 능동적인 에너지 소비과정이다. **포음작용(pinocytosis)** 혹은 "세포흡음(cell drinking)"은 세포바깥액과 작은 분자들이 세포막에 형성된 주머니(pocket) 혹은 깊은 고랑(deep groove)에 포획되는 경우에 일어난다. **포식작용(phagocytosis)** 혹은 "세포섭식(cell eating)"은 고형입자들이 포함된 주머니를 만든다.

대부분의 세포들은 포음작용을 하지만, 특히 다른 살아 있는 세포 혹은 죽은 세포들을 포획하는 포식작용은 면역계의 백혈구와 같은 특수화된 세포들에 의해서만 이행된다.

세포외유출(exocytosis)의 경우, 소포 안에서 형성된 소포가 세포막과 융합되어 세포의 밖으로 그 내용물을 방출한다. 방출된 물질들은 호르몬 혹은 점액, 혹은 세포내부에서 생성된 노폐산물과 같은 분비산물일 수 있다.

이러한 운반기전의 많은 것들이 세포내부에서 동시에 일어난다. 표 3-2는 이러한 기전을 종합하여 요약하였다.

phagein, 먹다 + *kytos*, 세포

phagocytosis: 세포의 표면에서 소포를 형성하여 세포외 물질을 포획하는 것

exo, 밖 + *kytos*, 세포

exocytosis: 세포막과 소포의 융합을 통해 세포질로부터 물질을 방출하는 것

- 능동운반과정과 수동운반과정의 차이점은 무엇일까?
- 위에서의 소화과정 동안, 수소이온의 농도는 위세포의 안보다 수 배 높아진다. 어떤 종류의 운반과정이 이러한 결과를 초래할까?
- 면역계의 어떤 백혈구가 세균을 만났을 때, 백혈구는 세균을 포식하여 파괴할 수 있다. 이 과정을 무엇이라 부를까?

표 3-2 수동운반과정과 능동운반과정

과정	설명	예
수동과정(세포에너지 불필요)		
확산	고농도에서 저농도로 물질의 이동	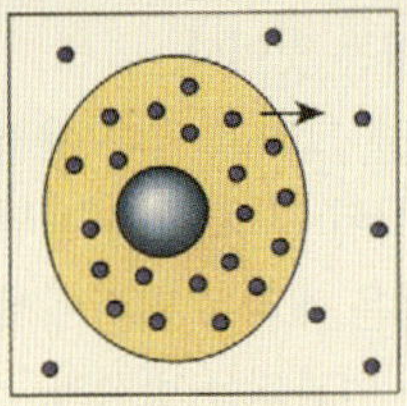 세포 밖으로 CO_2의 이동
삼투	더 높은 물의 농도에서 더 낮은 물의 농도로 선택적 투과막을 통한 물분자의 이동	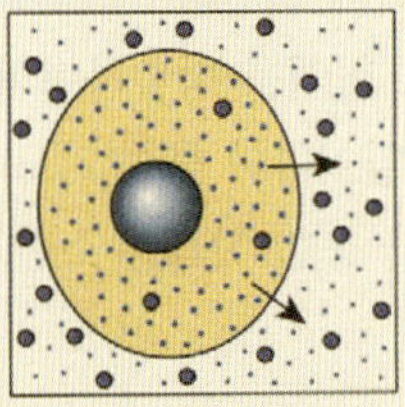 세포 밖이 높은 용질농도 세포 밖으로 물의 이동
여과	내부 혈압에 의해 야기되는 대개 용질과 함께 막을 통한 물의 이동	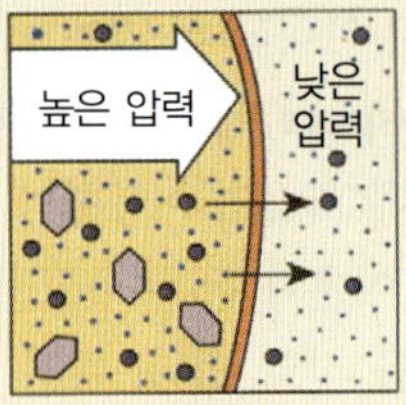 물 및 작은 용질들이 세포 밖으로 나감
능동과정(세포에너지 필요)		
능동운반	운반체 분자는 농도경사를 거슬러 특정 물질을 운반	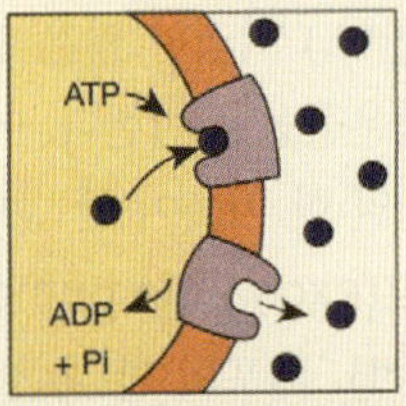 ATP로부터 얻은 에너지로 세포 밖으로 나트륨이온(Na^+)을 퍼냄
소포운반 **포음작용**	액체와 작은 분자들을 세포내부로 운반하기 위해 세포막에서 소포 형성	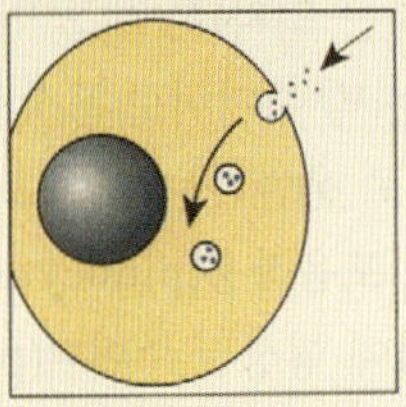 물과 작은 분자들이 소포를 통해 세포내로 유입
포식작용	고형의 입자를 세포내로 운반하기 위해 세포막에서 소포 형성	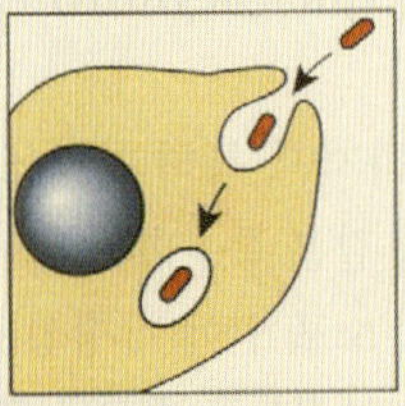 큰 입자들이 세포내로 유입
세포외유출	액체 혹은 고체를 세포로부터 방출하기 위해 소포들이 세포막에서 융합	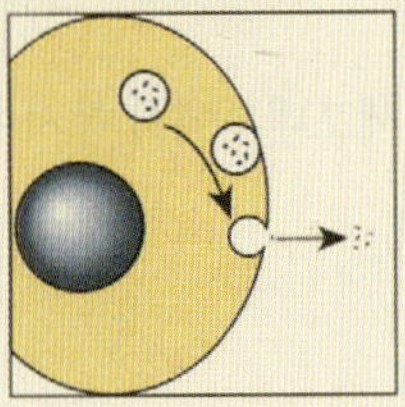 세포로부터 세포산물을 방출

세포질

세포질(cytoplasm)은 세포막과 핵 사이에 있는 세포 내부의 물질들을 지칭하는 일반적인 용어이다. 세포질에는 세포속액 그리고 소기관이라 부르는 작은 구조들을 포함한다.

세포속액

세포속액(intracellular fluid)의 농도는 묽은 단풍당밀(maple syrup)에서 거의 굳은 젤라틴과 같은 농도 사이에 있다. 세포속액은 생명과 연관된 필수적인 모든 기본 화학성분인 원료물질, 완료된 세포생산물과 노폐물을 포함한다. 여기에는 물, 이온, 단백질, 소량의 탄수화물, 그리고 다량의 아미노산 및 지질 등이 포함된다. 세포속액에 존재하는 많은 단백질들은 대사과정을 조절하는 효소들이다. 탄수화물은 분해되어 에너지를 제공하며 아미노산은 단백질을 만드는데 사용된다. 세포 안에 저장된 지질은 탄수화물이 고갈된 경우 사용되는 주된 에너지 근원이 된다.

소기관

소기관(organelle)은 "작은 기관"이란 뜻이며 정상적인 세포의 구조, 유지, 그리고 대사에 필요한 특이적인 기능을 수행하는 구조들이다(그림 3-2 •, 표 3-1 참조). 소기관들은 구조적으로 세포막과 유사한 막으로 싸여 있는데, 여기에는 **핵**, **미토콘드리아**, **세포질그물**, **골지복합체**, 그리고 **용해소체** 등이 포함된다. 막이 이들 소기관을 분리하여 이들이 분비물, 효소, 혹은 세포에 손상을 줄 수 있는 독소들을 생산하거나 저장할 수 있게 한다. **중심소체**, **리보솜**, **미세융모**, **섬모**, 그리고 **편모**는 막으로 싸이지 않은 소기관들이다. 이러한 소기관들 모두는 핵을 제외하고 다음에 설명한다. 제시된 예에서 볼 수 있듯이, 어떤 특정 유형의 세포 기능은 그 세포가 포함한 소기관들에서 알 수 있다.

미세융모, 섬모, 그리고 편모. 이들 소기관 모두는 세포막의 신장과 연관된다. **미세융모(microvilli)**는 세포막의 작은 털 같은 돌기로서 단백질 섬유의 망에 의해 지지된다. 미세융모가 막의 표면적을 넓혀주기 때문에 미세융모는 소화관을 둘러싸는 세포와 같이 물질을 흡수하는 세포들의 일반적인 특징이 된다.

섬모(cilia, 단수는 *cilium*)는 세포막이 상대적으로 긴 손가락모양으로 신장된 것으로 복잡한 내부구조를 갖는다. 섬모는 에너지가 필요한 활동적인 운동을 한다. 섬모의 협동적인 맥동은 액체 혹은 분비물들을 세포의 표면으로 이동하게 한다. 예를 들어, 호흡기도의 내벽에 있는 섬모들은 끈끈한 점액을 이동시키며 섬세한 호흡기 표면으로부터 목과 기도를 향해 포획된 먼지 입자들을 이동시킨다. 만일 섬모가 흡연 혹은 어떤 대사적 문제로 손상되거나 혹은 움직이지 못하게 되면, 정화가 안되게 되며 자극물들이 더 이상 제거되지 못한다. 결과적으로, 만성적인 호흡기 감염이 일어난다.

편모(flagella, 단수는 *flagellum*, 채찍)는 섬모와 유사하지만 훨씬 더 길다. 편모는 정지된 세포 뒤로 액체를 이동시키는 것이 아니라 주위의 액체를 지나 세포를 추진시킨다. 정자세포는 사람에서 편모를 가진 유일한 세포이다. 만일 편모가 마비되거나 혹은 비정상적이라면, 움직이지 못하는 정자가 난자와 수정되지 못하기 때문에 불임이 될 것이다.

중심소체. 분열할 수 있는 모든 동물세포들은 짧은 원통형의 구조인 중심소체를 갖는다. **중심소체(centriole)**는 세포분열 시에 DNA 가닥을 이동시키는 **방추사**(spindle fiber)를 만든다. 성숙 적혈구 그리고 대부분의 신경세포들과 같은 분열하지 않는 세포들은 중심소체를 갖지 않는다.

리보솜. 리보솜(ribosome)은 단백질을 생산하는 작은 소기관이다. 이러한 "단백질 공장"은 세포질 전반적으로 산재되어 있으며 다음에 설명할 막성 소기관인 **세포질그물**(ER)에 부착되어 있다. 리보솜은 거의 모든 세포에 존재하지만, 그러나 이들의 수는 세포의 종류 및 활성도에 따라 다르다. 우리는 본 장의 후반부에서 단백질 합성에 관해 설명할 때 리보솜에 대해 다시 언급할 것이다.

세포질그물. **세포질그물(endoplasmic reticulum)**, 혹은 **ER**은 세포내막의 망이다. 세포질그물의 주된 기능에는 단백질, 탄수화물, 지질의 생산 및 저장 그리고 세포 속에서 물질들을 한 곳에서 다른 곳으로 운반하는 것 등이 포함된다.

세포질그물에는 **과립세포질그물(rough endoplasmic reticulum, RER)**과 **무과립세포질그물(smooth endoplasmic reticulum, SER)**의 두 종류가 있다. 리보솜이 없는 SER은 지질과 탄수화물의 생산 장소이다. RER의 막은 리보솜이 부착되어 있다. 여기에서 합성되는 단백질들은 RER 안에 저장된다. 세포질그물의 양과 RER 대 SER의 비는 세포의 종류 및 진행되고 있는 활성도에 따라 다르다. 예를 들어, 소화효소(단백질)를 생산하는 이자(췌장)의 세포들은 RER이 많고 SER은 상대적으로 적다. 이 비율은 지질 호르몬을 생산하는 생식계의 세포들에서는 반대가 된다.

두 유형의 세포질그물에서 만들어지는 산물은 각각의 세포질그물 내강으로 들어간다. 이러한 분자들은 이후에 작은 소포로 포장되어 ER을 떠나게 된다.

골지복합체. **골지복합체(Golgi apparatus)**는 5~6개 세트의 막으로 된 납작한 원반으로 구성된다. 단일의 세포에 여러 세트가 들어 있을 수 있는데 각각은 접시를 포개놓은 것 같다. 골지복합체는 ER에 의해 생산된 산물(단백질, 지질, 혹은 탄수화물)의 변화, 포장, 그리고 분배에 관여한다. 이의 산물은 이후 소포의 형성, 이동, 그리고 융합을 통해 세포의 표면으로 이동된다.

lysis, 용해 + *soma*, 몸, 소체

lysosome: 소화효소를 포함하고 있는 세포질내 소체

- 소장의 내벽에 있는 세포들은 자유면(free surface)에 수많은 작은 손가락 같은 돌기들을 갖는다. 이러한 구조들은 무엇이며 이들의 기능은 무엇일까?
- 난소와 고환에 있는 세포들은 다량의 무과립세포질그물(SER)을 갖는다. 왜 그럴까?
- 현미경 관찰로 수많은 미토콘드리가 세포 속에 들어 있는 것을 관찰하였다. 세포의 에너지 요구성에 비추어 이러한 관찰이 의미하는 바는 무엇일까?

용해소체. **용해소체(lysosme)**는 세포 속의 청소 및 재순환 기능을 이행한다. 용해소체는 미토콘드리아 혹은 세포질그물의 단편과 같은 손상된 소기관의 막과 융합되는 경우 활성화되는 소화효소들을 갖고 있다.

용해소체는 또한 질병에 대한 방어 기능도 갖는다. 포식작용을 통해 세포들은 세포 표면에서 형성된 소포를 통해 체액 및 유기물 찌꺼기뿐 아니라 세균도 세포질 안으로 들여올 수가 있다. 이러한 방식으로 형성된 소포와 용해소체가 융합한 후 소화효소들이 그 내용물을 분해하여 당이나 아미노산과 같은 이용 가능한 물질들을 방출하게 된다.

죽거나 손상된 세포에서는, 용해소체의 막이 붕괴되어 세포질 안으로 활성효소들을 방출한다. 이 효소들은 단백질 및 세포 소기관들을 빠르게 파괴한다. 용해소체가 세포를 파괴할 수 있기 때문에 세포는 이들을 격리시키며, 때로 이들을 "자살 소기관(suicide organelle)"이라 부른다.

미토콘드리아. **미토콘드리아(mitochondria**, 단수는 mitochondrion)는 세포에 에너지를 공급하는 소기관이다. 따라서 미토콘드리아는 종종 세포의 "발전소(powerhouse)"라 부른다. 특정 세포내 미토콘드리아의 수는 세포의 에너지 요구성에 따라 다르다. 예를 들어, 적혈구는 미토콘드리아를 갖고 있지 않지만, 활성 간세포의 경우 부피의 1/5이 미토콘드리아가 차지한다.

핵

핵(nucleus)은 세포 기능의 통제 중추이며, 이를 위한 유전물질(DNA)이 저장되어 있다. 전형적인 핵은 세포질로부터 핵을 격리시키는 이중막인 **핵막(nuclear envelope)**을 갖는다. 핵내의 유기화합물에는 효소, RNA와 DNA 뉴클레오티드, 단백질, 그리고 소량의 RNA와 DNA가 포함된다.

대부분의 핵은 1~4개의 **인(nucleoli**, 단수는 nucleolus)을 갖는다. 인은 리보솜이 만들어지는 장소이다. 이러한 이유로, 근육이나 간세포처럼 다량의 단백질을 만드는 세포에서는 인이

풍부하게 들어 있다.

핵과 세포질 사이의 물질 운반은 **핵구멍(핵공, nuclear pore)**이라 부르는 핵막내 구멍을 통해 일어난다. 이 핵구멍들은 이온, 작은 분자, 그리고 심지어 RNA가 통과하기 충분하지만, 단백질이나 DNA가 통과하기에는 너무 작다.

세포핵에 들어 있는 DNA는 **염색체(chromosome)**라 부르는 구조 속에 존재한다. 각 염색체는 DNA 가닥 그리고 이들이 감고 있는 특정의 단백질로 구성된다. 감겨 있는 정도에 의해 염색체가 길고 가는지 혹은 짧고 통통한지가 결정된다. 분열하지 않는 세포의 경우, DNA는 성글게 꼬여 있으며, 실처럼 보인다. 인체 세포는 전형적으로 23쌍의 염색체를 갖고 있다.

핵이 어떻게 세포의 기능을 조절할까? 이는 단백질의 생산을 조절함으로써 세포의 기능을 조절한다. 단백질이 일반적인 두 가지 역할을 한다는 점을 상기하자. 일부 단백질들은 세포의 구조를 형성하며, 다른 단백질들은 대사의 화학반응을 조절하는 효소로서 작용한다. 우리의 염색체내 DNA에는 최소 10만 개의 각기 다른 단백질들을 만드는 정보를 포함하고 있다.

유전암호

핵산 DNA와 RNA의 기본 구조는 제2장에서 설명하였다. ∞ *[p. 28]* 단일의 DNA 분자는 쌍으로 된 질소 염기 사이에 약한 결합으로 연결된 한 쌍의 가닥으로 구성된다. DNA 가닥의 길이를 따라 있는 질소 염기의 수와 순서에 의해 정보가 저장된다. 이 정보의 저장 체계는 **유전암호(genetic code)**라고 알려져 있다. 비록 모든 생명체들이 각기 다른 DNA를 가지고 있다고 해도, 유전암호의 해독은 모든 생명체에서 동일하다.

만일 우리가 유전정보를 문자로 비교할 때, 질소 염기는 알파벳 글자와 같아, 이들은 문자처럼 집단으로서만 해독할 수 있다. 그러나 유전암호의 "언어"의 경우, 모든 단어들은 3문자 즉 3개의 질소 염기로 구성된다. 이들 질소 염기의 각 서열은 단일의 아미노산을 암호화하는 **3문자 언어(triplet codon)**라 부른다. 각 3문자는 모두 세포질 속에 존재하는 20개의 각기 다른 아미노산 중 하나를 암호화한다. **유전자(gene)**는 특정 단백질을 생산하는 데 필요한 모든 3문자언어를 포함하는 특정 길이의 DNA이다.

단백질 합성

DNA가 핵 안에 존재하는 데 비해, 단백질 합성 소기관인 리보솜은 세포질 안에 존재한다. 세포내 단백질이 합성되는 장소(리보솜)와 단백질을 생산하는 정보(DNA)가 있는 장소가 다르기 때문에 단백질 합성은 두 단계 혹은 두 과정, 즉 **전사** 그리고 그 다음의 **해독**으로 구분된다.

만일 우리가 DNA를 "언어"로서 기술한다면, 우리는 유전자를 도서관의 참고열람구역(reference section)에서 찾을 수 있는 도서와 같다. 이들은 "대출"되지 못하지만 복사될 수 있고, 복사본은 없앨 수 있다. **전사(transcription)**의 과정은 유전자 상의 정보를 복사하여, 세포질 주위의 리보솜을 향해 핵(참고열람구역) 밖으로 대출하는 것이다. 이 "복사체"는 RNA 빌딩블록(뉴클레오티드)으로 "글자 하나씩"(질소 염기에서 질소 염기로) 제조되고, 그리고 최종적인 형태로서 RNA 분자로 완성된다. 이 분자는 리보솜으로 정보를 전달하는 전령(messenger)의 역할을 하기 때문에 **전령 RNA(messenger RNA, mRNA)**로 알려져 있다.

해독(translation)은 전령 RNA로부터 제공되는 정보를 사용하여 단백질을 합성하는 과정이다. 해독이 일어나는 리보솜에서 아미노산을 운반하여 mRNA에 의해 지정되는 순서대로 서로 연결시키게 된다. 리보솜으로 아미노산을 운반하는 또 다른 유형의 RNA는 **운반 RNA(transfer RNA, tRNA)**라 부른다. 그림 3-6 • 은 단백질 분자를 형성하는 전사와 해독의 과정을 보여준다.

- ✔ 핵은 세포의 활동을 어떻게 조절할까?
- ✔ 세포의 어느 부위에서 전사와 해독 과정이 일어날까?

• 그림 3-6 **단백질 합성.**
새로운 단백질의 합성은 전사와 해독이라는 두 과정의 완료를 필요로 한다. 전사는 핵내에서 DNA 유전암호가 일종의 전령 RNA(mRNA) 분자로 복사된다. 해독은 세포질 속의 단백질 합성 장소인 리보솜 상에서 일어난다. 해독되는 동안 mRNA가 운반해 온 유전암호는 일련의 특정 아미노산을 연결하여 단백질분자로 만든다. 운반 RNA(tRNA) 분자는 리보솜으로 아미노산을 운반해 온다.

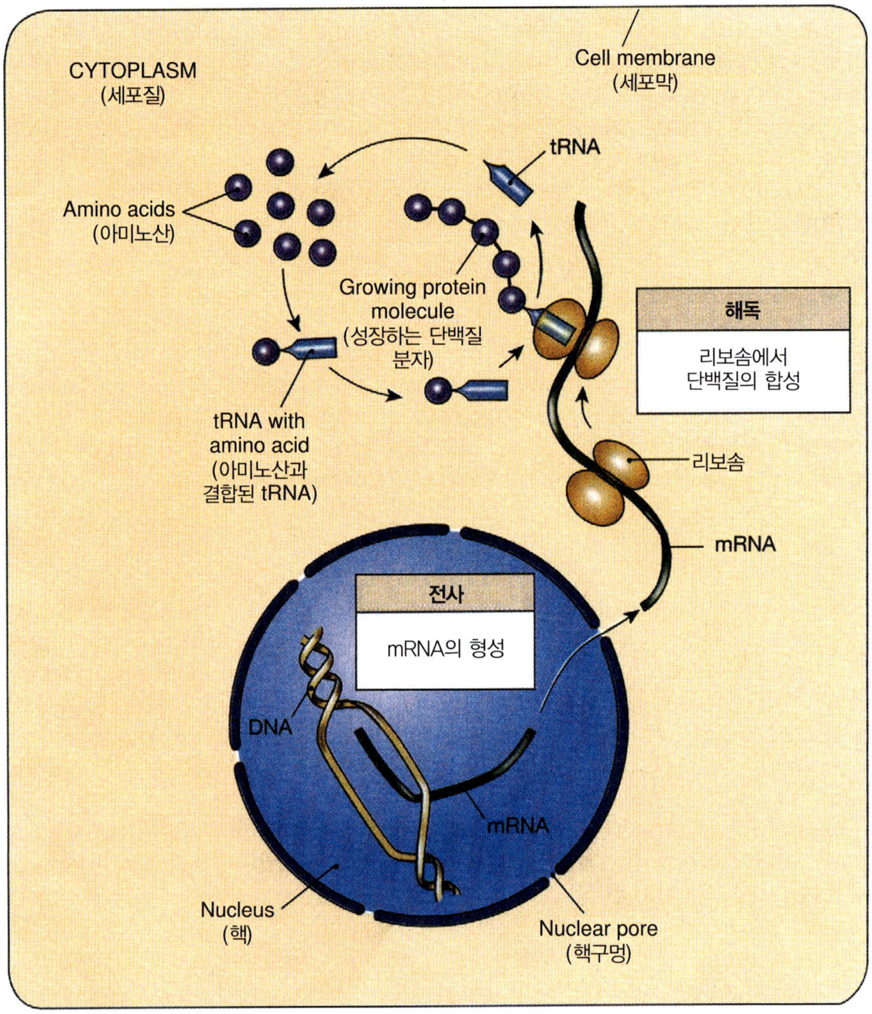

임상노트(Clinical Note)

돌연변이란 무엇일까?

돌연변이(mutation)는 세포에서 하나 이상의 유전자내 질소 염기서열에 영향을 미치는 DNA의 영구적인 변화이다. 가장 단순한 것은 단일 질소 염기의 변화이다. 인체 세포의 DNA내 약 30억 쌍의 질소 염기에서 단 하나의 잘못은 상대적으로 중요하지 않는 것처럼 보인다. 그러나 하나의 구조단백질 혹은 효소에서 아미노산 서열의 변화는 치명적일 수 있다. 예를 들어, 여러 종류의 암 그리고 잠재적으로 치명적인 낫적혈구빈혈(sickle cell anemia)은 점돌연변이(point mutation)로 야기된다. 특정 유전자의 뉴클레오티드 서열내 변화로 인한 효소 혹은 단백질 구조에서의 비정상으로부터 100종류 이상의 유전질환이 알려져 왔다. 돌연변이는 또한 염색체의 구조에 영향을 미치며 심지어 염색체를 분리시킨다.

돌연변이는 세포분열을 이행하는 세포에서 더 많이 일어나기 쉬운데 그 이유는 세포가 분열하기 전에 DNA의 정확한 복사체를 만들어야만 하기 때문이다. (DNA의 두 복사체는 이후 2개의 딸세포에 균일하게 분배된다.) 만일 어떤 잘못이 복사체(replica)에 존재하게 되면, 돌연변이가 발생한다. 종종 돌연변이는 하나의 딸세포 혹은 딸세포 집단에서 일어난다. 그러나 만일 돌연변이가 발생 초기에 일어난다면, 몸속의 모든 세포들이 영향을 받게 될 것이다. 최근, 유전자의 구조 및 기능에 관한 지식이 진보하면서, 여러 유전질환의 진단이 가능하게 되었고 이 중 일부는 치료할 수 있게 되었다.

세포의 성장 및 분열

사람은 난자가 수정되고 신체적으로 성숙하면서 단일 세포로부터 약 75조 개의 세포로 구성된다. 이러한 놀랄만한 수적인 증가는 **세포분열(cell division)**이라 부르는 일종의 세포생식을 통해 일어난다. 세포분열은 2개의 동일한 딸세포를 만드는데, 각각은 모세포와 동일한 DNA를 포함한다. 세포내 유전물질의 정확한 복제 및 새로운 딸세포내 이들의 분포는 **유사분열(mitosis)**이라는 과정에 의해 수행된다.

유사분열은 체내 모든 세포들의 분열 동안 일어난다. 그러나 정자와 난자로 되는 **생식세포(reproductive cell)**는 **감수분열(meiosis)**이라 부르는 약간 다른 과정을 이행한다. 감수분열은 다른 체세포의 DNA 양이 절반인 딸세포를 형성한다. (이러한 세포들이 수정 동안 결합하여, 새로운 개체의 첫 번째 세포내 적정량의 DNA를 회복한다는 점을 상기하자.) 감수분열에 대해서는 제20장에서 자세히 설명하였다.

세포들은 대부분의 생활사에서 세포분열 사이의 중간단계인 **간기(interphase)**에 있는데, 이 시기에 세포들은 성장하고 다른 정상 기능들을 수행한다. 간기 동안, 분열할 세포는 성장하고 두 개의 기능적인 세포들이 되기 위해 소기관 및 세포질이 충분히 만들어져야 한다. 이러한 준비가 완료되면, 세포는 DNA 복제(DNA repilication)라 부르는 과정, 즉 핵내 DNA의 정확한 복사체를 형성해야 한다. 결과적으로 세포의 각 염색체 안에 동일한 두 복사체가 존재하게 된다. DNA의 복제가 완료된 바로 즉시 유사분열이 시작된다.

유사분열의 단계

유사분열은 전기, 중기, 후기, 그리고 종기의 4단계로 구분된다. 다음 설명을 통해 알 수 있는 바와 같이, 각 단계의 중요한 특징은 그림 3-7 • 에 나타내었다.

전기

알고 있듯이, 세포내 DNA는 특징적인 염색체로서 늘 쉽게 볼 수 있는 것은 아니다. 간기 동안, DNA는 핵 전체로 신장된 길고 얇은 가닥으로 존재한다. **전기(prophase)**의 특징은 염색체가 촘촘하게 꼬이기 시작하여 각각의 구조가 관찰될 수 있게 되며, 인이 소실된다. 간기 동안의 DNA 복제로 인해, 각 염색체의 두 복사체가 있게 된다. **염색분체(chromatid)**라 부르는 각 복사체는 한 점에서 그의 복사체와 연결되어 있다.

염색체가 나타나면서, 중심소체(원래의 쌍 역시 복제되었음)의 두 쌍이 분리되어 핵의 반대편을 향해 이동한다. **방추사(spindle fiber)**라 부르는 관모양의 구조가 형성되며 두 중심소체 사이로 신장된다. 전기는 핵막이 없어지면서 끝난다.

중기

중기(metaphase)가 시작될 때, 방추사는 핵 부위로 들어가며 염색분체가 여기에 부착된다. 일단 부착이 완료되면, 염색분체는 세포의 좁은 중앙 부위로 이동한다. 중기의 끝에서, 염색분체는 세포의 중앙을 가로질러 배열된다.

후기

후기(anaphase)는 각 염색분체 쌍이 분열되어 염색분체가 분리되면서 시작된다. 2개의 **딸 염색체**(daughter chromosome)가 세포의 반대쪽 끝으로 끌려간다. 딸 염색체가 세포의 반대편 끝 중심소체 가까이 도달하면서 후기가 끝나게 된다.

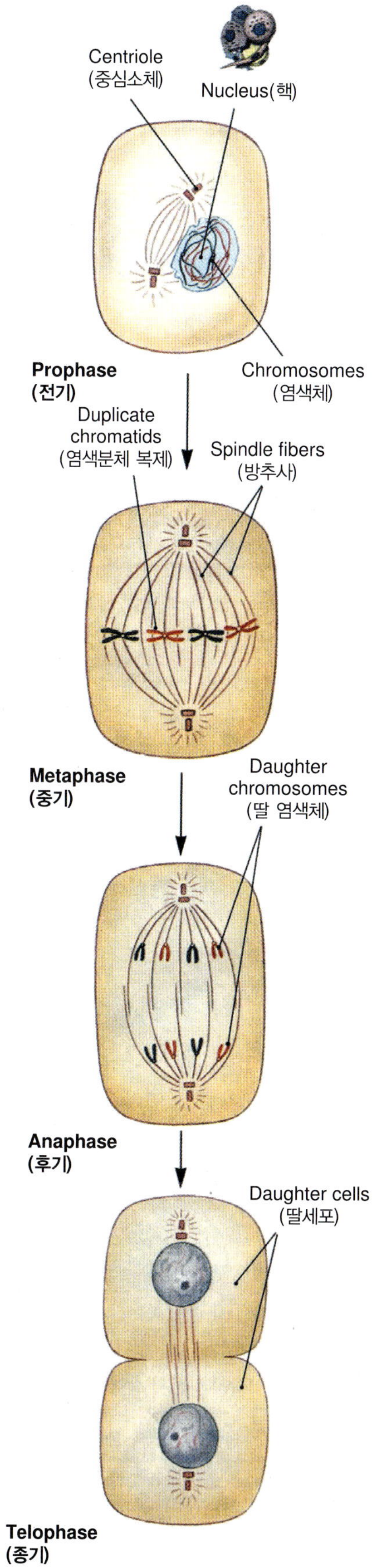

• 그림 3-7 **유사분열.**

종기

종기(telophase) 동안, 새로운 세포들이 간기 상태로 되돌아갈 준비를 한다. 2개의 핵 주위에 핵막이 형성되며, 핵이 커지고, 그리고 염색체들은 서서히 풀리게 된다. 염색체들이 다시 긴, 얇은 가닥으로 되면서, 인이 나타나고, 그리고 핵은 간기세포의 핵과 유사해진다.

종기 동안, 세포질이 세포의 중앙판을 따라 수축 혹은 잘라지게 된다. 이는 각각 새로운 2개의 세포로 분리될 세포질의 분열이 시작되는 것이다. 이 분리로 세포분열 과정이 끝나게 된다.

세포분열과 암

일반적으로, 정상적인 조직 안에서 세포분열의 속도는 세포 소실의 속도와 균형이 맞춰져 있다. 만일 세포분열의 속도가 세포소실의 속도보다 크다면, 성장이 일어난다. 때로, 비정상적인 세포의 성장 및 세포의 분열이 조직을 확장시키고 **종양(tumor)**을 형성한다. **양성종양(benign tumor)**의 경우, 비정상적인 세포들은 서로 군락으로 형성하여 남아 있다. 이러한 종양들은 생명을 위협하지는 않는다. 만일 이 종양이 주변의 조직이나 기관의 기능을 방해한다면, 대개 외과수술로 이 종양을 제거한다.

- ✔ 유사분열을 준비하는 세포의 간기 동안 일어나는 주된 사건은 무엇일까?
- ✔ 유사분열의 네 단계는 무엇일까?
- ✔ 유사분열과 종양 사이의 연관관계는 무엇일까?

그러나 **악성종양(malignant tumor)**인 경우의 세포들은 정상적인 조절기전에 더 이상 반응하지 않는다. 이러한 세포들은 인접 조직 속으로 확산될 뿐 아니라 다른 조직과 기관으로 퍼지게 된다. 세포들의 이러한 이동은 **전이(metastasis)**라 부른다. **암(cancer)**이란 용어는 빠르게 재생되는 악성 세포들에 의해 특징되는 질환을 의미한다.

세포의 다양성과 분화

간세포, 지방세포, 그리고 신경세포들은 동일한 염색체와 유전자를 갖고 있지만, 각 유형의 세포들은 단백질을 만들 수 있는 다른 세트의 유전자들을 갖는다. 핵내 다른 유전자들은 불활성 혹은 "꺼지게(turned off)"된다. 유전자가 불활성화되면, 세포는 특정 단백질을 생산할 능력을 잃게 되며 따라서 그 단백질이 관여하는 기능을 수행하지 못하게 된다. 또 다른 유전자가 꺼지게 되어 불활성화되면서 세포의 기능은 점점 제한되고 분화되게 된다. 이러한 특수화의 과정은 **분화(differentiation)**라 부른다. 분화의 결과 구조화된 세포들의 집단이 나타난다. 이러한 집단을 **조직(tissue)**이라 하며, 각각은 각기 다른 기능적 역할을 갖는다. 다음 장에서 조직들의 구조와 기능에 대해 알아볼 것이다.

- ✔ 세포들이 어떻게 분화되거나 특수화될까?

임상노트(Clinical Note)

약물과 세포막

의학적으로 중요한 많은 약물들이 세포막에 영향을 미친다. 예를 들어, 에테르(ether), 클로로포름(chloroform), 그리고 아산화질소(nitrous oxide)와 같은 전신 마취제는 신경세포 및 근육세포의 감수성과 반응성을 감소시킨다. 대부분의 마취제들은 지질(지방)에 쉽게 용해되며 마취제의 효과와 그의 지질 용해도(lipid solubility, 얼마나 지질에 잘 녹느냐의 정도) 사이에는 직접적인 상관관계가 있다. 세포막이 주로 지질로 구성되기 때문에, 지질 용해도는 약물이 세포막을 통과하는 속도를 증가시키며 단백질 채널을 통한 이온의 이동을 차단하거나 혹은 세포의 다른 특성들을 변화시킬 수 있는 능력을 증가시킨다.

알코올과 바르비탈산염(barbiturate)뿐 아니라 프로카인(procaine)이나 리도카인(lidocaine)과 같은 국소 마취제 역시 지질에 녹는다. 이러한 화합물들은 이온 채널을 차단하여 통증(혹은 어떤 다른) 자극에 대한 신경세포의 반응성을 감소시키거나 제거한다. 다른 약물들은 근육 혹은 신경세포를 자극하는 호르몬 혹은 화학물질에 대한 막 단백질 수용체를 방해한다. **큐라레(curare)**는 식물 추출물로서 근육세포의 자극을 방해한다. 남아메리카 인디언들은 사냥용 화살에 큐라레를 사용하여 사냥감이 달아나지 못하도록 한다. 이 약물은 종종 수술이 행해질 때 반사 근육수축 혹은 연축(twitch)을 억제하기 위해 환자에 투여된다.

복습

핵심용어

능동운반(active transport): 에너지를 소비하여 낮은 농도의 지역에서 높은 농도 부위로 세포막을 통한 물질의 흡수 혹은 배설.

염색체(chromosome): 세포가 유사분열할 때 관찰되는 고도로 꼬여진 DNA 가닥으로 구성되는 구조.

세포질분열(cytokinesis): 유사분열의 끝에서 2개의 딸세포를 분리시키는 세포질의 운동.

세포질(cytoplasm): 세포막과 핵 사이의 공간을 채우는 세포물질.

확산(diffusion): 상대적으로 높은 농도 지역에서 상대적으로 낮은 농도 부위로 향하는 분자들의 수동적인 운동.

세포외유출(exocytosis): 세포막과 막성 소포의 융합에 의해 세포로부터의 세포질 물질의 방출.

유전자(gene): 단일 단백질을 생산하는데 필요한 정보를 포함하고 있는 DNA 가닥의 한 부분. 특정 염색체의 특정 부위에 존재.

미토콘드리아(mitochondria): 세포의 작동에 필요한 에너지(ATP)의 대부분을 생산하는 소기관.

유사분열(mitosis): 세포분열 동안, 세포의 DNA가 복제되고 2개의 딸세포들이 동일하게 분리되는 과정.

핵(nucleus): DNA, RNA, 그리고 단백질을 포함하는 세포소기관.

삼투(osmosis): 낮은 농도의 용질 지역에서 높은 농도의 용질 지역으로 선택적인 투과성 막을 통한 물의 이동.

학습요약

세포의 개관(p. 35)

1. 생명의 최소 단위는 세포이다. 인체는 수십조 개의 세포들로 구성된다(그림 3-1).

2. 세포는 **세포바깥액(extracellular fluid)**에 담겨 있다. 세포의 외부 경계막인 **세포막(cell membrane)**은 세포바깥액으로부터 세포질을 분리시킨다(그림 3-2, 표 3-1).

세포막(pp. 36~42)

1. 세포막은 세포 안팎으로의 물질 이동을 조절하며, 외부 환경에 민감하다.

막의 구조(p. 38)

2. 세포막은 지질, 단백질, 그리고 탄수화물을 포함한다. 세포막의 주된 성분인 인지질은 이중층의 구조를 형성한다(그림 3-3).

막 투과성(p. 39)

3. 세포막은 **선택적인 투과성(selectively permeability)**을 갖는다.

4. 수동과정은 세포에너지의 소비를 요하지 않으며, 능동과정은 에너지를 필요로 한다.

5. **확산(diffusion)**은 더 높은 농도의 지역에서 더 낮은 농도의 지역으로 물질이 이동하는 것이다. 확산은 **평형(equilibrium)**에 도달할 때까지 일어난다(그림 3-4).

6. 물 농도의 차이에 의해서 일어나는 막을 통한 물의 확산은 **삼투(osmosis)**이다(그림 3-5).

7. **여과(filtration)**의 경우, 높은 압력이 물로 하여금 막을 통과하게 하는데, 만일 막구멍이 충분히 크다면 용질분자들이 따라서 이동할 것이다.

8. **능동운반(active transport)**과정은 ATP를 소비하며 농도경사에 무관하다. **이온펌프(ion pump)**는 ATP-활성 운반체 단백질이다.

9. 세포내부로의 물질 이동은 **포음작용(pinocytosis**, "세포 흡음")과 **포식작용(phagocytosis**, "세포 섭식")에 의해 일어난다. 세포 밖으로의 이동은 **세포외유출(exocytosis)**을 통해 일어난다.

세포질(p. 43~44)

1. 세포질은 핵 주위를 둘러싸며 세포속액과 소기관들을 포함한다.

세포속액(p. 43)

2. 세포속액은 살아 있는 세포의 재료물질들, 완성된 생산물들, 그리고 노폐물들을 포함한다.

소기관(p. 43)

3. 일부 **소기관(organelle)**들은 세포속액으로부터 이들을 분리시키는 지질막에 의해 싸여 있다. 이러한 소기관들에는 핵, 미토콘드리아, 세포질그물, 그리고 골지복합체, 그리고 용해소체가 포함된다(그림 3-2, 표 3-1).

4. 다른 **소기관**들은 막에 의해 완전히 싸여 있지 않다. 여기에는 미세융모, 중심소체, 섬모, 편모, 리보솜, 그리고 인이 포함된다(그림 3-2, 표 3-1).

5. **미세융모(microvilli)**는 세포외 환경에 노출된 표면적을 증가시키기 위한 세포막의 작은 돌출물이다.

6. **섬모(cilia)**는 주기적인 맥동을 통해 세포표면을 따라 액체 혹은 분비물을 이동시킨다.

7. **편모(flagella)**는 정지된 세포 위로 액체를 이동시키는 것이 아니라 주위의 액체를 통해 세포를 이동시킨다.

8. **중심소체(centriole)**는 세포분열 동안 염색체를 이동시킨다.

9. **리보솜(ribosome)**은 단백질을 생산한다. 이들은 세포질 안에 존재하며 ER에 부착되어 있다.

10. **세포질그물(ER)**은 세포내막의 망이다. 과립세포질그물과 무과립세포질그물의 두 종류가 있다. **과립세포질그물(RER)**은 리보솜을 갖고 있으며, 단백질 합성에 관여한다. **무과립세포질그물(SER)**은 지질 및 탄수화물의 합성에 관여한다.

11. **골지복합체(Golgi apparatus)**는 ER에서 합성된 세포산물을 소포라 부르는 막성 주머니로 포장한다.

12. **용해소체(lysosme)**는 소화효소로 채워진 소포이다. 이들의 기능은 세균 및 찌꺼기를 제거하는 것이다.

13. 이중막으로 둘러싸인 **미토콘드리아(mitochondria)**는 전형적인 세포내 대부분의 ATP 합성 장소이다.

14. 아데노신3인산, 즉 ATP내 고에너지 결합은 세포활성을 위한 에너지를 제공한다.

핵(pp. 44~46)

1. 핵(nucleus)은 세포 작동을 위한 통제중추이다. 핵은 **핵구멍**이 있는 **핵막**에 의해 싸여 있으며, 핵구멍을 통해 세포질과 소통한다.

2. 핵은 또한 리보솜을 생산하는 **인(nucleoli)**을 포함한다.

3. 핵은 **염색체(chromosome)**의 DNA에 저장된 정보를 이용하여 특정 단백질을 생산함으로써 세포를 조절한다.

유전암호(p. 45)

4. 세포의 정보저장 체계인 **유전암호(genetic code)**는 하나의 아미노산을 암호화하는 3개의 질소 염기인 3문자 언어의 서열에 기반한다. 모두 3문자 언어로 구성되는 각각의 **유전자(gene)**는 특정의 단백질을 생산하는데 필요하다.

단백질 합성(p. 45)

5. 전사(transcription)는 단일가닥의 **전령 RNA(mRNA)**를 형성하는 과정인데, mRNA는 핵의 지령을 세포질로 전달한다(그림 3-6).

6. 해독(translation) 동안 mRNA 가닥으로부터의 정보를 사용하여 단백질이 만들어진다. mRNA 가닥의 질소 염기서열은 단백질의 아미노산 서열을 결정한다(그림 3-6).

7. 운반 RNA(tRNA) 분자는 해독에 관여하는 리보솜으로 아미노산을 운반한다(그림 3-6).

세포의 성장 및 분열(pp. 47~48)

1. 유사분열(mitosis)은 비생식세포(nonreproductive cell)들이 새로운 세포를 만드는 과정이다. 생식세포(정자와 난자)는 **감수분열**에 의해 생성된다.

2. 대부분의 비생식세포들은 대부분의 시간을 **간기(interphase)**에서 보낸다. 이 단계에서 유사분열을 준비하는 세포들은 DNA 복제를 하게 된다.

유사분열의 단계(p. 47)

3. 유사분열은 **전기(prophase), 중기(metaphase), 후기(anaphase),** 그리고 **종기(telophase)**의 4단계로 진행된다(그림 3-7).

4. 유사분열의 결과 2개의 동일한 딸세포가 만들어진다.

세포분열과 암(p. 48)

5. 비정상적인 세포의 성장과 분열은 조직내 **양성종양(benign tumor)** 혹은 **악성종양(malignant tumor)**을 만든다. **암(cancer)**은 악성종양의 세포들이 체내 다른 부위로 확산됨으로써 발생된다.

세포의 다양성과 분화(p. 48)

1. 한정된 능력을 갖는 특수한 세포들이 **분화(differentiation)**의 결과로 만들어진다. 이러한 특수화된 세포들은 조직이라고 하는 조직화된 집단을 형성하는데, 이들 각각은 특수한 기능적 역할을 갖는다.

복습문제

연결형

A열의 각 항목과 가장 가까운 항목을 B열에서 찾아 연결하라. 옆의 밑줄에 답을 적으라.

	A열	B열
___	1. 핵	a. 세포의 표면적 증가
___	2. 염색체	b 소기관을 포함
___	3. 미토콘드리아	c. 정수압(hydrostatic pressure)
___	4. 여과	d. DNA 가닥
___	5. 삼투	e. 단백질 생산
___	6. 세포질	f. 소화효소를 포함
___	7. 미세융모	g. "발전" 소기관
___	8. 리보솜	h. 세포 밖으로 물을 보냄
___	9. 세포막	i. 세포 안으로 물이 들어오는 것
___	10. 고장액	j. 세포 "흡음"
___	11. 저장액	k. 선택적 투과성
___	12. 등장액	l. 정상 식염수
___	13. 용해소체	m. 리보솜 생산
___	14. 인	n. 세포 작동을 위한 통제중추
___	15. 포음작용	o. 물의 이동

복수형

16. 세포막은 ____의 이중층으로 구성된다.
(a) 단백질 (b) 인지질
(c) DNA (d) 탄수화물

17. 더 높은 농도 구역에서 더 낮은 농도 구역으로 분자가 이동하는 것은 ___ (이)라 한다.
(a) 삼투 (b) 확산
(c) 능동운반 (d) 여과

18. 능동운반은 항상 ____ 를(을) 필요로 한다.
(a) 농도경사 (b) 에너지
(c) 물 (d) 전해질

19. 세포내 특수 기능을 수행하는 구조를 ___ (이)라 한다.
(a) 기관 (b) 소기관
(c) 개체 (d) 세포질체(cytosome)

20. 다음의 어떤 세포구조가 막을 갖고 있는 않을까?
(a) 세포질그물 (b) 용해소체
(c) 골지복합체 (d) 중심소체

21. 지질과 탄수화물의 합성은 주로 ___에서 일어난다.
(a) 무과립세포질그물 (b) 과립세포질그물
(c) 핵 (d) 인

22. ___ 는(은) 세포의 "재사용" 소기관이다.
(a) 핵 (b) 과립세포질그물
(c) 미토콘드리아 (d) 용해소체

23. 핵은 ___을 합성하기 위해 필요한 모든 정보를 저장하고 있다.
(a) 탄수화물 (b) 지질
(c) 단백질 (d) 인지질

24. 9개의 질소 염기로 구성된 DNA 단편에 의해 암호화되는 아미노산의 수는 ___ 개이다.
(a) 9 (b) 6 (c) 3 (d) 1

OX 문제

___ 25. 세포질은 세포속액과 소기관들을 포함한다.

___ 26. 유사분열 동안 중기에서 방추사가 먼저 나타난다.

___ 27. 간기는 유사분열 중간에 있다.

___ 28. 아미노산 분자들은 tRNA에 의해 리보솜으로 운반된다.

___ 29. 세포에 의한 고형물질의 섭식은 포식작용이라 한다.

___ 30. 돌연변이는 세포의 DNA의 변화이다.

서술형

31. 세포막의 네 가지 일반적인 기능은 무엇일까?

32. 세포가 어떻게 농도경사를 역행하여 물질을 수송할까?

33. 세포속액과 세포바깥액의 차이점은 무엇일까?

34. 전사와 해독의 차이점은 무엇일까?

35. 유사분열의 단계를 설명하고, 각각에서 일어나는 특징에 대해 간략히 설명하라.

✔ 개념확인 문제의 답

(p. 41) **1.** 능동운반과정은 ATP 분자의 고에너지 결합의 형태인 세포에너지의 사용을 필요로 한다. 수동운반과정(확산, 삼투, 그리고 여과)은 이온 혹은 분자를 어떠한 세포에너지 없이 세포막을 통과하여 이동한다. **2.** 농도경사에 역행하여 더 낮은 농도 부위(위 내벽의 세포)에서 더 높은 농도 부위(위의 안쪽)로 수소이온(H^+)을 운반하기 위해서는 세포에너지가 반드시 필요하다. 능동운반과정이 관여된다. **3.** 이는 포식작용의 예가 된다.

(p. 44) **1.** 사이질세포(간질세포, interstitial cell) 표면상의 손가락모양의 돌기가 미세융모이다. 미세융모는 세포의 표면적을 증가시켜 보다 효율적으로 영양분을 흡수할 수 있도록 한다. **2.** SER은 스테로이드와 같은 지질을 합성하는 기능을 한다. 난소와 고환은 이들이 다량의 스테로이드호르몬을 생성하기 때문에 많은 양의 SER을 갖는다. **3.** 미토콘드리아의 기능은 ATP 분자 형태로 세포를 위한 에너지를 생산하는 것이다. 세포내 미토콘드리아가 많다는 것은 에너지의 요구량이 높다는 것이다.

(p. 45) **1.** 세포의 핵은 세포의 모든 단백질들의 생산을 암호화하는 DNA를 갖고 있다. 일부 단백질들은 세포의 형태와 물리적인 특성을 갖도록 하는 구조단백질들이다. 다른 단백질은 세포의 대사 그리고 세포 단백질의 생산에 관여하며 세포내 모든 활성을 조절하는 효소들이다. **2.** 전사는 DNA 분자내 질소 염기의 서열을 mRNA 분자로 복사하는 것으로 세포의 핵 안에서 일어난다. 해독은 mRNA 분자로부터 단백질 분자를 생산하는 것이다. 해독은 세포내 단백질 합성 장소인 리보솜에서 일어난다.

(p. 48) **1.** 유사분열을 준비하는 세포들은 부수적인 소기관들을 생산하며 그들의 DNA 세트를 복제한다. **2.** 유사분열의 4단계는 전기, 중기, 후기, 그리고 종기이다. **3.** 종양은 조절되지 않은 유사분열, 혹은 세포분열의 결과로서 형성되는 비정상 세포들의 집단 혹은 덩이이다.

(p. 48) **1.** 세포들은 점점 더 유전자가 불활성화 혹은 “꺼짐으로써” 특수 기능을 위해 분화하거나 혹은 특수화된다.

CHAPTER

4

조직과 몸의 막

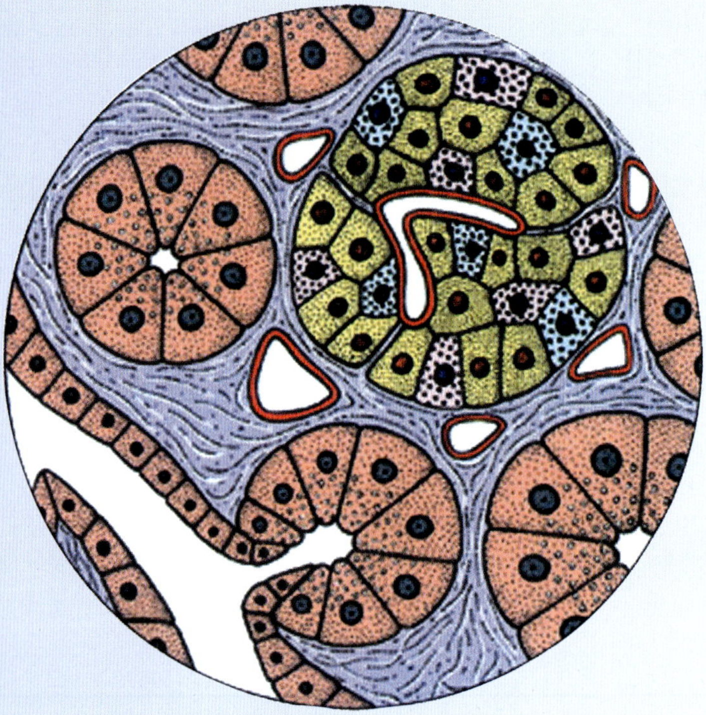

단원개요

상피조직
- 상피의 분류
- 상피의 유형
- 샘상피
- 상피의 대체

결합조직
- 결합조직의 분류
- 고유결합조직
- 액체결합조직
- 지지결합조직

몸의 막
- 피부막
- 점막
- 장막
- 윤활막

근육조직
- 골격근육조직
- 심장근육조직
- 민무늬근육조직

신경조직

조직의 손상과 수선

조직과 노화

임상노트: 생검이란 무엇일까?

단원목표

1. 상피세포의 종류와 기능을 설명한다.
2. 각 유형의 상피에 대한 형태와 기능 간의 상관관계를 설명한다.
3. 다양한 유형의 결합조직의 구조 및 기능을 비교한다.
4. 어떻게 상피조직과 결합조직이 복합되어 네 가지 독특한 유형의 막을 형성하는지 설명하며, 각각의 기능에 대해 확인한다.
5. 세 가지 유형의 근육조직 및 각 종류의 특수한 구조적 특징에 대해 설명한다.
6. 신경조직의 기본 구조와 역할을 설명한다.
7. 손상 후에 항상성을 유지하기 위한 조직의 반응에 대해 설명한다.
8. 노화가 몸의 조직에 어떠한 영향을 미치는지 설명한다.

인체의 수많은 기능을 수행하는 데 필요한 효소 및 소기관 모두를 가진 단일의 체세포는 없다. 반면에 각 세포는 약간의 기능을 매우 잘 수행할 수 있도록 특수화되어 있다. 특수화된 세포들의 각기 다른 조합은 서로 **조직(tissue)**을 형성하는데, 이는 체내에서 매우 특수한 기능을 수행한다. 조직에 대한 연구를 **조직학(histology**, 조직을 뜻하는 *histos*라는 그리스어에서 유래)이라 한다.

histos, 조직 + *logos*, 학문
histology: 조직에 대한 연구

비록 200여 종류의 각기 다른 세포 유형이 있지만, 오직 아래와 같은 4개의 기본적인 **조직 유형(tissue type)** 있다.

1. 상피(epithelia)를 포함하는 상피조직(epithelial tissue)은 몸 표면 그리고 체강 및 내부 통로의 내벽, 그리고 분비물을 생성하는 샘을 덮고 있다. 피부의 표면은 상피의 좋은 예가 된다.
2. 결합조직(connective tissue)은 내강을 채우고 있으며 구조적인 지지와 (혈액의 이동을 통한) 체내의 운반 수단, 그리고 에너지의 저장 등을 제공한다. 뼈, 지방침착물, 그리고 혈액은 이러한 광범위하게 다양한 조직의 예들이다.
3. 근육조직(muscle tissue)은 수축할 수 있으며 운동을 하도록 한다.
4. 신경조직(nervous tissue)은 몸의 한 부분에서 다른 부분으로 전기적 충격의 형태로 정보를 전도한다.

제1장에서 배운 바와 같이, 조직들은 복합되어 몸의 기관(organ)을 형성한다. 그림 4-1 • 은 어떻게 4대 조직이 혈액을 박출하는 핵심 기능을 수행하기 위해 특정 기관인 심장으로 다르게 분화되는지를 보여준다.

• 그림 4-1 **심장의 조직들.**

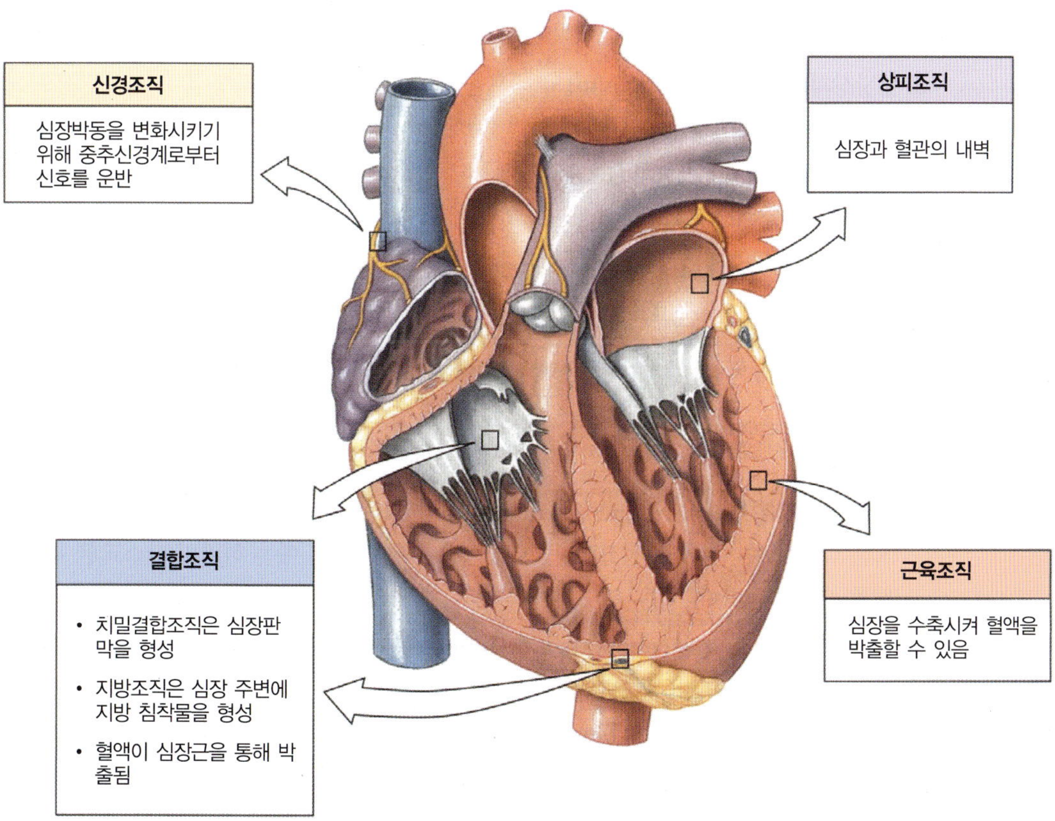

상피조직

상피(복수는 *epithelia*)는 몸 표면의 내외부를 덮는 치밀하게 연결된 세포들의 층이다. 체강내 모든 기관뿐 아니라 몸의 모든 노출된 표면은 상피로 덮여 있다. 연속된 판 같은 상피의 구조는 이러한 표면의 파열, 탈수, 그리고 화학물질 혹은 미생물에 의한 파괴를 방지하도록 한다. 예를 들어, 피부의 상피는 충격이나 마찰에 저항하며, 탈수를 방지하고, 내부 조직에 세균이 침입하는 것을 차단한다.

상피조직은 또한 특수한 물질(**분비물**)을 방출하거나 혹은 분비하는 세포들의 집단인 **샘(gland)**을 포함한다. 샘 분비물에는 호르몬, 소화효소, 땀, 그리고 침과 같은 매우 다양한 물질들이 포함된다. 분비물을 생산하는 상피세포는 **샘세포**(gland cell)라 한다.

상피의 분류

상피는 바깥층 혹은 노출된 세포들의 형태와 판의 세포 층수에 따라 분류된다.

세포층에 기반하여 단층상피와 중층상피의 두 유형이 있다.

1. **단층상피(simple epithelium)**는 단일층의 세포들로 구성된다. 단층의 세포들이 큰 물리적인 보호를 제공할 수 없기 때문에, 단층상피는 몸 내부의 보호부위에만 존재한다. 단층상피는 체강과 심장 및 혈관 내부를 포함하는 내부 구획과 통로의 내벽을 이룬다.
2. **중층상피(stratified epithelium)**는 여러 층의 세포들로 구성되며 따라서 단층상피에 비해 보호의 정도가 대단히 크다. 중층상피는 대개 피부의 표면과 입 및 항문의 내벽과 같이 물리적 및 화학적 스트레스를 받는 부위에 존재한다.

상피의 표면에 있는 세포들은 대개 다음과 같은 세 종류의 기본적 형태를 갖는다.

1. **편평상피(squamous epithelium)**의 경우, 세포들은 얇고 편평하다. 표면에서 보는 경우, 세포들은 프라이팬 위에 달걀을 여러 개 겹쳐 놓은 듯이 보인다. 옆에서 보면 납작하다.
2. **입방상피(cuboidal epithelium)**의 세포들은 옆에서 보면 정사각형 혹은 정육면체로 보인다.
3. **원주상피(columnar epithelium)**의 세포들은 어떤 면에서 직사각형의 벽돌 모양이며, 옆에서 보면 길고 가늘게 보인다.

두 기본적인 상피층(단층상피와 중층상피)의 조합 그리고 세 가능한 세포형태(편평, 입방, 그리고 원주)가 체내 거의 모든 상피를 기술하는데 사용된다.

상피의 유형

체내 상피조직의 주된 유형 그리고 이들이 존재하는 곳의 예는 그림 4-2 • 에서 볼 수 있다.

- 섬세한 **단층편평상피(simple squamous epithelium)**는 흡수가 일어나는 보호된 부위 혹은 마찰을 줄이는 매끄럽고 미끈한 표면에 존재한다. 이 예는 허파의 가스교환 표면과 배쪽 체강의 내벽이다.
- **단층입방상피(simple cuboidal epithelium)**는 분비 혹은 흡수가 일어나는 부위에 존재한다. 예를 들어, 이자(췌장)와 침샘의 단층입방상피는 효소와 완충용액을 분비한다. 단층입방상피 역시 소변을 생산하는 콩팥(신장)의 일부 부위에서 발견된다.
- **단층원주상피(simple columnar epithelium)**는 어떤 보호작용을 하며 또한 흡수 혹은 분비가 일어나는 부위에서도 존재한다. 이 유형의 상피는 위, 장관, 그리고 여러 분비관

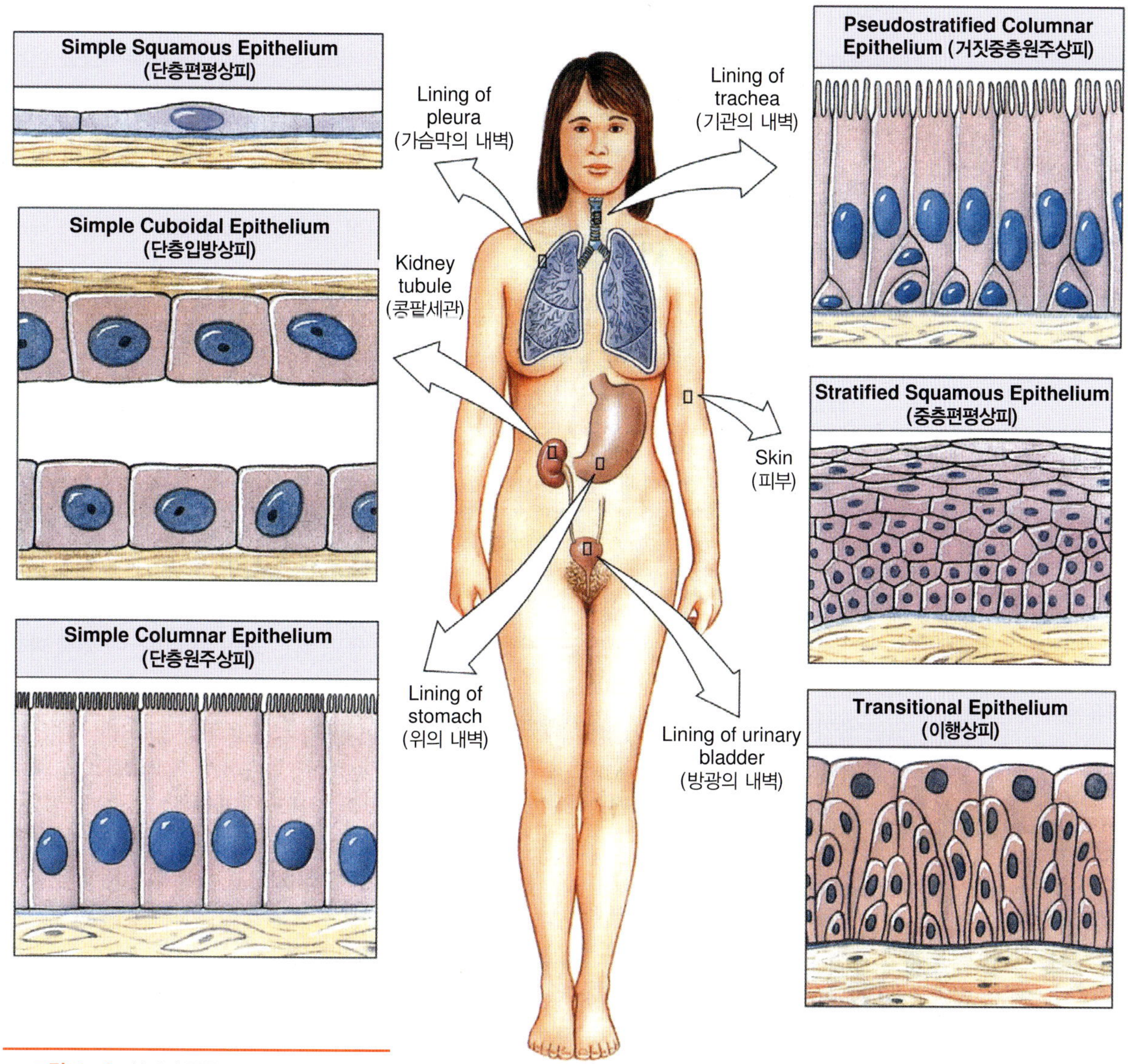

• 그림 4-2 **상피의 종류.**

의 내벽에 존재한다.

- 호흡관의 일부는 혼합된 세포 유형을 포함하는 원주상피로 되어 있다. 핵이 표면에서부터 다양한 거리에 떨어져 있기 때문에 상피는 층으로 보인다. 이 경우 층으로 된 "거짓" 형태를 갖기 때문에, 이는 **거짓중층원주상피(pseudostratified columnar epithelium)**라 부른다. 섬모가 있는 거짓중층원주상피는 코안(비강), 기관, 그리고 기관지의 내벽 대부분을 싸고 있다. 이 섬모상피는 자극물이 포획된 점액을 허파(폐)로부터 배출을 위해 목을 향해 이동시킨다.
- **중층편평상피(stratified squamous epithelium)**는 물리적인 자극이 심한 부위에 존재한다. 피부의 표면과 입, 식도, 그리고 항문의 내벽이 좋은 예가 된다.
- **이행상피(transitional epithelium)**는 부피의 변화가 현저하며 빈번하게 확장되는 곳인 요도와 방광의 내벽에 존재한다. 속이 빈 방광의 경우, 상피는 여러 층으로 보인다. 층상의 모양은 밀집된 결과이며, 상피의 실제 구조는 방광이 완전히 채워진 경우에 볼 수 있는데, 소변의 압력이 내벽을 신장시키고 얇게 만든다.

샘상피

많은 상피들이 분비물을 생산하는 특수 세포들의 집단인 샘을 갖고 있다. 샘은 분비물을 어디로 방출하느냐에 따라 분류된다.

exo, 밖의 + *krinein*, 분비하다

exocrine glands: 분비물이 상피표면으로 관에 의해 운반되는 샘

- **외분비샘(exocrine gland)**은 피부의 표면 혹은 상피의 표면으로 분비물을 관(duct)을 통해 방출한다. 외분비(exocrine)라는 용어는 "밖으로 분비한다"라는 뜻이다. 소화관으로 들어오는 효소들, 피부의 발한, 그리고 젖샘에서의 젖분비 등은 외분비 분비물의 예에 속한다.

endo, 안의 + *krinein*, 분비하다

endocrine glands: 분비물을 체액으로 분비하는 샘

- **내분비샘(endocrine gland)**은 그 분비물을 주변의 조직 및 혈액으로 직접 분비한다. 호르몬(hormone)이라 부르는 이들의 분비물은 다른 조직, 기관, 그리고 기관계의 활성을 협응시키거나 혹은 조절한다. 관이 없는 샘(ductless gland)이라고도 부르는 내분비샘에는 이자(췌장), 갑상샘, 그리고 뇌하수체(pituitary gland)가 포함된다. (호르몬과 내분비샘은 제12장에서 자세히 설명하였다.)

상피의 대체

- ✔ 현미경을 통해 조직을 관찰하고 있는데 단층편평상피가 보였다. 이 시료가 피부의 표면이라고 생각할 수 있을까? 그 이유는 무엇일까?
- ✔ 어디에서, 외분비 분비물, 혹은 내분비 분비물을 찾을 수 있을까?
- ✔ 상피 줄기세포(epithelial stem cell)의 기능은 무엇일까?

상피세포는 살아 있기가 쉽지 않다. 노출된 상피세포들은 단지 하루 혹은 이틀을 살 수 있는데, 그 이유는 상피가 파괴적인 효소, 독성 화학물질, 유해한 세균, 혹은 물리적인 마찰에 의해 파괴되거나 소실되기 때문이다. 상피가 살 수 있는 한 가지 방법은 상피의 가장 깊은 층에 존재하고 있는 **줄기세포(stem cell)** 혹은 **종자세포(germinative cell)**라 알려진 미분화세포의 계속적인 분열을 통해 그 자체가 대체되는 것이다. 대부분의 분열세포와는 달리, 줄기세포는 분열할 때 2개의 동일한 딸세포를 만들지 않는다. 반면, 이 경우 하나의 딸세포가 분화하여 노출되는 상피세포가 되고, 다른 것은 줄기세포로 남아 이후의 세포분열을 준비한다. 이는 상피의 표면에서 소실되는 세포를 대체할 "새로운" 세포를 계속하여 공급할 수 있게 한다.

결합조직

결합조직은 몸의 네 조직유형 중에서 가장 다양하다. 예를 들어, 보기에 무관한 듯한 뼈, 혈액, 그리고 지방은 모두 결합조직이다. 매우 다양한 기능과 특성에도 불구하고, 모든 결합조직은 (1) 어떤 종류의 특수한 세포, (2) 특수한 세포들에 의해 생산되는 세포외 단백질 섬유, 그리고 (3) 액체에서 고체에 이르기까지 견고성이 다양한 **무형질(ground substance)**이라는 세 종류의 기본 성분으로 구성된다. 세포외 단백질 섬유와 무형질은 세포를 둘러싸는 **바탕질(matrix)**을 형성한다. 상피조직이 거의 전적으로 세포들로 구성되는데 비해, 결합조직의 부피 대부분은 바탕질이 차지한다.

결합조직의 분류

바탕질의 물리적인 특성에 기반할 때 결합조직은 세 종류, 즉 시럽 같은 바탕질을 갖는 **고유결합조직**, 액체 바탕질을 갖는 **액체결합조직**, 그리고 고형의 바탕질을 갖는 **지지결합조직**으로 구분된다. 그림 4-3 • 에 이러한 분류에 대해 간략히 정리하였다.

고유결합조직

체내에서 가장 풍부한 **고유결합조직(connective tissue proper)**은 시럽 같은 무형질에 의해 둘러싸인 많은 유형의 세포 및 섬유를 가진 결합조직이다. 고유결합조직내 가장 풍부한 섬유는

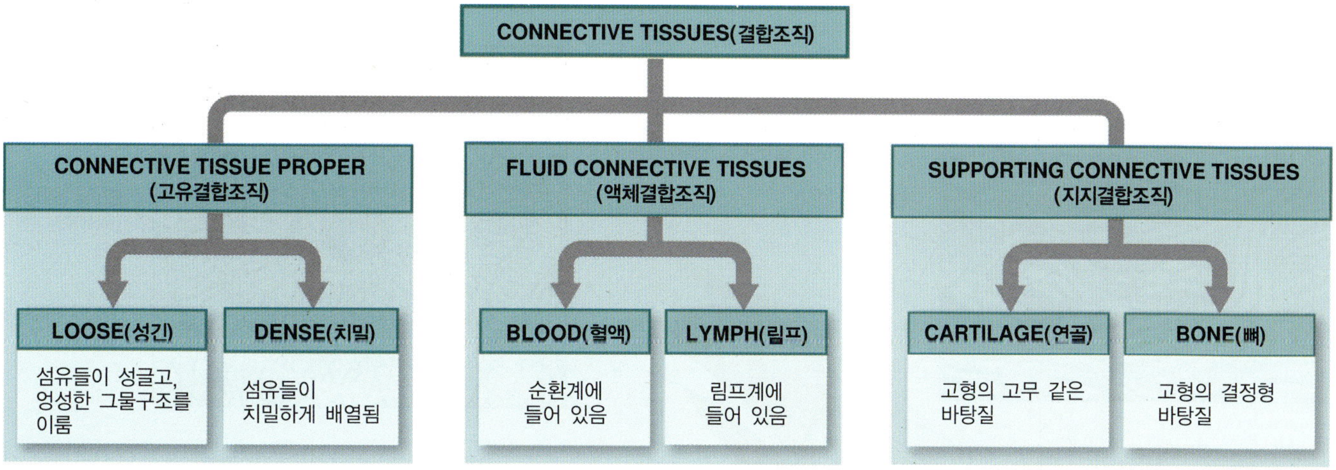

• 그림 4-3 **결합조직의 분류.**

길고, 직선형의, 가지가 없는 **아교섬유(collagen fiber)**인데 이는 강도와 유연성을 제공한다. 고유결합조직은 몸을 보호하고 지지할 뿐 아니라 에너지를 저장한다. 이 예에는 피부 아래에 위치하는 조직, 지방조직, 그리고 힘줄(tendon)과 인대(ligament)가 포함된다.

고유결합조직은 성긴결합조직과 치밀결합조직으로 분류된다.

성긴결합조직

성근조직(areolar tissue)이라고도 부르는 **성긴결합조직(loose connective tissne)**은 몸을 채우는 물질이다. (*Areolar*는 "작은 공간을 갖는"이라는 뜻이다.) 이러한 조직들은 기관들 사이의 공간을 채우며, 충격을 흡수하며 상피를 지지한다. 성인의 몸에서 가장 특수화되지 않은 성긴결합조직에는 고유결합조직에 존재하는 모든 종류의 세포와 섬유들 그리고 많은 혈관들을 찾아볼 수 있다.

지방조직(adipose tissue), 혹은 지방은 많은 수의 지방세포(fat cell)를 갖는 성긴결합조직이다. 지방조직은 몸에 대한 또 다른 충격흡수 및 보호를 위한 근원이 된다. 이는 또한 피부를 통한 열의 손실을 늦추는 절연 덮개와 같은 작용을 하며, 에너지를 저장하는 기능을 한다.

지방세포는 대사적으로 활성인 세포로서, 이들의 지질은 계속하여 분해되고 대체된다. 영양분이 부족한 경우, 지방세포들은 터지는 풍선처럼 오므라든다. 이는 체중감소 프로그램 동안에 일어나는 현상이다. 세포들은 크기만 감소될 뿐 죽지는 않으며, 몸의 동일한 부위내 감소된 체중은 쉽게 다시 찔 수 있다.

치밀결합조직

치밀결합조직(dense connective tissue)은 견고하고 강하며 지속적이다. 치밀결합조직은 장력(tension)과 변형(distortion)에 견디며, 뼈와 근육을 연결한다. 이들은 또한 관절안(관절강, joint cavity) 그리고 간, 콩팥(신장), 그리고 지라(비장)와 같은 주위의 기관들을 둘러싸는 주머니(낭, capsule)를 형성하기도 한다. 치밀결합조직이 주로 아교섬유로 구성되며 그리고 무형질이 거의 없기 때문에, 이들은 섬유조직(fibrous tissue)이라고도 부른다. **힘줄(건, tendon)**은 골격근을 뼈에 부착시키는 치밀결합조직의 끈(cord)이다. 아교섬유는 힘줄의 길이를 따라 존재하며 수축하는 근육의 당김을 뼈로 전달한다. **인대(ligament)**는 한 뼈를 다른 뼈로 연결하는 섬유의 다발들이다. 인대가 아교섬유뿐 아니라 종종 탄력섬유(elastic fiber)를 포함하고 있기 때문에 이들은 적절한 양의 신장을 견딜 수 있다.

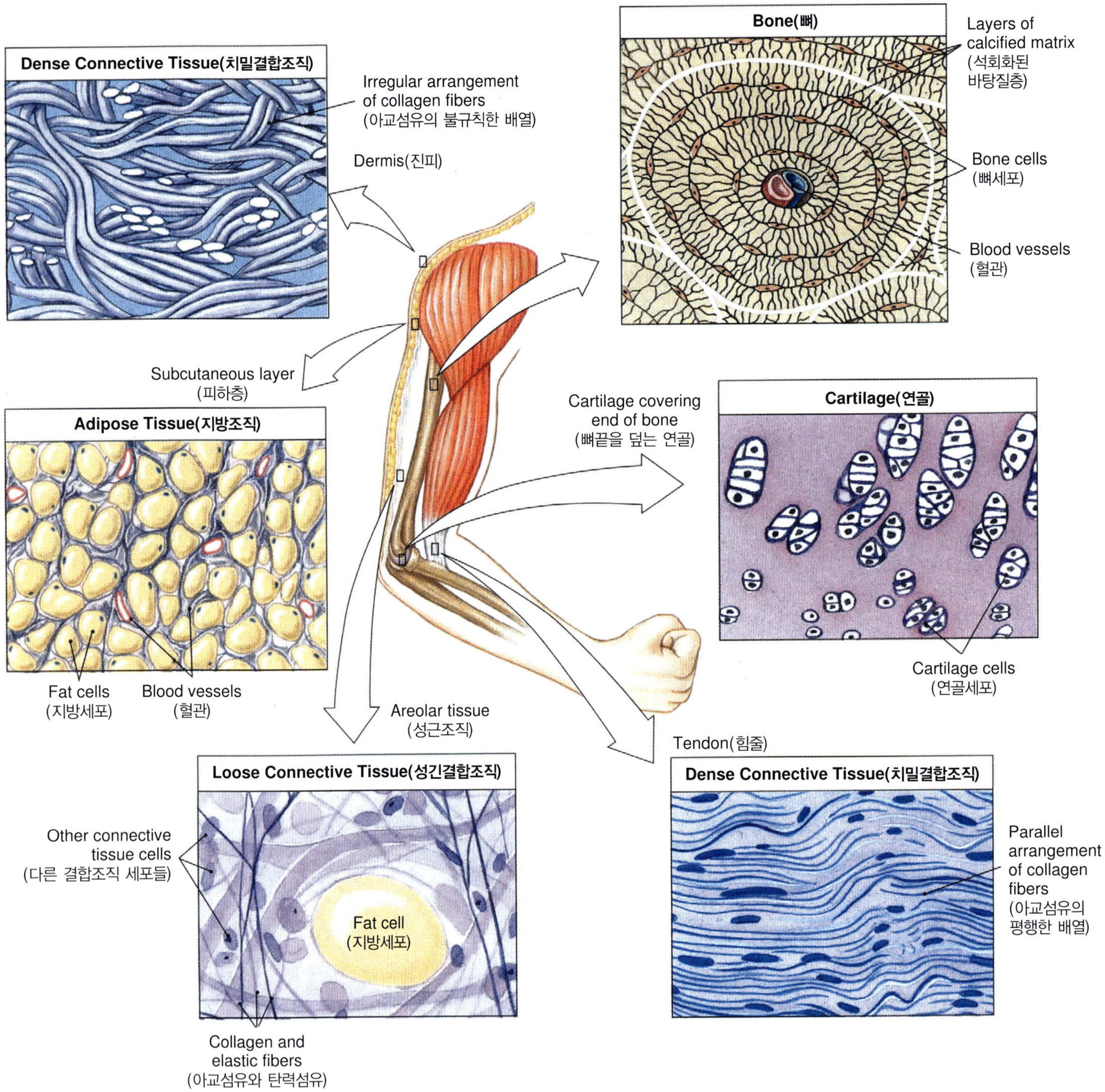

• 그림 4-4 **결합조직의 종류.** 고유결합조직과 지지결합조직의 예를 보여준다. 액체결합조직은 나타내지 않았다.

액체결합조직

액체결합조직(fluid connective tissue)은 용해된 단백질을 포함하는 수용성의 무형질로 구성되는 바탕질에 부유된 독특한 세포들의 집단으로 구성된다. 혈액과 림프라는 두 종류의 액체결합조직이 있다.

몸 전체로 대부분의 물질들을 운반하는 순환 액체인 **혈액(blood)**은 심장혈관계의 관에 들어있다. 혈액은 산소를 운반하는 적혈구(red blood cell), 감염에 대항하는 백혈구(white blood cell), 그리고 효소로 채워져 있는 세포의 단편으로 혈액 응고의 기능을 하는 혈소판(platelet)을 포함한다. 이들 모두는 용해된 다양한 단백질들과 함께 혈액의 수용성 무형질인 **혈장(plasma)**

에 의해 운반된다. 혈액과 그의 성분들은 제14장에서 설명하였다.

림프계(lymphatic system)는 심장혈관계의 순환 혈액과 밀접하게 작용한다. 림프계는 가장 작은 혈관으로부터 유출된 체액을 모아 이를 다시 혈류로 되돌린다. 림프관에 의해 운반될 때, 이 체액은 **림프(lymph)**라고 말한다. 혈액과 림프관 사이에서, 유출된 체액은 다른 조직의 세포들 주변의 공간을 채우는데, 이를 사이질액(간질액, interstitial fluid)이라 한다. 혈액, 림프, 그리고 사이질액은 몸 안에는 있지만, 세포의 밖에 존재하는 세포바깥액(extracellular fluid)의 예가 된다. 림프가 혈액 순환으로 되돌아가기 전에, 림프는 림프계내 감염과 싸우는 여러 종류의 백혈구에 의해 검사된다.

림프계 및 감염과 싸우는 세포들의 집단에 대해서는 제15장에서 설명하였다. 체내 체액의 전체적인 균형은 제19장에서 설명하였다.

지지결합조직

연골과 뼈는 몸의 나머지를 지지하는 강한 골격을 제공하기 때문에 **지지결합조직(supporting connective tissue)**이라고 부른다. 이 조직들은 다른 결합조직, 치밀 무형질, 그리고 치밀하게 채워진 섬유보다 더 적은 유형의 세포들을 갖는다. 주로 칼슘으로 구성되는 무기염류(광물질, mineral) 침전물이 존재하기 때문에, 뼈의 섬유성 바탕질은 **석회화(calcified)**되었다고 말한다. 석회화된 조직은 전형적으로 딱딱하다. 이러한 무기염류 침착물이 뼈의 강도와 견고성을 제공한다.

연골

연골(cartilage)은 귀와 눈의 외부로 드러난 곳에 존재하는데, 이곳에서 연골은 지지와 탄력성을 제공한다. 이는 또한 척추와 사지 뼈의 말단에도 존재하여, 마찰을 줄여줌으로써 뼈를 보호하고, 충격 흡수장치로서 작용한다. 연골의 바탕질은 매몰된 섬유가 포함된 견고한 겔(gel)로 구성된다. 연골을 형성하는 세포들은 바탕질내 작은 주머니 속에 존재한다(그림 4-4 • 참조). 연골에는 혈관이 없기 때문에, 이 세포들은 바탕질을 통한 확산에 의해 영양분을 얻고 노폐물을 제거해야 한다. 그러나 연골을 구성하는 대부분의 구조들은 **연골막(peirchondrium)**으로 덮여 있다. 이 섬유성 결합조직은 바탕질의 표면에 영양분을 공급하는 혈관을 가지고 있다.

peri, 주위 + *chondros*, 연골
perichondrium: 연골을 싸고 있는 섬유성 결합조직의 층

몸의 가동관절들에는 각기 다른 유형의 연골들이 있다. 예를 들어, 무릎은 많은 양의 연골이 들어 있는 극도로 복합적인 관절이다. 어떤 유형의 연골은 뼈의 표면을 덮으며, 다른 연골은 운동시 뼈가 접촉되는 것을 방지하기 위해 관절 안에서 보호 패드(pad)를 형성한다. 운동시 많은 손상이 연골 패드에 발생한다. 이렇게 완충역할이 소실되면 관절내 연골이 더욱 손상되고 결국 관절이 더욱 손상되게 된다. 연골에는 혈관이 없기 때문에 아주 천천히 치유된다.

뼈

뼈세포에 의해 생산되는 무기염류와 섬유들은 견고한 칼슘 화합물과 유연한 아교섬유로 구성된다. 이러한 조합이 뼈(bone) 혹은 **뼈조직(osseous tissue)**의 실제적인 특성인 강하면서도 쉽게 부서지지 않도록 만든다. 전반적인 특성에 있어, 뼈는 철근콘크리트에 견줄 수 있다.

뼈의 일반적인 구성은 그림 4-4 • 에서 볼 수 있다. 뼈세포들은 뼈 속의 작은 주머니 안에 들어 있다. 원형 표적판처럼 생긴 주머니들은 뼈의 바탕질을 통해 가지가 처진 혈관 주위를 원형으로 둘러싸고 있다. 뼈의 바탕질을 통한 확산은 일어나지 않지만 뼈세포들은 혈관 그리고 다른 뼈세포들에 연결되는 세포돌기를 통해 영양분을 얻는다. 연골과는 달리, 뼈는 계속하여 변하거나 재형성(remodel)된다. 이러한 계속적인 활성 때문에, 심한 손상이 일어나더라도 완전히 재생될 수 있다.

- ✔ 어떤 유형의 결합조직이 액체 바탕질을 가지고 있을까?
- ✔ 음식내 비타민 C의 결핍은 연골을 생산하는 몸의 능력을 방해한다. 이 효과가 결합조직에 미치는 영향은 무엇일까?
- ✔ 연골의 재생능력은 뼈의 경우에 비해 낮다. 이러한 차이가 있는 것은 무엇 때문일까?

몸의 막

체내에서 상피와 결합조직은 독립적으로 기능하지 않는다. 이러한 조직들은 복합되어 몸의 다른 구조를 덮고 보호하도록 막(membrane)을 형성한다. **몸의 막(body membrane)**에는 피부막, 점막, 장막, 그리고 윤활막의 네 종류가 있다(그림 4-5 •).

피부막

피부의 **피부막(cutaneous membrane)**은 몸의 표면을 덮는다. 이는 중층평편상피 그리고 그 아래의 결합조직으로 구성된다. 장막 혹은 점막과 달리 피부막은 두껍고, 상대적으로 방수적이며, 대개 건조하다. 피부는 제6장에서 설명하였다.

점막

점막층(*mucosae*, 단수는 *mucosa*)이라고도 부르는 **점막(mucous membrane)**은 소화관, 호흡관, 생식관, 그리고 비뇨관과 같이 외부로 열린 내강을 싸고 있다. 점액샘에 의한 점액의 분비물에 의해 혹은 소변 혹은 정액과 같은 체액에 노출됨으로써 상피 표면은 늘 젖어 있다.

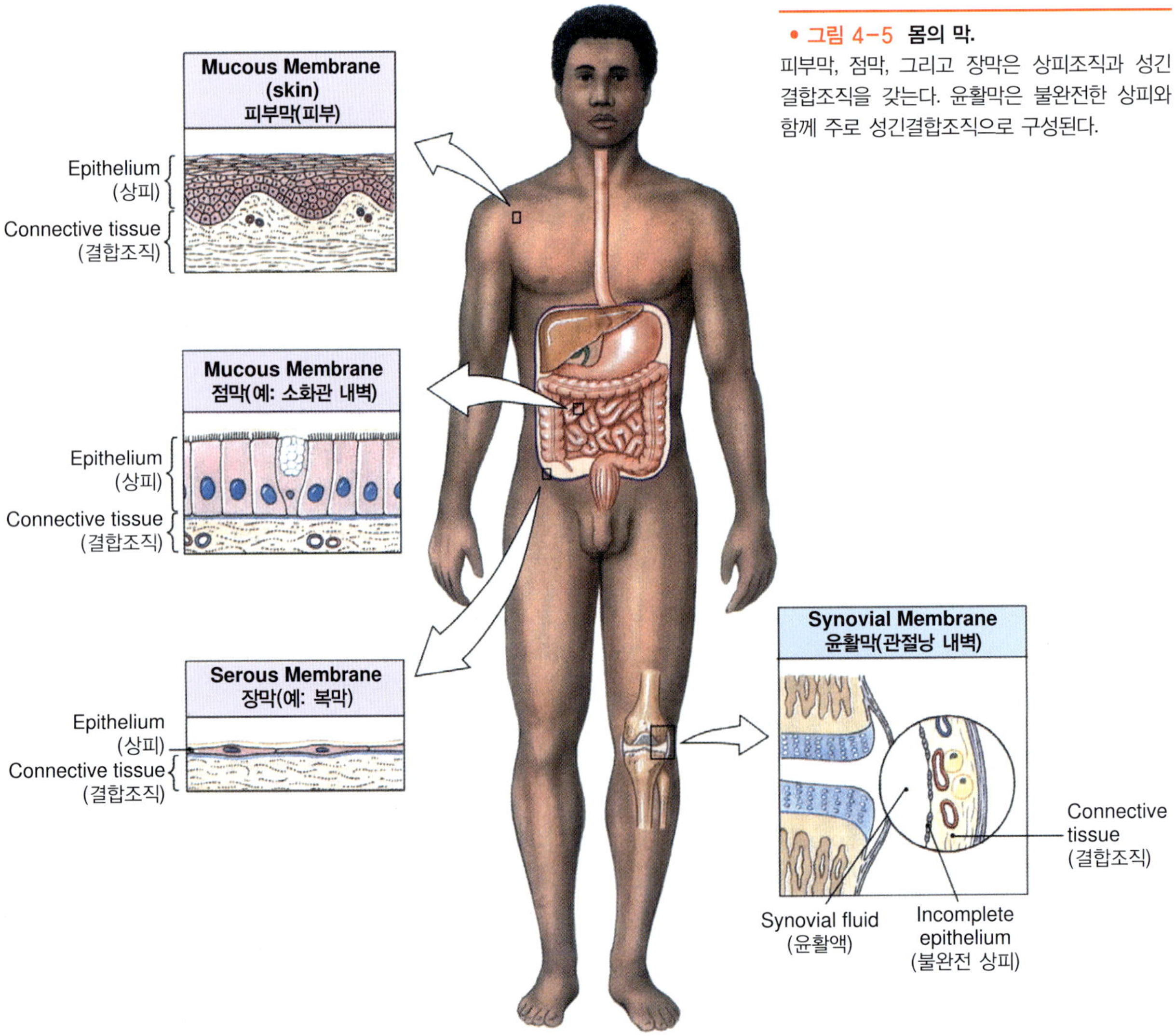

• 그림 4-5 **몸의 막.**
피부막, 점막, 그리고 장막은 상피조직과 성긴 결합조직을 갖는다. 윤활막은 불완전한 상피와 함께 주로 성긴결합조직으로 구성된다.

많은 점막들이 소화관의 단층원주상피와 같은 흡수 및 분비 기능을 수행하기 위해 단층상피로 싸여 있다. 그러나 다른 유형의 상피도 있다. 예를 들어, 중층편평상피는 입의 점막을 덮고 있으며, 요도를 따라 있는 대부분의 점막은 이행상피를 갖는다.

장막

장막층(*serosae*, 단수는 *serosa*)이라고도 부르는 **장막(serous membrane)**은 몸의 막혀 있는 내부 강소를 덮고 있다. 세 종류의 장막이 있는데 각각은 성긴결합조직에 의해 지지되는 단층상피를 포함한다. **흉막(가슴막, pleura)**은 흉강을 싸고 있으며 허파를 덮고 있다. **복막(peritoneum)**은 복강(배안)을 싸고 있으며, 간이나 위와 같은 막혀 있는 표면을 덮고 있다. **심장막(pericardium)**은 심장강을 싸며 심장을 덮고 있다.

모든 장막층은 **벽쪽부분(parietal portion)**과 **내장쪽부분(visceral portion)**의 두 부분으로 되어 있다. ∞ *[p. 12]* 벽쪽부분은 내강 혹은 강소의 바깥 벽을 싸며, 내장쪽부분은 체강내부의 기관들을 감싼다. 예를 들어, 내장쪽부분은 심장을 덮고 있으며, 벽쪽 심장막은 심장막강(pericardial cavity)을 둘러싸는 심장막낭(pericardial sac)의 안쪽 표면을 덮고 있다.

peri, 주위의 + *kardia*, 심장
pericardium: 심장막강을 싸는 장막

얇고 촉촉한 장막은 아래 조직으로부터 확산되는 체액에 의해 형성된다. 내장쪽막과 벽쪽막의 표면상에 있는 장막은 이러한 서로 마주보는 표면의 마찰을 최소화시킨다. 만일 장막이 손상되거나, 자극받거나, 혹은 감염된다면 여분의 장액이 배쪽 체강 속에서 형성된다. 체액의 증가는 필수 기관들을 압박하거나 이들의 정상적인 기능을 방해할 수 있다.

윤활막

골격근은 관절에 의해 서로 접촉한다. 관절에 있는 결합조직은 그의 운동을 제한하거나 혹은 증강시킨다. 자유가동관절에서, 뼈의 표면은 실제적으로 접촉되지 않는다. 만일 접촉된다면, 마모와 충격에 의해 즉시 손상되며, 유연한 운동이 거의 불가능해진다. 실제로, 뼈의 끝은 연골로 감싸 있으며 **윤활막(synovial membrane)**에 의해 생산되는 두터운 윤활액(synovial fluid)으로 분리되어 있다. 다른 세 종류의 막과는 달리, 윤활막은 주로 성긴결합조직으로 구성되며, 상피층이 불완전하다.

- ✔ 장막은 액체를 생산한다. 이 액체의 기능은 무엇일까?
- ✔ 인두, 식도, 항문, 그리고 질의 점막은 모두 동일한 중층상피로 구성되어 있을까?

근육조직

근육조직은 짧아지거나 혹은 수축하는 특수한 능력을 갖는다. 근육의 수축은 제9장에서 상세히 설명하였다.

골격근(skeletal muscle), 심장근(cardiac muscle), 그리고 민무늬근(평활근, smooth muscle)이라는 각기 다른 세 가지 유형의 근육조직이 있다(그림 4-6 •).

골격근육조직

골격근육조직(skeletal muscle tissue)은 매우 크고, 성긴결합조직에 의해 서로 결합되어 있는 긴 세포인 근육섬유(muscle fiber)로 구성된다. 각각의 근육섬유는 여러 개의 핵을 갖고 있다. 각 근육세포 주위의 아교섬유와 탄력섬유 그리고 근육세포의 집단이 대개 골격근에 수축력을 전달하는 힘줄(tendon)의 그것들과 섞여 있다. 따라서 골격근육조직의 수축은 뼈를 움직이게 한다.

골격근섬유내 수축단백질들이 조직화된 집단으로 배열되어 있기 때문에, 이 세포들은 일련의 띠 혹은 가로무늬(횡문, striation)를 보인다. 골격근은 대개 신경으로부터 오는 신호에 의해 자극되지 않는 한 수축하지 않는다. 신경계가 이러한 수축을 수의적으로 조절하기 때문에, 골

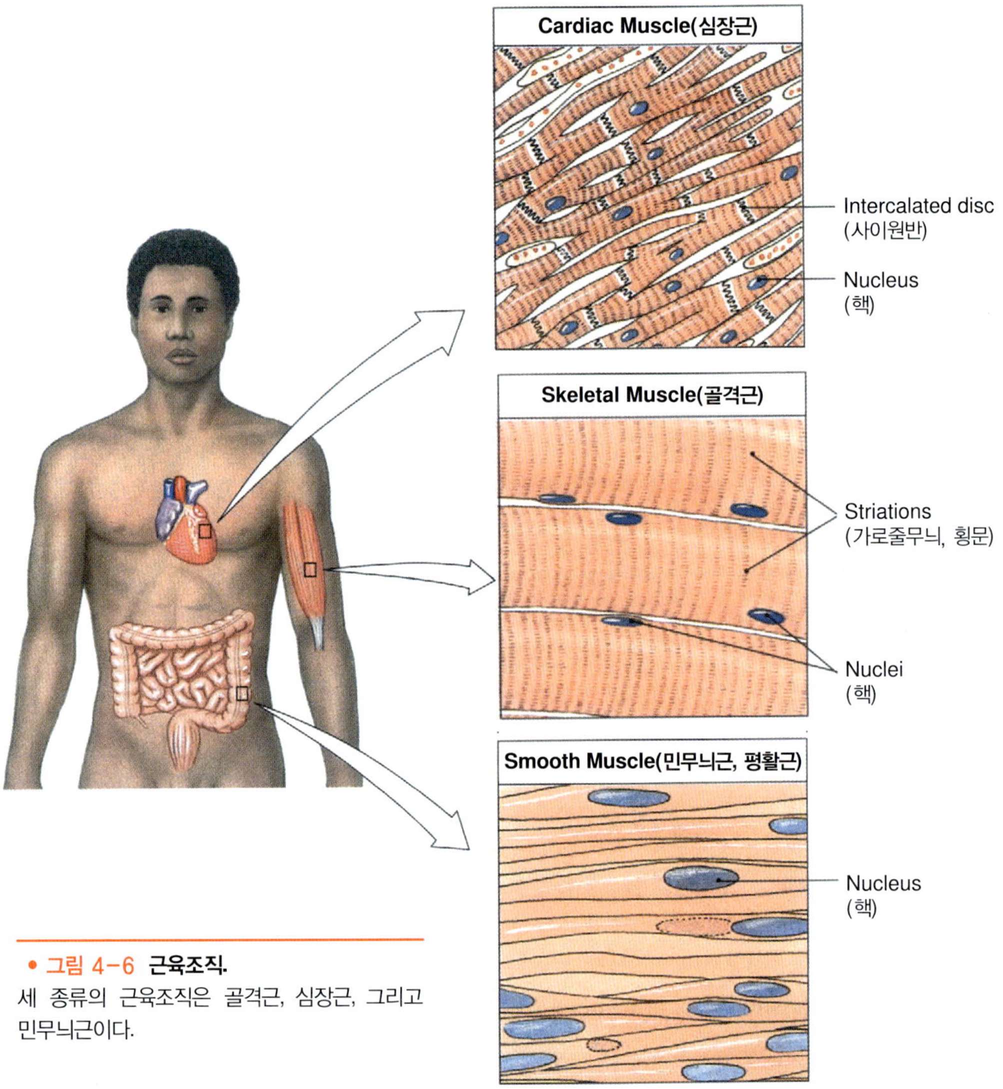

• 그림 4-6 **근육조직.**
세 종류의 근육조직은 골격근, 심장근, 그리고 민무늬근이다.

격근은 가로무늬수의근(striated voluntary muscle)이라 부른다.

심장근육조직

심장근육조직(cardiac muscle tissue)은 오직 심장에만 존재한다. 비록, 이들이 골격근육섬유처럼 가로무늬를 갖고 있지만 심장근육세포들이 훨씬 더 작다. 각 심장근육세포들은 대개 핵이 하나이다. 심장근육세포들은 사이원반(intercalated disc)에서 서로 연결되어 있는데, 사이원반은 인접세포들과 자유로이 소통할 수 있는 특수화된 부착 부위이다. 근육세포들은 가지를 쳐서, 심장의 한 부위에서 다른 부위로 수축을 위한 자극과 힘을 효율적으로 전달하기 위해 망을 형성한다.

골격근과는 달리, 심장근은 수축을 개시하기 위해 신경의 활성에 의존하지 않는다. 반면, 박동조율세포(pacemaker cell)라 부르는 특수한 세포들이 규칙적인 수축률을 나타낸다. 비록 신경계가 박동조율세포의 박동률을 변화시킬 수는 있다고 해도, 이는 각 심장근육세포들에 대한 수의적인 조절을 제공할 수는 없다. 심장근은 가로무늬불수의근육(striated involuntary muscle)이라고도 부른다.

민무늬근육조직

민무늬근육조직(평활근, smooth muscle tissue)은 혈관의 벽 그리고 방광과 같은 속이 빈 기관 주위, 그리고 호흡관, 순환관, 소화관, 그리고 생식관벽의 층들 속에서 발견된다.

민무늬근육세포들은 핵을 가지고 있는데, 핵은 작고 가늘며 각 끝의 한 점에서 뾰족해진다. 골격근이나 심장근과는 달리, 민무늬근육내 수축단백질들은 세포질 속에 산재되어 가로무늬가 없다.

민무늬근육세포들은 그 자체가 수축할 수 있거나, 혹은 이들의 수축은 신경계에 의해 촉발된다. 대개 신경계는 민무늬근육의 수축에 대한 수의적 조절을 할 수 없어, 민무늬근육은 **민무늬불수의근(nonstriated involuntary muscle)**이라 부른다.

신경조직

신경조직(nervous tissus)은 몸의 한 부위에서 다른 부위로 정보 혹은 지령을 운반하는 전기적 충격을 빠르게 전도하도록 특수화되어 있다. 대부분의 신경조직(98%)은 신경계의 통제중추인 뇌와 척수에 집중되어 있다.

신경조직에는 두 종류의 기본 유형의 세포, 즉 **신경세포(neuron)**와 **신경아교세포(neuroglia)**를 갖는다(그림 4-7 •). 이 명칭은 "신경(nerve)"을 뜻하는 *neuro*-와 "아교(glue)"를 뜻하는 *glia*에서 유래되었다. 신경조직의 기능적 단위인 신경세포는 세포막의 전기적 변화의 형태로 정보를 전달한다. 여러 각기 다른 종류의 신경아교세포들이 신경세포를 위한 물리적 지지를 제공하며, 조직액의 화학적 조성을 유지하고, 감염으로부터 신경조직을 보호한다.

전형적인 신경세포는 핵(nucleus)이 포함된 **세포체(cell body)**, **가지돌기(dendrite**, *dendron*은 나무)라 불리는 가지 같은 많은 수의 세포질 돌기, 그리고 **축삭(axon)**이라는 하나의 긴 돌기를 갖는다(그림 4-7 •). 자극은 대개 한 가지돌기 가까이의 세포막 특성을 변화시켜 결국 축삭을 따라 전도되는 전기충격을 생산한다. 길이가 1미터에 이를 수 있는 축삭은 때로 신경섬유(nerve fiber)라 부른다.

• 그림 4-7 **신경조직.**

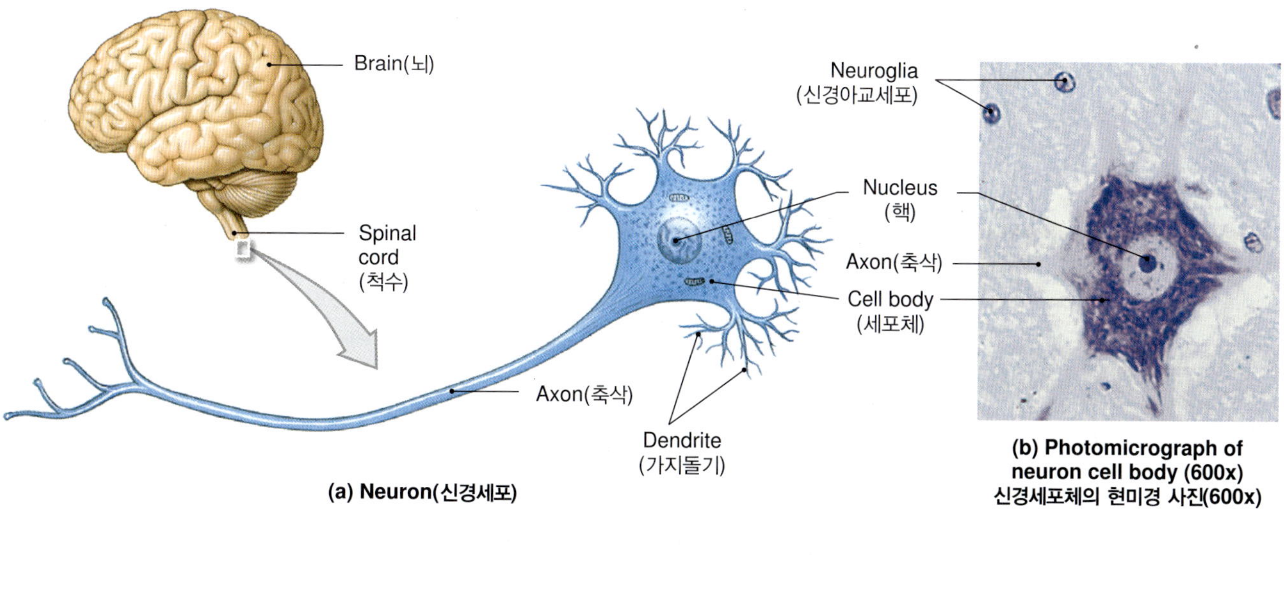

조직의 손상과 수선

몸의 조직들은 서로 독립적이 아니며, 이들을 조합되어 다양한 기능을 갖는 기관을 형성한다. 몸의 어떤 손상은 여러 각기 다른 유형의 조직에 동시적으로 영향을 주는데, 이러한 조직들은 그들 자신을 수선하기 위한 협응적인 방식으로 반응하여 항상성을 유지한다.

조직의 손상 후에 항상성을 회복하는 것은 두 서로 연관된 과정이 있다. 첫째, 손상된 세포, 조직성분, 그리고 어떤 유해한 미생물이 제거되면서 그 부위가 인접 건강한 조직과 격리된다. 여러 다양한 조직들의 활성이 협응되는 이 단계는 **염증(inflammation)**이라 부른다. 염증은 손상 즉시 시작되며 부종, 발열, 홍반, 그리고 통증과 같은 여러 익숙한 감각을 초래한다. 감염(infection)은 세균과 같은 병원균의 존재로부터 기인되는 염증이다.

둘째, 손상된 조직은 대체되거나 수선되어 정상 기능을 회복한다. 이 수선과정은 **재생(regeneration)**이라 부른다. 염증과 재생은 조직 수준에서 조절된다. 두 단계는 중복되는데, 손상된 조직의 격리로 재형성(reconstruction)에 관여하는 세포들을 인도하는 기본틀이 형성되며, 손상된 조직이 제거되기 전에 수선과정이 진행된다.

조직과 노화

조직은 나이가 듦에 따라 변하여, 조직 수선의 속도 및 효율성이 감소된다. 일반적으로, 몸의 전반적인 수선과 유지 활동은 느려지며, 호르몬의 변화 및 생활습관의 변화에 의해 많은 조직의 구조적 및 화학적 조성이 바뀐다. 상피는 얇아지며, 결합조직은 보다 약해진다. 쉽게 멍들게 되고 뼈는 상대적으로 부러지기 쉬우며, 관절통과 골절이 흔히 발생한다. 심장근세포와 신경세포는 거의 대체되지 않으며, 상대적으로 경증인 손상들이 누적되어 심혈관질환 혹은 정신 기능의 악화와 같은 주된 건강문제를 야기할 수 있다. **발암원(carcinogen)** 혹은 암유발원의 누적적인 노출로 인해 나이가 듦에 따라 암이 증가된다. 다음 장에서, 특정의 기관 및 기관계에 대한 노화의 효과에 대해 설명하였다.

임상노트(Clinical Note)

생검이란 무엇일까?

생검(biopsy)은 질환의 진단을 위해 몸으로부터 조직을 떼어내 검사하는 것이다. 생검은 암의 진단에 흔히 이용되는데, 그 이유는 양성(benign) 조직과 악성(maglinant) 조직 간의 차이를 특별하게 관찰할 수 있기 때문이다. 수행되는 생검은 관련된 기관 혹은 조직에 따른다. 예컨대, 피부조직 혹은 근육조직의 작은 시료는 피부 혹은 근육 생검에서 얻을 수 있다. 흡인생검(aspiration biopsy)의 경우, 속이 빈 바늘로 종양으로부터 조직을 흡인한다. 위처럼, 속이 빈 기관의 내면은 내시경(endoscope)이라는 장비를 사용한다. 내시경의 끝에 있는 작은 핀셋으로 기관 내벽의 일부를 떼어낸다. 다른 생검의 경우, 조직 혹은 기관의 덩어리를 제거하거나, 혹은 몸안을 여러 조직의 시료를 얻는다.

그 다음에 시료는 박편으로 박절한다. 이러한 절편들은 관심있는 특정의 구조 혹은 특성을 보기 위해 염색한다. 이후 처리된 절편들을 일련의 유리 렌즈를 통해 1000배까지 현미경으로 관찰한다.

복습

핵심용어

결합조직(connective tissue): 네 유형의 조직 중 하나로서 몸의 구조적인 골격을 제공하며, 다른 조직유형의 상대적인 위치를 안정화시킨다.

상피조직(epithelial tissue): 네 유형의 조직 중 하나로서 표피 혹은 체강 혹은 관의 내벽을 형성하는 세포층.

샘(gland): 외분비 혹은 내분비 분비물을 생산하는 특수화된 상피세포들의 집단.

염증(inflammation): 부종(swelling), 홍반(redness), 발열(warmth), 통증(pain), 그리고 일부 기능의 소실이라는 특징을 갖는 조직수선기전.

점막(mucous membrane): 몸의 외부로 연결되는 체강을 싸고 있는 상피조직과 결합조직의 판. 종종 점액샘이 존재한다.

근육조직(muscle tissue): 네 유형의 조직 중 하나로서 수축할 수 있는 세포들이 존재한다.

신경조직(nervous tissue): 네 유형의 조직 중 하나로서 기능적 단위인 신경세포 및 지지 신경아교세포로 구성된다.

신경세포(neuron): 신경조직내 세포로서 전기적 충격을 전도하도록 특수화되어 있다.

장막(serous membrane): 상피 및 그 아래의 성긴결합조직으로 구성된 막으로 심장막안, 가슴막안, 그리고 배안과 같은 몸의 내부 강소를 싸고 있다.

조직(tissue): 특수 기능을 수행하는 특수화된 세포들 및 세포 산물의 집합체.

학습요약

서론(p. 53)

1. **조직**은 상대적으로 제한된 수의 기능을 수행하도록 구조화된 특수한 세포들 그리고 세포 산물들의 집합이다. 주된 네 종류의 **조직유형(tissue type)**은 상피조직, 결합조직, 근육조직, 그리고 신경조직이다(그림 4-1).

2. 상피조직은 몸의 내부표면 그리고 외부표면을 덮고 있으며, 샘을 형성한다.

3. 결합조직은 내부 간격을 채우며 구조적인 지지, 체내 소통수단, 그리고 에너지 저장 등의 기능을 한다.

4. 근육조직은 수축할 수 있으며 운동을 야기한다.

5. 신경조직은 정보를 분석하며, 몸의 한 부분에서 다른 부분으로 정보를 전달한다.

상피조직(pp. 54~56)

상피의 분류(p. 54)

1. 상피는 세포층의 수 그리고 노출된 세포들의 형태를 기반하여 분류된다.

2. **단층상피(simple epithelium)**는 세포들의 단일 층으로 구성되며, **중층상피(stratified epithelium)**는 여러 층의 세포들로 구성된다.

3. **편평상피(squamous epithelium)**의 경우, 세포들은 얇고 편평하다. **입방상피(cuboidal epithelium)**의 세포들은 작은 상자와 닮았다. **원주상피(columnar epithelium)**의 세포들을 더 키가 크고 더 가늘다.

상피의 유형(p. 54)

4. **단층편평상피(simple squamous epithelium)**는 내부표면을 보호하기 위해 배열되지만, **단층입방상피(simple cuboidal epithelium)**와 **단층원주상피(simple columnar epithelium)**는 흡수 및 분비의 부위에 배열된다(그림 4-2).

5. 섬모로 덮인 **거짓중층상피(pseudostratified epithelium)**는 호흡관을 싸며, **중층상피(stratified epithelium)**는 노출된 표면을 덮고, **이행상피(transitional epithelium)**는 규칙적으로 신장되는 표면을 덮는다(그림 4-2).

샘상피(p. 56)

6. **외분비(exocrine)**의 분비물은 몸의 표면으로 방출되며, **호르몬**으로 알려진 내분비 분비물은 샘세포에 의해 주위 조직으로 방출된다.

상피의 대체(p. 56)

7. **줄기세포(stem cell)** 혹은 **종자세포(germinative cell)**의 분열은 단기간 생존하는 상피세포를 끊임없이 대체한다.

결합조직(pp. 56~59)

1. 모든 결합조직은 특수화된 세포들, 세포외 단백질 섬유, 그리고 **무형질**을 갖는다. 단백질 섬유와 무형질은 **바탕질(matrix)**을 형성한다(그림 4-3).

결합조직의 분류(p. 56)

2. 체내 가장 풍부한 결합조직인 **고유결합조직**은 시럽 같은 바탕질을 갖는다. 성긴결합조직과 치밀결합조직의 두 종류가 있다(그림 4-3).

3. **액체결합조직**은 수용성의 바탕질을 갖는다. 혈액과 림프의 두 종류가 있다.

4. **지지결합조직**은 치밀하거나 고형의 바탕질을 갖는다. 연골과 뼈의 두 종류가 있다(그림 4-3).

고유결합조직(p. 57)

5. **고유결합조직(connective tissue proper)**은 **성긴결합조직(loose connective tissne)**과 **치밀결합조직(dense connective tissue)**으로 분류된다. 성긴결합조직에는 성긴결합조직(**성근조직**)과 **지방조직(adipose tissue)**이 포함된다(그림 4-4).

6. 치밀결합조직의 부피 대부분은 섬유로 구성된다. 치밀결합조직은 **힘줄(tendon)**과 **인대(ligament)**를 형성하며 또한 내부 기관들을 둘러싼다(그림 4-4).

액체결합조직(p. 58)

7. **혈액(blood)**과 **림프(lymph)**는 액체 바탕질내 독특한 세포들의 집단을 포함하는 결합조직이다.

8. 혈액에는 **적혈구**, **백혈구**, 그리고 **혈소판**이 있다. 이의 수용성 바탕질은 **혈장(plasma)**이라 부른다.

9. 림프는 사이질액으로서 형성되며, 림프를 순환계로 되돌리는 관으로 들어간다.

지지결합조직(p. 59)

10. 연골(cartilage)의 바탕질은 견고한 겔 그리고 연골형성 세포들로 구성된다. 섬유성의 **연골막**은 인접조직과 연골을 분리시킨다(그림 4-4).

11. 연골세포는 영양분을 얻기 위해 바탕질을 통한 확산에 의존한다.

12. 뼈(bone) 혹는 **뼈조직(osseous tissue)**은 아교섬유와 칼슘염으로 구성된 독특한 특성의 바탕질을 갖는다.

13. 뼈세포(osteocyte)는 혈관 및 다른 뼈세포에 도달하는 세포성 돌기를 통해 영양분을 얻는다.

몸의 막(pp. 60~61)

1. 막은 격벽 혹은 경계면을 형성한다. 상피조직과 결합조직은 복합되어 다른 구조 및 조직을 덮거나 보호하는 막을 형성한다. 네 종류의 막은 **피부막**, **점막**, **장막**, 그리고 **윤활막**이다(그림 4-5).

피부막(p. 60)

2. 피부막(cutaneous membrane)은 몸의 표면을 덮는다. 장막과 점막과는 달리, 피부막은 상대적으로 두껍고 방수이며 대개 건조하다.

점막(p. 60)

3. 점막(mucous membrane)은 외부와 통하는 강소를 싸고 있다. 이들의 표면은 점액분비물에 의해 정상적으로 촉촉하다.

장막(p. 61)

4. 장막(serous membrane)은 내부 강소를 싸고 있으며, 섬세하고, 촉촉하고, 그리고 매우 투과성이다.

5. 관절(joint 또는 articulation)에 위치하는 **윤활막(synovial membrane)**은 관절강 안에 윤활액을 생산한다. 윤활액은 관절을 매끄럽게 하며 유연한 운동을 증진시킨다.

근육조직(pp. 61~63)

1. 근육조직은 수축을 위해 특수화되어 있다. **골격근(skeletal muscle)**, **심장근(cardiac muscle)**, 그리고 **민무늬근(smooth muscle)**이라는 세 종류의 각기 다른 유형의 근육조직이 있다(그림 4-6).

골격근육조직(p. 61)

2. 골격근육조직은 아교섬유와 탄력섬유에 의해 서로 결합된 매우 큰 근육섬유를 갖는다. 골격근섬유는 이들의 수축단백질들의 구조화로 인해 줄무늬를 보인다. 이 줄무늬는 **가로무늬(striation)**라 부른다. 골격근육은 **가로무늬수의근육**이라고 한다.

심장근육조직(p. 62)

3. 심장근육조직은 오직 심장에만 존재한다. 이는 **가로무늬불수의근육(striated involuntary muscle)**이다.

민무늬근육조직(p. 63)

4. 민무늬근육조직은 혈관, 속이 빈 기관 주위, 그리고 다양한 관들의 내층에 존재한다. 이는 **민무늬불수의근육**으로 분류된다.

신경조직(p. 63)

1. 신경조직(nervous tissue)은 몸의 한 부분에서 다른 부분으로 정보를 전달하는 전기적 충격을 전도하기 위해 특수화되어 있다.

2. 신경조직내 세포들은 신경세포와 신경아교세포이다. **신경세포**는 세포막내 전기적 충격으로서 정보를 전단한다. 여러 종류의 **신경아교세포(neuroglia)**들이 지지와 방어기능을 수행한다(그림 4-7).

3. 전형적인 신경세포는 **세포체(cell body)**, 많은 **가지돌기(dendrite)**, 그리고 **축삭(axon)**을 가지고 있다.

조직의 손상과 수선(p. 64)

1. 어떤 손상은 동시에 여러 유형의 조직에 영향을 미치는데. 이들은 협응적인 방식으로 반응한다. 항상성은 염증과 재생이라는 두 가지 과정에 의해 회복된다.

2. 염증(inflammation)은 손상된 세포, 조직성분, 그리고 어떤 유해한 미생물이 제거되는 동안 손상된 부위를 격리시킨다.

3. 재생(regeneration)은 정상기능을 회복하는 수선과정이다.

조직과 노화(p. 64)

1. 조직은 나이가 듦에 따라 변한다. 수선과 유지가 덜 효율적으로 되며, 많은 조직의 구조 및 화학적 조성이 변화된다.

복습문제

연결형

A열의 각 항목과 가장 가까운 항목을 B열에서 찾아 연결하라. 옆의 밑줄에 답을 적으라.

	A열	B열
___	1. 조직학	a. 가로무늬, 수의적
___	2. 미세융모	b. 인대
___	3. 줄기세포	c. 내분비
___	4. 호르몬	d. 외분비
___	5. 지방세포	e. 조직에 대한 연구
___	6. 뼈와 뼈의 부착	f. 사이원반
___	7. 골격근	g. 흡수
___	8. 심장근	h. 지방을 함유
___	9. 점액	i. 수선과 재생
___	10. 근육과 뼈의 부착	j. 힘줄

선택형

11. 체내 네 가지의 기본적인 조직 유형은 ____ 조직이다.
(a) 상피, 결합, 근육, 신경
(b) 상피, 혈액과 림프, 근육, 신경
(c) 신경, 결합, 근육, 신경
(d) 상피, 결합, 대식세포, 신경

12. 상피조직내 존재하는 세 가지 세포 형태는 ____ 상피이다.
(a) 단층, 중층, 이행
(b) 단층, 중층, 거짓중층
(c) 육면체, 입방체, 구형
(d) 입방, 편평, 원주

13. 방광은 _____ 상피로 싸여 있다.
(a) 입방
(b) 원주
(c) 단층편평
(d) 중층편평
(e) 이행

14. 내분비샘은 외분비샘과 _____이 다르다.
(a) 관을 가지는 것
(b) 관이 없는 것
(c) 상피조직과 결합조직으로 구성되는 것
(d) 점액만을 생산하는 것

15. 바탕질을 포함하고 있는 조직의 종류는 _____ 조직이다.
(a) 상피 (b) 근육
(c) 신경 (d) 결합

16. 성근조직(areolar tissue)은 _____ 이다.
(a) 액체결합조직
(b) 지지결합조직
(c) 성긴결합조직
(d) 치밀결합조직

17. 연골은 섬유성 _____에 의해 주변 조직과 분리된다.
(a) 연골막(perichondrium) (b) 골막(periosteum)
(c) 소강(lacunae) (d) 세관(canaliculus)

18. 체내에서 장막의 주된 기능은 ____ 이다.
(a) 마주하는 표면 사이의 마찰을 최소화하는 것
(b) 외부와 통하는 강소를 둘러싸는 것
(c) 흡수와 분비기능을 수행하는 것
(d) 몸의 표면을 덮는 것

19. 다핵이며, 가로무늬가 있고, 수의적인 큰 근육들은 __에 존재한다.
(a) 심장근육조직 (b) 골격근육조직
(c) 민무늬근육조직 (d) a, b, 그리고 c 모두

20. 축삭과 가지돌기는 _____에서 발견되는 세포들의 특징이다.
(a) 상피조직
(b) 결합조직
(c) 근육조직
(d) 신경조직

OX 문제

___ 21. 점막은 외부로 열린 체강을 둘러싼다.

___ 22. 단층상피는 기계적인 스트레스를 받는 곳의 표면을 덮고 있다.

___ 23. 민무늬근육조직은 가로무늬가 없으며, 세포들은 많은 수의 핵을 갖는다.

___ 24. 혈액의 수용성 바탕질은 혈장이라 부른다.

___ 25. 수축단백질은 근육조직 속에 존재한다.

서술형

26. 상피조직의 네 가지 핵심 기능은 무엇일까?

27. 결합조직의 세 기본 성분은 무엇일까?

28. 인체에서 액체결합조직은 어디에 존재할까?

29. 다음 쌍의 각각을 구별하여 설명하라.
(a) 장액과 점액
(b) 외분비샘과 내분비샘
(c) 인대와 힘줄

30. 신경조직을 구성하는 두 종류의 세포집단은 무엇일까? 각각의 기능은 무엇일까?

✔ 개념확인 문제의 답

(p. 56) **1.** 어떠한 단층편평상피도 마찰, 마모, 그리고 탈수에 대한 충분한 보호를 제공하지는 않는다. **2.** 외분비 분비물은 몸의 내외부 표면에서 찾을 수 있다. 이들은 관을 가진 샘에 의해 분비된다. 내분비는 관이 없는 샘으로부터 몸의 조직 그리고 혈액 속으로 분비된다. **3.** 상피 줄기세포들은 계속 분열하여 상피표면에서 소실되는 바깥 세포들을 대체시킨다.

(p. 59) **1.** 혈액과 림프는 액체 바탕질 안에 들어 있는 결합조직의 두 종류 세포들이다. **2.** 아교섬유는 결합조직의 강도를 더해 준다. 비타민 C 결핍은 결합조직을 약하게 하며 손상 받기 쉽게 한다. **3.** 뼈와는 달리, 연골은 적절한 치유가 일어나는 데 필요한 직접적인 혈액공급을 받지 않는다. 손상된 연골의 수선 물질은 혈액으로부터 연골세포로 확산되어야만 하는데, 이 과정을 오래 걸리며 치유과정도 느리다.

(p. 61) **1.** 장액은 기관의 표면을 덮고 있는 장막 그리고 주위의 체강 사이의 마찰을 최소화시킨다. **2.** 이러한 모든 부위는 음식(인두와 식도), 대변(항문), 그리고 성교 혹은 출산(질)에 의한 마찰과 물리적 외상이 일어날 수 있는 부위들이다.

(p. 63) **1.** 심장근과 골격근 모두는 가로무늬가 있으므로, 이는 **가로무늬근육**이다. **2.** 골격근육조직만이 수의적이다. **3.** 골격근육세포와 신경세포는 이들이 상대적으로 길고 가늘기 때문에 **섬유**라고 부른다. **4.** 정보는 신경세포에 의해 전기적 활성으로서 몸의 다른 부위로 전달된다.

CHAPTER

5

기관계: 개요

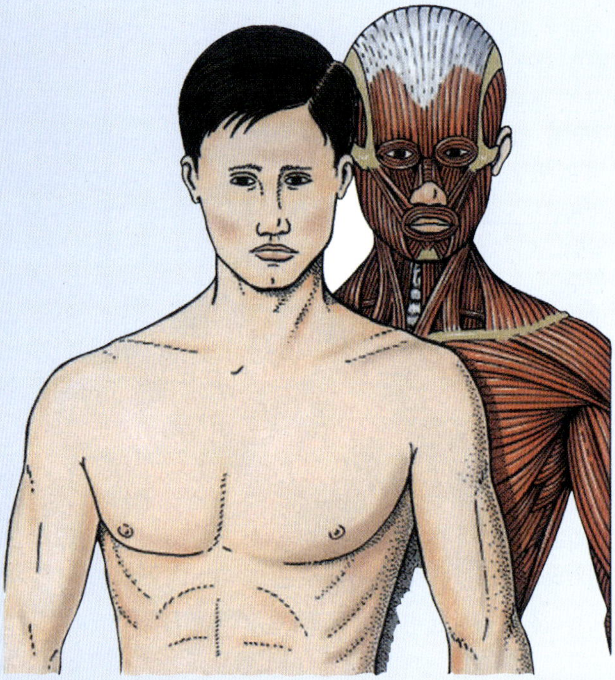

단원개요

기관계 개요

지지와 운동
- 외피계
- 골격계
- 근육계

소통, 조절, 그리고 통합
- 신경계
- 내분비계

운반과 방어
- 심장혈관계
- 림프계

환경과의 교환
- 호흡계
- 소화계
- 비뇨계

생명의 영속성
- 생식계

단원목표

1. 기관계의 일반적인 특성을 설명한다.
2. 지지와 운동에 관여하는 기관 그리고 각 기관계의 주된 기능에 대해 설명한다.
3. 신경계와 내분비계의 기관들과 그의 주된 기능들에 대해 설명한다.
4. 심장혈관계 및 림프계의 기관들과 그의 주된 기능들에 대해 설명한다.
5. 환경과 물질의 교환에 관여하는 기관들과 그의 주된 기능들에 대해 설명한다.
6. 남성과 여성 생식계의 기관들 및 그의 주된 기능들에 대해 설명한다.

앞 장에서 우리는 인체 구조를 만드는 조직화의 각 수준들을 알아보았다. 이러한 구조적 수준들은 눈에 보이지 않는 것(원자나 분자) 그리고 거의 보이지 않는 것(세포)에서부터 쉽게 보일 수 있는 것(조직)까지 다양하다. 낮은 수준의 구조들이 복합되어 더 높은 수준의 더 복잡한 구조를 형성하기 위해 상호작용하는 방식은 우리가 본 장에서 알아보고자 하는 기관 및 기관계라는 두 조직화 단계에 대한 기본적 개념이 될 것이다.

기관계 개요

기관(organ)은 복잡한 기능을 수행하는 조직들의 복합이다. 기관계(organ system)의 경우, 여러 기관들이 몸 전체를 위한 중요한 기능을 수행하기 위해 협동적으로 작용한다. 구조적인 지지, 운동, 방어, 그리고 노폐물의 제거는 각기 다른 특수화된 기관계에 의해 일어나는 기능들이 일부이다.

비록, 다양한 기관계 간에 일이 나누어진다고 해도, 이들은 단독으로 일하지 않는다. 다음 장들에서 각 기관계에 관해 배우게 되는 바와 같이, 각 기관계는 다른 기관계와 상호작용한다는 것을 알게 될 것이다. 예를 들어, 근육계(muscular system)는 골격의 구조적 지지가 없이는 몸을 움직이지 못한다. 더욱이, 모든 기관계는 조직에 산소를 가져오며 노폐산물을 제거하는 심장혈관계(순환계)에 의존하며, 이들 모두는 신경계(nervous system)와 내분비계(endocrine system)에 의해 영향을 받는다. 따라서 어떤 한 기관계를 이해하기 위해 우리는 모든 다른 기관계에 관한 기본 지식을 가져야만 한다. 본 장은 인체를 구성하는 11개의 기관계에 대해 이들의 기본 구조 및 기능적 특성에 초점을 맞추어 알아볼 것이다.

지지와 운동

외피계(integumentary system), 골격계, 그리고 근육계의 기능은 몸의 지지와 운동이다.

외피계

외피(*tegere*, 덮는)계 혹은 외피(integument)는 **피부막(cutaneous membrane)** 혹은 피부(skin), 샘(gland), 털(hair), 그리고 손톱(nail)과 같은 부속구조들로 구성된다. 피부처럼 크며, 볼 수 있고, 그리고 다양한 기능을 갖고 있지만, 그 가치를 인정받지 못하는 기관계가 없다. 외피계의 표면은 끊임없이 사용되며, 마모되고 그리고 미생물, 햇빛, 그리고 다양한 기계적 및 화학적 유해원에 의해 공격받는다.

외피계의 기본 성분 및 이들의 기능은 그림 5-1a • 에 나타내었다. 외피는 (1) 환경으로부터 보호를 제공하며, (2) 체온을 조절하며(온도조절) ∞ *[p. 6]*, (3) 신경계로 정보를 보내는 감각 수용체(sensory receptor)를 갖고 있고, 그리고 (4) 유기 노폐물과 이온이 포함된 물과 용질을 배출시킨다. 또한 피부에서 비타민 D가 합성되며, 피부 아래의 지방조직에는 지질이 저장된다.

골격계

골격계(skeletal system, 그림 5-1b •)는 몸을 위한 내부 지지 골격을 형성한다. 골격계는 약 206개의 뼈 그리고 많은 수의 연골로 구성된다. 골격계는 또한 뼈와 다양한 관절을 연결하는 결합조직 및 인대를 포함한다.

골격계는 **몸통뼈대(axial skeleton)**와 **팔다리뼈대(appendicular skeleton)**로 분류될 수 있다. 몸통뼈대의 뼈는 몸의 수직축을 형성하며 뇌와 척수를 담고 있다. 팔다리뼈대는 사지의

• 그림 5-1 외피계와 골격계.

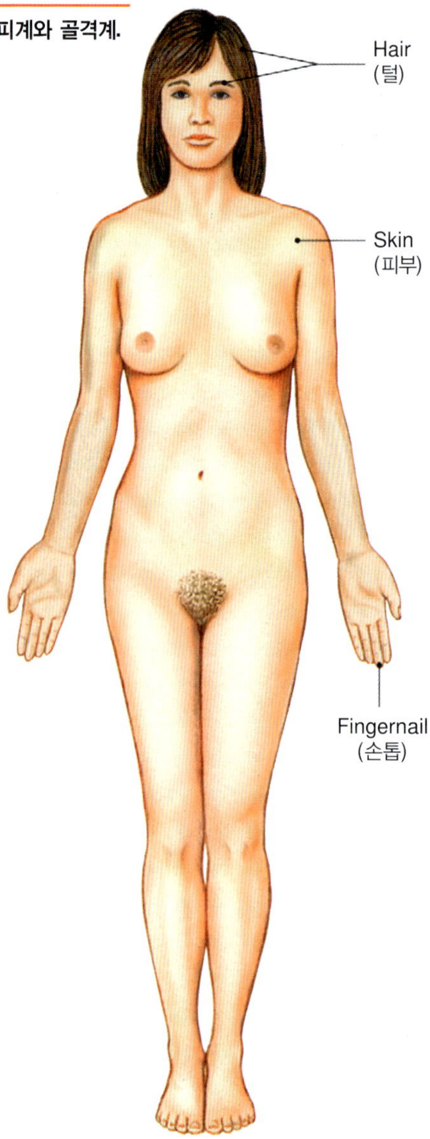

(a) The Integumentary System
(외피계)

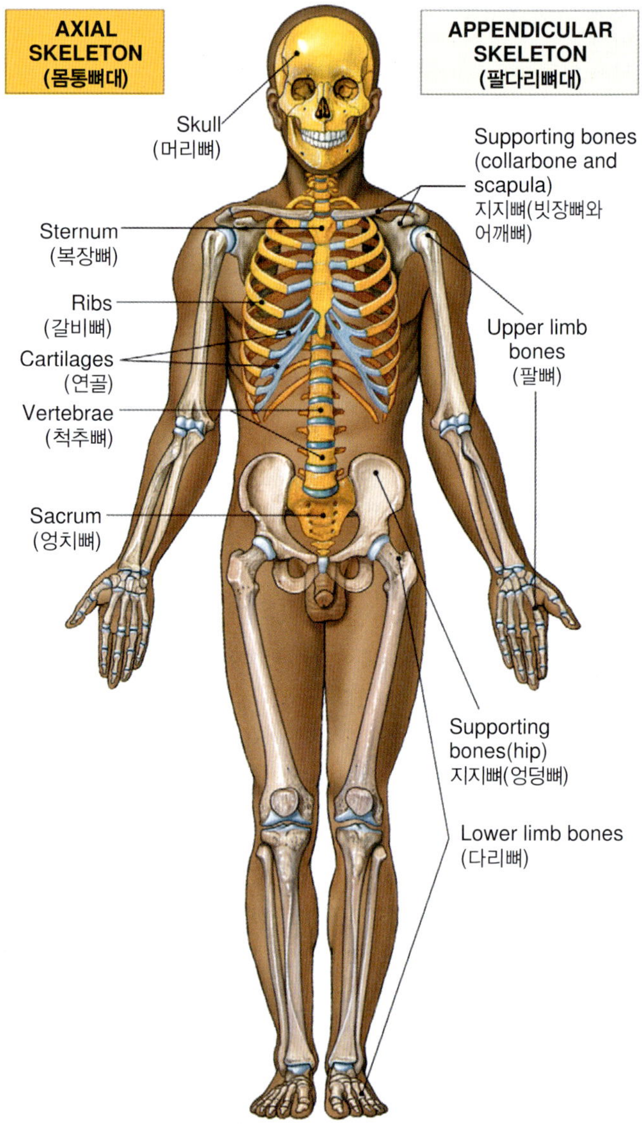

(b) The Skeletal System
(골격계)

기관	주된 기능
피부	
표피	표면을 덮고 아래조직을 보호
진피	표피에 영양 공급, 표피를 강화, 샘이 포함됨
털주머니	털 생산
털	감각제공, 머리에 대한 어떤 보호 제공
피지샘	털을 윤활시키는 지방분비
땀샘	증발냉각을 위한 발한
손발톱	손가락과 발가락의 끝을 보호하고 강화
감각수용체	촉각, 압력, 온도, 통증의 감각을 제공

기관	주된 기능
뼈(206), 연골과 인대	지지, 연조직 보호, 무기염류 저장
몸통뼈대 (머리뼈, 척추, 엉치뼈, 갈비뼈, 복장뼈)	뇌, 척수, 감각기관, 그리고 가슴안의 연조직 보호, 다리위의 체중 지지
팔다리뼈대 (팔다리뼈와 지지뼈)	내부 지지 제공, 팔다리의 위치, 몸통뼈대의 움직임과 지지
골수	혈구세포 생산의 일차적인 부위

뼈뿐 아니라 팔다리와 몸통을 연결하는 뼈들을 포함한다.

골격계는 각 기관과 기관계뿐 아니라 전반적으로 몸을 지지한다. 골격계는 골격근의 수축을 강화시켜 운동하도록 만들기도 한다. 각각의 뼈는 무기염류(광물질)를 저장하며, 머리뼈와 같은 어떤 뼈들 역시 섬세한 조직 및 기관들을 보호한다. 성인의 경우, 적혈구는 많은 뼈들의 속에 있는 골수공간(marrow cavity)을 채우는 결합조직인 **적색골수(red bone marrow)**에서 생산된다.

근육계

근육계(muscular system)는 인체에서 수의적 조절 하에 있는 약 700여 개의 골격근을 포함한다(그림 5-2 •). 골격근은 수축을 위해 특수화된 기관이다. 각 골격근들은 골격근육조직 그리고 뼈에 근육을 부착시키는 힘줄(tendon)과 같은 결합조직으로 구성된다. 또한 골격근은 순환을 위한 혈관계 그리고 근육의 수축을 감시하고 조절하는 신경계도 포함한다.

골격근의 수축은 (손 흔들기와 같이) 몸의 부분들의 운동 혹은 (걷기와 같이) 몸 전체의 운동을 만든다. 골격근은 또한 자세와 균형을 유지시키며, 연조직을 지지하고, 소화관의 열림을 조절하며, 혈관을 통한 혈류의 조절을 돕는다. 끝으로, 근육의 수축 동안 생성되는 열은 몸의 온도를 유지하는 중요한 역할을 담당한다.

• 그림 5-2 **근육계.**

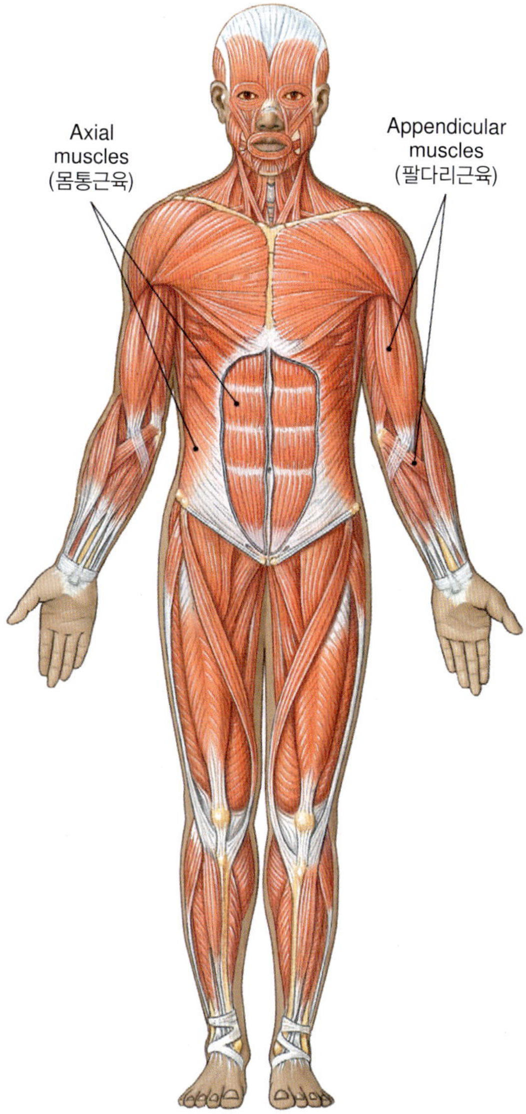

기관	주된 기능
골격근(700)	뼈의 운동을 제공, 소화관 열림 조절, 열 생산, 뼈 자세 지지, 연조직 보호

✔ 운동하고 열을 생산할 수 있는 능력은 체내 어떤 기관계의 주된 기능일까?

✔ 지지, 연조직의 보호, 무기염류 저장, 그리고 혈액 생산은 어떤 기관계의 기능일까?

소통, 조절, 그리고 통합

신경계

신경계는 몸의 모든 신경조직을 포함한다. 신경계는 복잡한 처리와 협응 기능을 이행한다. 비록 신경계가 체중의 약 3%만을 차지한다고 해도, 신경계는 약 100억 개의 신경세포 그리고 1000억 개의 지지세포 즉 신경아교세포들을 갖고 있다.

그림 5-3a •에 나타낸 신경계의 부분들은 뇌, 척수, 그리고 눈과 귀와 같은 복합 감각기관, 그리고 이들 기관을 상호연결하며 다른 기관계와 신경계를 연결하는 신경세포들로 구성된다. 뇌와 척수는 **중추신경계(central nervous system, CNS)**를 이룬다. CNS는 신경계의 조절중추로서, 정보를 처리하며, 다른 기관계의 활성 전반적으로 단기간의 조절을 제공한다.

CNS는 감각신경세포(sensory neuron)를 통해 몸의 내외부 환경에 관련된 정보를 수용한다. CNS는 또한 운동신경세포(motor neuron)를 통해 조직 및 기관의 활동을 유도하거나 조정한다. 감각신경세포와 운동신경세포는 **말초신경계(peripheral nervous system, PNS)**의 일부가 된다. PNS는 다른 기관계 그리고 감각기관과 함께 CNS와 연결된다. 자율신경계(autonomic nervous system, ANS)는 심장박동 및 소화활동과 같은 생리학적 기능의 자율적 조절에 관여하는 CNS와 PNS 모두를 포함한다.

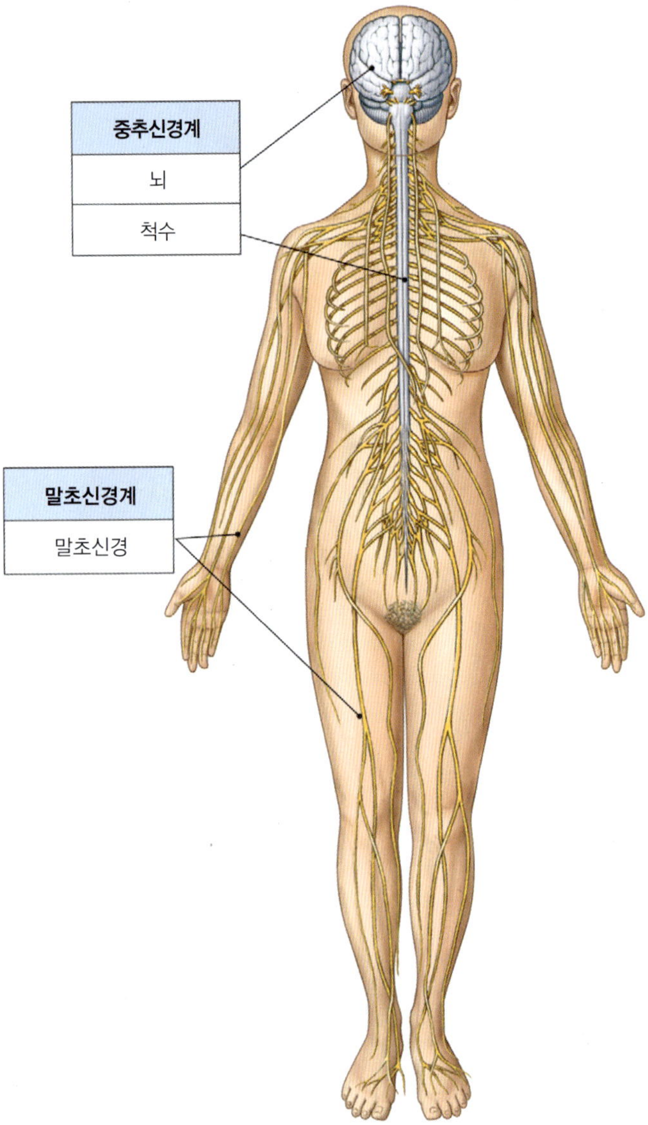

(a) The Nervous System
(신경계)

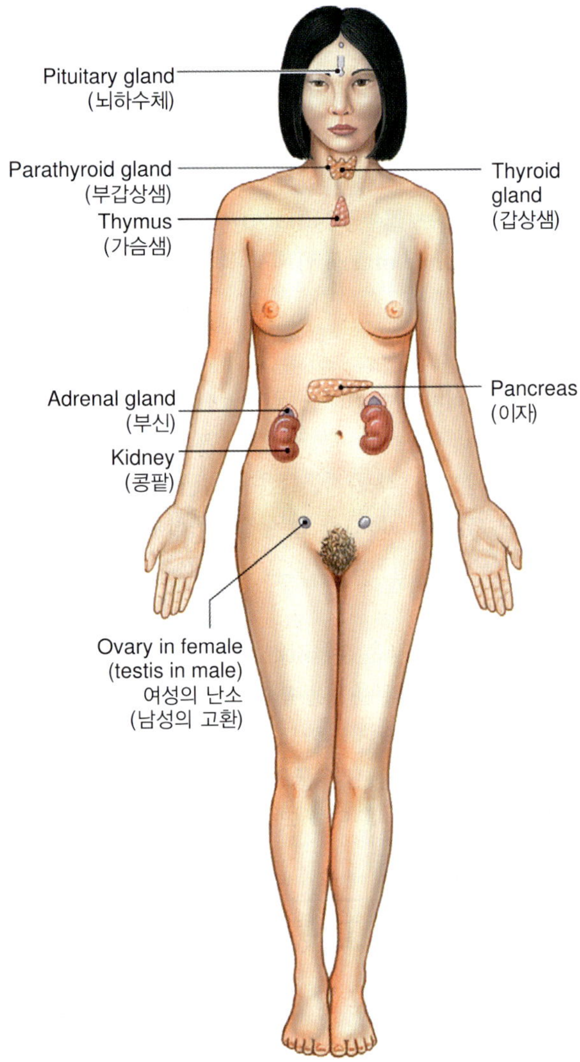

(b) The Endocrine System
(내분비계)

기관	주된 기능
중추신경계 (CNS)	신경계의 통제중추: 정보를 처리, 다른 기관계의 활동에 대한 단기간의 조절 제공
뇌	복잡한 통합 기능 수행; 수의적 활동 조절
척수	뇌로부터 그리고 뇌로 정보를 전달, 많은 단순 불수의 활동 구동시킴
말초신경계 (PNS)	감각기관 및 다른 기관계와 CNS를 연결시킴

기관	주된 기능
뇌하수체	다른 샘들을 조절, 성장과 체액균형 조절
갑상샘	조직의 대사속도 조절, 칼슘량 조절
부갑상샘	(갑상샘과 함께) 칼슘량 조절
가슴샘	백혈구의 성숙 조절
부신	물의 균형, 조직의 대사, 심장혈관 및 호흡 활성 조정
콩팥	적혈구생산 조절과 혈압 상승
이자	혈당량 조절
생식샘	
고환	남성의 성징과 생식기능(그림 5-7 참조)
난소	여성의 성징과 생식기능(그림 5-7 참조)

• 그림 5-3 신경계와 내분비계.

내분비계

내분비계(endocrine system)는 호르몬을 생산하는 관이 없는 샘을 갖는다(그림 5-3b •). 호르몬은 혈류에 의해 운반되어 세포 활동을 협응시키는 특수한 지령을 전달한다. 이러한 화학적 정보는 아주 전신적이어서 체내 모든 세포에 영향을 미치며, 너무 특이적이어서 오직 하나의 세포 집단에도 영향을 준다.

신경계와 내분비계는 몸의 내부 작동의 조절과 협응에 서로 다른 작용을 한다. 신경계는 감각정보를 분석하여 감각수용체로부터 **자극**(stimulus)이 도달한 후 1초 내로 즉각적인 단기적인 반응을 제공한다. (**자극**이란 세포의 활성을 변화시키는 환경내 변화이다.) 내분비계에 의한 조절은 더 느려서 수 초, 수 분, 수 시간, 혹은 심지어 수 년에 걸쳐 대사적 변화를 야기한다. 내분비조절의 예는 혈당(포도당)량 조절 그리고 추위 및 탈수에 대한 대사적 조절 등이 포함된다. 호르몬은 또한 성장, 성징, 그리고 정자와 난자의 발달 등을 조절한다.

- ✔ 자극에 대한 빠른 반응은 어떤 기관계의 기능일까?
- ✔ 어떤 기관계가 그의 분비물이 다른 기관계의 세포활성을 협응시키는 관이 없는 샘으로 구성될까?

운반과 방어

심장혈관계

심장혈관계(cardiovascular system)는 심장, 혈액, 그리고 혈관으로 구성된다(그림 5-4a •). 심장혈관계는 또한 적혈구가 형성되는 골수도 포함한다. 심장혈관계는 영양분, 녹아 있는 가스, 그리고 호르몬 등을 몸 전체의 조직으로 운반한다. 또한 심장혈관계는 노폐산물을 몸의 조직으로부터 콩팥과 같은 배설 부위로 운반한다. 혈액내 완충용액은 체액의 pH 균형을 맞춘다. 따뜻한 혈액은 한 부위에서 다른 부위로 열을 전달하여 열조절(thermoregulation)을 돕는다. 백혈구는 질병에 대한 방어를 하며, (혈액 단백질인) **피브린**(섬유소, *fibrin*)에 의한 혈액 응고는 피부의 상처를 통한 출혈을 억제하고, 손상된 조직을 통한 질병야기 미생물, 즉 **병원균**(pathogen)의 전파를 늦춘다.

림프계

림프계(lymphatic system)는 사이질액을 모으고 심장혈관계의 혈관으로 림프를 보내는 림프관의 전신적인 망으로 구성된다. 또한 그림 5-4b • 에서 보듯이, 림프계는 백혈구의 한 종류인 많은 수의 **림프구**(lymphocyte)를 생산하거나 지지하는 **림프기관(lymph organ)**, (항체를 생산하는) **형질세포**(plasma cell), 그리고 **포식세포**(phagocyte)들을 포함한다. 림프절은 림프 조성의 변화에 민감한 세포들을 포함하고 있는 작은 림프기관이다. 더 큰 림프기관에는 **가슴샘(thymus gland)**, **편도(tonsil)**, 그리고 **지라(비장, spleen)**이 포함된다.

림프계는 질병과 독성물질로부터 몸을 방어한다. 림프계의 포식세포 일부는 몸을 돌아다니면서 손상되어 나온 세포 찌꺼기를 포식하며 병원균(질병유발 미생물)들을 공격한다. 다른 포식세포들은 림프절에 남아 손상된 세포 또는 조직 방어를 회피한 병원균들을 공격하며 림프절로 림프를 운반한다. 일부 림프구들은 몸 전체를 순환하며, 비정상 세포 혹은 병원균들을 공격한다. 다른 림프구들은 형질세포로 되어 화학 방어를 제공할 항체들을 생산한다.

- ✔ 몸의 어떤 기관계가 영양물, 가스, 그리고 노폐물과 같은 용해된 물질 그리고 특수 세포들을 운반할까?
- ✔ 질병과 감염으로부터 몸을 방어하는 것은 체내 어떤 기관계의 주된 기능일까?

• 그림 5-4 심장혈관계와 림프계.

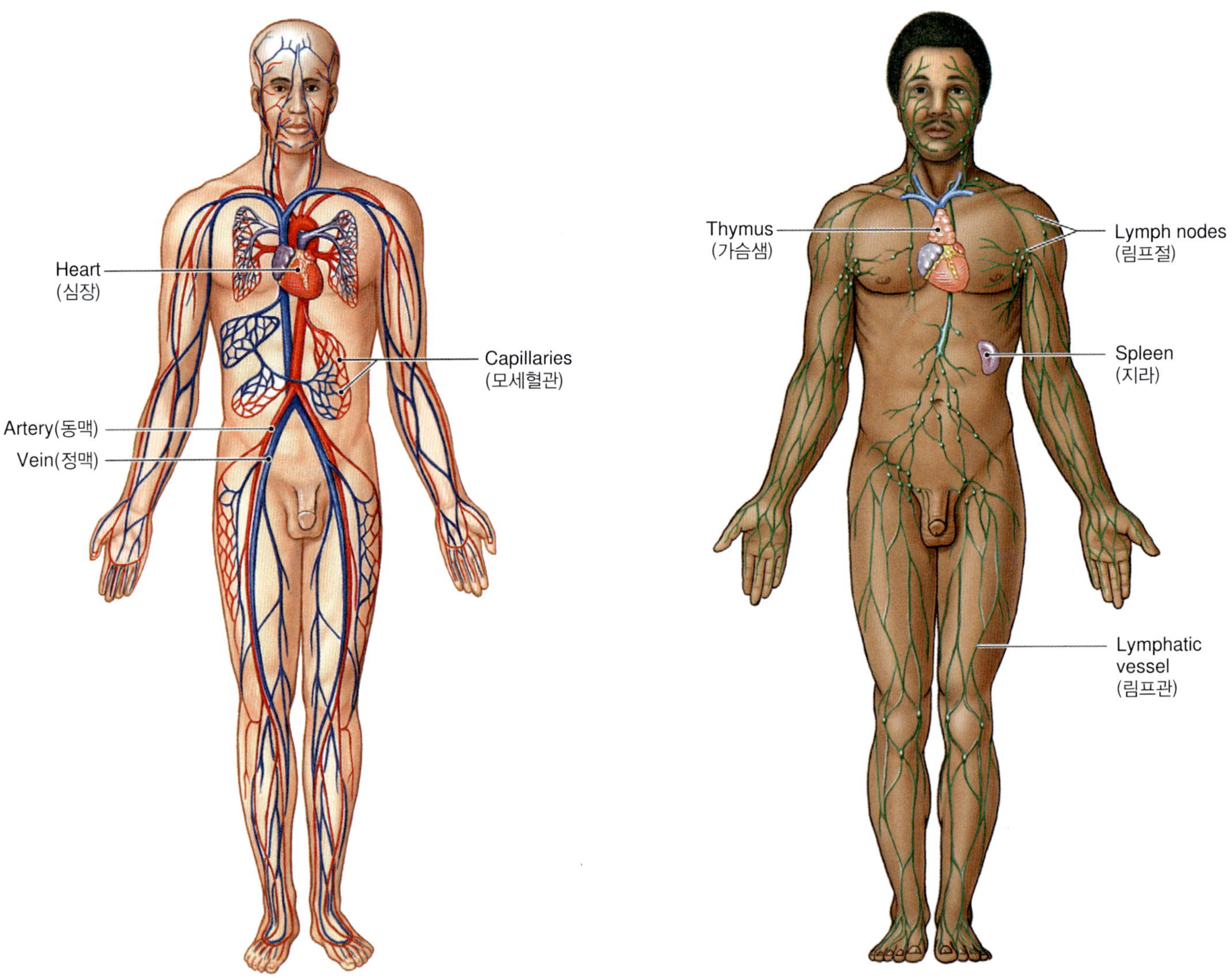

(a) The Cardiovascular System (심장혈관계)

(b) The Lymphatic System (림프계)

기관	주된 기능
심장	혈액을 박출, 혈압 유지
혈관	온몸으로 혈액을 분배
동맥	심장으로부터 모세혈관으로 혈액을 운반
모세혈관	혈액과 사이질액 사이의 교환 부위
정맥	모세혈관으로부터 심장으로 혈액을 되돌려 줌
혈액	산소와 이산화탄소 운반; 영양물 수송, 노폐산물 제거, 질병에 대한 방어보조

기관	주된 기능
림프관	몸의 조직으로부터 심장혈관계의 정맥으로 림프(물과 단백질) 운반
림프절	림프의 조성 감시, 면역반응 자극
비장	순환 혈액 감시, 면역반응 자극
가슴샘	백혈구의 한 부류(T세포)의 발달과 유지 조절

환경과의 교환

호흡계

호흡계(respiratory system)는 허파(폐) 그리고 허파로 공기를 전달하는 경로로 구성된다(그림 5-5 •). 이러한 경로는 **코안(비강, nasal cavity)**에서 시작되며, 허파로 들어가기 전에 **인두(pharynx,** throat), **후두(**성대, **larynx)**, **기관(trachea,** windpipe), 그리고 **기관지(bronchi,** 단수는 *bronchus*)로 이어진다. 허파 안에서, 기관지는 계속적으로 분지하여 지름이 아주 작아지게 된다. 제4장에서 설명한 바와 같이 코안, 기관, 그리고 기관지는 섬모거짓중층상피로 싸여 있다. 이 상피는 들어오는 공기를 거르고 데우며 습기를 주어 허파내 섬세한 내부 가스교환 표면을 보호한다. 교환상피는 단층 편평상피로 싸여 있으며, **허파꽈리(폐포, alveoli**, 단수는 *alveolus*)를 형성한다. 이러한 표면에서, 공기와 순환 혈액 사이에 가스교환이 일어난다.

호흡계의 주된 기능은 폐포에 도달하는 혈액으로부터 이산화탄소를 제적하고 산소를 운반하는 것이다. 이는 또한 많은 수의 부수적인 기능을 갖고 있다. 예를 들어, 혈액내 이산화탄소의 양을 변화시킴으로써, 호흡계는 혈중 pH의 조절에 도움을 준다. 이는 제2장에서 설명한 바와 같이 pH의 조절이 되지 않으면 세포 및 조직에 유해한 효과를 가져오기 때문에 중요하다. 또한 성대를 지나는 공기는 소통을 위한 소리를 제공한다.

소화계

소화계(digestive system)의 중추적인 특징은 입에서 시작되어 항문에서 끝나는 긴 관인 **소화관(digestive tract)**이다(그림 5-6a •). 침샘, 간, 그리고 이자를 포함하는 많은 수의 **부속샘(accessory gland)**이 이 길이를 따라 소화관과 연관되어 있다. **침샘(salivary gland), 위(stomach), 작은창자(소장, small intestine),** 그리고 **이자(췌장, pancrea)**는 음식을 분해하는 소화효소들을 분비한다. 가장 큰 소화기관인 **간(liver)**은 쓸개즙(bile)을 분비하는데, 이는 지방의 분해에 필수적이다. 간은 또한 혈액의 영양분 양을 조절하며, 중요한 혈장단백질(plasma protein)들을 만든다.

소화계의 주된 기능은 흡수 그리고 체내에서의 사용을 위해 음식을 분해하는 것이다. 소화관은 유기화합물, 물, 이온, 그리고 비타민 등을 흡수한다. 완충용액, 이온, 그리고 약간의 대사노폐물들은 특히 이자와 간의 부속샘에 의해 소화관 안으로 방출된다. 분해되지 않고 남아 있는 이전의 음식물과 함께 노폐물들은 **배변(defecation)**과정 동안 **큰창자(대장, large intestine)**으로부터 제거된다.

• 그림 5-5 **호흡계.**

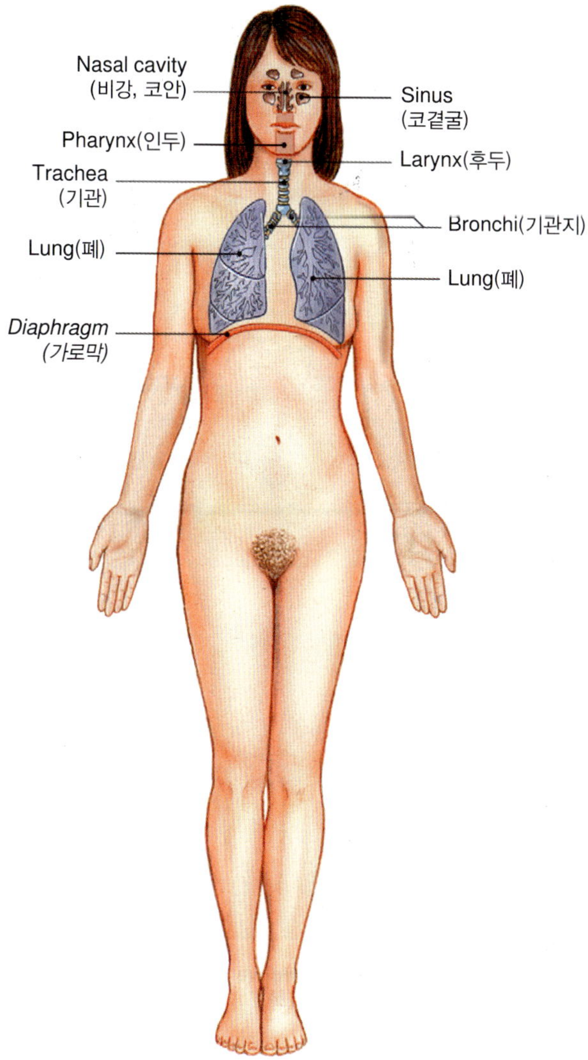

기관	주된 기능
코안(비강)	공기를 거르며, 따뜻하게 하고, 습기를 제공, 냄새 감지
인두	소화관을 공유하는 방, 공기를 후두로 보냄
후두	기관으로 열린 곳 보호, 성대가 있음
기관	공기를 거름, 점액내 입자 포획, 연골은 기도의 개방 유지
기관지	기관과 동일
허파	기도와 폐포 포함, 공기의 이동을 위해 용적 변화
허파꽈리(폐포)	공기와 혈액 사이에 가스 교환 장소

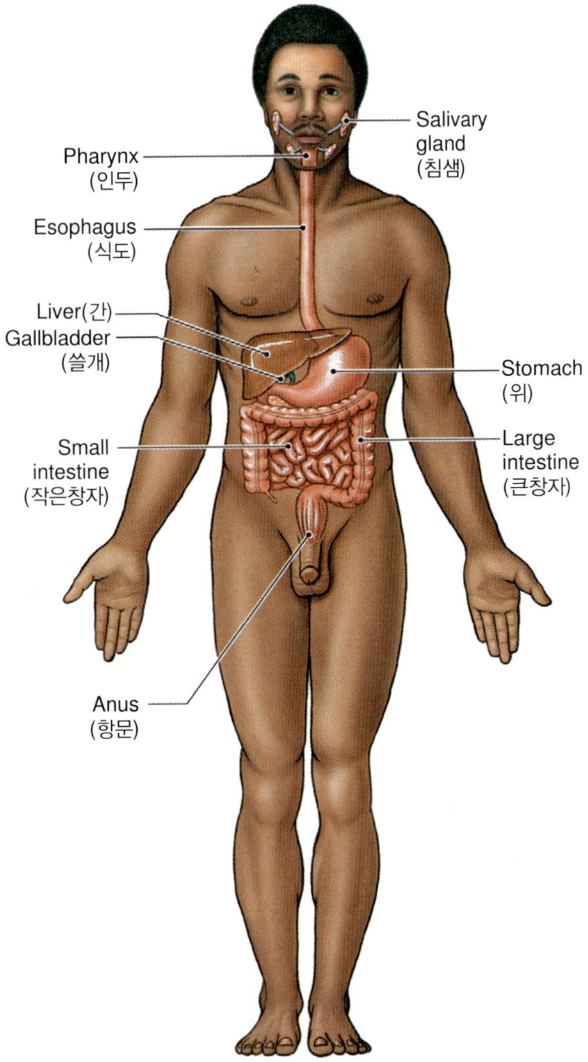

(a) The Digestive System (소화계)

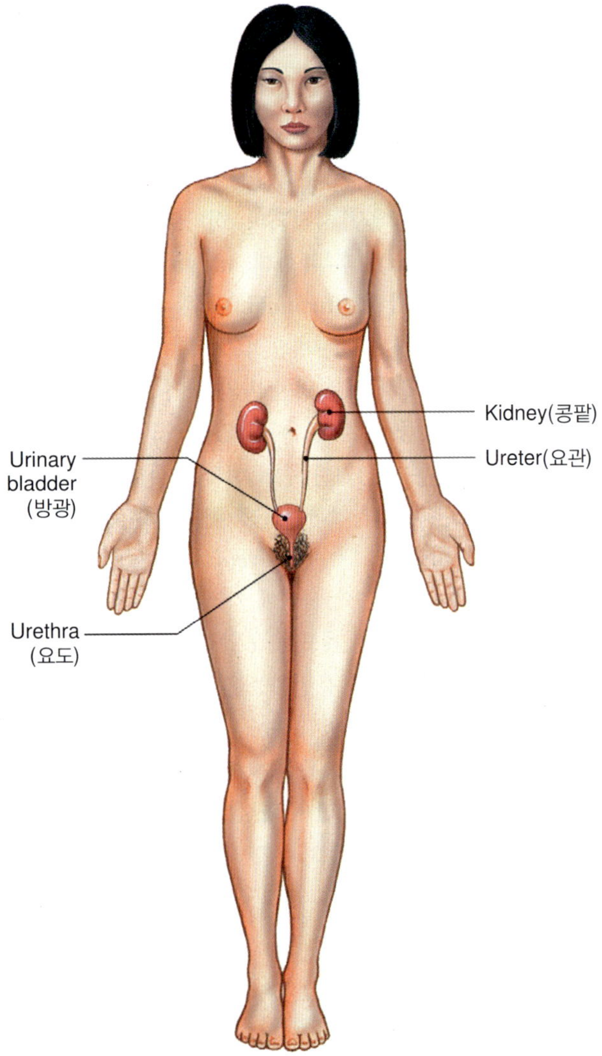

(b) The Urinary System (비뇨계)

기관	주된 기능
침샘	윤활 제공, 소화를 시작하는 효소와 완충용액 생산
인두	식도로 연결되는 기도
식도	음식을 위로 보냄
위	산과 효소를 분비
작은창자	소화효소 분비, 영양분 흡수
간	쓸개즙 생산, 영양분의 혈액내 조성 조절
쓸개	작은창자로 방출할 쓸개즙 저장
이자	소화효소와 완충용액 분비; 내분비세포 존재 (그림 5-3b 참조)
큰창자	대변물질로부터 물을 제거, 노폐물 저장

기관	주된 기능
콩팥	소변의 형성 및 농축, 혈액내 화학적 조성 조절
요관	소변을 콩팥에서 방광으로 운반
방광	방출을 위해 소변을 저장
요도	소변을 외부로 보냄

• 그림 5-6 **소화계와 비뇨계.**

비뇨계

비뇨계(urinary system)에는 **콩팥(kidney)**, **요관(ureter)**, **방광(urinary bladder)**, 그리고 **요도(urethra)**가 포함된다(그림 5-6a ●). 비뇨계의 주된 기능은 소변(urine)의 형성을 통해 혈액으로부터 노폐물을 제거하는 것이다. 콩팥에 의해 형성되는 소변은 요관에 의해 방광으로 운반되어 저장된다. 요도는 방광으로부터 소변을 체외로 배출시키며, 이 과정을 **배뇨(urination)**라 한다. 콩팥은 혈액의 양, 압력, 그리고 조성의 조절뿐 아니라, 몸의 체액 및 이온 균형을 유지하는데 중요하다.

✔ 혈액과 함께, 가스교환이 일어나는 장소로 공기를 운반하는 것은 어떤 기관계일까?

✔ 여분의 물, 이온, 그리고 노폐물을 몸으로부터 제거하는 것은 어떤 기관계일까?

생명의 영속성

생식계

생식계(reproductive system)는 자손을 생산하는 역할을 한다(그림 5-7a ●). 남성과 여성은 다르지만 생식에서는 상보적인 역할을 한다. 남성의 생식계는 정자를 발달시켜 여성의 생식관으로 방출할 수 있도록 만들어져 있다. 여성의 생식계는 난자를 만들며, 출생 전에 자손의 발달에 적합한 환경을 제공할 뿐 아니라 출생 후 단기간 동안 신생아에 영양을 공급할 수 있도록 만들어져 있다.

남성과 여성의 분명한 차이에도 불구하고, 남성과 여성의 생식계는 많은 점에서 유사하다. 둘 모두는 여러 다른 기관계의 발달, 성장, 그리고 유지에 영향을 주는 호르몬을 생산한다. 남성과 여성은 모두 남성에서는 **고환(정소, testis)** 그리고 여성에서는 **난소(ovary)**라 부르는 한 쌍의 생식기관인 **생식샘(gonad)**을 가지고 있는데, 여기에서 생식세포, 즉 생식자(gamete)가 생산된다. 둘 모두는 일련의 관(혹은 변화된 관)들을 가지며, 이를 통해 생식자들이 이동한다. 남성의 경우, 이러한 관들에는 부고환(부정소, epididymis), 정관(sperm duct), 그리고 요도가 포함된다. 여성의 경우, 난자는 자궁관(uterine tube)을 거쳐 태아의 발달을 지지하고 보호하는 속이 빈 근육기관인 자궁(uterus)으로 내려간다. 질(vagina)은 생식관으로 정자가 지나는 통로이며 출생을 위해 신생아가 지나는 경로를 제공한다. 몸의 표면에서 볼 수 있는 생식계의 부분으로는 여성의 음문(vulva)과 남성의 음경(penis)과 음낭(scrotum)이 있는데 이는 **바깥 생식기(external genitalia)**라 부른다.

✔ 남성과 여성에서 한 쌍의 생식기관은 무엇이라고 부를까?

• 그림 5-7 **생식계.**

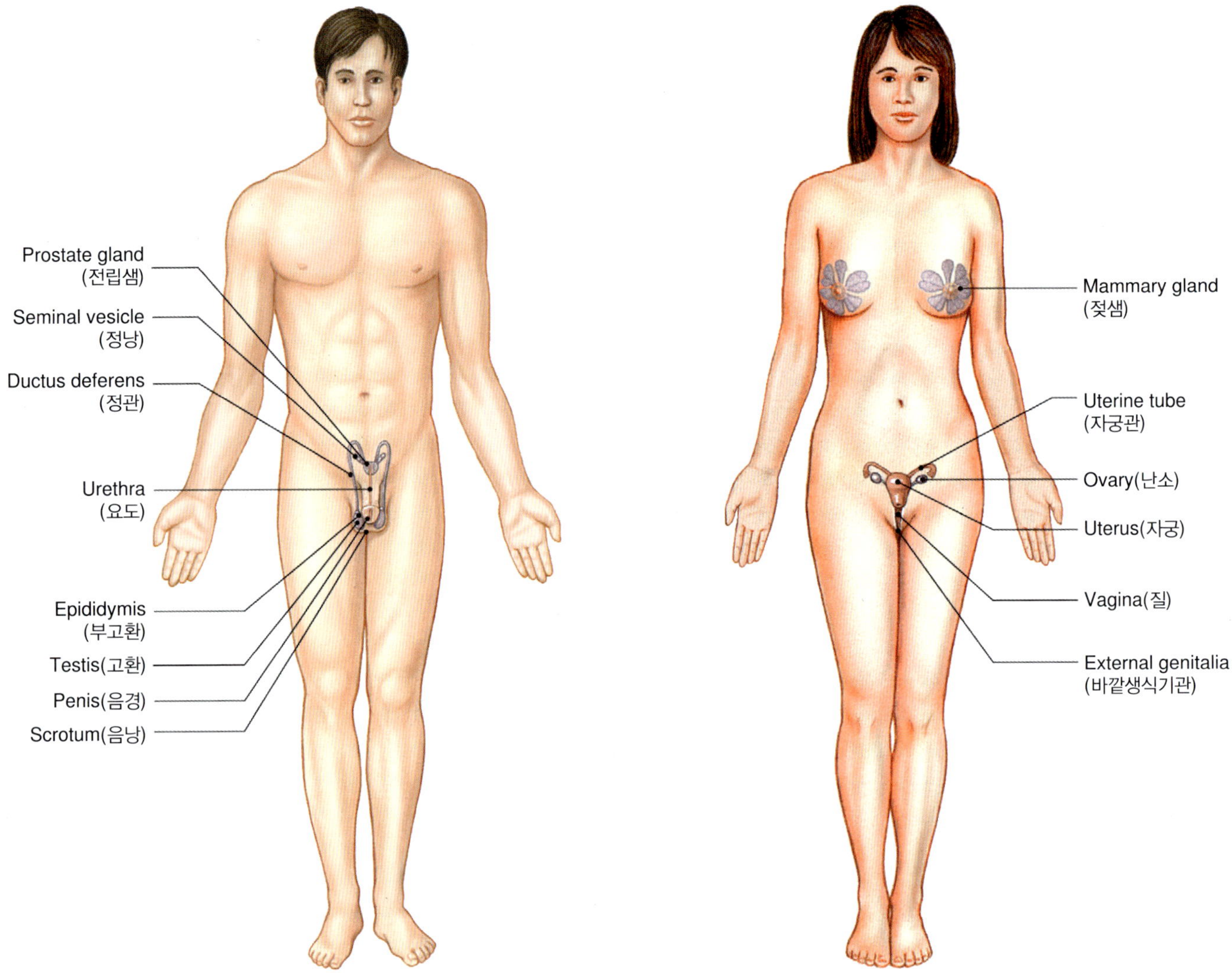

(a) 남성 **(b) 여성**

기관	주된 기능
고환	정자와 호르몬의 생산(그림 5-3b 참조)
부속기관	
부고환	정자의 성숙 장소
정관	부고환와 전립샘 사이에 정자를 전달
정낭	정액량을 증가시키는 체액 분비
전립샘	완충용액과 체액을 분비
요도	정액을 외부로 전달
바깥생식기관	
음경	여성의 질 속에 정자를 넣는데 이용되는 발기성 기관, 성행위 시 즐거운 감각을 만듦
음낭	고환을 둘러쌈

기관	주된 기능
난소	난자와 호르몬 생산(그림 5-3b 참조)
자궁관	난자 혹은 배아를 자궁으로 운반, 정상적인 수정 장소
자궁	배아의 발생 장소
질	정자가 오게 되는 장소, 출생시 산도, 월경 동안 월경혈의 통과 경로 제공
바깥생식기관	
음핵	성행위시 즐거운 감각을 주는 발기성 기관
음순	질 진입을 윤활시키는 샘을 포함
젖샘	신생아에게 영양을 주는 젖 생산

복습

핵심용어

심장혈관(cardiovascular): 심장, 혈액, 그리고 혈관을 포함.

중추신경계(central nervous system, CNS): 뇌와 척수.

피부막(cutaneous membrane): 피부.

배변(defecation): 큰창자로부터 노폐물의 제거.

생식자(gamctc): 생식세포, 정자와 난자세포.

생식샘(gonad): 생식자와 호르몬을 생산하는 생식기관.

호르몬(hormone): 샘세포로부터 혈류로 분비되어 몸의 다른 부위에 있는 세포의 활성에 영향을 주는 화합물.

수질(marrow): 뼈의 내부 강소를 채우는 조직. 혈액형성세포(적색수질) 혹은 지방조직(황색수질)을 포함할 수 있다.

기관(organ): 협동적으로 독특하고, 복잡한 기능을 수행하는 여러 종류의 조직들로 구성되는 구조, 예에는 뇌, 콩팥, 그리고 허파 등이 있다.

기관계(organ system): 몸 전체의 기능을 수행하도록 협동적으로 작용하는 기관의 집단. 예에는 신경계, 비뇨계, 호흡계 등이 있다.

병원균(pathogen): 질병을 야기하는 미생물.

말초신경계(peripheral nervous system, PNS): 중추신경계 이외의 모든 신경조직.

자극(stimulus): 세포의 활성에 변화를 줄 수 있는 환경의 변화 혹은 변경.

배뇨(urination): 소변의 방출.

학습요약

기관계 개요(p. 69)

1. 기관(organ)은 중요한 몸의 기능을 수행하기 위해 기관계(organ system) 안에서 협동적으로 작용한다.

지지와 운동(pp. 69~71)

외피계(p. 69)

1. 외피계(integumentary system), 혹은 외피(integument)에는 **피부** 혹은 피부막(cutaneous membrane), 털, 손발톱, 그리고 샘이 포함된다(그림 5-1a).

2. 외피의 기능은 보호, 열조절, 감각인지, 분비, 합성, 그리고 저장이라 요약할 수 있다.

골격계(p. 69)

3. 골격계(skeletal system)는 관절에서 연결되고 연조직을 둘러싸며 힘줄에 의해 안정화되는 뼈와 관절이 있다. 이는 **몸통뼈대(axial)**와 **팔다리뼈대(appendicular)**로 구분된다(그림 5-1b).

4. 뼈의 기능에는 지지, 운동, 보호, 저장, 그리고 혈구 형성이 있다.

근육계(p. 71)

5. 근육계(muscular system)는 체내 골격근육조직 대부분을 포함한다(그림 5-2).

6. 근육계의 기능에는 이동, 자세 및 균형의 유지, 연조직의 지지, 외부와 소통되는 관들의 출입 조절, 혈류 조절 보조, 골격근육조직의 안정화, 그리고 열의 생산 등이 있다.

소통, 조절, 그리고 통합(pp. 71~73)

신경계(p. 71)

1. 신경계(nervous system)에는 체내 모든 신경조직이 포함된다(그림 5-3a).

2. 신경계의 주된 종류에는 **중추신경계(CNS)**와 **말초신경계(PNS)**, 그리고 자율신경계(autonomic nervous system, ANS)가 있다.

3. 신경계는 몸의 안과 밖에서 감각정보를 얻으며, 그 정보를 통합하여, 다른 기관계의 활동을 조절하거나 구동시킨다.

내분비계(p. 73)

4. 내분비계(endocrine system)는 산물을 관이 아닌 혈류로 분비하는 모든 샘들이 포함된다(그림 5-3b).

5. 호르몬의 분비는 전신적이거나 국소적인 효과를 나타낼 수 있다.

6. 호르몬의 조절은 신경 조절에 비해 느리지만 신경계의 조절을 받지 않는 여러 대사과정에 영향을 준다.

운반과 방어(pp. 73~74)

심장혈관계(p. 73)

1. 심장혈관계(cardiovascular system)에는 심장, 혈액, 그리고 혈관이 포함된다(그림 5-4a).

2. 심장혈관계의 기능에는 영양분과 열의 분배, 특수 세포들의 운반, pH의 조절, 그리고 응고반응을 통한 혈액 소실의 방지 등이 있다.

림프계(p. 73)

3. 림프계(lymphatic system)는 림프관 그리고 **림프절(lymph node)**, **가슴샘(thymus)**, **편도(tonsil)**, 그리고 **지라(spleen)**가 포함되는 림프기관으로 구성된다(그림 5-4b).

4. 세포 집단에는 **포식세포**, **림프구**, 그리고 **형질세포**가 있다.

5. 림프계는 외래 화합물과 미생물에 대한 방어를 제공한다.

환경과의 교환(pp. 75~77)

호흡계(p. 75)

1. 호흡계(respiratory system)는 이동경로와 허파의 가스교환 표면 모두를 포함한다(그림 5-5).

2. 호흡계의 주된 기능은 산소와 이산화탄소의 교환이다. 부수적인 기능에는 발성 및 pH 조절이 있다.

소화계(p. 75)

3. **소화계(digestive system)**는 관상의 **소화관(digestive tract)**과 부속기관(간과 이자)이 포함된다(그림 5-6a).

4. 부속샘으로부터 오는 분비물의 도움으로, 소화관의 기관들은 섭취한 음식들을 분해하여 흡수될 수 있도록 함으로써 몸의 세포들이 이용하도록 한다.

5. 체액, 전해질, 영양물질, 그리고 비타민은 소화관을 통해 흡수되며, 노폐물들이 관 안으로 방출되는데, 이러한 노폐물들은 소화되지 않은 나머지들과 함께 제거된다.

비뇨계(p. 77)

6. **비뇨계(urinary system)**는 **콩팥(kidney)**, **요관(ureter)**, **방광(urinary bladder)**, 그리고 **요도(urethra)**로 구성된다(그림 5-6b).

7. 비뇨계는 대사 노폐물들의 주된 배설 경로이다.

생명의 영속성(pp. 77~78)

생식계(p. 77)

1. **생식계(reproductive system)**에는 **생식샘(gonad)**, 관들, 부속샘, 그리고 기관들이 포함된다(그림 5-7).

2. 남성의 생식계에는 **고환(testis)**, 정관, 부속샘, 그리고 요도가 포함된다. 요도는 음경의 끝에서 끝난다. 남성의 **바깥생식기(external genitalia)**에는 음경과 음낭이 있다.

3. 여성의 생식계에는 **난소(ovary)**, **자궁관**, **자궁**, 그리고 **질**이 포함된다. 여성의 **바깥생식기(external genitalia)**에는 질의 입구를 둘러싸는 음문이 있다.

복습문제

연결형

A열의 각 항목과 가장 가까운 항목을 B열에서 찾아 연결하라. 옆의 밑줄에 답을 적으라.

A열	B열
___ 1. 관이 없는 샘	a. 외피계
___ 2. 골격근	b. 골격계
___ 3. CNS와 PNS	c. 근육계
___ 4. 지라	d. 신경계
___ 5. 생식자를 생산	e. 내분비계
___ 6. 기관지와 허파꽈리를 포함	f. 심장혈관계
___ 7. 몸통뼈대와 팔다리뼈대로 세분	g. 림프계
___ 8. 간과 이자	h. 호흡계
___ 9. 피부, 털, 그리고 손발톱	i. 소화계
___ 10. 심장, 혈액, 그리고 혈관	j. 비뇨계
___ 11. 콩팥	k. 생식계

선택형

12. 피부와 부속구조들은 ___를 구성한다.
(a) 골격계
(b) 근육계
(c) 외피계
(d) 심장혈관계

13. 골격계는 206개의 뼈와 여러 ___을 포함한다.
(a) 근육
(b) 연골
(c) 신경
(d) 기관

14. 운동할 수 있는 능력과 열의 생산은 ___의 주된 기능이다.
(a) 골격계 (b) 외피계
(c) 근육계 (d) 심장혈관계

15. 내분비계의 분비물은 ___ 분포하게 된다.
(a) 샘에서 샘으로 관을 통해
(b) 기관 사이의 특수한 관을 통해
(c) 혈류를 통해
(d) 신경충격을 통해

16. ___는(은) 림프기관이 아니다.
(a) 뇌하수체
(b) 가슴샘
(c) 편도
(d) 지라

17. 허파 그리고 공기의 이동 경로는 ___ 를 구성한다.
(a) 심장혈관계
(b) 림프계
(c) 비뇨계
(d) 호흡계

18. 소화계의 핵심 성분은 ___ 이다.
(a) 소화관
(b) 위
(c) 작은창자
(d) 이자

19. 호흡계는 ___를(을) 몸으로 가져오고 ___를(을) 주위 대기로 방출한다.
(a) 산소, 물
(b) 물, 이산화탄소
(c) 산소, 이산화탄소
(d) 이산화탄소, 산소

20. 정자가 고환이라면 난자는 ___ 이다.
(a) 생식샘
(b) 난소
(c) 생식자
(d) 자궁

OX 문제

___ 21. 소변은 콩팥에 의해 생산된다.

___ 22. 열조절은 심장혈관계의 주된 기능이다.

___ 23. 신경은 호흡계의 내부 경로를 싸고 있으며, 허파로 도달하기 전에 먼지를 걸러낸다.

___ 24. 몸통뼈대는 팔과 다리의 뼈를 포함한다.

___ 25. 근육계는 1차적으로 연골과 골격근을 포함한다.

___ 26. 심장혈관계는 혈중 pH의 조절을 돕는다.

서술형

27. 골격계의 주된 기능 세 가지를 말해보라.
28. 열조절은 어떤 기관계의 기능일까?
29. CNS와 PNS 간의 상관관계에 대해 설명하라.
30. 체액의 pH 조절에 관여하는 두 기관계는 어떤 것이 있을까?

✔ 개념확인 문제의 답

(p. 71) **1.** 근육계의 기관(근육)은 몸을 움직이며 이들의 수축 동안 열을 발생시킨다. **2.** 골격계는 몸의 연조직을 보호하며, 무기염류를 저장하고, 그리고 혈액을 형성한다.

(p. 73) **1.** 신경계는 다양한 유형의 자극에 대해 몸을 반응시키도록 한다. **2.** 내분비계는 관이 없는 샘으로 구성되는데 이들의 분비물은 몸 전체로 운반되어 기관계들의 활성을 변화시킨다.

(p. 73) **1.** 특수한 세포들 그리고 용해된 물질들의 운반은 심장혈관계의 활동을 통해 일어난다. **2.** 림프계는 질병 및 감염으로부터 몸을 보호한다.

(p. 77) **1.** 호흡계는 공기를 허파 안의 가스교환장소로 운반한다. **2.** 비뇨계는 혈액내 몸에서 나온 과도한 물과 노폐산물들을 제거한다.

(p. 77) **1.** 남성과 여성에서 한 쌍의 생식기관은 생식샘이라 부른다.

CHAPTER

6

외피계

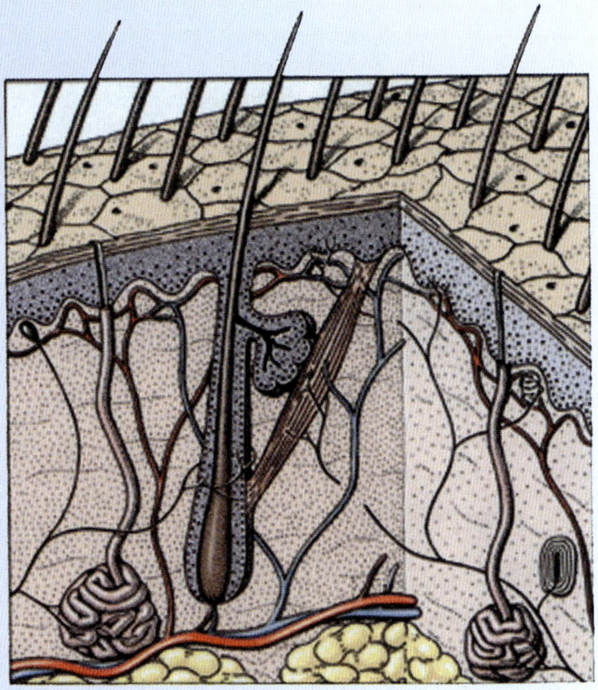

단원개요

외피계 개요

피부

표피

진피

피부밑층

부속구조

털

샘

손발톱

노화와 외피계

임상노트: 멜라닌과 자외선

단원목표

1. 피부의 일반적인 기능에 대해 설명한다.
2. 피부의 각기 다른 층들의 구조 및 기능을 비교한다.
3. 피부색과 같은 개인간 그리고 인종간 피부의 차이에 대해 설명한다.
4. 피부에 대한 자외선의 효과를 설명한다.
5. 피부의 부속구조에 대해 설명한다.
6. 털을 생성하는 기전 그리고 털의 질과 색을 결정하는 기전에 대해 설명한다.
7. 피부에 대한 노화의 효과를 요약한다.

외피계(integumentary system) 혹은 외피(integument)는 피부, 털, 손발톱, 그리고 다양한 샘들로 구성된다. 외피계는 몸에 가장 눈에 띄는 기관계로서, 눈에 보이기 때문에 우리들 대부분은 그의 유지, 즉 세수와 손 씻기, 빗기, 다듬기, 그리고 면도하기, 손톱깎기, 샤워하기, 그리고 탈취제나 향수 뿌리기, 미용하기 등에 많은 시간을 투자한다.

그러나 외피는 첫 인상을 나타내는 것이 이상으로 중요하다. 예를 들어, 촉각은 외피계가 없다면 거의 이루어지지 않는다. 외피는 또한 많은 필수적인 보호 및 유지 기능을 갖는다. 섬세한 속눈썹부터 딱딱한 발뒤꿈치의 피부, 유방의 젖분비샘까지 외피계 구조의 다양성은 이 놀랄만하게 복잡한 외피계의 폭넓게 다양한 기능들의 증거가 된다.

외피계 개요

외피계(integument는 "덮는"의 뜻)는 일반적으로 두 부분, 즉 (1) **피부**(skin)와 (2) **부속구조**(accessory structure)로 구성된다. **부속구조**에는 털, 손발톱, 그리고 다양한 외분비샘들이 포함된다.

단지 몸을 덮고 있는 것 외에도, 외피계는 다음과 같은 역할을 갖는다.

1. **보호(protection).** 피부, 털, 그리고 손발톱은 아래 조직을 덮으며 그리고 손상, 화학물질, 그리고 감염으로부터 조직과 기관을 보호한다. 피부 역시 체액의 불필요한 손실을 방지한다.
2. **정상 체온의 유지.** 피부와 외분비샘은 주변환경으로 열이 소실되는 것을 조절한다.
3. **저장, 분비, 혹은 합성.** 피부는 지방을 저장하며 비타민 D를 합성한다. 외분비샘은 염, 물, 그리고 유기노폐물을 땀의 형태로 배출한다.
4. **감각수용.** 피부에 있는 특수 신경말단은 촉각, 압력, 통증, 그리고 온도와 같은 감각을 감지한다.

피부

피부 혹은 피부막(cutaneous membrane)은 바깥 상피 덮개 혹은 **표피(epidermis**; *epi-*, 위의), 그리고 그 아래 결합조직의 진피(dermis)로 구성된다. 진피 아래에는 근육 혹은 뼈와 같은 더 깊은 곳의 구조와 피부를 부착시키는 성긴결합조직인 **피하층(subcutaneous layer)** 혹은 피부밑조직(피하조직, hypodermis)이 위치한다. (본 장을 통해 여러분은 해부학자들이 라틴어와 그리스어로 각각 피부를 뜻하는 *cutis*와 *dermis*를 사용한다는 것을 알게 될 것이다.)

피부의 단면은 그림 6-1 • 에서 보듯이 여러 구조뿐 아니라 모든 세 층을 가지고 있다.

epi, 위의 + *derma*, 피부
epidermis: 피부의 표면층
sub, 아래의 + *cutis*, 피부
subcutaneous layer: 피부 그리고 더 깊은 구조 사이에 놓여 있는 성긴결합조직의 층

표피

표피(그림 6-2a •)는 중층편평상피(stratified squamous epithelium)를 형성하는 여러 각기 다른 세포층으로 구성된다. ∞ *[p. 55]* 가장 깊은 층은 **바닥층(stratum germinativum)**이다. 바닥층은 표피와 그 아래 진피의 성긴결합조직 사이의 경계가 된다. 바닥층은 진피로 확장되는 파상융기(wavy ridge)를 형성한다. 이러한 융기들은 손과 발의 두터운 피부에서 보이는 복잡한 고리들을 형성한다. 비록 이것이 지문이라는 것에 더 친숙하다고 해도, 손가락, 발가락, 손바닥, 그리고 발바닥 위의 융기들은 피부의 표면적을 더욱 증가시키는 중요한 역할을 하여 마찰력을 증가시키고 안전하게 잡을 수 있도록 만든다.

stratum, 층 + *germinare*, 발아하는
stratum germinativum: 더 표면의 표피층을 형성하는 딸세포들을 만들도록 분열하는 줄기세포층

표피는 가장 바깥층으로서 환경의 물질들에 의해 끊임없이 닳고 긁히며, 구성 세포들이

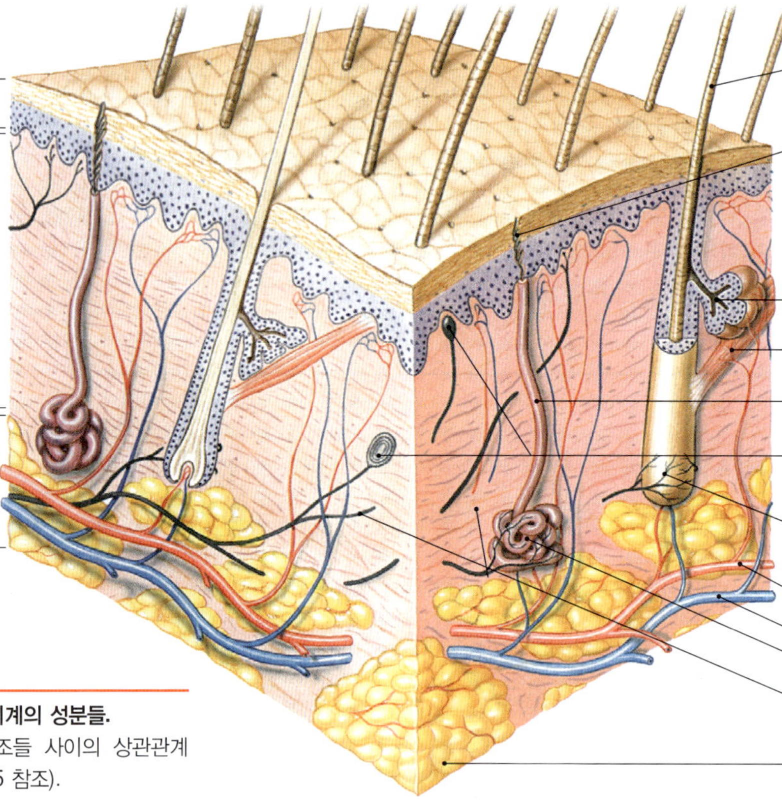

• 그림 6-1 **외피계의 성분들.** 외피계의 주요 구조들 사이의 상관관계(손발톱은 그림 6-5 참조).

떨어져 나간다. 이러한 이유로, 표피세포들은 계속하여 대체되어야 한다. 일부는 딸세포를 만들며, 일부는 줄기세포로 남아 있는데, 이 **줄기세포(stem cell)**들은 종종 새로운 세포들을 꾸준히 공급할 필요가 있는 조직 안에서 발견된다. (몸의 다른 계들에 대해 배우면서 줄기세포의 다른 예에 대해 알게 될 것이다.) 당연하게도, 바닥층은 줄기세포로 가득하다.

표피 줄기세포가 매번 분열하면서 딸세포의 하나가 다음의 표피층으로 들어간다. 줄기세포가 계속 분열하고 이러한 세포들이 보다 더 분화되면서 표면으로 더욱 밀어 올리게 된다. 이 시기 동안 섬유단백질인 **케라틴(각질, keratin)**을 더 많이 생산한다. 케라틴은 아주 튼튼하고 방수 기능이 있다. 인체에서 케라틴은 피부의 표면을 싸고 있을 뿐만 아니라 털, 굳은살, 그리고 손발톱의 기본 구조를 형성한다. 다른 동물에서 케라틴은 뿔, 발굽, 깃털, 그리고 파충류의 비늘 등과 같은 다양한 구조들을 형성한다.

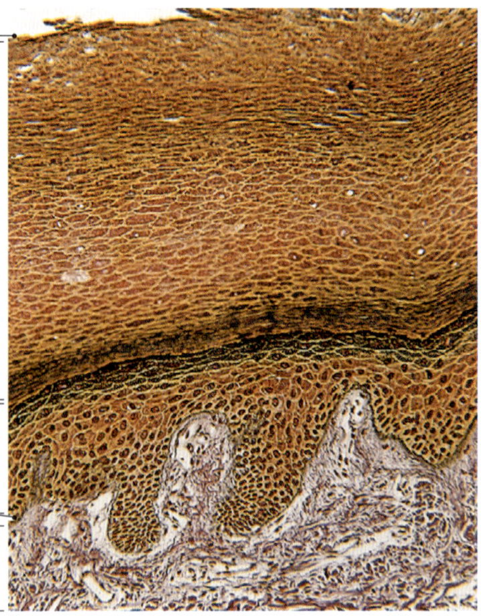

• 그림 6-2 **표피의 구조.**

표피의 표면층은 **각질층(stratum corneum**, *cornu*, 뿔, 각질**)**이라 한다. 각질층은 편평한 죽은 상피세포들로 구성되는데, 이들은 다량의 케라틴과 혼합되어 단단하게 결합되어 있다. 바닥층에서 진피의 중간층(intermediate layer)을 거쳐 각질층에 도달하기까지 세포들이 이동하는 데는 약 14일이 걸린다. 죽은 세포들은 대개 탈락되거나 혹은 씻겨 나가기 전 약 2주 동안 이 노출된 장소에 남겨져 있게 된다. 따라서 상피 및 그 아래 조직의 더 깊은 부위는 보호적이며 방수적인 격벽에 의해 덮여 있다. 이 격벽은 단단한 소모적인 세포들로 구성된다.

피부색

피부색(skin color)에 영향을 주는 요인은 (1) 진피내 색소의 양 그리고 (2) 피부 표면에 가까운 곳에 공급되는 혈액의 양과 조성의 두 가지가 있다. 피부 속의 주된 색소는 **멜라닌(melanin)**이다. 이 색소는 갈색, 황갈색, 혹은 흑색으로, **멜라닌세포(melanocyte)**라 부르는 특수한 표피세포에 의해 생산된다(그림 6-3 •). 개인간 그리고 심지어 인종간 피부색의 차이는 멜라닌세포의 수적인 차이 때문이 아니라 이들이 생산하는 멜라닌의 양적 차이에 의한다. 백색 피부를 가진 **백색증(albino)**인 사람은 멜라닌세포의 수는 정상이지만 이들이 가진 멜라닌세포가 멜라닌을 생성하지 못한다.

멜라닌세포가 생산하는 멜라닌은 각 상피세포 안으로 주입된다. 이는 전체 표피의 색을 띠게 하며 잠재적으로 해로운 햇빛으로부터 표피세포들을 보호한다. 만일 멜라닌이 균일하게 분포하지 않는다면, **주근깨(freckle)**가 생긴다. 주근깨는 피부에 편평하고 색깔이 있는 반점으로 멜라닌이 뚜렷하게 축적된다.

진피에 대한 혈액 공급 역시 피부색에 영향을 미친다. 산소가 풍부한 혈액은 선홍색이며, 진피내 혈관은 정상적으로 피부를 붉은색으로 만든다(대부분 밝은 색깔의 사람에서 볼 수 있음). 염증 동안 혹은 "수줍어할 때", 이러한 혈관들이 확장되면 붉은 색조는 훨씬 더 강해진다. 놀랄 때, 혈관이 일시적으로 수축되는 경우, 피부는 상대적으로 창백해진다. 만일 피부로의 순환이 오랜 시간 동안 감소하면 피부에 있는 혈액은 산소를 잃게 된다. 산소가 적은 혈액은 암적색을 띠므로, 피부는 소위 **청색증(cyanosis,** *kyanos*, **청색)**에 의해 푸른색을 띠게 된다. 어떤 피부색이든지, 청색증은 입술, 귀, 혹은 손톱밑과 같이 피부가 얇은 부위에서 더 두드러진다. 이는 혹한에 대한 반응이거나 혹은 심부전 혹은 중증의 천식과 같은 순환기 혹은 호흡기 장애의 결과일 수 있다.

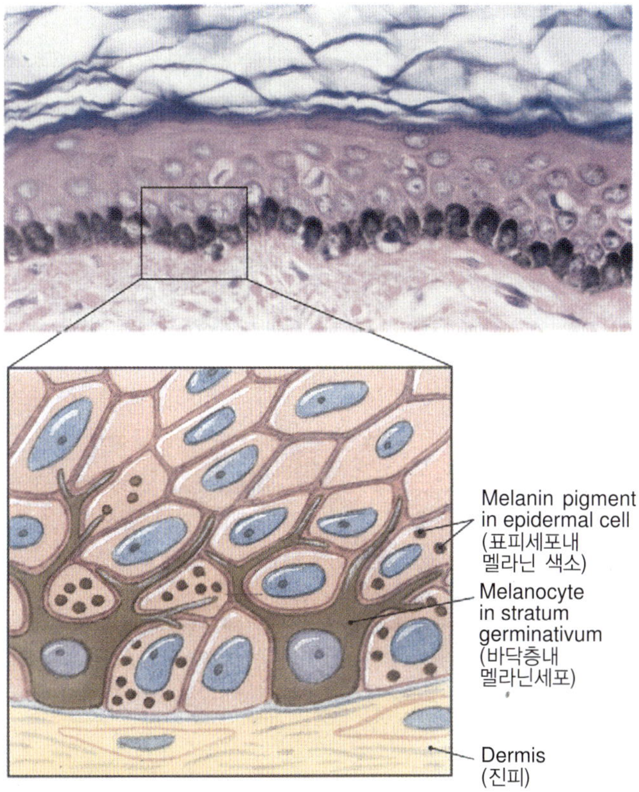

• 그림 6-3 **멜라닌세포.**
현미경사진 그리고 모식도는 피부가 검은 사람 표피의 깊은 곳에 있는 멜라닌세포를 보여준다..

표피와 비타민 D

비록 강한 햇빛이 표피세포 그리고 더 깊은 조직을 손상시킬 수 있다고 해도, 햇빛에 대한 적당한 노출은 매우 도움이 된다. 자외선에 노출되는 경우, 더 낮은 표피층은 비타민 D를 합성한다. 비타민 D는 뼈의 유지와 성장에 유익하다.

임상노트(Clinical Note)

멜라닌과 자외선

햇빛에는 상당한 양의 **자외선[ultraviolet(UV) radiation]**이 포함되어 있다. 자외선이 적은 경우에는 유익하지만, 너무 많은 경우에는 가볍거나 혹은 심각한 화상을 초래한다. 멜라닌은 표피 및 진피의 깊은 층에 도달하기 전에, 자외선의 흡수에 의한 피부의 손상을 억제하는데 도움을 준다. 표피세포 안에서 멜라닌은 핵 주위에 집중되어 있어, 자외선이 핵내 DNA를 손상시킬 수 있기 전에 흡수한다. 실제로 장기간 햇빛에 노출되는 경우, 멜라닌세포들은 멜라닌 생산을 증가시키는 반응을 나타내어 소위 "태우는(tan)" 것으로 알려져 있듯이 일시적으로 피부를 검게 한다.

멜라닌의 존재에도 불구하고, 햇빛이나 자외선에 장기간 반복적으로 노출되면 손상이 초래될 수 있다. 예를 들어, 밑의 결합조직내 변화는 조기 주름살을 야기하며, 줄기세포 혹은 멜라닌세포내 염색체의 손상으로부터 피부암이 초래될 수 있다.

진피

피부의 두 번째 층인 **진피(dermis)**는 표피의 아래에 놓여 있다. 털주머니(모낭, hair follicle)와 땀샘(sweat gland) 같은 표피로부터 유래되는 부속구조들이 진피 속으로 신장되어 있다(그림 6-1 • 참조).

바닥층이 붙어 있는 진피의 표면층은 표피를 지지하는 성긴결합조직으로 구성된다. 여기에 피부의 표면에 공급되는 모세혈관과 신경이 존재한다. 진피의 혈관은 표피 및 진피 둘 모두에 필요한 영양분과 산소를 공급하며, 노폐물을 제거한다. 신경섬유는 혈류를 조절하며, 샘분비율을 조정하고, 그리고 진피 속에 산재되어 있는 촉각, 통증, 압력, 그리고 온도 감각수용체들을 감지한다.

진피의 더 깊은 층은 치밀결합조직섬유로 구성된다. 탄력섬유와 아교섬유의 다발들이 위쪽 진피의 다발들과 섞여 있으며, 또한 아래의 피부밑층(피하조직)으로 신장되어 있다. 이러한 섬유들은 이 부위를 지지하며 진피에 부착되도록 함과 동시에 놀랄만한 운동 유연성을 제공한다.

피부밑층

- 머리의 바깥층으로부터 과도하게 탈락되는 세포들은 비듬(dandruff)의 원인이 된다. 이 피부층의 이름은 무엇일까?
- 햇빛이나 살태우기 램프에 노출되면 피부가 왜 검게 변할까?
- 일부 범죄자들이 손가락을 마모시켜 지문이 남지 않게 한다. 이러한 행위가 영구적으로 지문을 없애게 될까? 그렇게 되거나, 그렇게 되지 않는 이유는 무엇일까?

진피 아래에는 **피부밑층(피하층, subcutaneous layer**, 혹은 피하조직, hypodermis)이 존재한다. 비록, 피부밑층이 실제적으로 외피의 일부는 아니라고 해도, 아래의 조직과 기관과 연관되어 피부의 위치를 안정화시키는 데 있어 중요하다.

피부밑층은 많은 지방세포가 들어 있는 성긴결합조직으로 구성되며, 진피에 분지된 풍부한 혈관이 들어 있다. 피부밑층은 신생아와 소아에 있어 몸 전체에 보호적인 지방층을 제공한다. 이 "유아지방(baby fat)"은 열손실을 감소시키고, 에너지의 저장소로서 기능하며, 그리고 갑자기 넘어지는 경우에 오는 쇼크를 흡수한다.

피하밑층은 아주 탄력적이며 진피와의 경계에서 혈관 아래에 어떠한 핵심 기관이 없다. 핵심 기관이 없다는 것은 약물을 투여하는 경우 피하주사(subcutaneous injection)가 매우 유용한 방법이 되도록 한다(따라서 친근한 용어로 피하주사바늘).

부속구조

외피계의 부속구조에는 털, 샘, 그리고 손발톱이 포함된다.

털

털은 손과 발의 옆, 발바닥, 손바닥, 그리고 손가락과 발가락의 옆면, 입술, 그리고 바깥생식기의 일부를 제외하고 거의 모든 피부의 표면에 돌출된다.

털의 구조

털은 **털주머니(모낭, hair follicle)**라 부르는 작고 복잡한 기관으로부터 나온다. 털주머니는 진피의 깊은 곳으로 신장되며, 종종 아래의 피부밑층 안으로 돌출된다(그림 6-4 •). 털의 기부에 있는 상피는 **털유두(hair papilla)**를 둘러싸는데, 털유두는 모세혈관과 신경이 포함된 결합조직으로 이루어진 못(peg)과 같은 구조이다. 이 상피세포들의 주된 성분인 케라틴이 털을 싸서 단단하게 한다.

털세움근(입모근, arrector pili, 그림 6-1 • 과 그림 6-4 •)이라 부르는 민무늬근의 띠가 진피 표층에서 털주머니(모낭)로 신장된다. 자극되는 경우, 털세움근(입모근)은 털주머니(모낭)를 잡아당겨 털을 들어 올린다. 털세움근(입모근)의 수축은 공포 혹은 격노와 같은 감정상태, 혹은 추위와 관련된 반응으로 특징적인 "닭살(소름, goose bump)"을 돋게 할 수 있다.

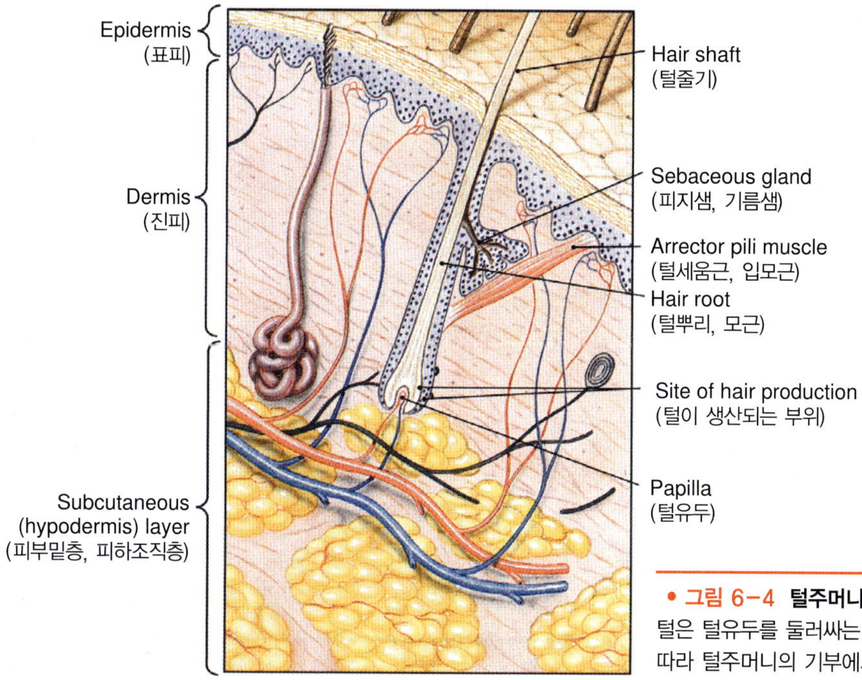

• 그림 6-4 **털주머니(모낭)와 털의 성장.** 털은 털유두를 둘러싸는 표피세포가 분열함에 따라 털주머니의 기부에서 털이 생산된다.

각각의 털은 털유두를 감싸는 털뿌리(모근, root)와 노출된 털줄기(shaft)를 갖는다. 크기, 모양, 그리고 색깔 등이 다양한 털줄기는 이발하거나 멋을 내는 털의 부분이다. 털의 질적인 차이는 (털주머니의 형태에 의해 결정되는) 털의 형태 및 털주머니 세포의 활성이 다르기 때문에 나타난다. 예를 들어, 곧은털(직모, straight hair)과 그의 털주머니는 절단면이 둥글고, 곱슬머리는 난원형 혹은 어느 정도 편평하며, 물결모양의 머리는 굽어져 있다. 사람에 따라 털의 색깔이 차이가 있는 것은 털유두에 있는 멜라닌세포에 의해 생산되는 색소의 형태와 양의 차이 때문이다.

비록, 털의 색깔과 털의 질이 유전적으로 결정된다고 해도, 여러분의 털 상태는 호르몬 혹은 환경요인에 의해 영향을 받을 수도 있다. 나이가 들면서 색소의 생산이 감소하게 되면, 털의 색깔은 엷어져서 회색으로 된다. 흰머리는 털줄기내 공기방울의 존재로 인해 나타난다. 털 그 자체가 실제로 죽고 불활성이기 때문에 색의 변화는 서서히 진행된다. 염색하지 않는 한, 어떤 무시무시한 이야기에 나오는 것처럼 "하룻밤 사이에 백발이 되어 버리는" 일은 가능하지 않다.

- ✔ 털세움근(입모근)의 수축에 의해 야기되는 상태는 무엇이라고 할까?
- ✔ 어떤 사람이 팔에 화상을 입어 표피와 진피의 일부가 파괴되었다. 상처가 나은 후, 이 손상 부위에서 털이 다시 자랄 것으로 생각할 수 있을까?
- ✔ 피부밑층(피하조직층)의 기능은 무엇일까?

털의 기능

인체가 가지고 있는 500만 개 정도의 털은 중요한 기능을 한다. 머리에 있는 약 10만 개 정도의 털은 자외선으로부터 두피를 보호하며, 충격을 완충하고, 머리뼈에 대한 단열의 이점을 제공한다. 콧구멍(nostril, 비공)과 바깥귀길(외이도, external ear canal)의 입구에 있는 털은 이물질이나 곤충이 들어오는 것을 방지할 수 있게 하며, 속눈썹도 눈의 표면에 대한 비슷한 기능을 갖는다.

샘

피부에는 기름샘(피지샘, sebaceous gland)과 땀샘(sweat gland)이라는 두 종류의 외분비샘이 있다(그림 6-1 • 과 그림 6-4 • 참조).

피지샘

피지샘은 털줄기를 윤활시키며 부위 주변에서 세균의 성장을 억제하는 **피지(sebum)**라 부르는 왁스같은 기름 분비물을 만든다. 피지샘은 짧은 관에 의해 털주머니 안으로 연결되거나 혹은 직접적으로 피부 위로 연결된다. 털을 세우는 털세움근의 수축 역시 피지샘을 쥐어 짜서 분비물을 방출시킨다.

피지샘은 성호르몬의 농도변화에 매우 민감하며, 이들의 분비 활성은 사춘기(puberty)에 높아진다. 이러한 이유로 큰 피지샘을 갖고 있는 사람은 사춘기 때 **여드름(acne)**이 생기는 경향이 많다. 이 상태는 피지샘이 막히고 분비물이 축적되어 염증이 일어나 세균감염이 되기 쉬운 환경이 된다.

땀샘

피부에는 땀분비샘(sudoriferous gland)이라고도 부르는 두 종류의 **땀샘(sweat gland)**, 즉 부분분비땀샘과 샘분비땀샘이 있다.

부분분비땀샘(apocrine sweat gland)은 겨드랑, 젖꼭지(유두)부위, 그리고 사타구니 주위에 존재한다. 피지샘처럼, **부분분비땀샘**은 털주머니로 연결된다. 사춘기 때, 이러한 나선대롱샘(coiled tubular gland)들은 진하고, 탁한 분비물을 방출하기 시작하는데, 세균이 이를 분해하면 냄새가 나게 된다. 다른 포유류의 경우, 이 냄새는 소통의 수단으로 중요한데, 우리 사람에 있어, 그 기능에 관계없이, "체취(body odor)"는 대개 탈취제 및 기타 위생제품에 의해 가려진다.

샘분비땀샘(merocrine 혹은 eccrine sweat gland)은 부분분비땀샘에 비해 훨씬 수가 많고 넓게 분포한다. 샘분비땀샘은 **땀(sweat)**이라 부르는 맑은 분비물을 생산하여, **발한작용(perspiration)**을 한다. 성인의 외피에는 약 3백만 개의 샘분비땀샘이 있다.

샘분비땀샘은 피부의 표면으로 직접 열려 있는 나선대롱샘이다. 샘분비땀샘의 분비물이 갖는 주된 기능은 피부 표면을 냉각하여 체온을 낮추는 일이다. 사람이 땀을 흘릴 때, 모든 샘분비땀샘이 같이 작용한다. 동시에 표피 아래에 있는 혈관이 혈액으로 채워지며, 피부를 덮혀 붉은색을 띠게 한다. 피부의 표면에서 물이 증발하면서, 피부가 냉각된다. 만일 체온이 정상 이하로 떨어지면, 발한과정이 중지되고 피부로 흐르는 혈액이 감소하여 차가워지고, 건조한 표면은 열 방출이 거의 되지 않는다. 체온의 조절에 미치는 피부의 역할은 제1장에서 설명하였다(그림 1-2 • 참조).

샘분비땀샘에 의한 발한과정은 99퍼센트 이상의 물이 있는 맑은 분비물이지만, 여기에는 다양한 전해질(염) 그리고 요소(urea)와 같은 노폐산물이 포함된다. 전해질은 땀을 짠맛이 나게 한다. 모든 샘분비땀샘이 최대로 작동하는 경우, 발한과정의 속도는 시간당 약 3.8리터(1갤런)가 넘게 되며, 위험스런 체액 및 전해질 소실이 일어날 수 있다. 이러한 이유로, 마라톤 선수들 및 기타 과격한 운동을 하는 선수들은 운동 중 적절한 음료를 마셔야만 한다.

• 그림 6-5 **손톱의 구조.**

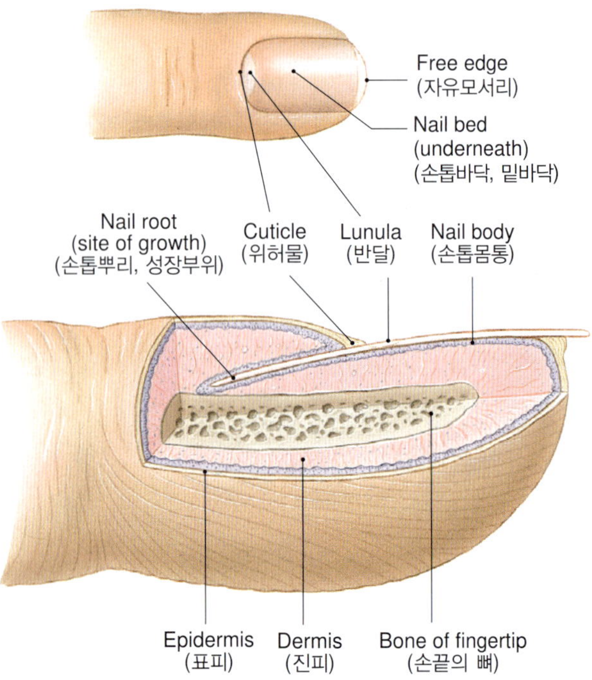

손발톱

손발톱은 손가락과 발가락의 끝에서 형성되며, 노출된 끝을 보호한다. 손톱몸통(nail body)은 **손톱바닥(nail bed)**을 덮지만, 손발톱의 성장은 표면에서 보이지 않는 상피의 주름인 **손톱뿌리(nail root)**에서 일어난다. 손톱뿌리의 가장 깊은 곳은 손끝의 뼈와 매우 가깝다. 주름의 각질층 부분은 뿌리와 가까운 손톱의 각질층으로 이어져서 **위허물(cuticle)**을 형성한다. 아래의 혈관은 손톱을 분홍색으로 만들지만, 뿌리 근처에서 이 혈관들은 불분명하여 창백하게 만드는데, 이는 **손톱반달(lunula**, *luna*, **달)**이라 알려진 반달과 같은 모양을 만든다. 손톱의 전형적인 구조는 그림 6-5 • 에 나타내었다.

노화와 외피계

노화는 외피계의 모든 성분들에 영향을 미친다(그림 6-6 •). 주요한 변화는 다음과 같다.

1. 바닥층의 세포분열률이 감소되면서 표피는 얇아지며, 노인에서 피부의 감염과 손상이 더 잘 일어나게 된다.
2. 멜라닌세포의 생산이 감소하며, 코카서스인의 경우, 피부가 더욱 창백해진다. 피부내 멜라닌이 더 적어짐에 따라 노인은 햇빛에 대한 노출에 더 민감해지며 햇빛에 의한 화상을 입기가 쉽다.
3. 샘의 활성이 감소되며, 피부가 건조해지고 종종 비늘이 떨어질 수 있다.
4. 털주머니(모낭)의 기능이 정지되거나 혹은 회색 혹은 흰색의 더 얇고, 더 가는 털을 만든다.
5. 진피가 더 얇아지며, 탄력섬유망의 크기가 감소한다. 따라서 피부가 약해지며 늘어지고 주름이 진다. 이러한 효과들은 태양에 노출된 부위에서 더욱 현저하다.
6. 피부에 대한 혈액공급이 감소되어 노인은 체열을 잃지 못하게 된다. 따뜻한 온도에 오래 노출되거나 혹은 과도하게 노출되면 체온이 위험할 정도로 올라갈 수 있다.
7. 피부의 재생이 상대적으로 느리게 된다. 예를 들어, 18~25세의 경우 물집부위가 완전히 재생되려면 3~4주가 걸리지만, 65~75세의 경우에는 6~8주가 걸린다. 재생이 느리기 때문에, 감염이 재발될 수 있다.

- 감염된 피지샘의 관이 막히게 되면 무엇이 일어날까?
- 어떤 유형의 샘에서 나오는 분비물의 효과를 감추기 위해 탈취제를 사용할까?
- 젊었을 때보다 노인들은 여름의 더위를 견디지 못할 뿐만 아니라 열과 관련된 질환에 더 걸리기 쉽다. 이러한 변화는 무엇 때문일까?

• 그림 6-6 노화과정 동안 피부의 변화.

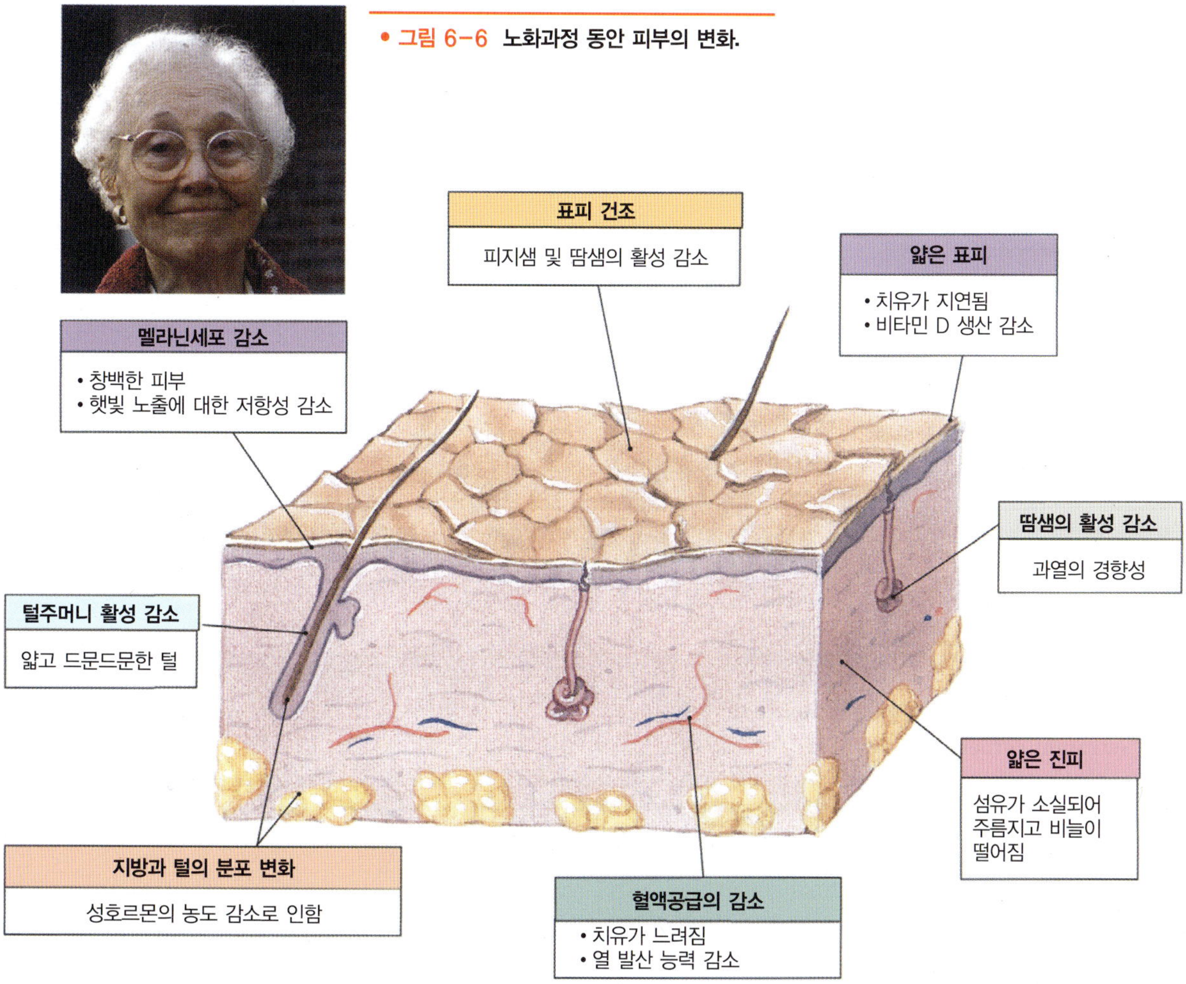

복습

핵심용어

부속구조(accessory structure): 피부의 털, 손발톱, 그리고 샘과 같은 특수화된 구조들.

피부막(cutaneous membrane): 표피와 진피를 포함하는 피부.

진피(dermis): 피부의 두 기본층 중 더 깊은 층. 표피 아래 더 깊이 있는 결합조직층.

표피(epidermis): 피부의 두 기본층 중 더 표면에 있는 층. 피부의 가장 바깥층을 만드는 상피.

털주머니(모낭, hair follicle): 털을 형성시키는 부속구조.

외피계(integumentary system): 피부, 털, 손발톱, 그리고 샘을 포함.

케라틴(keratin): 손발톱, 털, 굳은살(callus), 그리고 전신적인 외피 표면에 있는 강한 섬유단백질.

멜라닌(melanin): 피부의 멜라닌세포(melanocyte)에 의해 생성되는 검은 색소.

손발톱(nail): 손가락과 발가락의 끝을 덮고 있는 딱딱한 보호 구조.

피지샘(지방샘, sebaceous gland): 대개 털주머니(모낭)와 연관되어 있으면서 피지를 분비하는 샘.

피지(sebum): 털의 표면을 덮고 있는 왁스 같은 분비물.

피부밑층(피하조직층, subcutaneous layer): 진피의 밑에 있는 성긴 결합조직층. 대개 피하조직(hypodermis)이라 부름.

학습요약

외피계 개요(p. 83)

1. **외피계**(혹은 외피)는 피부와 **부속구조**로 구성된다.

2. 외피계의 기능에는 (1) 보호, (2) 체온의 유지, (3) 저장, 분비, 합성, 그리고 (4) 감각수용이 있다.

피부(pp. 83~86)

1. **피부막(cutaneous membrane)** 혹은 피부는 **표피(epidermis)**와 **진피(dermis)**로 구성된다. 피부의 밑은 피부밑층(피하조직)이다(그림 6-1).

표피 (p. 83)

2. 표피는 중층편평상피조직이다(그림 6-2).

3. **바닥층(stratum germinativum)**내 세포분열은 계속하여 소실되는 가장 바깥층의 세포들을 대체할 새로운 세포들을 만든다.

4. 표피세포들이 노화하면서, 이들은 다량의 **케라틴(keratin)**으로 채워져서 바깥층인 **각질층(stratum corneum)**을 형성한다. 결국 세포들은 탈락하거나 소실된다.

5. 표피의 색은 (1) 색소의 조성 그리고 (2) 혈액의 공급에 의존한다. **멜라닌세포(melanocyte)**는 **자외선(ultraviolet radiation)**으로부터 피부를 보호한다(그림 6-3).

6. 표피의 아래층에 있는 세포들은 햇빛에 노출되는 경우 비타민 D를 합성한다.

진피(p. 86)

7. **진피(dermis)**는 표피의 아래에 있으며 성긴결합조직과 치밀결합조직이라는 두 종류의 결합조직으로 구성된다.

8. 진피는 혈관, 림프관, 그리고 감각신경을 통해 그 위에 있는 표피를 지지하고 영양을 공급한다. 진피의 아래는 피부내 구조적인 지지와 유연성을 제공하는 아교섬유와 탄력섬유로 구성된다.

피부밑층(피하조직)(p. 86)

9. **피부밑층(subcutaneous layer)** 혹은 피하조직은 지방세포를 갖고 있으며 아래의 기관과 조직에 대한 피부의 위치를 안정화시킨다.

부속구조(pp. 86~88)

털(p. 86)

1. 털은 **털주머니(모낭, hair follicle)**라 부르는 복잡한 기관에서 만들어진다. 털의 각각은 **뿌리(root)**와 **줄기(shaft)**를 갖는다(그림 6-4).

2. **털세움근(입모근, arrector pili)**은 털을 세운다.

샘(p. 87)

3. **피지샘(sebaceous gland)**은 털주머니 속으로 왁스 같은 **피지(sebum)**를 방출한다.

4. **부분분비땀샘(apocrine sweat gland)**은 냄새가 나는 분비물을 생산하며, 보다 수가 많은 **샘분비땀샘(merocrine sweat gland)**은 묽은 분비물을 생산한다.

손발톱(p. 88)

5. 손발톱은 상피조직의 주름인 **손톱뿌리(nail root)**에서 생겨난다.

노화와 외피계(p. 89)

1. 노화는 외피계의 모든 성분에 영향을 미친다(그림 6-6).

복습문제

연결형

A열의 각 항목과 가장 가까운 항목을 B열에서 찾아 연결하라. 옆의 밑줄에 답을 적으라.

A열	B열
___ 1. 피부막	a. 털세움근(입모근)
___ 2. 털을 싸고 있는 단단한 케라틴층	b. 각질층
___ 3 카로틴(carotene)	c. 청색증(cyanosis)
___ 4. 멜라닌세포	d. 발한과정
___ 5. 줄기세포가 있는 층	e. 반달(lunula)
___ 6. 이 민무늬근육의 수축으로 "닭살"이 생김	f. 뼈의 성장을 도움
___ 7. 편평한 죽은 세포의 표피층	g. 털주머니
___ 8. 푸른색이 나는 피부	h. 피부세포 안에 축적되는 황갈색 색소

___ 9. 부분분비땀샘 | i. 위허물(cuticle)
___ 10. 샘분비땀샘 | j. 색소세포
___ 11. 비타민 D | k. 바닥층
___ 12. 손발톱 바닥에 있는 흰 반달모양 부위 | l. 피부
___ 13. 털을 만듦 | m. 탁한 점액성의 분비물 생산

선택형

14. 외피계의 주된 성분들은 부속구조와 ____ 이다.
(a) 피부막 (b) 피부밑층 (c) 표피 (d) 진피

15. 다음 보기에서 ___ 를(을) 제외하고, 나머지는 외피계의 부속구조들이다.
(a) 손발톱 (b) 표피 (c) 털 (d) 땀샘

16. 털의 각각은 뿌리와 ___ 를(을) 갖는다.
(a) 땀샘 (b) 진피 (c) 줄기 (d) 피지주머니

17. 손발톱은 ___에서 생성된다.
(a) 손발톱의 자유가장자리 (b) 위허물(cuticle)
(c) 전체 손발톱 (d) 털뿌리

18. 각질층을 만드는 세포들은 다량의 ___를(을) 포함하고 있다.
(a) 효소 (b) 케라틴 (c) 셀룰로오스 (d) 전해질

19. 피지샘은 ___ (이)라 부르는 분비물을 방출한다.
(a) 강소 (b) 피지 (c) 바탕질 (d) 케라틴

20. 바닥층에서 각질층으로 세포들이 이동하는 데는 약 ___ 일이 걸린다.
(a) 7 (b) 14 (c) 21 (d) 28

21. 피부의 표면으로 공급되는 모세혈관을 갖는 층은 ___ 이다.
(a) 표피 (b) 진피 (c) 피부밑층 (d) 피하조직

OX 형

___ 22. 흰털은 털줄기 속에 공기방울이 존재하기 때문에 생긴다.
___ 23. 풍부한 산소를 가진 혈액은 청색을 띠게 한다.
___ 24. 피지는 세균을 키우는 바탕이 된다.
___ 25. 외피계는 비타민 D를 합성하기 위해 자외선에 노출되어야 한다.
___ 26. 개인 및 인종 간 피부색의 차이는 주로 멜라닌세포의 수가 다르기 때문이다.

서술형

27. 외피계의 주된 여섯 가지 기능은 무엇일까?
28. 왜 표피는 세포들을 끊임없이 탈락시킬까?
29. 햇빛의 자외선은 표피에 어떠한 영향을 미칠까? 긍정적인 효과와 부정적인 효과에 대해 설명하라.
30. 케라틴이란 무엇일까? 인체에서 케라틴을 만드는 해부학적 세 부위에 대해 나열하라.
31. 인간에서 털이 갖는 기능은 무엇일까?
32. 피부밑층의 특징은 무엇일까? 그의 기능 네 가지를 말해 보라. 왜 이 부위가 약물을 투여하기 좋을까?
33. 부분분비땀샘과 샘분비땀샘에 의해 생산되는 분비물의 기능을 비교해 보라.
34. 노화가 어떻게 외피계를 변화시킬까? 이러한 효과가 노인의 신체 조건에 어떻게 영향을 미칠까?

✔ 개념확인 문제의 답

(p.86) **1.** 세포들은 끊임없이 각질층의 바깥층으로부터 탈락된다. 2. 햇빛 혹은 피부를 태우는 램프에 노출되는 경우, 표피내 멜라닌세포들은 피부색을 검게 하는 멜라닌을 합성한다. **3.** 손가락 끝을 갈면, 지문이 영원히 사라지는 것이 아니다. 지문의 융기부가 계속하여 재생되는 피부층 안에서 형성되기 때문에, 이러한 융기부는 결국 다시 나타난다.

(p.87) **1.** 털세움근(입모근)의 수축은 털의 기부에 있는 부위를 압박하고, 그리고 주위의 피부를 더 높게 하여 털주머니를 당겨 세운다. 그 결과는 닭살, 즉 소름이 돋게 된다. **2.** 털은 표피로부터 기원되므로, 따라서 손상에 의해 표피가 파괴되면 어떠한 털주머니도 새로운 털을 만들지 못한다. **3.** 아래의 조직 및 기관과 관련하여 피부밑층(피하조직)은 피부의 위치를 안정화시키며, 지방을 저장하고, 그리고 그 아래 부위는 모세혈관이나 필수 기관들이 거의 없기 때문에, 약물의 주사를 위한 좋은 부위가 된다.

(p.89) **1.** 만일 피지샘의 관이 막히면, 그의 분비물들이 축적되며 붓고 그리고 세균 감염의 좋은 환경을 제공한다. **2.** 부분분비땀샘은 여러 종류의 유기화합물을 포함하는 분비물을 생산한다. 이들 중 일부는 냄새가 나거나 혹은 피부의 세균에 의해 분해되는 경우 냄새를 발산한다. 이러한 분비물의 냄새를 감추기 위해 탈취제가 사용된다. **3.** 사람이 나이가 들게 되면서, 진피에 대한 혈액의 공급이 감소하고 샘분비땀샘의 활성이 점점 약해진다. 이러한 변화는 노인들이 더운 날씨에 몸을 식히기 곤란하게 만든다.

CHAPTER

7

골격계

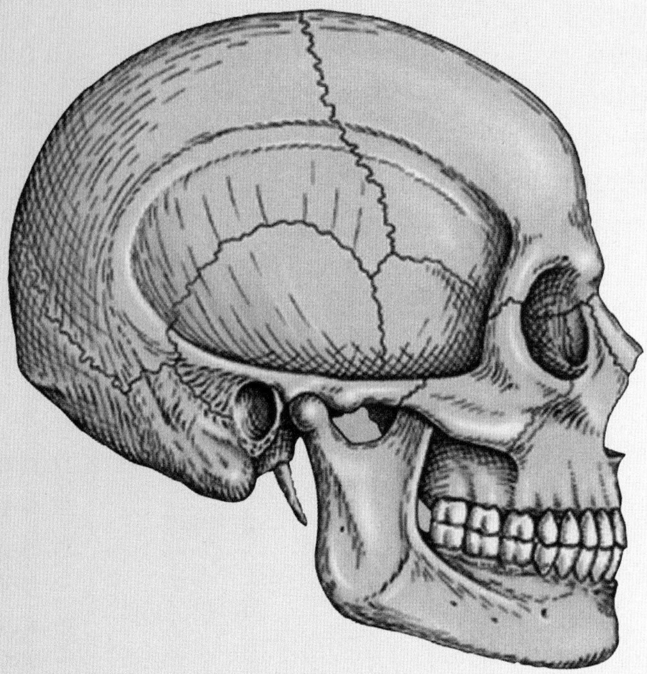

단원개요

단원목표

1. 뼈의 기능과 골격계에 대해 설명한다.
2. 치밀뼈와 해면뼈의 구조와 기능을 비교한다.
3. 뼈가 성장하고 자라는 과정에 대해 설명한다.
4. 뼈세포들이 어떻게 계속적으로 뼈를 재형성시키는지 설명한다.
5. 골격계의 뼈에 미치는 노화의 효과를 설명한다.
6. 몸통뼈대와 팔다리뼈대의 구조 및 기능을 비교한다.
7. 머리의 뼈들을 확인한다.
8. 다양한 척추뼈들의 기능과 구조의 차이를 설명한다.
9. 팔다리의 뼈들을 확인한다.
10. 기본이 되는 세 종류의 관절에 대해 설명한다.
11. 몸의 운동과 특정 관절의 작용을 연관시켜 설명한다.

골격계(skeletal system)는 골격의 뼈와 이들을 연결하는 특수 조직들로 구성된다. 체중을 지지하고 섬세한 내부 근육을 보호하는 것 외에도 뼈는 근육과 함께 걷거나, 달리거나, 혹은 이 책의 페이지를 넘기는 것과 같은 운동을 하게 한다.

본 장은 뼈와 연골의 세포구조로부터 각 뼈들 그 자체까지 골격계에 대해 알아본다. 끝으로, 우리는 정상적인 운동이 가능하도록 어떻게 둘 이상의 뼈가 관절(joint 혹은 articulation)에서 상호작용하는지 살펴본다.

골격계 개요

골격계는 다음과 같은 기능들을 수행한다.

1. **지지(support):** 뼈와 연골은 몸 전체를 위한 구조적인 지지를 제공한다.
2. **보호(protection):** 유약한 조직과 기관들은 종종 뼈로 둘러싸여 있다. 갈비뼈(늑골, rib)는 심장과 폐를 보호하며, 머리뼈(두개골)는 뇌를 담고 있고, 척추는 척수를 보호하며, 그리고 골반(pelvis)은 섬세한 소화기관과 생식기관을 보호한다.
3. **지렛대작용(leverage):** 골격근이 수축하면, 뼈를 당겨 특정 관절에서 운동이 일어나게 한다. 관절과 관련하여 근육이 부착된 부위의 위치는 결과적인 운동의 속도와 힘을 결정한다.
4. **저장(storage):** 뼈는 칼슘인산염(calcium phosphate) 같은 중요한 무기염류(mineral)를 저장한다. 또한 여러 뼈의 내부 공간내 지방세포들은 에너지 근원으로서 지질을 저장한다.
5. **혈액세포 생산:** 많은 뼈의 내부 공간 속에서 적혈구 및 기타 다른 혈액 성분들이 생산된다.

뼈의 구조

뼈(bone) 혹은 **뼈조직(osseous tissue)**은 두 지지결합조직(supporting connective tissue) 중의 하나이다. ∞ *[p. 59]* (다른 지지결합조직의 명칭은 무엇일까?) 다른 결합조직처럼, 뼈조직은 세포외 섬유와 무형질(ground substance)이 포함된 바탕질(matrix)내 특수한 세포들을 포함한다. 결합조직의 경도(consistency)를 결정하는 것이 바탕질이며, 뼈의 바탕질은 칼슘의 침착에 의한다는 점을 상기하자. 이러한 화합물들은 뼈 질량의 약 2/3를 차지하며, 뼈조직의 특징인 견고함과 딱딱함을 만든다. 뼈 질량의 약 2%를 차지하는 살아 있는 세포와 함께 나머지 뼈 질량은 주로 아교섬유가 차지한다.

뼈의 일반적 특성

사람의 뼈는 긴뼈, 짧은뼈, 납작뼈, 그리고 불규칙뼈라는 네 종류의 일반적인 형태를 갖는다. **긴뼈(long bone)**는 폭보다 길이가 더 길며, 짧은뼈는 지름이 대략 동일하다. 긴뼈의 예에는 팔(위팔뼈, humerus)과 다리(넙다리뼈, fermur)와 같은 사지의 뼈를 포함한다. **짧은뼈(short bone)**는 손목(손목뼈, carpal)과 발목(발목뼈, tarsal)의 뼈가 있으며, **납작뼈(flat bone)**는 머리뼈의 마루뼈(parietal bone), 갈비뼈, 그리고 어깨뼈(scapulae)처럼 가늘고 상대적으로 넓다. **불규칙뼈(irregular bone)**는 어떤 다른 범주와 맞지 않는 형태를 갖고 있다. 불규칙뼈의 예에는 척주(spinal column)의 뼈인 척추뼈(vertebrae)의 하나가 있다.

긴뼈의 전형적인 특징은 그림 7-1 • 에서 볼 수 있다. 긴뼈는 중앙의 축(shaft) 혹은 **뼈몸통(골간, diaphysis)**, 그리고 확장된 끝인 **뼈끝(골단, epiphyses**, 단수는 *epiphysis*)이 있다. 뼈몸통은 중앙의 골수공간(marrow cavity)을 둘러싼다. **골수(marrow)**는 그러한 공간을 채우고

dia, 통하여 + *physis*, 성장
diaphysis: 사이에서 성장하는, 긴뼈의 두 뼈끝을 분리시키는 축
epi, 위에 + *physis*, 성장
epiphysis: 긴뼈의 한 확장된 끝

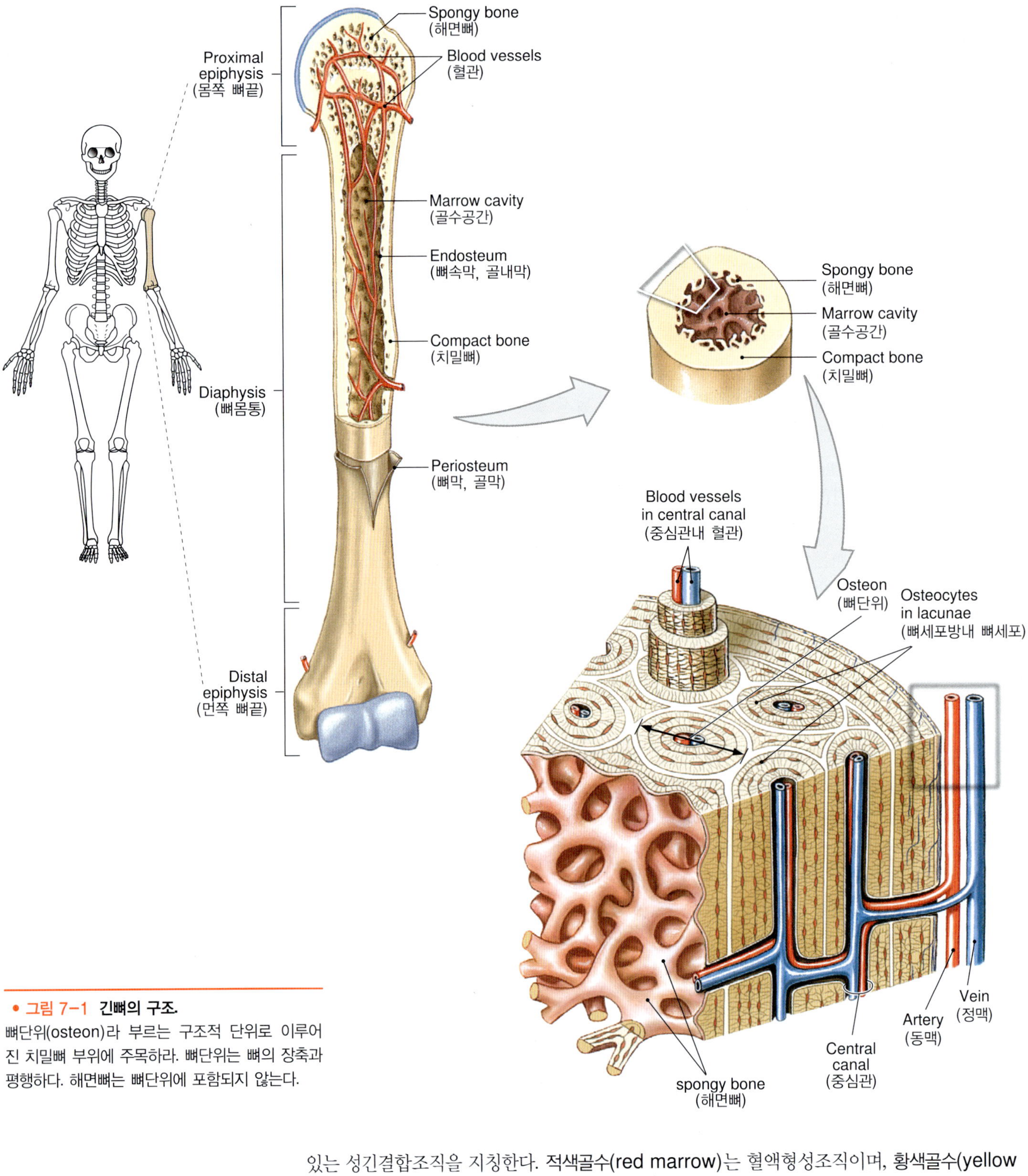

• **그림 7-1 긴뼈의 구조.**
뼈단위(osteon)라 부르는 구조적 단위로 이루어진 치밀뼈 부위에 주목하라. 뼈단위는 뼈의 장축과 평행하다. 해면뼈는 뼈단위에 포함되지 않는다.

있는 성긴결합조직을 지칭한다. 적색골수(red marrow)는 혈액형성조직이며, 황색골수(yellow marrow)는 지방조직이다. 인접된 뼈의 뼈끝은 관절에서 상호작용한다. 여러 관절 속에서 마주보는 뼈의 표면은 유연하고 미끄러운 관절연골(articular cartilage)로 덮여 있다.

그림 7-1 • 에서 두 종류의 뼈, 즉 치밀뼈와 해면뼈를 볼 수 있다. **치밀뼈(compact nobe)**는 상대적으로 딱딱한 반면, **해면뼈(spongy bone)**는 구멍이 많고 덜 치밀하다. 두 종류 모두 긴뼈 안에 존재한다. 치밀뼈는 뼈몸통을 형성하며 뼈끝의 표면을 덮고 있다. 각각의 뼈끝들은 해

면뼈의 중심을 갖고 있다.

뼈의 바깥 표면은 **뼈막(골막, periosteum)**으로 덮여 있는데, 이 명칭의 의미는 "뼈 주위(around the bone)"라는 뜻이다(그림 7-1 •). 뼈막은 섬유성의 외막과 세포성의 내막으로 구성된다. 세포성인 **뼈속막(골내막, endosteum**, *endo*-는 "안"이라는 뜻)은 뼈 내부의 골수공간을 싸고 있다. 혈관과 신경이 뼈막을 관통하여 뼈와 골수조직에 분지하며, 뼈막과 뼈속막 모두는 뼈의 성장과 수선에 중요한 역할을 한다.

> *peri*, 주위의 + *osteron*, 뼈
> *periosteum*(뼈막, 골막): 뼈 주위의 결합조직판
> *endo*, 안의 + *osteum*, 뼈
> *endosteum*(뼈속막, 골내막): 뼈의 내부 표면을 싸고 있는 세포층

뼈의 조직학적 특징

뼈세포

뼈의 성장 혹은 유지의 기능을 갖는 세 종류의 뼈세포들이 있다.

1. **뼈세포(osteocyte)**는 바탕질 속에 매몰되어 있는 성숙한 뼈의 세포들이다. 알고 있는 바와 같이, 뼈조직의 견고한 바탕질은 강도와 경도를 제공한다. 뼈세포들은 뼈의 밀도와 조성을 유지시킨다. 뼈세포들은 주변 바탕질내 칼슘 화합물들을 제거하거나 대체시킴으로써 뼈의 밀도와 조성을 유지한다. 뼈세포들은 또한 손상된 뼈의 수선을 돕는다. 뼈가 더 이상 성장하지 않는 성인의 경우, 대부분 존재하는 뼈의 세포들은 뼈세포이다.

> *osteon*, 뼈 + *cyte*, 세포
> *osteocyte*: 성숙한 뼈세포

2. **뼈모세포(조골세포, osteoblast**, *blast*는 "전구"라는 뜻)는 뼈세포로 발달할 수 있는 미성숙 뼈세포이다. 뼈세포들은 새로운 뼈를 만드는 뼈의 형성 세포들이다. 이 과정은 **뼈발생과정(조골과정, osteogenesis)**이라 한다. 뼈모세포들은 뼈의 바탕질을 생산한다. 이들이 이 바탕질에 둘러싸이게 되면, 뼈세포가 된다.

> *osteon*, 뼈 + *blast*, 종자(germ, 씨와 같은)
> *osteoblast*(뼈모세포): 뼈의 성장에 관여하는 미성숙한 뼈세포

3. **뼈파괴세포(파골세포, osteoclast)**는 뼈조직을 없애는 세포들이다. *Clast*는 "파괴한다(to break)"라는 뜻으로서 이들의 기능에 대해 적절한 명칭이다. 뼈속막(골내막, endosteum)과 뼈막(골막, periosteum) 속의 뼈파괴세포들은 뼈 바탕질을 분해하여 제거시킨다. 이 과정은 뼈의 재형성(remodeling)과 성장에 필수적이다. 뼈파괴세포의 활성은 또한 뼈 안에 저장되어 있던 무기염류들을 방출시킨다. 이 과정은 체액에 칼슘과 인산염을 보충시킨다. 뼈에 저장되었던 무기염류들의 방출은 **재흡수(resorption)**라 부른다.

> *osteon*, 뼈 + *klastos*, 파괴하다
> *osteoclast*(뼈파괴세포): 뼈 바탕질을 용해시켜 저장된 무기염류을 방출시키는 세포

뼈는 매우 역동적인 조직으로 어떤 주어진 순간에 뼈파괴세포들이 바탕질을 제거하는 반면, 뼈모세포들이 바탕질을 부가시킨다. 만일 뼈모세포들이 뼈파괴세포들이 바탕질을 제거하는 속도보다 빨리 바탕질을 부가시킨다면, 뼈는 더 두꺼워지고 더 강해진다. 만일 뼈파괴세포들이 뼈모세포들의 바탕질 침착보다 더 빨리 뼈를 분해한다면, 뼈는 더 얇아지고 더 약해진다.

뼈조직

치밀뼈와 해면뼈 모두에서, 뼈세포들은 "작은 호수(little lake"라는 뜻을 가진 **뼈세포방(lacunae)**이라 부르는 작은 주머니 속에 존재한다. 뼈세포방은 석회화된 바탕질의 얇은 판 사이에 존재한다. 인접된 뼈세포방들은 근처의 작은 혈관들과도 연결된 작은 통로(channel)에 의해 서로 연결되어 있다. 혈액으로부터 오는 영양분과 뼈세포로부터 오는 노폐산물들이 뼈세포들의 가느다란 돌기들도 포함되어 있는 이 통로 속에서 체액을 통해 확산된다.

치밀뼈 속에서, 기본이 되는 기능적 단위는 **뼈단위(osteon)** 혹은 **하버스계(Haversian system)**라 한다(그림 7-1 •). 각 뼈단위에서 석회화된 바탕질은 **하버스관(Haversian canal)**이라고도 부르는 **중심관(central canal)** 주위에 동심원적으로 배열된다. 중심관에는 항상 1개 이상의 혈관이 들어 있으며, 여기에는 뼈에 분지되는 신경도 포함된다. 중심관은 대개 뼈의 긴축을 따라 배열된다. 더 작은 가로관(transverse canal)이 뼈막 혹은 골수공간의 혈관들과 중심관의 혈관들을 연결시킨다.

> ✔ 뼈 시료에서 중심관 주위에 동심원층이 보인다. 이는 긴뼈의 끝(뼈끝, epiphysis)일까 혹은 뼈몸통(골간, diaphysis)일까?

✔ 만일 뼈에서 뼈파괴세포(osteoclast)의 활성이 뼈모세포(osteoblast)의 활성을 초과한다면 뼈의 질량에는 어떤 영향을 미치게 될까?

치밀뼈와는 달리, 해면뼈는 뼈단위가 없다. 이는 석회화되어 서로 연결된 기둥 혹은 판의 개방된 망으로 되어 있다. 해면뼈의 이러한 개방된 부위는 적색골수(red marrow) 혹은 황색골수(yellow marrow)의 공간을 제공한다.

뼈의 발생과 유지

사람의 키와 전신적인 몸의 비율은 그 사람의 골격에 의해 결정된다. 뼈가 형성되는 것을 **뼈발생(골화, ossification)**이라 한다. 뼈발생은 수정 후 약 6주 때 시작되며 이때의 배아의 키는 약 12 mm(1/2 in.)가 된다. 뼈의 형성과 성장은 사춘기 동안 계속하여 일어나며, 골격의 부분들은 대개 18~25세까지 성장을 멈추지 않는다.

뼈의 성장

endo, 안의 + *chondros*, 연골
endochondral ossification: 기존의 연골 속에서의 뼈발생

뼈의 형성이 시작되기 전, 배아는 연골성 뼈대(cartilaginous skeleton)를 갖는다. 발생(development)이 진행됨에 따라 많은 이러한 연골들이 뼈로 대체된다. 이 과정은 **연골속뼈발생(endochondral ossification)**이라 한다. 연골속뼈발생은 연골성 틀 안에서 연골세포들이 분해되면서 시작되며 이후 뼈 바탕질을 생산하기 시작하는 뼈모세포에 의해 대체된다. 더 많은 연골이 분해되면서 뼈모세포들의 수가 증가되며, 더욱더 많은 연골이 뼈에 의해 대체된다. 팔다리의 뼈발생 및 성장 단계들은 그림 7-2 • 에 요약하였다. 뼈발생은 뼈몸통의 표면에서 시작하며 이후 뼈의 끝에서 뼈발생이 일어나기 전에 뼈몸통의 내부에서 시작된다.

이 과정은 연골성 틀이 거의 완전히 대체될 때까지 계속된다. 그러나 성장이 완료될 때까지,

• 그림 7-2 **연골속뼈발생.**

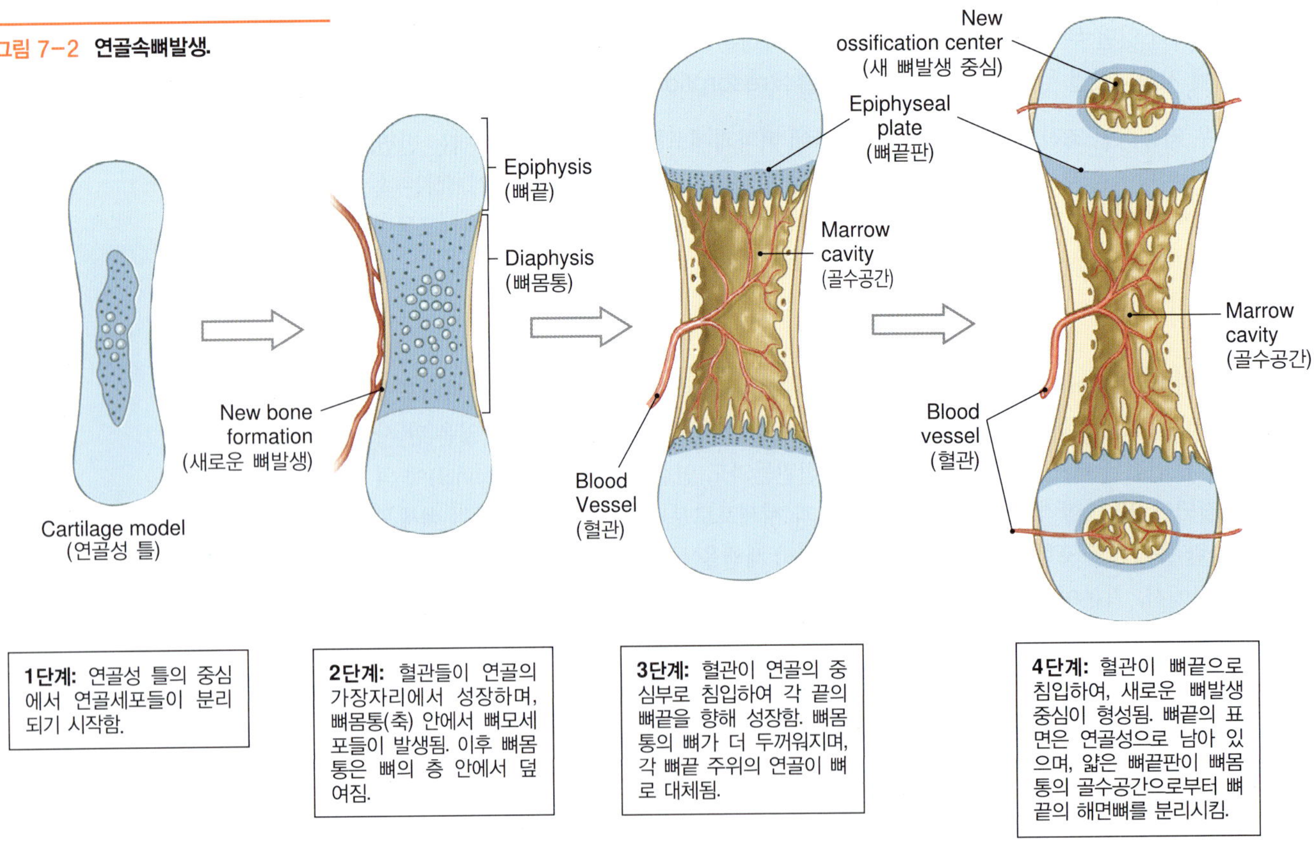

연골부위는 뼈몸통과 각 뼈끝의 뼈 사이에 남겨져 있다. 연골성의 이 연결부위를 **뼈끝판(epiphyseal plate)**이라 한다(그림 7-2 • 참조). 뼈끝판에서 연골은 계속적으로 재형성된다. 뼈끝판의 뼈몸통 옆에서, 뼈모세포들이 연골에 침입하여 이를 뼈로 전환시킨다. 그러나 뼈끝판의 뼈끝면에서 새로운 연골이 같은 속도로 생산된다. 결과적으로, 뼈끝판이 지속되면서 뼈몸통이 더욱 길게 성장한다. 이 과정은 자전거를 타고 가는 사람의 뒤에서 달리는 사람과 비교될 수 있다. 달리는 사람과 자전거가 같은 속도로 움직인다면, 달리는 사람은 앞으로 나갈 수는 있지만 절대로 자전거를 따라잡지 못한다.

사춘기 때, 성호르몬의 생산이 증가되면 뼈의 성장이 가속화되며, 뼈모세포에 의한 뼈의 발생률은 새로운 뼈끝연골의 발생속도를 뛰어넘는다. 그 효과, 달리는 사람이 더 속도를 내게 되며, 자전거를 따라잡게 된다. 곧 뼈모세포들이 뼈끝판의 연골로 완전히 대체된다. 이로서 사춘기에 일어나는 갑작스런 성장이 끝나며, 성적으로 그리고 신체적으로 성숙하게 된다. 한때 뼈끝판이라 불렸던 부위는 성장이 멈춘 후 성인의 경우 X-선상에서 독특한 **뼈끝선(epiphyseal line)**으로 보인다.

뼈의 길이가 길어지면서 지름 역시 더 커진다. 뼈막의 세포층 안에서 뼈모세포들이 형성될 때 폭이 증가된다. 이러한 세포들은 부수적인 뼈를 만들며, 이들이 석회화된 바탕질에 둘러싸이면서, 뼈모세포들은 뼈세포로 된다. 뼈몸통의 바깥 표면에 새로운 뼈가 침착되면서, 내부 표면은 뼈속막의 뼈파괴세포에 의해 침식된다. 바깥의 뼈발생과 안에서의 재흡수는 조합적으로 뼈의 지름을 증가시키고 골수공간을 확장시킨다.

뼈의 유지

뼈대(골격)의 지지와 저장기능은 뼈조직의 역동적인 본질에 따른다. 심지어 뼈끝판이 닫힌 이후에도, 각 뼈는 그의 다양한 세포들의 활성에 의해 계속하여 변화된다. 예를 들어, 뼈세포들은 칼슘을 끊임없이 제거하고 대체하면서 뼈의 바탕질을 유지시킨다. 뼈파괴세포와 뼈모세포들은 활성을 갖고 있어 계속하여 뼈조직을 파괴하고 형성시킨다. 정상적으로 이러한 활성들은 균형이 맞추어져 있으며, 매년 골격의 단백질 및 무기염류 성분의 약 1/5가 제거되고 대체된다.

계속적인 무기염류 대사전환(mineral turnover)은 각 뼈로 하여금 새로운 스트레스에 적응하도록 만든다. 스트레스가 오게 되면, 뼈모세포들이 자극된다. 그 결과 심하게 자극된 뼈는 더 두꺼워지고, 더 강해지며, 더 현저한 표면 융기들을 만들게 된다. 뼈가 스트레스를 받지 않게 되면, 뼈모세포의 활성이 감소되면서 얇아지고 부러지기 쉽게 된다. 규칙적인 운동의 장점 중 하나는 운동이 골격에 스트레스를 주어 뼈가 강해지도록 하는데 도움이 된다는 것이다.

무기염류의 강도에도 불구하고, 뼈는 균열이 생길 수 있고 심지어 과도한 하중을 받거나, 예외적인 방향에서 갑작스런 충격 혹은 스트레스를 받게 되면, 부러질 수 있다. 뼈에서의 어떤 균열이나 혹은 깨지는 것을 **골절(fracture)**이라 부른다.

골절은 외적인 모양, 골절부위, 그리고 균열 혹은 파손의 유형에 따라 분류된다. **폐쇄골절(closed fracture)**, 혹은 **단순골절(simple fracture)**은 골절된 뼈가 피부까지 침투되지 않는다. **개방골절(open fracture)**, 혹은 **복합골절(compound fracture)**의 경우, 피부가 파열된다. 개방골절이 폐쇄골절보다 더 위험한데, 그 이유는 피부의 개방이 심각한 출혈 및 세균 감염의 위험을 증가시키기 때문이다.

대개 순환 공급이 있는 한 골절된 뼈는 치유되며, 뼈속막과 뼈막의 세포들이 상처를 낳게 한다. 수선과정은 4개월에서 1년이 걸릴 수 있다. 어떤 경우, 수선됨으로써 골절의 증상이 없이 "새 것처럼 좋아"진다. 그러나 때로 골절부위가 정상에 비해 약간 더 두꺼워질 수 있다.

임상노트(Clinical Note)

골다공증이란 무엇일까?

뼈엉성증(골다공증, osteoporosis)은 뼈질량(골밀도)이 비정상적으로 소실됨으로써 뼈가 극도로 약해지는 질환상태이다. 뼈가 더욱 약해지기 때문에, 쉽게 부러지고 잘 낫지도 않는다. 예를 들어, 환자가 단순히 일어서는 것만으로도 고관절골절(hip fracture)이 생길 수 있으며, 혹은 척추가 붕괴되어 이들 사이의 관절이 변형되며 척수신경을 압박할 수 있다.

뼈의 침착을 정상적인 속도로 유지하는 데는 성호르몬이 중요하다. 45세 이상의 여성 상당수가 뼈엉성증으로 고생한다. 뼈엉성증은 에스트로겐(estrogen)의 양이 감소하는 폐경(menopause) 이후에 더 흔하게 발생한다. 남성의 경우 생의 후반기까지 성호르몬을 계속 분비하기 때문에, 60세 이하의 남성에서 중증의 뼈엉성증은 드물다.

에스트로겐의 양을 증가시키는 치료, 혈액내 칼슘의 양을 증가시키는 음식 섭취, 그리고 뼈에 스트레스를 주며, 뼈모세포의 활성을 자극하는 치료 등은 비록 느리고 또 완전히 억제할 수는 없지만, 뼈엉성증의 발생을 늦출 수 있다.

- 넙다리(femur)의 X-선 사진으로 그 사람의 키가 완전히 다 컸는지 어떻게 알 수 있을까?
- 중세시대에 때로 합창단소년이 사춘기에 도달하기 전에 (고환을 제거하여) 거세시킴으로써 목소리가 변하는 것을 억제하였다. 이 경우에 이들의 키에는 어떤 영향을 미쳤을까?
- 체중부하운동을 하는 사람의 팔뼈가 달리기 하는 사람의 팔뼈보다 더 두껍고 더 무거운 이유는 무엇일까?

노화와 골격계

골격의 뼈들은 노화과정의 일부로서 더 얇아지며 상대적으로 약해진다. 뼈질량의 감소는 30~40대 사이에 일어난다. 이는 뼈모세포에 의해 뼈발생률이 뼈파괴세포들에 의한 뼈 분해율보다 증가되면서 시작된다. 일단 뼈질량이 감소되기 시작하면, 여성은 매 10년마다 뼈질량의 약 8%가 감소된다. 남성에서의 뼈소실률은 어느 정도 더 낮아서, 매 10년마다 약 3%가 감소된다. 뼈의 모든 부분들이 동일하게 영향을 받는 것은 아니다. 뼈끝, 척추, 그리고 턱뼈는 다른 부위보다 더 소실되기 쉬워, 팔다리가 연약해지며, 키가 줄고, 그리고 치아를 잃게 된다. 만일 뼈들이 더 이상 정상적인 스트레스를 견딜 수 없을 정도로 얇아지면, **뼈엉성증(골다공증)**이라는 상태가 생기게 된다.

뼈대(골격)

골격계는 206개의 분리된 뼈와 수많은 부속연골들로 구성된다. 몸의 수직축을 형성하는 80개의 뼈로 이루어지는 **몸통뼈대(axial skeleton)** 그리고 팔다리의 뼈뿐 아니라 몸통에 팔다리를 연결하는 뼈들로 이루어지는 **팔다리뼈대(appendicular skeleton)**라는 두 부류가 있다(그림 7-3 •). 모두 합하여, 126개의 부속뼈대가 있는데, 32개는 각 위팔과 연관되며, 31개는 각 다리와 연관된다.

뼈대용어

모양 외에도, 골격계의 각 뼈는 확인될 수 있는 다양한 외부적 특징을 갖고 있다. **뼈표면의 특징(bone marking)**이라 하는 이러한 특징들은 힘줄(건)과 인대의 부착, 혹은 신경과 혈관의 통로 등이다. 일단의 특별한 용어들이 뼈표면의 특징을 기술하는데 사용되고 있다. 예를 들어, 돌기(process)는 뼈 위의 돌출체 혹은 혹(bump)을 나타내는 용어이다. 이러한 용어들은 표 7-1에 간단히 정리하였으며, 많은 특수한 예들이 다음에 볼 수 있는 뼈 그림들에서 확인될 것이다.

몸통뼈대

몸통뼈대는 등쪽 및 배쪽 몸공간(체강, body cavity)내 기관계를 지지하고 보호하는 골격을 형성한다. ∞ [p. 12] 또한 몸통뼈대는 머리, 목, 그리고 몸통의 위치를 조정하는 근육의 부착을

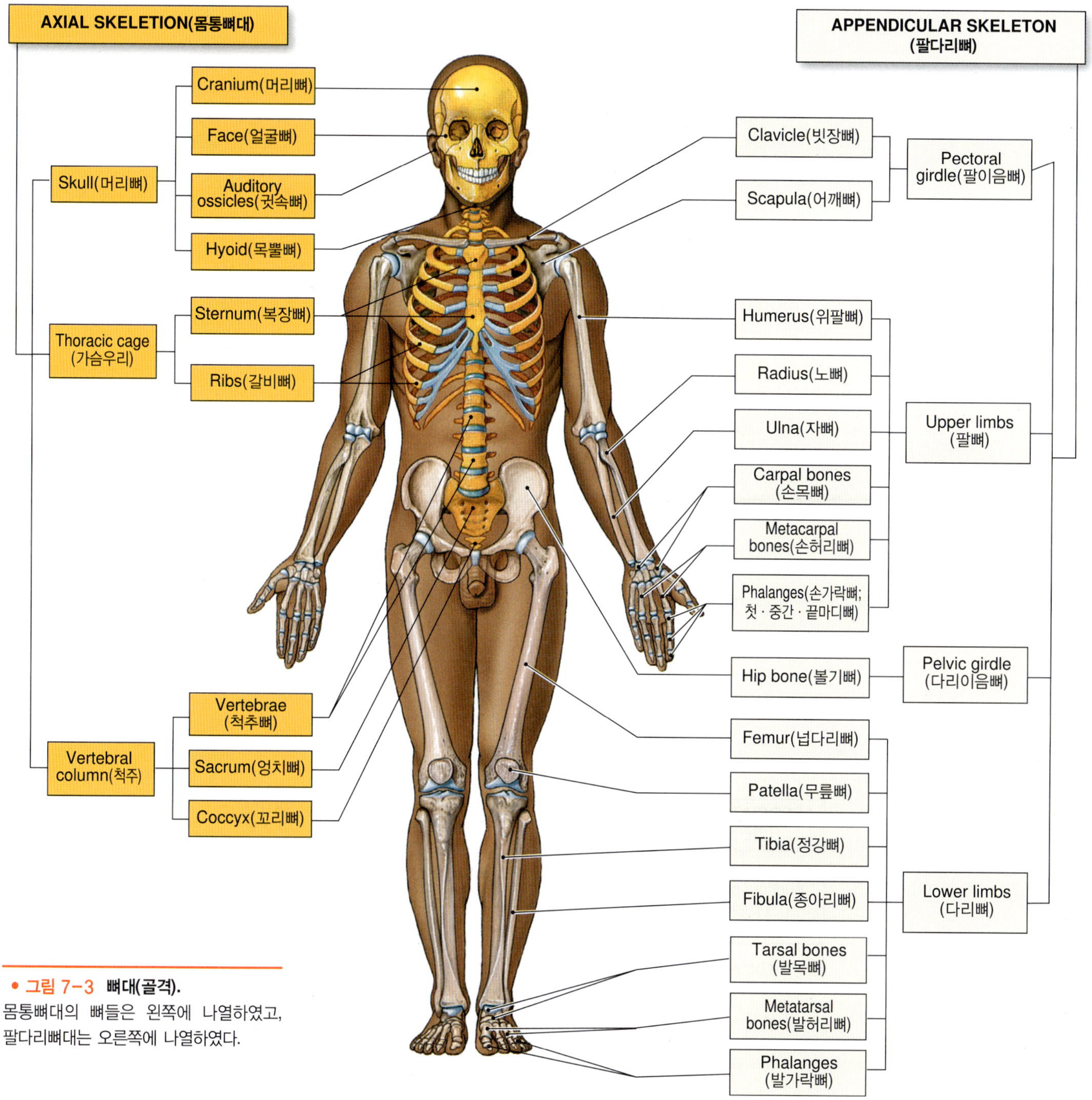

• 그림 7-3 **뼈대(골격).** 몸통뼈대의 뼈들은 왼쪽에 나열하였고, 팔다리뼈대는 오른쪽에 나열하였다.

위한 넓은 표면적을 제공한다. 몸통뼈대의 80개 뼈에는 머리뼈뿐 아니라, **척주(vertebral column)**, 그리고 **가슴우리(흉곽, thoracic cage)**에 연결되는 다른 뼈들이 포함된다.

머리뼈

머리뼈(두개골, skull)는 뇌를 보호하며, 시각, 청각, 균형, 후각, 그리고 미각에 관여하는 섬세한 감각기관들을 지지한다. 머리뼈는 22개의 뼈로 구성되는데, 8개는 (뇌를 감싸는) **머리뼈(cranium)**를 형성하며, 14개는 얼굴(안면, face)과 연관되어 있다. 7개의 부수적인 뼈들이 머리뼈와 연관되는데, 6개는 음파를 탐지하는데 관여하는 작은 뼈인 귀의 **귓속뼈(이소골, auditory ossicle)**, 그리고 머리뼈의 아래 표면의 인대에 연결된 **목뿔뼈(설골, hyoid bone)**가 있다.

표 7-1 뼈의 외부 특징들

설명	명칭	정의
힘줄과 인대가 부착된 곳에 형성된 돌기	돌기(trochanter) 거친면(tuberosity) 결절(tubercle) 능선(crest) 가시(spine)	크고 거친 돌출구조 작고 거친 돌출구조 작고 둥근 돌출구조 돌출된 융기 뾰족한 돌기
관절에 형성된 돌기	머리(head) 관절융기(condyle) 관절면(facet)	긴뼈의 몸통에서 좁은 목에 의해 분리된 독특한 뼈끝 부드럽고 둥근 관절돌기 작고 납작한 표면
오목한 부위와 구멍	오목(fossa) 고랑(sulcus) 구멍(foramen) 굴(sinus)	좁은 오목한 부분 좁은 고랑 혈관이나 신경이 지나는 둥근 경로 뼈 속의 공기로 채워진 공간

그림 7-4 • 는 머리뼈(skull) 부분의 머리뼈와 얼굴머리뼈를 나타낸다. 바깥에서 바라본 머리뼈는 그림 7-5 • 에서 볼 수 있다. 그림 7-6 • 은 가로단면과 시상단면을 통해 본 내부 특징을 보여준다. 표 7-2는 머리뼈들의 명칭과 설명을 요약하였다.

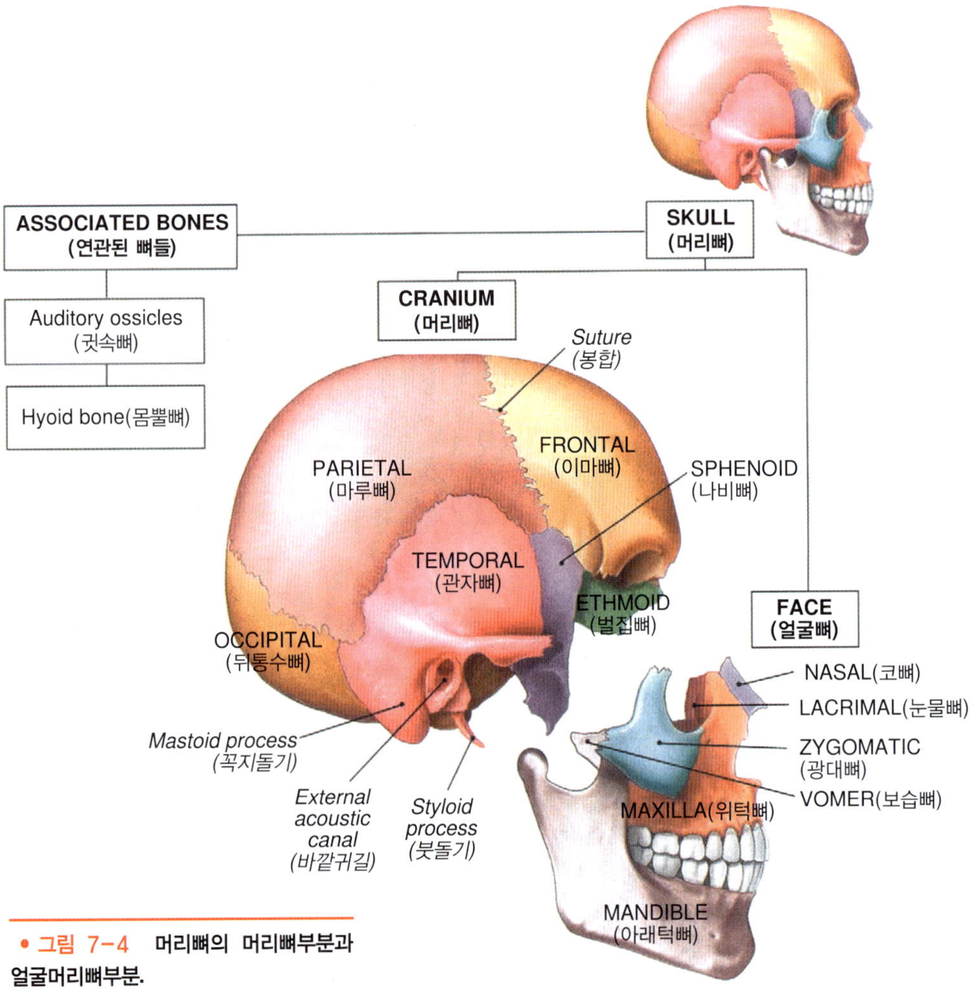

• 그림 7-4 머리뼈의 머리뼈부분과 얼굴머리뼈부분.

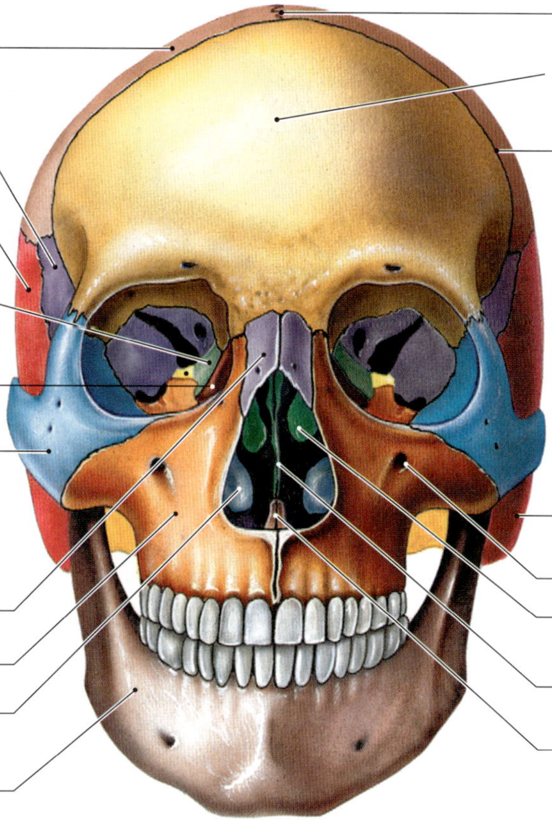

(a) Anterior view
(앞면)

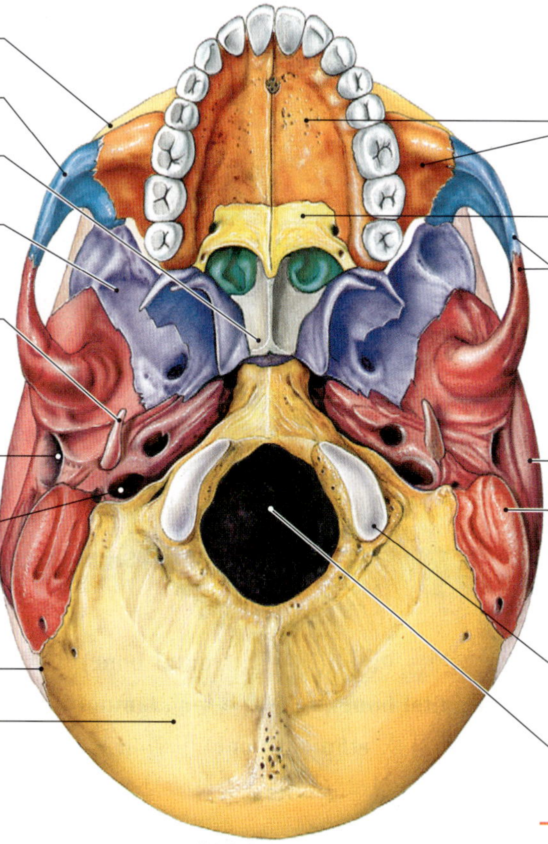

(b) Inferior view
(아래면)

• 그림 7-5 **성인의 머리뼈.**
(a) 앞에서 본 그림과 **(b)** 아래에서 본 그림.

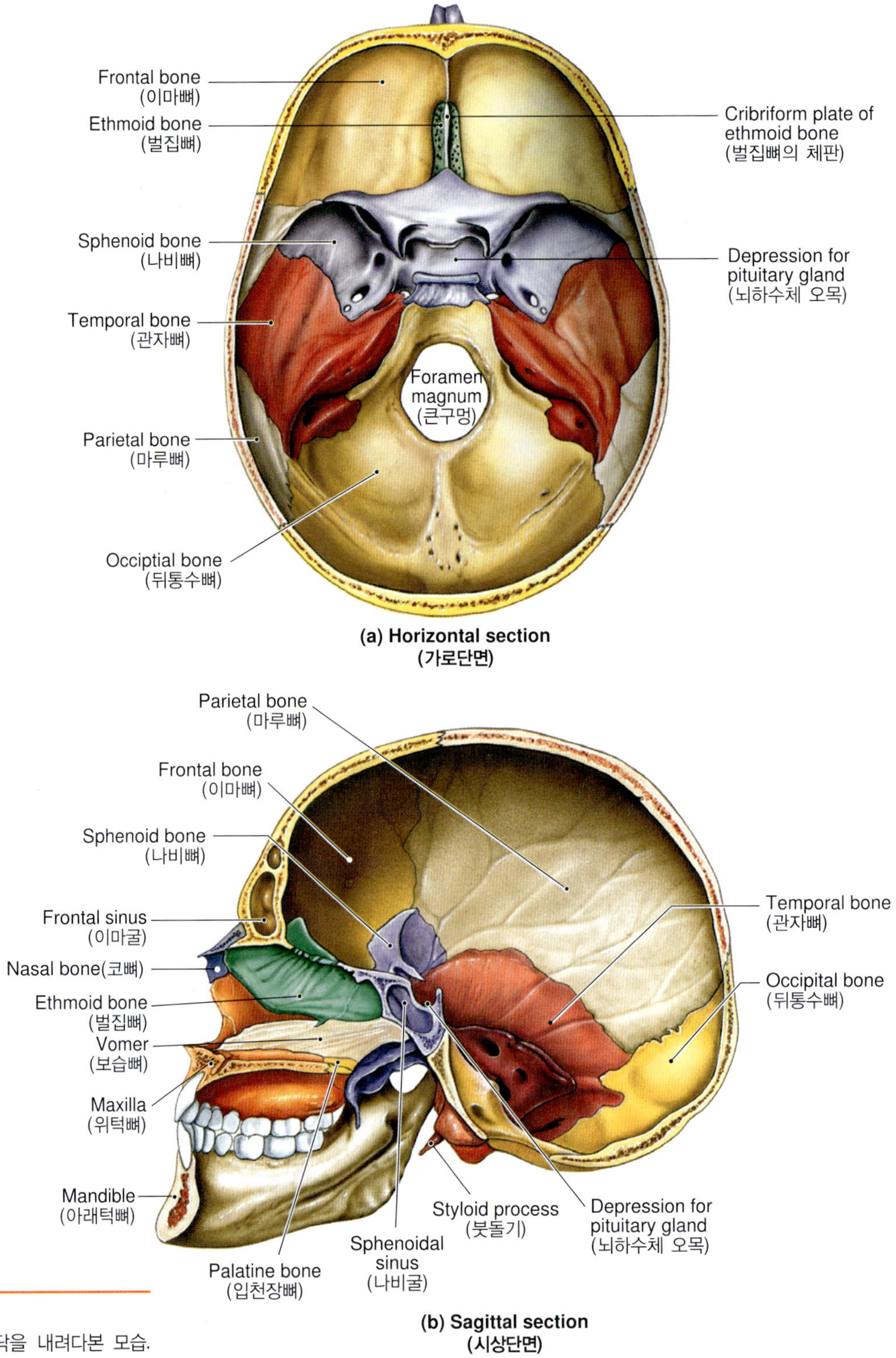

• 그림 7-6 **머리뼈의 내부 구조.**
(a) 머리뼈의 단면으로 머리뼈 안의 바닥을 내려다본 모습.
(b) 머리뼈의 시상단면.

머리의 뼈에는 **이마뼈(전두골, frontal bone)**, **마루뼈(두정골, parietal bone)**, **뒤통수뼈(후두골, occipital bone)**, **관자뼈(측두골, temporal bone)**, **나비뼈(접형골, sphenoid bone)**, 그리고 **벌집뼈(사골, ethmoid bone)**가 있다(표 7-2 참조). 이러한 뼈들이 **머리뼈안(두개강, cranial cavity)**을 형성하여 뇌를 감싸고 보호한다. 머리뼈의 바깥 표면은 눈, 턱, 그리고 머리를 움직이는 근육과 부착된다.

14개의 얼굴머리뼈(facial bone)[**눈물뼈(누골, lacrimal bone)**, **코뼈(비골, nasal bone)**,

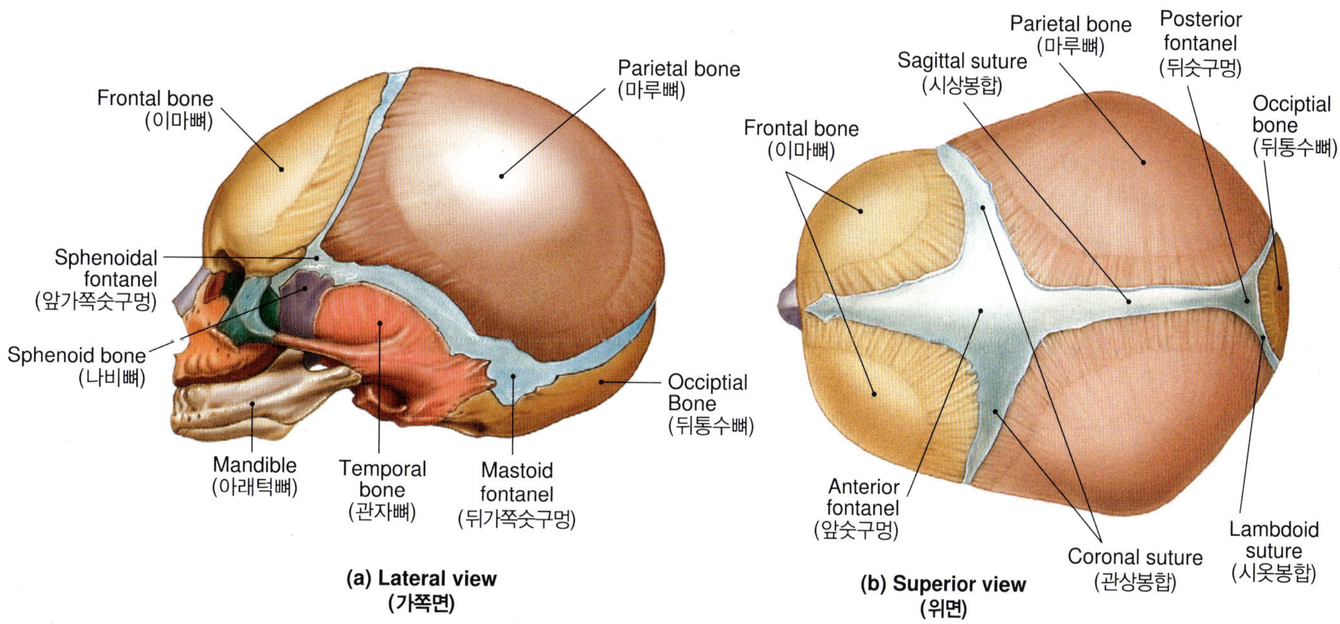

• 그림 7-7 **신생아의 머리뼈.**
(a) 가쪽면. 신생아 머리뼈들은 숫구멍(두개천문, fontanel)이라 부르는 섬유결합조직의 영역에 의해 분리되어 있다. **(b)** 위면. 큰 앞숫구멍(대천문)은 생후 약 18개월에 닫힌다.

위턱뼈(상악골, maxillary bone), **광대뼈(관골, zygomatic bone)**, 그리고 **아래턱뼈(하악골, mandible)**]는 소화관과 호흡관의 입구를 지지하고 보호한다. 표면에 있는 얼굴머리뼈 역시 얼굴 표정을 조절하고 음식물을 씹을 수 있도록 하는 근육의 부착점을 제공한다. 모든 얼굴머리뼈 중에 오직 아래턱뼈만이 움직일 수 있다. 더 깊은 곳에 있는 얼굴머리뼈에는 **입천장뼈(구개골, palatine bone)**, **보습뼈(서골, vomer)**, 그리고 **코선반뼈(하비갑개, inferior nasal conchae)**가 있다(표 7-2 참조).

봉합(suture)이란 뼈 사이에 있는 움직일 수 없는 관절이다. 아래턱뼈 그리고 머리뼈에 부착된 아래턱뼈의 관절을 제외하고, 성인의 머리뼈 사이의 모든 관절들은 봉합되어 있다. 머리뼈를 여러 면에서 관찰하였을 때, 4개의 주된 뇌 봉합, 즉 **시옷봉합(삼각봉합, lambdoidal suture)**, **관상봉합(coronal suture)**, **시상봉합(sagittal suture)**, 그리고 **비늘봉합(인상봉합, squamosal suture)**을 볼 수 있다.

성인 머리뼈의 특징인 봉합은 늘 움직일 수 없는 것은 아니다. 출생시, 신생아의 머리뼈는 봉합이 없다. 대신 신생아의 머리뼈는 **숫구멍(두개천문, fontanel)**이라 알려진 섬유결합조직 부분에 의해 연결되어 있다(그림 7-7 •). 이 숫구멍 혹은 "약점(soft spot)"은 아주 유연하여 손상없이 머리뼈를 비틀리게 할 수 있다. 그러한 뒤틀림은 분만 동안 일어나며 신생아가 산도를 따라 이동하기 쉽게 만든다. 숫구멍은 4살이 되기까지 머리뼈들이 융합하면서 서로 맞물려지게 된다.

이마뼈, 관자뼈, 나비뼈, 벌집뼈, 그리고 외턱뼈는 공기로 채워진 **굴(동, sinus)**이라 부르는 내부 공간이 있다(그림 7-6b •). 관자뼈 안의 굴을 제외한 모든 굴, 즉 **코곁굴(부비동, paranasal sinus)**들은 코안(비강)으로 연결된다.

굴은 얼굴머리뼈를 더 가볍게 만든다. 또한 코곁굴들은 넓은 영역의 점막상피로 싸여 있다. 여기에서 점액분비물들이 코안으로 분비되며, 섬모상피들이 목을 향해 뒤쪽으로 점액을 지나도록 하여 목에서 삼켜지도록 한다. 유입되는 공기는 점막의 융단을 통과하여 흐르면서 습윤해지며, 먼지나 세균 같은 이물질들은 끈끈한 점액에 포획되어 삼켜진다. 이 기전은 호흡관의 보다 정교한 부분들을 보호하도록 돕는다.

✔ 이마에 있는 머리뼈의 명칭은 무엇일까?

✔ 뒤통수뼈는 큰 구멍이 있다. 이 특징적인 머리뼈의 이름은 무엇이며, 그의 기능은 무엇일까?

✔ 코곁굴(부비동)의 기능은 무엇일까?

표 7-2 머리뼈

뼈	수	설명
머리뼈		
이마뼈(전두골, frontal bone)	1	앞머리(전뇌)와 각 눈확(안와)의 위 표면을 형성. *이마굴(전두동)*이 있음
마루뼈(두정골, parietal bone)	2	머리뼈의 지붕과 위쪽벽을 형성
뒤통수뼈(후두골, occipital bone)	1	머리뼈의 뒤쪽과 아래쪽 부분을 형성. *큰구멍(대공)*이 있음. 이의 구멍을 통해 척수가 뇌로 연결됨
관자뼈(측두골, temporal bone)	2	머리뼈의 바닥과 옆을 형성. 각각은 고막으로 이어지는 *바깥귀관(외이도)*이 있음. 귓속뼈 즉 귀뼈가 있음
나비뼈(접형골, sphenoid bone)	1	뇌 바닥의 일부를 형성하며 머리뼈와 얼굴머리뼈를 연결하는 다리로서 기능. 한 쌍의 *나비굴(접형동)*이 있음.
벌집뼈(사골, ethmoid bone)	1	머리뼈의 앞쪽 바닥의 좁은 부분 그리고 코안천장의 일부를 형성. *위비갑개(상비갑개)*와 *중비갑개*라 부르는 돌기들이 코안(비강)으로 신장됨. 코사이막(비중격)의 위부분을 형성. *벌집뼈동굴(사골동, ethmoidal sinus)*이 있음
얼굴머리뼈		
위턱뼈(상악골, maxillary bone)	2	(1) 눈확(안와) 가장자리의 바닥과 안쪽 부분을 형성, (2) 코안(비강)의 벽을 형성, 그리고 (3) 입 혹은 *단단입천장(경구개)*의 앞쪽 지붕을 형성, 커다란 *위턱굴(상악동)*이 있음
입천장뼈(구개골, palatine bone)	2	*단단입천장(경구개)* 즉 입 천장의 뒤쪽 표면을 형성
보습뼈(서골, vomer)	1	코사이막(비중격)의 아래 부분을 형성
광대뼈(관골, zygomatic bone)	2	옆쪽 및 뒤쪽으로 구부러진 가느다란 뼈 돌기로서 관자뼈에서 오는 돌기와 만나 *광대활(관골궁)* 즉 광대뼈(cheekbone)를 형성
코뼈(비골, nasal bone)	2	코등(nasal bridge)을 형성
눈물뼈(누골, lacrimal bone)	2	코안(비강)으로 이어지는 눈물관의 경로 입구가 있음
코선반뼈(하비갑개, inferior nasal conchae)	2	코안의 가쪽벽으로부터 돌출됨. 벌집뼈의 위비갑개와 중비갑개와 함께 기류를 느리게 하고 공기가 흐르는 방향을 바꾸어 코안의 천장근처에 있는 후각(냄새)수용체에 접촉하게 함
아래턱뼈(하악골, mandible)	1	아래턱의 뼈. 관자뼈와 관절을 이룸
연관된 뼈들		
귓속뼈(이소골, auditory ossicle)	6	각 관자뼈 속에 들어 있는 작은 3개의 뼈. 귀안에 있는 청각수용체로 고막의 소리 진동을 전달
목뿔뼈(설골, hyoid bone)	1	관자뼈의 붓돌기로부터 인대에 의해 머리뼈에 매달려 있으며, 혀와 *후두(성대)*와 연관된 근육의 기부로서, 후두를 지지함

척주(vertebral column, spinal column)

몸통뼈대는 척주와 가슴우리(흉곽, thoracic cage, rib cage)가 있다. 척주는 척수(spinal cord)를 보호하며, (팔다리가 부착된 몸의 부분인) 몸통(trunk)을 움직이는 근육뿐 아니라 갈비뼈(늑골, rib)의 부착부위가 되고, 몸의 자세를 유지시킨다. 그림 7-8 • 에서 볼 수 있듯이, 척주는 척추뼈(vertebrae)의 구조에 따라 여러 부위들로 나누어진다. 머리뼈 바로 아래는 목의 7개 **목뼈(경추, cervical vertebrae,** 약자: C_1~C_7)이다. 다음은 12개의 **등뼈(흉추, thoracic vertebrae,** T_1~T_{12})로서, 등뼈의 각각은 하나 혹은 그 이상의 갈비뼈와 관절을 이룬다. 5개의 **허리뼈(요추, lumbar vertebrae,** L_1~L_5)는 척추의 기부로 향하며, 다섯 번째 허리뼈는 5개의 척추뼈가 융합되어 형성된 단일의 뼈인 **엉치뼈(천골, sacrum)**와 관절을 이룬다. 작은 **꼬리뼈(미추, coccyx)** 역시 융합된 척추뼈로 구성된다.

비록, 일직선의 견고한 구조로 보이지만, 척주는 놀랍도록 유연하다. 성인의 척주를 옆에서 보면 척추뼈가 4개의 **척주굽이(spinal curve)**를 형성하도록 배열되어 있다(그림 7-8 • 참조). 이러한 굽이들은 척주를 강화시키며, 뼈대의 균형을 증가시키고 바로 설 수 있도록 만들어 준다. 등굽이(thoracic curve)와 엉치굽이(sacral curve)는 **일차굽이(primary curve)**라 하며, 출생 시에 존재한다. **이차굽이(secondary curve)**라 알려진 목굽이(cervical curve)와 허리

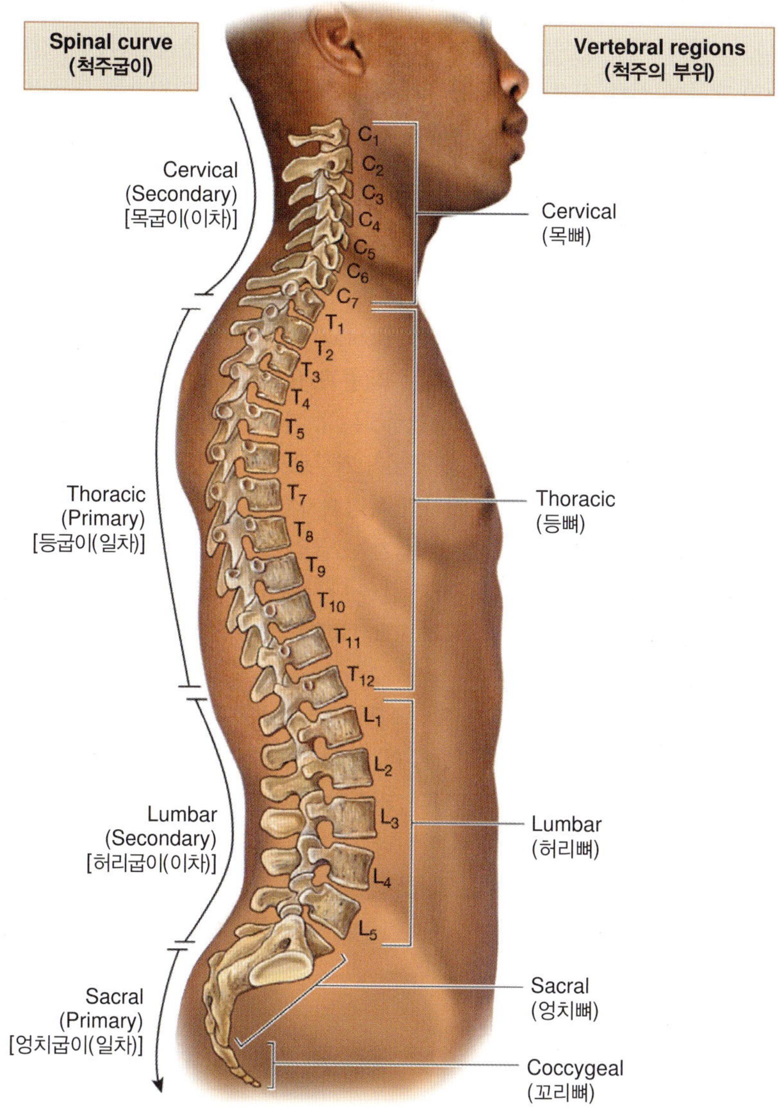

• **그림 7-8** **척주.** 4곳의 척주굽이(spinal curve)를 보여주는 척주의 각 주요 부위.

굽이(lumbar curve)는 수 개월 후에 나타난다. 목굽이는 신생아가 머리를 들고 균형을 배우면서 발달하며, 허리굽이는 서는 능력을 갖게 될 때 발달한다. 이들 모든 4개의 척추굽이들은 어린이가 10살 무렵이 되면 완전히 발달하게 된다.

모든 척추뼈들은 상대적으로 크며 또한 무게에 견딜 수 있는 **척추뼈몸통(추체, vertebral body)**, 가쪽으로 돌출되어 근육이 부착할 수 있는 부위를 제공하는 **가로돌기(transverse process)** 그리고 **척주돌기(spinous process** 혹은 *spinal process*)와 같은 어떤 공통적인 특성을 갖는다. 각 척추뼈들은 또한 **척추뼈구멍(척추공, vertebral foramen)**이라 부르는 하나의 구멍을 갖는데, 이를 통해 척수가 지난다. 전체적으로 볼 때, 인접 척추뼈의 척추뼈구멍은 **척추관(vertebral canal)**을 형성하여 척수를 담게 된다. 척주의 척추뼈 전반적으로 그 기본적인 구조의 유사성에도 불구하고, 일부 부위적인 차이는 기능에서의 중요한 차이를 말해 준다. 그림 7-9 •는 각 부위의 전형적인 척추뼈를 보여준다.

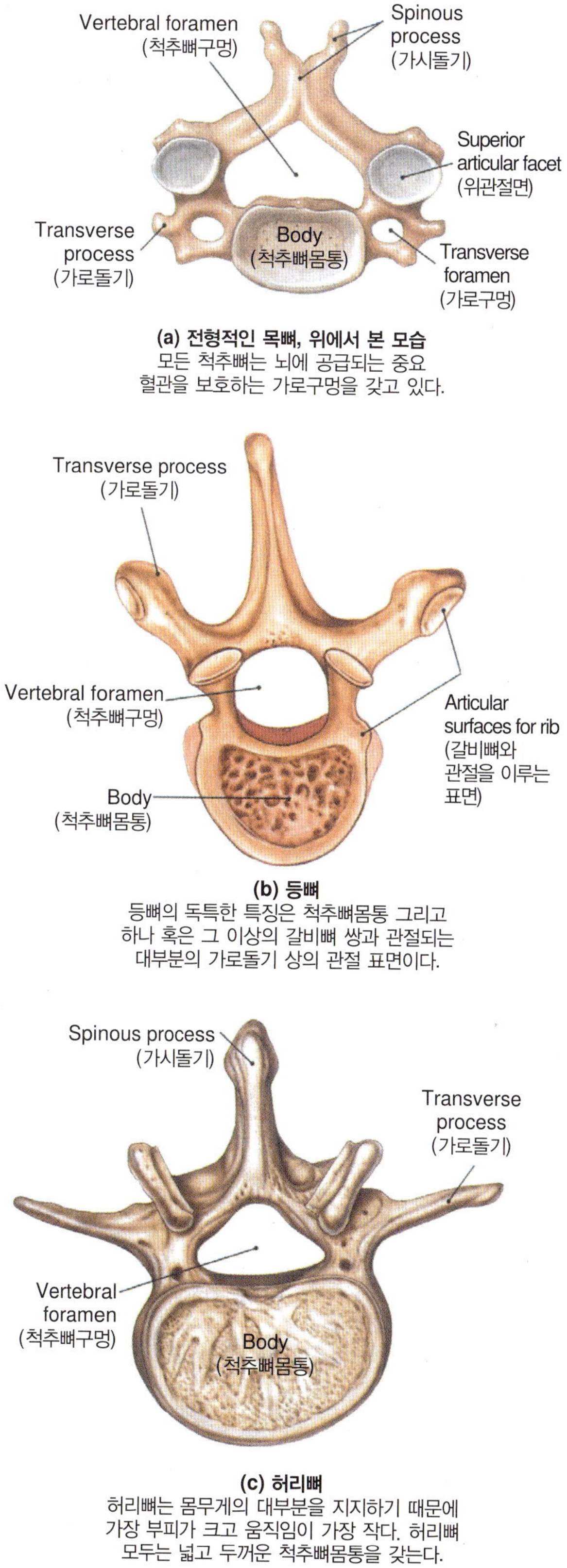

(a) 전형적인 목뼈, 위에서 본 모습
모든 척추뼈는 뇌에 공급되는 중요 혈관을 보호하는 가로구멍을 갖고 있다.

(b) 등뼈
등뼈의 독특한 특징은 척추뼈몸통 그리고 하나 혹은 그 이상의 갈비뼈 쌍과 관절되는 대부분의 가로돌기 상의 관절 표면이다.

(c) 허리뼈
허리뼈는 몸무게의 대부분을 지지하기 때문에 가장 부피가 크고 움직임이 가장 작다. 허리뼈 모두는 넓고 두꺼운 척추뼈몸통을 갖는다.

• **그림 7-9** **전형적인 목뼈, 등뼈, 그리고 허리뼈.** 모든 척추뼈들은 위에서 본 모습이다.

척추뼈는 **관절면(facet)**이라 부르는 특수한 편평한 부위 그리고 이들의 척추뼈몸통에서 서로 관절을 형성한다. 그러나 척추뼈몸통은 대개 이들 사이에 연골의 **척추사이원반(추간판, intervertebral disc)** 때문에 서로 직접적으로 접촉되지는 않는다. 척추사이원반은 부드러운 젤라틴성 중심을 싸고 있는 섬유연골의 두꺼운 바깥층으로 구성된다. 척추사이원반은 충격흡수장치로서 작용하며 스트레스에 의해 압박되거나 변형될 수 있다. 노화와 함께 척추사이원반의 크기와 탄력성이 감소됨으로써 키가 작아지게 된다.

가슴우리

가슴(chest 혹은 thorax)의 뼈대는 등뼈(흉추, thoracic vertebrae), 갈비뼈(늑골, rib), 그리고 복장뼈(흉골, sternum)로 구성된다. 갈비뼈와 복장뼈는 **가슴우리(흉곽, thoracic cage** 또는 rib cage) 를 형성하며 가슴안(흉강, thoracic cavity)의 형태를 결정짓는다. 가슴우리는 심장, 허파, 그리고 기타 내부기관들을 보호하며 호흡에 관여하는 근육들의 부착 기부로서 작용한다(그림 7-10 •).

성인의 복장뼈는 세 부분, 즉 넓고 삼각형인 기다란 **복장뼈자루(흉골병, manubrium)**, **복장뼈몸통(흉골체, body)**, 그리고 복장뼈몸통의 아래 가는 끝인 **칼돌기(검상돌기, xiphoid process)**로 구성된다. 충격이나 강한 압력은 칼돌기가 간을 다치게 하여 심각한 출혈을 야기한다. 이는 심장허파소생술(cardiopulmonary resuscitation, CPR)을 시행할 때 적절한 손의 위치가 왜 중요한지의 이유가 된다.

갈비뼈(늑골, rib 또는 costal bone)의 12쌍은 뒤쪽으로 12개의 등뼈와 연결된다. **참갈비뼈(진륵, true rib)**라 하는 첫 번째 7쌍은 가슴우리 전체를 둘러싸며 **갈비연골(costal cartilage)**의 확장된 연골에 의해 복장뼈와 연결된다. **거짓갈비뼈(가륵, false rib)**라는 8~12쌍의 갈비뼈는 이들이 복장뼈에 직접 연결된 것이 아니라 7번째 갈비뼈의 갈비연골에 붙어 있기 때문에 그렇게 부른다. 마지막 2쌍의 갈비뼈는 복장뼈와 전혀 연결되지 않기 때문에 **뜬갈비뼈(부유륵, floating rib)**라 한다.

- 척추뼈사이원반(추간원판)은 첫 번째와 두 번째 목뼈에서 없다. 이 사실이 목뼈의 기능과 어떤 관련이 있을까?
- 성인에서 5개의 큰 척추뼈가 융합하여 어떤 단일의 구조를 형성하고 있을까?
- 가슴우리를 만드는 뼈는 무엇일까?

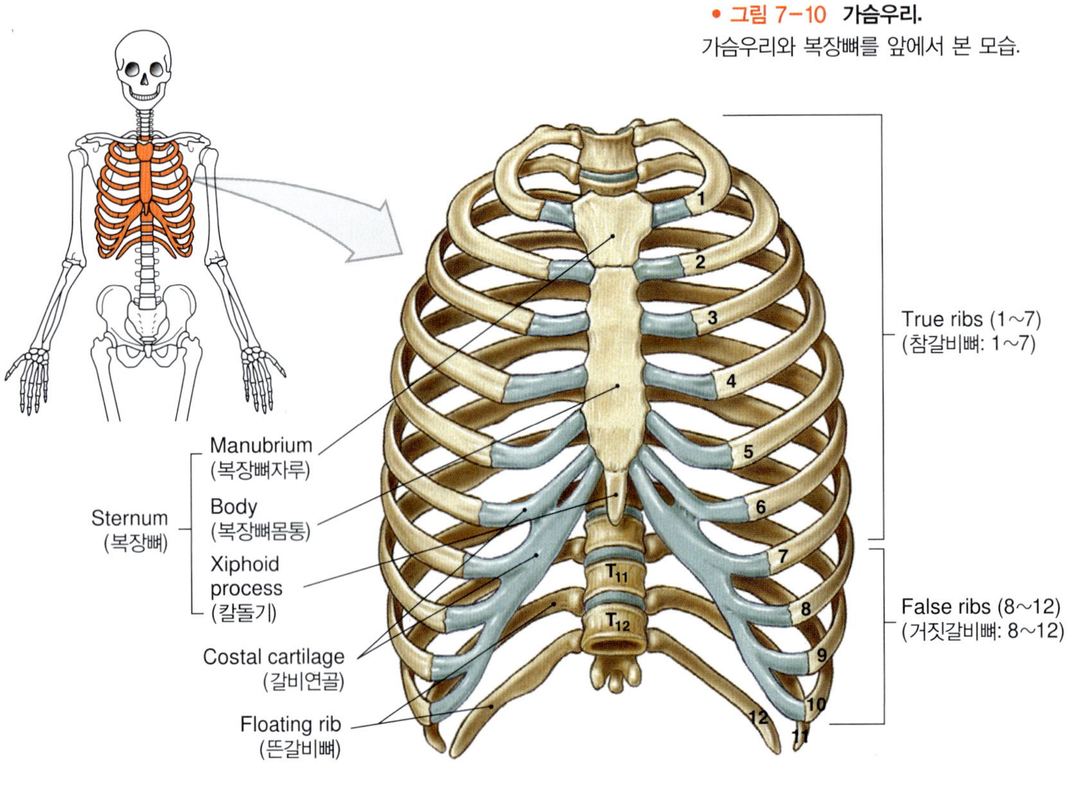

• 그림 7-10 **가슴우리.** 가슴우리와 복장뼈를 앞에서 본 모습.

표 7-3 척주와 가슴우리의 뼈들

뼈(부위)	수	설명
척주		
목뼈(경추골, cervical vertebrae)	7	목의 뼈. 뇌로 공급되는 혈관을 보호하기 위한 *가로구멍*이 있음
등뼈(흉추골, thoracic vertebrae)	12	아래로 돌출된 크고 가느다란 가시돌기, 척추뼈몸통 상의 그리고 대부분의 경우, 하나 혹은 그 이상의 갈비뼈 쌍과 관절을 형성하는 가로돌기 상의 관절표면이 특징임
허리뼈(요추골, lumbar vertebrae)	5	등뼈보다 더 두껍고 더 난원형의 척추뼈몸통. 뒤쪽으로 뭉뚝한 가시돌기가 나옴
엉치뼈(천골, sacrum)	1	5개의 융합된 척추뼈로 구성. 내부 기관을 보호. 팔다리뼈와 관절로 연결됨. 다리의 운동을 위한 근육의 부착부위
꼬리뼈(미추골, coccyx)	1	3~5개의 융합된 척추뼈로 구성. 성인이 될 때까지 융합이 불완전함
가슴우리		
복장뼈(흉골, sternum)	1	복장뼈자루. 복장뼈몸통, 그리고 칼돌기라는 3개의 융합된 뼈로 구성. 칼돌기는 대개 마지막으로 뼈로 되어 융합함
갈비뼈(늑골, rib)	24	남성과 여성에서 같은 수
참갈비뼈(진륵, true rib)	14	각각은 앞쪽 몸 벽의 부위를 형성하며 분리된 갈비연골(*costal cartilage*)에 의해 복장뼈와 연결됨
거짓갈비뼈(가륵, false rib)	6	각각은 앞쪽 벽부분을 형성. 갈비연골은 서로 융합하여, 7번 갈비뼈와 합쳐짐
뜬갈비뼈(부유륵, floating rib)	4	복장뼈에 직접 연결되지 않음. 갈비연골이 없음

표 7-3에서 척주와 가슴우리를 형성하는 뼈를 열거하여 설명하였다.

팔다리뼈대

팔다리뼈대(appendicular skeleton)에는 팔과 다리의 뼈들뿐 아니라 사지와 몸통을 연결하는 팔이음뼈(pectoral girdle)와 다리이음뼈(pelvic girdle)가 있다. 이러한 뼈들은 표 7-4에 나열하여 설명하였다.

팔이음뼈

각각의 팔은 **팔이음뼈(상지대,** shoulder girdle 또는 **pectoral girdle)**와 관절을 이룬다. 팔이음뼈는 넓고 편평한 **어깨뼈(견갑골, scapula**, shoulder blade) 그리고 짧은 **빗장뼈(쇄골, clavicle**, collarbone)로 구성된다. 팔이음뼈들은 그림 7-11 • 에 예시하였다.

S자 모양의 빗장뼈는 작고 가벼우며 상대적으로 약하다. 더욱이, 빗장뼈와 복장뼈 사이의 관절은 몸통뼈대와 팔이음뼈 사이에서 유일한 연결부위이다. 한쪽 팔을 짚고 단순히 넘어져서 오는 압력 스트레스 혹은 어깨에 대한 갑작스러운 충격은 빗장뼈에 집중된다. 그 결과로 매우 흔하게 빗장뼈가 부러지거나 혹은 골절되는 상해를 입게 된다.

어깨뼈의 앞쪽면은 넓은 삼각형을 만든다. 근육들이 그 모서리를 따라 부착된다. 어깨뼈의 뒤쪽면은 긴 그리고 쉽게 느껴지는 어깨뼈가시(견갑극, scapular spine)에 의해 분리된다. 어깨뼈의 얕은 컵모양의 접시오목(관절와, glenoid cavity)은 위팔뼈(상완골, humerus)의 몸쪽끝과 관절을 이루어 어깨관절(should joint)을 형성한다. 어깨뼈의 두 돌기들이 접시오목 위로 확장되어 있다. **봉우리(견봉, acromion process)**는 어깨의 끝 그리고 어깨뼈와 빗장뼈를 상호 연결하는 인대의 부착점을 형성한다. 아래의 **부리돌기(오훼돌기, coracoid process)**는 근육 및 인대의 또 다른 부착부위를 제공한다.

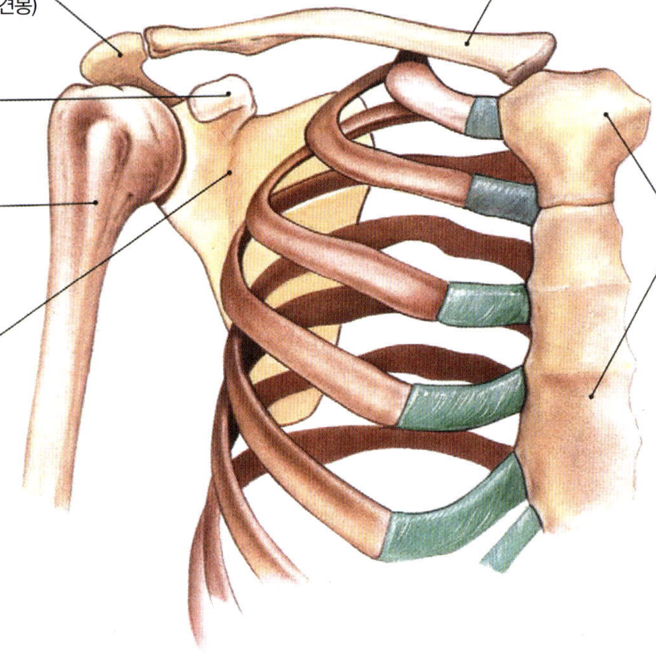

• 그림 7-11 **팔이음뼈(Pectoral Girdle).** 빗장뼈와 어깨뼈는 팔이음뼈들이다.

표 7-4 팔이음뼈와 팔의 뼈들

뼈(부위)	수	설명
팔이음뼈		
빗장뼈(쇄골, clavicle)	2	복장뼈 그리고 *어깨뼈의 봉우리(견봉)*와 관절. 팔이음뼈와 몸통뼈대 간의 유일한 연결 형성
어깨뼈(견갑골, scapula)	2	어깨와 팔 근육의 부착부위 제공. 위팔뼈는 접시오목(관절와)에서 어깨뼈와 관절되어 어깨관절 형성
팔		
위팔뼈(상완골, humerus)	2	다양한 돌기들이 여러 근육들의 부착 형성. 팔꿈치가 운동의 한계에 도달되는 것처럼, 위팔뼈의 먼쪽 끝의 오목이 자뼈의 돌기와 만남
노뼈(요골, radius)	2	큰구멍의 가쪽뼈. 자뼈와의 몸쪽 관절이 먼쪽 노뼈를 자뼈를 지나 돌게 하며 손을 회전시킴
자뼈(척골, ulna)	2	앞팔의 안쪽뼈. 팔꿈치돌기가 팔꿈치를 형성
손목과 손의 손목뼈 (수근골, carpal bone)	16	각 팔목의 손목뼈 8개가 2열을 이룸. 몸쪽 열에는 (1) *손배뼈(주상골, scaphoid)*, (2) *반달뼈(월상골, lunate)*, (3) *세모뼈(삼각골, triangular* 또는 *triquetral)*, 그리고 (4) *콩알뼈(두상골, pisiform)*가 있다. 또한 먼쪽의 손목뼈에는 (1) *큰마름뼈(대능형골, trapezium)*, (2) *작은마름뼈(소능형골, trapezoid)*, (3) *알머리뼈(유두골, capitates)*, 그리고 (4) *갈고리뼈(유구골, hamate)*의 네 종류가 있음
손허리뼈 (중수골, metacarpal bone)	10	5개의 손허리뼈가 각 손의 바닥을 형성
손가락뼈 (지골, phalanges carpal bone)	28	각 손가락은 3개의 손가락뼈가 있으며, 엄지손가락(무리, pollex)에는 2개가 있음

팔

팔(상지, upper limb)은 위팔(상완, arm), 아래팔(전완, forearm), 손목(수근, wrist), 그리고 손(hand)으로 구성된다. 해부학적 용어인 위팔(arm)은 위팔 전체를 의미하는 것이 아니라, 팔의 몸쪽부분을 뜻한다. 위팔은 단일의 뼈인 **위팔뼈(상완골, humerus)**가 있는데, 이는 어깨관절로부터 팔꿈치 관절까지 뻗어 있다. 팔꿈치관절에서 어깨뼈는 아래팔의 **노뼈(radius**, 가쪽**)** 그리

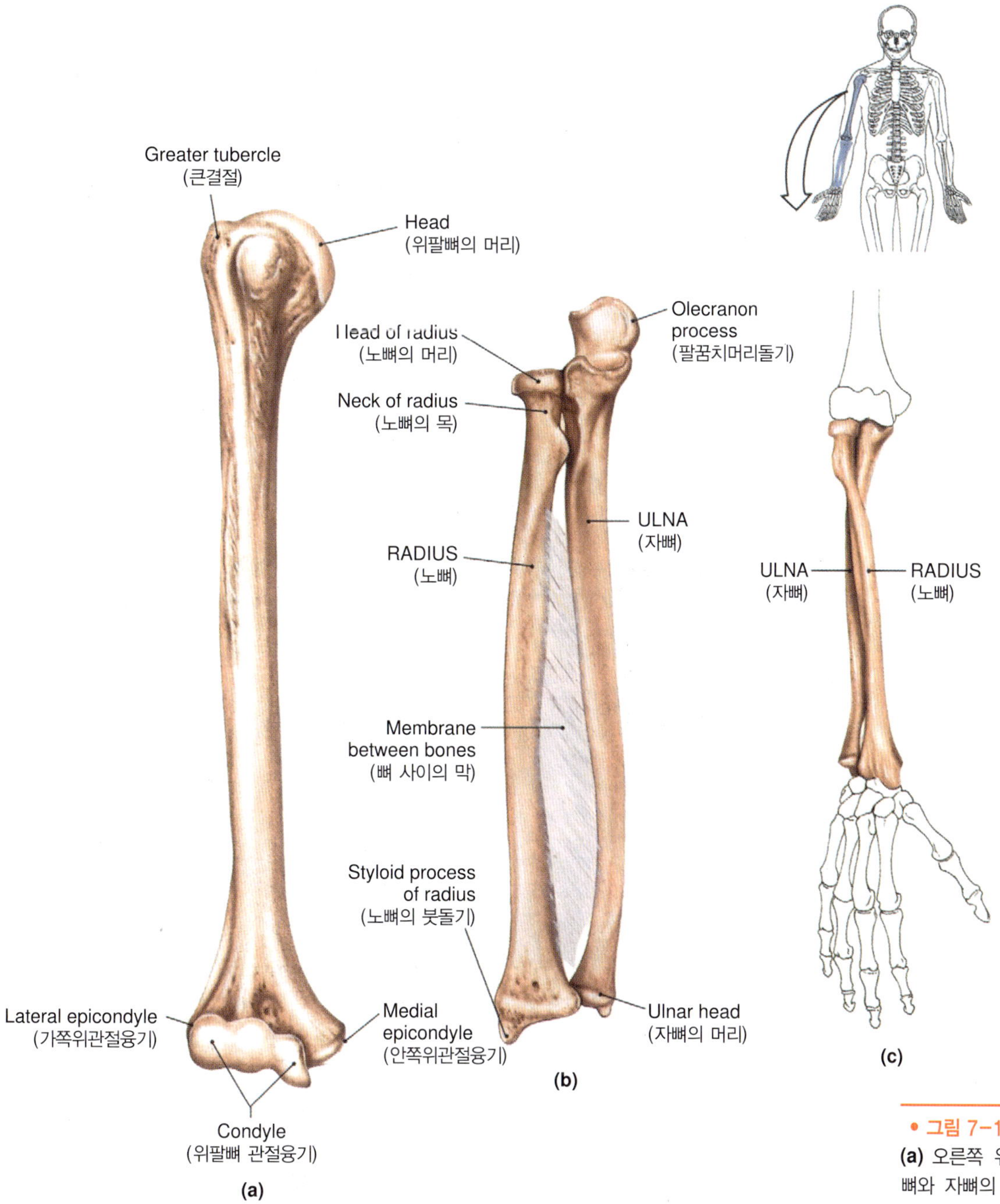

• **그림 7-12 팔의 뼈들.**
(a) 오른쪽 위팔뼈, 그리고 **(b)** 오른쪽 노뼈와 자뼈의 앞쪽 표면 모습. **(c)** *엎침(회내, pronation)*이라 부르는 운동에서 노뼈가 어떻게 교차되는지에 유의하라.

고 **자뼈(ulna,** 안쪽)의 두 뼈와 관절을 이룬다. 이 뼈들은 그림 7-12 • 에서 볼 수 있다.

손바닥을 위로 한 해부학적 자세에서 노뼈는 아래팔의 가쪽(엄지손가락)과 나란히 놓여 있다. 손바닥이 뒤로 가도록 아래팔을 돌리면, 노뼈의 먼쪽 부분이 자뼈의 위로 회전한다(그림 7-12 • 참조). 몸에서 자뼈의 가쪽 모서리는 전체 길이에서 노뼈와 섬유성 막으로 연결되어 있다. 이 얇은 판은 이 운동이 일어날 때 아래팔의 안정성을 제공한다. 이는 또한 손목과 손의 운동을 조절하는 근육의 부착을 위한 넓은 표면적도 제공해 준다.

팔꿈치의 끝은 자뼈의 위쪽 돌기, 즉 **팔꿈치머리(주두, olecranon process)**에 의해 형성된다. 자뼈의 먼쪽 끝은 연골판에 의해 손목관절로부터 분리되며, 노뼈의 넓은 먼쪽 부위는 손목의 뼈들과 관절된다. 노뼈의 붓돌기(styloid process)는 가쪽으로 미끌어지는 것으로부터 작은 손목뼈를 지켜줌으로써 손목관절을 안정화시키는데 도움을 준다.

• 그림 7-13 **손목과 손의 뼈들.** 오른쪽 손목과 손을 앞에서 본 그림.

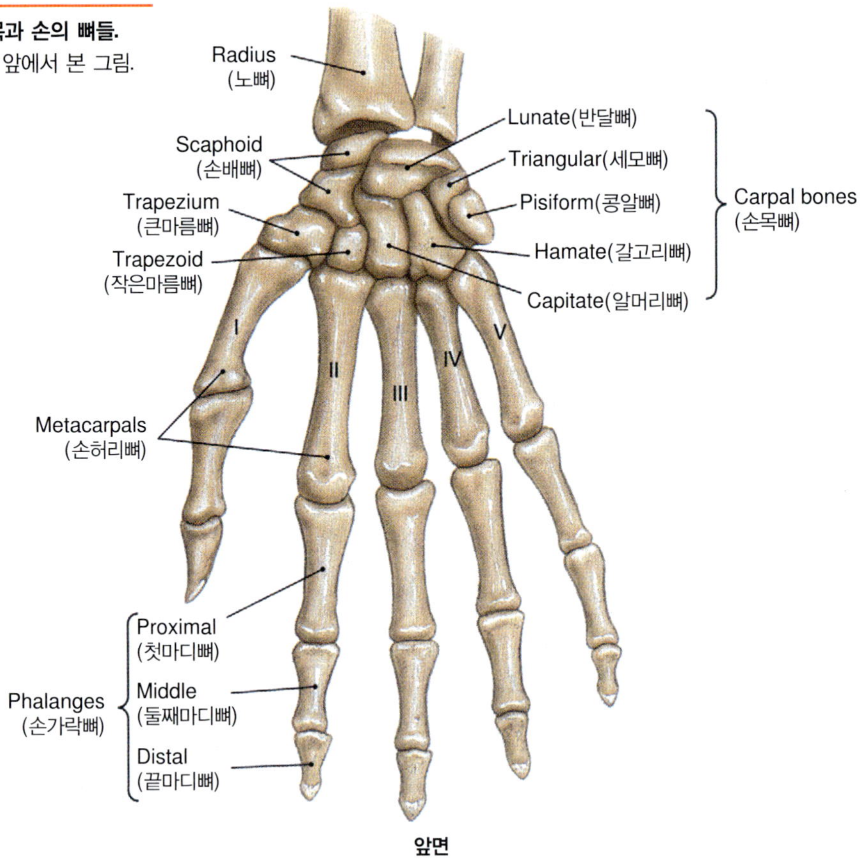

✔ 몸통뼈대와 팔이음뼈(상지대, pectoral girdle) 사이 직접적인 유일한 연결부위는 어디일까?

✔ 어떤 아래팔뼈가 손목관절에 직접 관여할까?

손목과 손에는 27개의 뼈가 있다(그림 7-13 •). **손목뼈(수근골, carpal bone)**라는 8개의 뼈는 손목을 만든다. 넓은 인대에 의해 강화된 섬유성의 막이 손목을 둘러싸며 각 손목뼈들의 위치를 안정화시킨다. 5개의 **손허리뼈(중수뼈, metacarpal bone)**는 먼쪽 손목뼈와 관절을 이루며 손바닥을 형성한다. 손허리뼈는 차례로 **손가락뼈(지골, phalange)**들과 관절을 이룬다. 손의 각각에는 14개의 손가락뼈들이 있다. 엄지는 단지 2개의 손가락뼈(몸쪽과 먼쪽)가 있는 반면, 다른 손가락들에는 각각 3개의 손가락뼈(첫마디뼈, 둘째마디뼈, 그리고 끝마디뼈)들이 있다.

다리이음뼈

다리이음뼈(하지대, pelvic girdle)는 다리의 넓적다리뼈와 관절을 이룬다. 체중이 실리고 걷는 데에 관여되는 스트레스 때문에, 다리이음뼈와 다리의 뼈들은 팔이음뼈 및 팔의 뼈들에 비해 더 크다. 다리이음뼈는 또한 몸통뼈대에 더 견고하게 부착되어 있다. 등쪽으로, 다리이음뼈의 반은 엉치뼈(천골, sacrum)에 부착된다. 배쪽으로, 다리이음뼈들은 섬유연골판에 의해 서로 연결되어 있다.

다리이음뼈는 2개의 큰 볼기뼈(엉덩이뼈, 관골, hip bone, **coxae**)가 있다(그림 7-3 • 과 7-14a • 참조). 각 볼기뼈들은 **엉덩뼈(장골, ilium)**, **궁둥뼈(좌골, ischium)**, 그리고 **두덩뼈(치골, pubis)**의 융합을 통해 형성된다. 각 면의 엉덩관절(고관절, hip joint)에서, 넙다리의 머리는 **절구(관골구, acetabulum)**의 휘어진 표면과 관절을 이룬다.

골반(pelvis)은 두 볼기뼈, 즉 엉치뼈와 꼬리뼈(미골, coccyx)로 구성된다(그림 7-14 • 참조). 골반은 몸통뼈대와 팔다리뼈대 모두의 부분들을 포함하는 복합 구조이다. 많은 인대들이 이들 세 구조를 서로 연결시켜주며 골반의 강도를 증가시킨다.

남성의 골반과 여성의 골반 모양은 약간 다르다(그림 7-14b •). 비록 어떤 차이는 몸의 크기

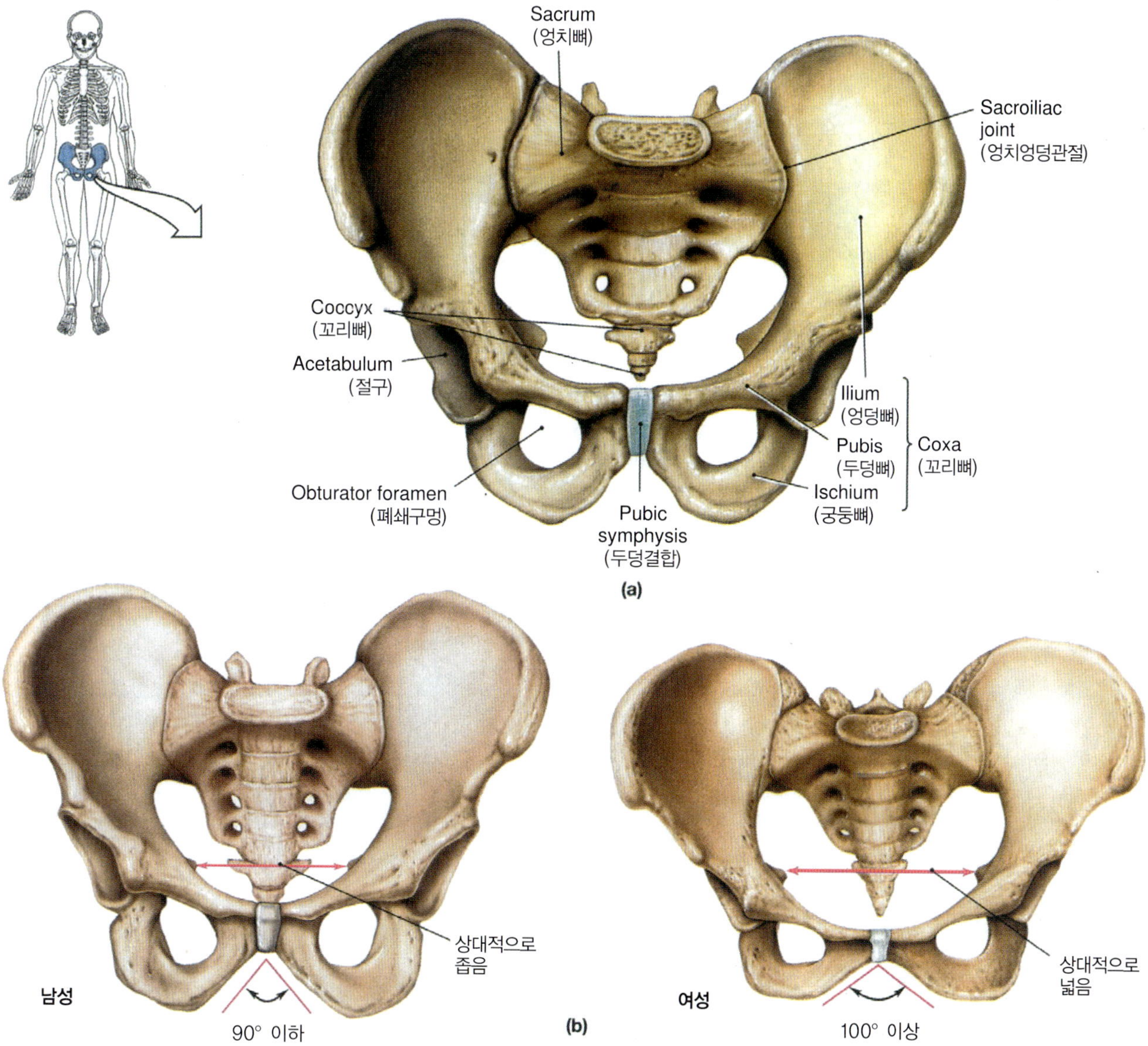

• 그림 7-14 **골반.**
(a) 골반의 앞면. **(b)** 남성과 여성 골반의 해부학적 차이.

나 근육량에 있어 남성과 여성의 변이에 의한다고 하지만, 여성의 골반이 갖는 특징은 임신을 위해 필요한 적응이다. 더 넓고, 더 편평한 골반은 발달하는 태아의 무게를 지지하는데 도움이 되며, 더 넓은 골반입구(pelvic inlet)는 분만시 골반을 통해 신생아가 쉽게 통과할 수 있도록 한다.

다리

다리(하지, lower limb)는 넓적다리(thigh), 종아리(leg), 발목(ankle), 그리고 발(foot)로 구성된다. 다리뼈들의 배열은 위팔의 경우와 비슷하여 뼈 하나는 다리이음뼈에 부착되어 있고, 뼈 둘은 보다 먼쪽 부분을 이루며, 여러 개의 작은 뼈들이 발목과 발을 구성한다. 또한 종아리는 다리의 먼쪽 부분을 지칭하며 발 전체를 의미하지는 않는다.

넙다리뼈(대퇴골, femur, thighbone)는 몸에서 가장 길고, 무거우며 강하다(그림 7-15a •). 먼쪽으로, 넙다리뼈는 종아리의 큰 뼈인 **정강뼈**(경골, tibia)와 무릎관절에서 관절을 이룬다. 넙다리뼈의 둥근 머리는 절구에서 골반과 연결된다.

그림 7-15b • 는 정강뼈와 종아리뼈(비골, fibula)의 구조를 보여준다. **정강뼈**는 종아리의 큰

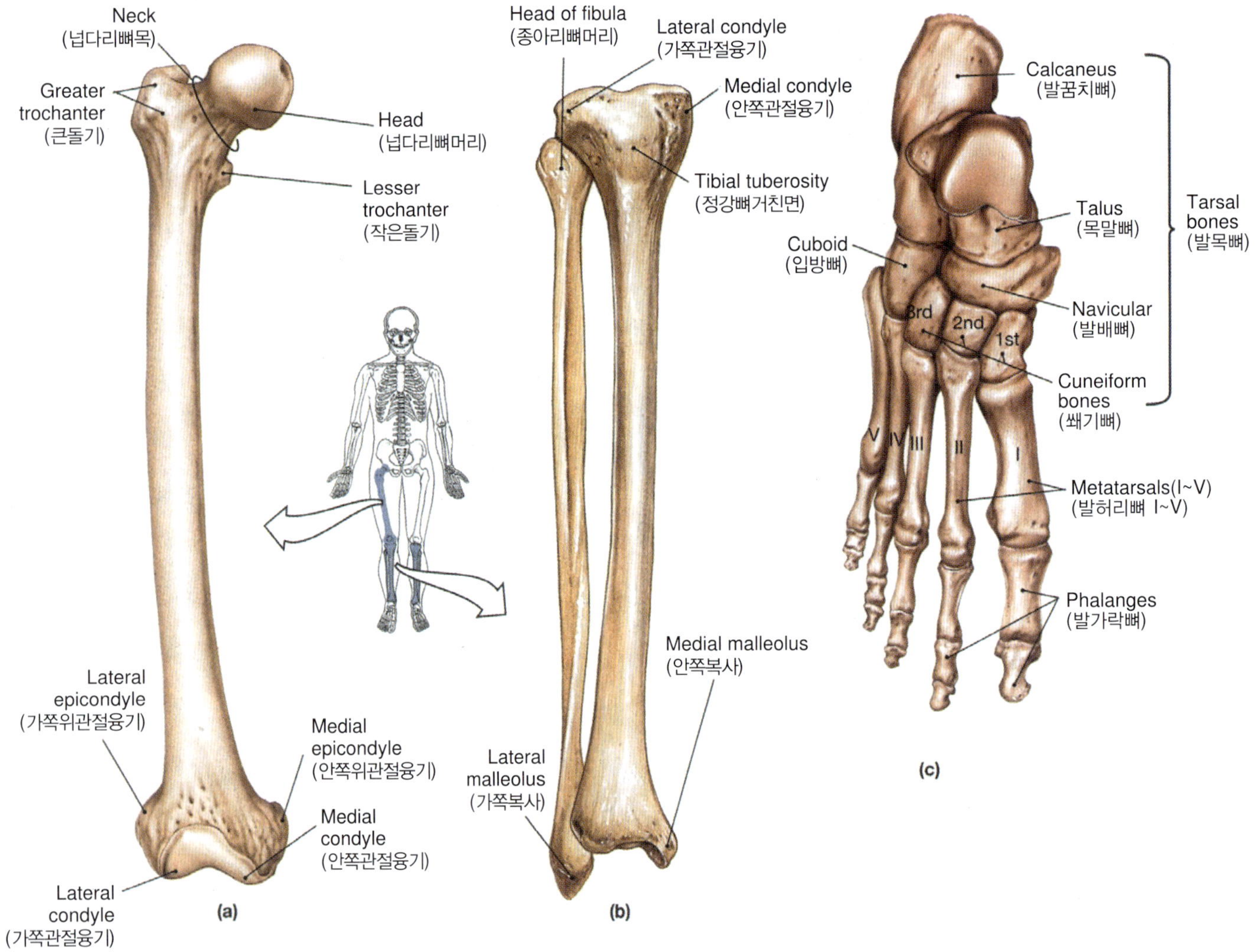

• 그림 7-15 **다리의 뼈들.**
오른쪽 **(a)** 넙다리뼈와 **(b)** 정강뼈와 종아리뼈의 앞 표면의 구조들. **(c)** 오른쪽 발의 뼈들을 위에서 본 그림.

안쪽 뼈이다. 가느다란 종아리뼈는 정강뼈의 가쪽 모서리와 나란하다. **종아리뼈**는 무릎관절에는 관여하지 않으며, 체중을 발목과 발로 분배시키지도 않는다. 그러나 종아리뼈는 근육부착을 위한 중요한 표면이며, 발목뼈가 가쪽으로 미끄러지는 것을 막아준다. 정강뼈와 종아리뼈 사이의 섬유성막은 종아리뼈의 위치를 고정시키며 발목과 발을 움직이는 근육의 부착을 위한 부수적인 부위를 제공한다.

발목은 7개의 분리된 **발목뼈(족근골, tarsal bone)**들이 있다(그림 7-15c •). 단지 몸쪽 발목뼈인 **목말뼈(거골, talus)**만이 정강뼈 그리고 종아리뼈와 관절을 이룬다. 목말뼈는 체중을 다른 발목뼈 그리고 궁극적으로 바닥으로 전달한다. 정상적으로 서 있는 경우, 우리의 체중 대부분은 큰 **발꿈치뼈(종골, calcaneus** 또는 heel bone)에 의해 지지된다. 체중의 나머지는 다른 발목뼈를 지나 발바닥을 지지하는 **발허리뼈(중족골, metatarsal bone)**에 전달된다. 종아리 뒤의 강력한 근육은 아킬레스건(Achilles tendon)에 의해 발꿈치뼈의 뒷부분에 부착되어 있다. 발가락으로 서는 경우, 이들 장딴지근육(비골근, calf muscle)의 수축은 발꿈치를 들어올리고, 그리고 발바닥을 누르게 된다.

발허리뼈 그리고 발의 발가락뼈의 기본적인 구성은 손의 손허리뼈 그리고 손가락뼈와 유사하다. 발허리뼈의 개수는 (안쪽에서 가쪽으로) 1~5개이다. 커다란 엄지발가락은 2개의 발가락뼈가 있으며, 반면 다른 발가락은 3개의 발가락뼈를 갖는다.

표 7-5에 발이음뼈와 다리의 뼈들에 대해 요약하였다.

- ✔ 볼기뼈(coxa)를 만드는 세 종류의 뼈는 무엇일까?
- ✔ 종아리뼈(fibula)는 무릎관절이나 체중부하에 관여하지 않는다. 그러나 종아리뼈가 골절된 경우, 걷기가 어렵다. 왜 그럴까?
- ✔ 집에서 뒷걸음치며 뛰는 동안, 10살 된 조이(Joey)는 오른쪽 발꿈치로 착지하였고 다리가 부러졌다. 어떤 다리뼈가 가장 쉽게 부러질 수 있을까?

표 7-5 발이음뼈와 다리의 뼈들

뼈(부위)	수	설명
발이음뼈		
볼기뼈(엉덩이뼈, 관골, coxa, hip bone)	2	각 볼기뼈는 엉덩뼈, 궁둥뼈, 그리고 두덩뼈의 세 뼈의 융합을 통해 형성
엉덩뼈(장골, illium)	2	가장 위에 있고 가장 큰 볼기뼈. 근육, 힘줄, 그리고 인대의 부착을 위한 넓은 면적 제공
궁둥뼈(좌골, ischium)	2	절구(acetabulum)의 가장 위와 뒤 근처에서 *엉덩뼈*는 *궁둥뼈*와 융합. 궁둥뼈의 아래 표면은 앉아 있는 경우 체중을 지지
두덩뼈(치골, pubis)	2	두덩뼈와 궁둥뼈에 의해 형성되는 구멍인 폐쇄구멍(obturator foramen)은 근육이나 내부 기관들이 부착하는 결합조직 섬유에 의해 덮어 있음. *두덩결합(치골결합, pubic symphysis)*은 반대편의 두덩뼈와 관절을 이룸. 이는 두 두덩뼈 사이의 운동을 제한함
다리		
넙다리뼈(대퇴골, femur)	2	몸에서 가장 길고, 가장 무거우며, 그리고 가장 강한 뼈. *큰돌기(greater trochanter)*와 *작은돌기(lesser trochanter)*는 큰 힘줄을 위한 부착부위를 제공. 먼쪽의 축은 (가쪽 그리고 안쪽의) 2개의 큰 *관절돌기(articular condyle)*에서 끝남
무릎뼈(슬개골, patella)	2	슬개골(patella, 또는 kneecap)은 넙다리뼈의 관절돌기 앞쪽 표면위를 미끄러짐
정강뼈(경골, tibia)	2	종아리 안쪽의 큰 뼈. 아래 표면은 발꿈치의 몸쪽 뼈와 관절을 형성. 큰 돌기인 *안쪽복사뼈(medial malleolus, "hammer")*는 발꿈치의 안쪽을 지지
종아리뼈(비골, fibula)	2	정강뼈 가쪽에 위치. 먼쪽 *가쪽복사뼈(lateral malleolus)*는 발꿈치의 가쪽 안정성을 제공
발목과 발		
발목뼈(족근골, tarsal bone)	14	각 발꿈치는 (1) *목말뼈(거골, talus)*, (2) *발꿈치뼈(종골, calcaneus)*, (3) *발배뼈(주상골, navicular)*, (4) *입방뼈(입방골, cuboid)*, (5) *안쪽쐐기뼈(내측설상골, medial cuneiform)*, (6) *중간쐐기뼈(intermediate cuneiform)*, 그리고 (7) *가쪽쐐기뼈(외측설상골, lateral cuneiform)*라는 7개의 발목뼈로 구성
발허리뼈(중족골, metatarsal bone)	10	발의 바닥(sole)과 굽(ball)을 형성
발가락뼈(지절골, phalange)		각 발가락은 3개의 발가락뼈가 있으며, 엄지발가락은 2개의 발가락뼈가 있음

관절

관절(joint, 또는 **articulation)**은 2개의 뼈가 만나는 곳이면 어디에나 존재한다. 각 관절의 기능은 그의 구조와 밀접하게 연관된다. 각 관절은 힘의 필요성과 움직임의 필요성 사이에서 운동 가능하도록 절충적인 역할을 한다. 움직임이 필요하지 않은 경우, 관절은 매우 강할 수 있다. 예를 들어, 머리뼈의 봉합은 각 분리된 성분들을 마치 단일의 뼈처럼 서로 결합시켜 놓는다. 다른 관절에서, 움직임은 강도보다 더 중요하다. 매우 운동성인 관절의 경우, 뼈들 사이의 상호연결은 더 느슨하며, 관절은 더 약하다. 예를 들어, 어깨의 관절은 매우 다양한 팔운동이 가능하도록 한다. 운동의 범위는 관절의 구조가 아닌 주위의 근육에 의해 더 제한된다. 그러나 관절 그 자체는 상대적으로 약하여 어깨의 부상이 흔히 일어난다.

관절의 종류

관절은 허용되는 운동의 범위에 기반하여 세 종류로 구분된다. (1) 움직이지 못하는 관절은 **못움직관절(부동관절, synarthrosis;** *syn*, 동시에 + *arthros*, 관절)이며, (2) 약간 움직일 수 있는 관절은 **좀움직관절(복합관절, amphiarthrosis;** *amphi*, 양쪽의)이고, 그리고 (3) 자유로이 움직일 수 있는 관절은 **움직관절(가동관절, diarthrosis;** *dia*, 통하여)이다. 자유로이 움직일 수 있는 관절은 넓은 범위의 운동이 가능하다. 결과적으로, 자유로이 움직일 수 있는 관절은 이들이 행할 수 있는 더 특수한 운동의 종류에 따라 더욱 세분된다.

못움직관절

못움직관절에서 관절뼈의 끝부분은 서로 밀착되어 있으며 치밀섬유결합조직에 의해 서로 결합되어 있다. 머리뼈의 뼈들 사이에 있는 못움직관절인 봉합(suture)이 그 예에 속한다. 못움직관절의 또 다른 예에는 치아 그리고 그의 뼈소켓(bony socket) 사이의 관절이 있다.

좀움직관절

좀움직관절은 매우 제한된 운동을 허용한다. 그러한 관절에 있는 뼈는 대개 못움직관절에서의 경우보다 더 떨어져 있으며, 연골에 의해 분리된다. 예에는 (1) 척추사이원반(추간원판)에 의해 분리된 척주의 몸통들 사이의 관절, 그리고 (2) 오른쪽과 왼쪽 골반뼈(볼기뼈) 사이의 관절을 형성하는 섬유연골판이 있는 두덩결합(치골유합)이 있다.

움직관절

움직관절은 넓은 범위의 운동을 하게 한다. 움직관절 혹은 **윤활관절(synovial joint)**은 윤활액에 의해 마찰이 크게 감소되는 특성이 있다. 그림 7-16a • 는 윤활관절의 일반적인 구조를 보여준다.

전형적으로 윤활관절은 팔다리와 같은 긴뼈의 끝에 존재한다. 정상 조건 하에서, 뼈의 표면은 특수한 **관절연골(articular cartilage)**로 덮여 있기 때문에 서로 접촉되지 않는다. 관절은 섬유성의 **관절주머니(joint capsule)**에 의해 싸여 있으며, 관절안(joint cavity)의 안쪽 표면은 윤활막(synovial membrane)에 의해 덮여 있다. **윤활액(synovial fluid)**은 윤활막을 통해 확산되며 부수적인 윤활을 제공한다.

무릎과 같은 복합관절의 경우, 연골형태의 마주보는 관절 표면 사이에 부수적인 판(pad)이 있다. 그러한 충격흡수 연골판은 **반달관절(menisci)**이라 부르며 그림 7-16b • 에서 볼 수 있다. (*Meniscus*라는 의미는 "반달"을 의미하며 이 덩이의 모양을 나타낸다.") 그러한 관절에는 또한 **지방체(fat pad)**도 있는데, 이는 관절연골을 보호하며 메우기 물질(packing material)로서 작용한다. 뼈들이 움직일 때, 관절공간이 변하면서 생기는 빈공간을 지방체들이 채운다.

전체 관절을 둘러싸고 있는 관절주머니는 관절을 이루는 각 뼈의 뼈막과 연속된다. 뼈들을 서로 연결하는 인대들이 관절주머니의 안과 밖에서 발견될 수 있다. 힘줄 혹은 인대가 다른 조

• **그림 7-16 윤활관절의 구조.** **(a)** 일반적인 관절의 모식도. **(b)** 무릎관절의 단순 모식도.

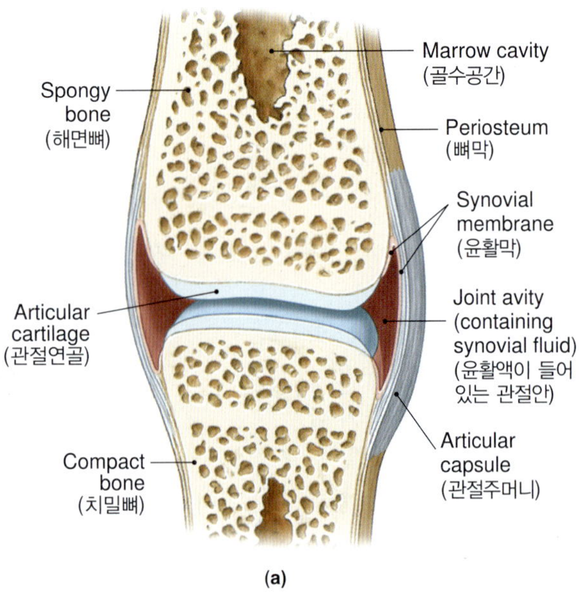

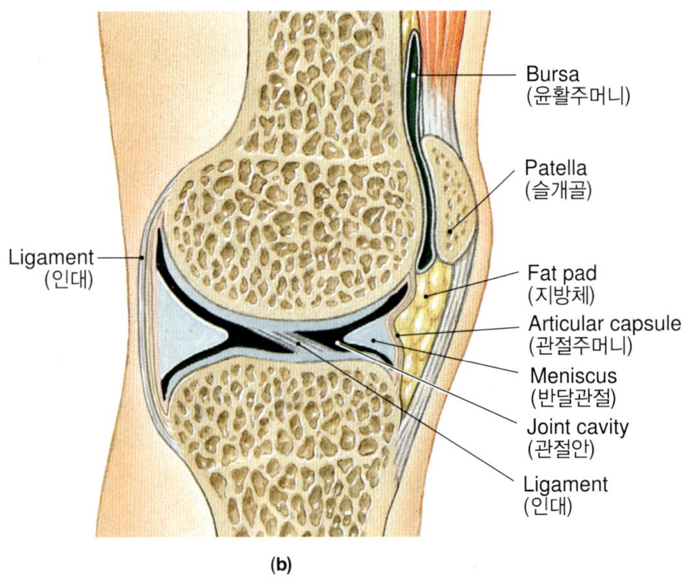

직을 마찰하는 곳에서는 마찰을 감소시키고 충격을 흡수하도록 **윤활주머니(bursae)**라고 부르는 윤활액의 작은 주머니들이 형성된다. 윤활주머니는 여러 윤활관절의 특징이며, 또한 힘줄, 뼈를 덮는 피부의 아래, 혹은 마찰이나 압력에 노출되는 다른 결합조직 안에서 나타난다.

움직관절의 작용

윤활관절은 우리의 모든 일상생활에서의 움직임에 관여한다. 비록 우리가 통상 일반적인 설명으로 우리의 운동을 "다리를 구부리다" 혹은 "팔을 들다"라고 말하지만, 보다 특수한 설명용어를 사용하는 것이 때로 도움이 된다.

운동의 종류

미끄럼운동(gliding)의 경우, 두 서로 마주 보는 표면이 서로를 지나 미끄러진다. 미끄럼운동은 손목뼈(그리고 발목뼈)의 관절면 사이, 그리고 빗장뼈와 복장뼈 사이에서 일어난다. 미끄럼운동은 거의 모든 방향으로 일어나지만, 운동의 범위는 좁다.

대부분의 **각운동(angular movement)**은 예를 들어 굽힘(굴곡, flexion)과 폄(신전, extension) 혹은 벌림(외전, abduction, *ab*-, ~로부터)과 모음(내전, adduction, *ad*-, ~로)과 같이 서로 마주 보는 짝 사이에서 잘 확인된다.

굽힘(굴곡)은 관절을 형성하는 뼈 사이의 각도를 감소시키는 운동이다. **폄(신전)**은 뼈 관절 사이의 각도를 증가시킨다(그림 7-17a •). 머리를 가슴 쪽으로 당기는 경우, 목이 굽혀진다. 발가락에 손이 닿도록 하기 위해서는 척추를 굽혀야 한다. 폄운동은 그 반대이다. 어깨 혹은 엉덩이의 굽힘운동은 팔다리를 앞으로 움직이게 반면 폄운동은 뒤로 움직이게 한다. 손목의 굽힘은

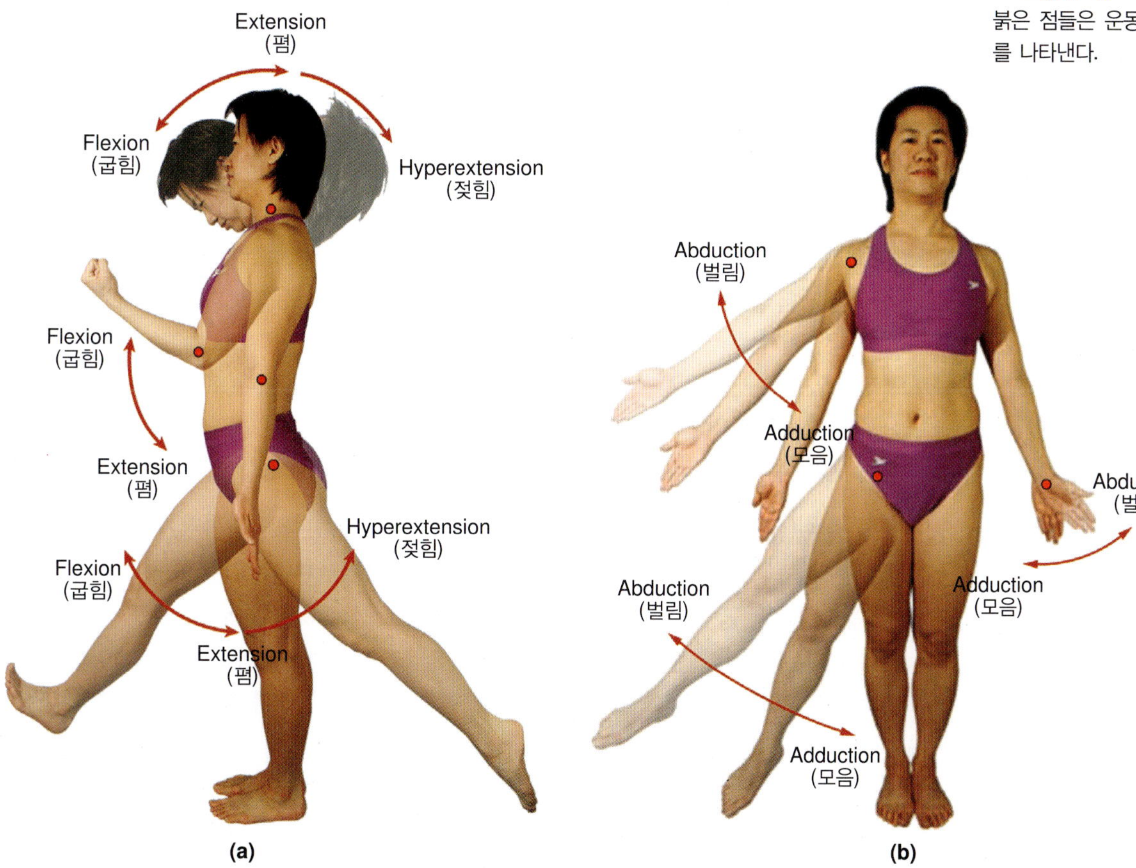

• 그림 7-17 **각운동.** 붉은 점들은 운동에 관여하는 관절의 위치를 나타낸다.

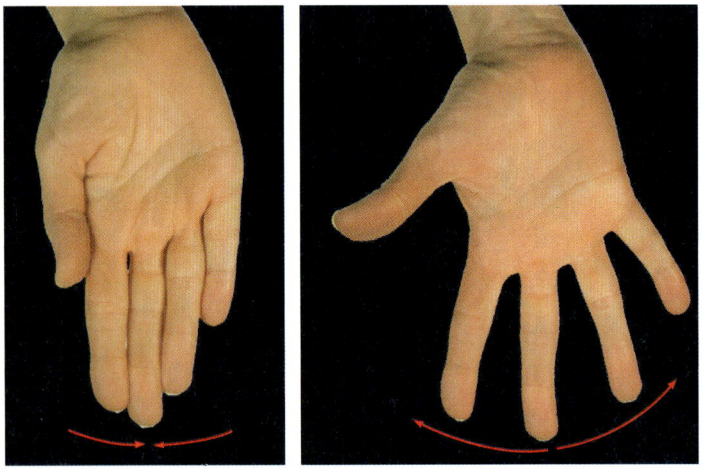

Adduction(모음) Abduction(벌림)

(c)

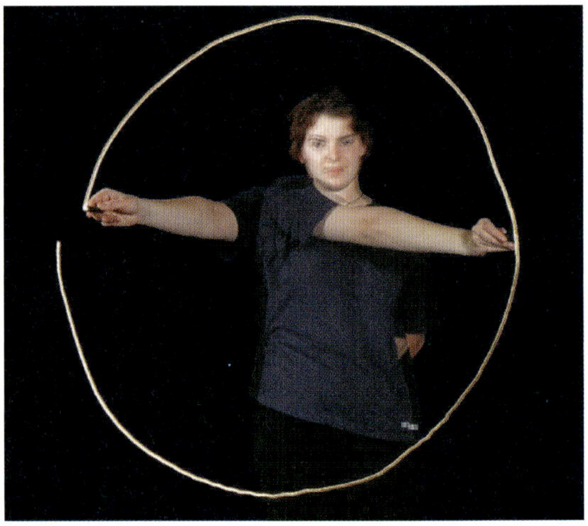

Circumduction(휘돌림)

(d)

• 그림 7-17 **각운동(계속).**
붉은 점들은 운동에 관여하는 관절의 위치를 나타낸다.

손을 앞으로 움직이게 하며, 폄운동은 뒤로 움직이게 한다. 이러한 예들의 각각에서, 해부학자세를 벗어나 계속 펴질 수가 있는데, 이 경우 **젖힘(과신전, hyperextension)**이 일어난다. 또한 머리도 젖혀질 수 있어 천장을 바라보게 할 수 있다. 다른 관절의 젖힘은 대개 인대, 뼈돌기, 혹은 연조직에 의해 억제되거나 극히 제한된다.

벌림은 몸의 세로축으로부터 멀어지는 운동이다. 예를 들어, 팔을 옆으로 펼치는 것이 팔다리의 벌림이며(그림 7-17b •), 몸쪽으로 움직이는 것이 **모음**운동이 된다. 손목의 모음은 손목을 몸쪽으로 움직이게 하며, 벌림은 밖으로 움직이게 한다. 손가락 혹은 발가락을 펴는 것은 그림 7-17c •에서 보듯이 가운데 손가락(혹은 발가락)으로부터 멀어지도록 움직이게 하기 때문에, 손가락(혹은 발가락)이 벌려지게 한다.

휘돌림(회선, circumduction)의 경우, 팔다리의 몸쪽부분은 고정되어 있는 반면, 칠판에 큰 원을 그리는 경우처럼 팔다리의 먼쪽 부분이 원을 그리면서 움직인다(그림 7-17d •). 인지의 끝으로 작은 원을 그리는 경우처럼, 손가락들도 휘돌림운동을 할 수 있다.

돌림(회전)운동(rotational movement) 역시 해부학자세에서 그림으로 설명된다. 돌림운동은 몸 혹은 팔다리의 세로축 주위로 도는 것으로 목을 돌려 한 쪽을 보거나 혹은 전구를 돌려 끼우는 것처럼 팔 혹은 위팔을 돌리는 경우가 이에 해당된다(그림 7-18a •). 손바닥을 위에서 아래로 향하도록 손과 팔을 움직이는 것이 **엎침(회내, pronation)**이다(그림 7-18b •). 손바닥을 앞으로 돌리는 반대의 운동이 **뒤침(회외, supination)**이다.

특수한 관절 혹은 예외적인 유형의 운동에 적용되는 여러 특수한 용어들이 있다(그림 7-19 •).

- **안쪽번짐(내번, inversion;** *in*, ~안으로 + *vertere*, 돌리다)은 발바닥을 안으로 돌리는 발의 비틀림운동이다. 반대의 운동은 **가쪽번짐(외번, eversion)**이라 한다.
- **발등굽힘(족배굴곡, dorsiflexion)**은 "발뒤꿈치로 설 때처럼", 발목을 굽혀 발바닥을 들어 올리는 것이다. 반대의 운동은 발가락으로 서는 경우처럼 **발바닥굽힘(족척굴곡, plantar flexion;** *planta*, 발바닥)으로서 발목을 펴서 발꿈치를 올리는 것이다.
- **올림(elevation)**과 **내림(depression)**은 어떤 구조가 위 또는 아래로 움직이는 것이다. 입을 벌릴 때 아래턱이 내려지며 입을 다물 때 아래턱이 올라간다. 올림의 또 다른 좋은 예는 어깨를 으쓱할 때이다.

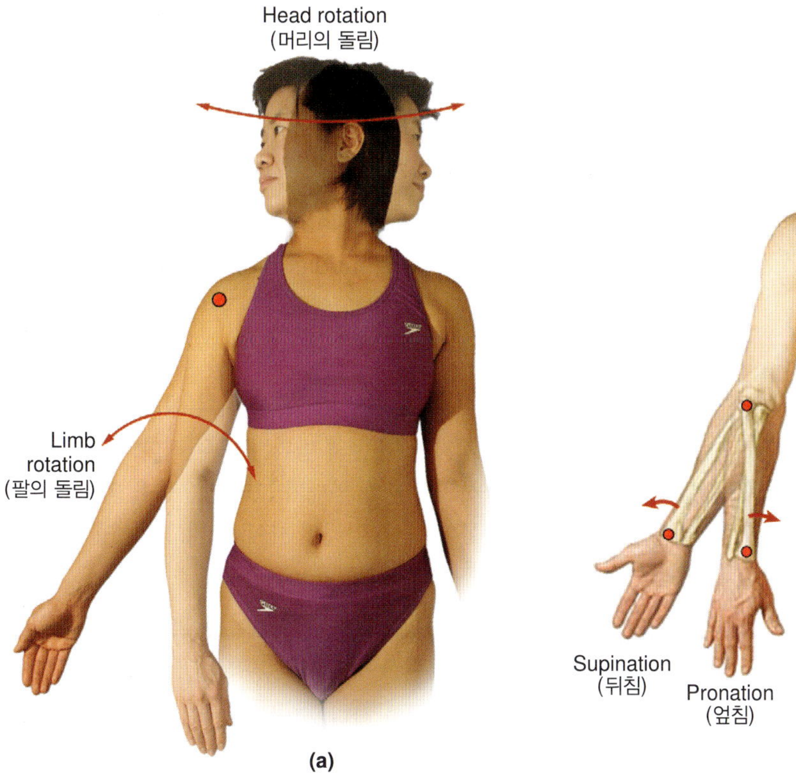

• 그림 7-18 **회전운동.**

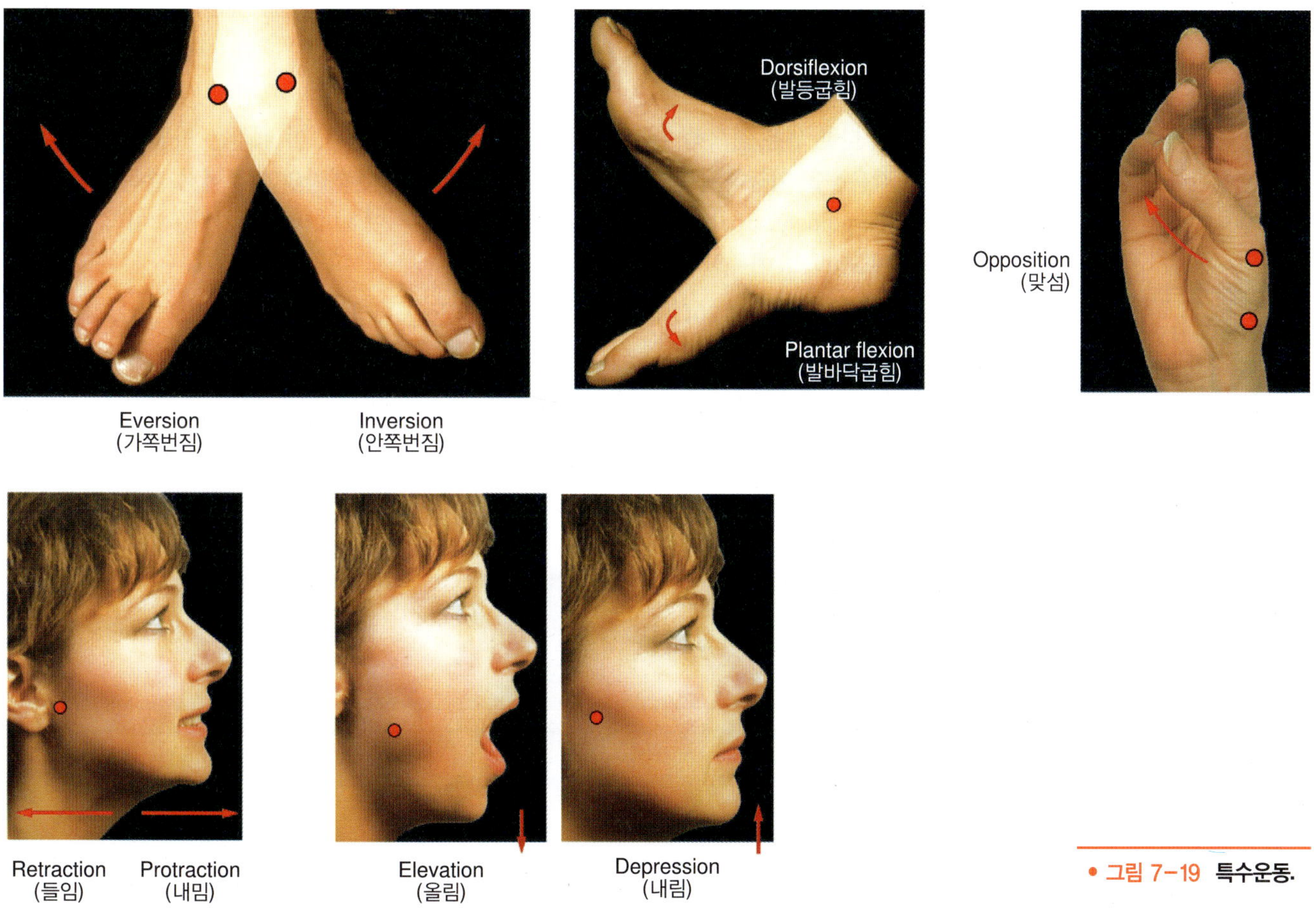

• 그림 7-19 **특수운동.**

- **내밈(protraction)**은 수평면상에서 몸의 한 부분을 앞쪽으로 움직이는 것이다. **들임(retraction)**은 반대의 운동이다. 아랫니로 윗입술을 덮으려 할 때 아래턱을 내밀며, 앞에 있는 누군가를 잡으려 할 때 빗장뼈가 내밀어진다.

움직관절의 형태

관절면의 형태에 따라 윤활관절은 미끄럼관절(gliding joint), 경첩관절(hinge joint), 중쇠관절(pivot joint), 타원관절(ellipsoidal joint), 안장관절(saddle joint), 혹은 절구관절(ball-and-socket joint)로 구분될 수 있다. 각 유형의 관절에 따라 일어나는 운동의 종류와 범위가 달라진다.

- **미끄럼관절**(그림 7-20a •)의 관절면은 편평하거나 약간 휘어져 있다. 상대적으로 편평한 관절 표면은 서로 엇갈려 미끄러지지만, 운동의 범위는 매우 적다. 그러한 관절에서 비록 회전운동이 이론적으로는 가능하지만 대개 인대가 그러한 운동을 억제하거나 제한한다. 미끄럼관절은 빗장뼈의 끝, 손목뼈 사이, 다리뼈 사이, 그리고 이웃한 척추의 관절면 사이에서 찾을 수 있다.
- **경첩관절**(그림 7-20b •)은 문을 여닫는 것과 같은 각운동이 한 평면 안에서 일어난다. 예에는 팔꿈치, 무릎, 손목, 그리고 손가락뼈사이관절이 있다.
- **중쇠관절**(그림 7-20c •)은 오직 회전운동만을 한다. 고리뼈(환추, atlas C_1)와 중쇠뼈(축추, axis, C_2) 사이의 중쇠관절은 우리의 머리를 양쪽으로 회전시켜 주고, 노뼈머리와 자뼈몸통 몸쪽부분 사이의 중쇠관절은 손바닥의 엎침과 뒤침운동을 하게 한다.
- **타원관절**(그림 7-20d •)의 경우, 난원형의 관절면이 맞은편 관절면의 오목 속에 들어 있다. 그러한 배열을 가지고, 두 평면 안에서 타원의 길이를 따라 혹은 가로질러서 각운동이 일어난다. 타원관절은 손가락과 발가락을 각각 손허리뼈와 발허리뼈와 연결한다.
- **안장관절**(그림 7-20e •)은 안장과 유사한 관절면을 갖는다. 각 관절면은 한 쪽은 오목하고 다른 면은 볼록하며, 서로 마주 보는 면이 꼭 맞는다. 이 배열은 휘돌림을 포함하는 각운동을 가능하게 하지만 회전은 억제한다. 엄지손가락의 기부에서 손목손허리관절(carpometacarpal joint)이 안장관절의 가장 좋은 예이며, 엄지손가락을 "이리저리 움직여 보면" 그 가능한 운동에 대해 알 것이다.
- **절구관절**(그림 7-20f •)의 경우, 한 쪽 뼈의 둥근 머리가 다른 뼈의 컵모양 오목 속에 들어간다. 휘돌림과 회전 등의 모든 운동의 조합들이 절구관절에서 수행될 수 있다. 예에는 어깨관절과 엉덩관절이 있다.

✔ 신생아에서 머리의 커다란 뼈들은 섬유결합조직에 의해 연결되어 있다. 이는 무슨 유형의 관절일까? 후에 이러한 뼈들은 성장하고, 서로 맞물리게 되고 그리고 결국 못움직관절을 형성한다. 이들은 어떤 유형의 관절일까?

✔ 다음의 운동 종류의 각각에 대해 적절한 명칭을 붙여보라. (a) 몸의 중앙으로부터 팔을 움직이는 것, (b) 바닥이 위로 가도록 손바닥을 돌리는 것, (c) 팔꿈치를 구부리는 것.

• 그림 7-20 움직관절의 종류.

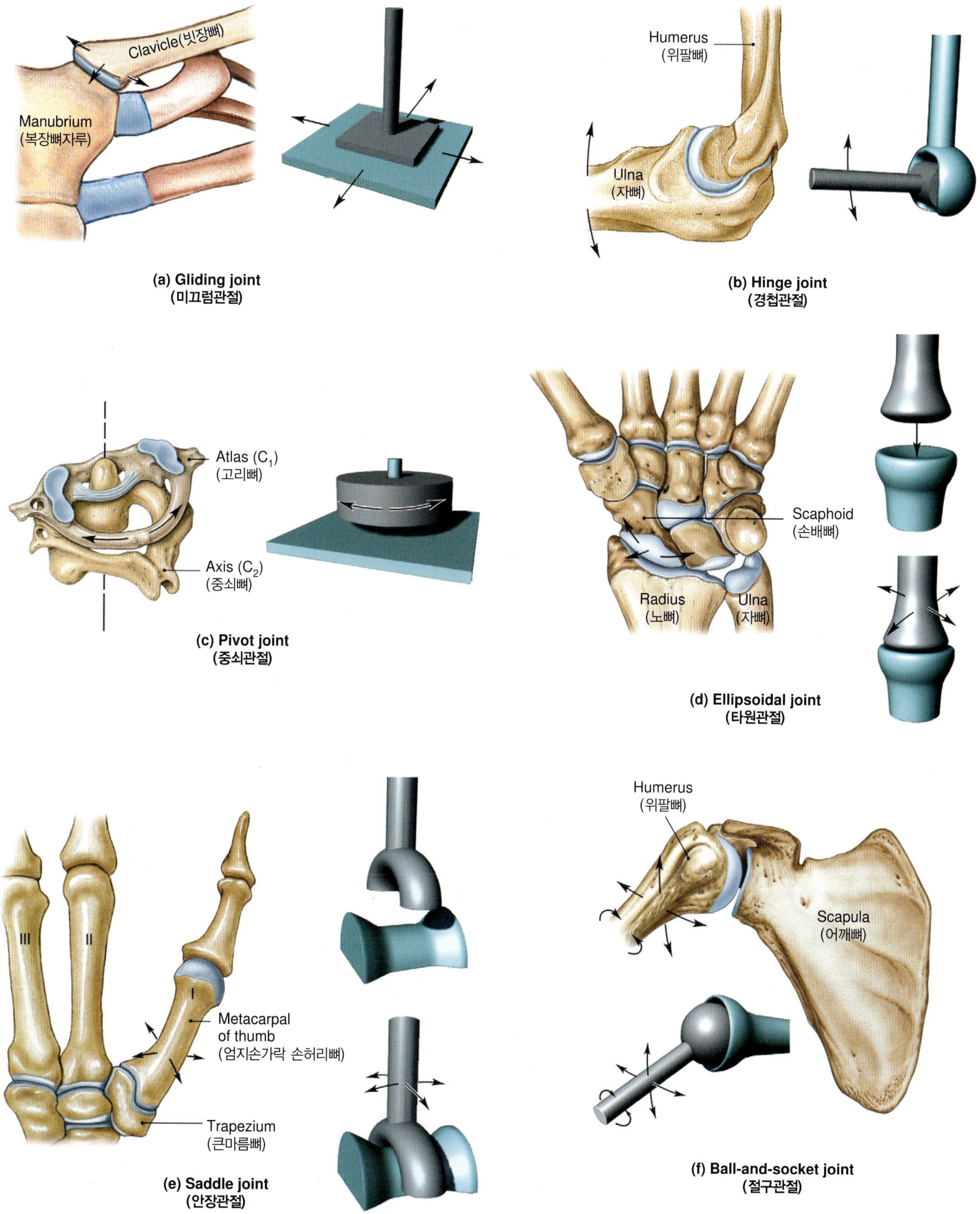

임상노트(Clinical Note)

류마티스와 관절염이란 무엇일까?

류마티스(rheumatism)는 골격계 및 근육계에 영향을 미치는 통증과 경화를 나타내는 일반적인 용어이다. 류마티스는 몇 가지 중요한 유형이 있다. 이 중의 하나인 관절염(arthritis)은 윤활관절에 영향을 미치는 모든 류마티스 질환을 포함한다.

윤활관절이 적절하게 작용하는 것은 건강한 관절연골에 의존한다. 관절연골이 손상되면, 바탕질이 분해되며, 매끄럽고 미끌거리는 노출된 연골의 표면이 딱딱하고 부서지기 쉽게 변화한다. 표면의 질적인 변화는 인접 뼈 사이의 접촉 및 마찰의 정도에 따라 증가하여, 결과적으로 연골의 중앙 부위가 완전히 닳게 된다.

관절염은 항상 뼈끝의 관절연골의 손상을 동반하지만, 그의 특정 원인은 다양할 수 있다. 예를 들어, 세균 혹은 바이러스 감염, 관절의 손상, 대사적 문제, 혹은 심각한 육체적 스트레스로부터 기인될 수 있다.

규칙적인 운동, 물리치료, 그리고 아스피린(aspirin)과 같은 소염제는 일부 유형의 관절염 진행을 늦출 수 있다. 다른 경우, 외과적 수술이 필요하며, 엉덩이, 무릎, 팔꿈치 혹은 어깨 등이 포함하는 심한 경우, 문제가 되는 관절을 인공관절로 대체시킬 수 있다.

복습

핵심용어

좀움직관절(amphiarthrosis): 작은 정도의 운동이 가능한 관절.

팔다리뼈대(appendicular skeleton): 팔과 다리의 뼈들에 적용.

관절(articulation): 뼈들 사이의 관절.

몸통뼈대(axial skeleton): 머리뼈, 척주, 그리고 가슴우리의 뼈들에 적용.

움직관절(diarthrosis): 자유로이 움직이는 관절, 윤활관절.

인대(ligament): 하나의 뼈를 다른 뼈에 부착시키는 치밀한 결합조직 섬유의 띠.

수질(marrow): 뼈의 내부 공간을 채우는 조직. 혈구형성세포(적색수질) 혹은 지방조직(황색수질)이 있음.

뼈발생(ossification): 다른 조직이 뼈로 대체되는 것.

뼈모세포(osteoblast): 뼈의 섬유와 바탕질을 생산하는 세포.

뼈파괴세포(osteoclast): 뼈의 섬유와 바탕질을 용해시키는 세포.

뼈세포(osteocyte): 주위 뼈의 무기염류 함량을 유지하거나 대사전환시키는 뼈의 세포.

뼈단위(osteon): 중심관 주위에 구조화된 뼈세포로 구성되며 석회화된 바탕질의 고리에 의해 분리되어 있는 치밀뼈의 구조적 기본단위.

뼈막(periosteum): 뼈를 둘러싸고 있는 섬유 및 세포층.

못움직관절(synarthrosis): 운동이 가능하지 않는 관절.

윤활액(synovial fluid): 대부분의 자유 움직관절을 윤활시키도록 윤활막에 의해 분비되는 물질.

학습요약

골격계 개요(p. 93)

1. 뼈대계통은 골격과 연골의 뼈들, 인대, 그리고 뼈들을 안정화시키거나 서로 연결시키는 기타 결합조직이 포함된다. 이의 기능은 구조적 지지, 보호, 지렛대작용, 저장, 그리고 혈액세포의 생산 등이다.

뼈의 구조(pp. 93~96)

1. 뼈조직(osseous tissue)은 고형의 **바탕질(matrix)**을 갖는 지지결합조직이다.

뼈의 일반특성(p. 93)

2. 뼈의 일반적인 형태에는 긴뼈, 짧은뼈, 납작뼈, 그리고 불규칙뼈가 있다.

3. 긴뼈의 특징에는 **뼈몸통(diaphysis)**, **뼈끝(epiphyse)**, 그리고 중앙의 골수공간이 포함된다(그림 7-1).

4. 치밀뼈(compact bond)와 **해면뼈(spongy bone)**라는 두 유형의 뼈가 있다.

5. 뼈는 **뼈막(periosteum)**으로 싸여 있으며 **뼈속막(endosteum)**으로 둘러 있다.

뼈의 조직학적 특징(p. 95)

6. 뼈에는 세 종류의 세포들이 있다. **뼈세포(osteocyte)**는 기존의 뼈 구조를 유지시킨다. **뼈모세포(osteoblast)**는 뼈발생이라는 과정을 통해 새로운 뼈의 바탕질을 생산한다. **뼈파괴세포(osteoclast)**는 뼈 바탕질을 용해하여 저장된 무기염류을 방출한다.

7. 뼈세포는 뼈 속의 공간인 **뼈세포방(lacunae)**에 들어 있다. 뼈세포방은 석회화된 바탕질의 층으로 싸여 있다.

8. 치밀뼈의 구조적 기본 단위는 **뼈단위(osteon)**로서 **중심관(central canal)** 주위에 배열된 뼈세포들을 포함하고 있다(그림 7-1).

뼈의 발생과 유지(pp. 96~98)

1. 뼈발생(ossification)은 다른 조직을 뼈로 전환시키는 과정이다.

뼈의 성장(p. 96)

2. 연골속뼈발생(endochondral ossification) 과정의 경우, 연골의 틀이 점차적으로 뼈로 대체된다(그림 7-2).

3. 성장판이 닫히는 시기는 사람에 따라 그리고 뼈에 따라 다르다.

4. 정상적인 뼈발생은 적절한 양의 무기염류, 비타민, 그리고 호르몬이 필요하다.

뼈의 유지(p. 97)

5. 뼈의 유기성분과 무기염류들은 재형성(remodeling)이라는 과정을 통해 끊임없이 재순환되며 보충된다.

6. 뼈의 형태와 두께는 그 뼈에 가해진 스트레스를 반영한다. 무기염류의 대사전환은 뼈로 하여금 새로운 스트레스에 적응하도록 한다.

7. 인체에서 칼슘은 가장 풍부한 무기염류이며 약 99%가 뼈대에 저장되어 있다.

8. **골절(fracture)**은 뼈의 균열 혹은 부러짐이다.

노화와 골격계(p. 98)

9. 뼈대의 뼈들은 노화가 진행되면서 얇아지고 상대적으로 약해진다.

뼈대(pp. 98~113)

1. 뼈대계통은 몸통뼈대와 팔다리뼈대로 구성된다. **몸통뼈대(axial skeleton)**는 **머리뼈(skull)**, **가슴우리(thoracic cage)**, 그리고 **척주(vertebral column)**로 세분된다.

2. **팔다리뼈대(appendicular skeleton)**는 몸통에 팔다리를 부착시키는 팔이음뼈와 다리이음뼈 그리고 팔다리뼈가 포함된다(그림 7-3).

뼈대 용어(p. 98)

3. 뼈모양의 특징들은 특정 뼈를 설명하고 확인하는데 이용된다(표 7-1).

몸통뼈대(p. 98)

4. 머리의 뼈는 머리뼈와 얼굴머리뼈로 세분된다. **머리뼈(cranium)**는 뇌를 싸고 있는 등쪽 몸안의 일부인 **머리안(cranial cavity)**을 싸고 있다(그림 7-4).

5. 머리뼈에는 **이마뼈(frontal bone)**, **마루뼈(parietal bone)**, **뒤통수뼈(occipital bone)**, **관자뼈(temporal bone)**, **나비뼈(sphenoid bone)**, 그리고 **벌집뼈(ethmoid bone)**가 있다(그림 7-4, 7-5, 7-6, 표 7-2).

6. 얼굴머리뼈에는 왼쪽과 오른쪽의 **위턱뼈(maxillary bone)**, **입천장뼈(palatine bone)**, **보습뼈(vomer)**, **광대뼈(zygomatic bone)**, **코뼈(nasal bone)**, **눈물뼈(lacrimal bone)**, **아래코선반(inferior nasal conchae)**, 그리고 **아래턱뼈(mandible)**가 있다(그림 7-4, 7-5, 7-6, 표 7-2).

7. **귓속뼈(auditory ossicle)**는 관자뼈 속에 위치한다. **목뿔뼈(hyoid bone)**는 관자뼈의 붓돌기로부터 나오는 인대에 의해 머리뼈의 아래에 매달려 있다(그림 7-4, 표 7-2).

8. 코사이막은 코안을 나눈다. **이마굴(frontal sinus)**, **나비굴(sphenoid sinus)**, **벌집굴(ethmoid sinus)**, 그리고 **위턱굴(maxillary sinus)**은 코곁굴(부비동)을 만드는데 이는 코안으로 열려있다(그림 7-5, 7-6).

9. **숫구멍(대천문, fontanel)**에서의 섬유성 연결은 신생아와 아기의 머리뼈를 계속 자랄 수 있게 한다(그림 7-7).

10. **목뼈(cervical vertebrae)**는 7개, **가슴뼈(thoracic vertebrae;** 갈비뼈에서 관절형성)는 12개, 그리고 **허리뼈(lumbar vertebre;** 엉치뼈에서 관절형성)는 5개가 있다. **엉치뼈(sacrum)**와 **꼬리뼈(coccyx)**는 융합된 척추로 구성된다(그림 7-8, 표 7-3).

11. 척주는 체중의 비대칭적인 분산을 수용하며 몸의 축에 맞게 정렬할 수 있는 4개의 **척주굽이(spinal curve)**가 있다(그림 7-8).

12. 전형적인 척추뼈는 **몸통(body)**과 **척추뼈구멍(vertebral foramen)**을 갖는다. 인접된 척추뼈몸통은 **척추뼈사이원반(intervertebral disc)**에 의해 분리된다.

13. 목뼈는 양쪽 각각에서 가로구멍(transverse foramina)에 의해 구별된다. 가슴뼈는 갈비뼈와 관절을 이룬다. 허리뼈는 가장 크고 가장 움직임이 적으며, 가장 큰 압박을 받는다(그림 7-9).

14. **엉치뼈(sacrum)**는 생식기관, 소화기관, 그리고 배설기관을 보호한다. 이는 **꼬리뼈**와 관절을 이룬다(그림 7-3, 7-8, 표 7-3).

15. 가슴의 뼈대는 가슴뼈, 갈비뼈, 그리고 복장뼈로 구성된다. 갈비뼈와 복장뼈는 **가슴우리(rib cage)**를 형성한다(그림 7-10, 표 7-3).

16. 1~7번 갈비뼈는 **참갈비뼈(true rib)**이다. 8~12번 갈비뼈는 복장뼈와 직접 연결되지 않으며 **거짓갈비뼈(false rib)**라 부르는데, 이들은 2쌍의 **뜬갈비뼈(floating rib)**를 포함한다(그림 7-10, 표 7-3).

17. 복장뼈는 하나의 **복장뼈자루(manubrium)**, 하나의 **복장뼈몸통(body)**, 그리고 하나의 **칼돌기(xiphoid)**로 구성된다(그림 7-10, 표 7-3).

팔다리뼈대(p. 107)

18. 각각의 위팔은 **어깨뼈(scapula)**와 **빗장뼈(clavicle)**로 구성되는 어깨 혹은 **팔이음뼈(pectoral)**에서 몸통과 관절을 이룬다(그림 7-3, 7-11, 표 7-4).

19. 빗장뼈와 어깨뼈는 어깨관절의 위치를 잡아주고, 팔의 움직임을 도우며, 팔의 운동 및 근육의 부착을 위한 기부를 제공한다.

20. 어깨뼈는 어깨관절에서 **위팔뼈(humerus)**와 관절을 이룬다(그림 7-12a, 표 7-4).

21. 위팔뼈는 먼쪽으로 팔꿈치관절에서 자뼈 그리고 노뼈와 관절을 이룬다.

22. 자뼈와 노뼈는 아래팔의 뼈들이다. **팔꿈치머리돌기(olecranon)**는 팔꿈치의 끝을 만든다(그림 7-12b,c, 표 7-4).

23. 손목의 뼈들은 2열의 **손목뼈(carpal bone)**들을 형성한다. 먼쪽의 손목뼈는 손의 **손허리뼈(metacarpal bone)**와 관절을 이룬다. 4개의 손가락들은 3개의 **손가락뼈(phalange)**들이 있고, 엄지손가락은 단지 2개만을 갖는다(그림 7-13, 표 7-4).

24. **다리이음뼈(pelvic girdle)**는 2개의 **볼기뼈(coxae)**로 구성되는데, 각 볼기뼈는 하나의 **엉덩뼈(ilium)**, 하나의 **궁둥뼈(ischium)**, 그리고 하나의 **두덩뼈(pubis)**로 구성된다(그림 7-14, 표 7-5).

25. **골반(pelvis)**은 볼기뼈, 엉치뼈, 그리고 꼬리뼈로 구성된다.

26. **넙다리뼈(femur)** 혹은 넓적다리뼈는 몸에서 가장 긴 뼈이다. 이는 무릎관절에서 **정강뼈(tibia)**와 관절을 이룬다(그림 7-15a,b).

27. 정강뼈의 안쪽복사와 종아리뼈의 가쪽복사는 발목관절의 목말뼈와 관절을 이룬다(그림 7-15b).

28. 발목은 7개의 **다리뼈(tarsal bone)**가 있는데, 단지 **목말뼈(talus)**만이 정강뼈 그리고 종아리뼈와 관절을 이룬다. 정상적으로 서는 경우, 우리의 체중 대부분은 **발꿈치뼈(calcaneus)**를 통해 땅으로 전달되며, 나머지는 **발허리뼈(metatarsal bone)**를 통해 전달된다(그림 7-15c).

관절(pp. 113~120)

1. 관절(articulation)은 2개의 뼈가 상호작용한 곳에 존재한다.

관절의 종류(p. 113)

2. 움직이지 못하는 관절은 **못움직관절(synarthrose)**이며, 약간 움직일 수 있는 관절은 **좀움직관절(amphiarthrose)**이고, 자유로이 움직이는 관절들은 **움직관절(diarthrose)**이라 부른다.

3. 못움직관절의 예는 봉합이다.

4. 좀움직관절의 예는 두덩결합이다(그림 7-14).

5. 움직관절 혹은 **윤활관절(synovial joint)**에서의 뼈 경계면은 **관절연골(articular cartilage)**에 의해 덮여 있으며, **윤활액(synovial fluid)**에 의해 윤활되고, 그리고 **관절주머니(joint capsule)** 안에 싸여 있다. 다른 윤활구조물들에는 **반달관절(menisci)**, **지방체(fat pad)**, 그리고 다양한 인대들이 포함될 수 있다(그림 7-16).

움직관절의 작용(p. 115)

6. 역동적인 운동을 설명하는 중요한 용어는 **굽힘(flexion)**, **폄(extension)**, **젖힘(hyperextension)**, **회전(rotation)**, **휘돌림(circumduction)**, **모음(abduction)**, 그리고 **벌림(adduction)**이다(그림 7-17).

7. 아래팔의 뼈들은 **엎침(pronation)**과 **뒤침(supination)**을 가능하게 한다(그림 7-12c, 7-18).

8. 발목은 **발등굽힘(dorsiflexion)**과 **발바닥굽힘(plantar flexion)**이 가능하다. 다리의 운동에는 **안쪽번짐(inversion)**과 **가쪽번짐(eversion)**이 있다. **맞섬(opposition)**은 물체를 잡을 수 있는 엄지손가락의 운동이다(그림 7-19).

9. 내밈(protraction)은 어떤 것을 앞으로 움직이는 것이며, **들임(retraction)**은 뒤로 움직이는 것이다. **올림(depression)**과 **내림(elevation)**은 구조를 위와 아래로 움직일 때 일어난다(그림 7-19).

10. 윤활관절에는 **미끄럼관절(gliding joint)**, **경첩관절(hinge joint)**, **중쇠관절(pivot joint)**, **타원관절(ellipsoidal joint)**, **안장관절(saddle joint)**, 그리고 **절구관절(ball-and-socket joint)**이 있다(그림 7-20).

복습문제

연결형

A열의 각 항목과 가장 가까운 항목을 B열에서 찾아 연결하라. 옆의 밑줄에 답을 적으라.

A열	B열
___ 1. 팔꿈치와 무릎	a. 벌림
___ 2. 뼈몸통	b. 엉덩이의 뼈
___ 3. 귓속뼈	c. 절구관절
___ 4. 손바닥이 뒤로 가도록 손을 움직임	d. 뼈를 용해시키는 세포
___ 5. 뼈모세포	e. 경첩관절
___ 6. C_1	f. 뼈 두께를 증가시키도록 뼈를 덮고 있는 것
___ 7. 뼈막	g. 못움직관절
___ 8. 엉덩이와 어깨	h. 뼈몸통(골간)
___ 9. 무릎뼈	i. 치밀뼈의 기능적 단위
___ 10. 발꿈치뼈	j. 뼈생산세포
___ 11. 봉합	k. 목뼈
___ 12. 손바닥이 앞으로 가도록 손을 움직임	l. 엎침
___ 13. 뼈파괴세포	m. 귀뼈
___ 14. 팔을 가쪽으로 들어올림	n. 뒤침
___ 15. 뼈단위	o. 무릎의 뼈

선택형

16. 뼈대의 뼈들은 ___ 부위에서 지질의 형태로 에너지를 저장한다.
(a) 적색골수
(b) 황색골수
(c) 뼈조직의 바탕질
(d) 무형질

17. 뼈조직의 두 종류는 ____ 이다.
(a) 치밀뼈와 해면뼈
(b) 치밀뼈(dense boen)와 치밀뼈(compact bone)
(c) 해면뼈와 연골
(d) a, b, 그리고 c 모두

18. 성숙한 치밀뼈를 유지시키는 세포들은 ___ 이다.
(a) 뼈세포방 (b) 뼈세포
(c) 뼈모세포 (d) 뼈파괴세포

19. 몸통뼈대는 ___ 의 뼈대로 구성된다.
(a) 팔이음뼈와 다리이음뼈
(b) 머리뼈, 가슴뼈, 그리고 척주
(c) 팔, 다리, 손, 그리고 발
(d) 팔다리, 팔이음뼈, 그리고 다리이음뼈

20. 팔다리뼈대는 ___ 의 뼈들로 구성된다.
(a) 팔이음뼈와 다리이음뼈
(b) 머리뼈, 가슴뼈, 그리고 척주
(c) 팔, 다리, 손, 그리고 발
(d) 팔다리, 팔이음뼈, 다리이음뼈

21. 다음 세트의 뼈들 중에서, ___ 는 머리의 뼈들이다.
(a) 아래턱뼈, 마루뼈, 뒤통수뼈, 나비뼈
(b) 이마뼈, 뒤통수뼈, 광대뼈, 마루뼈
(c) 뒤통수뼈, 나비뼈, 관자뼈, 마루뼈
(d) 아래턱뼈, 위턱뼈, 코뼈, 광대뼈

22. 다음의 뼈들 중에서, __ 는 쌍으로 되어 있지 않다.
(a) 보습뼈 (b) 위턱뼈
(c) 입천장뼈 (d) 코뼈

23. 관절오목에서, 어깨뼈는 ___의 먼쪽 끝과 관절을 이룬다.
(a) 위팔뼈 (b) 노뼈
(c) 자뼈 (d) 넙다리뼈

24. 다리이음뼈의 각 볼기뼈는 ______의 세 뼈가 융합되어 있다.
(a) 자뼈, 노뼈, 위팔뼈
(b) 갈고리뼈, 알머리뼈, 큰마름뼈
(c) 넙다리뼈, 정강뼈, 종아리뼈
(d) 엉덩뼈, 궁둥뼈, 두덩뼈

25. 윤활액의 기능은 ______ 이다.
(a) 연골세포에 영양을 공급하는 것
(b) 윤활을 제공하는 것
(c) 충격을 흡수하는 것
(d) a, b, 그리고 c 모두

26. 발가락으로 서는 것은 ______ 이라 부르는 운동의 예가 된다.
(a) 올림
(b) 발등굽힘
(c) 발바닥굽힘
(d) 들임

OX 문제

___ 27. 해부학적 위치에서, 자뼈는 노뼈의 안쪽에 있다.
___ 28. 적색수질은 적혈구 및 기타 혈액요소들을 생산하는 부위이다.
___ 29. 긴뼈의 끝에 있는 관절은 전형적으로 좀움직관절이다.
___ 30. 벌림과 모음은 항상 팔다리뼈대의 운동을 지칭한다.
___ 31. 어깨뼈와 빗장뼈는 모두 몸통뼈대와 관절을 형성한다.

서술형

32. 뼈대계통의 다섯 가지 기능은 무엇일까?

33. 긴뼈의 성장 동안 뼈끝은 뼈몸통으로부터 어떻게 멀어질까?

34. 가슴우리가 수행하는 두 가지 기능은 무엇일까?

35. 다리이음뼈와 골반 사이의 차이는 무엇일까?

36. 발굴작업을 하는 고인류학자가 여러 작은 머리뼈들을 발견하였다. 그녀는 이마뼈, 마루뼈, 그리고 뒤통수뼈를 검사하여 이 머리뼈가 한 살이 되지 않은 아이의 머리뼈라고 결론지었다. 어떻게 그녀가 이 뼈들을 검사하여 그 나이를 알게 되었을까?

✔ 개념확인 문제의 답

(pp. 95~96) **1.** 중심관 주위의 동심원적 뼈 층들은 치밀뼈를 만드는 하버스계를 의미한다. 긴뼈의 뼈끝은 대부분 해면뼈이기 때문에, 이 예는 주로 뼈몸통으로부터 온다. **2.** 뼈파괴세포가 뼈를 분해하여 무기염류를 제거하므로, 이 뼈는 무기염류의 함량이 감소하고 더 약해질 것이다.

(p. 98) **1.** 몸의 긴뼈들은 넙다리뼈처럼 뼈가 길이가 성장하면서 뼈끝을 뼈몸통으로부터 분리시키는 연골판이 있다. X-선은 뼈끝판이 여전히 존재하는지를 알게 한다. 만일 뼈끝판이 있으면 여전히 성장이 일어나는 것이며, 만일 없다면 이 뼈는 성인의 길이에 도달된 것이다. **2.** 사춘기 동안 일어나는 남성호르몬인 테스토스테론의 증가는 뼈의 성장률을 증가시키며 뼈끝판을 닫히게 한다. 테스토스테론의 근원이 고환이기 때문에 고환을 거세하면 그 소년은 비록 느리지만 더 긴 성장 기간을 갖게 될 것이며 거세되지 않은 경우보다 더 키가 크게 될 것이다. **3.** 부하운동을 하는 사람들의 더 큰 팔근육은 팔의 뼈에 더 큰 물리적 스트레스를 주어 뼈들이 더 두껍게 성장할 것이다. 달리기 운동을 하는 사람들은 넓적다리뼈들이 같은 이유로 더 강해질 것이다.

(p. 103) **1.** 머리뼈의 이마뼈는 이마의 아래에 있다. **2.** 뒤통수뼈에 있는 구멍은 뒤통수뼈구멍(occipital foramen)이라 부른다. 이는 뇌와 연결되는 척수를 위한 통로가 된다. **3.** 코곁굴들은 더 무거운 머리뼈들을 더 가볍게 만드는 기능을 하며, 이들의 상피층들은 점액을 생산한다.

(p. 106) **1.** 첫 번째와 두 번째 척추뼈의 오른쪽 척추사이원반은 오른쪽에서 왼쪽으로 회전하거나 돌리지 못한다. **2.** 성인에서, 5개의 엉치뼈들이 융합하여 하나의 엉치뼈를 형성한다. **3.** 가슴우리는 등뼈, 갈비뼈, 그리고 복장뼈로 이루어진다.

(p. 110) **1.** 팔이음뼈와 몸통뼈대 사이의 유일한 연결은 빗장뼈 그리고 복장뼈의 복장뼈자루 사이에 있다. **2.** 아래팔의 노뼈는 손목관절을 형성한다.

(p. 112) **1.** 볼기뼈를 만드는 세 뼈는 엉덩뼈, 궁둥뼈, 그리고 두덩뼈이다. **2.** 비록 종아리뼈가 무릎관절의 일부도 아니고 체중을 받지도 않지만 이는 여러 다리 근육들을 위한 중요한 부착지점이다. 종아리뼈가 골절되면, 이들 근육은 다리를 적절히 움직이지 못하며 걷는 것이 고통스럽다. **3.** 조이는 아마도 발꿈치뼈가 골절되었을 것이다.

(p. 118) **1.** 처음에 이 관절의 종류는 좀움직관절이다. 후에, 뼈들이 서로 결합하게 되면 봉합(못움직)관절을 형성한다. **2.** (a) 벌림, (b) 뒤침, (c) 굽힘

CHAPTER

8

근육계

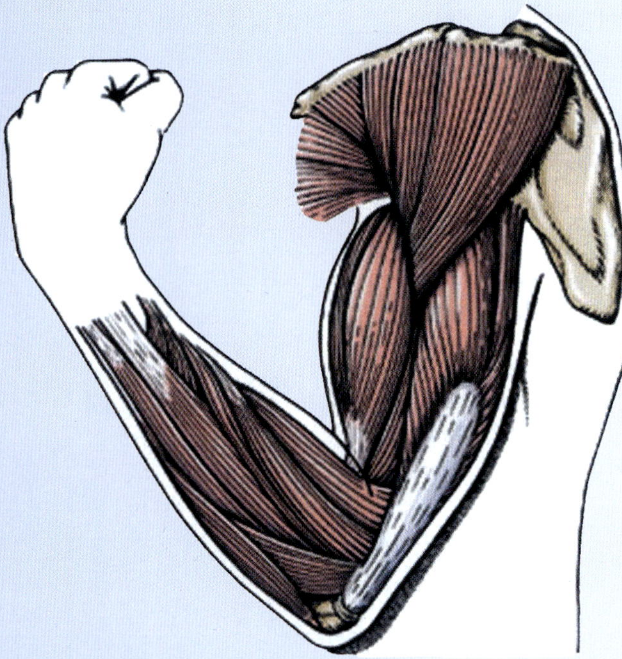

단원개요

단원목표

1. 근육조직의 특성과 기능을 설명한다.
2. 골격근의 구조를 설명한다.
3. 근육원섬유마디의 구조를 설명한다.
4. 근육수축의 미세섬유 활주설에 대해 기술한다.
5. 근육수축과 운동단위 사이의 상관관계에 대해 설명한다.
6. 등장수축과 등척수축을 비교한다.
7. 혐기성 운동과 호기성 운동을 구별한다.
8. 몸의 주요 몸통근육을 확인한다.
9. 몸의 주요 팔다리근육을 확인한다.
10. 근육조직에 미치는 운동과 노화의 효과를 설명한다.

근육조직이 없이 우리가 살 수 있다는 것은 상상하기 힘들다. 우리는 앉거나, 서거나, 걷거나, 말하거나 혹은 물체를 잡을 수도 없다. 혈관으로 방출시키지 못하므로 혈액은 순환하지 못할 것이다. 허파는 주기적으로 채워졌다 비워졌다 하지도 못할 것이고 소화관을 통해 음식이 이동하지도 못할 것이다.

세 가지 유형의 근육조직이 몸 그리고 몸 안의 물질들을 움직인다. **골격근육조직(skeletal muscle tissue)**은 골격의 뼈들을 당김으로써 몸을 움직인다. **심장근육조직(cardiac muscle tissue)**은 심장의 방들을 수축시켜 순환계의 혈관으로 혈액을 방출시킨다. **민무늬근육조직(smooth muscle tissue)**은 소화관을 따라 액체 및 고체성분들을 밀어내고 짜내며 다양한 다른 기능들을 수행한다. 이들 세 근육조직 모두 자극에 반응하는 능력인 **흥분성(excitability)**, 짧아지는 능력인 **수축성(contractility)**, 그리고 수축 후 원래의 길이로 다시 돌아오는 근육의 능력인 **탄력성(elasticity)**이라는 특성을 갖는다.

본 장은 골격근육조직에 초점을 맞출 것이며 골격근육조직의 미세구조에 대해 알아보는 것을 시작으로 몸의 주된 근육집단들에 대해 개관하는 것으로 끝을 맺을 것이다.

근육계 개요

근육계(musclular system)는 약 700개의 골격근으로 구성된다. 총체적으로 근육계는 남성의 경우 체중의 45%, 여성의 경우 체중의 35%를 차지한다. 이들 근육은 다음의 중요한 기능들을 수행한다.

1. **운동을 일으킨다:** 골격의 뼈들에 부착된 근육이 수축함으로써 운동이 일어난다.
2. **몸의 자세 및 위치를 유지한다:** 근육의 계속적인 수축은 똑바로 앉게 하며 쓰러지지 않고 설 수 있게 한다.
3. **체온을 유지시킨다:** 수축하는 근육은 정상적인 범위로 체온을 유지시키는 열을 발생시킨다.

골격근의 구조

골격근은 근육계의 기관이며, 다른 어떤 기관처럼, 다양한 조직을 가지고 있다. 각 골격근은 결합조직과 신경조직뿐 아니라 골격근육조직을 포함한다. 전형적인 골격근은 그림 8-1 • 에서 볼 수 있다.

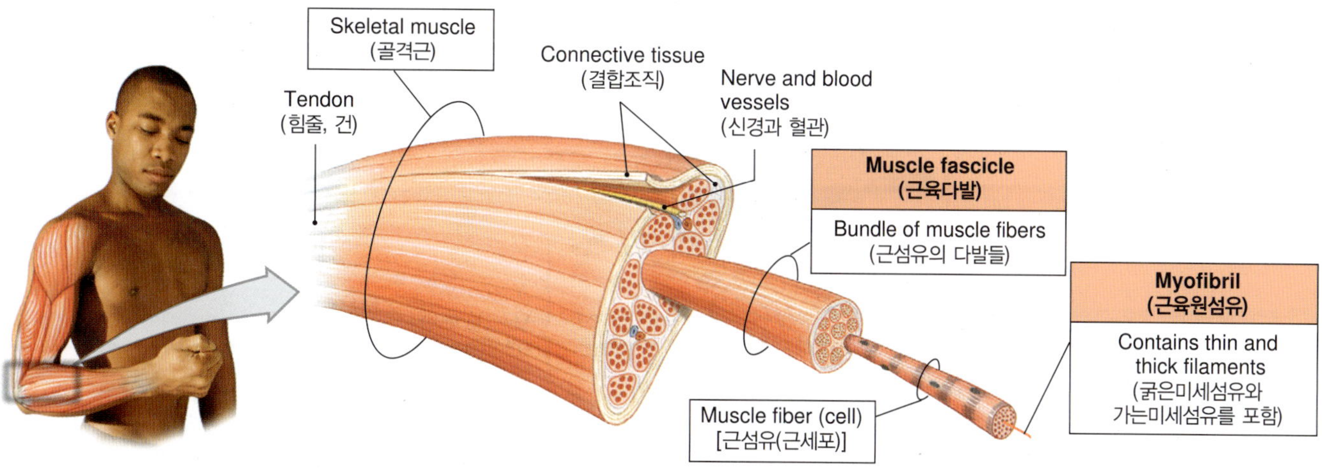

• 그림 8-1 **골격근의 구성.**

각 근육에서 결합조직은 중요한 부분을 차지한다. 모든 골격근에서는 근육바깥막, 근육다발막, 그리고 근섬유막의 세 층이 있다. 가장 바깥층인 근육바깥막(epimysium)은 근육 전체를 감싸며 주변 조직 및 기관으로부터 근육을 분리시킨다. 근육다발막(perimysium)의 결합조직은 골격근을 일련의 구획으로 분리시키는데, 각각은 근세포들의 집단을 포함한다. 각 집단은 라틴어로 "다발(bundle)"을 뜻하는 **근육다발(fascicle)**이라 부른다. 근육다발막은 또한 주변 근육다발에 공급되는 신경과 혈관도 가지고 있다. 근육다발 속에서 근육속막(endomysium)의 결합조직층은 각 골격근세포를 싸고 있으며 인접된 근세포들을 서로 연결시켜 준다.

근육의 각 끝에 있는 결합조직층은 대개 끈 같은 **힘줄(건, tendon)**로 합쳐진다. 힘줄은 골격근을 뼈에 부착시킨다. ∞ *[p. 57]* 근육의 어떤 수축은 힘줄을 당기게 될 것이며 그 다음 부착된 뼈를 당기게 된다. 종종 근육은 끈 같은 힘줄을 통해서가 아닌 결합조직의 넓은 판을 통해 뼈 혹은 다른 근육에 부착한다. 그러한 판은 **널힘줄(aponeurosis)**이라 부른다.

근섬유의 구조

골격근육조직은 근섬유(muscle fiber)라 부르는 기다란 세포들로 구성된다. 그림 8-1 • 에서 볼 수 있는 근섬유는 제3장에서 설명한 전형적인 세포와는 많은 차이가 있다. ∞ *[p. 36]* 하나의 분명한 차이는 이들의 크기가 대단히 크다는 것이다. 예를 들어, 넓적다리 근육의 골격근섬유는 지름이 100 μm(0.1 mm)이며 전체 근육의 길이(30~40 cm)와 동일하다. 또한 각 골격근섬유는 뭇핵세포(다핵세포, multinucleated cell)로서 세포막의 바로 아래에 수백 개의 핵들을 갖고 있다.

스파게티 국수가닥들이 포개진 것처럼, 각 근섬유는 **근육원섬유(myofibril)**라 부르는 길고, 원통형인 수백 개의 구조를 포함한다. (*Myo*는 라틴어로 "근육"이라는 뜻이다.) 각 근육원섬유("국수의 한 가닥)는 근섬유의 수축을 야기하는 실 같은 단백질, 즉 미세섬유(filament)들의 다발을 포함한다. 두 종류의 미세섬유가 있는데, **가는미세섬유(thin filament)**는 주로 악틴

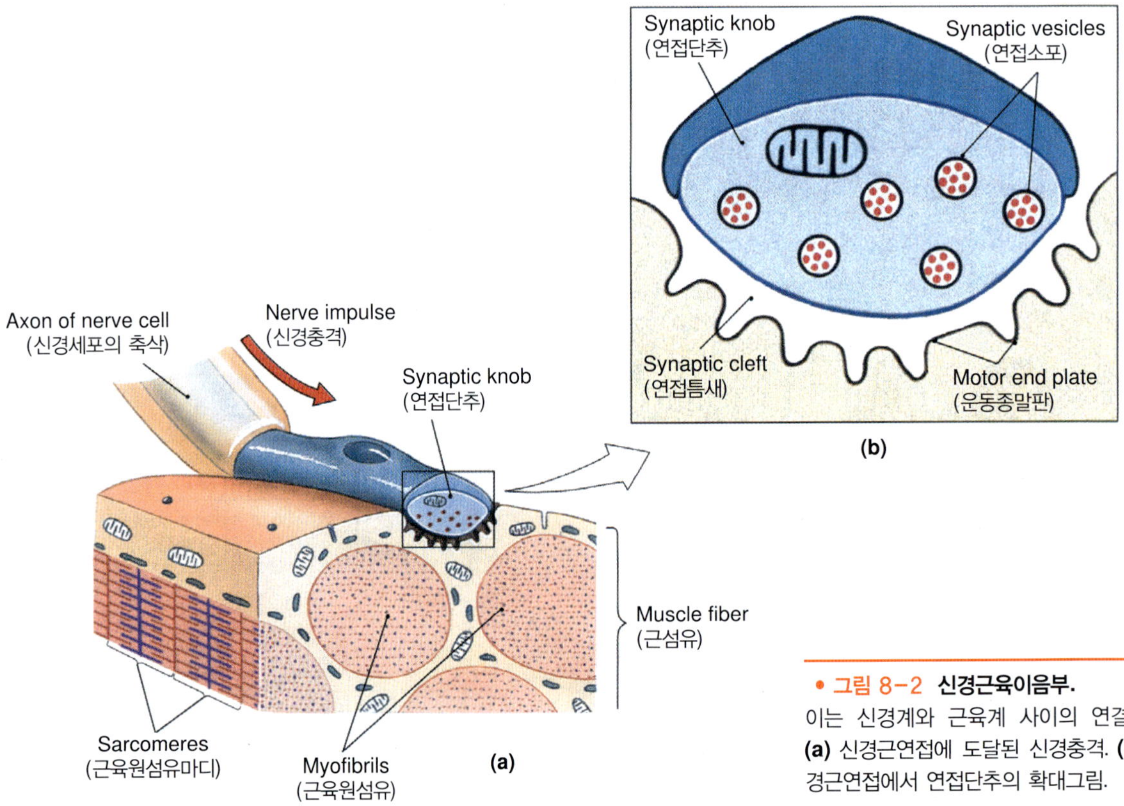

• 그림 8–2 **신경근육이음부.**
이는 신경계와 근육계 사이의 연결이다. **(a)** 신경근연접에 도달된 신경충격. **(b)** 신경근연접에서 연접단추의 확대그림.

(actin) 단백질로 구성되며, **굵은미세섬유(thick filament)**는 주로 미오신(myosin) 단백질로 구성된다. 각 근육원섬유의 미세섬유들은 근육원섬유마디(sarcomere)라 부르는 반복된 단위로 구성된다.

신경세포-근육세포의 연결

정상적으로 골격근은 신경계로부터 오는 신호에 반응하여 수축한다. 골격근은 운동신경(motor neuron)이라 부르는 신경세포에 의해 조절된다. 운동신경과 골격근섬유 사이의 연결은 **신경근육이음부(neuromuscular junction)**라 부르는 특수한 부위에서 이루어진다. 그림 8-2 • 에서 보듯이, 신경근육이음부는 연접단추(synaptic knob)를 포함하는데, 이는 운동신경으로부터 오는 돌기의 끝이 확장된 것이다. 연접단추는 막으로 된 주머니인 연접소포(synaptic vesicle)를 포함하는데, 이의 각각은 **신경전달물질(neurotransmitter)**분자들로 채워져 있다. 근섬유에 있는 수용체에 신경전달물질이 결합함으로써 근섬유의 세포막 안에서 전기충격이 촉발된다. 얇은 공간인 연접틈새(synaptic cleft)는 근섬유의 운동종말판(motor end plate)과 연접단추를 분리시킨다. 이 부위에 있는 근육세포막의 주름은 연접단추로부터 방출되는 신경전달물질에 노출되는 근섬유의 표면적을 증가시킨다. 신경전달물질분자가 근섬유막내 전기적 충격의 형성을 촉발시키면, 그 충격은 근섬유의 세포질그물(endoplasmic reticulum) 안에 저장되어 있던 칼슘이온의 방출을 자극한다. 그 후 이들 칼슘이온은 근섬유의 수축을 촉발시킨다.

근섬유의 수축기전

근육원섬유마디(saromere)는 골격근섬유의 활동 단위가 된다. 각 근육원섬유는 수천 개의 근육원섬유마디들을 포함한다. 근육원섬유마디내 굵은미세섬유와 가는미세섬유의 규칙적인 배열은 근육원섬유를 줄무늬가 있는 것처럼 보이게 한다. 모든 근육원섬유들은 세포의 세로축과 평행하게 배열되어 이들의 근육원섬유마디가 나란히 놓이게 된다. 결과적으로, 각 근육원섬유마디들의 띠에 상응하도록 전체적인 근섬유는 띠 모양 혹은 줄무늬를 갖게 된다(그림 4-6 • 참조).

sarco-, 근육 + *meros*, 부분
sarcomere: 근섬유의 가장 작은 수축 단위로서 각 근육원섬유는 일련의 근육원섬유마디로 구성된다.

근육원섬유마디의 구조

근육원섬유마디의 구조는 근섬유가 어떻게 수축하는지를 이해하는 열쇠가 된다. 그림 8-3a • 는 휴식시 각 근육원섬유마디의 모식도이다. 굵은미세섬유는 근육원섬유마디의 중앙에 위치한다.

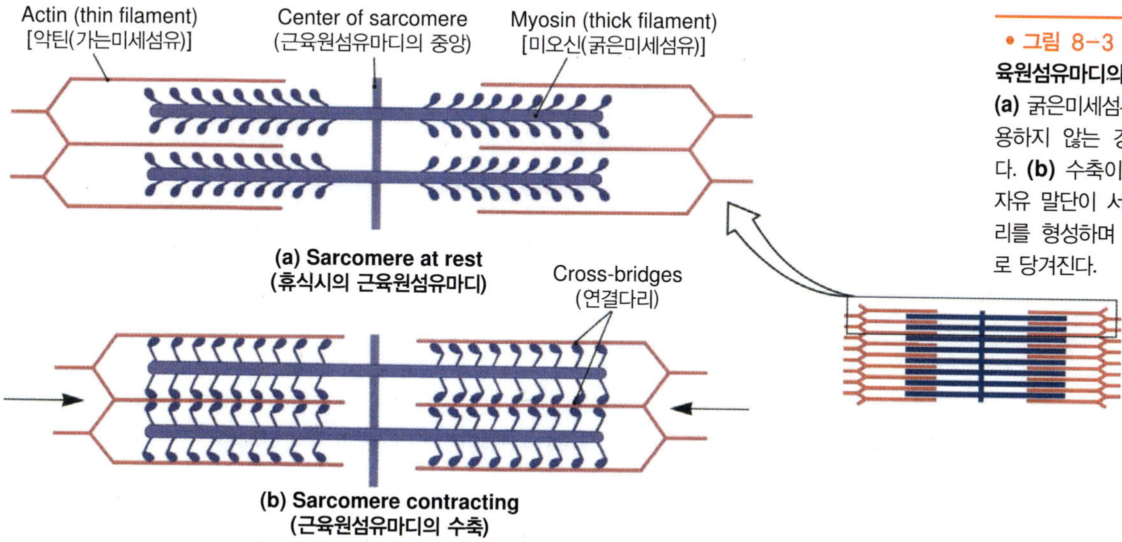

• 그림 8-3 **미세섬유의 미끄러짐과 근육원섬유마디의 수축.**
(a) 굵은미세섬유와 가는미세섬유가 상호작용하지 않는 경우에는 근육이 휴식상태이다. **(b)** 수축이 일어나면, 가는미세섬유의 자유 말단이 서로 가까이 이동하여 연결다리를 형성하며 근육원섬유마디의 중앙쪽으로 당겨진다.

가는미세섬유는 근육원섬유마디의 양쪽 끝에 부착되어 있으며, 굵은미세섬유를 지나 근육원섬유마디의 중앙을 향해 신장된다. 근육원섬유마디의 중앙을 향한 가는미세섬유의 미끄러짐(활주, sliding)은 근육원섬유마디의 단위를 짧게 즉 수축하게 한다(그림 8-3 •). 근육수축에 관한 이 설명은 당연히 **근육미세섬유미끄럼이론(활주설, sliding filament model)**이라 부른다.

근육원섬유마디의 기능

무엇이 미세섬유를 미끄러지게 만들까? 미끄러짐은 **연결다리(가교, cross-bridge),** 즉 굵은미세섬유의 "머리"가 가는미세섬유에 부착된 후에 일어난다. 각 연결다리는 이후 그 부위를 당기게 되며 근육원섬유마디의 중앙쪽으로 가는미세섬유를 끌어오게 된다. **강력수축(power stroke)**이라 부르는 이 당김은 근육원섬유마디를 짧게 만든다(그림 8-3b •). 가는미세섬유의 미끄러짐은 각 연결다리가 분리되고 당겨지고 그리고 다시 부착되면서 계속되는데, 이는 마치 양손을 교대로 밧줄을 잡고 당기고 놓고 다시 잡는 것과 마찬가지이다. 미오신 머리가 가는미세섬유와 분리될 수 있기 전에 ATP 한 분자가 반드시 필요하며, ATP에 의해 제공되는 에너지가 다음 번의 강력수축에 이용된다.

무엇이 수축을 야기할까? 연결다리의 형성은 칼슘이온이 존재하는 경우에만 일어날 수 있다. 칼슘이온은 근섬유의 세포질그물 안에 저장되어 있다. 운동종말판에 신경전달물질이 도착하여 하나 혹은 그 이상의 전기적 충격이 근섬유의 표면을 가로지를 때 근육원섬유 주위의 세포질 안으로 칼슘이온이 방출된다. 충격(들)이 지나면 곧 칼슘이온은 펌프되어 세포질그물로 되돌아간다. 이는 ATP를 필요로 하는 능동운반과정이다. ∞ *[p. 41]* 세포질내 칼슘이온의 농도가 정상적인 낮은 수준으로 되돌아가게 되면 근육수축은 끝나게 된다. 이러한 상태에서, 연결다리의 형성은 더 이상 일어나지 않는다.

ATP가 분해되는 매 순간, 에너지의 일부가 열로서 방출된다. 근육수축은 많은 양의 열을 발생시키며, 골격근의 활성은 주로 체온을 유지시키는데 관여한다. 우리가 추위에 노출되면, 왜 떨리는지를 설명해 준다. 즉, 근육의 수축은 체온을 증가(혹은 최소한 유지)시킬 수 있는 열을 발생시킨다.

- ✔ 현미경으로 관찰하였을 때 골격근이 줄무늬로 보이는 이유는 무엇일까?
- ✔ 휴식 상태의 골격근에서 칼슘이온의 농도가 가장 높은 곳은 어디일까?

임상노트(Clinical Note)

사후경직이란 무엇일까?

사람이 죽으면 순환이 멈추며 골격근은 영양분 그리고 산소가 고갈된다. 수 시간 안에 골격근섬유들은 ATP가 고갈되어, 세포질그물은 세포질로부터 칼슘이온을 제거할 수 없게 된다. 칼슘이온은 세포바깥액으로부터 세포 안으로 확산되거나 혹은 그의 저장장소(세포질그물)로부터 유출되어 지속적인 수축을 촉발시킨다. ATP가 없이 미오신은 연결다리로부터 분리될 수 없으며 근육은 수축된 위치로 고정되게 된다. 몸의 모든 골격근이 관여되어 그 사람은 "나무토막처럼 딱딱하게" 된다. 이러한 신체 상태를 **사후경직(rigor mortis)**이라 부르며, 15~20시간 후 근섬유들이 분해되기 시작할 때까지 지속된다.

근육이 하는 일

골격근은 골격의 뼈들을 당기는 일을 한다. 뼈는 지레로서 작용하며 근육이 당기는 것은 무게를 들어올리거나 혹은 몸을 움직이는 힘을 제공한다. 신경은 근육에 분포하여 언제 어디에서 우리가 움직이는가를 조절한다.

어떻게 신경과 근육이 협동적으로 일을 할까

정상적인 운동 동안 하나의 근섬유가 수축할 때마다 완전히 수축하고 그리고 항상 동일한 정도의 당김, 즉 긴장(장력, tension)을 만든다. 근섬유 하나의 수축에 의해 생산되는 긴장의 정도를 조절할 수 있는 기전은 없다. 근섬유는 완전히 수축하거나 혹은 완전히 이완된다. 이는 **실무율(전부냐 아니면 없느냐의 원칙, all-or-none principle)**이라 알려져 있다.

그러나 전체 근육이 다 완전히 수축하거나 혹은 전혀 그렇지 않다면 우리의 근육은 매우 쓸모가 없을 것이다. 다행히 실무율은 각 근섬유에만 적용되며 근육 전체에 적용되지는 않는다. 골격근에 의해 생성되는 전체적인 긴장의 양은 얼마나 많은 근섬유들이 동시에 자극되는지에 따라 결정된다.

전형적인 골격근은 수만 개의 근섬유를 포함한다. 각 근섬유는 단일의 신경근육이음부에서 단일의 운동신경으로부터 지시를 받는다. 비록 일부 운동신경은 단지 소수의 근섬유만을 조절하지만, 대부분의 운동신경들은 수백 개의 근섬유를 조절한다. 단일의 운동신경에 의해 조절되는 근섬유는 **운동단위(motor unit)**를 만든다.

우리가 특정의 운동을 수행하기로 결정하는 경우, 특정 집단의 운동신경이 자극된다. 근육내 긴장의 정도는 얼마나 많은 운동단위들이 "동원"되는지에 따라 결정되며, 작용에 관여하는 수가 많으면 많을수록 근육의 수축은 더욱 강해진다. 생산된 긴장의 조절 정도는 근육내 운동단위들의 크기에 따라 결정된다. 정밀한 조절이 아주 중요한 눈 근육인 경우, 각 운동신경들은 2~3개의 근섬유를 조절한다. 반면, 우리의 다리 근육에 의해 발생되는 힘에 대해서는 조절이 덜 정밀하여, 하나의 운동단위가 2000개 이상의 근섬유를 조절한다.

심지어 전체 근육이 수축하지 않더라도, 어떤 특정의 근육내 운동단위의 일부는 항상 활동적이다. 이러한 운동단위의 수축은 운동을 야기할 수 있을 정도의 충분한 긴장을 만들지 않지만, 이들은 그 근육에 긴장을 주며 안정되게 만든다. 휴지상태의 골격근에서 이러한 바탕이 되는 긴장은 **근육긴장(muscle tone)**이라 부른다. 거의 긴장이 없는 근육은 느리며 약한 반면, 중간정도의 근육긴장을 받는 근육은 아주 튼튼하고 견고하다.

어떻게 근육과 뼈는 협동적으로 일을 할까

뼈와 근육은 서로 밀접하게 상호연결되어 있다. 뼈와 근육 사이의 물리적 연관관계, 특히 관여되는 관절에 대한 부착된 근육의 위치는 몸의 운동력, 속도, 그리고 방향을 결정해 준다. 이러한 원리는 기계적인 용어로서 이해하는 것이 더 쉽다. 적용된 힘에 대한 반응으로 고정된 지점에서 움직이는 쇠지렛대 같은 **지레(lever)**는 **받침점(fulcrum)**이라 부른다. 몸에서 각 뼈는 지레이며, 각 관절은 받침점으로, 우리의 근육은 운동을 야기하도록 힘을 적용시킨다. 운동에 저항하거나 혹은 대항하는 힘을 **저항(resistance)**이라 부른다. 체중 혹은 (손에 든 벽돌과 같은) 외부적인 하중은 운동에 대항하는 저항의 예가 된다.

신체에는 세 종류의 지레들이 있다. 이들은 적용된 힘(근육의 부착)과 관련한 받침대의 위치(관절) 그리고 저항의 부위(움직인 무게)가 다르다. 지레의 사용에 관한 일상의 예는 그림 8-4a • 에서 볼 수 있다. 몸에서 가장 일반적인 지레는 3급 지레(third-class lever)이다(그림 8-4b •). 이 유형의 지레에 있어, 적용된 힘은 받침대와 저항 사이에 위치한다. 힘이 적용된 부위와 저항의 위치는 동일한 방향으로 움직이지만, 저항이 더 많이 움직인다. 따라서 3급 지레는 신체운동의 속도와 범위(이동된 거리)를 증가시킨다. 그림 8-4c • 는 어떻게 이 유형의 지레작용이 아래팔과 손을 올리기 위해 사용되는지를 보여준다.

이는곳, 닿는곳, 그리고 작용

관절을 형성하는 두 뼈 사이로 신장된 근육을 생각해 보자. 전형적으로, 그 근육이 수축할 때,

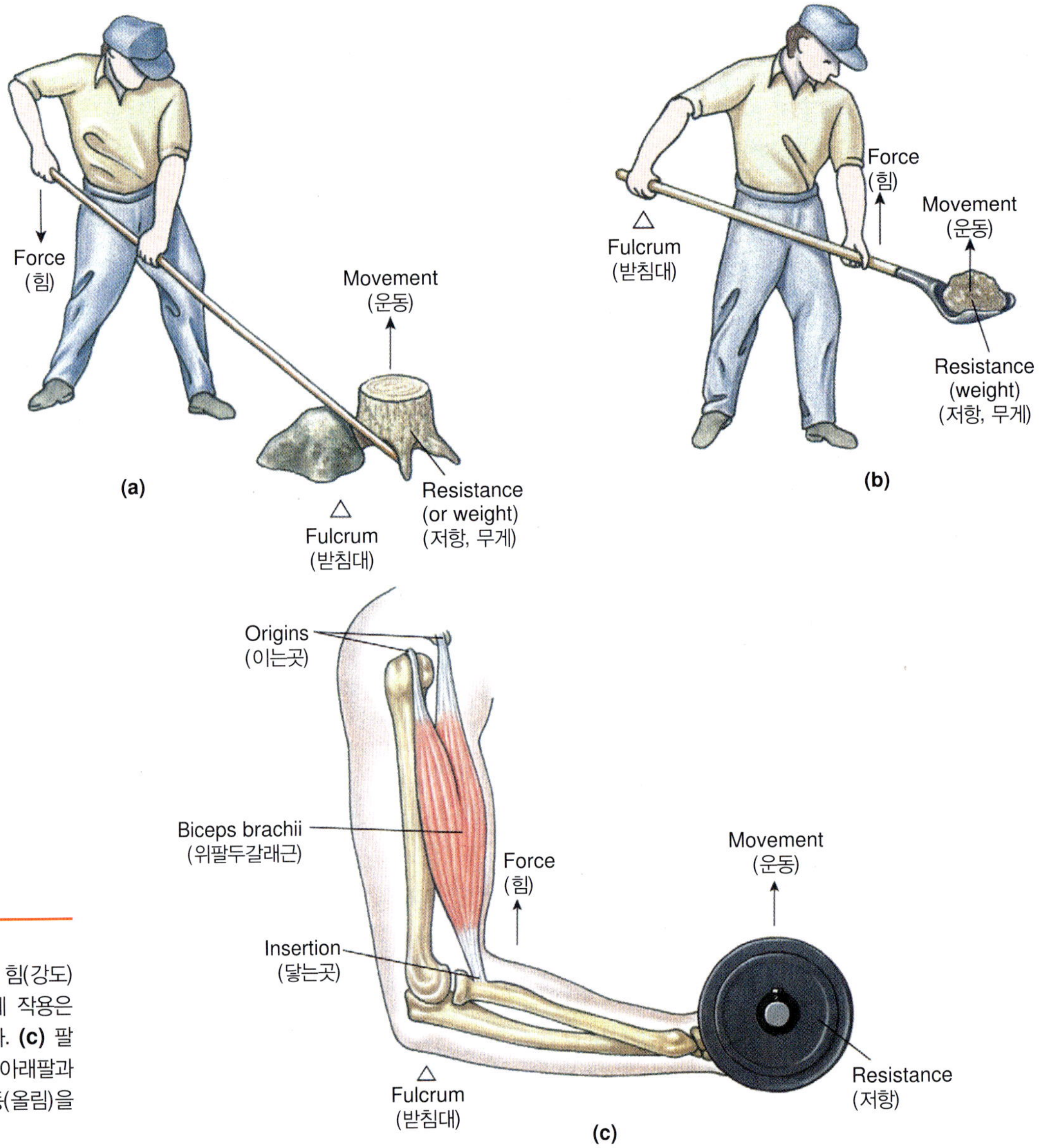

• 그림 8-4 **지레와 근육 작용.**
(a) 1급 지레 작용은 저항에 대한 힘(강도)을 증가시키게 된다. **(b)** 3급 지레 작용은 운동의 속도와 범위를 증가시킨다. **(c)** 팔꿈치 관절에서 3급 지레 작용은 아래팔과 바벨(barbell)을 위로 올리는 운동(올림)을 나타낸다.

뼈 하나가 움직일 것이며 다른 뼈는 그 위치에서 고정된 채 남아 있을 것이다. 정지된 뼈에 부착된 근육의 끝은 **이는곳(기원, origin)**이라 하며, 움직인 뼈에 부착된 끝은 **닿는곳(부착, insertion)**이라 부른다. **작용(action)**이란 근육이 수축할 때 만들어지는 특정의 운동이다. 우리는 대개 관련된 관절의 명칭으로 그 작용을 나타낸다. 그림 8-4c • 에서 볼 수 있는 **위팔두갈래근(이두박근, bicep brachii)**은 어깨뼈 위 그리고 노뼈 위의 이는곳에서 기원된다고 말한다. 위팔두갈래근이 수축할 때 생성되는 1차적인 운동은 팔꿈치의 굽힘(flexion)이다. (몸의 다양한 운동 형태는 제7장에서 설명하였다. 그림 7-17, 7-18, 7-19 • 참조).

골격근은 단독으로 작용하지 않는다. 일반적으로, 각각의 근육 혹은 근육의 집단들은 쌍으로 작용하여, 하나가 수축하면, 다른 하나가 이완된다. 근육은 그의 1차적인 기능에 따라 분류되고 설명된다. 수축함으로써 특정의 운동을 만드는 근육은 **작용근(prime mover)**이라 한다. 팔꿈치를 굽히는 위팔두갈래근은 작용근의 예가 된다. 의식적으로 움직이고자 하는 근육에 대항하는 작용근은 **대항근(antagonist)**이다. 예를 들어 위팔세갈래근(삼두박근, triceps brachii)은 팔꿈치를 펴는 작용근이며 위팔두갈래근의 대항근이 된다.

등장수축과 등척수축

근육수축은 근육에서 생성되는 긴장의 유형 그리고 전체적인 길이의 변화에 따라 **등장수축**과 **등척수축**으로 구분된다. **등장수축(isotonic contraction)**의 경우, 운동을 일으키기 충분한 긴장이 생성되며, 이 장력은 운동이 멈추고 이완이 일어날 때까지 동일한 수준으로 이어진다. 등장수축 동안 근육은 짧아지며 닿는곳의 뼈는 이는곳을 향해 당겨지게 된다. 책상 위로 물건을 들어올리거나, 걷거나, 달리거나 등등은 등장수축에 의한다.

iso, 동일한 + *tonos*, 긴장

isotonic contraction: 운동이 시작될 때까지 장력이 증가되어 그 수준과 동일하게 수축기간 동안 유지되는 근육수축

그러나 수축하는 근육이 항상 운동을 일으키는 것은 아니다. 어떤 것을 계속 들려고 하는 경우 너무 무거워 아무리 힘을 써도 더 이상 그것을 움직이지 못했던 경험이 있을 것이다. 비록, 우리의 근육이 수축하였다고 해도, 어떠한 운동도 일어나지 않는다. 근육의 장력이 증가하는 수축이라도, 근육의 길이가 일정하게 유지되는 수축을 **등척수축(isometric contraction)**이라고 하는데, 등척이라는 말은 라틴어로 "동일한 척도(same measure)"라는 뜻이다. 벽을 민다거나 혹은 자동차를 들어올리는 것이 등척수축의 좋은 예가 된다. 비록 이것들은 예외적인 운동이지만 등척수축은 아주 일반적이다. 예를 들어, 서 있거나 앉아 있는 경우 우리의 몸을 똑바로 위로 향하게 하는 것은 중력에 대항하는 근육들의 등척수축이 된다.

정상적인 일상생활은 등장수축과 등척수축이 복합되어 있다. 이 책을 읽으면서 앉아 있는 동안 등척수축이 척추뼈를 안정화시키며 위로 향한 자세를 유지시킨다. 다음 페이지를 넘길 때 팔, 아래팔, 손, 그리고 손가락들은 등장수축을 일으킨다.

- ✔ 골격근의 운동단위는 1500개의 근섬유를 포함한다. 이 근육이 섬세한 운동에 관여할까, 혹은 강하고 거친 운동에 관여할까? 설명해 보라.
- ✔ 짧아짐이 없이 근육이 수축할 수 있을까? 설명해 보라.
- ✔ 여러분은 특정 근육의 이는곳과 닿는곳을 구별할 수 있을까?

근육과 운동

근육의 능력은 운동으로 개선된다. 운동선수들은 종목이 (산소가 필요한) **호기성 에너지생산(aerobic energy production)**인지 혹은 (산소가 필요없는) **혐기성 에너지생산(anaerobic energy production)**인지에 따라 서로 다른 운동방법으로 훈련한다.

유산소운동(aerobic sport)은 조깅 혹은 먼거리 수영처럼 꾸준한 활동을 하는 것이다. 유산소훈련은 근육이 계속 수축할 수 있는 시간을 늘리도록 고안된다. 유산소훈련은 근섬유내 미토콘드리아의 수 그리고 산소결합색소인 미오글로빈의 양을 증가시키도록 자극한다. 여분의 미토콘드리아가 있게 되면 수축을 지지하는데 필요한 ATP를 생성시키는 근섬유의 능력을 개선시킨다. 혈액 속에서 산소와 결합하는 유사한 색소인 헤모글로빈(hemoglobin)처럼, **미오글로빈(myoglobin)**은 근섬유 속에서 산소분자와 결합한다. 미오글로빈은 수축 동안 사용될 수 있도록 산소의 저장소 역할을 한다.

무산소운동(anaerobic sport)은 약 50미터 달리기 혹은 장대높이뛰기, 혹은 역도시합과 같은 활동이 있다. 그러한 운동경기에 참가하는 운동선수가 수행하는 빈번하고, 순간적이며, 강력한 훈련수행은 근섬유내 근원미세섬유 및 근육원섬유마디의 수를 증가시킨다. 그 결과 자극된 근육의 확장, 즉 **비대(hypertrophy)**가 일어난다. 그 효과는 극적인데, 예를 들어 역도와 보디빌더의 우승자는 비대된 근육을 갖는다. 우리는 가지고 있는 거의 모든 근육을 가지고 태어났으며, 새로운 근섬유가 형성되는 것이 아니라 기존의 근섬유들이 확장됨으로써 비대가 일어나는 것이다.

hyper, 위(over)+ *trophe*, 영양

hypertrophy: 반복된 자극에 대한 반응으로 골격근이 확장되는 것

근육의 피로

계속된 자극에도 불구하고 골격근이 더 이상 수축하지 않는 경우 피로(fatigue)해졌다고 한다. 근육의 피로는 APT의 결핍 혹은 젖산(lactic acid)의 생성에 의해 야기될 수 있다.

ATP는 어떤 원인으로 고갈될까? 체내 대부분의 세포처럼 골격근섬유도 미토콘드리아 안에서 산소가 필요한 화학반응을 통해 ATP를 생성한다. 이러한 반응들이 산소를 사용하기 때문

aero, 공기 + *bios*, 생명

aerobic metabolism: ATP의 생성을 위해 산소가 필요한 화학반응. 산소는 허파에서 공기로부터 얻으며 심장혈관계에 의해 분배된다.

에, 이러한 에너지 생산과정은 **호기성 대사(aerobic metabolism)**라 부른다. 만일 근육의 수축이 미토콘드리아에 의해 생성된 ATP보다 더 많은 ATP를 필요로 한다면, 산소의 공급이 부적절하게 되며 근섬유는 장기간 산소가 없는 상태에서 기능하게 된다. 그러한 조건 하에서 충분한 ATP가 이용 가능하다면, 피로는 상대적으로 긴 기간 후에 생긴다. 예를 들어, 장거리 경주선수의 근육은 중간 정도의 운동 수 시간 후 근섬유가 미토콘드리아를 위한 적당한 유기화합물을 다 사용하였을 때 피로해질 것이다.

그러나 100미터 단거리 경주선수는 젖산의 생성과 연관된 근육의 피로로 고통받을 수 있다. 최대 수준으로 운동을 하는 근육의 작업은 미토콘드리아가 생성하는 것 이상으로 ATP를 훨씬 더 빨리 사용한다. 부수적인 ATP는 해당과정(glycolysis)이라 부르는 **무산소대사(anaerobic metabolism)**를 통해 생산된다. 해당과정에서 포도당(glucose) 분자는 반으로 쪼개져 피루브산(pyruvic acid) 분자가 되며 소량의 ATP가 생성된다. 이 반응은 미토콘드리아가 아닌 세포질에서 일어난다. 비록 해당과정을 통해 근육이 필요로 하는 ATP가 생성된다고 해도, 과도한 피루브산이 **젖산(lactic acid)**으로 전환되는 문제가 발생한다. 젖산은 수소이온을 방출하며 근섬유 내 혹은 그 주위의 pH를 위험수준으로 낮춘다. 상대적으로 짧은 시간(수 초~ 수 분) 후에, pH의 변화는 핵심 효소들을 불활성시키게 되며, 근육은 더 이상 정상적으로 기능을 하지 못하게 된다.

a- 없이 + *aeros*, 공기 + *bios*, 생명
anaerobic metabolism: 산소가 없이 ATP를 생성할 수 있는 화학반응

근육의 회복

운동 후의 회복기(recovery period) 동안 근육내 상태는 점차적으로 정상수준으로 회복된다. 이 기간 동안 젖산이 제거되며 근섬유들은 에너지 저장소(이 경우, 글리코겐)를 재형성한다. 또한 전반적으로 몸은 과도의 근수축 동안 생성된 열을 잃게 되는데, 운동시간이 끝나고 계속해서 땀이 나는 이유가 된다.

회복기 동안 몸의 산소요구량은 크게 증가된다. 여분의 산소는 (1) 젖산을 포도당으로 전환시키기 위해 ATP가 필요한 간세포(liver cell), 그리고 (2) 세포의 에너지 보유를 회복하고 글리코겐을 운동 전 수준으로 회복하는데 ATP를 필요로 하는 근섬유에 의해 사용된다. 회복기 동안 필요한 부수적인 산소는 **산소부채(oxygen dept)**라 부른다. 산소부채를 갚기 위해 몸의 호흡률과 호흡의 깊이가 증가되어야만 한다. 이는 우리가 운동을 멈춘 후 일정 기간 동안 거칠게 숨을 쉬는 이유가 된다.

근육의 위축

흔한 건강구호 중 하나는 "쓰느냐 아니면 잃느냐"이다. 규칙적으로 "쓰지 않거나" 혹은 자극되지 않은 골격근은 더 작아지고 더 약해진다. 이 과정은 **위축(atrophy)**이라 부른다. 척수손상에 의해 근육이 마비된 환자들은 먼저 근육의 장력을 잃게 되며 그 다음 점진적인 근육의 위축이 이행된다. 근육을 일시적으로 사용하지 않더라도 근육의 위축이 초래된다. 이는 석고붕대를 하기 전과 제거한 후의 팔다리 근육을 비교해 보면 쉽게 확인할 수 있다. 근육의 위축은 초기 단계에서는 가역적이지만 일단 근섬유가 죽게 되면 그 근섬유는 섬유조직으로 대체되며, 위축은 영구적이 된다. 이는 정상적인 일시적 운동이 곤란한 환자에서 왜 물리치료가 중요한가의 이유가 된다.

a-, 없이 + *trophe*, 영양
atrophy: 자극되지 않은 근섬유의 퇴화

- ✔ 왜 단거리 경주선수는 마라톤 선수가 피로를 느끼기 전에 근육의 피로를 느낄까?
- ✔ 장거리 수영과 역도 중 어떤 활동이 더 많은 산소부채를 갖게 될까?

몸의 주요 근육들

근육계는 수의적으로 움직일 수 있는 약 700여 개의 골격근 모두를 포함한다. 그림 8-5 • 는 인체에서 중요한 외부근육들을 보여준다.

앞 장에서 우리는 몸통뼈대와 팔다리뼈대로 골격계를 구분하여 설명하였다. 우리는 근육계에서도 골격계와 같은 분류로 설명하려 한다.

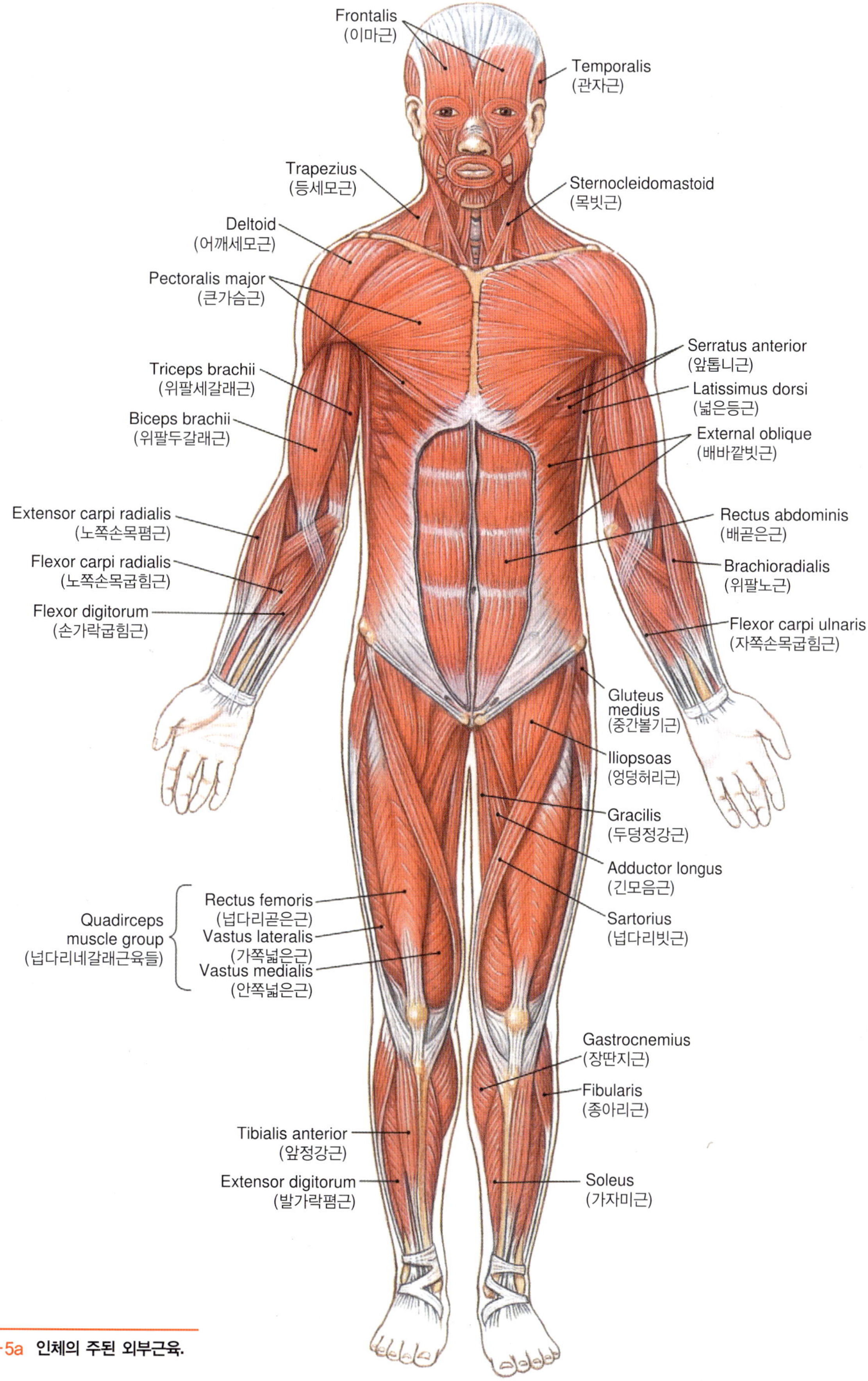

• 그림 8-5a **인체의 주된 외부근육.**
앞면.

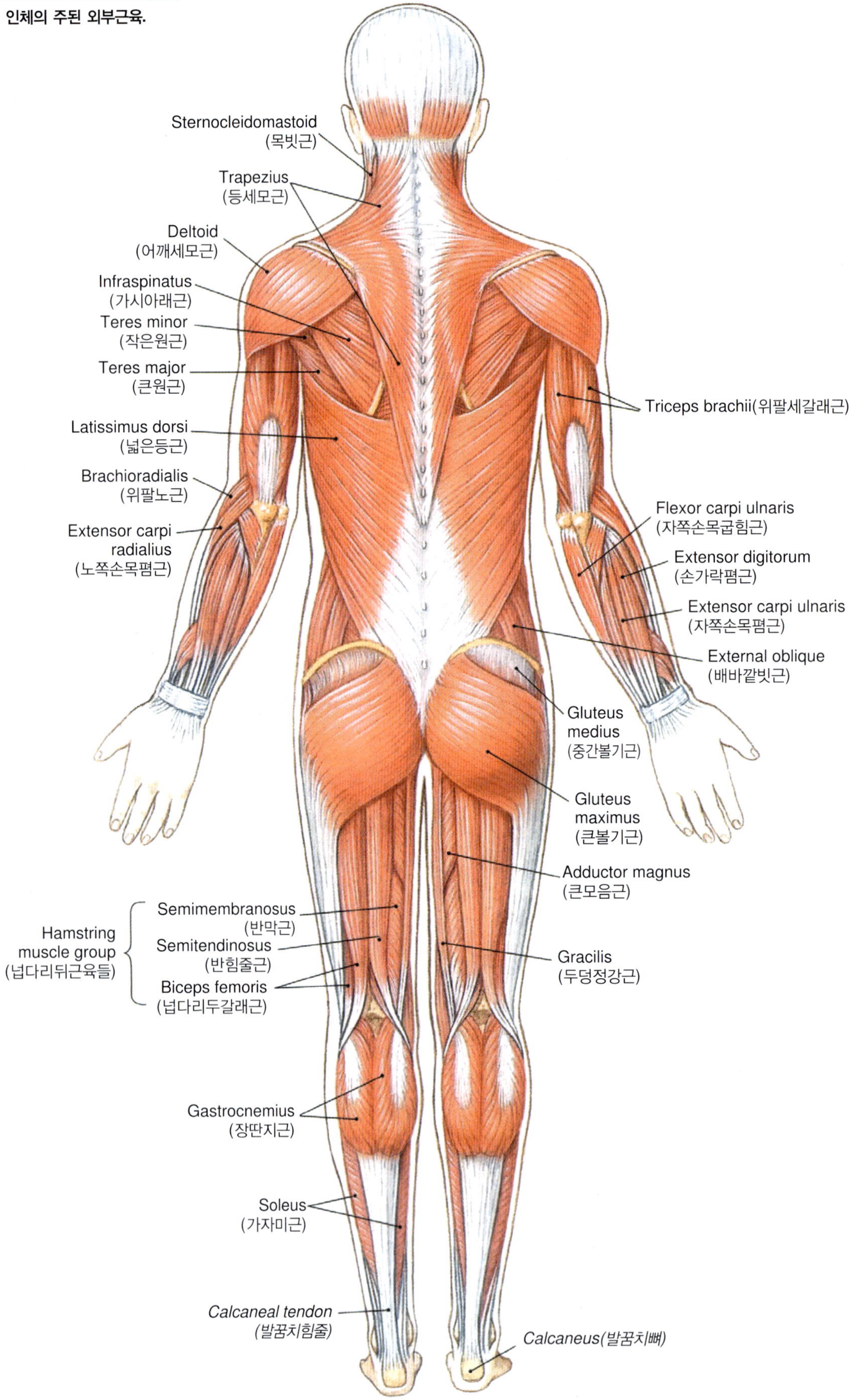

• 그림 8-5b **인체의 주된 외부근육.** 뒷면.

표 8-2 근육의 명칭

몸의 축과 관련된 방향을 나타내는 명칭	몸의 특정 부위를 나타내는 명칭*	근육의 구조적 특성을 나타내는 명칭	작용을 나타내는 명칭
Anterior(앞, front)	Abdominis(배, abdomen)	**이는곳**	**일반적인 작용**
Externus(바깥, out)	Carpi(손목, wrist)	Biceps(두갈래, two heads)	Abductor(벌림근)
Inferioris(아래, inferior)	Cleido/clavius(빗장뼈, clavicle)	Triceps(세갈래, three heads)	Adductor(모음근)
Lateralis(가쪽, lateral)	Costalis(갈비, rib)	Quadriceps (네갈래, four heads)	Depressor(내림근)
Medialis/medius (안쪽, medial, 중간, middle)	Femoris(넙다리뼈, femur)	**모양**	Extensor(폄근)
Obliquus(빗, oblique)	Ilio-(엉덩뼈, ilium)	Deltoid(세모, triangle)	Flexor(굽힘근)
Posterior(뒤, back)	Lumborum (허리부위, lumbar region)	Orbicularis(돌림, circle)	Levator(올림근)
Rectus(곧은, straight, 나란한, parallel)	Oculo-(눈, eye)	Serratus(톱니, serrated)	Pronator(엎침근)
Superficialis(얕은, superficial)	Oris(입, mouth)	Teres(원기둥모양, long and round)	Rotator(돌림근)
Superioris(위, superior)	Psoas(허리, loin)	Trapezius (마름모모양, trapezoid)	Supinator(뒤침근)
Transversus(가로, transverse)	Radialis(노뼈, radius)	**기타 특징들**	**특수한 작용**
	Temporalis(관자놀이, temples)	Gracilis(얇은, slender)	Buccinators(볼근) (트럼펫연주자, trumpeter)
	Thoracis (가슴부위, thoracic region)	Latissimus(가장 넓은, widest)	Sartorius(넙다리빗근) (재봉사 같은, like a tailor)
	Tibialis(정강뼈, tibia)	Longissimus(가장 긴, longest)	
	Ulnaris(자뼈, ulna)	Longus(긴, long)	
		Magnus(큰, large)	
		Major(큰, larger)	
		Minor(작은, smaller)	
		-tendinosus(힘줄모양의, tendinous)	
		Vastus(넓은, great)	

* 부위에 따른 다른 명칭은 해부학적 지표를 다룬 그림 1-4를 참조하라.

- **몸통근육(axial muscle)**은 몸통뼈대와만 연관이 있다. 몸통근육은 머리와 척주의 자세를 유지하며 또한 가슴우리를 움직여 호흡운동이 가능하도록 돕는다. 체내에서 약 60%의 골격근이 몸통근육이다.
- **팔다리근육(appendicular muscle)**은 팔다리뼈대의 뼈들을 안정되게 하거나 움직이게 한다.

각각의 근육 그리고 근육의 다발들에 대해 공부하면서, 제7장에서 설명한 운동의 종류 및 골격의 뼈들에 관해 복습하기 바란다. 근육의 명칭은 설명적이다. 근육의 이름이 갖는 의미를 이해한다는 것이 이들을 확인하고 기억하는데 도움이 될 것이다. 근육의 명칭은 (1) 근육의 위치[예를 들어, 관자근(temporalis)은 관자뼈(temporal bone)에 부착되어 있음], (2) 근육의 작용[예를 들어, 손가락굽힘근(flexor digitorum)은 손가락을 굽힘], 혹은 (3) 근육의 형태[예를 들어, 어깨세모근(deltoid)은 그리스 문자인 델타(△)의 모양임]를 의미한다. 표 8-1에 그 예들을 정리하였다.

몸통근육

주요 몸통근육들은 세 종류의 집단으로 구분할 수 있다. 첫 번째 집단은 머리와 목의 근육들로 여기에는 얼굴의 표정, 씹는 것, 그리고 삼키는 데에 관여하는 근육들이 속한다. 두 번째 집단은 척추의 근육들로서 여기에는 척추의 굽힘근(flexor)과 폄근(extensor)들이 포함된다. 세 번째 집단은 몸통의 근육들로서 가슴안과 배골반안의 근육벽, 그리고 배안의 바닥을 형성한다.

• 그림 8-6 머리와 목의 근육들.

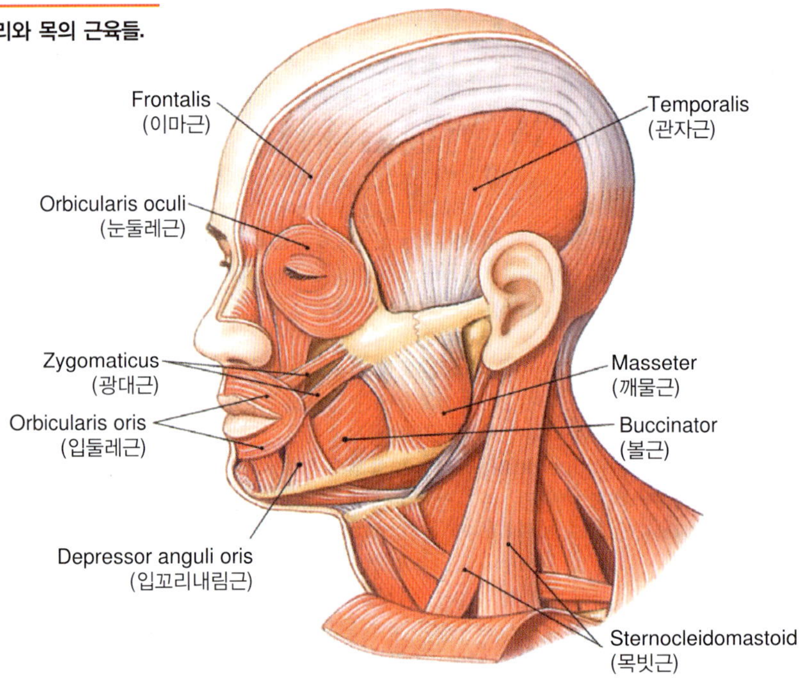

표 8-2에서 주요 몸통근육들의 위치, 작용, 그리고 운동에 대해 요약하였다.

머리와 목의 근육들

머리와 목의 근육들은 그림 8-6 • 에서 볼 수 있으며 표 8-2에 요약하였다. 얼굴의 근육들은 머리뼈의 표면에서 기원되었으며 피부의 진피 안으로 삽입되어 있다. 이들이 수축하는 경우, 피부가 움직이면서 얼굴의 표정이 변하게 된다. 얼굴의 근육에서 가장 큰 집단은 입과 연관이 있다. **입둘레근(orbicularis oris)**은 입을 오므리며, 다른 근육들은 입술 혹은 입의 끝을 움직인다. 입과 연관된 또 다른 근육인 **볼근(buccinator)**은 입을 오므릴 때 뺨을 압박하고 공기를 불 수 있도록 한다. 씹는 동안 볼근의 수축과 이완은 볼의 안쪽 공간으로부터 치아를 지나 음식이 뒤로 갈 수 있게 해준다. 씹는 운동은 **관자근(temporalis)** 및 **깨물근(masseter)**의 수축으로 일어난다.

더 작은 집단의 근육들이 눈썹과 눈꺼풀, 머리덮개(scalp), 코, 그리고 바깥귀의 운동을 조절한다. 목의 다른 근육들이 후두의 위치를 조절하며, 아래턱을 내리고, 입 천장을 팽팽하게 하고, 혀와 인두 근육의 기부를 안정화시킨다. 이들 중 하나인 **목빗근(sternocleidomastoid)**은 빗장뼈와 복장뼈로부터 머리뼈의 꼭지부위(mastoid region)로 이어진다. 목빗근은 머리를 돌리거나 목을 굽히게 한다.

✔ 깨물근을 수축하거나 이완시킬 때, 어떤 일이 일어날까?

✔ 어떤 근육이 "키스하는" 근육이라고 할 수 있을까?

척주의 근육

척주의 근육은 등세모근(trapezius)과 넓은등근(latissimus dorsi)과 같은 보다 얕은 등근육에 의해 덮여 있다(그림 8-5b • 참조). 척주의 폄근(extensor)에는 척주와 머리를 곧게 유지시키는 **척주세움근(erector spinae)**[엉치가시근(sacrospinalis), 엉덩갈비근(iliocostalis), 가장긴근(longissimus), 그리고 가시근(spinalis)]이 있다(그림 8-7 • 과 표 8-2). 서로 수축하게 되면, 이들 근육은 척주를 펴게 한다. 오직 한 쪽만이 수축하게 되면, 척주는 옆으로 굽어진다. 척주세움근은 허리네모근(quadratus lumborum) 그리고 척주를 굽히는 다양한 배근육들과 대항한다.

몸통의 근육

몸통의 근육에는 (1) **바깥갈비사이근(external intercostalis)**과 **속갈비사이근(internal**

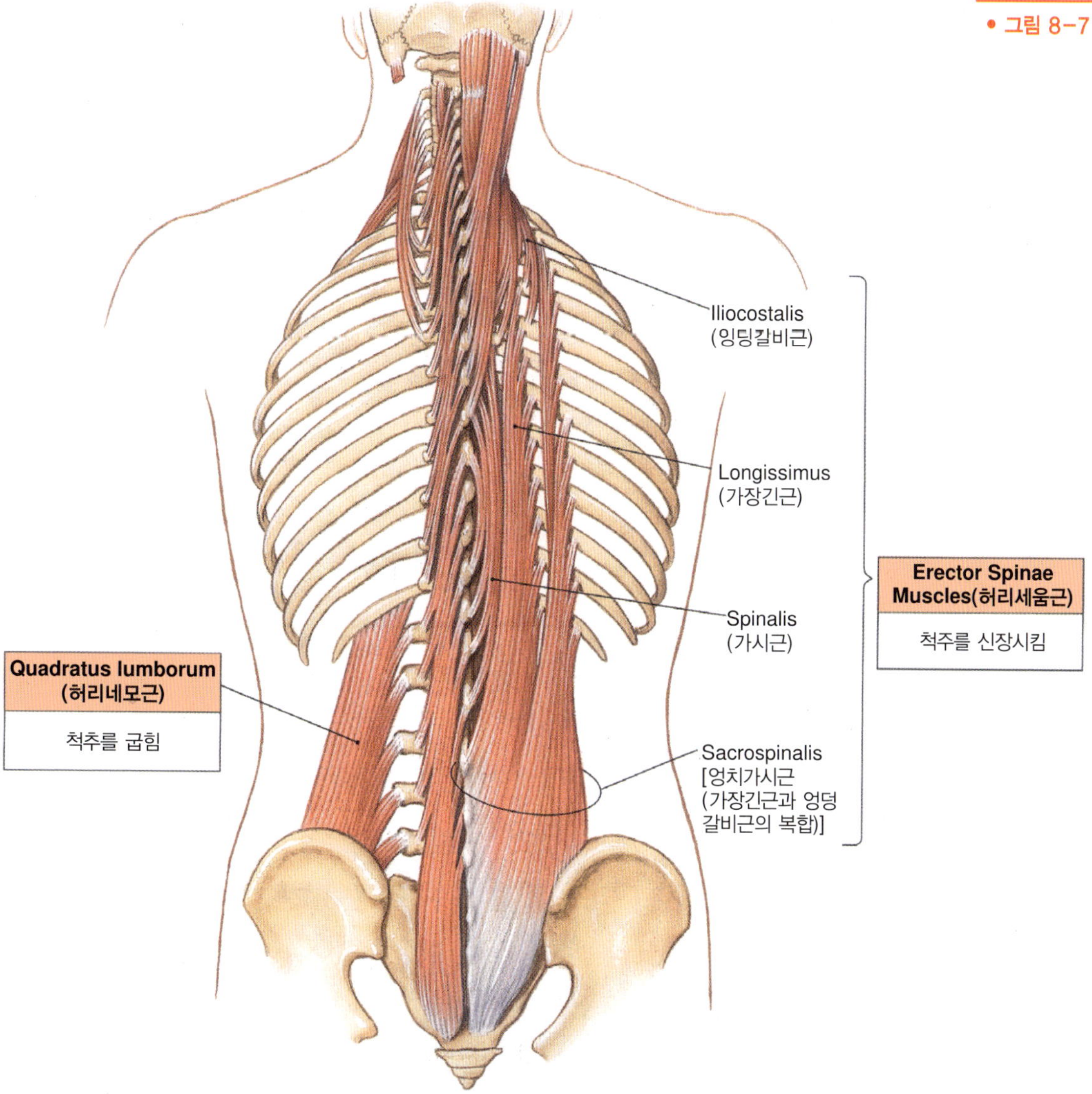

• 그림 8-7 척주의 근육들.

intercostalis) 그리고 **배바깥빗근(external obliques)**과 **배속빗근(internal obliques)**, (2) **배가로근(transverses abdominis)**, (3) **배곧은근(rectus abdominis)**, (4) 가슴안과 배골반안을 분리시키는 근육성의 **가로막(diaphragm)**, 그리고 (5) 골반안의 바닥을 형성하는 근육이 있다.

둥근지붕(dome) 모양의 가로막은 호흡에 중요하다. 가로막의 모양 그리고 허파 아래의 위치로 인해 가로막의 수축은 가슴안의 크기를 증가시키며 허파를 확장시키게 된다. 이 작용은 호흡계 안으로 공기가 들어오게 한다. 가로막이 이완되는 경우, 가로막이 위로 올라가며 허파를 압박하여 공기를 호흡계의 밖으로 내보내게 된다. 갈비뼈의 사이에 위치하는 갈비사이근육(intercostals muscle) 역시 호흡에 관여한다. 바깥갈비사이근은 가슴우리를 들어올려 허파를 확장시키며 속갈비사이근은 가슴우리를 낮추어 허파를 압박한다.

골반안의 바닥은 **샅(회음, perineum)**이라 부른다. 샅은 엉치뼈(sacrum)와 꼬리뼈(coccyx)를 궁둥뼈(ischium)와 두덩뼈(pubis)와 연결시키는 근육의 넓은 판이다. 이 부위에 있는 두드러진 근육은 골반안에 있는 기관들 대부분을 지지하는 **항문올림근(levator ani)** 그리고 배뇨와 배변의 수의적 조절을 제공하는 **요도조임근(urethral sphincter muscle)**과 **항문조임근(anal sphincter muscle)**이 있다. 샅의 얕은 근육 및 깊은 근육 모두는 그림 8-8 •에 나타내었다. 여성과 남성에서 깊은 근육들 사이에는 차이가 없다.

• 그림 8-8 남성과 여성의 골반바닥 근육들.
남성과 여성 사이 깊은 근육층의 차이는 없다.

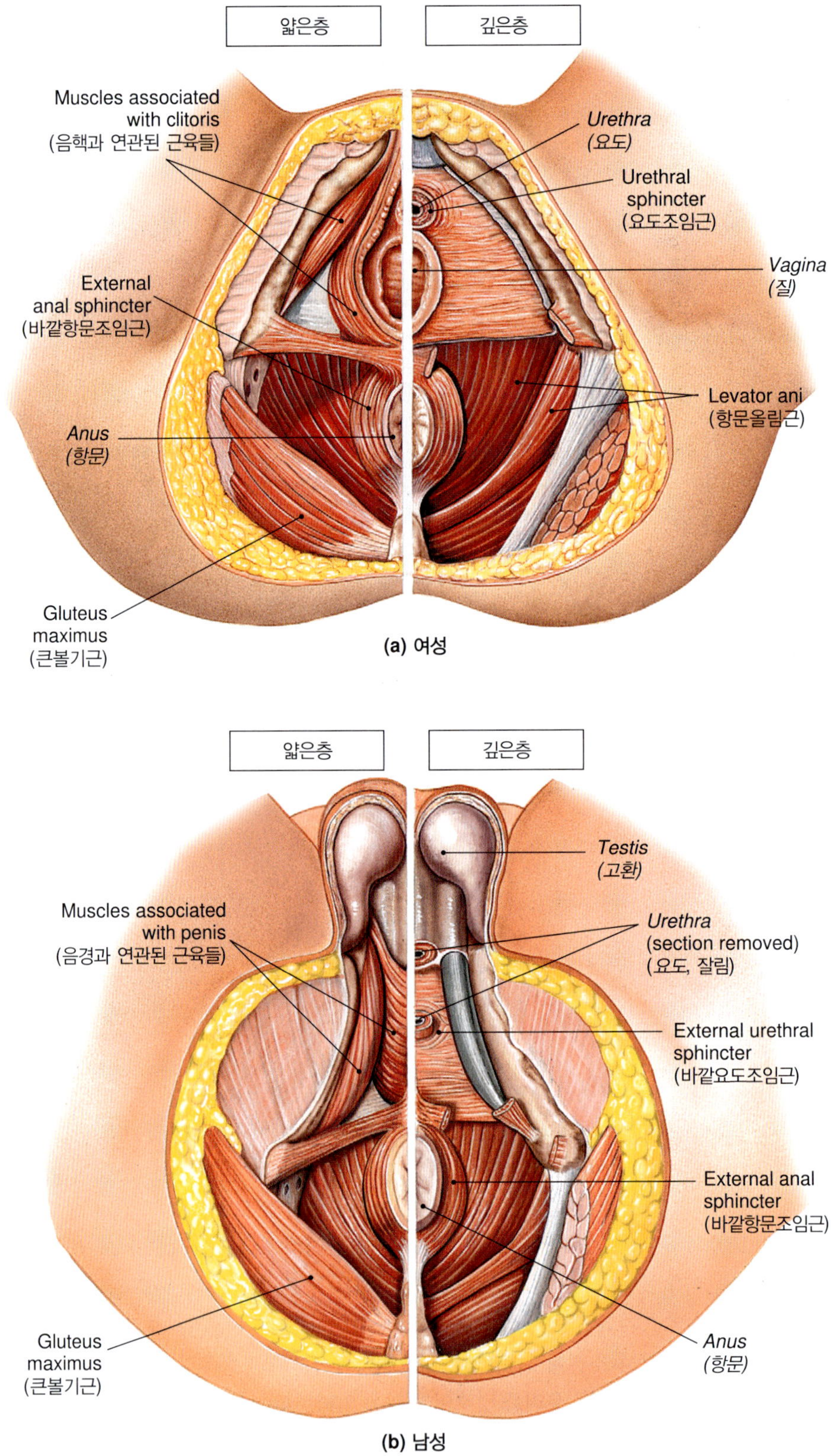

- ✔ 앉았다가 일어설 때 척주와 몸통의 어떤 근육이 사용될까?
- ✔ 샅은 몸안의 어떤 바닥을 형성할까?

빗근(oblique muscle)은 배벽을 형성하는 넓은 근육의 판이다(그림 8-9 • 과 표 8-2). 빗근의 수축은 양쪽 혹은 어떤 한쪽이 수축하느냐에 따라 배골반안의 기관들을 압박할 수 있고 척주를 돌리게 할 수 있다. 배곧은근(rectus abdominis)은 척주의 중요한 굽힘근육(flexor)이다.

• 그림 8-9 몸통의 근육들.

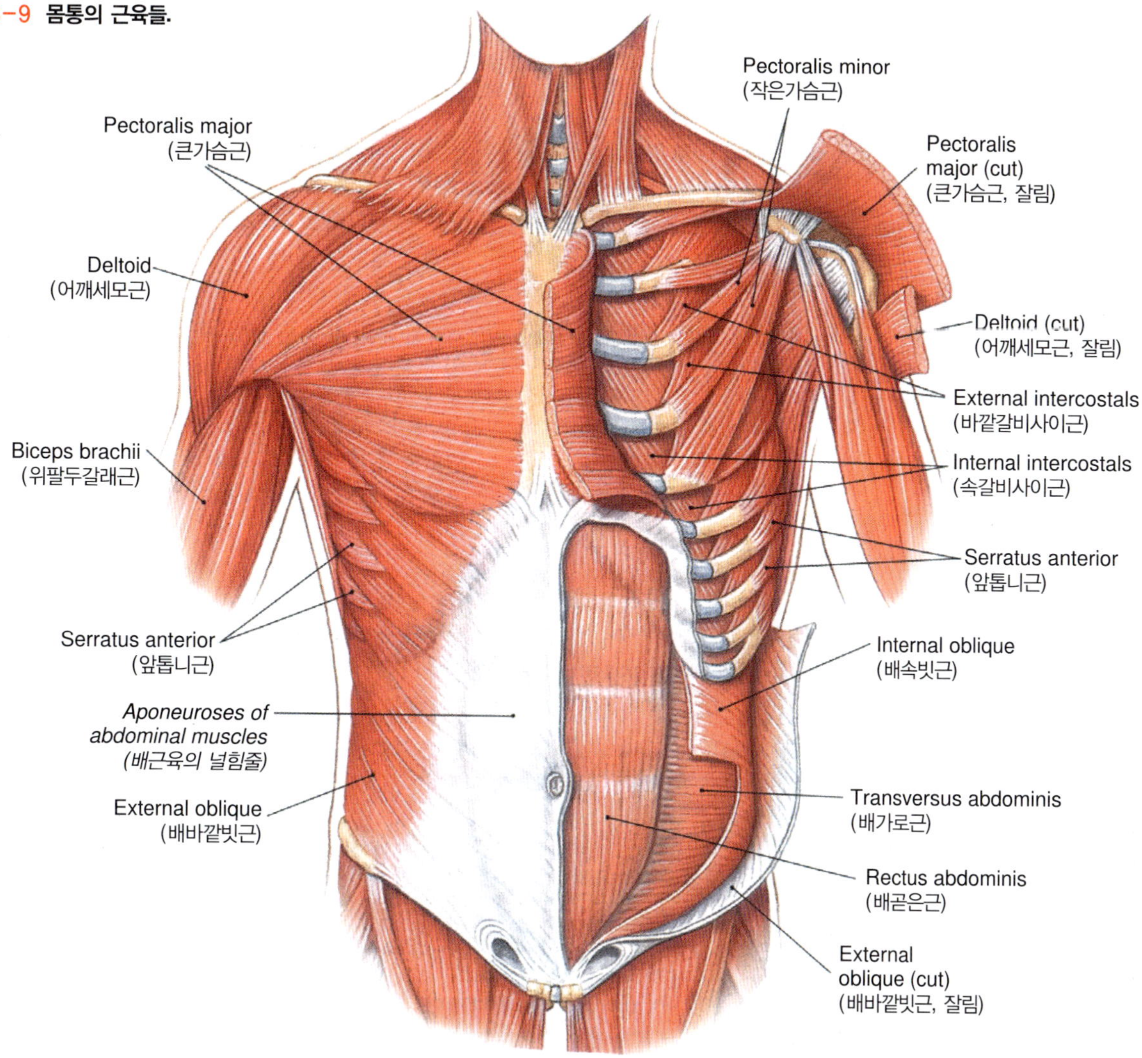

표 8-2 몸통근육들

부위/구조	위치	작용
머리와 목의 근육들		
이마근(frontalis)	이마	눈꺼풀을 올리거나 이마의 주름을 지게 함
눈둘레근(orbicularis oculi)	눈꺼풀주위	눈을 감음
볼근(buccinator)	뺨을 따라	치아로 음식을 밀거나 불거나 삼키게 함
입둘레근(orbicularis oris)	입술주위	입술을 오므림, "키스하게 하는" 근육
광대근(zygomaticus)	뺨 위쪽	입 끝을 올림, "웃게 하는" 근육
입꼬리내림근(depressor anguli oris)	턱의 옆	입 끝을 아래로 당김
관자근(temporalis)	귀 위의 머리 옆	턱을 올림
깨물근(masseter)	뺨의 뒤	턱을 올림
목빗근(sternocleiomastoid)	목의 옆	양쪽이 수축하면 목을 굽힘, 한쪽만 수축하면 머리를 한쪽으로 돌림
척주의 근육들		
척주세움근(erector spinae)	머리에서 엉치뼈까지 등을 따라	척주를 확장
허리네모근(quadratus lumborum)	엉덩뼈에서 척추아래 및 갈비뼈 인접표면	척주를 굽힘

표 8-2 몸통근육들(계속)

부위/구조	위치	작용
몸통의 근육들		
갈비사이근(intercostals)	각 갈비뼈와 인접 갈비뼈 사이	바깥갈비사이근은 갈비뼈를 올리며, 속갈비사이근은 내림
가로막(diaphragm)	가슴안과 배안을 분리	허파 안의 크기를 확장시키거나 감소시킴
빗근(배바깥빗근과 배속빗근)과 배가로근	배벽의 세 층을 형성	복부를 압박함
배곧은근(rectus abdominis)	배벽의 앞쪽면, 갈비뼈로부터 골반까지	척주를 굽힘, "앉는" 근육
골반바닥의 근육들		
요도조임근(urethral sphincter)	요도를 둘러쌈	요도를 막음, 배뇨의 수의적 조절을 제공
항문조임근(anal sphincter)	항문을 둘러쌈	항문입구를 막음, 배변의 수의적 조절을 제공
항문올림근(levator ani)	골반바닥의 대부분을 형성	내부기관들을 지지함

팔다리근육

팔다리근육(appendicular muscle)에는 (1) 어깨와 팔의 근육 그리고 (2) 골반과 다리의 근육으로 구성된다. 기능이나 필요한 운동의 범위가 매우 다르기 때문에, 이들 두 무리 사이에는 거의 유사점이 없다.

어깨와 위팔의 근육

크고 얕은 **등세모근(trapezius)**이 머리뼈의 아래에 도달되면서 등과 목의 부분을 덮고 있다(그림 8-5a •,b •). 이 근육은 넓은 마름모꼴이다. 등세모근은 특수한 부위들이 독자적으로 수축할 수 있기 때문에 매우 다양한 기능을 갖는다.

가슴에서 **앞톱니근(serratus anterior)**은 여러 갈비뼈의 앞쪽면을 따라 기원하여 어깨뼈(scapula)의 척추 경계를 따라 이어진다. 앞톱니근이 수축하면, 어깨가 앞으로 당겨진다.

팔의 주된 근육은 그림 8-5 •에서 볼 수 있다. 여기에는 (1) 어깨의 얕은 근육이며 팔의 주된 벌림근(abductor)인 **어깨세모근(deltoid,** 그림 8-5a •**)**, (2) 팔을 회전시키고 종종 돌림근띠(rotator cuff)라 부르는 **가시아래근(infraspinatus)**, **큰원근(teres major)**, 그리고 **작은원근(teres minor,** 그림 8-5b •**)**, 그리고 (3) **큰가슴근(pectoralis major,** 그림 8-5a •**)**과 **넓은등근(latissimus dorsi**, 그림 8-5b •**)**이 포함된다. 큰가슴근은 어깨를 구부리며, 그리고 넓은등근은 어깨를 늘어나게 한다. 이들 두 근육은 또한 팔을 모으거나 돌리도록 한다. 이들 모든 근육들은 성글게 구성된 어깨관절을 계속하여 지지해 준다. 돌림근띠의 근육들은 운동 손상이 자주 일어나는 부위이다. 9회 동안 시속 153킬로미터(95 mph)로 야구공을 던지는 것과 같은 강한 반복적인 팔운동은 돌림근띠 근육에 과도한 스트레스를 일으킬 수 있으며, 근육의 긴장(근육의 파열 혹은 손상), 주머니염(윤활낭염, bursitis, 윤활주머니의 염증), 그리고 기타 통증이 있는 손상 등을 야기할 수 있다.

비록 아래팔과 손목의 닿는곳(insert)에 있는 대부분의 근육이 어깨뼈로부터 기원된다고 해도, 여기에는 두 중요한 예외가 있다. **위팔두갈래근(biceps brachii)**과 **위팔세갈래근(triceps brachii)**은 어깨뼈에서 일어나 아래팔의 뼈에 닿는다. 이들의 주된 기능은 팔꿈치에 있다. 예를 들어, 위팔세갈래근은 팔굽혀펴기할 때 팔꿈치를 펴게 하며, 위팔두갈래근은 팔굽관절을 굽히고 아패팔을 뒤치는 작용을 하면서 현저하게 부풀어 오르게 한다.

위팔의 다른 중요한 근육에는 다음과 같은 것들이 포함된다.

- **위팔노근(brachioradialis)**은 팔꿈치를 신장시키며 위팔세갈래근이 대항근으로 작용한다.
- **자쪽손목굽힘근(flexor carpi ulnaris)**과 **노쪽손목굽힘근(flexor carpi radialis)**은 서로 손목을 굽히는 작용을 한다. 굽힘근들이 앞팔의 앞쪽과 안쪽 표면에 위치하고 있다는 점에 주목하라.
- **노쪽손목폄근(extensor carpi radialis)**과 **자쪽손목폄근(extensor carpi ulnaris)**은 손목을 펴게 한다. 폄근들이 앞팔의 뒤쪽과 가쪽 표면에 있다는 점에 주목하라.
- **손가락굽힘근(flexor digitorum)**과 **손가락폄근(extensor digitorum)**은 손가락을 굽히게 하고 펴게 한다.

앞팔의 근육들은 손바닥과 손가락의 힘을 제공하고 대략적인 조절을 해준다. 손의 미세한 조절은 손목뼈와 손허리뼈에서 기원되는 작은 근육들이 담당한다. 어떠한 근육들도 손가락뼈에서 일어나지 않으며, 오직 힘줄만이 손가락의 손가락관절을 지나간다.

표 8-3에 어깨 및 위팔의 주된 근육들을 요약하였다.

- ✔ 어깨를 앞으로 당길 때 어떤 근육이 사용될까?
- ✔ 야구의 투수는 종종 돌림근띠를 다친다. 이 유형의 손상에서 어떤 근육이 영향을 받을까?
- ✔ 자쪽손목굽힘근이 손상되면 어떤 두 운동이 영향을 받게 될까?

엉덩이와 다리의 근육들

다리의 근육들은 (1) 넓적다리를 움직이는 근육, (2) 다리를 움직이는 근육, 그리고 (3) 발꿈치와 발에 영향을 주는 근육 등과 같이 세 무리로 구분할 수 있다.

넓적다리를 움직이는 아래와 같은 근육들은 그림 8-5 • 에서 볼 수 있다.

- **볼기근(gluteal muscle)**은 엉덩뼈의 가쪽면을 덮고 있다. **큰볼기근(gluteus maximus)**

표 8-3 어깨와 팔의 근육들

부위/구조	위치	작용
어깨		
등세모근(trapezius)	등 위, 머리와 목의 뒤, 빗장뼈와 어깨뼈까지	어깨뼈의 다양한 운동, 빗장뼈를 올리고, 머리와 목으로 길어짐
앞톱니근(serratus anterior)	갈비뼈와 어깨뼈 사이	어깨를 앞으로 당김(내밈)
팔을 움직이는 근육들		
어깨세모근(deltoid)	어깨의 끝에서 위팔뼈까지	팔을 올림
넓은등근(latissimus dorsi)	등의 중앙에서 위팔뼈까지	팔을 내리고 어깨를 폄
큰가슴근(pectoralis major)	가슴의 위쪽에서 어깨뼈까지	어깨를 굽히고 팔을 모음
가시아래근(infraspinatus)	어깨뼈에서 위팔뼈까지	위팔뼈를 가쪽으로 돌림
작은원근(teres minor)	어깨뼈의 뒤쪽 아래 끝에서 위팔뼈까지	위팔뼈를 가쪽으로 돌림
큰원근(teres major)	어깨뼈의 뒤쪽 아래 끝에서 위팔뼈까지	위팔뼈의 안쪽 돌림
아래팔을 움직이는 근육들		
위팔두갈래근(biceps brachii)	팔의 앞쪽면	팔꿈치를 굽힘
위팔노근(brachioradialis)	아래 위팔뼈와 인접 아래팔로부터 노뼈의 가쪽끝까지	팔꿈치를 굽힘
위팔세갈래근(triceps brachii)	팔의 뒤쪽면	팔꿈치를 폄, 위팔두갈래근에 대항
손과 손가락을 움직이는 근육들		
손목굽힘근(flexor carpi muscle)	아래팔의 앞쪽면	손목을 굽힘
손목폄근(extensor carpi muscle)	아래팔의 뒤쪽면	손목을 폄
손가락굽힘근(flexor digitorum muscle)과 손가락폄근(extensor digitorum muscle)	아래팔 힘줄의 앞과 뒤쪽에서 손가락의 뼈로 길어짐	손가락사이관절에서 손가락을 굽히고 폄

표 8-4 다리의 근육들

무리/근육	위치	작용
넓적다리를 움직이는 근육들		
큰볼기근(gluteus maximus)	큰 엉덩이근육	엉덩이를 폄
중간볼기근(gluteus medius)	큰볼기근 아래, 엉덩이와 위 넙다리의 사이	넓적다리를 벌림
모음근(adductors)	넓적다리의 안쪽(아래) 부위	넓적다리를 모으고, 엉덩이를 굽힘
두덩정강근(gracilis)	넓적다리의 안쪽(아래) 부위	넓적다리를 모으고 무릎을 굽힘
엉덩허리근(iliopsoas)	위, 앞쪽 넓적다리	엉덩이를 굽힘
다리를 움직이는 근육들		
넙다리뒤근육(hamstring muscle) 넙다리두갈래근(biceps femoris) 반막근(semimembranosus) 반힘줄근(semitendinosus)	넓적다리의 뒤쪽면, 아래 골반에서 정강뼈와 종아리뼈로 이어짐	무릎의 굽힘근
넙다리빗근(satorius)	앞쪽 넓적다리를 교차함, 골반에서 정강뼈로 신장	엉덩이와 무릎을 굽힘
넙다리네갈래근(quadriceps muscle) 넙다리곧은근(rectus femoris) 가쪽넓은근(vastus lateralis) 안쪽넓은근(vastus medialis)	넓적다리의 앞면, 아래 골반으로부터 정강뼈와 종아리뼈로 이어짐	무릎의 폄근
발을 움직이는 근육		
앞정강근(tibialis anterior)	정강뼈의 앞쪽과 가쪽, 다리를 폄	다리의 발등굽힘("발꿈치로 파기")
장딴지근(gastrocnemius)	넙다리뼈와 발꿈치 사이의 다리 뒤쪽("종아리")	무릎을 굽힘, 발의 발바닥굽힘"(발가락 위로")
종아리근(peroneus)	정강뼈와 종아리뼈로부터 발까지 이어지는 다리 뒤쪽	발의 발바닥굽힘과 가쪽번짐(발바닥을 밖으로 돌림)
가자미근(soleus)	종아리뼈와 정강뼈로부터 발목뼈까지 이어지는 다리 뒤쪽	발의 발바닥굽힘과 가쪽번짐(발바닥을 안쪽으로 돌림)
발가락굽힘근(flexor digitorum muscle)과 발가락폄근(extensor digitorum muscle)	발가락의 뼈들로 이어지는 다리의 앞과 뒤	발가락뼈관절에서 발가락을 굽히고 폄

이 가장 크며 엉덩이에서 이어져 넓적다리를 돌리고 벌리는 볼기근의 가장 뒤쪽에 있다.

- 넓적다리의 모음근에는 **큰모음근(adductor magnus)**, **긴모음근(adductor longus)**, 그리고 **두덩정강근(gracilis)**이 있다. 육상선수가 사타구니를 무리하게 벌려 통증이 있다면, 이는 모음근 중 하나가 파열된 것이다.
- 엉덩이의 가장 큰 굽힘근은 **엉덩허리근(iliopsoas)**이다. 이는 넙다리뼈의 큰돌기(greater trochanter)에 닿는다.

다리 근육의 일반적인 배열 양상은 다리의 앞가쪽면을 따라 존재하는 폄근, 그리고 뒤안쪽면을 따라 존재하는 굽힘근이다.

- 무릎의 굽힘근에는 **반힘줄근(semitendinosus)**과 **넙다리빗근(sartorius)** 그리고 집합적으로 넙다리뒤근육(hamstring muscle)이라 부르는 **넙다리두갈래근(biceps femoris)**과 **반막근(semimembranosus)**이 있다.
- 무릎의 폄근은 집합적으로 **넙다리네갈래근(quadriceps femoris)**이라 알려져 있다. 3개

(그림 8-5 • 에서는 2개만 나타냄)의 **넓은근(vastus muscle)**과 **넙다리곧은근(rectus femoris)**이 무릎뼈에 닿으며, 이는 무릎인대(patellar ligament)에 의해 정강뼈에 부착된다.

발목을 움직이는 근육의 대부분은 걷거나 달리는 데 있어 중요한 발바닥쪽굽힘(plantar flexion)을 일으킨다.

- 장딴지의 큰 **장딴지근(gastrocnemius)**는 아래의 **가자미근(soleus muscle)**에 의해 지지된다. 이 근육들은 **발꿈치힘줄(calcaneal tendon)** 혹은 아킬레스힘줄(Achilles tendon)이라 부르는 같은 힘줄을 공유한다.
- 발바닥을 비틀거나 혹은 발가락을 서는 경우, **종아리근(peroneus muscle)**은 발바닥쪽굽힘뿐 아니라 가쪽번짐(eversion)을 일으킨다.
- 큰 **앞정강근(tibialis anterior)**은 장딴지근과 가자미근에 대항하며, 밧줄을 잡아당기는 줄다리기 동안 "발꿈치로 버틸 때"처럼 발을 발등굽힘(dorsiflexion)하도록 한다.

발가락을 움직이는 중요한 근육들은 정강뼈와 종아리뼈 모두의 표면에서 일어난다. 상대적으로 얕은 **발가락폄근(extensor digitorum)**은 그림 8-5a • 에 나타내었지만, 발가락을 움직이는 근육 네 종류는 표 8-4에 나열하였다. 다른 발가락 근육들은 다리 안쪽의 깊은 곳에 위치한다. 발가락의 미세한 운동들에 관여하는 여러 작은 근육들은 발목뼈(tarsal bone)와 발허리뼈(metatarsal bone)에서 일어난다.

✔ 육상선수가 "넙다리뒤인대가 늘어나서" 아프다는 말을 종종 듣는다. 이것이 뜻하는 바는 무엇일까?

✔ 발꿈치뼈의 인대가 파열되었을 때 발의 운동에 어떠한 영향을 미치게 될까?

노화와 근육계

몸이 노화되면서, 일반적으로 모든 근육조직의 크기와 힘이 감소된다. 근육계에 대한 영향은 다음과 같이 요약될 수 있다.

1. **골격근섬유는 지름이 더 작아진다.** 전체적인 효과는 근육의 강도와 지구력이 감소되며 더 빨리 피로해지는 경향이 있다.
2. **골격근은 더 작아지고 탄력성이 감소된다.** 노화된 골격근은 섬유증(fibrosis)이라 부르는 과정인 섬유결합조직의 양이 증가되기 시작한다. 섬유증은 근육의 유연성을 감소시키며 아교섬유는 움직임과 순환을 제한할 수 있다.
3. **운동의 내성이 감소된다.** 운동에 대한 내성의 감소는 피로가 빨리 오는 경향성 그리고 체온의 과열을 야기시키는 체온조절의 능력감소로부터 부분적으로 기인된다.
4. **근육손상으로부터의 회복능력이 감소된다.** 근육이 손상되면 회복능력이 제한되며, 대개 병터조직이 형성된다.

운동방식이나 생활습관과는 무관하게, 모든 사람에서 근육수행능력의 감퇴율은 동일하다. 따라서 노년에 좋은 몸매를 가지려면 젊었을 때 매우 좋은 몸매를 갖고 있어야만 한다. 규칙적인 운동이 체중을 조절하고, 뼈를 강화시키는데 도움이 되며, 그리고 일반적으로 모든 연령대에서 삶의 질을 개선시킨다. 과도한 운동은 규칙적인 운동만큼 좋지는 않다. 실제로, 노인의 경우 과도한 운동은 힘줄, 뼈, 그리고 관절에 문제를 야기할 수 있다. 운동이 삶의 질에 영향을 준다는 것은 사실이지만, 수명을 연장시킨다는 것에는 확실한 증거는 없다.

복습

핵심용어

호기성(aerobic): 산소의 존재를 필요로 하는.

혐기성(anaerobic): 산소가 없이.

널힘줄(aponeurosis): 골격근의 이는곳(origin)과 닿는곳(insertion)으로서 작용하는 결합조직의 넓은 판.

위축(atrophy): 사용을 하지 않아 근육조직이 소모되는 것.

다발(fascicle): 근육섬의 작은 묶음.

해당과정(glycolysis): 포도당을 분해하여 피루브산과 소량의 ATP를 합성하는 혐기과정. 미토콘드리아가 아닌 세포질에서 일어난다.

닿는곳(insertion): 근육에서 더 움직일 수 있도록 뼈에 부착된 점.

등척수축(isometric contraction): 긴장이 증가하지만 길이의 변화가 없는 근육수축.

등장수축(isotonic contraction): 긴장이 증가하지만 근육이 짧아진 채 안정되게 남아 있는 동안의 근육수축.

젖산(lactic acid): 혐기성 해당과정 동안 생산되는 산. 젖산은 근육조직 안에 축적될 수 있으며 피로를 일으킨다.

운동단위(motor unit): 단일의 운동신경세포에 의해 조절되는 모든 근섬유.

근육원섬유(myofibril): 골격근섬유와 심장근육세포 속에 존재하는 가는미세섬유와 굵은미세섬유의 집단.

신경근육이음부(neuromuscular junction): 운동신경세포와 골격근섬유 사이의 기능적인 연결.

이는곳(origin): 근육에서 덜 움직이는 뼈의 부착점.

작용근(prime mover): 근육다발에서 주로 특정의 작용을 이행하는 근육.

근육원섬유마디(sarcomere): 골격근세포의 가장 작은 수축단위. 근육원섬유 안에서 연결되어 존재.

조임근(sphincter): 내부 경로의 출입을 막기 위해 수축하는 근육의 고리.

학습요약

서론(p. 125)

1. 골격근, 심장근, 민무늬근이라는 세 가지 유형의 근유조직이 있다. 모든 근육조직은 **흥분성(excitability)**, **수축성(contractility)**, 그리고 **탄력성(elasticity)**의 특성을 공유한다. 근육계는 수의적으로 수축할 수 있는 모든 골격근육조직을 포함한다.

근육계 개요(p. 125)

1. 골격근(skeletal muscle)은 직접적으로 혹은 간접적으로 뼈에 부착되어 있으며 (1) 뼈의 운동을 일으키고, (2) 자세와 몸의 위치를 유지시키며, 그리고 (3) 체온을 유지하는 기능을 갖는다.

골격근의 구조(pp. 125~127)

1. 결합조직의 층이 각 근섬유, 근섬유의 각 다발, 그리고 근육 전체를 둘러싸며 서로 연결시킨다. 근육의 끝에서 **힘줄(tendon)**이 근육을 뼈에 부착시킨다(그림 8-1).

근섬유의 구조(p. 126)

2. 근육세포는 세포의 길이로 달리는 수많은 **근육원섬유(myofibril)**를 갖는다. 근육원섬유는 수축에 도움을 주는 **가는미세섬유**(악틴)와 **굵은미세섬유**(미오신)를 포함한다.

3. 각 근육원섬유내 미세섬유들은 **근육원섬유마디(sarcomere)**라 부르는 짧고 반복적인 단위로 구성된다.

신경세포-근육세포의 연결(p. 127)

4. 근육은 신경계로부터 오는 신호에 반응하여 수축한다.

5. 각 골격근섬유는 **신경근육이음부(neuromuscular junction)**에서 신경에 의해 조절된다(그림 8-2).

6. 신경근육이음부에서 분비되는 **신경전달물질(neurotransmitter)** 분자는 근섬유에서 칼슘이온의 방출을 야기시키는 전기적인 충격을 일으킨다.

근섬유의 수축기전(pp. 127~128)

1. 근육원섬유마디는 근섬유의 기능적인 수축단위이다.

근육원섬유마디의 구조(p. 127)

2. 굵은미세섬유와 가는미세섬유 사이의 관계는 근육이 수축하여 짧아질 때 변하게 된다. 가는미세섬유가 굵은미세섬유를 지나 미끄러질 때 근육원섬유마디의 끝이 더 가깝게 이동한다(그림 8-3).

근육원섬유마디의 기능(p. 128)

3. 수축과정은 굵은미세섬유상의 미오신과 가는미세섬유상의 악틴 사이의 일시적인 결합을 포함한다. 칼슘이온의 존재는 미오신의 **연결다리(cross-bridge)**가 가는미세섬유에 부착하도록 만든다.

4. 근육의 수축은 칼슘 그리고 다량의 ATP를 필요로 한다.

근육이 하는 일(pp. 128~132)

1. 정상적인 근육의 활동 동안 많은 수의 활성화된 근섬유들이 전체 골격근에 의해 발생되는 긴장(장력)을 결정한다.

어떻게 신경과 근육이 협동적으로 일을 할까(p. 129)

2. (긴장을 일으키도록) 켜지거나(ON), (이완되도록) 꺼지는(OFF) 근섬유 하나가 수축함으로써 생기는 긴장의 양을 조절하는 기전은 없다. 이는 **실무율원리(all-or-none principle)**로 알려져 있다.

3. 근육 **운동단위(motor unit)**의 수 및 크기는 그의 운동이 어떻게 정밀하게 조절되는지를 나타낸다.

4. 근육의 긴장 증가는 운동단위의 수적인 증가에 의해 생긴다.

어떻게 근육과 뼈는 협동적으로 일을 할까(p. 129)

5. 뼈와 근육은 지렛대 작용을 통해 몸의 움직임을 만든다. 몸에서 지레는 강도를 증가시키는 것이 아니라 움직임의 속도와 거리를 증가시키게 된다(그림 8-4).

6. 각각의 근육은 **이는곳(origin)**, **닿는곳(insertion)**, 그리고 1차적인 기능에 의해 확인될 수 있다. **작용근(prime mover)**에 대항하여 작용하는 근육은 **대항근(antagonist)**이라고 부른다.

7. 정상적인 활성은 대개 **등장수축(isotonic contraction)**과 **등척수축(isometric contraction)** 모두를 포함한다.

근육과 운동(p. 131)

8. **무산소 운동(anaerobic exercise)**에 기반한 신체운동은 자극된 근육을 **비대(확장)**시킬 수 있다.

9. **유산소 운동(aerobic exercise)**은 미토콘드리아의 활동에 의해 지지되는 동안 근육을 계속하여 수축시키는 시간을 연장시킬 수 있다. 근섬유는 미토콘드리아의 수와 미오글로빈의 농도를 증가시킨다.

10. 에너지의 고갈, pH의 변화, 혹은 다른 문제들로 인해, **피로한(fatigued)** 근육은 더 이상 수축하지 않는다.

11. 근육은 근육활동 기간 후 즉시 **회복(recovery)**되기 시작하며, 계속하여 근육내부의 상태가 운동전 수준으로 되돌아간다. 운동 동안 생긴 **산소부채(oxygen debt)**는 정상적인 상태로 되돌아가기 위한 회복을 위해 사용된 산소의 양이다.

12. 적당하지 않은 자극은 근육을 **위축(atrophy)**시키게 된다.

몸의 주요 근육들(pp. 132~143)

1. 근육계는 수의적으로 조절될 수 있는 약 700개의 골격근이 포함된다(그림 8-5, 표 8-1).

2. **몸통근육(axial muscle)**은 머리와 척주를 위치시키며, 가슴우리를 움직인다. **팔다리근육(appendicular muscle)**은 팔다리뼈대의 성분들을 안정시키며 움직인다.

몸통근육(p. 135)

3. 몸통근육은 위치 혹은 기능에 기반하여 세 집단으로 나눌 수 있다. 이 집단에는 (1) 머리와 목, (2) 척주, 그리고 (3) 몸통과 골반바닥이 포함된다.

4. 머리와 목의 근육에는 **입둘레근(orbicularis oris)**, **볼근(buccinators)**, **이마근(frontalis)**, **그리고 뒤통수근(occipitalis)**, **깨물근(masseter)**, **관자근(temporalis)**, 그리고 **목빗근(sternocleidomastoid)**이 있다(그림 8-6, 표 8-2).

5. 척주의 얕은 근육 또는 **척주세움근(erector spinae)**은 척주를 신장시킨다. 허리네모근은 척주를 굽힌다(그림 8-7, 표 8-2).

6. 골반안의 근육질 바닥은 샅(회음)이라 부른다. **항문올림근(levator ani)**은 골반안의 기관들을 지지하며, **요도조임근(urethral sphincter)**과 **항문조임근(anal sphincter)**은 요도와 항문을 통과하는 물질들의 이동을 조절한다(그림 8-8, 표 8-2).

7. 가슴 부위에 있는 몸통근육에는 **갈비사이근(intercostals)**과 **배가로근(transverses abdominis)**이 있다. **바깥갈비사이근(external intercostals)**과 **속갈비사이근(internal intercostals)**은 갈비뼈의 호흡운동에서 중요하다. **가로막(diaphragm)** 역시 호흡에서 중요하다(그림 8-9, 표 8-2).

팔다리근육(p. 140)

8. **등세모근(trapezius)**은 어깨, 머리, 그리고 목의 위치에 영향을 준다. **앞톱니근(serratus anterior)**은 어깨뼈에서 이어지며 어깨를 앞쪽으로 당긴다(그림 8-5, 표 8-3).

9. **어깨세모근(deltoid)**은 팔의 중요한 벌림근이다. **큰원근(teres major)**, **가시아래근(infraspinatus)**, 그리고 **작은원근(teres minor)**은 팔을 회전시킨다(그림 8-5, 표 8-3).

10. **큰가슴근(pectoralis major)**은 어깨를 굽히며, **넓은등근(latissimus dorsi)**은 어깨를 편다. 이들 두 근육은 팔을 모으고 돌린다(그림 8-5, 표 8-3).

11. **위팔두갈래근(biceps brachii)**, **위팔근(brachialis)**, 그리고 **위팔노근(brachioradialis)**은 팔꿈치를 굽히며, **위팔세갈래근(triceps brachii)**은 팔꿈치를 편다. **손목굽힘근(flexor carpi)**은 협동하여 손목을 굽히게 한다. 이들은 **손목폄근(extensor carpi)**에 의해 대항된다(그림 8-5, 표 8-3).

12. **볼기근(gluteal muscle)**은 엉덩뼈의 가쪽면을 덮는다. 볼기근은 엉덩이를 펴고 넓적다리를 벌리고 돌린다(그림 8-5, 표 8-4).

13. 넓적다리의 세 모음근은 **큰모음근(adductor magnus)**, **긴모음근(adductor longus)**, 그리고 **두덩정강근(gracilis)**이다(그림 8-5, 표 8-4).

14. **엉덩허리근(iliopsoas)**은 엉덩이의 강력한 굽힘근이다(그림 8-5, 표 8-4).

15. 무릎의 굽힘근에는 **두덩정강근(gracilis)**, **넙다리빗근(sartorius)**, 그리고 넙다리뒤근육인 **넙다리두갈래근(biceps femoris)**, **반막근(semimembranosus)**, 그리고 **반힘줄근(semitendinosus)**이 있다(그림 8-5, 표 8-4).

16. 무릎의 폄근은 **넙다리네갈래근(quadriceps femoris)**이라 부른다. 이 집단에는 **넓은근(vastus muscle)**과 **넙다리곧은근(rectus femoris)**이 있다(그림 8-5, 표 8-4).

17. **장딴지근(gastrocnemius)**과 **가자미근(soleus)**은 발바닥쪽굽힘뿐 아니라 가쪽번짐이 있게 한다. **앞정강근(tibialis anterior)**은 발등굽힘이 있게 한다(그림 8-5, 표 8-4).

18. 발가락의 조절은 정강뼈와 종아리뼈에서 이어지는 근육에 의해 발목뼈와 발허리뼈에서 일어난다(그림 8-5, 표 8-4).

노화와 근육계(p. 143)

1. 노화과정은 모든 근육조직의 크기, 탄력성, 그리고 힘을 감소시킨다. 운동의 내성 그리고 근육손상으로부터 회복되는 능력도 모두 감소한다.

복습문제

연결형

A열의 각 항목과 가장 가까운 항목을 B열에서 찾아 연결하라. 옆의 밑줄에 답을 적으라.

	A열	B열
___	1. 미오글로빈	a. 휴지 장력
___	2. 다발	b. 산소와 결합
___	3. 위축	c. 가는미세섬유
___	4. 혐기성	d. 확장
___	5. 악틴	e. 수축단위
___	6. 미오신	f. 수축에 필요한 칼슘이온을 저장
___	7. 무릎의 폄근	g. 굵은미세섬유
___	8. 근육원섬유마디	h. 근육의 다발
___	9. 팔의 벌림근	i. 발꿈치뒤근육
___	10. 근육의 긴장	j. 산소가 없이
___	11. 무릎의 굽힘근	k. 뒷다리네갈래근
___	12. 비대	l. 근육의 퇴화
___	13. 세포질그물	m. 어깨세모근

선택형

14. 골격근에는 ______ 이(가) 있다.
(a) 결합조직
(b) 혈관과 신경
(d) 골격근조직
(d) a, b, 그리고 c 모두

15. 골격근은 _____ (이)라 부르는 근섬유 다발을 포함한다.
(a) 다발
(b) 방추섬유
(d) 근원섬유
(d) 근육원섬유마디

16. 근육의 수축은 _____ 뼈를 당기게 될 것이다.
(a) 근육이 인대에 의해 뼈에 부착되어 있기 때문에
(b) 근육이 직접적으로 뼈에 부착되어 있기 때문에
(d) 근육은 힘줄에 의해 뼈에 부착되어 있기 때문에
(d) a, b, 그리고 c 모두 맞기 때문에

17. 근섬유의 가장 작은 기능적 단위는 ______ 이다.
(a) 악틴미세섬유
(b) 근원섬유
(d) 근육원섬유마디
(d) 근육미세섬유(myofilament)

18. 다음의 어느 근육이 씹는 과정에 관여할까?
(a) 깨물근
(b) 눈둘레근
(d) 광대근
(d) 이마근

19. 만일 근육의 수축이 미토콘드리아에 의한 ATP의 최대 생산속도에서 혹은 그 이하에서 일어난다면, 근섬유는 _____ 할 것이다.
(a) 젖산을 생산
(b) 호기적으로 기능
(d) 혐기적으로 기능
(d) 해당과정에 의존

20. _____ 은 호흡에 관여한다.
(a) 가로막
(b) 등세모근
(d) 어깨세모근
(d) 배곧은근

21. 긴장이 증가하지만 저항은 움직이지 않는 종류의 수축은 ______ 이라 부른다.
(a) 반사작용
(b) 폄
(d) 등장수축
(d) 등척수축

22. 가슴안과 배골반안을 분리하는 근육의 격막은 _____ 이라 부른다.
(a) 샅(회음)
(b) 가로막
(d) 배곧은근
(d) 배바깥빗근

23. 만일 작용근이 굽힘을 만든다면, 그의 대항근은 _____ 이 될 것이다.
(a) 벌림
(b) 모음
(d) 엎침
(d) 폄

24. 근육의 위축은 _____ 에 의한다.
(a) 근섬유의 지름 증가
(b) 근섬유의 수 증가
(d) 근육 크기의 감소
(d) 긴장의 증가

25. 신경근육이음부는 ______ 와 _____ 의 사이에 있다.
(a) 신경세포, 골격근섬유
(b) 신경세포, 심장근육세포
(d) 민무늬근육세포, 골격근섬유
(d) 신경세포, 신경세포

OX형

___ 26. 악틴미세섬유는 근육원섬유마디의 전체 길이를 길게 한다.

___ 27. 근육세포의 세포질내 높은 칼슘량은 근섬유의 수축을 억제한다.

___ 28. 골격근의 이는곳(origin)은 그의 닿는곳(insertion)은 움직이는 동안 움직이지 않는다.

___ 29. 골격근에서 정상적인 휴식상태의 긴장은 근육의 긴장이라고 부른다.

___ 30. 혐기성 운동은 근육조직을 과도하게 비대시킬 것이다.

서술형

31. 골격근의 세 가지 주된 기능에 대해 설명하라.

32. 모든 근육조직의 세 가지 특징에 대해 서술하라.

33. 몸통근육과 팔다리근육 사이의 기능적인 차이는 무엇일까?

34. 척주의 근육들에는 많은 등쪽 폄근이 포함되지만 배쪽 폄근은 거의 없다. 이유가 무엇일까?

35. 노화가 근육계에 미치는 효과는 무엇일까?

개념확인 문제의 답

(p. 128) **1.** 골격근은 가는미세섬유(악틴)와 굵은미세섬유(미오신) 단백질들이 근육 속에서 밴드모양으로 보이도록 배열되기 때문에 미세구조적으로 가로무늬 또는 줄무늬가 있다. **2.** 휴지 근육세포의 세포질그물 안에 가장 높은 농도의 칼슘이온이 존재할 것이다.

(p. 131) **1.** 1500개의 섬유를 갖는 근육의 운동단위는 강력한 전체적인 몸운동을 하는 큰 근육으로부터 온다. 눈 혹은 손가락의 운동과 같은 미세하고 정교한 운동을 조절하는 근육은 운동단위당 약간의 섬유들만을 갖는다. **2.** 등척수축과 등장수축이라는 두 종류의 근육 수축이 있다. 등장수축의 경우, 장력은 일정하며 근육이 짧아진다. 하지만 등척수축의 경우 수축이 동일하게 일어나지만, 반면 근육이 짧아지지 않으며 근육내 장력이 증가된다. **3.** 근육의 이는곳은 작용 동안 움직이지 않는 끝부분이다. 근육의 닿는곳은 작용 중 움직이는 끝이 된다.

(p. 132) **1.** 조임근은 상대적으로 짧은 활성을 위해 다량의 에너지를 필요로 한다. 이러한 필요 에너지를 공급하기 위해 근육은 혐기대사를 이행한다. 혐기대사는 호기대사처럼 효율적인 에너지 생산방법이 아니며 이 과정은 산성의 노폐산물도 생산한다. 적은 에너지 그리고 노폐산물은 피로를 야기한다. 마라톤선수는 필요로 하는 에너지 대부분을 호기대사로부터 얻는데, 이는 보다 더 효율적이며 혐기대사의 경우와 같은 수준의 노폐산물을 생산하지 않는다. **2.** 우리는 이러한 종류의 활동이 주로 혐기대사에 의한 에너지 생산에 의존하기 때문에 더 큰 산소부채를 만드는 단기간의 격렬한 운동을 가능하게 한다. 체중부하가 단기간 더 격렬하기 때문에, 우리는 이 종류의 운동이 호기활성을 요하는 수영보다 더 큰 산소부채를 야기할 것이다.

(p. 136) **1.** 깨물근의 수축은 아래턱을 올리며 이 근육이 이완되면 아래턱이 내려온다. 이러한 운동은 씹는 과정 동안 일어난다. **2.** "키스하는 근육"은 입술을 압박하여 오므리게 하는 **눈둘레근**이다.

(p. 138) **1.** 척주의 **허리네모근**과 몸통의 **배곧은근**은 앉았다 일어날 때 척주를 굽히는 작용을 한다. **2.** 샅은 배안의 바닥을 형성한다.

(p. 141) **1.** 어깨를 앞으로 당길 때, **앞톱니근**이 수축한다. **2.** 돌림근띠 근육에는 **가시아래근**, **큰원근**, 그리고 **작은원근**이 포함된다. **3. 자쪽손목굽힘근**의 손상은 손의 굽힘과 모음의 능력에 결함을 준다.

(p. 143) **1.** 넙다리뒤근육은 모두 다리를 굽히는 세 근육의 집단을 의미한다. 넙다리뒤근육은 **넙다리두갈래근**, **반막근**, 그리고 **반힘줄근**이다. 넙다리빗근 역시 다리를 굽힌다. **2.** 아킬레스(발꿈치) 힘줄은 발꿈치뼈에 **가자미근**과 **장딴지근**을 부착시킨다. 아킬레스 힘줄이 파열되면 발의 폄이 어렵게 되며, 가자미근과 장딴지근으로부터 오는 작용이 없기 때문에 반대의 작용인 굽힘이 더 영향을 받게 된다.

CHAPTER

9

신경계 1: 신경세포와 척수

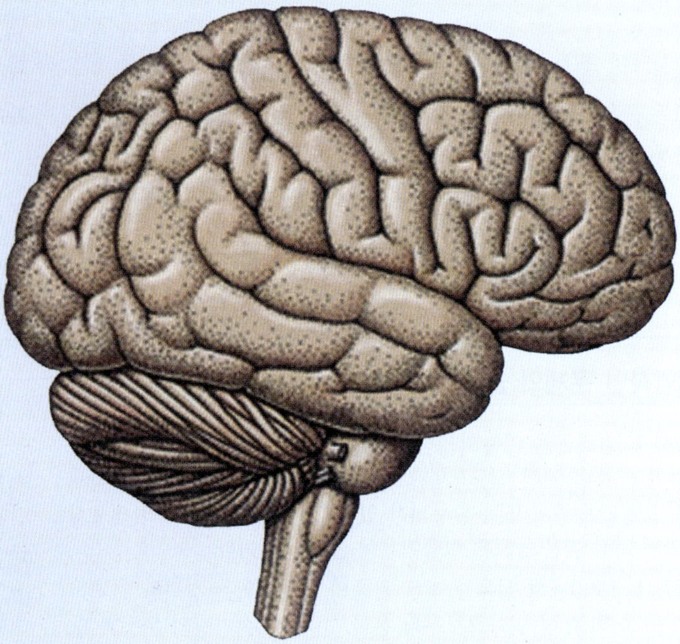

단원개요

단원목표

1. 신경계의 전체적인 구성과 기능을 설명한다.
2. 신경세포와 신경아교세포의 기능 및 구조의 차이를 설명한다.
3. 신경세포와 신경 사이의 관계에 대해 설명한다.
4. 연접의 구조를 설명하며 어떻게 활동전위가 하나의 신경세포로부터 다른 신경세포로 지나는지에 대해 설명한다.
5. 척수의 구조와 기능에 대해 설명한다.
6. 반사활의 핵심 성분에 대해 기술한다.
7. ANS의 교감신경과 부교감신경의 기능 및 구조에 대해 설명한다.

신경계는 몸에서 가장 작은 기관계이지만 다른 어떤 것들보다 더 복잡하다. 신경계를 컴퓨터와 비교하지만, 신경계가 훨씬 더 복잡하며 능력이 좋다. 예를 들어, 신경계는 **신경세포(neuron)**라 부르는 200억 개의 정보처리 세포를 갖고 있는데, 신경세포 각각은 10만 개의 각기 다른 근원으로부터 정보를 받을 수 있다! 컴퓨터에서처럼, 정보의 빠른 흐름과 높은 처리 속도는 전기적 활성에 의한다. 하지만 컴퓨터와는 달리 우리의 뇌는 학습의 과정 동안 새로운 정보를 얻게 되면서 그 자체의 전기적 연결을 재형성시킬 수 있다.

내분비계(endocrine system, 제12장에서 설명)를 따라 신경계는 환경 조건의 변화에 대한 몸의 반응을 협응시킨다. 신경계는 그러한 변화에 대해 상대적으로 신속하지만 간단한 반응을 조절하며, 내분비계는 대개 느리지만 장기적인 과정을 조절한다. 예를 들어, 신경계는 몸의 자세를 조정하고 이 글을 따라 여러분의 눈을 움직이게 하며, 내분비계는 여러분 몸 전체의 에너지 사용률을 조절한다.

본 장은 먼저 신경계의 신경세포 및 기타 세포들에 대해 설명한다. 그 다음에 척수의 기본 구조, 척수의 신경세포들 및 그의 핵심 기능에 대해 알아볼 것이다. 앞으로 살펴보겠지만, 척수는 뇌로 정보를 보내거나 뇌로부터 받을 수 있다. 척수는 또한 이미 프로그램된 작용, 즉 **반사(reflex)**를 통해 그 자체가 활동할 수 있다. 뇌 그리고 그의 다양한 기능들은 다음 장에서 알아볼 것이다.

신경계 요약

신경계의 기능에는 (1) 몸의 내부환경 및 외부환경의 감시, (2) 감각정보의 통합, 그리고 (3) 다른 기관계의 반응을 지시하거나 통합하는 것이 있다.

신경계는 **중추신경계(central nervous system, CNS)**와 **말초신경계(peripheral nervous system, PNS)**로 나눈다. CNS는 **뇌(brain)**와 **척수(spinal cord)**로 구성된다. 전반적으로 CNS는 감각정보에 반응하여 운동 명령을 내린다. 지능, 기억, 그리고 감정과 같은 고등의 기능은 뇌에 의한다. PNS는 CNS 밖에 존재하는 **뇌신경**과 **척수신경**으로 구성된다.

그림 9-1 • 은 신경계의 각기 다른 기능들이 어떻게 서로 연결되는지를 보여준다. CNS 그리고 몸의 다른 부분들 사이의 모든 교통은 PNS를 통해 이루어진다. PNS는 CNS와 연관되는 정보의 흐름 방향에 기반하여 두 부류로 구분된다. PNS의 **들신경(수입신경, afferent division)**(afferent는 "수송"을 뜻하는 *ferry*와 어원이 같음)은 CNS로 감각정보를 전달한다. PNS의 **날신경(efferent division**, efferent는 "로부터 운반하는"의 뜻)은 CNS로부터 운동명령을 근육과 내분비샘으로 보낸다.

골격근에 대한 운동명령은 몸의 움직임을 조절한다. 관련되는 신경세포들은 **몸신경계(somatic nervous system**, *soma*는 "몸"을 의미)를 형성한다. 민무늬근(smooth muscle), 심장근(cardiac muscle), 그리고 샘(gland)에 대한 운동명령은 이들의 활성을 조절하거나

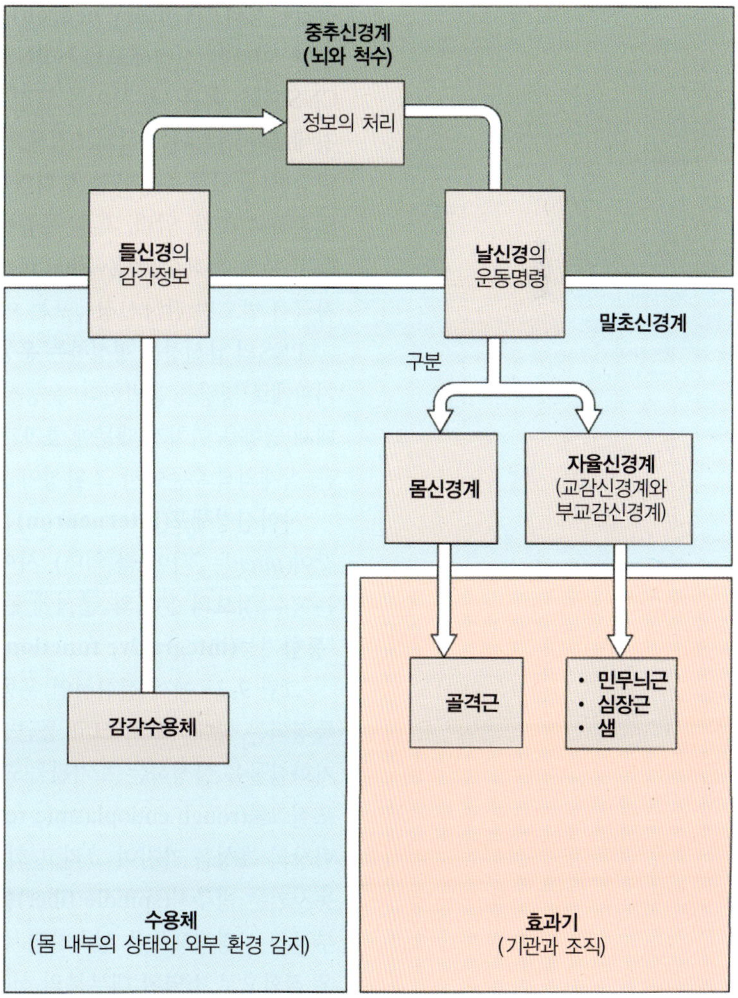

• 그림 9-1 신경계의 구성.

변화시킨다. 이러한 운동명령은 의식적으로 수의적으로 조절할 수 없으며, 이는 무의식 수준에서 이루어진다. 이러한 운동명령에 관여하는 신경세포들은 **자율신경계(autonomic nervous system, ANS)**를 형성한다. ANS는 교감신경계(sympathetic division)와 부교감신경계(parasympathetic division)로 세분된다. ANS의 구조와 기능 그리고 그의 분류는 본 장의 말미에서 다룰 것이다.

신경세포와 신경의 구조

제4장에서 간략히 설명한 신경조직은 신경세포(neuron) 그리고 신경아교세포(neuroglia)라 부르는 신경세포지지세포의 두 종류로 구성된다. *[p. 63]* **신경세포(*neuro*, 신경)**는 신경계의 기본 단위이다. 신경계의 모든 기능들은 신경세포들 및 기타 다른 세포들 사이의 교통에 의한다. **신경아교세포**("신경의 접착제")는 (1) 신경세포를 위한 지지 골격을 제공하며 (2) 세포바깥액의 화학적 조성을 조절하고 그리고 (3) 죽은 세포 혹은 침입한 세포들을 포식작용을 통해 제거함으로써 신경세포들을 보호한다. *[p. 41]* 아교세포(glial cell)라고도 부르는 신경아교세포는 신경세포에 비해 수적으로 더 많다.

신경세포

감각신경세포(sensory neuron)는 몸의 밖에서 몸의 안 뇌와 척수의 신경세포로 정보를 운반한다. 이러한 신경세포들은 PNS의 들신경을 구성한다. 감각신경세포는 수용체(receptor)와 CNS(척수 혹은 뇌) 사이를 연결한다. 수용체는 감각신경세포의 일부일 수 있거나 혹은 감각신경세포와 접촉되는 상피조직세포 혹은 결합조직세포일 수 있다. 수용체는 환경내 변화에 대해 민감하다. 일부 수용체들은 다양한 자극에 민감하다. 예를 들어, 어떤 수용체는 자극의 강도에 의존하여 촉각, 압력, 혹은 통증에 대한 감각을 제공한다. 다른 수용체는 매우 특수한데, 예를 들어 눈의 시각수용체(visual receptor)는 오직 빛에만 민감하다. 전형적으로 하나의 수용체가 자극을 받으면 감각신경세포는 이 정보를 뇌 혹은 척수로 운반한다.

PNS의 날신경을 형성하는 **운동신경세포(motor neuron)**는 CNS로부터 다른 조직, 기관, 혹은 기관계로 명령을 운반한다. 운동신경세포에 의해 조절되는 기관 및 조직들은 이들의 활성이 몸에 대해 영향을 미치기 때문에 효과기(effector)라고 부른다. 우리가 의식적으로 조절할 수 있는 골격근, 잠재의식 수준에서 그 활성이 조절되는 민무늬근, 심장근, 그리고 샘 등이 효과기에 속한다.

사이신경세포(interneuron)는 전적으로 뇌와 척수 안에 위치한다. 명칭이 의미하는 바와 같이(*inter*는 "사이"를 의미), 사이신경세포는 다른 신경세포들 사이를 연결한다. 사이신경세포는 감각정보의 분포와 분석에 관여하며 운동명령의 조정에 관여한다. 이러한 복잡한 과정은 "**통합기능(integrative function)**"이라고 한다.

그림 9-2 • 에서 전형적인 운동신경세포를 볼 수 있다. 이의 세포체(cell body)는 인에 의해 특징되는 상대적으로 크고 둥근 핵을 갖는다. 또한 세포체는 에너지를 제공하는 소기관 및 유기화합물을 합성하는 소기관들도 포함하고 있다. 수많은 미토콘드리아, 리보솜, 그리고 과립세포질그물(rough endoplasmic reticulum, RER)의 막에 의해 신경세포의 세포질은 거칠고 과립상의 특성을 가지며 그리고 회색으로 보인다. 전형적으로 세포체는 세포분열시 염색체를 이동시키는 방추사(spindle fiber)를 형성하는 중심립(centriole)을 갖지 않는다. *[p. 47]* 대부분의 신경세포들은 성숙하면서 중심립을 잃게 되며 따라서 분열하지 못한다. 이것은 손상 혹은 질환으로 소멸된 대부분의 신경세포들이 재생될 수 없는지의 이유가 된다.

세포체로부터 돌출되는 것에는 다양한 수의 **가지돌기(dendrite)** 그리고 하나의 큰 **축삭(axon)**이 있다. 가지돌기와 세포의 세포막은 화학적, 기계적, 혹은 전기적 자극에 민감하다. 이

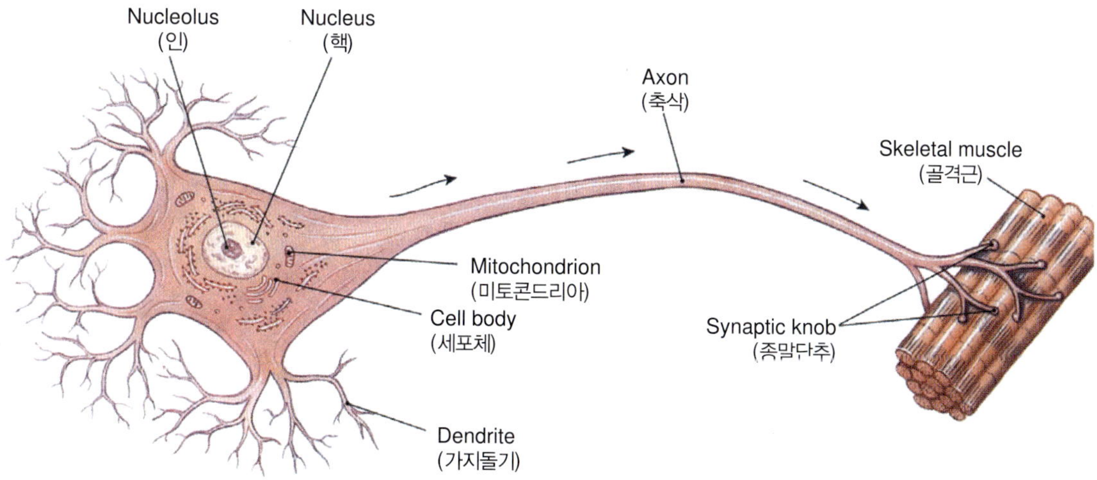

• 그림 9-2 **운동신경세포의 구조.**
골격근에 신경분포된 운동신경세포의 구조. 화살표는 신경충격의 이동 방향을 의미한다.

자극은 세포막을 통한 이온의 이동과 연관되는 전기적 신호인 **신경충격(nerve impulse)**을 만들게 된다. 일단 신경충격이 형성되면, 이는 축삭의 세포막을 따라 전도된다. 축삭의 끝, 혹은 축삭 분지의 끝에는 **종말단추(synaptic knob)**라는 확장된 구조가 있다. 종말단추는 **시냅스(연접, synapse)**의 일부로서, 이곳에서 신경세포가 다른 세포와 교통하게 된다. 제8장에서 설명한 신경근육이음부(neuromuscular junction)가 시냅스의 예가 된다. *[p. 127]*

신경아교세포

신경아교세포(neuroglia)는 신경세포의 주변 및 사이에 풍부하다. 신경세포와는 달리, 신경아교세포는 그 자체로 정보처리능력을 갖지 않는다. 이들의 1차적인 역할은 신경세포를 보호하고 지지하는 것이다. 신경아교세포는 CNS와 PNS 모두에서 발견된다. 그림 9-3 • 에서 볼 수 있는 바와 같이, 중추신경계에서는 세 종류의 기본적인 신경아교세포가 있다.

1. 그리스어로 천문학(astronomy)과 어원이 같은 **별아교세포(성상교세포, astrocyte)**는 별 모양의 세포들이다. 별아교세포는 가장 크고 가장 수가 많은 신경아교세포이다. 별아교세포의 돌기들은 CNS에 대한 지지골격으로서 기능한다. 별아교세포의 돌기들은 또한 뇌 안의 모세혈관 주위에 장막을 형성한다. 이 돌기들은 **혈액뇌장벽(blood-brain barrier)**의 유지에 필수적인데 이는 전신순환으로부터 뇌의 세포바깥액으로 들어오는 화학물질을 막는다.

> *aster*, 별 + *cyte*, 세포
> *astrocyte*: CNS의 혈액뇌장벽의 구조적 지지 및 유지에 중요한 별모양의 세포

2. **희소돌기아교세포(핍지교세포, oligodendrocyte)**는 축삭주위 세포막의 팬케이크 같은 돌기들을 싸고 있다. 여러 층의 세포막에 의해 형성되는 축삭의 판은 **말이집(수초, myelin)**이라 부른다(그림 9-3 •). 말이집으로 싸여 있는 축삭은 **말이집축삭(유수섬유, myelinated axon)**이라고 부른다. 말이집축삭은 **민말이집축삭(무수섬유, unmyelinated axon)**에 비해 신경충격을 더 빠르게 전도한다. 말이집은 지질이 풍부하며, 말이집축삭을 갖는 뇌와 척수는 광택이 있는 흰색을 띤다. 이러한 부위들이 CNS의 **백색질(white matter)**을 구성하며, **회색질(gray matter)**은 주로 신경세포체로 구성된다.

> *oligos*, 소수의 + *denron*, 나무 + *cyte*, 세포
> *oligodendrocyte*: 말이집으로 축삭을 싸고 있는 CNS내 지지세포

3. **미세아교세포(microglia)**는 CNS에서 가장 작은 신경아교세포이다. 미세아교세포는 CNS가 발달하는 동안 안으로 들어오는 포식백혈구이다.

> *micro*, 작은 + *glia*, 풀
> *microglia*: CNS 안에 존재하는 작은 포식세포

PNS(뇌와 척수 밖의 신경조직)에서 가장 중요한 아교세포는 **신경집세포(신경초세포, Schwann cell)**이다(그림 9-4 •). 신경집세포는 CNS 밖의 신경세포 축삭을 덮고 있는 말이집

을 형성한다. 말이집을 형성하기 위해 신경집세포는 단일의 축삭 분절 주위에서 그 자신을 싼다. 인접된 신경집세포 사이의 부위는 민말이집축삭이 된다. 이러한 작은 민말이집분절을 신경섬유마디(node)라 부르며, 훨씬 더 큰 말이집축삭은 마디사이분절(internode)이라 하는데 그 이유는 이들이 신경섬유마디 사이에(inter-) 존재하기 때문이다.

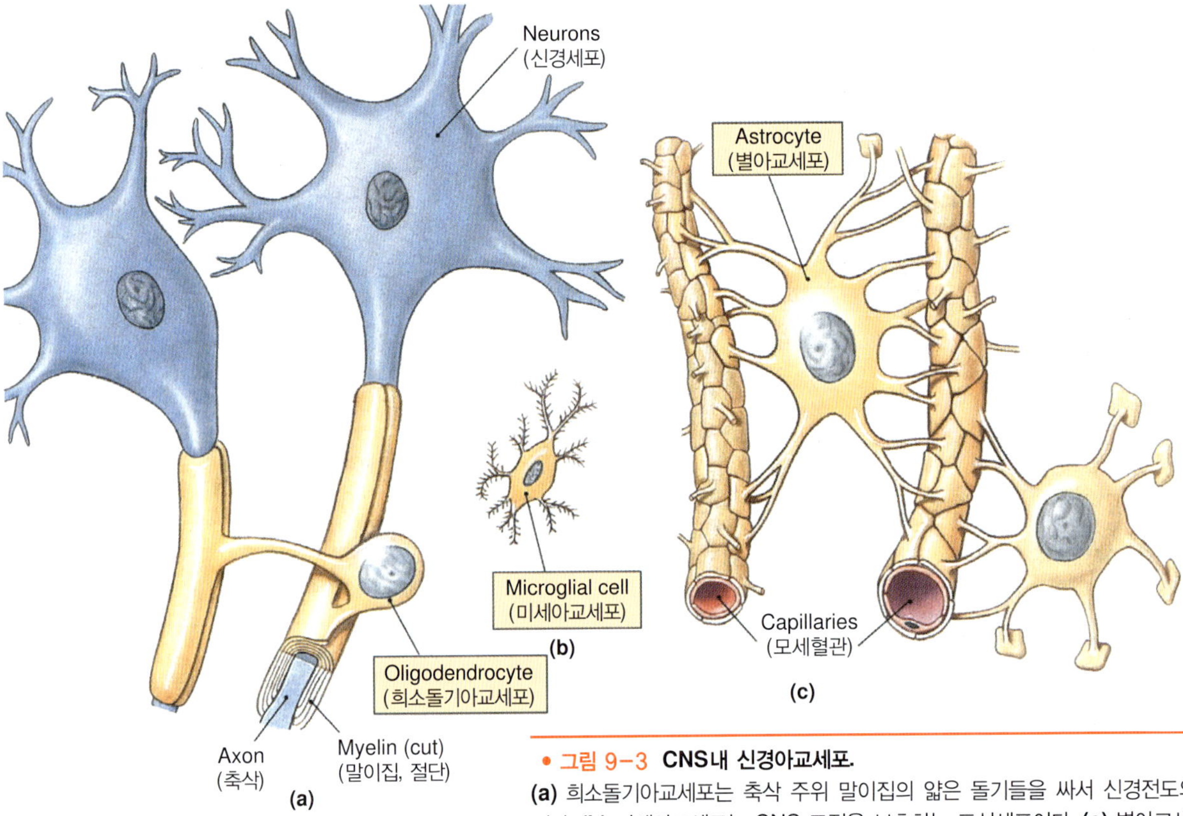

• 그림 9-3 **CNS내 신경아교세포.**
(a) 희소돌기아교세포는 축삭 주위 말이집의 얇은 돌기들을 싸서 신경전도의 속도를 증가시킨다. **(b)** 미세아교세포는 CNS 조직을 보호하는 포식세포이다. **(c)** 별아교세포는 가장 큰 신경아교세포이다. 이들이 모세혈관을 둘러싸 몸의 전신순환으로부터 신경조직을 분리시킨다.

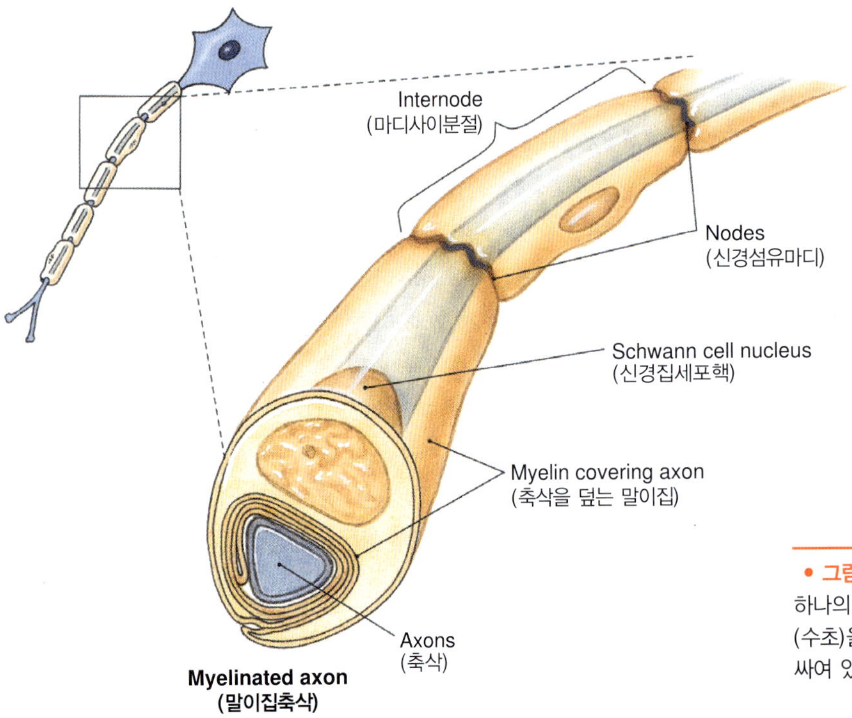

• 그림 9-4 **신경집세포.**
하나의 신경집세포는 단일 축삭의 한 분절 주위에 말이집(수초)을 형성한다. 각 축삭은 다수의 신경집세포들에 의해 싸여 있다.

신경

여러분은 몸의 한 부분과 뇌 혹은 척수 사이에 연결을 형성하는 신경계의 구조로서의 신경에 대해 기본적으로 이해하고 있을 것이다. 예를 들어, 만일 여러분이 등에 있는 "신경을 찌르면", 여러분은 그 곳에서 통증을 느낄 것이며, 만일 사고로 신경이 절단된다면, 여러분은 더 이상 느낄 수 없거나 혹은 몸의 어떤 부분을 움직이지 못하게 될 것이다. 절단면에서 신경은 흰색의 줄 같은 구조로서 육안으로도 쉽게 볼 수 있다. 그러나 신경이란 정확히 무엇일까?

PNS내 축삭의 다발이 **신경(nerve)**이다. 축삭다발은 감각신경세포이거나 혹은 운동신경세포이다. 축삭이 매우 길고 가늘기 때문에, 이들은 신경섬유(nerve fiber)라 부르기도 한다. 신경은 결합조직 속에 집형성(sheathed)되어 있으며, 각 신경에는 축삭과 신경집세포에 영양과 산소를 공급하는 혈관이 분포되어 있다. CNS에는 모두 43쌍의 신경이 붙어 있는데, 12쌍은 뇌와 연결된 뇌신경(cranial nerve)이며, 31쌍은 척수와 연결되는 척수신경(spinal nerve)이다.

- 신경계의 들신경이 손상되면 어떻게 PNS와 CNS 사이의 교통이 방해될까?
- CNS의 감염으로 고통을 받는 사람에서 뇌조직내 어떤 종류의 신경아교세포가 수적으로 가장 많을까?

신경세포의 기능

신경세포는 교통의 전문세포이다. 예를 들어, 감각신경세포는 수용체로부터 CNS로 정보를 전달한다. 교통이 되는 거리는 현저할 수 있어, 발바닥에 있는 통증수용체를 감시하는 신경세포는 통증의 감각을 척수로 보내는데 그 거리는 1미터가 넘는다. 어떻게 이러한 "정보"가 부위에서 부위로 전달될까? 신경세포에서, 정보는 축삭을 따라 전도되는 신경충격의 형태로 전달된다. 어떻게 신경충격이 촉발되며 전도되는지를 이해하기 위해서는 세포막의 특성에 대해 더 알아야만 한다.

막전위

세포막은 세포의 안과 밖으로 물질의 통과를 조절하는 작용을 한다. [p. 38] 세포막이 (이온과 같은) 하전된 입자들을 자유로이 투과시키지 않기 때문에, 세포막을 경계로 세포의 밖과 안에서 하전된 입자들을 분리시킨다. 세포바깥액은 나트륨이온(sodium ion, Na^+)과 염소이온(chloride ion, Cl^-)이 많다. 세포속액은 칼륨이온(potassium ion, K^+)과 음으로 하전된 단백질(Pr^-)이 많다. 휴지세포(resting cell)의 경우, 상대적인 투과성 때문에 세포막의 밖은 양전하가 많으며, 세포의 안은 음전하가 많다. 막의 양쪽 면 상에서의 이러한 불균일한 전하의 분포를 막전위(membrane potential)라 부른다. 각 휴지세포는 특징적인 막전위를 갖는다. 어떠한 방식에 의해 그 세포가 교란이 되면 막전위가 변하는데, 예를 들어 이온통로(ion channel)가 열리거나 닫혀 막을 통한 이온의 분포가 변하게 된다.

활동전위

활동전위(action potential)는 막 표면상의 한 부위에서 막전위가 갑자기 변하는 것이다. 특정의 이온통로가 열리는 경우 활동전위가 발생하여 세포막을 통해 나트륨이온이 갑자기 이동하게 된다. 많은 양의 나트륨이온이 막을 통과하면 그 순간 막전위가 역전되어, 막의 안쪽 표면에는 과도한 양이온이 있게 되고 바깥 표면은 과도한 음전하가 있게 된다. 이러한 역전은 짧게 지속되는데, 그 이유는 이온통로가 거의 즉시 닫혀지기 때문이다. 비록 나트륨이온의 유입이 세포막의 국소 부위에서 일어난다고 해도, 그 부위에서 막전위의 순간적인 역전은 막의 인접 부위에서의 이온통로를 열게 된다. 따라서 A 지점에서 이온통로의 개방은 B 지점에서의 이온통로 개방으로 이어지며, 그 다음 C 지점, 그리고 그러한 식의 연쇄반응으로 계속적으로 이온통로가 개방된다. 이러한 방식으로 활동전위는 전체 세포막을 통해 전도된다.

막의 한 부위에서 특정의 이온통로를 열게 하는 어떤 자극은 막의 표면을 통해 전도될 수 있는 활동전위를 생성할 수 있다. 가장 일반적인 자극은 통로단백질(channel protein)과 결합하는 화학물질이 도달되어 이의 개방을 촉발시키는 것이다. 근섬유의 수축과 마찬가지로 [p. 129], 하나의 주어진 자극이 완전한 활동전위를 촉발시키거나 혹은 전혀 없는 **실무율(all-or-none principle)**이 신경세포의 활동전위에도 적용된다. 유발시킨 자극의 강도 혹은 본질에 상관없이 모든 활동전위는 크기와 시간이 동일하다.

✔ 활동전위를 전도시킬 수 있는 세포 유형 두 종류를 말해보라.

✔ 양으로 하전된 나트륨이온의 세포막 통과를 차단할 수 있는 화학물질은 신경세포에 어떠한 영향을 미칠까?

활동전위는 신경세포의 축삭을 따라 전도되어 근육세포의 막을 통과한다. 골격근 섬유에 있어 활동전위는 신경근육이음부에서 시작되어 막의 전체 표면으로 확산된다. 신경세포에서 활동전위는 대개 세포체에서 시작되며 종말단추를 향해 축삭의 길이를 따라 진행된다. 비록 말이집축삭과 민말이집축삭에서 활동전위 전도의 기본 기전이 동일하다고 해도, 활동전위가 신경섬유마디에서 신경섬유마디로 "도약(jump)"하기 때문에, 말이집축삭을 따른 전도가 훨씬 더 빠르다(5~7배).

연접

모든 신경세포는 다른 신경세포 혹은 다른 유형의 세포와 교통한다. 이 교통은 연접(synapse)에서 일어난다. 연접에서 활동전위가 한 세포에서 다른 세포로 중계된다. 연접은 (1) 두 세포 사이의 공간인 **연접틈새(synaptic cleft)**, (2) 전도 신경세포인 **연접전신경세포(presynaptic neuron)**의 종말단추(synaptic knob), 그리고 (3) 신호를 수용하는 **연접후신경세포(postsynaptic neuron)**(혹은 효과기세포)의 인접 부위라는 세 기본적인 부분으로 구성된다. *Pre*라는 의미는 "앞(before)"이라는 뜻이며 *post*라는 의미는 "뒤(after)"라는 의미이다. 따라서 연접틈새를 통과하여 전도되기 전에 연접전신경세포 안에 존재하는 정보가 연접틈새를 건넌 후에 연접후신경세포에 도달되는 것이라 생각할 수 있다.

어떻게 활동전위가 연접을 통과하여 그 다음 세포를 활성화시킬까? 그림 9-5 •는 하나의 신경세포에서 다른 신경세포로 정보를 전달하는데 관여하는 구조와 연접을 보여준다. 종말단추에 활동전위가 도달하면서 연접전신경세포는 **신경전달물질(neurotransmitter)**이라 부르는 화학물질을 방출한다. 신경전달물질분자는 종말단추의 소포 속에 저장되어 있으며 세포외유출(exocytosis) 과정을 통해 방출된다. [p. 41] 신경전달물질은 확산을 통해 연접틈새를 지나 수용세포(연접후신경세포)의 막에 있는 수용체에 도달된다. 그 후 신경전달물질은 이들 수용체와 결합한다. 이러한 화학적 결합은 이온통로를 열게 하여 나트륨이온이 연접후신경세포막을 통과하여 이동하도록 한다. 이러한 이온의 이동은 연접후신경세포의 활동전위 생성을 촉발시킨다.

임상노트(Clinical Note)

약물, 독물, 그리고 연접

많은 약물과 독물(독소)들이 정상적인 연접의 기능을 방해하는 작용을 한다. 이러한 물질들은 신경전달물질의 합성과 분비를 방해하고, 연접틈새에서 신경전달물질의 불활성화를 방해하거나 혹은 표적세포(연접후신경세포)의 막에 있는 수용체에 결합하는 것을 억제시킨다. 예를 들어, 치과의사가 사용하는 국소마취제인 약물 프로카인(Procaine, Novocain™)은 나트륨이온의 세포내 이동을 감소시킴으로써 감각신경세포의 자극을 억제한다. 일반적인 또 다른 약물은 담배 연기의 주된 성분인 **니코틴(nicotine)**이다. 낮은 농도에서 니코틴은 수의근을 쉽게 자극시킬 수 있지만 높은 농도에서 마비를 야기할 수 있다. 니코틴은 신경전달물질인 Ach에 대한 수용체 부위에 결합함으로써 연접후세포를 자극한다. 수용체 부위로부터 니코틴 분자를 제거할 수 있는 효소가 없기 때문에, 이의 효과는 상대적으로 오래 지속된다.

다양한 생물들로부터 분비되는 독소들은 여러 형태의 중독을 야기한다. **보툴리눔독소증(botulism)**은 오염된 통조림 혹은 훈제 음식을 먹음으로써 걸릴 수 있다. 세균에 의해 분비되는 이 독소는 연접에서 Ach의 분비를 억제하여 골격근에 광범위한 마비를 야기한다. 흑거미(black widow spider)의 독은 반대의 효과를 갖는다. 이는 다량의 Ach를 분비시켜 격렬한 근육경련과 연축(spasm)을 일으킨다.

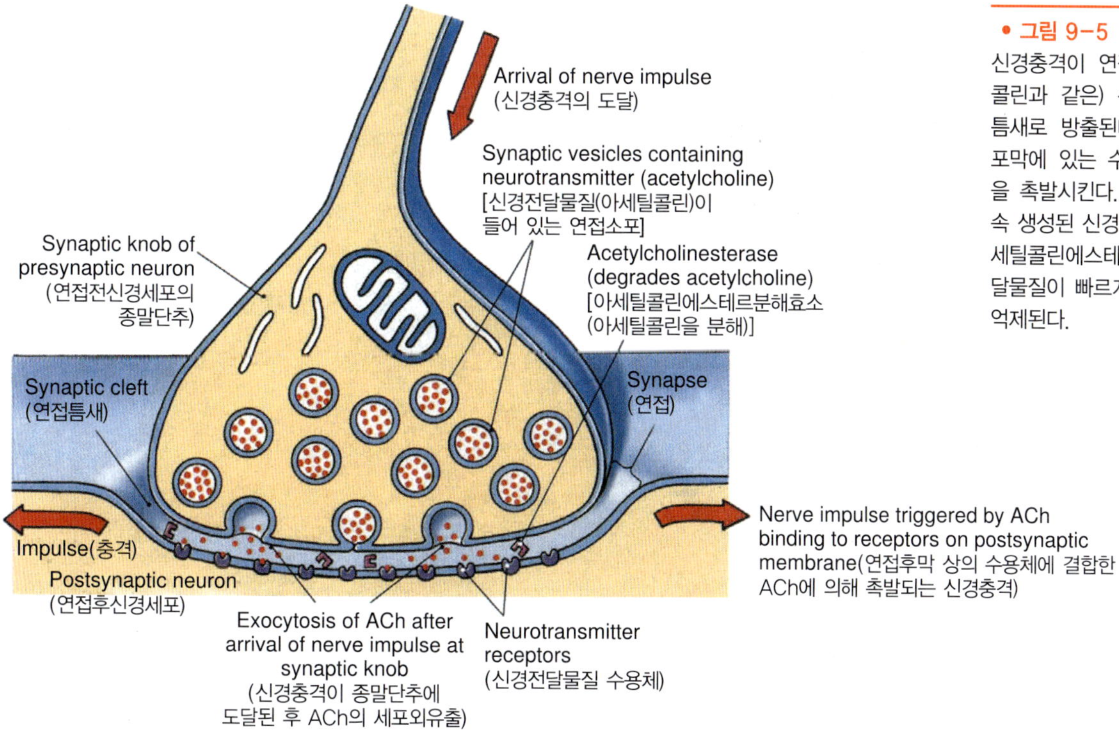

• **그림 9-5 연접의 구조와 기능.** 신경충격이 연접에 도달함에 따라(아세틸콜린과 같은) 신경전달물질분자들이 연접틈새로 방출된다. 신경전달물질은 수용세포막에 있는 수용체를 자극하여 신경충격을 촉발시킨다. 연접후신경세포에 의해 계속 생성된 신경충격은 효소(이 예에서는 아세틸콜린에스테르분해효소)에 의해 신경전달물질이 빠르게 화학적으로 분해됨으로써 억제된다.

연접틈새는 신경전달물질을 빠르게 불활성화시키는 효소를 포함하고 있다. 결과적으로, 이온통로는 오랫동안 열려 있지 못한다. 따라서 종말단추에 도달된 단일의 활동전위는 연접후신경세포막에서 단일의 활동전위를 생성시키게 된다.

여러 서로 다른 신경전달물질이 있다. 하나의 일반적인 신경전달물질은 **아세틸콜린(acetylcholine 또는 Ach)**이다. ACh는 신경근육이음부에서 분비된다. ∞ *[p. 127]* 이를 불활성화시키는 효소는 아세틸콜린에스테르분해효소(acetylcholinesterase)이다. 또 다른 일반적인 신경전달물질은 **노르에피네프린(norepinephrine 또는 NE)**이다. 노르아드레날린(nora-drenaline)이라고도 부르는 이것은 뇌 그리고 자율신경계 부위에서 중요하다. ACh와 NE는 모두 일반적으로 연접후세포에 대해 자극효과를 갖는다. **도파민(dopamine)**과 **세로토닌(serotonin)**은 그 효과가 대개 저해적인 CNS 신경전달물질이다.

✓ 어떤 종류의 화학물질이 연접에서 한 신경세포로부터 다른 신경세포로 활동전위를 전달하는데 필요할까?

✓ 일단의 신경전달물질분자가 연접후 세포막에 도달되었을 때, 왜 이 신경전달물질이 하나가 아닌 무수히 많은 수의 활동전위를 일으킬까?

척수와 척수신경

척수는 뇌로부터 그리고 뇌로 충격을 전달하는 주된 경로이다. 또한 척수는 그 자체로 정보를 통합하여 뇌가 관여함이 없이 척수반사(spinal reflex)를 조절한다.

척수의 구조

성인의 척수는 뇌의 기부로부터 첫 번째 혹은 두 번째 허리뼈(요추, lumbar vertebrate)로 이어진다. 이는 대략 길이가 45 cm(18 in.)이며 폭이 약 14 mm(1/2 in.)이다. 길고 머리카락 같은 신경이 척수의 아래 끝에서 신장되어 라틴어로 "말의 꼬리(horse tail)"를 의미하는 용어인 **말총(마미, cauda equina)**을 형성한다(그림 9-6a •).

전체 척수는 31개의 분절로 이루어진다. 각 분절은 한 쌍의 **척수신경(spinal nerve)**과 연결된다. 각 쌍에서 하나의 척수신경은 몸의 왼쪽과 오른쪽 부위에 분지된다. 척수신경은 다음 절에서 설명한다.

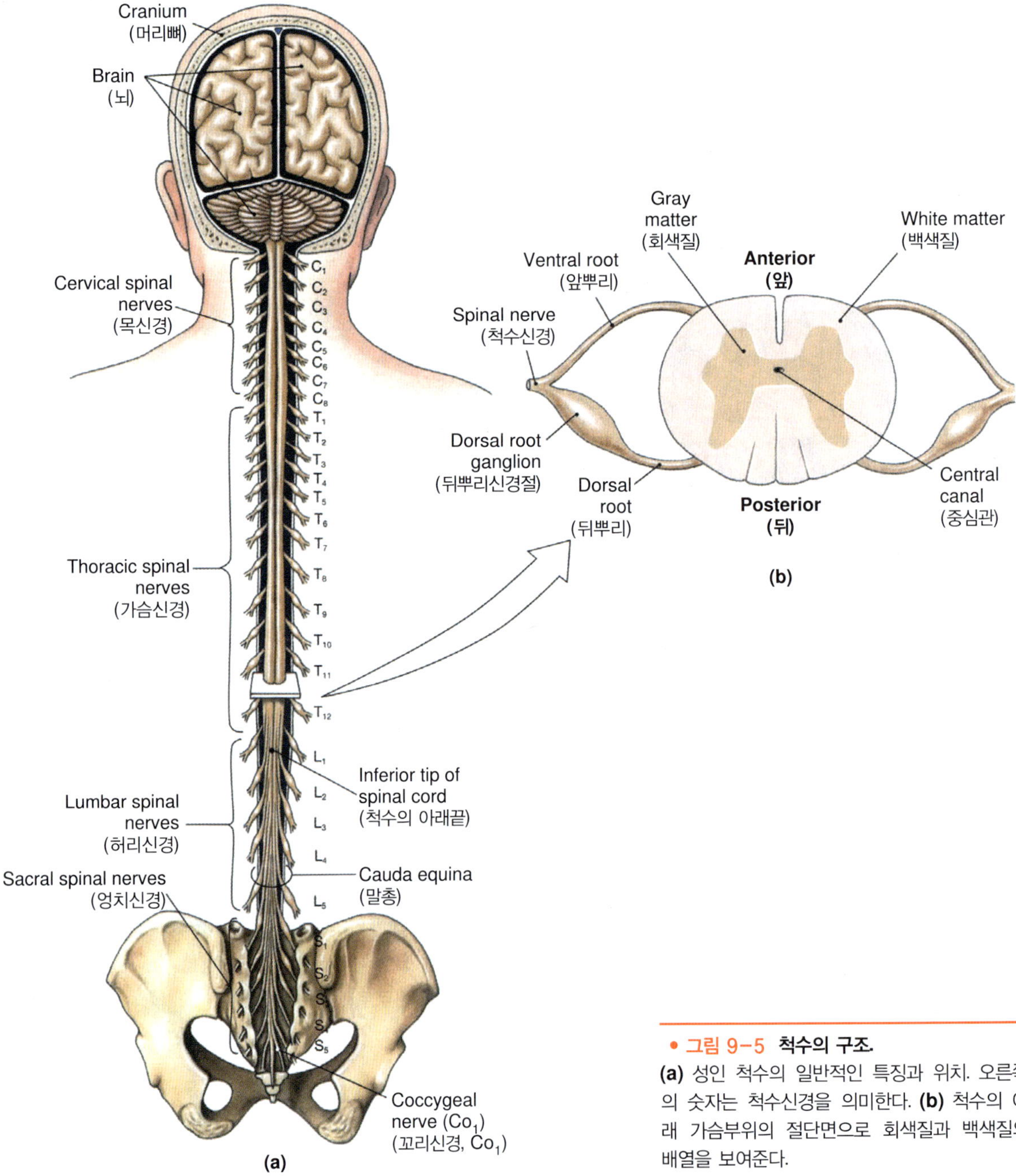

• 그림 9-5 **척수의 구조.**
(a) 성인 척수의 일반적인 특징과 위치. 오른쪽의 숫자는 척수신경을 의미한다. **(b)** 척수의 아래 가슴부위의 절단면으로 회색질과 백색질의 배열을 보여준다.

그림 9-6b • 에서 볼 수 있듯이, 척수 단면의 가장 현저한 특징은 대략적으로 H-모양 혹은 좁은 중심관 주위의 나비 같은 모양이다. 이는 척수의 회색질(gray matter)이다. 회색질은 신경세포의 세포체 그리고 지지 신경아교세포들로 구성된다. 세포체의 많은 수가 척수를 지나 척수신경과 연결되는 운동신경세포들의 세포체이다. 일부는 골격근의 운동조절에 관여하며 다른 것들은 민무늬근, 심장근, 그리고 샘의 활성을 조절한다. 다른 세포체들은 전적으로 중추신경계 안에 존재하는 신경세포인 사이신경세포의 세포체들이다.

✔ 말이집을 손상시키는 질병에 의해 영향을 받는 부위는 척수의 어느 부위일까?

회색질은 말이집축삭과 민말이집축삭을 포함하는 백색질(white matter)에 의해 둘러싸여 있다. 밝은 백색의 말이집으로 인해 백색질이라 불린다. 백색질의 축삭들은 감각정보와 운동명령을 운반하는 다발(신경로, track)을 형성한다. **오름신경로(ascending tract)**는 뇌를 향해 감각정보를 운반하며 **내림신경로(descending tract)**는 뇌로부터 척수로 운동명령을 운반한다.

척수신경

31쌍의 척수신경은 어디에서 척주관(vertebral canal)이 나가는지에 따라 분류된다(그림 9-6a • 참조). 8쌍의 목신경(경수신경, cervical nerve, C_1~C_8), 12쌍의 가슴신경(흉수신경, thoracic nerve, T_1~T_{12}), 5쌍의 허리신경(요수신경, lumbar nerve, L_1~L_5), 5쌍의 엉치신경(천골신경, sacral nerve, S_1~S_5), 그리고 1쌍의 꼬리신경(미골신경, coccygeal nerve, Co_1)이 있다.

모든 척수신경은 이들이 감각신경세포와 운동신경세포 모두의 축삭을 포함하기 때문에 **혼합신경(mixed nerve)**으로 분류된다. 그러나 운동섬유와 감각섬유는 각 척수신경이 두 가지로 나누어지는 척주관 안에서 분리되어 있다. 뒤쪽 분지는 뒤뿌리(dorsal root)라 부르며 정보를 척수로 운반하는 감각신경세포의 축삭이 포함되어 있다. 잎쪽 분지는 앞뿌리(ventral root)라 부르는데 명령을 근육이나 샘으로 운반하는 운동신경세포의 축삭이 포함되어 있다. 그림 9-6b • 에서 보듯이, 척수신경의 각 뒤뿌리는 뒤뿌리신경절(dorsal root ganglion)과 연관되어 있다. **신경절(ganglion)**은 PNS내 신경세포체의 어떤 집단이다. 뒤뿌리신경절의 경우, 세포체들은 감각신경세포의 세포체이다. 말총은 척수의 아래끝으로 신장되는 척수신경뿌리로 구성된다. 이들이 형성하는 척수신경은 아래 허리부위와 엉치부위내 척주 사이에 있는 척주관을 떠난다.

척수신경의 각 쌍은 몸의 표면에서 **피부분절(dermatome)**이라 알려진 특정의 부위 혹은 영역에 분지된다. 그림 9-7 • 에서 볼 수 있는 피부분절은 척수의 손상이나 감염 혹은 뒤뿌리신경절이 피부내 특정의 감각소실을 야기하기 때문에 임상적으로 중요하다. 예를 들어, 뒤뿌리신경절을 감염시키는 바이러스인 수두(shingles)는 감염된 감각신경에 상응되는 피부 영역에서 통증을 동반하는 발진(rash)을 나타나게 한다.

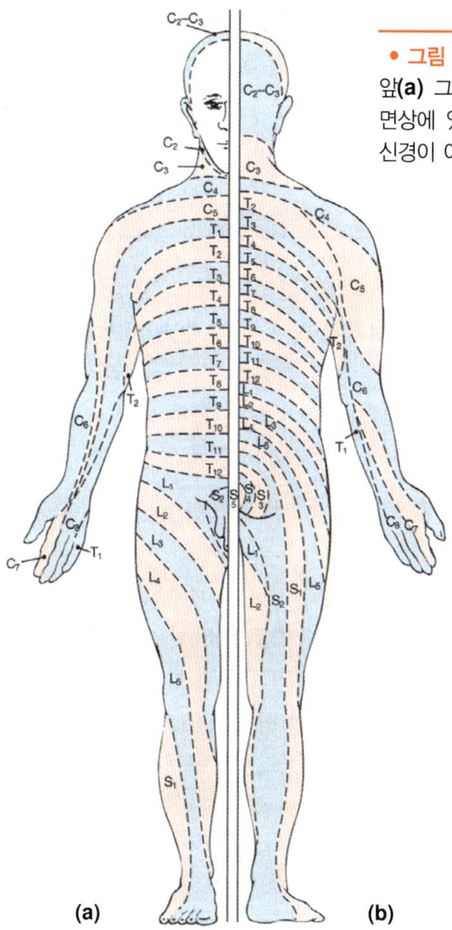

• 그림 9-7 **피부분절.**
앞**(a)** 그리고 뒤**(b)**에 볼 수 있는 피부의 표면상에 있는 피부분절의 양상. (얼굴은 척수신경이 아니라 뇌신경이 담당한다.)

신경얼기와 주요 척수신경

척수신경의 각각은 주분지(major branch)와 부분지(minor branch)로 나뉜다. 분지들과 이들의 더 작은 분기들이 머리, 목, 몸통, 그리고 팔다리에 감각신경세포와 운동신경세포가 분포되도록 만든다. 가슴신경(thoracic nerve) 및 이들의 분지가 가슴벽에 분포한다. 나머지 척수신경은 더 작은 분지들로 나뉘기 전에 소위 **신경얼기(nerve plexuses**, 단수는 *plexus*)라 부르는 연결망을 형성한다. [*plexus*는 라틴어로 장식용 "수술(braid)"을 뜻한다.] 몸 양쪽의 각 부위는 목신경얼기(cervical plexus), 팔신경얼기(brachial plexus), 그리고 허리엉치신경얼기(lumbosacral plexus)라는 세 종류의 주요 신경얼기가 있다.

1. 목신경얼기의 분지들은 목의 근육, 목과 머리 뒤의 피부, 그리고 호흡에서 중요한 근육인 가로막 근육에 분포된다. 이 신경얼기의 주된 신경은 가로막에 분포하는 가로막신경(phrenic nerve)이다.
2. 팔신경얼기는 어깨와 위팔을 지배한다. 이 신경얼기의 중요한 한 신경은 정중신경(median nerve)으로 이는 아래팔의 굽힘근(flexor)과 엎침근(pronator)을 조절한다. 이 신경은 팔꿈치돌기(olecranon process)의 뒤쪽 부위를 지난다. "자뼈의 끝(funny bone)"을 쳤을 때 이 신경이 압박된다.
3. 허리엉치신경얼기는 다리에 신경분포된다. 이 신경얼기의 가장 큰 신경은 궁둥신경(좌골신경, sciatic nerve)이다. 궁둥신경은 넙다리의 뒤를 따라 내려가서 무릎의 뒤에서 두 분지로 나뉜다. 각 분지는 발까지 계속된다. 궁둥신경 및 이의 분지들은 무릎의 굽힘, 발의 발바닥쪽굽힘(plantar flexion), 그리고 발가락의 굽힘을 조절한다. 이는 또한 넓적다리, 다리, 그리고 발의 피부로부터 오는 감각정보를 운반한다.

팔다리가 "저린(fallen asleep)" 경우를 경험한 적이 있을 것이다. 이는 상대적으로 흔한 사지 신경마비(nerve palsy)의 흔한 예가 된다. 신경마비는 감각기능과 운동기능의 국소적인 소실이라는 특징을 가지며 이는 신경의 손상 혹은 압박으로부터 기인된다. 불편한 자세로 기대거나 앉는 경우 가볍고 일시적인 마비가 올 수도 있다.

반사

몸의 안팎의 상태는 빠르게 그리고 예기치 않게 변할 수 있다. **반사(reflex)**는 특정의 자극에 의해 촉발되는 자율적인 반응으로 기관 혹은 기관계의 기능을 빠르게 조정하며 항상성을 보존시킨다. 예를 들어, 만일 뜨거운 난로에 갑자기 닿는 경우 우리는 통증을 느끼기 전에 빠르게 손을 뒤로 빼게 될 것이다. 반사반응은 또한 심장박동 혹은 혈압과 같은 내부 기능을 조절하며 삼키는 동작과 같은 복잡한 활동을 조화시키기도 한다.

반사활

단일 반사의 신경 "연결(wiring)"을 **반사활(반사궁, reflex arc)**이라 한다. 반사활은 수용체에서 시작되어 근육 혹은 샘과 같은 효과기에서 끝난다. 그림 9-8 • 은 신경반사에 포함되는 (1) 자극의 도달과 수용체의 활성화, (2) 감각신경세포의 활성화, (3) CNS 안에서의 처리, (4) 운동신경세포의 활성화, 그리고 (5) 효과기(근육 혹은 샘)에 의한 반응이라는 다섯 가지 단계를 요약하였다.

반사반응은 대개 원래의 자극을 제거하거나 혹은 대항한다. 난로의 예에서, 수축하는 팔 근육은 손을 통증자극으로부터 멀어지도록 한다. 이는 음성되먹임(negative feedback)의 또 다른 예이다. ∞ *[p. 5]* 환경내 잠재적으로 유해한 외부변화 혹은 내부변화에 대항하기 위하여 반사는 항상성에서 중요한 역할을 수행한다.

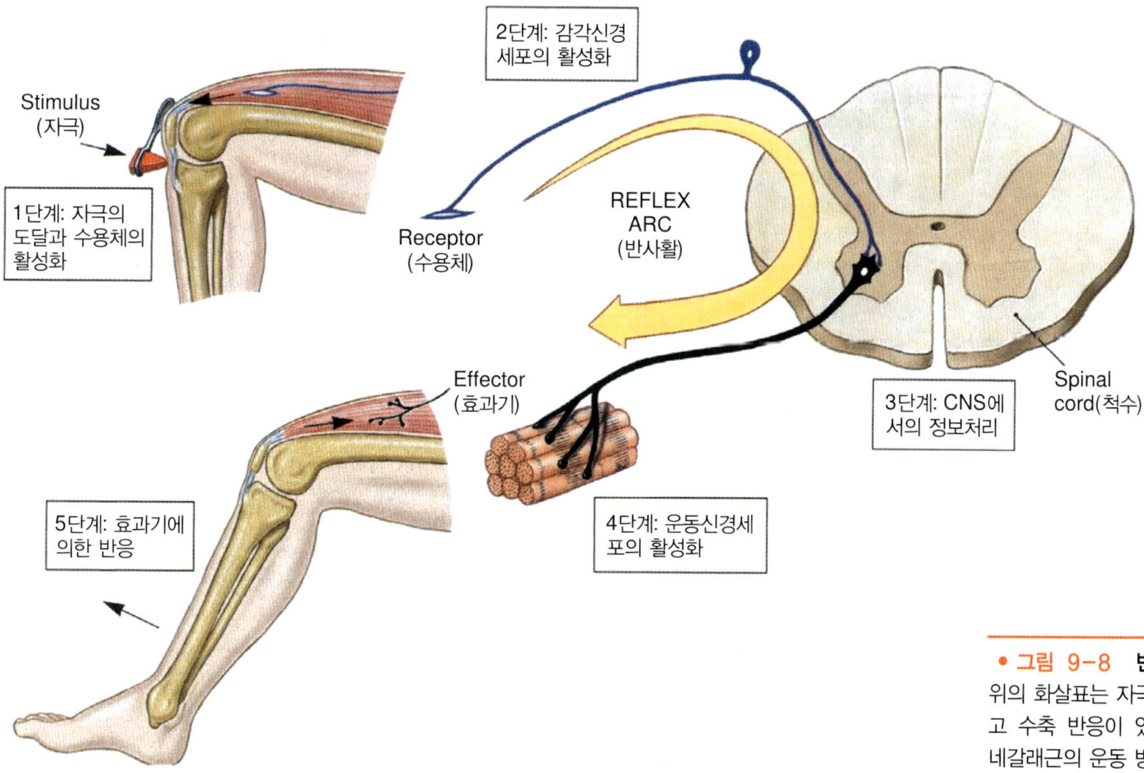

• 그림 9-8 **반사활의 구성.** 넓적다리 위의 화살표는 자극이 있을 때(1단계) 그리고 수축 반응이 있을 때(5단계)의 넙다리 네갈래근의 운동 방향을 나타낸다.

가장 단순한 반사활의 경우, 감각신경세포는 운동신경세포와 직접적으로 연접한다. 오직 연접이 하나이기 때문에 그러한 단순반사(simple reflex)는 가장 빠르고 흔한 운동반응을 조절한다. 그림 9-8 • 은 가장 잘 알려진 예인 **무릎반사(knee jerk** 혹은 **patellar reflex)**를 보여주는데, 이 경우 무릎의 힘줄에 대한 예기충격이 특징적인 발차기를 만들게 된다. 여러 다른 반사들은 감각신경세포와 운동신경세포 사이에 위치하는 최소한 하나의 사이신경세포를 포함할 수 있다. 연접의 수가 더 많기 때문에 이러한 반사들은 자극과 반응 사이에 더 긴 지연시간이 있지만 이 경우에는 더 복잡한 반응을 야기할 수 있다. 일반적으로 포함된 사이신경세포의 수가 더 많으면 많을수록 반응이 더욱 복잡해진다. 예를 들어, 균형을 유지하는데 관여하는 반사는 많은 각기 다른 근육다발들의 활동을 조절하고 협응하는 사이신경세포에 의존한다.

✓ 반사활에 필요한 최소한의 신경세포 수는 얼마일까?

자율신경계

앞에서 설명한 바와 같이, PNS의 날신경(efferent division)은 의식수준 및 무의식수준 모두에서 나오는 운동명령을 운반한다. 자율신경계(autonomic nervous system 혹은 ANS)는 민무늬근, 심장근, 그리고 샘의 활동을 조절한다. 조절은 우리의 의식적인 각성 및 조절 범위를 벗어난 잠재의식 수준에서 일어난다. 그럼에도 불구하고, ANS는 우리의 즉각적이거나 장기적인 생존이 보장하는 신경계의 여러 활동에 관여한다. 실제로, ANS가 없다면 밤에 잠을 자는 단순한 일도 생명을 위협하는 일이 될 것이다.

ANS의 기능은 골격근의 수의적 조절에 관여하는 몸신경계(somatic nervous system)의 기능과는 다르다. ANS는 또한 독특한 구성을 갖는다. 몸신경계의 경우, 운동신경세포의 축삭은 골격근까지 PNS를 통해 CNS로부터 직접 이어진다. 반면 ANS의 경우, CNS와 말초효과기 사이에는 항상 연접 그리고 부수적인 신경세포들이 존재한다. 이러한 부수적인 신경세포는 이들이 CNS 밖에 위치하는 **자율신경절(autonomic ganglia)**에 존재하기 때문에 **신경절신경세포(ganglionic neuron)**라 부른다. CNS 밖의 **신경절전신경세포(preganglionic neuron)**라 부르는 운동신경세포는 자율신경절로 이들의 축삭을 보내어 신경절신경세포 상에서 연접한다. 신경절신경세포의 축삭은 신경절을 떠나 심장근, 민무늬근, 그리고 샘에 신경지배한다.

ANS는 **교감신경계(sympathetic division)**와 **부교감신경계(parasympathetic division)**라는 두 부류로 구성된다. 교감신경계는 대개 조직의 대사를 자극하고, 경계를 높이며, 그리고 일반적으로 위험상황에 몸을 대항하도록 준비시키기 때문에, "싸움 혹은 도망계(fight or flight system)"라고 부르기도 한다. 부교감신경계는 종종 "휴식과 휴양계(rest and repose system)"라 부르는데 그 이유는 에너지를 보존시키고 소화와 같은 평온한 활동을 증진시키기 때문이다.

교감신경계와 부교감신경계는 신경절신경세포로부터 일반적으로 아세틸콜린 혹은 노르에피네프린이라는 특정의 신경전달물질을 분비함으로써 표적기관들에 영향을 미친다. 그 결과가 활동을 자극하는지 혹은 억제시키는지는 분비된 신경전달물질에 따라 달라지며 표적세포에 있는 막 수용체에 따라 달라진다. 여기에는 세 가지 일반적인 양상이 있다.

1. 교감이건 부교감이건 모든 신경절전신경세포는 콜린성(cholinergic)으로, 이들의 연접말단은 아세틸콜린(ACh)을 분비한다. ACh의 효과는 항상 자극성이다.
2. 부교감신경계 역시 콜린성이지만, 표적세포 상의 막 수용체의 본질에 따라 ACh의 효과는 자극성이거나 혹은 억제성이다.
3. 대부분의 교감신경절신경세포는 아드레날린성(adrenergic)으로, 이들은 연접말단에서 노르에피네프린(NE)을 분비한다. NE 분비의 효과는 대개 자극성이다.

교감신경계

교감신경계는 광범위하며 많은 여러 기관들에 분포한다(그림 9-9 •). 결과적으로 CNS내 단일의 교감운동신경세포의 활성화는 복잡하고 협응적인 반응을 야기한다. 교감신경계는 다음과 같은 성분들로 구성된다.

1. 척수의 T_1과 L_2 분절 사이에 위치하는 신경절전신경세포.
2. 척주 근처의 신경절. 쌍을 이루거나 쌍을 이루지 않는 두 종류의 각기 다른 교감신경절이 있다. 쌍으로 된 교감사슬신경절(sympathetic chain ganglia)은 척주의 양쪽에 위치한다. 이러한 신경절은 축삭이 척수신경과 함께 계속 지나는 신경세포를 포함하는데, 이들은 체벽과 가슴안의 내부에 위치하는 다양한 효과기들을 조절한다. 세 개의 단일 신경절이 척주의 앞에 위치한다. 이들은 배골반안에 위치하는 조직과 기관들을 신경지배한다.
3. 각 부신의 내부에 있는 특수한 신경절로 부신속질(adrenal medulla)로서 알려진 부위이다. ∞ [p. 72]

그림 9-9 • 에서 볼 수 있듯이, 척수신경이 있는 교감사슬신경절내 신경세포의 축삭은 땀샘의 활성 그리고 ("닭살"을 돋게 하는) 털세움근(arrector pili muscle)을 자극하며, 골격근으로의 혈류를 증가시키고, 지방조직으로부터 저장된 지질을 방출시키며, 그리고 동공을 확장시킨다. 다른 축삭들은 심장의 박동을 증가시키고, 심박출량을 증가시키며, 그리고 호흡기도를 확장시킨다. 쌍으로 되어 있지 않은 신경절에 의해 제공되는 교감신경지배는 단기간의 생존에 중요하지 않는 (소화관과 같은) 내장기관에 대한 혈류와 에너지 사용을 감소시킨다.

또한 부신속질에 대한 교감자극은 주위 모세혈관으로 신경전달물질인 노르에피네프린과 에피네프린을 분비시켜 몸 전체로 운반되도록 한다. 일반적으로 이들의 효과는 앞 절에 설명한 경우와 유사하다. 그러나 (1) 이들 역시 교감신경계에 의해 신경지배되지 않은 세포들에 영향을 미치며, 그리고 (2) 이들의 효과는 직접적인 교감신경지배에 의해 야기되는 경우보다 훨씬 더 오래 지속된다. 이러한 모든 변화는 우리로 하여금 갑작스럽고 격렬한 신체 활동을 준비하도록 만든다.

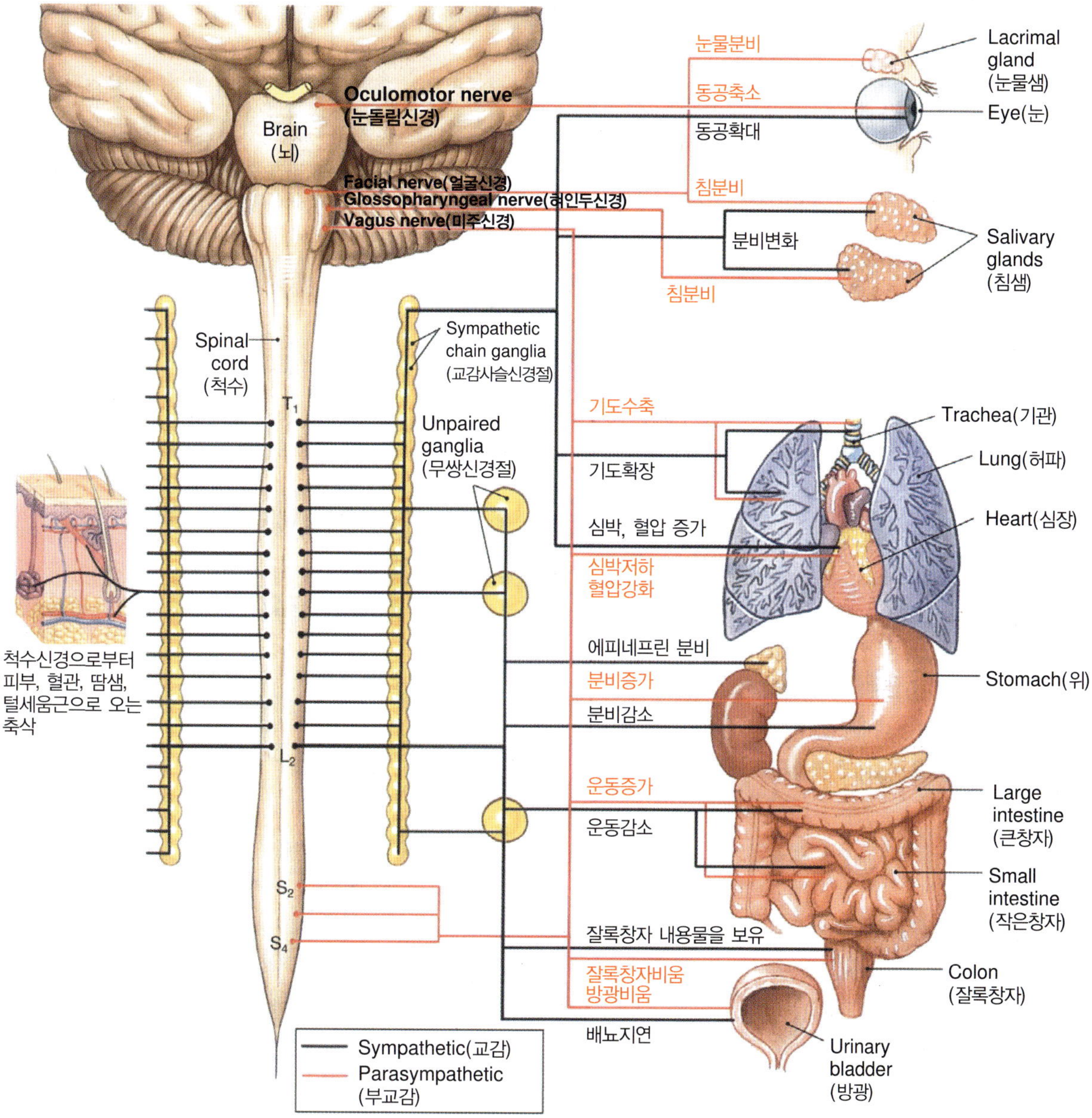

• **그림 9-9 자율신경계와 이의 주된 표적들.**
교감신경계의 분포는 검은색으로 나타내었으며, 부교감신경계의 분포는 붉은색으로 나타내었다. 머리로부터 오는 4개의 신경(뇌신경)이 대부분의 부교감섬유들을 운반한다. 각각의 신경계의 분포는 몸의 한쪽 면에 대해서만 나타내었다. (교감신경계와 몸의 구조 사이의 연결은 왼쪽에 그렸으며 각 신경계와 내장기관과의 연결은 오른쪽에 그렸다.)

부교감신경계

장기간 지속되며 보다 광범위한 효과를 갖는 교감자극에 비해, 부교감자극은 상대적으로 단기간이며 특수한 기관과 부위에 국한된다. 부교감신경계 역시 그림 9-9 • 에 나타내었으며 다음과 같은 유형의 신경세포 집단을 포함한다.

1. 뇌 그리고 척수의 S_2~S_4 엉치 분절에 있는 신경절전신경세포.
2. 표적기관내 혹은 그 주위에 위치하는 말단 신경절내 신경절신경세포. 이렇게 가깝게 위치하는 결과, 부교감자극의 효과는 교감신경계에 비해 보다 특수하며 국소적이다.

신경절전 부교감신경세포의 축삭은 자율신경절로 연접을 형성하기 전에 4개의 뇌신경(제10장에서 설명한 뇌와 연결된 신경)으로 뇌를 떠난다. 이러한 뇌신경의 하나가 미주신경(vagus nerve)이다. 미주신경은 큰창자(large intestine)의 마지막 분절만큼 떨어져서 가슴안과 배골반안에 있는 기관 속의 신경절에 신경지배한다. *Vagus*라는 말은 "돌아다닌다(to wander)"라는 뜻이며 미주신경은 약 75%의 부교감출력을 제공하며 가슴안과 배골반안에 있는 대부분의 기관들에 신경지배한다.

다른 것 중에서 부교감신경계는 동공을 수축시키며 소화샘에 의한 분비를 증가시키며, 소화관의 민무늬근의 활동을 증가시키고, 배변 및 배뇨를 자극하며, 호흡기도를 수축시키고, 그리고 심장의 박동 및 수축의 힘을 감소시킨다(그림 9-9 • 참조). 이러한 기능들은 이완, 소화, 그리고 에너지의 흡수를 목적으로 한다. 부교감신경계의 자극은 일반적으로 혈액의 영양분 수준을 증가시킨다. 몸 전체의 세포들은 이러한 증가에 반응하여 영양분을 흡수하고 이들을 사용하여 성장과 에너지의 저장을 증가시킨다.

교감신경계와 부교감신경계의 상관관계

부교감신경계는 몸 전체에서 내장구조 및 몸구조에 이르는 광범위한 효과를 갖고 있는 반면, 부교감신경계는 뇌신경에 지배되는 내장기관에만 분포하거나 혹은 배골반안 안에 위치한다. 비록 어떤 기관들은 한 혹은 다른 신경계에 의해 신경지배되지만 대부분의 생명 필수 기관들은 두 신경계 모두가 지배하여, 이들 두 자율신경계로부터 지령을 받는다. 두 신경계 지배가 있는 곳에서 두 신경계는 종종 대항 효과를 가지고 있어 역동적인 균형으로 작용하여 몸의 항상성 기전을 지킨다. 표 9-1은 각기 다른 기관들의 예 그리고 **단일신경지배(single innervations)** 혹은 **이중신경지배(dual innervations)**의 효과에 대해 나열하였다.

- ✔ 심장의 이중신경지배가 갖는 이점은 무엇일까?
- ✔ 치아뿌리관(root canal) 수술을 앞두고 그 절차에 대해 불안해 하고 있는 환자에서 관찰될 수 있는 생리학적 변화는 무엇일까?

표 9-1 다양한 기관에 대한 자율신경계의 교감신경과 부교감신경의 효과

구조	교감신경지배의 효과	부교감신경지배의 효과
눈	동공의 확대	동공의 수축
	먼시야의 초점을 맞춤	가까운 시야의 초점을 맞춤
피부		
땀샘	분비증가	없음(분지되지 않음)
털세움근	수축, 털을 세움	없음(분지되지 않음)
눈물샘	없음(분지되지 않음)	분비
심장혈관계		
혈관	혈관수축 혹은 혈관확장 (수용체의 종류에 따라 다름)	없음(분지되지 않음)
심장	심장박동, 수축력, 혈압증가	심장박동, 수축력, 혈압 감소
부신	부신속질에 의한 에피네프린과 노르에피네프린의 분비	없음(분지되지 않음)
호흡계		
기도의 지름	증가	감소
호흡률	증가	감소
소화계		
전신적인 활동수준	감소	증가
간	글리코겐 분해 자극, 포도당 합성과 분비	글리코겐 합성 자극
골격근	수축력 증가, 글리코겐 분해	없음(분지되지 않음)
비뇨계		
콩팥	소변 생산의 감소	소변 생산의 증가
방광	조임근 수축, 방광 이완	방관 긴장, 조임근 이완으로 배뇨
생식계	샘분비 증가, 남성에서의 사정	음경(남성) 혹은 음핵(여성)의 발기

복습

핵심용어

활동전위(action potential): 막의 표면을 따라 전도되는 세포막전위의 역전에 의해 만들어지는 신경충격.

자율신경계(autonomic nervous system, ANS): 내장기능의 무의식적인 조절에 관여하는 신경계의 날신경(efferent division). CNS와 PNS의 성분들이 포함된다.

중추신경계(central nervous system, CNS): 뇌와 척수.

이중신경지배(dual innervations): 자율신경계 모두로부터의 신경지배. 대부분의 생명 필수기관들의 신경지배 형태.

신경절(ganglion/ganglia): CNS 밖에 있는 신경세포체의 집단.

신경(nerve): 결합조직에 의해 싸여 있는 축삭다발 및 연관된 혈관들. 뇌신경은 뇌와 연결되며 척수신경은 척수에 부착되어 있다.

신경아교세포(neuroglia): 신경세포를 지지하고 보호하는 세포들. 문어적으로 "신경풀(nerve glue)"이라 부른다.

신경세포(neuron): 전기충력을 전도할 수 있는 그의 능력을 통해 세포-세포 교통을 할 수 있도록 특수화된 신경조직내의 세포들.

신경전달물질(neurotransmitter): 다른 신경세포 혹은 효과기세포의 막전위에 영향을 주도록 한 신경세포에 의해 분비되는 화학물질.

부교감신경계(parasympathetic division): 자율신경계의 두 신경계 중 하나. 일반적으로 에너지를 보존하고 대사율을 낮추는 활성을 가짐.

말초신경계(peripheral nervous system, PNS): CNS 밖에 있는 모든 신경조직.

반사(reflex): 자극에 대한 빠르고 자율적인 반응.

반사활(reflex arc): 특정의 반사에 관여하는 수용체, 감각신경세포, 운동신경세포, 그리고 효과기. 사이신경세포가 있을 수도 있고 없을 수도 있다.

몸신경계(somatic nervous system): 골격근에 신경지배하는 운동신경세포의 축삭을 포함하는 PNS의 부분.

척수신경(spinal nerve): 앞뿔[anterior(ventral) root] 및 뒷뿔[posterior(dorsal) root]로부터 오는 척수신경 상에서 기원되는 31쌍의 말초신경 중 하나.

교감신경계(sympathetic division): "싸움 혹은 도망(flight or flight)" 반응에 관여하는 자율신경계의 하나. 주로 대사율의 증가 및 경보의 증가에 관여한다.

연접(synapse): 하나의 신경세포 그리고 어떤 다른 세포 사이의 교통부위. 만일 다른 세포가 신경세포가 아니라면, **신경효과기이음(neuroeffector junction)**이라는 용어가 종종 사용된다.

학습요약

서론(p. 149)

1. 신경계와 내분비계는 변화하는 환경에 대한 몸의 반응을 위해 협응한다. 신경계는 빠른 반응을 제공하는 반면 내분비계는 장기적인 변화와 반응을 조절한다.

신경계 요약(pp. 149~150)

1. **신경계(nervous system)**는 **중추신경계(central nervous system, CNS)**(뇌와 척수)와 **말초신경계(peripheral nervous system, PNS)**(CNS 밖에 있는 모든 신경조직)로 구성된다.

2. PNS는 감각정보를 CNS로 전달하는 **들신경** 그리고 운동명령을 근육과 샘으로 운반하는 **날신경**으로 나뉜다. 날신경에는 **몸신경계(somatic nervous system;** 골격근 수축을 수의적으로 조절**)** 그리고 **자율신경계(autonomic nervous system, ANS;** 골격근, 심장근, 그리고 샘의 활동을 자율적인 불수의적으로 조절**)**로 구성된다(그림 9-1).

신경세포와 신경의 구조(pp. 150~153)

1. 신경조직에는 두 종류의 세포가 있다. **신경세포(neuron)**는 정보의 운반과 처리를 담당하며 아교세포인 **신경아교세포(neuroglia)**는 지지 골격을 제공하며 포식세포로서 작용한다.

신경세포(p. 150)

2. **감각신경세포(sensory neuron)**는 정보를 CNS로 보낸다. 감각정보는 감각신경세포 혹은 감각수용체에 의해 제공된다.

3. **운동신경세포(motor neuron)**는 말초 조직, 기관, 혹은 기관계의 활성을 자극하거나 변화시킨다.

4. **사이신경세포(interneuron)**는 감각신경세포 및 운동신경세포 사이에 위치할 수 있다. 사이신경세포는 감각입력을 분석하여 운동출력으로 협응시킨다.

5. 전형적인 신경세포는 **세포체**, **축삭(axon)**, 그리고 여러 개의 **가지돌기(dendrite)**를 갖는다(그림 9-2).

6. **종말단추(synaptic knob)**는 축삭의 끝에 있다(그림 9-2).

신경아교세포(p. 151)

7. CNS내 세 종류의 신경아교세포는 (1) **별아교세포(astrocyte;** 가장 크고 가장 많음**)**, (2) CNS 축삭의 **말이집형성(myelination)**에 관여하는 **희소돌기아교세포(oligodendrocyte)**, 그리고 (3) 포식백혈구인 **미세아교세포(microglia)**로 구성된다(그림 9-3).

신경(p. 153)

8. PNS내 신경세포체의 축삭은 **신경집세포(Schwann cell)**의 말이집으로 싸여 있다. PNS내 축삭 다발(신경섬유)이 **신경(nerve)**을 형성한다(그림 9-4).

신경세포의 기능(pp. 153~155)

막전위(p. 153)

1. 한 신경세포와 다른 신경세포 사이 혹은 다른 유형의 세포 사이의 교통은 **막전위**의 변화를 통해 이들의 세포막에서 일어난다. 막전위는 세포막을 경계로 한 양이온과 음이온의 불균일한 분포 때문에 생긴다.

활동전위(p. 153)

2. 막전위의 역전은 다량의 나트륨이온이 세포 안으로 들어갈 때 유발된다. **활동전위(action potential)**에서 이러한 변화의 역전이 막 표면을 따라 전도된다.

3. 활동전위는 민말이집축삭보다 말이집축삭을 따라 더 빠르게 전도된다. 말이집축삭의 경우, 활동전위는 한 신경섬유마디에서 다음 신경섬유마디로 "도약"한다.

연접(p. 154)

4. 연접(synapse)은 **신경전달물질(neurotransmitter)**이라 부르는 화학물질의 분비를 통해 세포 사이의 교통이 일어나는 부위이다.

5. 연접전신경세포(presynaptic neuron)로부터 분비되는 신경전달물질은 **연접틈새(synaptic cleft)**를 지나 **연접후신경세포(postsynaptic neuron)** 상의 수용체 부위로 간다(그림 9-5).

척수와 척수신경(pp. 155~158)

1. 척수는 뇌로 그리로 뇌로부터 정보를 운반하며 또한 그 자체로 척수반사를 조절한다.

척수의 구조(p. 155)

2. 척수는 31개의 분절이 있는데, 각각은 한 쌍의 **척수신경(spinal nerve)**과 연관되어 있다(그림 9-6a).

3. 척수의 단면은 색이 다른 두 종류의 신경조직을 포함한다. **백색질**은 말이집축삭 및 민말이집축삭이 있는 반면, **회색질**은 신경세포의 세포체와 아교세포들을 포함한다(그림 9-6b).

4. 백색질은 척수로부터 뇌로 정보를 전달하는 **상행신경로(ascending tract)** 그리고 뇌로부터 척수로 정보를 운반하는 **하행신경로(descending tract)**가 있다.

척수신경(p. 157)

5. 31쌍의 척수신경이 있는데, 여기에는 8쌍의 목신경, 12쌍의 가슴신경, 5쌍의 허리신경, 5쌍의 엉치신경, 그리고 1쌍의 꼬리신경이 있다.

6. 척수신경은 **혼합신경(mixed nerve)**으로 감각축삭과 운동축삭(섬유)을 포함한다.

7. 척수신경의 각 쌍은 **피부분절(dermatome)**이라 부르는 몸 표면의 부위를 감시한다(그림 9-7).

8. 복잡하고 서로 섞여 있는 신경의 망은 **신경얼기(nerve plexus)**라고 부른다. 세 종류의 큰 신경얼기는 목신경얼기, 팔신경얼기, 그리고 허리엉덩신경얼기이다.

반사(pp. 158~159)

1. 신경 **반사(reflex)**는 기관 혹은 기관계의 활성을 빠르게 조정함으로써 항상성을 보존하는데 도움이 되는 자율적이고 불수의적인 운동반응이다.

반사활(p. 158)

2. 반사활(reflex arc)은 단일 반사의 신경 "연결"이다.

3. 반사활에 관여하는 (1) 자극의 도달과 수용체의 활성화, (2) 감각신경세포의 활성화, (3) 정보의 처리, (4) 운동신경세포의 활성화, 그리고 (5) 효과기 반응이라는 다섯 단계가 있다(그림 9-8).

자율신경계(pp. 159~162)

1. 자율신경계(ANS)는 심장혈관기능, 호흡기능, 소화기능, 배설기능, 그리고 생식기능을 협응시킨다.

2. CNS내 **신경절전신경세포(preganglionic neuron)**의 축삭은 CNS 밖에 있는 **자율신경절**내 **신경절신경세포**와 연접한다. 신경절신경세포의 축삭은 심장근, 민무늬근, 샘, 그리고 지방조직에 신경지배된다.

3. 가슴분절과 허리분절로부터 오는 교감운동신경세포는 ANS의 **교감신경계(sympathetic division;** "싸움-도망계"**)**를 형성한다. 뇌 그리고 척수 허리 분절의 부교감운동신경세포는 **부교감신경계(parasympathetic division;** "휴식과 휴양계"**)**를 형성한다(그림 9-9).

교감신경계(p. 160)

4. 교감신경계는 척수의 T_1과 L_2 분절 사이의 신경절전신경세포, 척주주위의 쌍으로 되거나(**교감사슬신경절**) 쌍으로 되지 않은 **신경절신경세포**, 그리고 **부신속질**의 특수한 신경절신경세포로 구성된다.

5. 교감활성화 동안 부신의 부신속질내 신경세포는 혈류로 에피네프린과 노르에피네프린을 분비한다.

6. 위기 시에, 전체 교감신경계가 반응하여 경보를 증가시키게 되며 활력과 행복감을 느끼게 하고, 심장혈관 활성 및 호흡 활성을 증가시키며, 그리고 전신적인 근육의 긴장을 증가시킨다.

부교감신경계(p. 161)

7. 부교감신경계는 뇌 그리고 척수의 허리분절내 신경절전신경세포, 그리고 표적기관내 혹은 다음 표적기관에 위치하는 신경절내 신경절신경세포가 있다(그림 9-9).

8. 부교감신경계에 의한 효과는 이완, 음식의 처리, 그리고 에너지의 흡수에 집중된다.

9. 부교감자극의 효과는 대개 짧고 그리고 특정 부위에 국한된다.

교감신경계와 부교감신경계 사이의 상관관계(p. 162)

10. 교감신경계는 광범위한 효과를 가지고 있으며 몸 전반적으로 내장구조 및 몸구조에 도달된다.

11. 부교감신경계는 오직 뇌신경에 의해 지배되는 내장기관에만 신경지배하며 배골반안에 위치한다. **이중신경지배(dual innervation)**를 갖는 기관들은 두 신경계 모두로부터 지령을 받는다(표 9-1)

복습문제

연결형

A열의 각 항목과 가장 가까운 항목을 B열에서 찾아 연결하라. 옆의 밑줄에 답을 적으라.

	A열	B열
____	1. 신경아교세포	a. 신경세포의 집단
____	2. 미세아교세포	b. 뇌로 감각정보를 운반
____	3. 감각신경세포	c. "싸움 혹은 도망"
____	4. 부교감신경계	d. 골격근의 수축을 조절
____	5. 신경절	e. 민무늬근과 심장근, 그리고 샘을 조절
____	6. 교감신경계	f. 날신경의 세포들
____	7. 상행신경로	g. 포식세포
____	8. 하행신경로	h. 말이집으로 CNS 축삭을 감쌈
____	9. 희소돌기아교세포	i. "휴식과 휴양"

____ 10. 몸신경계 j. 운동면령을 척수로 전달

____ 11. 운동신경세포 k. 말이집으로 PNS를 감쌈

____ 12. 자율신경계 l. 신경계의 지지세포

____ 13. 신경집세포 m. 들신경의 세포들

선택형

14. 신경계에 의한 조절은 _____ 을 제공한다.
(a) 자극에 대해 상대적으로 느리지만 장기간 지속되는 반응
(b) 자극에 대해 신속하며 장기간 지속되는 반응
(c) 자극에 대해 신속하지만 단순한 반응
(d) 자극에 내해 상대적으로 느리고 짧게 지속되는 반응

15. 말초신경계(PNS)는 ____ (으)로 구성된다.
(a) CNS 밖에 있는 모든 신경조직
(b) 뇌와 척수
(c) 뇌와 척수신경
(d) a, b, 그리고 c 모두

16. PNS의 날신경은 ________.
(a) CNS로 감각정보를 운반한다
(b) 근육과 샘으로 운동명령을 운반한다
(c) 감각정보를 통합하고 처리하고 그리고 협응시킨다
(d) 몸을 위한 감각정보의 근원이다

17. 척수신경은 ___ 때문에 혼합신경이라고 부른다.
(a) 감각섬유와 운동섬유를 포함하고 있기
(b) 척추사이구멍에서 나가기
(c) 한 쌍의 뒤뿔신경절과 연관되어 있기
(d) 한 쌍의 뒤뿔 그리고 앞뿔과 연관되어 있기

18. 다음 중 어떤 것이 ANS의 교감신경계 반응이 아닐까?
(a) 동공의 확대 (b) 기도의 확장
(c) 심장박동의 증가 (d) 소화활동의 증가

19. 모든 신경절전신경세포는 연접말단에서 ____을 분비하며, 그 효과는 항상 ___ 이다.
(a) 노르에피네프린, 억제성 (b) 노르에피네프린, 흥분성
(c) 아세틸콜린, 흥분성 (d) 아세틸콜린, 억제성

20. 약 75%의 부교감신경충격이 ___ 위에서 일어난다.
(a) 미주신경 (b) 혀인두신경
(c) 얼굴신경 (d) 눈돌림신경

OX형

____ 21. 신경세포의 세 주된 부분은 세포체, 가지돌기, 그리고 축삭이다.

____ 22. CNS에서 말이집은 신경집세포에 의해 덮여 있다.

____ 23. 아세틸콜린에스테르분해효소라고 부르는 물질은 신경전달물질인 아세틸콜린의 분비를 자극한다.

____ 24. 운동신경세포와 사이신경세포의 세포체는 척수의 회색질 안에 존재한다.

____ 25. 부교감신경계의 신경절은 내장 효과기 안 혹은 그에 인접하여 위치한다.

서술형

26. 신경계에 존재하는 세 종류의 기능적인 신경세포는 무엇일가? 각각의 역할은 무엇일까?

27. 활동전위(신경충격)를 전달하는데 관여하는 실무율에 대해 설명하라.

28. 연접에서 한 신경세포로부터 다른 신경세포로 신경충격이 전달되는 단계는 무엇일까?

29. 말초신경세포의 말이집형성은 생후 첫해에 빠르게 일어난다. 이 과정이 생후 1살 된 신생아의 능력을 어떻게 증가시키는지 설명하라.

30. ANS의 교감신경과 부교감신경의 전신적인 효과를 비교하라.

✔ 개념확인 문제의 답

(p. 153) **1.** 신경계의 각기 다른 부류는 뇌와 척수로 가는 감각정보를 운반하는 신경들로 구성된다. 이 부류의 손상은 다양한 감각 자극에 대해 경험하는 능력을 방해한다. **2.** 미세아교세포는 손상되거나 질병에 걸린 CNS 부위에서 수적으로 증가되는 작은 포식세포들이다.

(p. 154) **1.** 오직 신경세포와 골격근섬유만이 활동전위를 전도할 수 있는 막을 갖는다. **2.** 신경세포막전위의 역전은 나트륨 통로를 개방시키며 나트륨이온이 세포 안으로 빠르게 유입되도록 한다. 만일 나트륨 통로가 차단된다면 신경세포의 세포막은 역전될 수 없으며 활동전위, 즉 신경충격을 전도할 수 없다.

(p. 155) **1.** 연접을 통한 신경충격의 전달에는 신경전달물질이라고 부르는 화학물질이 필요하다. **2.** 연접에서 생성되는 신경충격의 수는 연접전신경세포에 의해 분비되어 연접 안에서 신경전달물질을 분해하는 효소에 의해 억제된다.

(p. 156) **1.** 척수의 백색질은 말이집으로 싸인 축삭으로 구성된다. 이들이 파괴되면 척수로 감각정보를 올리는 신경충격 그리고 골격근과 같은 효과기로 전달되기 위해 척수로 내려가는 운동명령을 전달하는 신경충격의 흐름을 방해한다.

(p. 159) **1.** 반사활내 신경세포의 최소 수는 2개인데, CNS로 충격을 전달하는 감각신경세포 그리고 감각입력에 대한 반응을 운반하는 운동신경세포가 그것이다.

(p. 162) **1.** 자율신경계의 두 부류에 의한 심장의 이중신경지배는 심장기능에 대한 대항 효과를 만드는데, 이는 이 중요한 기관의 상대적으로 빠른 항상성 조절 유지에 도움을 준다. **2.** 치아뿌리관(치근관, root canal surgery) 수술을 받게 되어 걱정하고 있는 환자는 아마도 입안 건조, 심박률 증가, 혈압증가, 호흡률 증가, 식은 땀, 배뇨 혹은 배변 욕구, 위 운동의 변화(즉, 위의 울렁거림), 그리고 동공의 확대와 같은 모든 혹은 일부의 변화를 보일 것이다. 이러한 변화들은 교감 자극의 증가를 야기하는 불안 혹은 스트레스에 의한 결과일 것이다.

CHAPTER

10

신경계 2: 뇌와 뇌신경

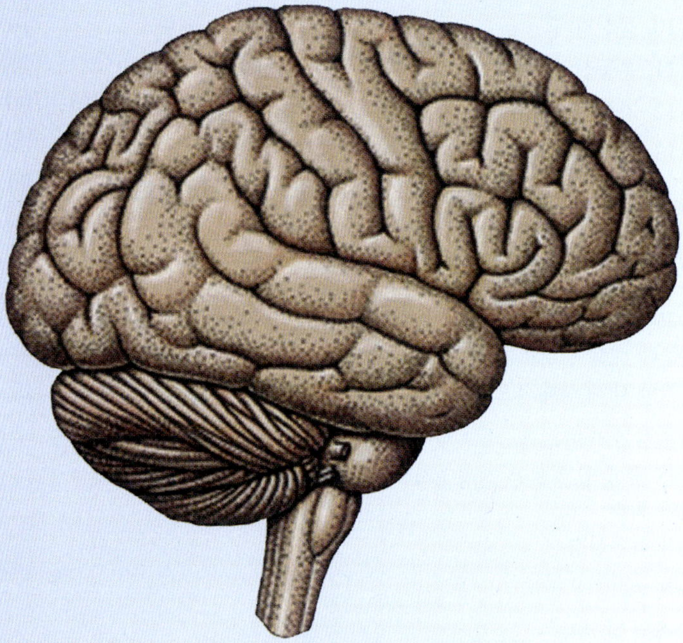

단원개요

뇌

기본 구조와 기능
뇌척수막
혈액뇌장벽
뇌실

대뇌

대뇌반구의 구조
대뇌반구의 기능

둘레계

사이뇌

시상
시상하부

뇌줄기

중간뇌
다리뇌
숨뇌

소뇌

뇌신경

분포와 기능

노화와 신경계

임상노트: 뇌파

단원목표

1. 뇌의 주요 부위들의 명칭을 말한다.
2. 뇌를 덮고 있는 세 층의 막들을 설명한다.
3. 뇌실과 뇌척수액의 관계를 설명한다.
4. 대뇌겉질에서 운동영역, 감각영역, 그리고 연합영역의 위치를 나열하고 이들의 기능을 설명한다.
5. 둘레계의 위치와 기능을 설명한다.
6. 사이뇌의 기능을 설명한다.
7. 뇌줄기 성분의 기능들에 대해 설명한다.
8. 소뇌의 기능을 설명한다.
9. 뇌신경을 확인하고 각 쌍과 그의 주된 기능을 연관짓는다.
10. 신경계에 대한 노화의 효과를 정리한다.

뇌

뇌는 아마도 몸에서 가장 매력적이고 불가사의한 기관이다. 우리는 뇌의 구조 및 기능의 복잡성에 관해 거의 알지 못한다. 우리가 알고 있는 것은 뇌의 활동이 우리들의 꿈, 열정, 계획, 그리고 기억에 관여한다는 것, 즉 짧게 말해 우리를 인간으로 구별짓게 한다는 것이다.

성인의 뇌는 척수에 비해 훨씬 더 크고 더 복잡하다. 뇌는 몸의 신경조직 중 약 98%를 차지한다. 성인 뇌의 평균 무게는 1.4 kg(3 lbs.)이며 1200 cm^3 (71 $in.^3$)의 부피를 갖는다. 뇌의 크기는 개인에 따라 현저하게 차이가 있으며 남성의 뇌가 여성의 뇌에 비해 약 10% 더 큰데, 그 이유는 평균적인 몸의 크기가 더 크기 때문이다. 뇌의 크기와 지능 간에는 아무런 관계가 없으나 가장 작은 뇌(750 cc)와 가장 큰 뇌(2100 cc)를 가진 사람들도 기능적으로 정상이다.

뇌는 회색질과 백색질로 구성된다. 신경아교세포와 신경세포체가 포함되는 회색질은 뇌 안에서 분리된 **핵(nuclei)**을 형성하며, 어떤 부위에서는 뇌의 표면을 형성한다. 이러한 회색질의 얇은 층은 **신경겉질(신경피질, neural cortex)**이라 부른다. 축삭의 다발로 구성되는 백색질은 핵들 간을 연결하거나 신경겉질 및 척수의 신경세포와 연결되는 신경로를 형성한다. 척수신경을 통해 말초와 교통하는 척수처럼 뇌는 뇌신경(cranial nerve)에 의해 몸의 조직 및 기관들과 교통한다.

기본 구조와 기능

성인의 뇌는 중요한 여섯 부위가 있다. 그 여섯 부위는 (1) **대뇌**, (2) **사이뇌**, (3) **중간뇌**, (4) **다리뇌**, (5) **소뇌**, 그리고 (6) **숨뇌**이다. 그림 10-1 • 은 뇌의 이러한 부위들의 위치 그리고 이들의 일반적인 기능을 보여준다.

대뇌(cerebrum)는 커다란 좌우 **대뇌반구(cerebral hemisphere)**로 나뉜다. 신경겉질의 두꺼운 층이 대뇌반구의 표면을 덮고 있다. 의식적인 사고과정, 감각, 지적인 기능, 기억저장 및 회상, 그리고 복잡한 운동 양상은 신경겉질의 이 층에서 기원된다. 그림 10-1a • 는 대뇌반구의 주요 부위, 즉 **엽(lobe)**을 보여준다.

속이 빈 **사이뇌(간뇌, diencephalon)**는 대뇌반구를 뇌의 나머지 부분들과 연결시킨다(그림 10-1b •). 사이뇌의 측면은 **시상(thalamus)**을 형성하는데, 이는 들어오는 감각정보를 위한 중계중추 및 처리중추를 포함한다. **시상하부(hypothalamus**, *hypo-*, 아래)는 사이뇌의 바닥을 형성한다. 시상하부는 감정, ANS 활성의 협응, 그리고 호르몬의 생산에 관여하는 중추를 포함한다. 좁은 줄기가 내분비계의 일부인 시상하부와 **뇌하수체(pituitary gland)**를 연결한다. 시상하부는 신경계와 내분비계 사이를 연결하는 주된 부위이다. (내분비계는 제12장에서 설명하였다.)

중간뇌, 다리뇌, 그리고 숨뇌는 **뇌줄기(뇌간, brain stem)**를 형성한다. 뇌줄기는 대뇌 혹은 소뇌로 들어오거나 나가는 정보를 위한 중요한 처리중추 및 중계기지를 포함하며 또한 호흡, 그리고 심장활동 및 소화활동과 같은 필수 기능들을 조절하기도 한다.

중간뇌(중뇌, midbrain)는 눈과 귀로부터 오는 감각정보를 받아들이며 근육의 긴장 및 자세를 조정하는 반사 반응을 조절한다. 이는 또한 의식을 유지하고 각성시키는 활동 중추를 포함한다.

다리뇌(교뇌, pons)라는 용어는 다리를 지칭하며, 뇌의 다리뇌는 소뇌를 뇌줄기와 연결시킨다. 신경로 및 중계중추 외에도, 뇌의 이 부위는 또한 몸운동 및 내장운동을 조절하는 핵들을 포함한다.

다리뇌는 또한 척수가 부착된 뇌의 분절인 숨뇌와 연결된다. **숨뇌(연수, medulla oblongata)**는 감각정보를 시상 그리고 다른 뇌줄기 중추로 중계한다. 이는 또한 호흡의 조절

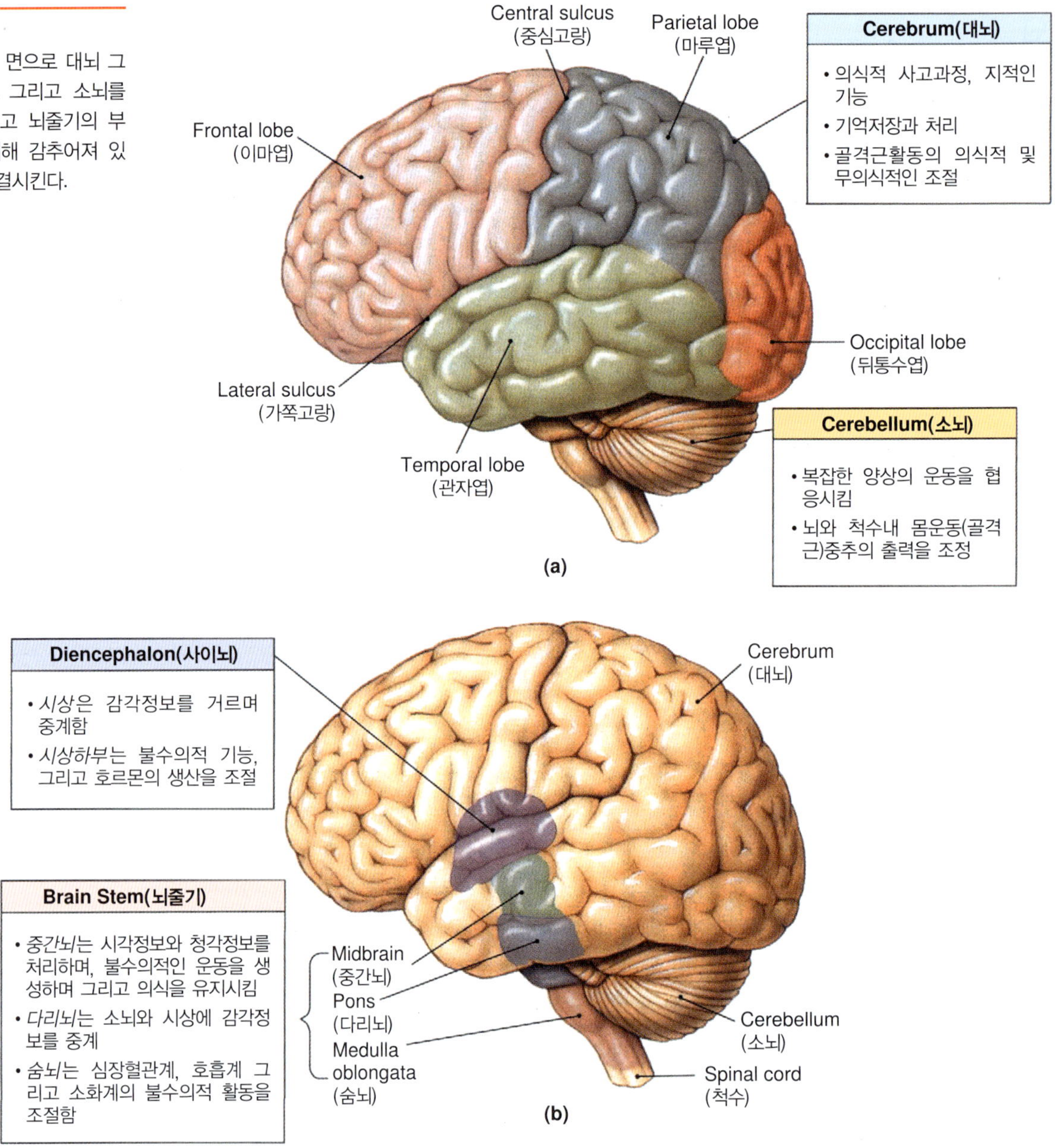

• 그림 10-1 **뇌.**
(a) 뇌의 왼쪽 표면의 가쪽 면으로 대뇌 그리고 그의 특수화된 부위, 그리고 소뇌를 보여준다. **(b)** 사이뇌 그리고 뇌줄기의 부분들은 그 위의 대뇌에 의해 감추어져 있다. 숨뇌는 척수와 뇌를 연결시킨다.

및 심장박동, 혈압, 그리고 소화활동의 조절에 관여하는 핵들도 포함한다.

커다란 대뇌반구와 **소뇌(cerebellum)**는 거의 뇌줄기를 완전히 덮는다. 소뇌는 신경겉질에 의해 덮여 있는 2개의 **소뇌반구(cerebellar hemisphere)**를 갖는다. 겉질의 신경세포들은 감각정보 및 이전 운동의 저장된 기억을 기반으로 현재 행해지는 운동을 조정한다. 소뇌의 활동은 무의식적인 수준에서 일어난다. 소뇌는 자세를 유지하는 근육들을 조정하며 균형 및 평형을 유지시키고, 그리고 골프채를 휘두르거나 혹은 피아노를 연주하는 것과 같은 학습된 운동을 이끌어 준다.

✔ 뇌의 여섯 부위의 명칭을 나열하라. 어느 것이 가장 클까?

✔ 뇌의 어떤 부위가 척수를 연결하는 부위일까?

뇌척수막

척수와 뇌는 대단히 섬세하여 충격, 감염, 그리고 다른 위험으로부터 보호되어야만 한다. 신경조직내 신경아교세포 외에도 CNS는 뇌척수막(meninges)이라 부르는 막에 의해 보호된다. 뇌척수막은 뇌와 척수를 싸고 있으며 완충을 제공한다(그림 10-2 •). 뇌척수막에는 경질막(dura mater), 거미막(arachnoid), 그리고 연질막(pia mater)이라는 세 층의 뇌척수막이 있다.

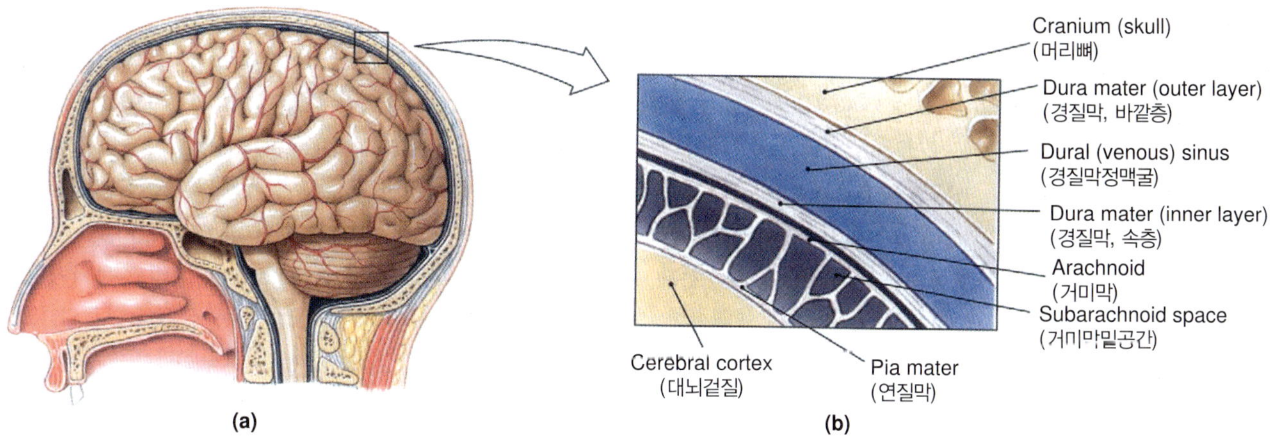

• 그림 10-2 **뇌의 뇌척수막.**
(a) 뇌를 싸고 있는 뇌척수막은 척수를 싸고 있는 뇌척수막과 연속된다. **(b)** 뇌의 표면을 덮고 있는 뇌척수막의 세 층을 보여주는 확대 그림.

질긴 섬유막인 **경질막**(라틴어: "hard mother"의 뜻)은 중추신경계를 싸고 있는 가장 바깥쪽 막을 형성한다. 뇌를 싸고 있는 경질막은 두 층으로 구성된다. 안쪽층과 바깥층은 조직액과 혈관이 포함된 성긴결합조직(loose connective tissue)의 부위에 의해 분리되어 있다. **경질막정맥굴(dural sinus)**이라 알려진 큰 정맥이 이 부위에 들어 있다.

두 번째 뇌척수막층은 **거미막(arachnoid)**이라 부른다. 이의 명칭은 그 아래의 **거미막밑공간(subarachnoid space)**을 채우는 아교질과 탄력섬유의 "거미줄" 같은 망을 지칭한다. 뇌척수액은 충격흡수장치처럼 작용하며 또한 용해된 가스, 영양분, 화학전령자, 그리고 노폐산물들을 운반한다.

arachne, 거미 + *eidos*, 유사
arachnoid membrane: 거미막밑공간과 경질막을 분리시키는 뇌척수막층

거미막밑공간 아래는 가장 안쪽의 뇌척수막인 **연질막**(라틴어: "delicate mother"의 뜻)이 있다. 이 층은 CNS의 신경조직과 견고하게 부착되어 있으며 뇌와 척수로 공급되는 혈관을 지지한다. 이들 혈관은 신경겉질뿐 아니라 더 깊은 구조로 혈액을 공급한다. 뇌에 다량의 순환공급이 대단히 중요한데, 그 이유는 뇌의 대사율이 매우 높기 때문이다. 아주 조용히 쉬고 있을 때, 우리의 뇌는 동일 무게의 골격근에 비해 20배나 더 많은 산소를 사용한다.

혈액뇌장벽

CNS의 신경조직은 **혈액뇌장벽(blood-brain barrier)**에 의해 전신순환으로부터 보호되어 있다. 이 장벽은 별아교세포라고 부르는 신경아교세포에 의해 유지된다. ∞ *[p. 151]* 별아교세포의 돌기들은 CNS 모세혈관들과 접촉되어 혈류를 순환하는 대부분의 이온들과 화합물들을 불투과성으로 만든다. 일반적으로, 단지 지용성 화합물만이 뇌의 사이질액 안으로 자유로이 용해되어 들어갈 수 있다. 수용성 화합물들은 특이적인 운반분자들의 도움이 없이는 모세혈관의 벽을 통과할 수 없다. 예를 들어, 혈액뇌장벽을 통과하여 뇌의 사이질액 안으로 순환 포도당을 운반시키는 분리된 체계가 있다.

혈액내 포도당의 상대적인 농도와는 관계없이 신경세포는 끊임없이 포도당을 필요로 한다. 심지어 혈중의 포도당 농도가 낮더라도, 포도당은 혈액으로부터 CNS내 조직으로 끊임없이 운반된다. 반면, 순환하는 에피네프린, 노르에피네프린, 혹은 기타 자극성의 화학물질들은 극히 미량만이 조직으로 들어 오는데, 그 이유는 혈액뇌장벽이 이러한 물질들을 차단하기 때문이다. 이는 교감신경계가 활성화될 때마다 조절되지 않는 큰 자극을 뇌와 척수 안에 있는 신경세포가 피하도록 만든다.

뇌실

뇌와 척수는 속이 비었으며 그 내부 공간은 뇌척수액으로 채워져 있다. 척수 속의 경로는 좁은 중심관(central canal)이다. 뇌는 중심관이 확장되어 **뇌실(ventricle)**이라 부르는 4개의 방을 형성한다. 그림 10-3 • 에서 보는 바와 같이, 각 대뇌반구에 하나씩 2개의 **가쪽뇌실(lateral ventricle)**이 있다. 이들 간에는 어떠한 직접적인 연결이 없지만 둘 모두는 사이뇌의 **셋째뇌실(third ventricle)**로 열려 있다. 뇌실 대신에 중간뇌는 대뇌수도관(cerebral aqueduct)이라 부르는 가느다란 관을 갖는데, 이는 다리뇌의 **넷째뇌실(fourth ventricle)** 그리고 숨뇌의 위쪽 부분과 셋째뇌실을 연결한다. 숨뇌 안에서 넷째뇌실은 좁아지고 척수의 중심관과 연결된다.

뇌척수액(cerebrospinal fluid, CSF)은 섬세한 신경구조를 위한 완충효과를 제공한다. 뇌가 뇌척수액 속에 떠 있기 때문에 뇌척수액 역시 지지를 제공한다. 인간의 뇌는 공기 중에서의 무게가 약 1400 g이지만 뇌척수액에 의해 지지되는 경우 단지 약 50 g에 불과하다. CSF는 또한 뇌실로부터 경질막정맥굴로 순환하는 영양분, 화학전령자, 그리고 노폐산물을 운반하여 재흡수시킨다.

CSF는 **맥락얼기(choroid plexus)**라 부르는 모세혈관의 망에 의해 4개의 뇌실 각각에서 생성된다(그림 10-4 • 참조). 신경아교세포로 덮여 있는 맥락얼기의 모세혈관은 하루에 약 500 ml의 CSF를 분비한다. 그림 10-4 • 는 뇌척수액의 순환을 모식적으로 그린 그림이다. 맥락얼기에서 형성된 후 CSF는 각기 다른 뇌실 사이를 순환하며 중심관을 따라 확산된다. 또한 넷째뇌실로부터 거미막밑공간 안으로 CSF가 계속 흐른다. 거미막밑공간 안에서, CSF는 척수 주위로 순환하고 뇌의 표면을 지나게 된다. 대뇌반구 사이에는 거미막의 가는 돌기들이 경질막의 안쪽층을 뚫고 경질막정맥굴 안으로 돌출된다. 이러한 거미막 돌기들을 통한 확산은 뇌척수액을 순환계로 되돌린다.

사이질액과 CSF 사이에 자유로운 교환이 일어나기 때문에, CSF 기능의 변화는 CSF의 조성을 변하게 만든다. 허리천자(lumbar puncture) 또는 척추천자(spinal tap)를 통해 시료를 채취할 수 있는 CSF는 CNS의 손상, 감염, 혹은 질병을 알아볼 수 있는 유용한 임상정보를 제공한다.

- ✔ 혈액뇌장벽은 어떤 종류의 세포들에 의해 유지될까?
- ✔ 정맥굴 안으로 CSF의 확산이 감소되면 뇌실내 부피에 어떻게 영향을 미칠까?

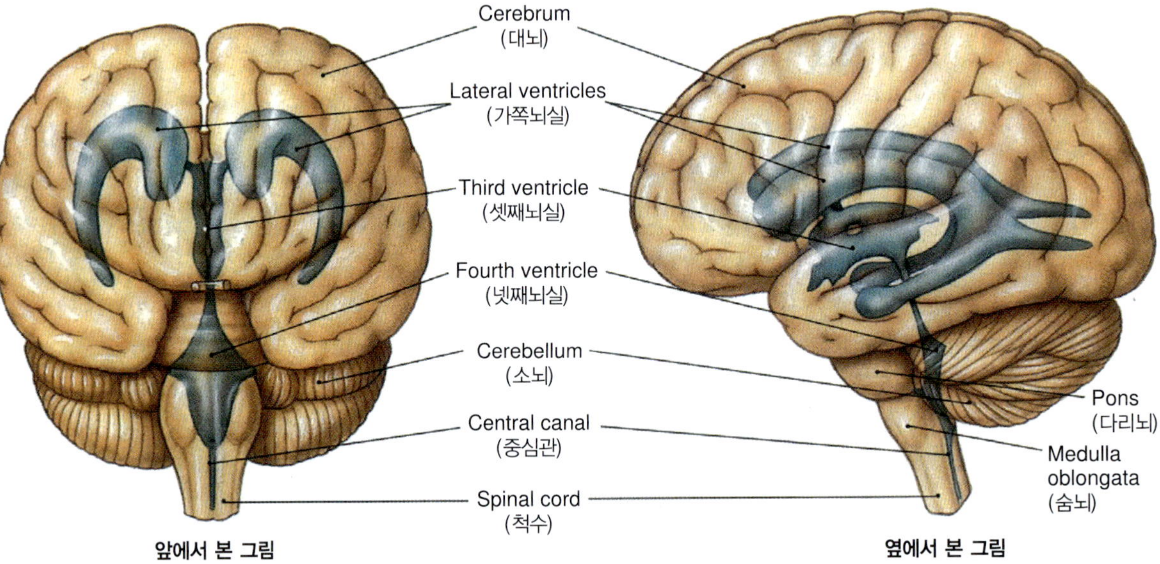

• 그림 10-3 **뇌실.**
투명하게 그린 뇌에서 관찰되는 뇌실의 앞쪽면과 가쪽면.

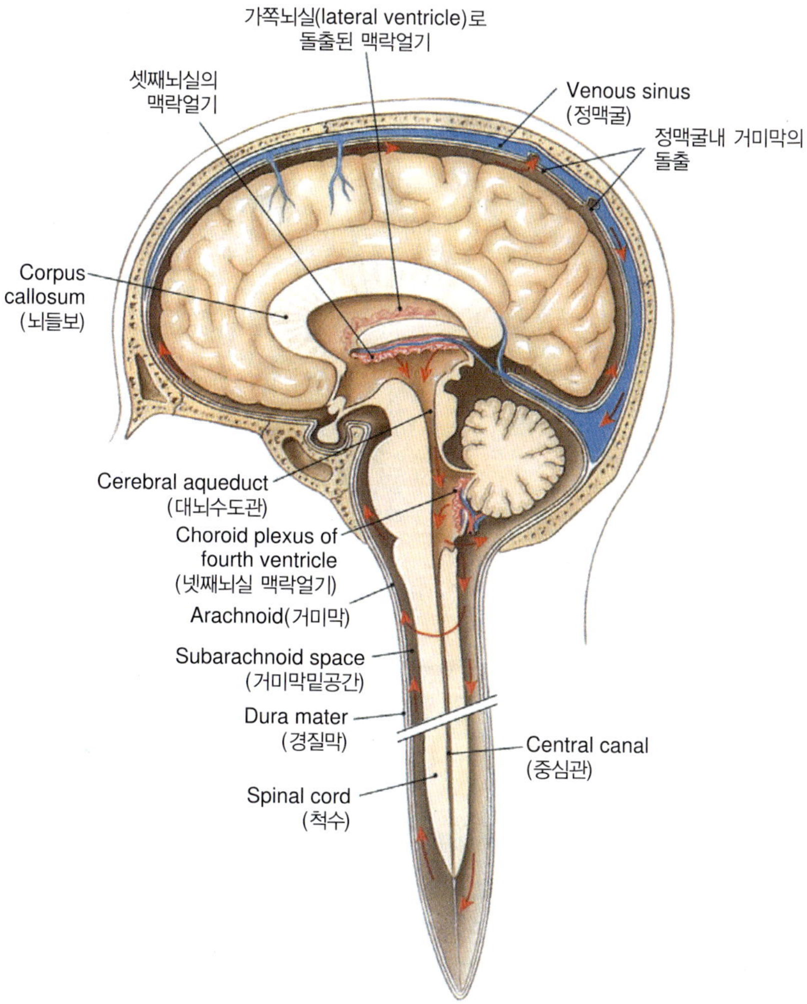

• 그림 10-4 **뇌척수액의 순환.** 뇌척수액의 형성부위와 순환경로를 보여주는 시상단면.

대뇌

뇌에서 가장 큰 부위인 **대뇌(cerebrum)**는 지적인 사고와 지능의 기능을 담당하는 곳이다. 대뇌의 대부분은 몸의 감각정보를 받아들이며 몸운동신경세포의 명령을 통해 수의적 혹은 불수의적인 조절을 하는 부위이다. 일반적으로, 우리는 이러한 변화들을 알고 있다. 그러나 대부분의 감각처리 및 모든 자율활성은 뇌의 다른 부위들이 관여하며, 이러한 활성들은 우리가 의식수준에서 감지하지 못한다.

대뇌반구의 구조

그림 10-5 •는 왼쪽 대뇌반구의 모식도이다. **대뇌겉질(대뇌피질, cerebral cortex)**이라 부르는 두꺼운 신경겉질의 층이 대뇌를 덮고 있다. 이 바깥 표면은 일련의 융기, 즉 **이랑(회, gyrus)**을 형성하며 그 사이사이에 얕은 **고랑(구, sulcus)** 그리고 더 깊은 고랑인 **틈새(fissure)**가 있다. 이랑은 대뇌반구의 표면적 및 겉질내 신경세포의 수를 증가시킨다.

대뇌는 대뇌세로틈새(longitudinal fissure)에 의해 왼쪽과 오른쪽의 대뇌반구로 분리된다. 각 대뇌반구는 그를 덮는 머리뼈의 이름에 따라 엽으로 구분된다. **이마엽(전두엽, frontal lobe), 관자엽(측두엽, temporal lobe), 마루엽(두정엽, parietal lobe)**, 그리고 **뒤통수엽(후두엽, occipital lobe)**은 그림 10-1a •와 그림 10-5 •에서 볼 수 있다.

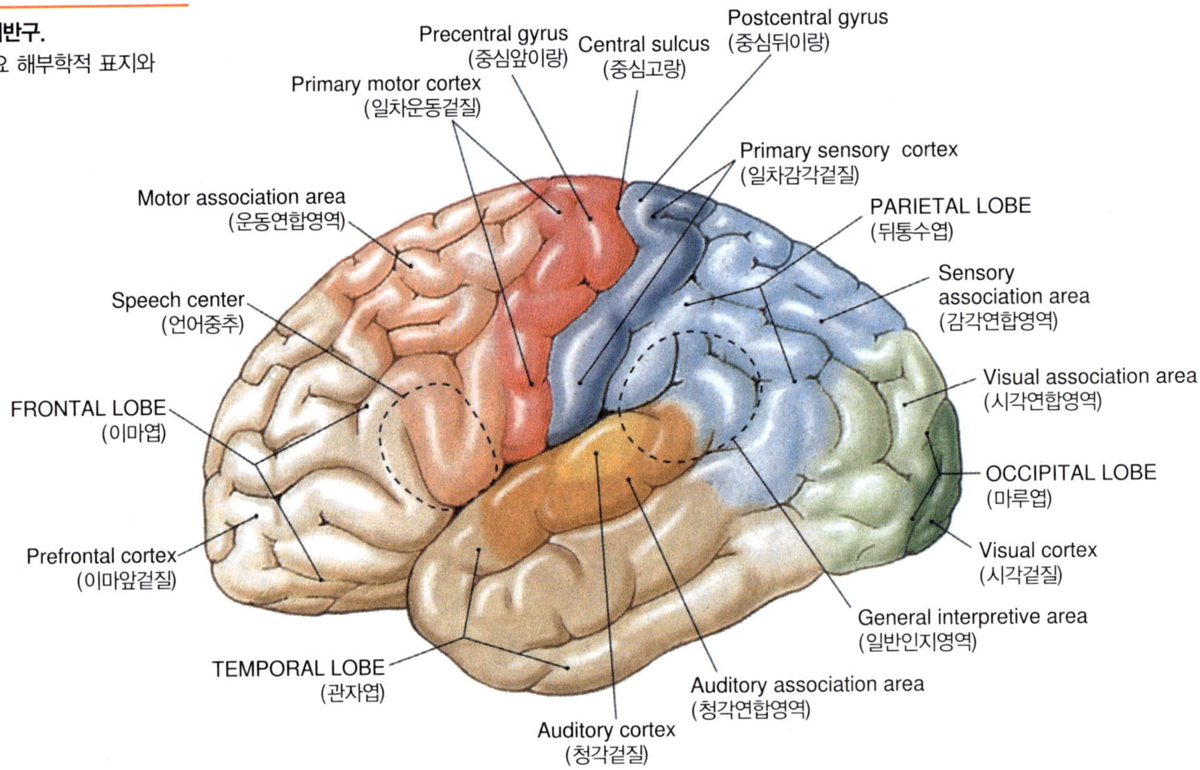

• 그림 10-5 **대뇌반구.**
왼쪽 대뇌반구의 주요 해부학적 표지와 기능적인 부위들.

각 엽에서, 어떤 부위는 감각정보에 관여하며 다른 부위는 운동명령에 관여한다. 각 대뇌반구는 감각정보를 수용하여 몸의 반대편에 영향을 주는 운동명령을 생성한다. 예를 들어, 왼쪽 대뇌반구는 몸의 오른편을 조절하며, 오른쪽 대뇌반구는 몸의 왼편을 조절한다.

대뇌겉질의 다양한 부위들이 대뇌겉질 아래에 있는 백색질에 의해 서로 연결되어 있다. 이 백색질은 단일의 대뇌반구를 갖는 부위와 연결되며, 두 반구들은 **뇌들보(뇌량, corpus callosum)**를 지나 서로 연결된다(그림 10-4 • 참조). 뇌들보는 대단한 양의 정보를 운반한다. 예를 들어, 2억 개의 축삭이 초당 약 40억 개의 신경충격을 전도한다! 다른 신경로(축삭의 다발)는 대뇌겉질을 사이뇌, 뇌줄기, 소뇌, 그리고 척수와 연결시킨다.

corpus, 몸 + *callosus*, 딱딱한
corpus callosum: 두 대뇌반구를 서로 연결시키는 백색질의 두꺼운 띠

대뇌반구의 기능

그림 10-5 • 는 대뇌겉질의 주요 운동영역과 감각영역을 상세하게 보여준다. **중심고랑(central sulcus)**은 겉질의 운동영역과 감각영역을 분리시킨다. 이마엽의 중심앞이랑(precentral gyrus)은 중심고랑의 앞쪽 경계를 형성하며 그의 표면은 **일차운동겉질(primary motor cortex)**이다. 일차운동겉질의 신경세포들은 뇌줄기와 척수에 있는 몸운동신경세포를 조절함으로써 직접적으로 수의적 운동을 이끈다.

마루엽의 중심뒤이랑(postcentral gyrus)은 중심고랑(central sulcus)의 뒤쪽 경계를 형성하며, 그의 표면에는 **일차감각겉질(primary sensory cortex)**을 포함한다. 이 부위에 있는 신경세포들은 촉각수용체, 압력수용체, 통증수용체, 미각수용체, 그리고 온도수용체로부터 오는 몸감각정보를 수용한다. 우리는 사이뇌가 감각정보를 일차감각겉질로 중계할 경우에만 이러한 감각들을 의식적으로 느낄 수 있다.

뒤통수엽(occipital lobe)의 **시각겉질(visual cortex)**은 시각정보를 받아들이며, 그리고 관자엽(temporal lobe)의 **청각겉질(auditory cortex)**과 **후각겉질(olfactory cortex)**은 각각 소리와 냄새를 느끼게 한다.

겉질의 감각영역과 운동영역은 감각자료를 해석하거나 운동반응으로 협응시키는 인접 **연합영역(association area)**과 연결된다. 예를 들어, **운동앞겉질(premotor cortex)** 혹은 **운동연합영역(motor association area)**은 독서할 때의 안구운동과 같은 학습된 운동을 조화시키는 데 관여한다. 운동연합영역과 감각연합영역 사이의 차이는 국소적인 뇌 손상 이후에 분명하게 알 수 있다. 예를 들어, 운동앞겉질이 손상된 사람은 쓰여진 문자나 단어를 이해할 수는 있지만 인쇄된 페이지 상의 줄을 따라갈 수 없기 때문에 읽지 못한다. 반면, **시각연합영역(visual association area)**이 손상된 사람은 인쇄된 페이지의 줄을 따라갈 수는 있지만 그 문자가 의미하는 바를 알아내지 못한다.

다른 "고등"의 중추들이 많은 각기 다른 연합영역으로부터 오는 축사을 통해 정보를 받는다. 그림 10-5 • 에서 볼 수 있는 아래와 같은 이러한 영역 세 가지가 대단히 복잡한 운동활동을 조절하며 복잡한 분석기능을 수행한다.

1. **일반인지영역(general interpretive area)**은 모든 감각연합영역으로부터 오는 정보를 받으나, 이 중추는 오직 한쪽 반구에만 존재하며 대개 왼쪽에 존재한다. 이 영역이 손상되면 비록 문자는 이해할지라도 읽거나 듣는 것이 무엇인지 해석할 수 없게 된다. 예를 들어, "앉다"와 "여기에"라는 단어의 뜻을 이해할지라도 그 뜻인 "여기에 앉으라"는 지시에는 전적으로 당황하게 된다.
2. **언어중추(speech center, Broca' s area)**는 일반인지영역과 동일한 반구에 위치한다. 언어중추는 정상적인 언어를 위해 필요한 호흡과 발음의 양상을 조절한다. 반대편 반구 상의 이와 상응되는 부위는 "활동이 없지는 않지만" 그의 기능은 확실히 모른다. 언어중추의 손상은 그 자체로 다양한 소견을 보일 수 있다. 어떤 사람들은 어떤 단어를 사용해야 하는지 알지만 말하는데 어려움이 있으며, 어떤 사람들은 계속 말하지만 사용하는 단어들이 모두 틀린다.
3. 이마엽의 **이마앞겉질(prefrontal cortex)**은 겉질 전체의 연합영역으로부터 오는 정보를 조화시킨다. 그렇게 함으로써 앞으로의 결과 혹은 활동을 예측하는 핵심적인 지적인 기능을 수행한다.

대뇌핵(cerebral nucleus)은 각 대뇌반구 중앙의 백색질 속에 깊게 위치한다. 이들은 골격근의 긴장 조절 그리고 학습된 운동 양상의 조화에 중요한 역할을 한다. 이 핵들은 운동을 개시시키지 않고 그 결정은 수의적이지만 그러나 일단 운동이 진행되면 대뇌핵은 양상(pattern)과 주기(rhythm)를 제공한다. 예를 들어, 단순한 보행 동안 대뇌핵은 "걷기시작"의 결정이 내려지는 시간과 "멈춤" 명령의 시간 내려지는 시간 사이에 일어나는 팔과 넓적다리 운동의 주기를 조절한다

둘레계

둘레계(변연계, limbic system)는 대뇌와 사이뇌 사이에 있는 경계(*limbus*는 "경계"를 뜻함)를 따라 있는 백색질의 신경로 및 신경세포의 여러 다발들을 포함한다. 이 둘레계는 (1) 후각과 (2) 장기기억의 저장에 관여한다. 둘레계의 한 부분인 **해마(hippocampus)**는 학습 및 장기기억 저장에서 필수적인 역할을 수행한다. 알츠하이머병(Alzheimer' s disease)에서 해마가 손상되면 기억의 저장 및 회상이 방해된다. 둘레계는 또한 (1) 예를 들어, 분노, 공포, 그리고 성적충동과 같은 감정상태, 그리고 (2) 먹는 것과 연관된 씹고, 핥고, 그리고 삼키는 운동과 같이 의식적으로 활성화시킬 수 있는 반사의 조절에 관여한다.

- ✔ 마리(Mary)는 머리 부상을 당해 일차운동겉질이 손상되었다. 이 부위는 어디에 위치할까?
- ✔ 자동차 사고로 머리가 다친 후 데이비드(David)는 그가 듣거나 혹은 읽는 것이 힘들게 되었다. 이는 뇌의 어느 부위가 손상되었음을?

사이뇌

사이뇌(그림 10-1 • 참조)는 의식적이거나 무의식적인 감각과 운동경로를 통합시키는 연결중추이며 중계중추가 된다. 사이뇌는 뇌척수액으로 채워진 **셋째뇌실(third ventricle)**이라는 중앙의 방을 포함한다. 사이뇌의 꼭대기는 **솔방울샘(송과샘, pineal gland)** 그리고 맥락얼기를 포함한다. 솔방울샘은 제12장에서 설명하였다. 사이뇌의 양쪽은 시상(thalamus)으로 구성되며, 시상의 아래에는 시상하부(hypothalamus)가 있다.

시상

시상(thalamus)은 냄새를 제외한 우리의 감각인지에 도달하는 모든 감각정보의 최종적인 중계점이다. 시상은 도달된 감각정보의 오직 작은 부분만을 지나게 하는 여과기로서 작용한다. 도달된 감각정보의 약 1%만이 우리의 의식지각에 도달된다. 나머지는 뇌의 다른 부위로 중계되어 무의식적인 수준에서 작동하는 중추들에 영향을 미친다. 시상은 또한 의식수준 혹은 잠재의식수준에서 작용하는 운동명령을 협응시키는 역할도 수행한다.

시상하부

시상하부(hypothalamus)는 (1) 분노, 즐거움, 통증, 갈증, 배고픔, 그리고 성적욕구의 감정 등과 연관을 갖는 중추이며, (2) 다리뇌와 숨뇌에 있는 자율중추의 활동을 조정하고 협응시키며, (3) 신경활동 및 내분비활동을 협응시키고, (4) **항이뇨호르몬(antidiuretic hormone, ADH)**과 **옥시토신(oxytocin)**과 같은 다양한 호르몬을 생산하며, (5) 정상적인 체온을 유지시키고, 그리고 (6) 수의적 및 자율적 기능들을 협응시킨다.

뇌줄기

뇌줄기는 중간뇌, 다리뇌, 그리고 숨뇌로 이루어진다(그림 10-1b • 참조).

중간뇌

중간뇌는 다양한 핵(신경세포의 집단)과 오름신경로(상행신경로) 및 내림신경로(하행신경로)로 구성된다. 각기 다른 기능들이 각기 다른 핵들과 연관된다. 예를 들어, 이러한 신경세포의 어떤 집단은 (섬광 혹은 고성과 같은) 갑작스런 시각자극 및 청각자극에 대한 반사반응을 이끈다. 중간뇌는 또한 눈의 운동에 관여하는 2개의 뇌신경을 위한 운동핵을 포함한다. 다른 핵들은 근육의 긴장을 조절하고 자세를 조정함으로써 대뇌와 소뇌를 돕는다.

중간뇌는 또한 뇌줄기의 가장 중요한 성분 중의 하나인 **그물체(망상체, reticular formation)**의 사령부를 포함한다. 그물체는 뇌줄기의 길이를 따라 신장된다. 중간뇌 안에서, 그물체는 **그물활성계(reticular activating system, RAS)**를 포함한다. 이 계는 직접적으로 대뇌겉질의 활동에 영향을 준다. RAS가 불활성화되었을 때, 우리도 불활성화되며, RAS가 자극되면, 우리는 집중 혹은 각성상태에 있게 된다.

reticulum, 망

reticular formation: 뇌줄기 전체적으로 확장된 핵들이 현저하게 상호연결된 망. 중간뇌의 부분에는 그물활성계가 있다.

다리뇌

다리뇌는 소뇌를 중간뇌, 사이뇌, 대뇌, 그리고 척수와 연결시킨다. 다리뇌 안의 한 집단의 핵에는 뇌신경 4개를 위한 감각핵과 운동핵이 있다. 다른 핵들은 호흡의 빈도와 깊이를 잠재의식적으로 조절한다. 다리뇌를 따라 지나는 신경로는 소뇌를 뇌줄기, 대뇌, 그리고 척수와 연결시킨다.

임상노트(Clinical Note)

뇌파

뇌의 활동을 평가하기 위해 종종 뇌의 전기적 활동이 조사된다. 뇌는 수십억 개의 신경세포를 갖고 있어 이들을 활성은 전기장을 생성시켜 뇌의 위 혹은 머리의 바깥 표면에 전극을 꽂아 측정될 수 있다. 전기활성은 대뇌겉질의 각기 다른 핵 및 부위들이 자극되거나 혹은 활동 저하됨에 따라 계속하여 바뀐다. 뇌의 전기활성을 출력시킨 기록은 **뇌파도(electroencephalogram, EEG)**라 한다. EEG 상에서 관찰되는 전기적 양상은 **뇌파(brain wave)**라 부른다.

뇌파에는 네 가지 주된 유형이 있다. **알파파(alpha wave)**는 휴식상태 하에 있는 정상 성인에서 볼 수 있으며 집중하는 시간 동안에는 **베타파(beta wave)**로 바뀐다. **세타파(theta wave)**는 어린이 그리고 스트레스를 받은 성인에서 나타나며, 그리고 뇌의 장애를 의미할 수 있다. 신생아의 뇌 그리고 깊은 잠에 빠진 성인의 뇌 혹은 뇌가 손상된 환자에서는 **델타파(delta wave)**가 나타난다.

두 내뇌반구 각각의 전기활성은 대개 동조화 즉 단계로 되어 있다. 동조화의 결여는 국소적인 손상부위를 찾는데 이용될 수 있다. 예를 들어, 한쪽 반구에 영향을 미치는 손상 혹은 종양은 종종 반구내 활성 양상을 변화시킨다. 그 후, 두 반구가 더 이상 "보조"를 맞추지 않는다는 것이 EEG를 통해 확인된다.

숨뇌

숨뇌는 뇌를 척수와 물리적으로 연결시키며 이의 많은 기능들이 이 신경로와 직접적으로 연결된다. 예를 들어, 뇌와 척수 사이의 모든 교통은 숨뇌를 통해 오르내리는 신경로들이 포함된다. 이러한 신경로들은 중계역으로 작용하는 숨뇌의 감각핵과 운동핵에서 연접된다. 이러한 핵들 외에도, 숨뇌는 뇌신경 5개와 연관되는 감각핵과 운동핵을 포함한다.

많은 필수적인 기능들이 숨뇌에 의해 조절된다. 이 부위에 있는 반사중추는 뇌신경, 대뇌겉질, 그리고 뇌줄기의 다른 부위에서 오는 입력을 받는다. 이러한 중추들의 출력은 하나 혹은 그 이상의 말초기관의 활동을 조절 혹은 조정한다. 예를 들어, **심장혈관중추(cardiovascular center)**는 심장박동, 심장수축의 강도, 그리고 말초조직으로의 혈류를 조절한다. **호흡주기중추(respiratory rhythmicity center)**는 호흡운동의 기본 주기를 설정하는데, 이들의 활동은 다리뇌의 호흡중추에 의해 조정된다.

소뇌

소뇌(그림 10-1 • 참조)는 (1) 근육의 긴장과 자세를 빠르게 조정하여 뇌줄기 안의 활성을 변화시킴으로써 균형과 평형을 유지하고 그리고 (2) 우리의 모든 운동을 계획하고 미세하게 조절하는 두 가지 중요한 기능을 수행한다. 이러한 기능들은 간접적으로 대뇌 및 뇌줄기의 운동활동을 조절함으로써 이행된다. 소뇌는 외상 혹은 뇌졸중에 의해 영구적으로 손상될 수 있으며 알코올과 같은 약물에 의해 일시적으로 영향을 받을 수 있다. 이러한 변화는 균형의 장애인 조화운동못함증(운동실조증, ataxia)을 야기할 수 있다. Ataxia는 "질서의 결여(a lack of order)"를 의미한다.

- ✔ 시상의 핵이 손상되면 어떤 감각의 기능이 방해를 받게 될까?
- ✔ 사이뇌의 어떤 부위가 체온의 변화에 자극될까?
- ✔ 숨뇌는 뇌에서 가장 작은 부위의 하나로서, 손상되면 사망을 초래할 수 있는데 비해 대뇌에서의 비슷한 손상은 알지 못하는 경우가 있다. 왜 그럴까?

뇌신경

뇌신경은 척수가 아닌 뇌와 연결되는 말초신경계의 신경들이다. 그림 10-6 • 에 나타낸 12쌍의 뇌신경은 뇌의 축을 따라 있는 위치에 따라 수를 붙인다. 접두사 N은 뇌신경(cranial nerve)이며, 로마숫자는 각각의 신경을 구별하기 위해 쓰인다. 예를 들어, N I은 첫 번째 뇌신경인 **후각신경(olfactory nerve)**을 지칭한다.

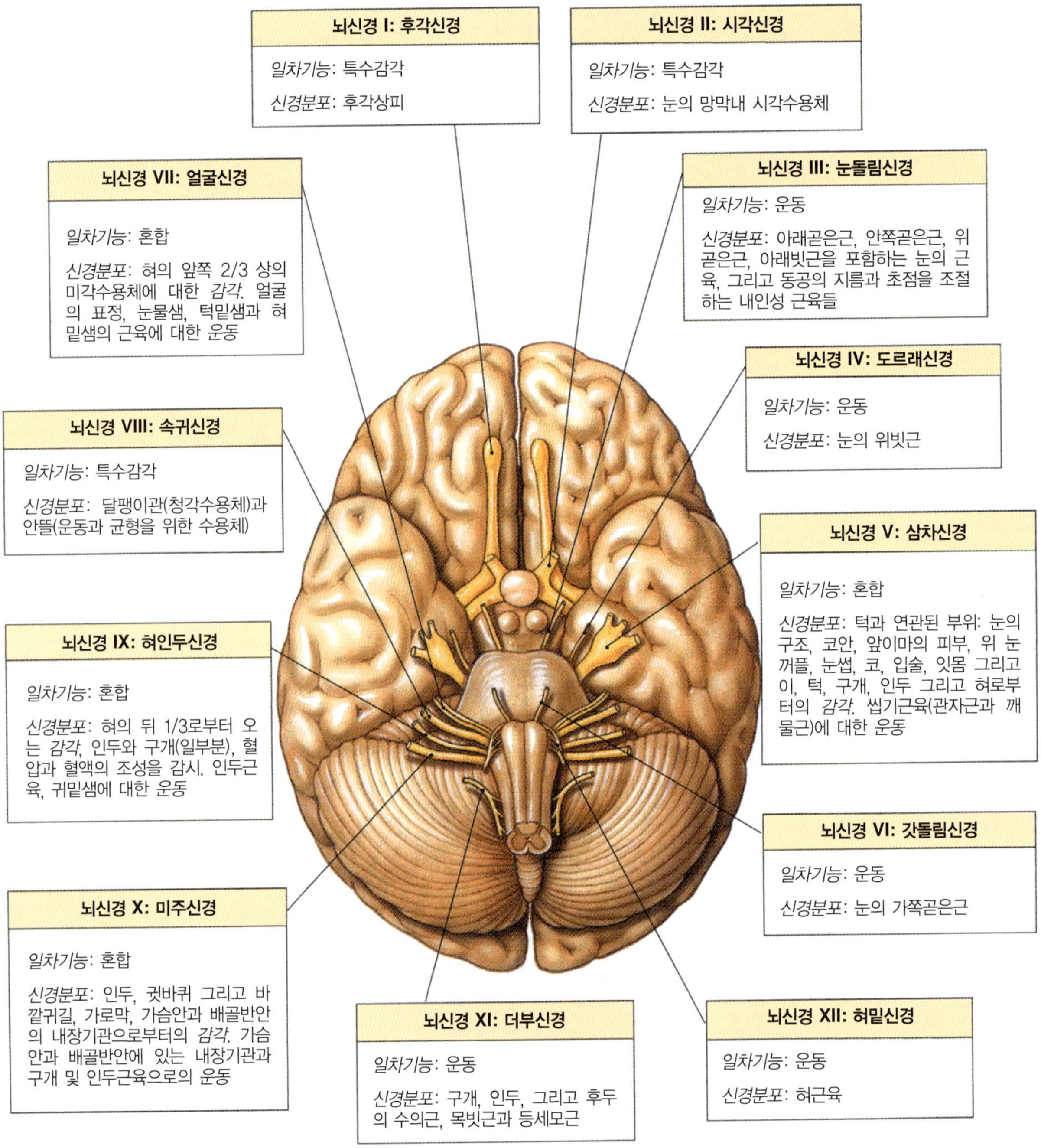

• 그림 10-6 **뇌신경.**
뇌의 아래에 부착된 12쌍의 뇌신경, 이들의 기능, 그리고 특정의 몸구조와 이들의 연결을 나타내었다.

분포와 기능

기능적으로 각 뇌신경은 일차감각신경, 일차운동신경, 혹은 혼합신경(감각과 운동)으로 분류될 수 있다. 또한 척수를 따라 있는 신경절에 척수신경이 분포하는 것처럼, 뇌신경은 PNS 신경절에 자율섬유를 분포시킨다. 예에는 N III, VII, IX, 그리고 X이 있다. 뇌신경의 분포 및 기능은 다음에 설명하며 그림 10-6 • 에 요약하였다.

후각신경(N I)

뇌신경의 첫 번째 쌍인 **후각신경(후신경, olfactory nerve)**은 대뇌에 붙어 있는 유일한 뇌신경이다. 나머지는 사이뇌 혹은 뇌줄기의 핵 안에서 시작되고 끝난다. 이 신경들은 냄새 감각에 관여하는 특수 감각정보를 운반한다.

시각신경(N II)

시각신경(시신경, optic nerve)은 눈으로부터 시상의 핵으로 시각정보를 운반한다. 그곳에서부터 정보는 대뇌반구의 시각겉질 그리고 뇌줄기의 다양한 중추들로 중계된다.

눈돌림신경(N III)

각 **눈돌림신경(동안신경, oculomotor nerve)**은 눈을 움직이는 6개의 근육 중 4개를 지배한다. (이 근육들은 제11장에서 상세히 설명하였다.) 이들 신경은 수정체(lens)의 형태를 조절하고 눈으로 들어오는 빛의 양을 조절하는 (안구내 근육인) 눈의 내재근으로 자율(부교감) 섬유를 운반한다.

oculo, 눈 + *motorius*, 움직이는

oculomotor nerve: 눈을 움직이는 근육을 조절하는 주된 신경

도르래신경(N IV)

도르래신경(활차신경, trochlear nerve)은 가장 작은 뇌신경이다. 각 신경은 눈을 움직이는 6개의 근육 중 하나에 신경지배한다.

삼차신경(N V)

삼차신경(trigeminal nerve)은 매우 큰 뇌신경이다. 삼차신경은 머리와 얼굴로부터 오는 감각정보를 제공하며 씹기근육에 대한 운동조절을 한다. 그 명칭이 의미하듯이, 삼차(trigeminal)라는 말은 3개의 주된 분지를 갖는다. 눈신경(ophthalmic branch)은 눈 주위 눈확(안와, orbit), 코안과 코굴(비동, nasal sinus), 그리고 이마, 눈썹, 눈꺼풀, 그리고 코의 피부로부터 오는 감각정보를 제공한다. 위턱신경(maxillary branch)은 아래 눈꺼풀, 윗입술, 뺨, 그리고 코로부터 오는 감각정보를 제공한다. 이는 또한 윗잇몸과 치아, 구개(입의 천장), 그리고 인두부위(목)를 감지한다. 3개의 분지 중 가장 큰 아래턱신경(mandibular branch)은 관자놀이, 아랫니와 그 주위 잇몸, 침샘, 혀의 앞부분으로부터 오는 정보를 제공한다. 이는 또한 씹기근육에 대한 운동조절을 제공한다.

tri, 3개의 + *geminus*, 쌍둥이

trigeminal nerve: 3개의 주된 분지를 갖고 있는 가장 큰 뇌신경

갓돌림신경(N VI)

각 **갓돌림신경(외향신경, abducens nerve)**은 6개의 눈돌림근육의 마지막 근육에 신경지배한다. 이 신경은 눈돌림신경(N III) 및 도르래신경(N IV)과 함께 눈 주위의 눈확에 도달된다.

abducens, 벌리거나 밖으로 보내는

abducens nerve: 코로부터 멀어지도록 눈을 돌리는 근육을 조절하는 뇌신경. 따라서 옆을 보도록 한다.

얼굴신경(N VII)

얼굴신경(안면신경, facial nerve)은 얼굴의 혼합신경이다. 운동섬유는 머리와 얼굴의 얕은근육과 귀 근처의 깊은근육을 조절함으로써 얼굴의 표정을 만든다. 감각섬유는 얼굴근육의 수축상태를 감지하여 얼굴에 깊은 압각(pressure sensation)을 제공하며 혀의 앞쪽 2/3 상에 있는 수용체로부터 미각정보를 운반한다.

속귀신경(N VIII)

속귀신경(내이신경, vestibulocochlear nerve)은 안쪽 귀의 감각수용체를 감지한다. 각 속귀신경은 2개의 분지를 갖는다. **안뜰신경(전정신경, vestibular nerve)**은 균형감각과 관련되는 안쪽 귀 부분에서 기원되며 자세, 운동, 그리고 균형에 대한 정보를 운반한다. 두 번째 분지는 **달팽이신경(와우신경, cochlear nerve)**이라 부르는데, 이는 듣는 역할을 하는 안쪽 귀의 위치를 감지한다.

혀인두신경(N IX)

혀인두신경(설인신경, glossopharyngeal nerve)은 혼합신경이다. 각 신경의 감각부위는 혀의 뒤쪽 1/3로부터 오는 미각을 제공하며 목의 주된 혈관인 목동맥(carotid artery) 안의 용해된 가스 농도와 혈압을 감지한다. N IX의 운동감각은 삼키는 것에 관련하는 인두근육을 조절한다.

glossum, 혀 + *pharyngeus*, 인두

glossopharyngeal nerve: 혀와 목의 구조에 신경지배하는 혼합 뇌신경

미주신경(N X)

미주신경(vagus nerve)은 바깥귀길(외이도, external ear canal), 가로막, 인두의 미각수용체로부터 오는 감각정보 그리고 식도로부터 큰창자의 마지막 분절까지 호흡관과 소화관을 따라 있는 내장수용체(visceral receptor)로부터 오는 감각정보를 제공한다. 이 감각정보는 내장 기능의 자율조절에 필수적이지만 이 감각들은 대개 대뇌겉질에 도달되지 못한다. 미주신경의 운동성분은 물렁입천장(연구개, soft palate)과 인두의 골격근을 조절하는 부교감섬유가 포함되며, 미주신경이 감지하는 영역 전체적으로 심장근, 민무늬근, 그리고 샘들에 영향을 미친다. 광범위하게 작용하는 활성은 라틴어의 어원인 *vagus*로서 나타내는데, 이의 뜻은 "돌아다니다(to wander)"이다.

더부신경(N XI)

때로, 척수더부신경(spinal accessory nerve)이라고도 부르는 **더부신경(부신경, accessory nerve)**은 그의 축삭의 일부가 첫 번째 5개의 척주 회색질에서 기원되는 면에서 다른 뇌신경과는 다르다. 각 더부신경의 속질가지(수질가지, medullary branch)는 물렁입천장과 인두의 수의적 삼킴근육, 그리고 성대을 조절하여 발음하도록 하는 인두근육에 신경지배된다. 척수가지(spinal branch)는 목빗근(sternocleidomastoid muscle)과 등세모근(trapezius muscle)을 조절한다. ∞ [p.136]

- 어떤 뇌신경이 손상되면 사망을 초래할 수 있다고 생각될까?
- 존(John)은 혀의 움직임에 문제가 있다. 주치의는 뇌신경이 압박되어 그런 것이라 말한다. 어떤 뇌신경이 관여할까?
- 갓돌림신경(N VI)의 손상과 연관되는 증상은 무엇일까?

혀밑신경(N XII)

혀밑신경(설하신경, hypoglossal nerve)은 혀의 골격근에 대한 수의적 조절을 제공한다.

노력없이 뇌신경의 이름, 수, 그리고 기능을 기억할 수 있는 사람은 거의 없을 것이다. 많은 사람들이 각 명칭의 첫 글자, 즉 *Oh, Once One Takes The Anatomy Final, Very Good Vacations Are Heavenly*를 사용하여 뇌신경을 나타낸다. (우리는 각 뇌신경의 앞글자를 따서 '후시눈도 삼갓혀더 미혀속얼' 혹은 '후시동활 삼외안내 설미부설'이라 암기하는 것은 어떨까? – 역자주)

노화와 신경계

노화과정은 몸의 모든 계통에 영향을 미치며, 신경계도 예외는 아니다. 구조적 및 기능적 변화는 성숙 후 즉시 시작되며(아마도 약 30세), 시간이 지남에 따라 축적된다. 비록 약 85%의 노인(65세 이상)이 상대적으로 정상적인 삶을 살지만, 정신적 능력 및 CNS 기능에 현저한 변화가 있다.

신경계에서 나이와 연관되는 일반적인 해부학적 변화는 다음과 같다.

1. 일차적으로 대뇌겉질의 부피가 감소됨으로써 뇌의 크기 및 무게가 감소한다. 노인의 뇌는 젊은 사람에 비해 이랑이 더 좁고 고랑이 더 넓다.
2. 신경세포의 수가 감소된다. 뇌의 수축은 주로 대뇌겉질에 있는 신경세포의 소실과 관계가 있다.
3. 뇌로 가는 혈류가 감소된다. 나이가 들면서, 지방의 침착물이 점차적으로 혈관벽에 축적된다. 정원의 호스가 꼬이는 것처럼, 이러한 침착물들은 동맥을 통한 혈류의 속도를 감소시킨다. (동맥경화증이라 부르는 이 과정은 몸 전체적으로 동맥에 영향을 미친다. 이는 제14장에서 더 설명하였다.)
4. 뇌 속의 연접 구조가 변화된다. 신경세포 사이의 분지 정도 및 연접의 수가 감소되며, 신경전달물질의 생산율이 낮아진다.
5. CNS 신경세포의 내부 및 주변이 변화된다. 뇌 안에 있는 많은 신경세포들이 아무 기능도 없는 색소 혹은 비정상 단백질들을 축적하기 시작한다. 이러한 변화는 모든 노화된 뇌에

서 일어난다는 증거가 있지만 과도한 양으로 존재하게 되면 임상적인 비정상과 연관되는 것으로 보인다.

이러한 비정상적인 변화의 결과로서, 신경의 기능에 결함이 있게 된다. 예를 들어, 단기기억을 장기기억으로 변환시키는(전화번호 반복과 같은) 기억강화(memory consolidation)가 종종 어려워진다. 특히 최근의 기억을 회상하기가 더 힘들어진다. 특히, 듣기, 균형, 보기, 냄새 맡기, 그리고 미각과 같은 감각계가 정확하지 않게 된다. 인지되는 빛이 더 밝아야만 하고, 더 크게 들어야 하며, 냄새가 더 강해야 한다. 반응 시간이 더 느려지며, 많은 반사들이 더 약해지거나 심지어 소실된다. 운동조절의 정밀도가 감소되며, 20년 전에 비해 주어진 운동 양상을 이행하는데 더 오래 걸리게 된다.

약 85세의 노인에 있어, 이러한 변화들은 사회적 기능을 방해하지 않는다. 하지만 알 수 없는 이유로, 많은 사람들이 진행성 CNS 변화에 의해 무력하게 된다.

복습

핵심용어

대뇌겉질(cerebral cortex): 대뇌반구의 표면을 덮고 있는 신경겉질의 큰 부위.

뇌척수액(cerebrospinal fluid, CSF): CNS의 내부 및 외부 표면을 적시고 있는 체액. 맥락얼기에서 분비된다.

대뇌(cerebrum): 뇌의 가장 큰 부분. 2개의 대뇌반구로 구성되며 대뇌겉질(회색질), 백색질, 그리고 대뇌핵을 포함한다.

뇌신경(cranial nerve): 뇌에서 기원되는 말초신경.

사이뇌(diencephalon): 시상과 시상하부를 포함하는 뇌의 부분.

둘레계(limbic system): 대뇌와 사이뇌의 핵 집단과 중추들로서 감정 상태, 기억, 그리고 행동 추진 등에 관여한다.

뇌척수막(meninges): CNS의 표면을 싸고 있는 경질막, 연질막, 그리고 거미막의 세 막.

신경겉질(neural cortex): 대뇌반구와 소뇌반구의 표면에 있는 회색질.

핵(nucleus): 중추신경계내 회색질의 집단.

신경로(tract): 중추신경계내 축삭의 다발.

학습요약

뇌(pp. 167~171)

기본 구조와 기능(p. 167)

1. 성인의 뇌는 대뇌, 사이뇌, 중간뇌, 다리뇌, 소뇌, 그리고 숨뇌라는 여섯 부위가 있다(그림 10-1).

2. 의식적 사고, 지능 기능, 기억, 그리고 복잡한 불수의적인 운동 양상은 **대뇌(cerebrum)**에서 기원된다. **소뇌(cerebellum)**는 감각정보 및 저장 기억을 바탕으로 수의적 및 불수의적 운동활동을 조정한다(그림 10-1a).

3. 사이뇌(diencephalon)의 벽은 **시상(thalamus)**을 형성하는데, 이는 감각정보에 대한 중계중추 및 처리중추를 포함한다. **시상하부(hypothalamus)**는 감정, 자율기능, 그리고 호르몬 생산에 관여하는 중추들을 포함한다(그림 10-1b).

4. 세 부위들이 **뇌줄기(brain stem)**를 형성하는데, **중간뇌(midbrain)**는 시각정보 및 청각정보를 처리하며 불수의적인 운동반응을 생성하며, **다리뇌(pon)**는 소뇌를 뇌줄기와 연결시키고 몸운동 및 내장운동 조절에 관여하며, 뇌와 척수를 연결하는 **숨뇌(medulla oblongata)**는 감각정보를 중계하고 자율 기능을 조절한다(그림 10-1b).

뇌척수막(p. 168)

5. 특수한 덮는 막인 **뇌척수막(meninge)**은 척수와 섬세한 뇌를 보호하고 지지한다. 뇌의 뇌척수막(**경질막**, **거미막**, 그리고 **연질막**)은 척수의 뇌척수막과 이어진다(그림 10-2).

6. 경질막(dura mater)은 뇌와 척수를 덮고 있는 가장 바깥 막이다.

7. 경질막의 안쪽 표면 아래에는 **거미막(arachnoid;** 두 번째 뇌척수막 층**)** 그리고 뇌척수액을 포함하는 **거미막밑공간**이 있다. 뇌척수액은 충격흡수장치로서 기능하며, 용해된 가스, 영양분, 화학전령자, 그리고 노폐산물들을 흡수하고 운반하는 매질로서 기능한다.

8. 가장 안쪽의 뇌척수막인 **연질막(pia mater)**은 아래의 신경조직에 직접적으로 부착되어 있다.

혈액뇌장벽(p. 169)

9. 혈액뇌장벽은 신경조직과 전신순환을 분리시킨다.

10. 일반적으로 혈액뇌장벽은 지용성 물질들을 통과시킨다. 수용성 성분들은 뇌와 척수의 사이질액으로 들어가기 위해 특수한 운반분자들을 필요로 한다.

뇌실(p. 170)

11. 뇌는 **뇌실(ventricle)**이라 부르는 4개의 방이 있다. 뇌척수액은 뇌실 그리고 척수의 중심관으로부터 CNS를 둘러싸고 있는 뇌척수막의 거미막밑공간 안으로 계속 순환한다(그림 10-3).

12. 뇌척수액(cerebrospinal fluid, CSF)은 (1) 섬세한 신경구조를 완충해 주며, (2) 뇌를 지지하고, 그리고 (3) 영양분, 화학전령자, 그리고 노폐산물들을 운반한다. CSF는 거미막정맥굴에 있는 거미막층의 돌기들을 통한 확산에 의해 정맥 순환으로 되돌아간다(그림 10-4).

13. 맥락얼기(choroid plexus)는 뇌척수액이 생산되는 부위이다.

대뇌(pp. 171~173)

대뇌반구의 구조(p. 171)

1. 대뇌겉질의 표면은 **고랑(sulcus,** 얕은 함몰부위**)** 혹은 더 깊은 틈새에 의해 분리된 **이랑(gurus,** 융기**)**이 있다. **세로틈새(longitudinal fissure)**가 두 **대뇌반구(cerebral hemisphere)**를 분리한다. **중심고랑(central sulcus)**은 **이마엽(frontal lobe)**과 **마루엽(parietal lobe)** 사이의 경계가 된다. 다른 고랑들은 **관자엽(temporal lobe)**과 **뒤통수엽(occipital lobe)**의 경계를 형성한다(그림 10-1a, 10-5).

2. 각 대뇌반구는 감각정보를 받아 몸의 반대편에 관여되는 운동명령을 생성한다. 그러나 두 대뇌반구 사이에는 현저한 기능적 차이가 있다.

3. 중앙 회색질의 축삭들은 각 대뇌반구 안의 신경겉질의 부위들과 상호연결된다. 왼쪽과 오른쪽 대뇌반구는 **뇌들보(coupus callosum)**를 형성하는 축삭과 연결된다(그림 10-4).

대뇌반구의 기능(p. 172)

4. 중심앞이랑의 **일차운동겉질(primary motor cortex)**은 수의적 운동을 이끈다. 중심뒤이랑의 **일차감각겉질(primary sensory cortex)**은 촉각, 압력, 통증, 미각, 그리고 온도수용체로부터 오는 몸감각정보를 받는다.

5. 시각연합영역(visual association area)과 **몸운동연합영역(somatic motor association area; 운동앞겉질)**과 같은 **연합영역(association area)**들은 감각정보를 이해하는 우리의 능력을 조절하며 운동반응을 협응시킨다.

6. "고등" 통합중추는 많은 각기 다른 연합영역으로부터 오는 정보를 받으며 복잡한 운동활동 및 분석기능을 이끈다(그림 10-5).

7. 일반인지영역(general interpretive area)은 모든 감각연합영역으로부터 오는 정보를 받는다. 이는 대개 왼쪽의 오직 한 대뇌반구에 존재한다(그림 10-5).

8. 언어중추(speech center)는 정상적인 언어에 필요한 호흡과 발음의 양상을 조절한다(그림 10-5).

9. 이마앞겉질(prefrontal cortex)은 겉질 전체의 이차연합영역과 특수연합영역으로부터 오는 정보를 협응하며 필수적인 지적 기능을 수행한다(그림 10-5).

10. 대뇌핵(cerebral nuclei)은 중앙 백색질 안에 위치하며 학습된 운동 양상 및 몸의 기타 운동활동을 협응시켜 준다.

둘레계(p. 173)

1. 둘레계(limbic system)는 기억과 학습에 관여하는 **해마(hippocampus)** 그리고 먹는 것과 연관되는 반사운동을 조절하는 다른 핵들을 포함한다. 둘레계의 기능은 감정 상태 및 이에 연관된 행동을 이끈다.

사이뇌(p. 174)

1. 사이뇌는 의식적 및 무의식적 감각경로와 운동경로를 통합하는데 필요한 연결중추 및 중계중추를 제공한다. 이의 윗부분에는 **솔방울샘(pineal gland)** 및 뇌척수액을 생산하는 혈관의 얼기가 있다.

시상(p. 174)

2. 시상(thalamus)은 상행 감각정보를 위한 마지막 중계점이다. 시상은 도달된 감각정보의 극히 일부만을 대뇌로 통과시키는 여과기로서 작용하며 나머지는 대뇌핵과 뇌줄기의 중추로 중계한다.

시상하부(p. 174)

3. 시상하부(hypothalamus)는 감정과 행동양식을 조절하는 중추들이 있으며, 수의적 및 자율적 기능들을 협응시키고, 체온을 조절하며 호르몬을 분비한다.

뇌줄기(pp. 174~175)

1. 뇌줄기는 중간뇌, 다리뇌, 그리고 숨뇌로 이루어진다(그림 10-1b).

중간뇌(p. 174)

2. 중간뇌는 시각정보와 청각정보를 받는 감각핵들을 갖고 있다. 다른 핵들은 대뇌로부터 오는 정보를 통합하며 근육의 긴장 및 자세와 관련된 불수의적 운동명령을 내린다. 또 다른 핵들은 우리가 의식하고 경계하거나 혹은 무의식적인지를 결정해 준다.

다리뇌(p. 174)

3. 다리뇌는 여러 뇌신경의 핵, 호흡의 불수의적 조절에 관여하는 핵, 그리고 오름신경로 및 내림신경로들을 포함한다.

숨뇌(p. 175)

4. 숨뇌는 뇌와 척수를 연결한다. 숨뇌는 심장박동 및 혈류를 조정하는 **반사중추(심장혈관중추)**와 호흡을 조정하는 **반사중추(호흡주기중추)**가 있다.

소뇌(p. 175)

1. 소뇌는 몸의 자세근육을 관할하며 수의적 및 불수의적 운동을 조정한다. 소뇌반구는 백색질을 포함하는 주름들로 형성되는 **소뇌겉질(회색질)**로 구성된다.

뇌신경(pp. 175~178)

1. 뇌의 아래에 부착된 12쌍의 뇌신경(N I ~ N XII)이 있다(그림 10-6).

분포와 기능(p. 176)

2. 기능면에서, 각각의 신경은 감각신경, 운동신경, 그리고 혼합신경으로 분류될 수 있다.

3. 일차적으로 감각기능에 관여하는 뇌신경에는 **후각신경**(N I), **시각신경**(N II), 그리고 **속귀신경**(N VIII)이 있다.

4. 운동기능에 관여하는 뇌신경에는 **눈돌림신경**(N III), **도르래신경**(N IV), **갓돌림신경**(N VI), **더부신경**(N XI), 그리고 **혀밑신경**(N XII)이 있다.

5. 혼합신경에는 **삼차신경**(N V), **얼굴신경**(N VII), **혀인두신경**(N IX), 그리고 **미주신경**(N X)이 있다.

노화와 신경계(p. 178)

1. 신경계의 노화와 연관된 변화에는 (1) 뇌의 크기 및 무게의 감소, (2) 신경세포 수의 감소, (3) 뇌로 가는 혈류의 감소, (4) 뇌 안의 연접 수 감소, 그리고 (5) 신경세포 내외부의 화학적 변화가 포함된다.

복습문제

연결형

A열의 각 항목과 가장 가까운 항목을 B열에서 찾아 연결하라. 옆의 밑줄에 답을 적으라.

	A열	B열
____	1. 경질막	a. 가장 안쪽의 뇌척수막층
____	2. 소뇌	b. 감각정보를 대뇌로 보내는 중계중추
____	3. 시상하부	c. 뇌와 척수를 연결
____	4. 후각신경	d. 뇌와 척수를 덮는 가장 바깥층
____	5. 핵	e. CSF를 생산
____	6. 연질막	f. CNS내 신경세포체의 집단
____	7. 시상	g. 진행 중인 운동과 자세근육을 조정
____	8. 시각신경	h. 의식을 유지하는 중추가 포함됨
____	9. 숨뇌	i. 신경계와 내분비계 사이를 연결
____	10. 속귀신경	j. 감각, 시각신경
____	11. 혀밑신경	k. 감각, 냄새
____	12. 맥락얼기	l. 운동, 혀 운동
____	13. 중간뇌	m. 평형, 듣기

선택형

14. 의식적 사고와 모든 지적 기능은 ____ 에서 기원된다.
(a) 소뇌 (b) 대뇌
(c) 뇌들보 (d) 숨뇌

15. 대뇌반구와 뇌줄기 사이의 구조적 및 기능적 연결은 ___ 에 의한다.
(a) 사이뇌 (b) 중간뇌
(c) 신경겉질 (d) 숨뇌

16. 심장박동이나 혈압과 같은 자율기능의 조절은 ___ 에서 일어난다.
(a) 대뇌 (b) 시상
(c) 소뇌 (d) 숨뇌

17. 균형과 평형을 유지시키도록 빠르고 자동적인 조정을 협응시키는 뇌의 부위는 ___ 이다.
(a) 대뇌 (b) 다리뇌
(c) 소뇌 (d) 숨뇌

18. 뇌실은 ___ (으)로 채워져 있다.
(a) 혈액 (b) 뇌척수액
(c) 공기 (d) 신경조직

19. 읽기, 쓰기, 그리고 말하기는 ___ 에서의 활동에 달려 있다.
(a) 왼쪽 대뇌반구 (b) 오른쪽 대뇌반구
(c) 이마앞겉질 (d) 중심고랑

20. 감정상태의 확립 및 연관된 행동양식은 ___ 의 역할이다.
(a) 솔방울샘 (b) 소뇌
(c) 둘레계 (d) 시상

OX 문제

____ 21. 두 대뇌반구는 뇌들보에 의해 연결된다.

____ 22. 뇌척수액은 대뇌동맥에서 혈액으로 재흡수된다.

____ 23. 체온 및 자율기능을 조절하는 뇌의 부위는 시상하부이다.

____ 24. 12쌍의 뇌신경 중 셋은 눈을 움직이는 근육을 조절한다.

____ 25. 고랑은 대뇌반구의 표면적을 증가시킨다.

서술형

26. 뇌의 어떤 부위를 자극하면 배고픔과 갈증의 감각을 느끼게 될까?

27. 뇌의 어떤 주요 부위가 호흡활동 및 심장활동과 연관될까?

28. 뇌척수액이 갖는 세 가지 중요한 기능은 무엇일까?

29. 뇌와 척수의 뇌척수막을 만드는 세 층은 무엇일까?

30. 경찰관이 중독된 상태로 운전하는 것이 의심되는 빌(Bill)을 멈추도록 하였다. 빌은 먼저 길 위의 노란색 선 위를 걷어 본 다음 인지를 코끝에 대도록 요청받았다. 어떻게 이러한 행동이 빌의 음주 상태를 확인시켜 줄까? 뇌의 어느 부위가 이러한 활동에 의해 검사될까?

✔ 개념확인 문제의 답

(p. 168) **1.** 뇌의 여섯 부위는 대뇌, 사이뇌, 중간뇌, 다리뇌, 소뇌, 그리고 숨뇌이다. 인간의 뇌에서 가장 큰 부위는 대뇌이다. **2.** 숨뇌는 뇌와 척수 사이를 연결한다.

(p. 170) **1.** 신경아교세포의 하나인 별아교세포는 혈액뇌장벽을 유지시킨다. 혈액뇌장벽은 모세혈관을 통과하여 뇌의 세포바깥액으로 들어오는 수용성 분자들의 이동을 제한시킨다. **2.** 정맥굴 안으로의 확산은 CSF가 혈류로 되돌아가는 수단이 된다. 만일 이 과정이 감소되면, 여분의 체액이 뇌실 안에 축적되며, 뇌실내 체액의 양이 증가될 것이다.

(p. 173) **1.** 일차운동겉질은 대뇌 이마엽의 중심앞고랑에 위치하며, 일차운동겉질의 신경세포들은 몸의 수의적 운동을 이끈다. **2.** 왼쪽 마루엽의 손상은 대뇌의 일반인지영역에 의한 처리를 방해할 것이다.

(p. 175) **1.** 시상의 핵들은 후각(냄새감각)을 제외한 모든 상행 감각정보에 관여한다. 시상핵들이 손상되면 보고, 맛보고, 듣고, 균형을 유지하고, 통증을 느끼고 그리고 차가움과 뜨거움을 느끼는 감각들이 방해받게 될 것이다. **2.** 체온의 변화는 사이뇌의 일부인 시상하부의 핵들을 자극한다. **3.** 숨뇌가 작다고는 하지만, 이는 호흡을 조절하고 심장 및 혈압을 조절하는 많은 핵심적인 중추들을 포함한다. 숨뇌의 손상은 호흡의 정지 혹은 심장박동 및 혈압의 변화를 초래할 수 있으며 생명을 유지하지 못할 수 있다.

(p. 178) **1.** 미주신경(뇌신경 X)의 손상은 사망을 초래할 수 있는데, 그 이유는 미주신경이 호흡, 심장박동, 그리고 혈압을 조절하는 운동섬유를 갖고 있기 때문이다. **2.** 혀인두신경(뇌신경 IX)은 삼킴근육을 조절하고 혀로부터 오는 감각정보를 제공한다. **3.** 갓돌림신경(뇌신경 VI)은 가쪽곧은근(lateral rectus muscle)을 통해 눈의 가쪽운동을 조절한다. 갓돌림신경이 손상된 사람은 눈을 옆으로 돌릴 수 없다.

CHAPTER

11

감각

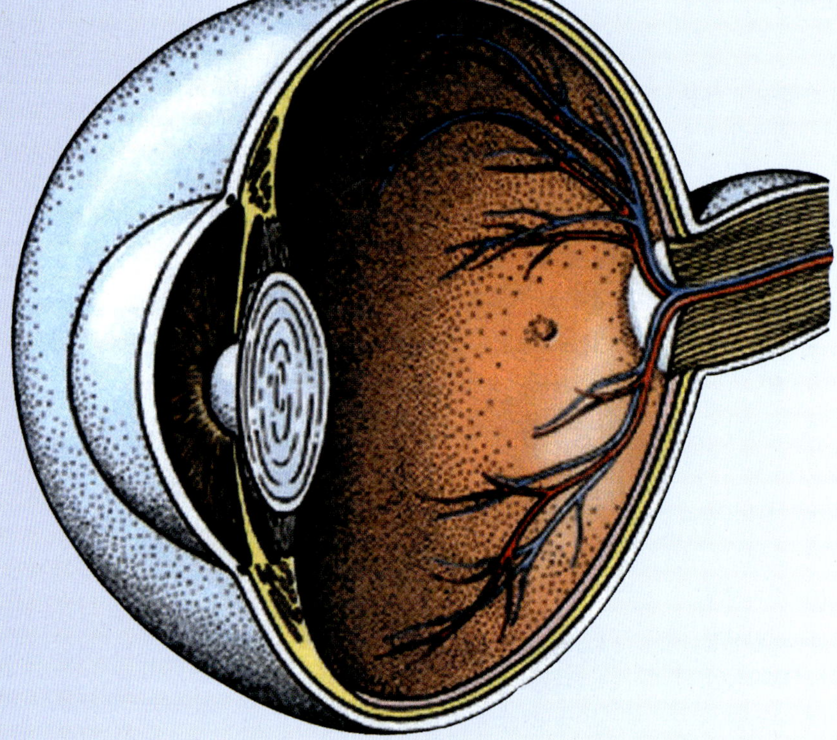

단원개요

감각수용체
감각수용체의 종류

일반감각
통증
온도
촉각과 압력
몸의 위치

특수감각
후각
미각
시각
평형감각과 청각

임상노트: 안경과 콘택트렌즈는 실제로 어떤 일을 할까?
임상노트: 20/20 시력은 무엇일까?

단원목표

1. 일반감각과 특수감각을 구별한다.
2. 일반감각의 수용체를 확인하며 이들의 기능에 대해 설명한다.
3. 후각에 관여하는 수용체 및 그 과정에 대해 설명한다.
4. 미각에 관여하는 수용체 및 그 과정에 대해 설명한다.
5. 눈의 부분들 그리고 이들의 기능에 대해 설명한다.
6. 우리가 어떻게 물체를 보며 색을 구별하는지 설명한다.
7. 평형감각에 관여하는 수용체 및 과정에 대해 논의한다.
8. 귀의 부분들과 듣는 과정에서의 그 역할들에 대해 설명한다.

우리 주위의 세상에 대한 실상은 우리의 각기 다른 감각(sense)에 의해 제공되는 정보에 기반하며, 그리고 비록 우리가 그것을 인지하지는 못하지만, 이 실상은 불완전하다. 예를 들어, 우리가 볼 수 없는 색에 의해 곤충이 꽃에 이끌리며, 우리가 느끼지 못하는 소리와 냄새는 개, 고양이, 그리고 돌고래에게는 일반적인 정보가 된다.

일반감각(general sense)은 온도감각, 통각, 촉각, 압력, 그리고 몸의 자세에 대한 감각이다. 일반감각의 감각수용체는 몸 전체에 흩어져 있다. (제9장에서 감각수용체는 특수한 신경세포 혹은 감각신경세포와 교통하는 다른 세포라는 점을 상기하자.) **특수감각(special sense)**은 냄새(후각), 맛(미각), 균형(평형감각), 듣기(청각), 그리고 보기(시각)이다. 다섯 가지 특수감각에 대한 감각수용체는 복잡한 **감각기관(sense organ)**에서 발견된다.

감각수용체

감각수용체(sensory receptor)는 몸의 안팎에 있는 상태의 변화를 탐지한다. 많은 감각수용체들은 감각신경세포의 돌기들이다. 이러한 수용체들이 자극되면, 신경충격이 생성된다. 이러한 충격들은 감각신경세포의 축삭을 따라 CNS로 운반된다. 감각수용체는 또 다른 유형의 신경세포일 수도 있다. 이 경우, 특수수용체세포는 감각신경세포와 교통하며 수용체의 자극은 대개 신경세포를 자극하여 마치 신경세포 자체가 수용체인 듯이 신경충격을 생성하게 된다. 모든 유형의 감각정보는 신경충격의 형태로 감각신경세포에 의해 운반된다. 우리는 이 충격이 뇌의 특수 부위에 도달되었을 때, 촉각, 빛, 혹은 소리로서 특수 자극을 인지한다. 예를 들어, 촉감은 일차감각겉질(primary sensory cortex)로 운반되고, 시각정보는 시각겉질(visual cortex)로 전달되며, 그리고 청각정보는 청각겉질(auditory cortex)에 도달된다. 감각의 자각은 **인지(perception)**라 부른다.

만일 우리의 감각수용체가 내외부의 상태를 계속하여 감시한다면, 왜 우리는 도달하는 모든 정보에 의해 압도되지 않을까? 여기는 다음과 같은 두 가지 주된 이유가 있다.

1. 도달하는 대부분의 감각정보는 뇌줄기와 사이뇌에 있는 중추에서 중계된다. 이는 절대로 대뇌겉질에 도달하지 못하며 따라서 우리는 이러한 감각들을 절대로 의식하지 못한다. 감각신경세포에 의해 제공되는 단지 약 1%의 정보만이 대뇌겉질에 도달되면 우리가 의식적으로 인식하게 된다.
2. 시간이 지나면서, 소위 **적응(adaptation)**이라는 과정이 일어난다. 적응은 계속적인 자극에 대한 감각반응이 감소하는 것이다. 다른 말로 하면, 변하지 않는 자극에 대한 우리의 인지가 감소하는 것이 적응이다. 뜨거운 욕조에 앉아 있거나 시끄러운 도시의 거리에서 서 있었던 지난 시간을 생각해 보자. 뜨거운 욕조에 처음 들어갈 때, 매우 뜨겁게 느낄 것이지만, 그러한 불편함은 적응이 되면서 빠르게 사라질 것이다. 비슷하게, 도시의 소음은 처음에는 매우 크게 들리겠지만, 곧 적응이 되어 옆 사람과 대화할 수 있을 정도로 그 소음은 바닥으로 떨어지게 될 것이다.

감각수용체의 종류

감각수용체는 자극의 본질에 따라 구분된다. **통각수용체(pain receptor)**는 조직의 상해와 손상에 민감하며, **온도수용체(thermoreceptor)**는 온도에 민감하고, **기계수용체(mechanoreceptor)**는 비틀림, 가벼운 접촉, 혹은 압박 등의 움직임에 민감하며, **화학수용체(chemoreceptor)**는 화학물질에 민감하고, 그리고 **광수용체(photoreceptor)**는 빛에 민감하다.

기계수용체는 촉각, 압력, 진동, 몸의 자세, 듣기, 그리고 평형(균형)감각에 대한 우리의 인지를 제공한다. 화학수용체는 냄새와 맛에 대한 특수 감각을 제공한다. 다양한 유형의 광수용체는 흑백뿐 아니라 천연색을 볼 수 있게 한다.

일반감각

통증, 열, 차가움, 촉각, 압력, 그리고 몸의 자세와 같은 **일반감각(general sense)**은 몸 전반적으로 흩어져 있는 수용체에 의해 제공되며 구조에 있어 상대적으로 단순하다. 일반감각의 모든 수용체들은 피부에 존재한다. 그림 11-1 • 에 그 예를 나타내었다.

통증

통각수용체(pain receptor)는 피부, 관절, 그리고 뼈의 외부막, 그리고 혈관벽의 주위에 특히 흔하다. 신경조직에는 통각수용체가 없으며, 깊은 조직 혹은 내장기관 대부분에는 통각수용체가 거의 없다.

통각수용체는 가장 단순한 유형의 감각수용체이다. 이들은 감각신경세포의 말단 가지인 **자유신경종말(free nerve ending)**로 구성된다. 그림 11-1 • 에서 피부의 얕은 층(표피)에 있는 자유신경종말을 볼 수 있다.

비록 통각수용체 간의 차이는 없지만 두 유형의 통증감각이 있다. **빠른통증(fast pain, 또는 prickling pain)**은 우리가 매우 빠르게 의식할 수 있다. 우리는 특정의 부위가 영향을 받았는지 알게 된다. 빠른통증 감각을 만드는 상처의 예는 깊이 베이거나 혹은 찔리는 것 등이다. **느린통증(slow pain, 혹은 burning and aching pain)**은 보다 느리게 우리가 알게 되며, 영향을 받은 대략적인 부위를 알게 한다. 깊은 근육의 멍 혹은 통증은 느린통증 감각을 만든다. 많은 상해들이 두 종류의 통각수용체 모두를 자극하기 때문에 두 종류의 통증, 즉 예리하고 강한 통증뿐 아니라 깊게 쑤시는 통증이 있게 한다.

온도

뜨거움과 차가움에 대한 온도수용체는 피부의 표면 바로 아래에 산재되어 있는 자유신경종말이다. 비록 냉각수용체(cold receptor)가 더 흔하지만, 냉각수용체와 온각수용체(hot receptor)라는 서로 다른 **온도수용체(thermoreceptor)**가 존재한다.

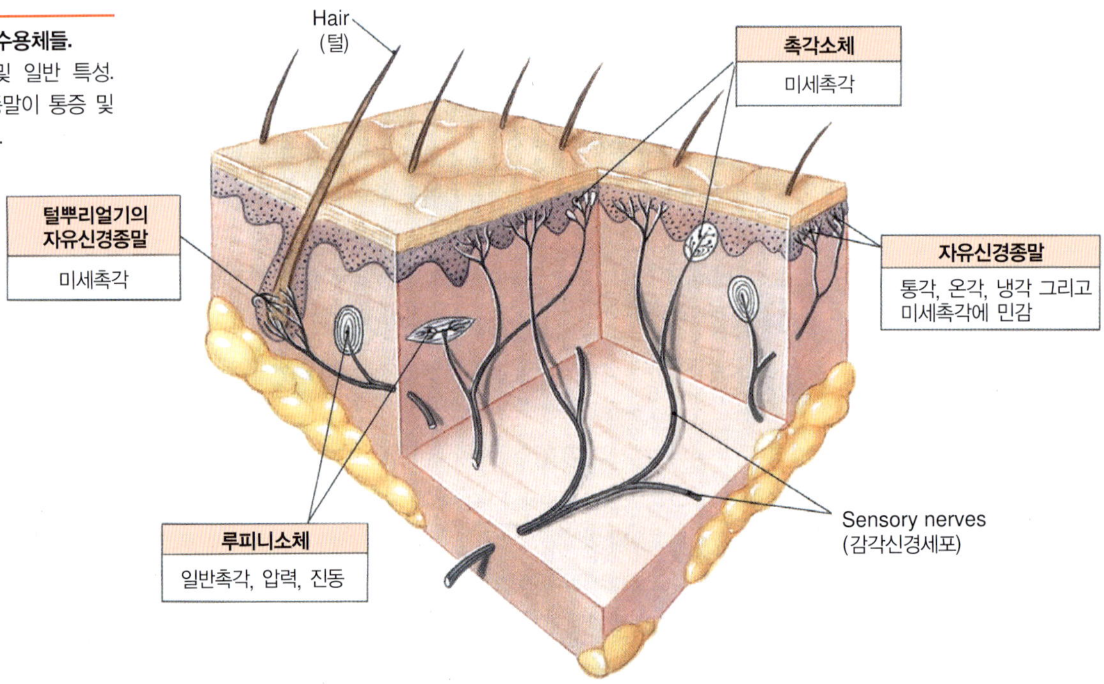

• 그림 11-1 **피부에 있는 수용체들.** 중요한 촉각수용체의 위치 및 일반 특성. 촉각 외에도 다른 자유신경종말이 통증 및 온도에 대한 감각을 제공한다.

온도수용체는 온도가 변하는 경우 매우 활성적이지만, 이들은 안정된 온도에 빠르게 적응한다. 우리가 뜨거운 여름날에 냉방장치가 가동된 교실에 들어가거나 혹은 차가운 가을 밤에 따뜻한 강의실에 들어갈 때 처음에는 온도 변화를 크게 느끼지만 그 느낌은 적응이 일어나면서 사라지게 된다.

촉각과 압력

촉각수용체와 압력수용체는 여러 각기 다른 종류들이 있다. 이들은 뇌가 미세촉각(fine, light, touch), 일반촉각(crude, heavy, touch), 그리고 압력과 진동을 인지하게 한다. 미세촉각압력수용체는 자극의 정확한 위치, 형태, 크기, 질, 그리고 이동과 같은 자극의 근원에 대한 상세한 정보를 제공한다. 일반촉각압력수용체는 자극에 관한 대략적인 위치를 제공하며 부수적인 정보는 거의 제공하지 않는다.

촉각과 압력의 감각을 제공하는 수용체는 **촉각수용체(tactile receptor)**라 부른다. 촉각수용체는 구조적으로 자유신경종말에서부터 보조세포 및 지지구조를 갖는 특수화된 **촉각소체(tactile corpuscle)**까지 다양하다. 그림 11-1 • 에서 피부에 있는 여러 촉각수용체 종류들을 볼 수 있다.

몸의 위치

고유감각수용체(proprioceptor)는 관절의 위치, 힘줄과 인대의 장력, 그리고 근육의 수축상태 등을 감시한다. 힘줄고유감각수용체(tendon proprioceptor)는 힘줄의 긴장을 감시하며 힘줄을 파열시킬 수 있을 근육의 수축을 억제한다. 골격근에 들어 있는 감각수용체는 골격근의 길이를 감시한다.

이러한 "위치감지기(position sensor)"로부터 오는 정보는 뇌의 중추로 전달되며, 그곳에서 속귀(inner ear)로부터 오는 균형정보와 통합된다. 통합된 정보는 공간내 우리의 정확한 위치 정보와 우리의 관절 및 근육의 상태에 관한 정밀한 정보를 제공한다. 이 정보는 자세의 유지 및 근육활동의 조화에 있어 필수적이다.

proprius, 자기의(one's own) + *carpio*, 취하다(to take)

proprioceptor: 관절, 근육, 그리고 힘줄에서 위치 및 스트레스의 정도를 감시하는 수용체

- ✔ 몸의 일반감각들을 나열하라.
- ✔ 몸에서 고유감각수용체는 어떤 역할을 할까?

특수감각

다섯 종류의 특수감각(special sense)에 대한 감각수용체는 유해한 환경으로부터 보호되는 감각기관(sense organ) 안에 존재한다. 감각기관의 조직들 역시 수용체와 접촉할 수 있는 자극의 수와 종류를 효과적으로 제한시킨다. 예를 들어, 눈의 위치와 구조는 시각수용체(visual receptor)에 빛이 아닌 다른 어떤 자극이 도달하기 매우 힘들다. 냄새(후각), 맛(미각), 균형(평형감각), 듣기(청각), 그리고 보기(시각)라는 다섯 가지의 **특수감각(special sense)**이 있다.

후각

냄새의 감각인 후각(olfaction)은 한 쌍의 **후각기관(olfactory organ)**에 의해 제공된다. 그림 11-2 • 에서 볼 수 있는 이들 후각기관은 코사이막(비중격, nasal septum)의 양옆, 코안의 지붕에 위치한다. 각 후각기관은 **후각수용체(olfactory receptor)** 및 지지세포로 구성되는 **후각상피(olfactory epithelium)**가 있다. 후각상피의 아래에는 큰 후각샘(olfactory gland)이 상피를 덮는 점액을 분비한다. 이 점액은 잠재적으로 해롭거나 과도한 자극이 생기는 것을 억제하며 이 부위에 수분을 제공하고 깨끗하게 만든다. 일단 자극원이 후각기관에 도달하면 후각수용체를 자극할 수 있기 전에 점액 안에 용해되어야만 한다.

후각수용체는 대단히 분화된 섬모신경세포이다. 비록 1000만~2000만 개 사이의 후각수용

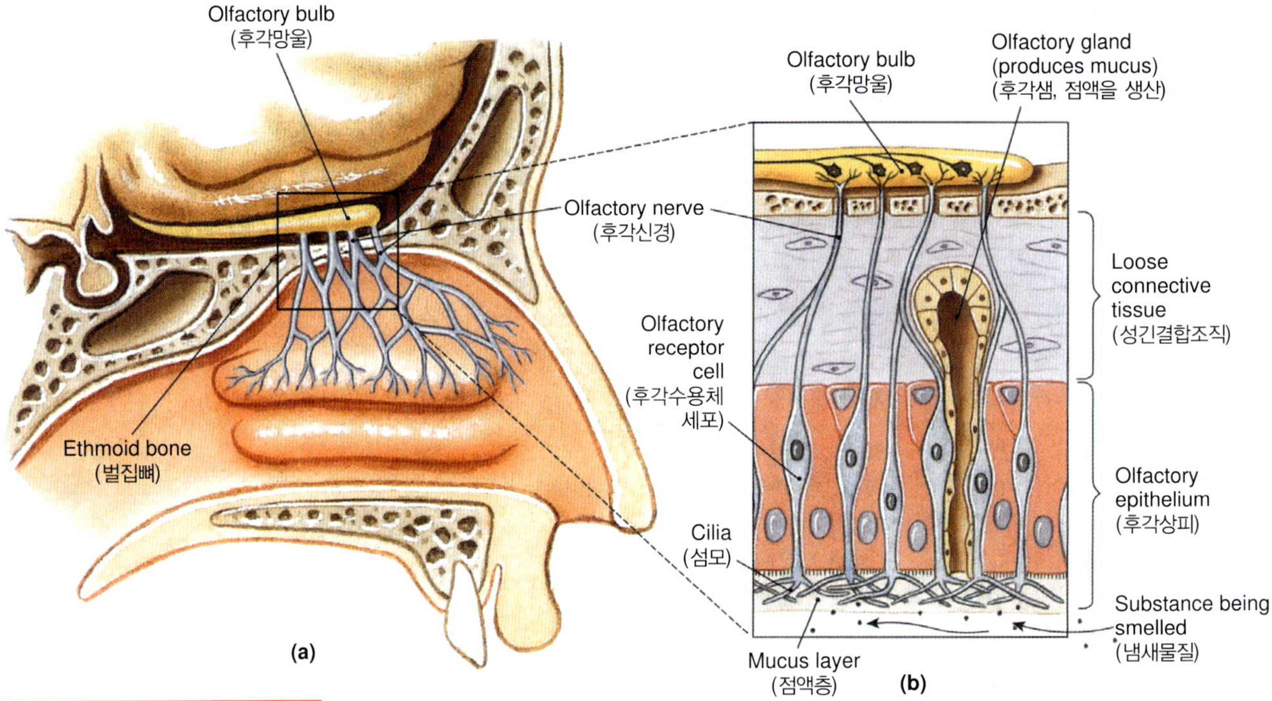

• 그림 11–2 **후각기관.**
(a) 코사이막의 왼쪽에 있는 후각기관의 구조. **(b)** 후각상피.

체가 있지만 이들은 약 4.8 cm^2(0.75 in.^{2})의 면적 안에 서로 포개져 있다. 그럼에도 불구하고 우리의 후각 민감도는 개, 고양이, 혹은 물고기와 비교할 수 없다. 숨겨진 마약이나 폭발물 탐지견인 독일산 세퍼드(German shepherd)는 옆에 있는 세관 검사원에 비해 72배나 더 많은 후각수용체를 갖고 있다.

용해된 화학물질이 섬모의 표면에 있는 수용체분자에 결합할 때 후각수용체가 자극된다. 이 상호작용은 신경충격을 유발하여 후각신경(N I)을 따라 중추신경계를 향해 운반된다. 후각감각은 사이뇌의 중계가 없이도 직접적으로 대뇌겉질에 도달되는 유일한 감각정보이다. 후각정보는 또한 특히 감정과 행동에 관여하는 중추인 시상하부(hypothalamus)에 전달되기도 한다. 이는 어떤 냄새에 의해 일어나는 반응의 강도를 설명해 준다. 향수산업에서는 이 점을 잘 알고 있어 성적매력을 촉발시키는 냄새를 개발하기 위해 수십억 달러를 쓰고 있다.

미각

미각수용체(taste receptor 또는 **gustatory receptor**)는 주로 혀의 위쪽 표면에 분포한다. 이들은 각 **맛봉오리(미뢰, taste bud)**에 집단으로 존재한다. 맛봉오리는 **혀유두(papillae)**라고 부르는 상피 돌기의 옆을 따라 위치한다. 이 부위에 맛봉오리가 위치하기 때문에 음식에 의한 마모 그리고 씹거나 삼키는 것과 연관된 기계적 스트레스로부터 보호될 수 있다. 그림 11-3 • 은 혀의 아래에 위치하는 큰 혀유두내 맛봉오리를 보여준다.

맛봉오리 각각은 **미각세포(gustatory cell)**라 부르는 가느다란 감각수용체 및 지지세포(버팀세포, supporting cell)들을 가지고 있다. 각 미각세포는 좁은 **맛구멍(taste pore)**을 통해 주변의 체액 속으로 가느다란 미각털(taste hair)을 신장시킨다. 미각털에 접촉되는 용해된 화학물질들은 미각세포를 변화시켜 미각세포로 하여금 화학전달물질을 방출하도록 자극한다. 이러한 화학물질들은 감각신경세포를 자극하여 전기충격이 생성되도록 한다. 7번째(얼굴신경), 9번째(혀인두신경), 그리고 10번째(미주신경) 각기 다른 3개의 뇌신경이 맛봉오리를 감시한다.

단맛, 짠맛, 신맛, 그리고 쓴맛의 네 가지 **일차미각(primary taste sensation)**이 있다. 각 맛봉오리는 이러한 미각 중의 하나에 특수한 민감도를 보이며, 그림 11-3a • 에서 볼 수 있는 혀

✔ 사람과 비교할 때 개의 냄새감각 민감도가 더 큰 이유는 무엇일까?

✔ 완전히 마른 상태의 혀 위에 소금 혹은 설탕 결정을 올려놓았다면 맛을 느낄 수 없을 것이다. 왜 그럴까?

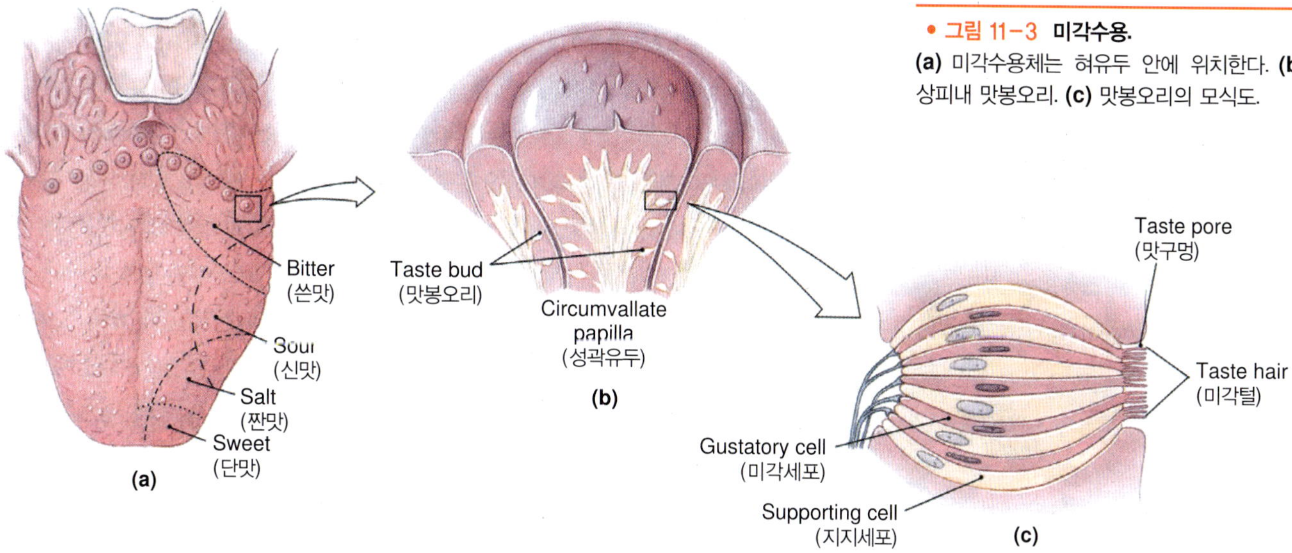

• **그림 11-3 미각수용.**
(a) 미각수용체는 혀유두 안에 위치한다. **(b)** 혀의 상피내 맛봉오리. **(c)** 맛봉오리의 모식도.

의 감각지도는 이 일차미각들이 서로 각기 다른 부위에 집중되어 있음을 나타낸다.

시각

우리의 눈은 볼 수 있는 감각수용체를 가진 정교한 감각기관이다. 눈의 다양한 부속구조들은 우리의 감각수용체에 대한 보호, 윤활, 그리고 지지를 제공한다.

눈의 부속구조

눈의 부속구조(accessory structure of the eye)에는 (1) 눈꺼풀(eyelid), (2) 눈을 덮는 점막(mucous membrane, *conjunctiva*), (3) 다양한 외분비샘(exocrine gland), 그리고 (4) 6개의 외인성 안구근육(extrinsic eye muscle)이 포함된다.

눈꺼풀은 눈의 정교한 표면을 보호하도록 꽉 감을 수 있다. 계속적인 깜박거리는 운동으로 인해 눈꺼풀은 눈의 앞쪽 표면을 윤활시키며 먼지 및 찌꺼기를 제거한다. 속눈썹(eyelash)의 털은 눈의 표면에 도달하는 이물질과 곤충들을 제거하는 데 도움을 준다.

눈의 앞쪽 표면은 눈꺼풀의 안쪽면과 연속되어 있는 점막인 **결막(conjunctiva)**으로 덮여 있다. 결막은 많은 자유신경종말을 갖고 있으며, 매우 민감하다. **결막염[conjunctivitis, 유행성 결막염(pinkeye)]**의 통증은 결막이 자극됨으로써 나타난다. 붉은색은 결막표면 아래의 혈관이 확장된 것이다.

여러 각기 다른 유형의 샘이 눈과 눈의 부속구조들을 보호한다. 눈꺼풀은 속눈썹과 눈꺼풀의 가장자리를 윤활시키는 피지샘 및 땀샘이 있다. 이러한 샘들은 종종 세균에 감염되어 **다래끼(맥립종, sty)**라 알려진 아픈 국소부종을 야기한다.

안구의 위에는 **눈물샘(lacrimal gland, 또는 tear gland)**으로부터 오는 12개 혹은 그 이상의 관들이 눈꺼풀과 눈 사이의 주머니로 열려 있다. 눈물샘의 분비물은 약 알칼리성의 묽은 액체이며, 세균을 공격하는 효소가 들어 있다. 눈물은 마찰을 줄이고, 이물질을 제거하며, 세균감염을 억제하고, 그리고 눈을 덮고 있는 결막에 영양분과 산소를 공급한다. 눈꺼풀의 깜박거림 운동은 눈의 표면을 눈물로 적셔 준다. 아래 눈꺼풀과 위 눈꺼풀의 안쪽 연결부에서 2개의 작은 구멍이 **코눈물관(nasolacrimal duct)**으로 연결되어 눈물을 코안으로 보낸다. 그림 11-4 •는 눈의 **눈물장치(lacrimal apparatus)**를 구성하는 눈물샘과 관들을 보여준다.

6개의 **외인성(외부) 안구근육(extrinsic eye muscle)**이 눈확의 뼈표면에서 기원하여 안구의 바깥에 있다. 이들 근육의 명칭은 아래곧은근(inferior rectus muscle), 가쪽곧은근(lateral

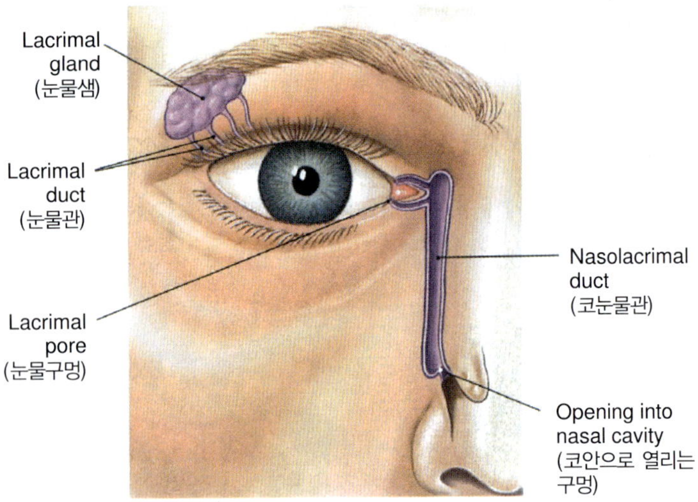

• 그림 11-4 **눈물장치.**

rectus muscle), 안쪽곧은근(medial rectus muscle), 위곧은근(superior rectus muscle), 아래빗근(inferior oblique muscle), 그리고 위빗근(superior oblique muscle)이다. 그림 11-5 • 에서 이들 근육 그리고 이들의 수축이 어떻게 눈을 움직이는지를 볼 수 있다.

눈의 구조

눈은 대략 구형이며 지름이 약 2.5 cm이다. 안구는 속이 비었으며, 수정체(lens)는 내부를 2개의 공간으로 나눈다(그림 11-6a •). 유리체방(vitreous chamber)이라고도 부르는 커다란 뒤공간(posterior cavity)은 젤리 같은 유리체(vitreous body)로 채워져 있다. 유리체는 눈의 형태를 유지하는 역할을 한다. 더 작은 앞공간(anterior cavity)은 맑은 액체성의 방수(aqueous humor, "watery liquid")로 채워져 있다. 방수는 앞공간내 그리고 뒤공간의 유리체 가장자리 주위를 순환한다.

눈의 벽은 3개의 독특한 층으로 이루어진다. 바깥층인 **공막(sclera)**은 주로 견고한 섬유결합조직으로 구성된다. 공막은 보호를 제공하며 외인성 안구근육의 부착부위가 된다. 공막은 "눈의 흰자위"로서 보인다. 공막의 일부인 **각막(cornea)**은 투명하다. 각막은 눈에서 빛이 통과하는 첫 번째 구조이다.

두 번째 층인 **맥락막(choroid)**은 공막의 안쪽에 위치한다. 여기에는 눈조직에 공급되는 수많은 혈관들이 있다. 눈의 앞쪽을 향해 맥락막은 **홍채**(iris) 그리고 근육성의 **섬모체**(ciliary body)를 형성한다. 홍채는 눈으로 들어오는 빛의 양을 조절하며, 섬모체는 초점을 맞추는데 꼭 필요한 수정체의 형태를 조절한다.

투명한 각막을 통해 볼 수 있는 색깔을 띠는 **홍채**는 혈관, 색소세포, 그리고 두 세트의 내인성(내부) 안구근육(intrinsic eye muscle)을 갖는다. 이 근육들이 수축하면, 가운데 구멍인 **동공(pupil)**의 지름이 변하게 된다. 동공의 확장과 수축은 갑작스런 빛의 강도 변화에 대한 반응으로 자율신경계에 의해 조절된다. 매우 밝은 빛에 노출되면 동공의 지름이 빠르게 감소된다. 빛의 양이 갑작스럽게 감소되면 동공이 천천히 열리고 천천히 확장된다.

바깥 가장자리를 따라 동공은 **섬모체(ciliary body)**에 부착되어 있는데, 이들 대부분은 눈

• 그림 11-5 **외인성 안구근육.**

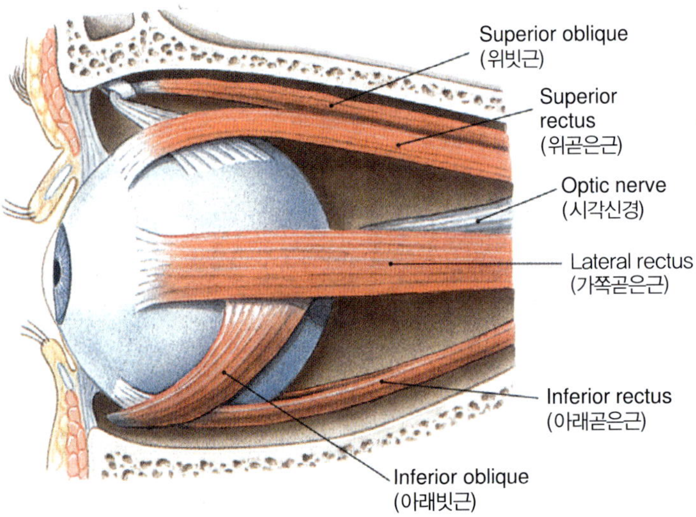

(a) 왼쪽 눈, 가쪽에서 본 모습

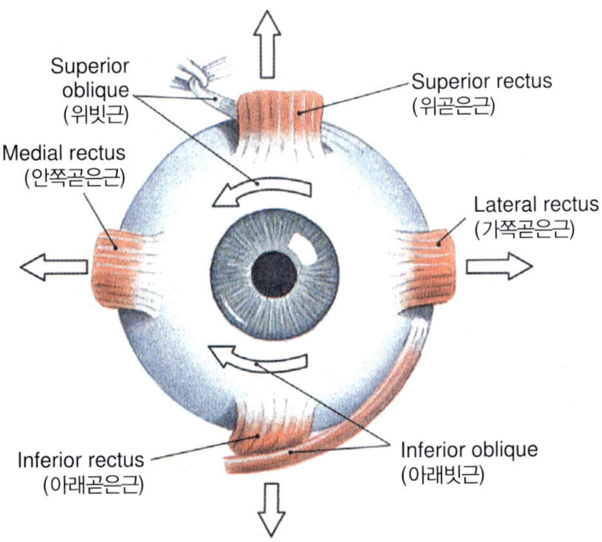

(b) 왼쪽 눈, 앞에서 본 그림

• 그림 11-6 **눈의 구조.**
(a) 눈의 단면구조와 특징. **(b)** 망막의 확대도. 광수용체는 맥락막층과 가까이 위치하는 점에 주목하라.

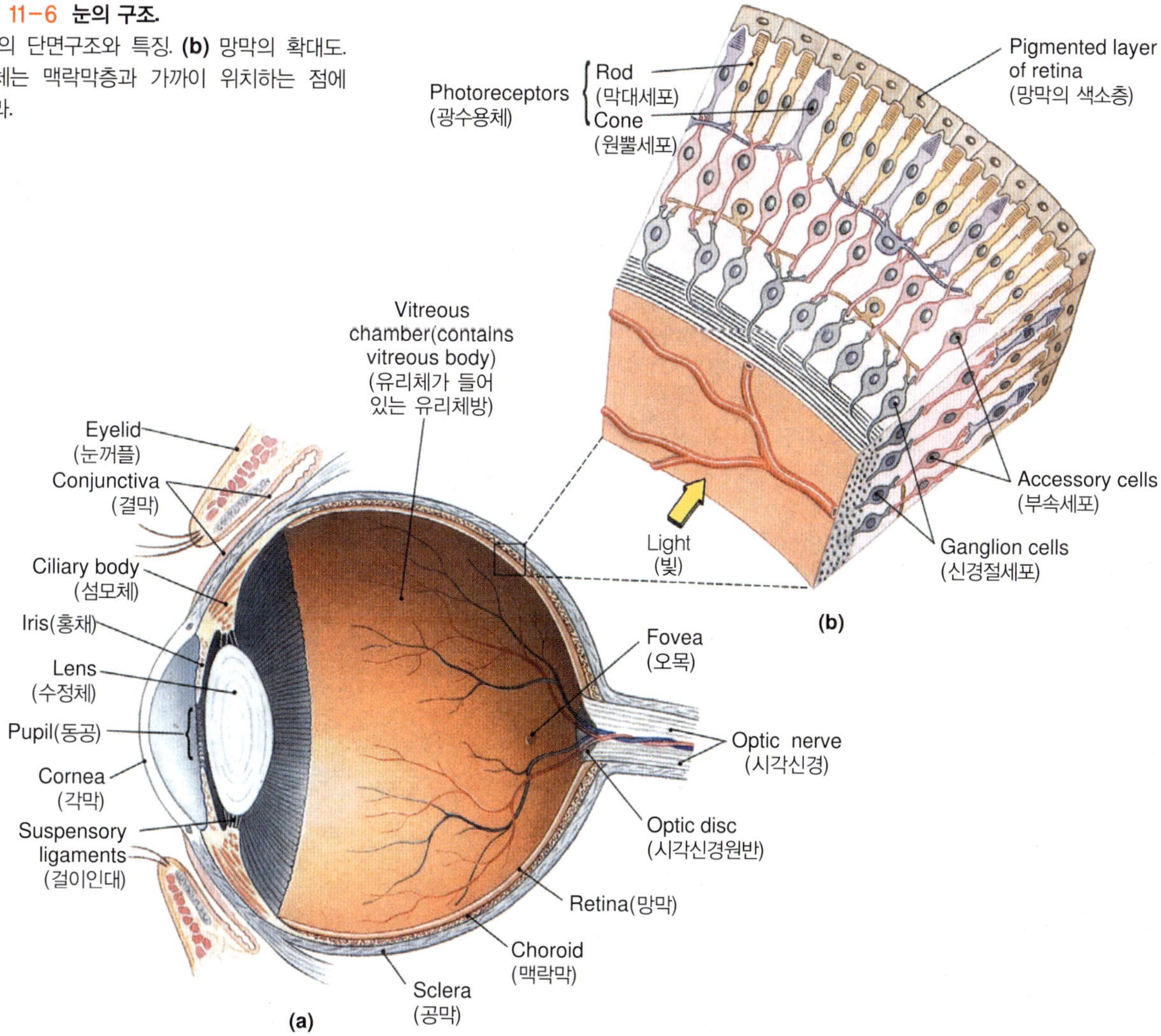

의 안쪽으로 돌출되어 있는 근육의 고리인 섬모체근(ciliary muscle)으로 구성된다. 섬모체근은 섬모체로부터 수정체로 확장된 아교섬유(collagen fiber)[걸이인대(suspensory ligament)]에 붙어 있다. 이 섬유들은 빛이 동공의 중심을 통해 수정체의 중앙을 지나도록 수정체를 위치시킨다. 섬모체근의 수축과 이완은 유연한 수정체의 모양을 변화시킨다.

눈의 안쪽 층인 **망막(retina)**은 색소세포 그리고 빛에 반응하는 광수용체의 바깥층으로 구성된다. 그림 11-6b • 는 망막 및 두 종류의 광수용체인 **막대세포(간상세포, rod)**와 **원뿔세포(원추세포, cone)**를 확대한 그림이다. 막대세포는 빛의 색깔을 구별하지 못한다. 막대세포는 빛에 매우 민감하며 어두운 빛을 볼 수 있도록 한다. 원뿔세포는 우리에게 색깔을 볼 수 있게 한다. 세 종류의 원뿔세포(청색, 녹색, 그리고 적색)가 있으며, 이들의 다양한 조합적 자극이 각기 다른 색을 인지하도록 한다. 원뿔세포는 또한 막대세포에 비해 더 정확하고 깨끗한 상을 볼 수 있게 하지만 막대세포에 비해 더 강한 빛을 필요로 한다. 만일 우리가 일몰 시에 밖에 앉아 있는 경우 우리의 눈은 원뿔세포에 의한 시각(총천연색의 분명한 상)에서 막대세포에 의한 시각(흑과 백의 상대적으로 입자가 굵은 상)으로 바뀐다고 말할 수 있다.

어떤 색을 구별할 수 없는 사람은 일종의 색맹(color blindness)을 갖고 있다. 색맹은 하나 혹은 그 이상의 원뿔세포가 없거나 비기능적인 경우 생긴다. 가장 흔한 경우, 적색 원뿔세포가 없으며, 그 환자는 녹색과 적색을 구별하지 못한다. 색맹은 여성에 비해 남성에 약 15배가 더 많다. 완전색맹은 극히 드물다.

임상노트(Clinical Note)

안경과 콘택트렌즈는 실제로 어떤 일을 할까?

정상적인 눈의 경우, 섬모체근이 이완되면 수정체가 편평해지며 먼 상의 초점이 망막에 맺히게 된다(그림 11-7a •). 이 상태는 정시안(emmetropia)이라 하는데, 이는 "적절한 눈(proper eye)"이라는 의미이다. 그러나 수정체 혹은 각막의 형태가 불규칙한 경우에는 시각 상의 선명도에 영향을 줄 수 있다. 이 상태는 난시(astigmatism)라 부르며 안경 혹은 콘택트렌즈(contact lens)에 의해 교정될 수 있다.

미국에서 약 47%의 사람들이 안경 혹은 콘택트렌즈를 착용하는 것으로 추산된다. 그림 11-7 •은 유리나 콘택트렌즈로 교정되는 일반적인 두 문제에 대해 예시하고 있다. 만일 안구가 너무 깊으면, 먼 물체의 상은 망막의 앞에 맺히게 되어 초점이 맞지 않고 흐릿할 것이다(그림 11-7b •). 가까운 거리의 상은 정상인데 그 이유는 망막에 상을 맞출 수 있을 만큼 수정체가 둥글 수 있기 때문이다. 결과적으로 그러한 사람들은 **근시**("nearsighted", 더 공식적인 용어로는 **myopia**)가 된다. 그림 11-7c •는 교정렌즈가 어떻게 망막에 상을 맺히게 도와주는지를 보여준다.

만일 안구가 너무 얕으면, **원시(hyperopia**, "far eye")가 생긴다(그림 11-7d •). 섬모체근은 먼 물체라 하더라도 망막에 초점이 맞도록 수축하지만 가까운 곳에 대해서는 수정체가 충분한 굴절을 제공하지 못한다. 먼 물체를 더 분명하게 볼 수 있기 때문에, 이러한 사람들은 "원시(farsighted)"라고 말한다. 나이가 든 사람들은 수정체의 탄력성이 떨어지면서 원시가 되는데, 이러한 형태의 원시를 **노안(presbyopia**, "old man eye")이라고 한다. 원시는 망막의 적절한 위치에 상을 맺히게 하는 교정렌즈를 사용하여 치료될 수 있다(그림 11-7e •).

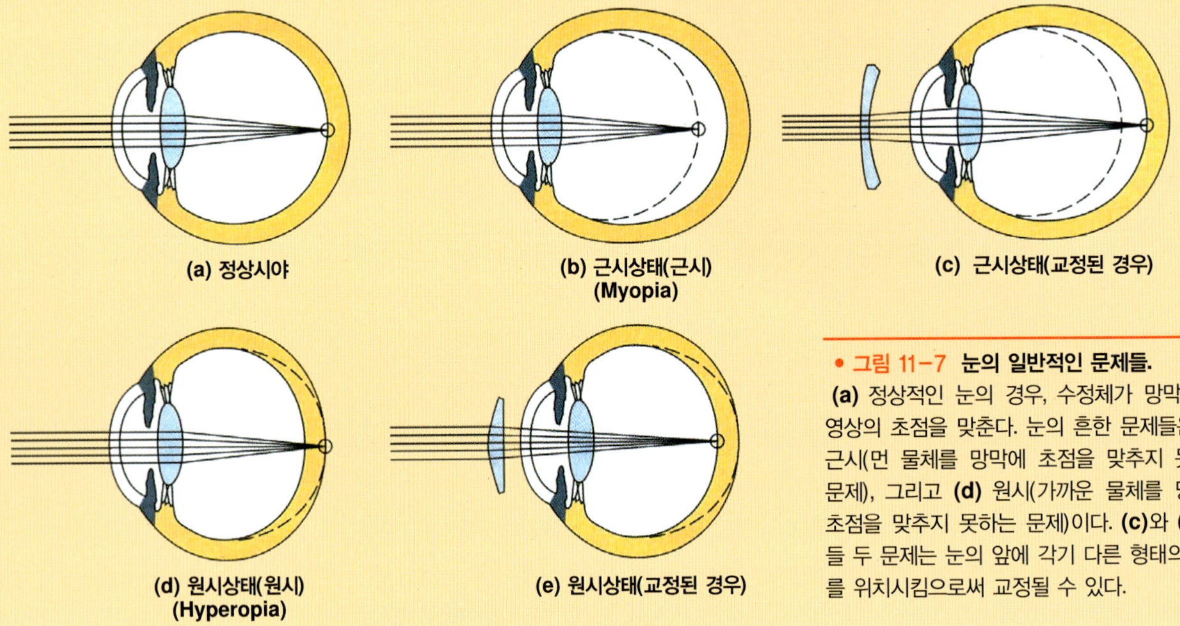

• 그림 11-7 **눈의 일반적인 문제들.** **(a)** 정상적인 눈의 경우, 수정체가 망막 상에 영상의 초점을 맞춘다. 눈의 흔한 문제들은 **(b)** 근시(먼 물체를 망막에 초점을 맞추지 못하는 문제), 그리고 **(d)** 원시(가까운 물체를 망막에 초점을 맞추지 못하는 문제)이다. **(c)**와 **(e)** 이들 두 문제는 눈의 앞에 각기 다른 형태의 렌즈를 위치시킴으로써 교정될 수 있다.

막대세포와 원뿔세포는 망막 전체적으로 균일하게 분포하지 않는다. 각막과 수정체를 통과하여 지난 후 영상이 도달되는 부위에는 막대세포가 전혀 없다. 이 부위는 원뿔세포가 많이 집중되어 있는 중앙의 얕은 함몰 부위인 **오목(fovea)**이라 부르는 지점이다(그림 11-6a •). 오목은 색을 보는 중심이며 가장 선명하게 볼 수 있는 부위로서 우리가 사물을 직시하면 망막이 이 부위에 상이 맺힌다. 이는 넓은 부위가 아니어서 팔을 뻗어 손을 바라보는 경우, 오목의 실제 지름은 대략 가운데 세 손가락의 폭과 같다.

막대세포와 원뿔세포는 부속 신경세포와 교통한다. 부속 신경세포의 자극은 **신경절세포**(ganglion cell)를 자극하게 된다(그림 11-6b •). 신경절세포의 신경섬유는 뇌로 시각을 전달한다.

신경절세포의 축삭은 오목의 안쪽 원형부위인 **시각신경원반(optic disc)**으로 모아진다. 시각신경원반은 시각신경(N II)이 시작되는 곳이다(그림 11-6a •). 망막에 공급되는 혈관은 시각신경의 중앙을 지나 시각신경원반의 표면으로 나온다. 시각신경원반에는 광수용체가 없으며,

임상노트(Clinical Note)

20/20 시력이란 무엇일까?

시각의 선명도 혹은 시력을 측정하기 위해 시각이 20/20의 등급을 지닌 사람은 약 6미터(20피트)의 거리에서 "정상"인처럼 선명하게 본다. 20/15인 시력은 평균보다 좋아서 약 4.5미터(15피트)에서 정상인이 선명하게 보는 것을 약 6미터(20피트)에서 선명하게 볼 수 있다. 반면, 20/30인 사람의 시력은 정상인이 약 9미터(30피트)에서 선명하게 보는 것을 약 6미터(20피트)에서 볼 수 있다.

안경이나 콘택트렌즈를 사용하더라도 시력이 20/200 이하로 떨어지는 사람은 법적으로 실명인 것으로 간주된다. 미국의 경우 40만 명의 법적인 맹인들이 있는데, 그 중 반 이상은 65세 이상이다.

이 부위에서는 빛의 충격을 감지하지 못하기 때문에 **맹점(blind spot)**이라 부른다. 불수의적인 눈의 운동이 시각 영상과 함께 이동하기 때문에 시야에서는 이 맹점을 느끼지 못하며, 뇌는 잃어버린 정보로 채워진다.

수정체의 구조와 기능

수정체(lens)는 각막의 뒤에 있다. 눈으로 들어 온 빛은 표면의 결막을 통과하고 각막, 방수, 수정체, 그리고 유리체(vitreous body)를 지나 망막에 도달된다. 수정체의 주된 기능은 망막내 감각수용체 상에 영상의 초점을 맞추는 것이다. 초점은 물체로부터 오는 빛의 구부러짐, 즉 **굴절(refraction)**에 따른다. 수정체는 그의 형태를 변화시켜 필요한 굴절을 만든다. 투명한 수정체는 대개 구형이다. 수정체가 어느 정도 탄력적이기 때문에, 외부에서 오는 힘은 수정체를 당겨 편평한 난원형으로 만들 수 있다.

수정체는 섬모체로부터 기원되는 지지인대(suspensory ligament)에 의해 부착되어 있다(그림 11-6a • 참조). 섬모체내 민무늬근섬유가 수정체를 둥글게 한다. 우리가 바로 옆의 사물을 보는 경우, 섬모체근이 수축하여 섬모체의 안쪽 가장자리가 수정체를 향해 이동한다. 이 이동은 지지인대의 장력을 감소시키며, 수정체는 더욱 구형으로 된다. 먼 사물을 보는 경우, 섬모체근이 이완되어 지지인대가 수정체의 가장자리를 당겨 수정체는 상대적으로 편평해진다. 수정체 형태의 이러한 변화는 망막 위에 상의 초점을 맞추게 되며, 이를 **조절(accommodation)**이라 부른다.

- ✔ 적당하지 않은 눈물의 생산에 의해 맨 처음 영향을 받는 층은 무엇일까?
- ✔ 수정체가 매우 둥글 때, 우리는 가까운 곳의 물체를 볼 수 있을까? 아니면 먼 거리의 물체를 볼 수 있을까?
- ✔ 만일 눈에 원뿔세포가 없이 태어난다면, 그 사람은 여전히 볼 수 있을까? 설명해 보라.

시각

시각의 경로는 광수용체에서 시작되어 대뇌반구의 시각겉질에서 끝난다. 이 길을 따라 시각정보는 뇌줄기의 반사중추로 중계된다. 예를 들어, 솔방울샘(송과샘, pineal gland)에서의 시각정보는 낮/밤 주기로 통합되는 일일 활동의 양상을 확립시키게 된다. 이 일주기[circadian ("day/night") rhythm]는 대사율, 내분비 기능, 혈압, 소화활동, 그리고 각성/잠 주기(awake/sleep cycle), 그리고 기타 과정 등에 영향을 준다.

평형감각과 청각

평형감각과 청각은 머리뼈의 관자뼈 안에 위치하는 감각구조인 속귀(내이, inner ear)에 의해 제공된다. [p. 103] 이러한 감각들 모두에 대한 기본 수용체는 섬모가 있는 털세포(hair cell)이다. 섬모의 운동은 털세포로 하여금 신경충격을 야기시킨다. 주변 구조의 각기 다른 배열들은 어떻게 털세포가 각기 다른 자극에 반응하는지 그리고 다음과 같은 두 각기 다른 감각에 관여하는지를 설명해 준다.

- 중력, 가속도, 그리고 회전을 감시함으로써 공간 속에서 몸의 자세에 대해 정보를 주는 평형감각(equilibrium).
- 음파를 감지하여 해석하도록 하는 청각.

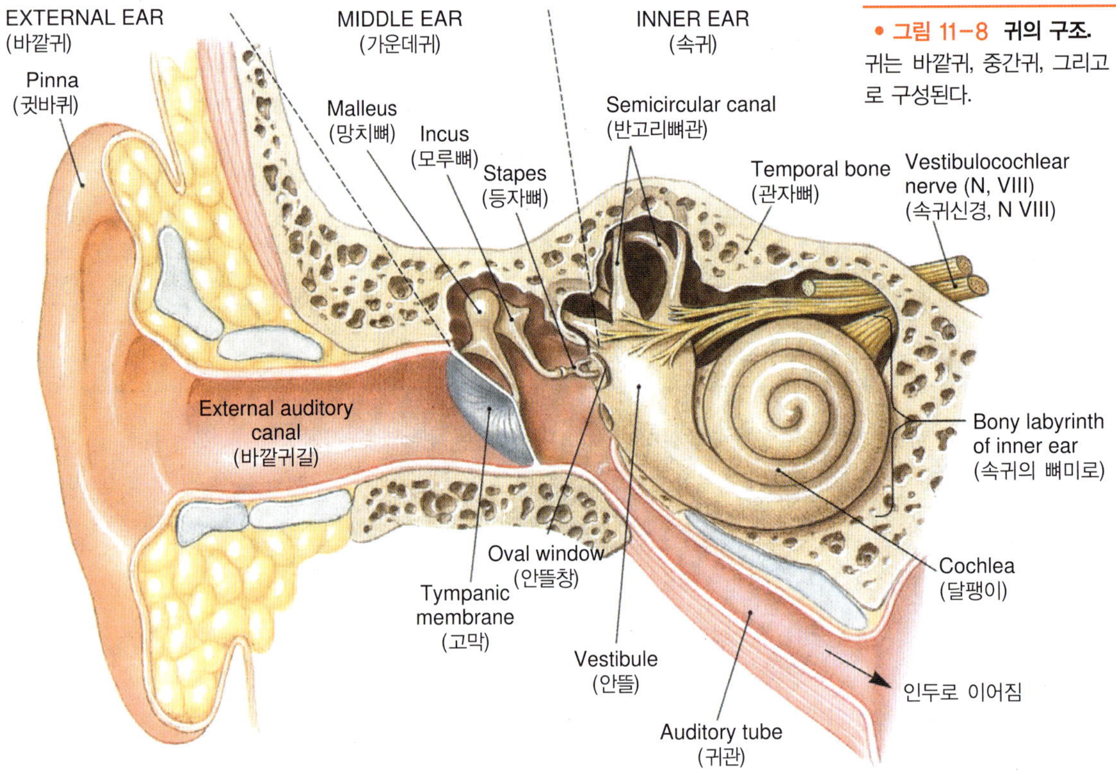

• 그림 11-8 **귀의 구조.**
귀는 바깥귀, 중간귀, 그리고 속귀의 세 부위로 구성된다.

귀의 구조

귀는 세 부위로 구성된다(그림 11-8 •). 바깥귀(외이, external ear)는 밖에서 볼 수 있는 귀 부분으로 음파를 모아 고막까지 전달한다. 가운데귀(중이, middle ear)는 관자뼈(temporal bone)의 두터운 부분 안에 위치하는 방이다. 가운데귀 안의 구조들이 음파를 모으고 증폭시켜 청각과 관련된 속귀 부위로 전달한다. 속귀(내이, inner ear)는 또한 평형감각에 관여하는 감각기관들도 포함하고 있다.

바깥귀는 **바깥귀길(외이도, external auditory canal)**의 입구를 둘러싸고 있는 육질의 **귓바퀴(pinna** 또는 earlobe)를 포함한다. 탄력연골(elastic cartilage)에 의해 지지되는 귓바퀴는 바깥귀길의 입구를 보호하며 바깥귀길 안으로 소리를 모은다. 변화된 땀샘인 **귀지샘(ceruminous gland)**은 바깥귀길을 따라 귀지(cerumen, 또는 "earwax")라 부르는 왁스성분의 물질을 분비하는데 이의 역할은 미생물의 성장 및 감염의 기회를 감소시킨다. 또한 작고 밖으로 돌출된 털들은 이물질 혹은 곤충 등의 침입을 막는다. 바깥귀길은 **고막(eardrum** 또는 **tympanic membrane)**에서 끝난다. 고막은 얇은 판으로 가운데귀와 바깥귀를 분리시킨다.

가운데귀(middle ear)는 공기로 채워져 있다. 이는 **귀관(auditory tube,** 또는 Eustachian tube)이라 부르는 관을 통해 인두의 윗부분으로 열려 있다. 귀관은 고막의 양쪽 면에 미치는 압력을 동일하게 만든다. 불행하게도, 이는 또한 미생물이 들어오는 경로가 되어 가운데귀의 감염을 야기시킨다.

가운데귀는 3개의 작은 귀뼈인 **귓속뼈(이소골, auditory ossicle)**가 있다. 귓속뼈들은 속귀의 수용체와 함께 고막과 연결된다. 이들의 모양에 따라 명칭을 부르는데, **망치뼈(malleus,** "hammer")는 고막의 안쪽 표면에 붙어 있다. 가운데 뼈인 **모루뼈(incus,** "anvil")는 안쪽 **등자뼈(stapes,** "stirrup")에 망치뼈를 부착시킨다. 등자뼈의 바닥은 속귀에 있는 막인 안뜰창(난원창, oval window)에 붙어 있다. 고막의 진동은 이 3개의 뼈들을 움직이게 하며 난원창을 등자뼈가 치도록 만든다.

그림 11-8 • 에서 보듯이, **속귀**는 **안뜰(전정, vestibule), 반고리뼈관(semicircular canal),**

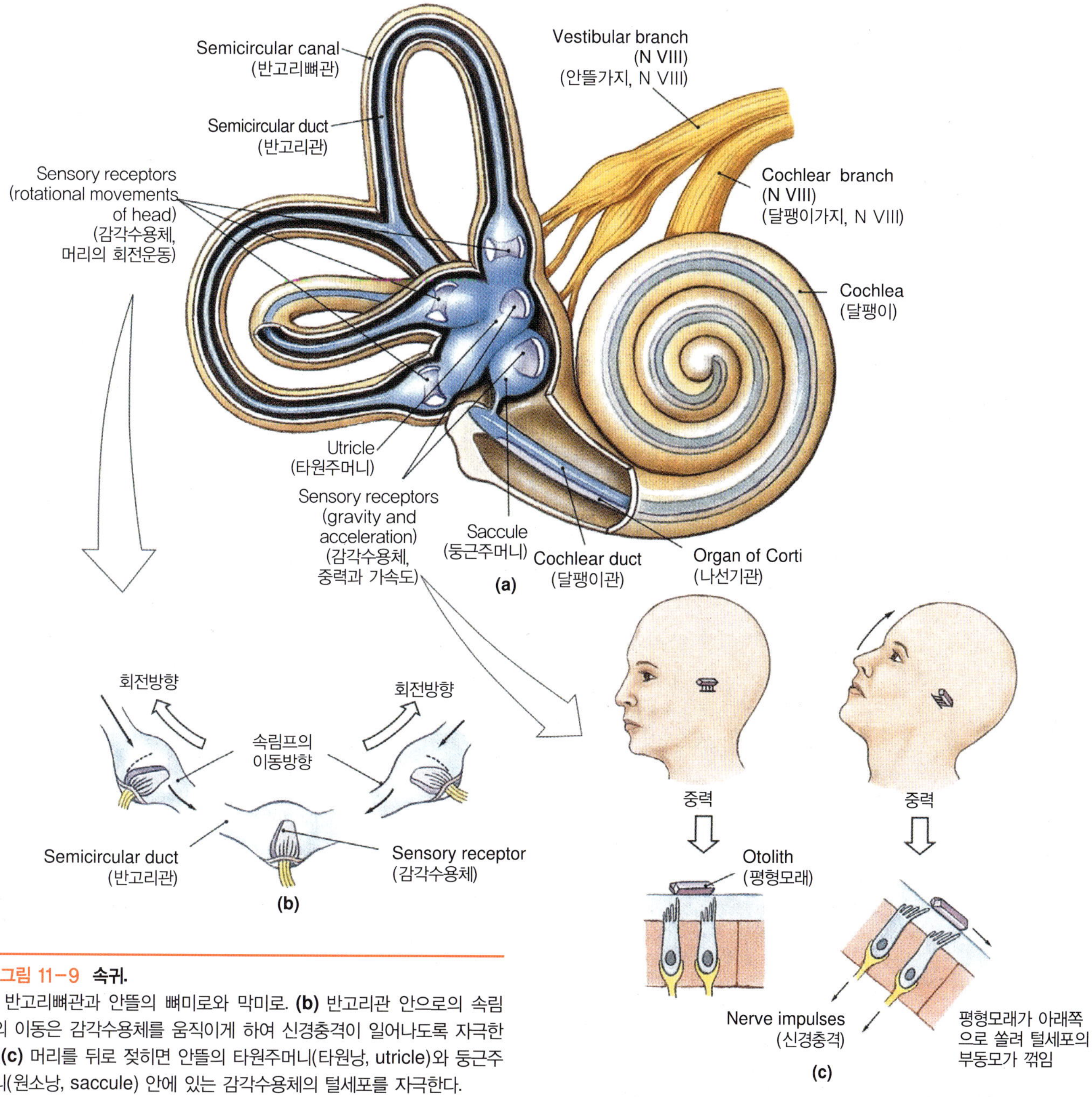

• **그림 11-9 속귀.**
(a) 반고리뼈관과 안뜰의 뼈미로와 막미로. **(b)** 반고리관 안으로의 속림프의 이동은 감각수용체를 움직이게 하여 신경충격이 일어나도록 자극한다. **(c)** 머리를 뒤로 젖히면 안뜰의 타원주머니(타원낭, utricle)와 둥근주머니(원소낭, saccule) 안에 있는 감각수용체의 털세포를 자극한다.

그리고 **달팽이(와우, cochlea)**로 구성된다. 평형감각과 청각은 속귀 안에 있는 수용체들에 의해 제공된다.

이들 두 감각에 대한 수용체들은 **막미로(membraneous labyrinth)**라 알려진 체액으로 차 있는 관과 방의 망 속에 있다(그림 11-9a •). 막미로는 **속림프(endolymph)**라는 체액이 있다. **뼈미로(bony labyrinth)**는 막미로를 싸고 있으며 그를 보호하는 치밀뼈(dense bone)의 껍질이다(그림 11-8 • 참조). 막미로와 뼈미로 사이에는 **바깥림프(perilymph)**라는 또 다른 체액이 흐른다.

반고리뼈관의 기능

3개의 반고리뼈관들이 머리의 회전운동에 관한 정보를 제공한다. 각 반고리뼈관은 속림프와 감각수용체가 있는 가느다란 반고리관(semicircular duct)을 갖고 있다. 각 반고리관은 "아니오"라고 머리를 흔드는 수평회전, "예"라고 할 때의 끄덕거림, 그리고 머리를 기울일 때와 같이 옆에서 옆으로 움직이는 세 가지 가능한 운동 중의 하나에 반응한다. 이러한 세 방향이 우리 주변 세계의 삼차원에 상응하기 때문에, 이들은 가장 복잡한 운동에 관한 정확한 정보를 제공하게 된다.

그림 11-9b • 는 머리의 운동이 어떻게 반고리관 안의 감각수용체를 자극할 수 있는지 보여준다.

안뜰의 기능

안뜰은 한 쌍의 막주머니인 **둥근주머니(saccule)**와 **타원주머니(utricle)**가 있다. 안뜰의 타원주머니와 둥근주머니 안에 있는 수용체들은 중력과 가속도에 관한 정보를 제공한다. 만일 우리가 머리를 젖히고 서 있다면, 이 수용체들은 그의 각도 및 머리가 앞, 뒤 혹은 옆으로 기울어졌는지를 감지한다. 이러한 수용체들은 또한 자동차를 가속할 때의 경우처럼 점점 증가되는 속도에 대한 느낌을 전달해 준다.

타원주머니와 둥근주머니 안의 감각수용체들은 **평형모래[otolith**, 문어적으로 "귀돌(이석, ear stone")]이라는 치밀하게 쌓인 무기염류 결정의 한 층 아래에 놓여 있다. 머리가 정상이라면, 평형모래의 위로 향한 위치가 한 쪽에서 다른 쪽이 아닌 아래 방향을 감각털(sensory hair)을 누른다. 머리가 젖혀지면, 평형모래에 대한 중력의 당김이 한 쪽으로 움직이도록 한다. 평형모래의 이러한 움직임은 수용체를 자극하여 신경충격활성을 변화시키고 이 신호는 CNS에 전달되어 머리가 수평이 아니라는 것을 알려준다(그림 11-9c • 참조).

안뜰과 반고리뼈관의 감각수용체로부터 오는 신경충격은 속귀신경(vestibulocochlear nerve, N VIII)의 **안뜰가지(vestibular branch)**를 형성하는 축삭의 신경세포로 전달된다. 머리의 각 측면으로부터 도달되는 감각정보는 소뇌 및 대뇌겉질로 전달되며, 이곳에서 자세와 운동에 관한 의식적인 자각이 이루어진다.

달팽이의 기능

달팽이뼈는 막미로의 **달팽이관(cochlear duct)**을 포함한다. 달팽이관 안의 수용체들은 청각을 제공한다. 달팽이관은 바깥림프로 채워진 한 쌍의 방 사이에 끼워져 있으며 그리고 전체 복합체들은 중앙의 연결뼈 주위를 감고 있다. 나선상의 배열이 라틴어로 *cochlea*라 부르는 달팽이 껍질과 비슷하다.

뼈미로의 벽은 달팽이나선의 바닥 근처에 있는 2개의 작은 부위를 제외한 나머지는 치밀뼈로 구성된다. **달팽이창(round window)**은 달팽이 안의 속림프를 가운데귀 안의 공기와 분리시키는 얇은 막이다. **안뜰창(oval window)**의 가장자리는 등자뼈의 바닥에 견고하게 부착되어 있다. 음파가 고막을 앞뒤로 진동시킬 때, 그 운동은 망치뼈에서 모루뼈 그리고 등자뼈로 전달된다. 등자뼈의 움직임은 결국 달팽이관 안의 수용체를 자극하게 되며 우리는 소리를 듣게 된다. 청각을 위한 수용체들은 나선으로 꼬인 달팽이관의 전체 길이를 따라 신장되어 있는 **나선기관(organ of Corti)**이라 부르는 구조 안에 들어 있다.

그림 11-10 • 은 여섯 단계의 청각과정을 요약하였다.

- 1단계: 음파가 바깥귀길로 들어와 고막을 향해 이동한다.
- 2단계: 고막의 진동은 3개의 귓속뼈를 움직인다.
- 3단계: 안뜰창에서 등자뼈의 움직임은 위쪽 관의 바깥림프 안에서 압력파를 만든다.
- 4단계: 압력파는 달팽이관 안에서 진동을 야기하여 달팽이창으로 향하도록 한다. 고주파 혹은 높은 음조의 소리는 안뜰창과 가까이 있는 달팽이관 안에서 진동을 일으킨다. 저주파 혹은 낮은 음조의 소리는 안뜰창과 멀리 떨어진 곳에서 진동을 일으킨다.
- 5단계: 달팽이관의 진동은 나선기관 안의 감각수용체를 움직이게 한다. 소리가 크면 클

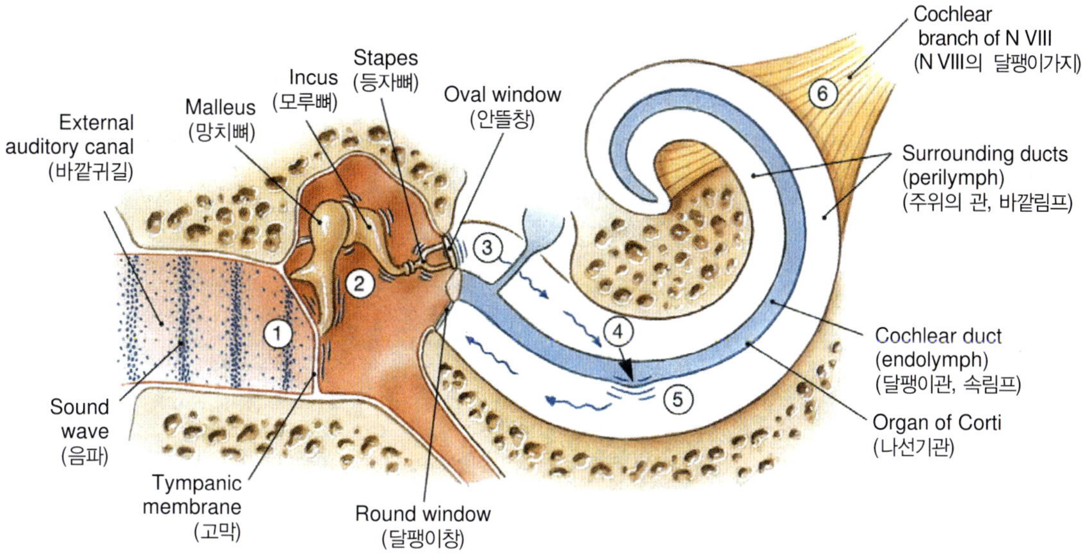

• **그림 11-10 듣기과정.** 소리를 인지하는 단계들.

수록 진동은 더 커지며 자극된 수용체세포들의 수가 더 많아진다.

- 6단계: 자극의 부위와 강도에 관여하는 정보가 N VIII의 달팽이가지를 통해 CNS로 전달된다.

신경충격으로 각기 다른 소리의 자율반사를 조화시키는 뇌줄기 안에 있는 부위로 간다. 예를 들어, 반사는 갑작스런 큰 소름에 대한 반응으로 머리의 위치를 빠르게 바꿀 수 있다. 시상이 대뇌반구의 청각겉질로 감각을 전달하면서 소리를 인지하게 된다.

✔ 어떤 구조가 가운데귀의 압력과 바깥의 압력을 같게 만들까?

✔ 속귀의 어떤 구조가 머리의 회전운동을 감지하여 머리로 전달시킬까?

복습

핵심용어

조절(accommodation): 망막 위에 상의 초점을 맞추는 눈 수정체의 곡면 변화.

청각의(auditory): 소리의 감각을 인지하는.

맥락막(choroid): 눈의 벽 안에 있는 가운데층.

달팽이(cochlea): 청각기관을 싸고 있는 가운데귀 뼈미로의 나선부위.

오목(fovea): 원뿔세포들이 집중되어 있으며, 가장 선명한 시각을 제공하는 망막부위.

미각(gestation): 맛의 감각.

홍채(iris): 눈의 색깔을 만들며 민무늬근으로 이루어진 수축성 구조.

눈물샘(lacrimal gland): 눈물이 나오는 샘. 눈의 위 그리고 가쪽 면에 위치.

수정체(lens): 홍채와 동공의 뒤 그리고 유리체의 앞에 있는 투명한 구조.

후각(olfaction): 냄새의 감각.

고유수용(propioception): 뼈, 관절, 그리고 근육의 자세에 대한 인지.

동공(pupil): 빛이 눈으로 들어오는 홍채 가운데의 구멍.

망막(retina): 눈의 가장 안쪽 층. 유리체방을 싸고 있으며 광수용체가 있다.

공막(sclera): 눈의 흰자 부위 그리고 투명한 각막을 형성하는 섬유성의 가장 바깥층.

반고리뼈관(semicircular canals): 안뜰에 연결된 속귀의 관 부분. 머리의 회전운동을 감지한다.

학습요약

서론(p. 183)

1. **일반감각(general sense)**은 온도, 통각, 촉각, 압력, 진동, 그리고 몸의 자세이다. **특수감각(special sense)**은 후각, 미각, 시각, 균형감각, 그리고 청각이다.

감각수용체(p. 183)

1. **감각수용체(sensory receptor)**는 자극되는 경우 CNS로 감각을 보내는 특수한 세포이다.
2. CNS는 도달된 감각정보를 자극된 뇌의 부위에 따라 해석한다.
3. **적응(apaptation)**은 일정한 자극에 대한 민감도가 감소하는 것이다.

감각수용체의 종류(p. 183)

4. 감각수용체는 그를 흥분시킨 자극의 종류에 따라 **통각수용체**, **온도수용체**(냉각수용체와 온각수용체), **기계수용체**(다양한 운동), **화학수용체**(화학물질), 그리고 **광수용체**(빛)로 나뉜다.

일반감각(pp. 184~185)

1. 일반감각에 대한 수용체는 몸 전체에 흩어져 있다.

통증(p. 184)

2. 가장 간단한 통각수용체는 **자유신경종말(free nerve ending)**이다. 대부분은 피부와 연관된다(그림 11-1).

3. 두 종류의 통각이 있는데 **빠른통증(fast pain;** 찌르는 듯한 통증)과 **느린통증(slow pain;** 타는 듯이 쑤시는 통증)이 그것이다.

온도(p. 184)

4. 차가운 온도와 뜨거운 온도에 반응하는 별개의 **온도수용체(thermoreceptor)**가 있다. 일정한 온도에 대한 적응은 아주 빠르게 일어난다.

촉각과 압력(p. 185)

5. 촉각수용체(tactile receptor)는 미세촉각과 일반촉각, 압력, 그리고 진동에 민감한 기계수용체이다. 구조적으로 촉각수용체는 단순히 자유신경종말이거나 혹은 더 복잡한 **촉각소체(tactile corpuscle)**일 수 있다(그림 11-1).

몸의 위치(p. 185)

6. 고유수용체(proprioceptor)는 관절의 위치, 힘줄과 인대에 있는 장력, 그리고 근육의 수축 상태를 감시한다.

특수감각(pp. 185~195)

1. 특수감각에 대한 수용체는 특수한 부위 혹은 감각기관 안에 위치한다.

후각(p. 185)

2. 후각기관(olfactory organ)은 **후각수용체(olfactory receptor;** 상부의 점액에 용해된 화학물질에 민감한 변형된 신경세포)와 지지세포가 있는 **후각상피(olfactory epithelium)**가 포함된다. 이들의 표면은 후각샘의 점액분비물로 덮여 있다(그림 11-2).

미각(p. 186)

3. 미각수용체(gustatory receptor)는 혀의 등쪽 표면에 있는 상피의 돌기(**혀유두**)와 연관된 **맛봉오리(taste bud)**의 집단이다(그림 11-3).

4. 각 맛봉오리는 **미각세포(gustatory cell)**를 갖고 있는데, 이들은 좁은 **미각구멍(taste pore)**을 통해 미각털(taste hair)을 신장시킨다(그림 11-3).

5. 주된 미각(primary taste sensation)에는 단맛, 짠맛, 신맛, 그리고 쓴맛이다.

6. 맛봉오리는 각기 다른 3개의 뇌신경에 의해 감시된다.

시각(p. 187)

7. 눈의 **부속구조(accessory structure)**에는 눈꺼풀, 점막, 다양한 외분비샘, 그리고 외인성 안구근육이 있다.

8. **결막(conjunctiva)**이라 부르는 상피가 투명한 **각막(cornea)**을 제외한 눈의 노출된 표면을 덮는다.

9. 눈물샘(lacrimal gland)의 분비물들은 결막을 적시는데, 이 분비물들에는 세균을 공격하는 효소가 들어 있다. 눈물은 **코눈물관(nasolacrimal duct)**을 통과하여 코안으로 도달한다(그림 11-4).

10. 6개의 **외인성 안구근육(extrinsic eye muscle)**이 안구운동을 조절하는데, 이러한 근육은 아래곧은근(inferior rectus muscle), 가쪽곧은근(lateral rectus muscle), 안쪽곧은근(medial rectus muscle), 위곧은근(superior rectus muscle), 아래빗근(inferior oblique muscle), 그리고 위빗근(superior oblique muscle)(그림 11-5).

11. 눈의 아래는 작은 **앞공간**(수정체의 앞)과 큰 **뒤공간**(수정체의 뒤)으로 구분된다. 액체인 **방수**가 수정체를 적시며 뒤공간은 눈의 형태를 안정화시키고 망막을 지지해 주는 젤라틴 물질인 **유리체**가 있다(그림 11-6a).

12. 눈에는 세 층이 있다. 바깥 표면의 대부분은 각막과 연결되는 **공막(sclera,** 치밀섬유결합조직)으로 덮여 있다(그림 11-6a).

13. 맥락막(choroid)이라 부르는 두 번째 층은 혈관, **홍채**, 그리고 섬모체가 있다. 섬모체는 **섬모체근** 그리고 수정체의 **지지인대**가 부착된 돌기들이 포함된다(그림 11-6a).

14. 안쪽의 망막은 바깥의 색소층과 광수용체가 있는 내부층으로 구성된다(그림 11-6b).

15. 막대세포와 **원뿔세포**라는 두 종류의 광수용체가 있다. 막대세포는 빛에 매우 민감하지만 각기 다른 색깔을 구별하지 못하며, 원뿔세포는 색을 볼 수 있게 한다. 많은 원뿔세포들이 **오목(fovea)**이라 부르는 망막부위에 치밀하게 쌓여 있으며 이 부위는 가장 선명한 시각부위이다(그림 11-6a).

16. 광수용체로부터 오는 정보는 **시각신경원반(optic disc)**에서 형성되어 부속세포로 전달되며 이어서 **신경절세포**, 그리고 시신경을 지나 뇌로 전달된다(그림 11-6b).

17. 지지인대에 의해 부착되어 있는 수정체는 망막수용체 상에 시각영상의 초점을 맞춘다. 빛은 망막과 수정체를 지날 때 **굴절**된다. **조절(accommodation)** 동안 수정체의 형태는 망막에 상의 초점을 맞추기 위해 변한다(그림 11-7).

18. 시각정보는 광수용체로부터 시야의 감각지도가 있는 뒤통수엽(occipital lobe)의 시각겉질로 전달된다.

평형감각과 청각(p. 191)

19. 평형감각과 청각은 **속귀** 안에 있는 **털세포**라 부르는 기계수용체에 의해 제공된다.

20. 귀는 각기 다른 기능을 갖는 세 부위로 구성된다. **바깥귀(external ear)**는 음파를 모으며, **가운데귀(middle ear)**는 음파를 증폭시키고, 그리고 **속귀(inner ear)**는 청각과 균형감각(또는 평형감각)을 제공한다.

21. 바깥귀는 **고막(tympanic membrane)**에서 끝나는 **바깥귀길(external auditory canal)**을 둘러싸고 있는 **귓바퀴(pinna)**가 있다(그림 11-8).

22. 가운데귀는 **귀관(auditory tube, Eustachian tube)**을 통해 코인두와 교통한다. 가운데귀는 속귀의 수용체복합체와 고막을 연결시키는 **귓속뼈**를 둘러싸서 보호한다(그림 11-8).

23. 속귀는 **안뜰**, **반고리뼈관**(안뜰과 반고리뼈관 안에 있는 수용체는 평형감각을 제공), 그리고 **달팽이**(이 수용체들은 청각을 제공)로 세분된다(그림 11-8, 11-9).

24. 속귀의 감각수용체는 체액으로 채워진 관과 방의 망인 **막미로(membraneous labyrinth)** 안에 있다. 막미로에는 **속림프**라 부르는 체액이 들어 있다.

25. 각각의 반고리뼈관에는 감각수용체가 회전감각을 제공하는 반고리관이 있다. 털세포는 속림프의 이동에 의해 자극된다(그림 11-9b).

26. 안뜰에는 중력과 선형 가속의 감각을 제공하는 수용체가 있는 한 쌍의 막주머니인 **둥근주머니(saccule)**와 **타원주머니(utricle)**가 있다. 털세포는 **평형모래**(무기염류 결정)와 접촉할 수 있도록 위치한다. 머리를 기울이면, 평형모래가 이동하여 털세포 안에 변형이 오게 되어 수용

체를 자극하게 된다(그림 11-9c).

27. 안뜰의 수용체들은 축삭이 속귀신경(N VIII)의 **안뜰가지 (vestibular branch)**를 형성하는 신경세포를 활성화시킨다.

28. 막미로의 확장된 부분인 **달팽이관(cochlear duct)**이 속귀의 달팽이에 들어 있다(그림 11-9, 11-10).

29. 음파는 고막을 향해 가서 고막을 진동시키며, 귓속뼈가 그 진동을 속귀로 전달한다. **안뜰창(oval window)**에서의 움직임은 달팽이관 주위의 속림프에 압력을 준다. 그 결과 압력파는 달팽이관 안에 있는 **나선기관(organ of Corti)**의 털세포를 변형시킨다(그림 11-10).

30. 자극된 수용체는 속귀신경(N VIII)의 **달팽이가지(cochlear branch)**를 지나 CNS로 신경충격을 전달한다(그림 11-10).

복습문제

연결형

A열의 각 항목과 가장 가까운 항목을 B열에서 찾아 연결하라. 옆의 밑줄에 답을 적으라.

	A열	B열
___	1. 근시(myopia)	a. 색각(color vision)
___	2. 눈의 바깥층	b. 자유신경종말
___	3. 화학수용체	c. 공막과 각막
___	4. 고유수용체	d. 회전운동
___	5. 원뿔세포	e. 관절의 위치에 대한 정보 제공
___	6. 조절(accommodation)	f. 미각과 후각을 제공
___	7. 고막(tympanum)	g. 가장 선명한 시각부위
___	8. 온도수용체	h. 희미한 빛에서 활성적
___	9. 눈물샘	i. 고막(eardrum)
___	10. 후각	j. 망막에 상의 초점을 맞추도록 수정체의 형태변화
___	11. 오목	k. 근시(nearsightedness)
___	12. 촉각수용체	l. 냄새
___	13. 반고리관	m. 촉각을 제공
___	14. 막대세포	n. 눈물을 분비

선택형

15. 눈의 앞쪽 투명한 바깥층은 ___ (이)라 부른다.
(a) 홍채 (b) 각막 (c) 망막 (d) 공막

16. 망치뼈, 모루뼈, 그리고 등자뼈는 ___ 안에 있는 작은 뼈들이다.
(a) 바깥귀 (b) 가운데귀
(c) 속귀 (d) 달팽이

17. 나선기관(organ of Corti)은 ___ 의 감각에 관여하는 감각수용체이다.
(a) 시각 (b) 후각 (c) 청각 (d) 미각

18. 화학물질이 코안에서 용해되었을 때, 이들은 ____ 를 자극한다.
(a) 미각세포 (b) 막대세포
(c) 후각털세포 (d) 촉각수용체

19. 일정한 자극이 있을 때 감각이 감소되는 것은 ___ (이)라 부른다.
(a) 적응 (b) 감각부호화(sensory coding)
(c) 반응 (d) 인지

20. 각각의 눈은 ___ 개의 외인성 안구근육에 의해 움직인다.
(a) 2 (b) 4 (c) 6 (d) 8

21. ____ 는 진동을 안뜰창에 직접 전달한다.
(a) 타원주머니 (b) 모루뼈
(c) 망치뼈 (d) 등자뼈

OX형

____ 22. 결막은 수정체를 덮는 얇은 막이다.

____ 23. 각각의 속귀는 3개의 반고리뼈관을 갖고 있다.

____ 24. 속귀는 머리뼈의 나비뼈에 위치한다.

____ 25. 섬모체근은 수정체의 형태를 바꾼다.

____ 26. 오목은 오직 막대세포만 있는 망막의 한 부분이다.

서술형

27. 일반감각과 특수감각을 구별하라.

28. 제인(Jane)은 시각검사를 위해 안과의사와 예약하였다. 그녀의 검사 결과는 20/15로 나왔다. 이 검사결과가 의미하는 받는 무엇일까? 20/20의 등급보다 좋을까, 아니면 나쁠까?

29. 폭죽이 있는 7월 4일 기념일에 참석했던 이후, 조이스(Joyce)는 정상적인 대화를 듣는 것이 힘들게 되었고, 그녀의 귀가 "윙윙"거리게 되었다. 그녀의 청각 문제는 무엇이 야기했을까?

30. 1층에서 20층까지 고속 엘리베이터를 타고 올라간 후, 분명히 멈추었는데도, 수 초간 마치 내려가는 느낌을 받았다. 왜 그럴까?

✓ 개념확인 문제의 답

(p. 185) **1.** 몸의 일반감각은 온도, 통증, 촉각, 압력, 그리고 고유감각(몸의 자세)이 있다. **2.** 고유수용체는 몸의 자세에 관한 감각수용체이다. 이들은 관절, 힘줄과 인대의 장력, 그리고 근육의 수축상태를 감시한다.

(p. 186) **1.** 후각수용체의 수가 많으면 많을수록, 냄새에 대한 감각은 더 민감해진다. 사람에 비해 개는 약 72배나 더 많은 후각수용체를 갖고 있다. **2.** 미각수용체(맛봉오리)는 용액 속에 들어 있는 분자 및 이온에만 민감하다. 만일 혀의 표면이 건조하다면, 설탕분자 혹은 소금이온이 녹을 수 있는 수분이 없으므로 미각수용체가 자극되지 않을 것이다.

(p. 191) **1.** 적절하지 않은 눈물의 생산에 의해 영향을 받는 눈의 첫 번째 층은 결막이다. 이 층이 건조해지면, 아프고 따끔거리는 느낌을 갖게 될 것이다. **2.** 수정체가 둥근 경우, 보다 가까운 곳을 볼 수 있다. 3. 원뿔세포가 없이 태어난 사람의 경우 막대세포가 기능을 하는 한 여전히 볼 수 있다. 원뿔세포가 색을 볼 수 있게 하기 때문에, 막대세포만을 갖는 사람은 흑백만을 보게 될 것이다.

(p. 195) **1.** 귀관 혹은 유스타키아관(Eustachian tube)은 가운데귀의 입구로 작용하며 고막 양쪽의 압력을 같게 만든다. **2.** 3개의 반고리관에 있는 수용체들이 머리의 회전운동에 의해 자극된다.

CHAPTER

12 내분비계

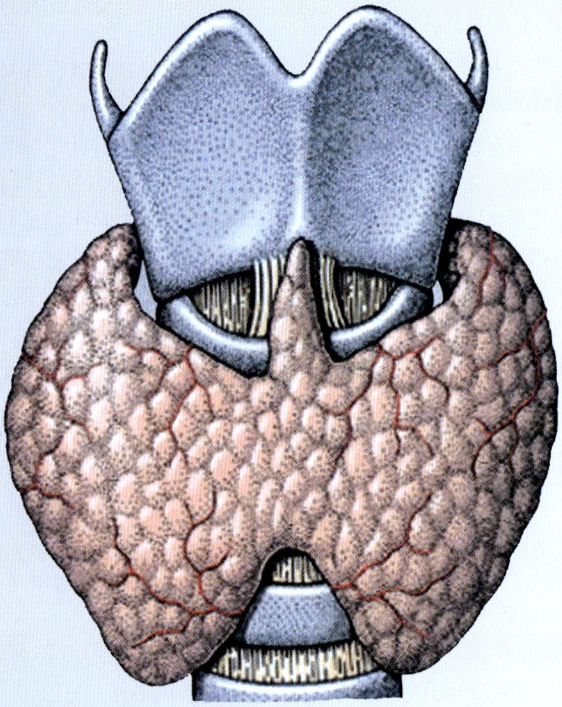

단원개요

내분비계 개요

호르몬

- 화학구조
- 세포에 대한 작용
- 호르몬 분비의 조절

주요 내분비샘

- 뇌하수체
- 갑상샘
- 부갑상샘
- 가슴샘
- 부신
- 이자
- 생식기관
- 솔방울샘

호르몬의 다른 근원

- 콩팥
- 심장
- 소화계
- 지방조직

호르몬과 스트레스

임상노트: 당뇨병

임상노트: 단백동화스테로이드와 육상선수

단원목표

1. 변화하는 상태에 대해 신경계와 내분비계에 의한 반응 시간을 비교한다.
2. 두 주된 종류의 호르몬을 형성하는 분자들의 종류를 열거한다.
3. 호르몬의 일반적인 작용을 설명한다.
4. 내분비기관이 어떻게 음성되먹임에 의해 조절되는지 설명한다.
5. 뇌하수체, 갑상샘, 부갑상샘, 가슴샘, 부신, 이자, 고환, 난소, 그리고 솔방울샘의 내분비샘과 조직의 위치, 호르몬, 그리고 기능에 대해 설명한다.
6. 콩팥, 심장, 소화관, 그리고 지방조직에 의해 분비되는 호르몬의 기능을 간단히 설명한다.
7. 내분비계가 스트레스에 어떻게 반응하는지 설명한다.

인체는 빠른 단기반응과 느린 장기반응을 통해 상태를 변화시키도록 적응된다. 제10장과 제11장에서 배웠듯이, 신경계는 내부 및 외부 자극의 변화에 빠르게 반응한다. 반면, **내분비계(endocrine system)**의 반응은 더 느리며 더 오래 지속된다. 내분비 반응의 일부는 혈당(포도당)과 칼슘이온의 농도를 조절하는 것과 같이 항상성(homeostasis)을 유지시키며, 다른 반응은 성장 및 발달과 연관된 영구적인 구조적 변화를 증진시킨다.

본 장은 내분비계의 전반적 구조 및 기능에 대해 소개한다. 또한 신경계와 내분비계 사이의 밀접한 실제적인 관계에 대해 알아볼 것이다.

내분비계 개요

내분비계는 몸의 모든 내분비세포와 조직들을 포함한다. 제4장에서 설명했듯이, **내분비세포(endocrine cell)**는 몸의 모든 부분에 도달될 수 있는 그의 분비물을 혈류로 방출하는 분비세포이다. 반면, **외분비세포(exocrine cell)**의 분비물은 관(duct)을 통해 특정의 부위로 간다. *[p. 56]* **내분비샘(endocrine gland)**은 관이 없는 샘으로서 내분비세포 및 기타 조직의 집단을 형성한다. 내분비샘은 내분비계의 기관들을 형성한다.

내분비샘의 세포들은 "활기를 띠게 하다(set in motion)"라는 의미의 단어인 **호르몬(hormone)**이라 부르는 화학물질을 분비한다. 호르몬은 순환계를 이동하여 다른 세포의 활성에 영향을 미치는 화학합성물이다.

내분비계의 주된 샘들은 그림 12-1 • 에 나타내었다. 이러한 기관 중 예를 들어 뇌하수체(pituitary gland)는 단지 호르몬만을 분비하며, 이자(췌장)와 같은 기관들은 호르몬의 분비 외에도 여러 다른 기능들을 수행한다.

표 12-1은 내분비계의 주요 샘들 그리고 이들이 분비하는 호르몬들에 대해 정리하였으며, 이들이 몸의 기능에 미치는 일반적인 영향에 관해 설명하였다.

• 그림 12-1 **내분비계.**

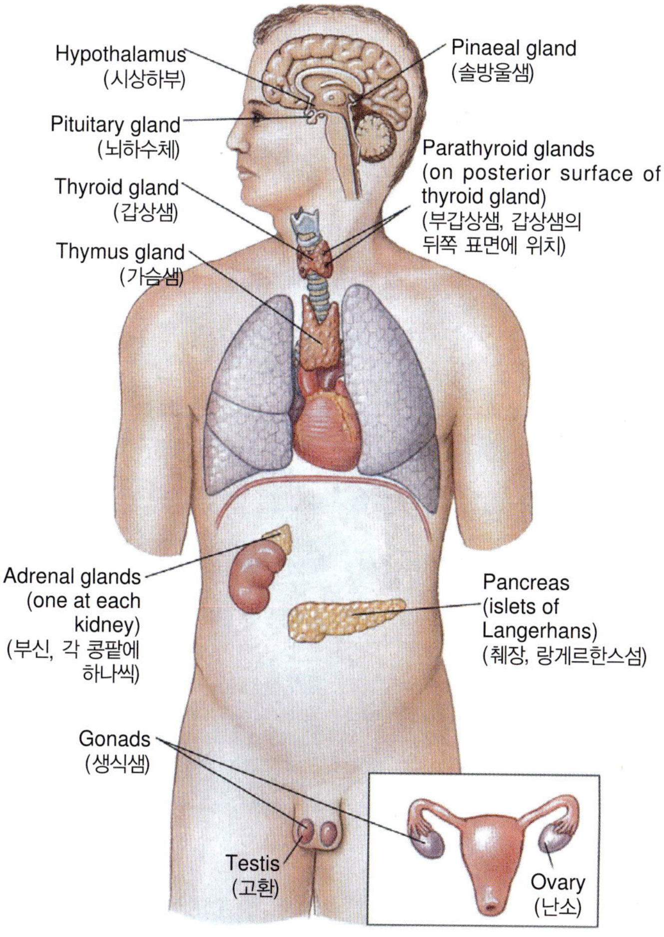

호르몬

화학구조

대부분의 호르몬은 단백질의 빌딩블록인 아미노산으로 구성된다. *[p. 26]* **아미노산으로 이루어진 이러한 호르몬(amino acid-based hormon)**들은 아미노산 한 개로부터 큰 단백질 호르몬까지 크기가 다양하다. 단백질호르몬은 가장 큰 범주의 호르몬으로, 생식기관(난소, 고환, 태반) 및 부신(adrenal gland)의 바깥부위(부신겉질)를 제외한 대부분의 내분비기관에서 분비된다.

지질호르몬(lipid-based hormone)에는 스테로이드호르몬과 프로스타글란딘이 있다. **스테로이드호르몬(steroid hormone)**은 콜레스테롤(cholesterol)분자로부터 만들어진다. 스테로이드호르몬은 생식기관 및 부신겉질(adrenal cortex)에서 분비된다. **프로스타글란딘(prostaglandin)**은 몸의 여러 조직에 의해 지방산(fatty acid)으로부터 만들어진다. 국소적으로, 프로스타글란딘은 조직 안에서 세포의 활성을 조화시킨다. 이러한 이유로 이들을 "국소호르몬(local hormone)"이라 부른다. 그러나 일부의 프로스타글란딘은 순환으로 들어가며 몸의 과정들에 광범위한 영향을 미친다.

표 12-1 내분비 호르몬: 근원과 영향

샘/호르몬	영향
시상하부	
방출호르몬	뇌하수체앞엽에서 호르몬의 생산을 자극
억제호르몬	뇌하수체앞엽에서 호르몬의 생산을 억제
뇌하수체앞엽	
갑상샘자극호르몬(TSH)	갑상샘호르몬의 방출을 촉발시킴
부신겉질자극호르몬(ACTH)	부신겉질세포에서 글루코코르티코이드의 분비를 자극
난포자극호르몬(FSH)	*여성*: 난자의 발달을 촉진, 에스트로겐 생산을 자극 *남성*: 정자의 생산을 촉진
황체형성호르몬(LH)	*여성*: 배란(난자의 방출) 유도, 난소를 자극하여 에스트로겐과 프로게스테론 생산을 자극 *남성*: 고환을 자극하여 안드로겐(예, 테스토스테론)을 생산하게 함
프로락틴(PRL)	젖샘의 발달과 젖 생산을 자극
성장호르몬(GH)	세포의 성장과 분열을 자극
뇌하수체뒤엽	
항이뇨호르몬(ADH)	콩팥(신장)에서의 물 소실을 감소시킴
옥시토신	여성에서 자궁 민무늬근의 수축과 젖의 분비를 자극, 남성에서 전립샘의 수축을 자극
갑상샘	
티록신	몸의 전신적인 대사율을 자극
칼시토닌	혈중 칼슘의 양을 감소시킴
부갑상샘	
부갑상샘호르몬(PTH)	혈중 칼슘의 양을 증가시킴
가슴샘	
티모신	신생아 시기에 백혈구(림프구)의 발달을 자극
부신겉질	
글루코코르티코이드	간에서 포도당의 합성 그리고 (글리코겐으로의) 저장을 자극
미네랄로코르티코이드	콩팥(신장)에서 나트륨이온과 물을 보유시키며 칼륨이온을 배출시킴
안드로겐	남성과 여성 모두에서 생산되지만 기능은 불확실
부신속질	
에피네프린(E)	*아드레날린*이라고도 함. 포도당과 글리코겐의 사용 그리고 지방조직에서 지질의 방출을 자극, 심장박동과 혈압을 증가시킴
노르에피네프린(NE)	*노르아드레날린*이라고도 함. 에피네프린과 유사한 기능
이자(췌장)	
인슐린	혈당을 감소시킴
글루카곤	혈당을 증가시킴
고환	
테스토스테론	정자의 생산과 남성의 성징 발달을 촉진시킴
난소	
에스트로겐	난자의 발달, 자궁벽의 성장, 그리고 여성의 성징 발달을 지지함
프로게스테론	발달하는 배아를 위해 자궁을 준비하고 배아발달을 더욱 지지함
솔방울샘(송과샘)	
멜라토닌	성성숙을 지연시키며, 낮/밤 주기를 확립
지방조직	
렙틴	체중의 감소를 증진, 대사를 자극

세포에 대한 작용

각 호르몬은 그 호르몬에 반응하는 특수한 **표적세포(target cell)**를 갖는다. 그림 12-2 • 에 나타내었듯이, 그러한 세포들은 세포막에 적절한 수용체분자들을 갖고 있다. 표적세포들이 몸의 여러 곳에 있기 때문에, 단일의 호르몬이 다수의 조직 및 기관들의 활성에 동시적으로 영향을 미칠 수 있다.

세포의 구조 및 기능 모두는 단백질에 의존한다. 구조단백질은 세포의 일반적인 형태 및 내부 구조를 결정하며, (역시 단백질인) 효소는 세포의 대사활성을 조절한다. 호르몬은 중요한 효소 및 구조단백질의 **종류**, **활성**, 혹은 **양**을 변화시킴으로써 표적세포의 활동을 변화시킨다. 예를 들어, 남성에서 중요한 성호르몬(sex hormone)인 테스토스테론(testosterone) 호르몬은 골격근섬유에서 효소와 단백질의 생산을 자극하여 근육의 양 및 강도를 증가시킨다.

호르몬 분비의 조절

호르몬의 분비율은 시간 및 날짜에 따라 변한다. 호르몬 분비의 조절은 음성되먹임(negative feedback)에 의한다. [p. 5] 음성되먹임 과정에서 반응이 자극의 효과를 감소시키거나 제거한다는 점을 상기하자. 호르몬은 혈액 혹은 주변 조직액의 조성 변화에 반응하여 분비된다. 순환으로 들어가면, 호르몬은 정상 상태를 회복시키기 위해 표적세포를 자극한다(항상성).

일부의 내분비샘은 체액의 조성 변화에 직접적으로 반응한다. 예를 들어, 부갑상샘(parathyroid gland)과 갑상샘(thyroid gland)이 이러한 방식으로 칼슘이온의 양을 조절한다. 순환 내에 칼슘의 양이 감소되면, 부갑상샘은 부갑상샘호르몬(parathyroid hormone)을 분비하며,

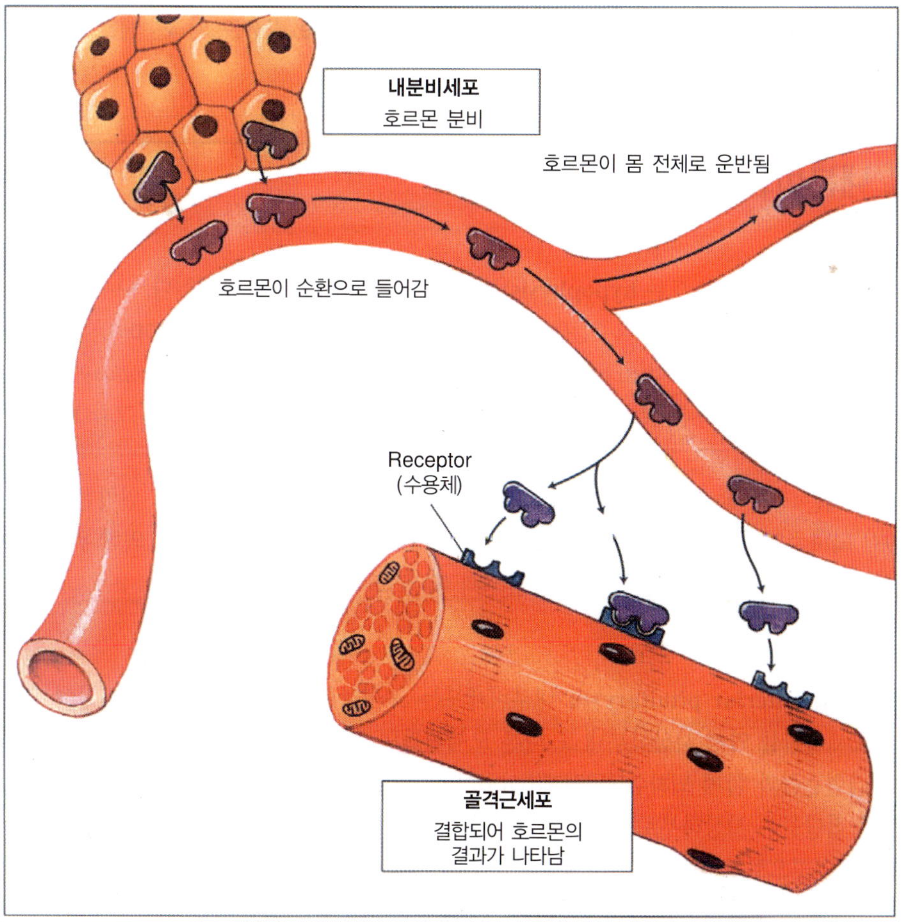

• 그림 12-2 **호르몬과 표적세포.** 호르몬이 표적세포에 영향을 주기 위해서 세포는 그 호르몬과 결합하여 세포활성의 변화를 촉발시킬 수 있는 수용체를 가져야만 한다. 골격근세포가 그 호르몬에 대한 적절한 수용체를 가지고 있기 때문에 이 호르몬은 골격근세포에 영향을 미치게 된다.

표적세포는 혈중 칼슘이온의 농도를 증가시키는 반응을 한다. 칼슘의 양이 증가되는 경우, 갑상샘은 칼시토닌(calcitonin)을 분비하며, 표적세포는 혈중 칼슘이온의 농도를 낮추는 반응을 한다.

기타 내분비샘들은 체액의 조성 변화에 간접적으로 작용을 미친다. 이러한 내분비샘의 활성은 시상하부(hypothalamus)에 의해 조절된다. 제8장에서 설명한 바와 같이, 시상하부는 신경계와 내분비계를 연결시킨다.

시상하부와 호르몬 생산

시상하부내 신경세포들은 다음과 같은 세 가지 방식으로 신경계와 내분비계를 조절한다(그림 12-3 • 참조).

1. 시상하부는 교감신경을 통해 부신속질(adrenal medullae)의 내분비세포를 조절하는 자율신경계중추를 갖고 있다. ANS의 교감가지가 자극되었을 때, 부신속질은 혈류로 호르몬을 방출한다. 에피네프린(epinephrine)과 노르에피네프린(norepinephrine)이라는 이러한 호르몬들은 심장박동과 혈압을 증가시키며, 그리고 즉각적인 사용을 위해 저장 에너지를 방출시킨다.
2. 시상하부 그 자체가 내분비기관으로서 작용하여 항이뇨호르몬(antidiuretic hormone, ADH)과 옥시토신(oxytocin)을 분비한다. ADH는 콩팥(신장)에서의 물 소실을 감소시키며, 옥시토신은 여성의 경우 자궁과 젖샘(mammary gland) 그리고 남성의 경우 전립샘(prostate gland)의 수축을 증가시킨다.
3. 시상하부는 또한 뇌하수체앞엽(뇌하수체전엽, anterior pituitary gland)에 있는 내분비세포의 분비를 조절하는 특수 호르몬인 **조절호르몬(regulatory hormone)**도 분비한다. 조절호르몬에는 두 종류가 있는데 방출호르몬(releasing hormone, RH)은 뇌하수체호르몬의 생산을 자극하며, 억제호르몬(inhibiting hormone, IH)은 뇌하수체호르몬의 합성과 분비를 억제한다.

- ✔ 호르몬은 어떻게 표적세포에 영향을 줄까?
- ✔ 시상하부의 조절호르몬은 무엇을 조절할까?

주요 내분비샘

뇌하수체

뇌하수체(pituitary gland 또는 **hypophysis**)는 여덟 종류의 호르몬을 분비한다. 다수의 뇌하수체호르몬은 다른 내분비샘을 "켜주는(turn on)" 역할을 하며 이를 -트로핀(-tropin)이라 한다. 이 명칭은 그리스어로 "바꾸다(to turn)" 혹은 "변화시키다(change)"라는 뜻의 *tropos*에서 유래하였다. 결과적으로, 뇌하수체는 종종 몸의 "지배샘(master gland)"이라 부른다. 그림 12-3 •은 뇌하수체에 의해 분비되는 호르몬 및 그들의 표적기관을 보여준다.

hypo, 아래 + *physis*, 성장
hypophysis: 사이뇌의 아래에 위치하며 시상하부와 연결된 뇌하수체

뇌하수체는 작은 계란형의 샘으로 뇌의 아래 머리뼈의 나비뼈내 오목 속에 위치한다. [p. 103] 뇌하수체는 **깔대기(누두, infundibulum)**라 부르는 가느다란 줄기에 의해 위쪽의 시상하부와 연결된다. 뇌하수체는 특징적인 앞엽과 뒤엽으로 구분된다.

infundibulum: 깔대기 모양의 구조로서 이 경우 뇌하수체와 시상하부를 부착시키는 줄기가 된다.

뇌하수체앞엽

뇌하수체앞엽(anterior pituitary)의 내분비세포는 모세혈관의 얼기에 의해 둘러싸여 있다. 이러한 모세혈관들 역시 시상하부내 또 다른 모세혈관의 얼기들과도 연결된다. 이러한 두 얼기들은 연결혈관들과 함께 뇌하수체문맥계(hypophyseal portal system)를 형성한다. 이들 두 모세혈관 집단들은 시상하부로부터 뇌하수체앞엽까지 호르몬을 운반하는 직접적인 경로가 되며, 그리고 이곳으로부터 전신순환으로 들어가게 된다.

시상하부에서 생산되는 조절호르몬은 뇌하수체앞엽의 분비를 조절한다. 뇌하수체앞엽에 있

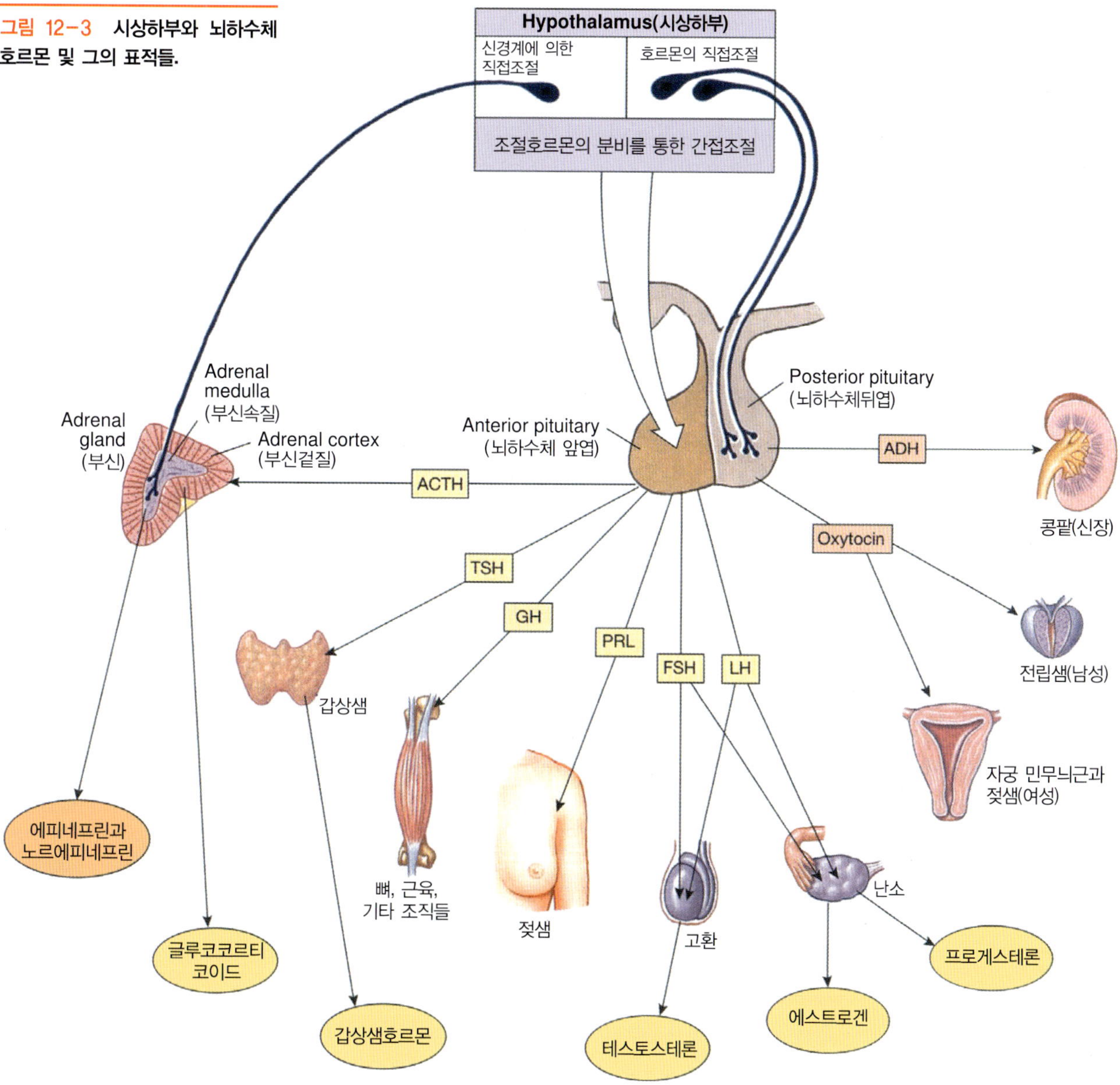

• 그림 12-3 시상하부와 뇌하수체의 호르몬 및 그의 표적들.

는 내분비세포는 방출호르몬, 억제호르몬, 혹은 이들 둘의 어떤 조합에 의해 조절될 수 있다. 이러한 조절호르몬들은 시상하부에 있는 신경세포에 의해 분비되어 뇌하수체문맥계에 의해 뇌하수체앞엽으로 직접 운반된다.

여섯 종류의 호르몬이 뇌하수체앞엽에 의해 생산된다. 이들 중에서 4개는 다른 내분비샘에 의한 호르몬의 생산을 조절한다.

1. **갑상샘자극호르몬(thyroid-stimulating hormone, TSH)**은 갑상샘을 표적으로 하며 갑상샘호르몬의 분비를 촉발시킨다.
2. **부신겉질자극호르몬(adrenocorticoptropic hormone, ACTH)**은 부신겉질(adrenal cortex)에 의한 스테로이드호르몬의 분비를 자극한다. 특히, ACTH는 **글루코코르티코이드(glucocorticoid)**라는 호르몬의 생산세포를 자극한다.
3. **난포자극호르몬(follicle-stimulating hormone, FSH)**은 여성에서 난자(oocyte)의 발달을 증진시키며, 난소의 세포에 의해 생산되는 스테로이드호르몬인 **에스트로겐(estrogen)**의 분비를 자극한다. 남성에서, FSH는 고환의 정자 생산을 지지한다.
4. **황체형성호르몬(luteinizing hormone, LH)**은 여성에서 배란(ovulation, 알의 방출)을

자극하며 난소에서 에스트로겐 그리고 임신이 가능한 몸을 만들기 위한 [**프로게스테론**(progesterone)과 같은] **프로게스틴(progestin)**의 분비를 증진시킨다. 남성의 경우, LH는 고환의 **사이질세포**(interstitial cell)에 의한 남성호르몬의 생산을 자극한다. FSH와 LH는 남성과 여성의 생식기관(sex organ, gonad)의 활성을 조절하기 때문에 생식샘자극호르몬(gonadotropin)이라 부른다.

5. "젖 전에(before milk)"이란 의미를 갖는 **프로락틴(prolacitin, PRL)**은 여성에서 젖샘(mammary gland)의 발달과 젖의 생산을 자극한다. 프로락틴은 또한 양성 모두에서 세포의 성장과 발달에 대해 자극효과를 갖는다.
6. 인간성장호르몬(human growth hormone, hGH) 혹은 **소마토트로핀**(somatotropin)이라 하는 **성장호르몬(growth hormone, GH)**은 단백질의 합성속도를 증가시킴으로써 세포의 성장과 분열을 통해 몸 전체의 성장을 자극한다. 성장호르몬은 특이 어린아이에서 근육과 골격에 대해 가장 큰 효과를 갖는다.

뇌하수체뒤엽

뇌하수체뒤엽(뇌하수체후엽, posterior pituitary)은 시상하부 안의 두 각기 다른 신경세포에 의해 생산된 호르몬을 저장한다. 한 집단의 신경세포는 **항이뇨호르몬**을 생산하며 다른 집단은 **옥시토신**을 생산한다. 이 분비물들은 깔대기를 통해 뇌하수체뒤엽으로 이어지는 축삭을 통해 운반된다.

anti, 에 대하여 + *dia*, 통하여 + *ouresis*, 배뇨
antidiuretic hormone: 소변내 물의 양을 감소시키는 호르몬.

항이뇨호르몬(antidiuretic hormone, ADH)은 혈액내 전해질(이온)의 농도가 증가되는 경우 혹은 혈액량이나 혈압이 떨어지는 경우에 분비된다. ADH는 콩팥(신장)에서 물이 소실되는 양을 감소시키는 역할을 갖는다. 물의 소실이 최소화되면서, 소화관으로부터 흡수되는 물이 보유될 것이며 전해질의 농도가 감소된다. ADH는 또한 혈관의 수축을 야기하여 혈압을 높여준다. 알코올은 ADH의 생산을 방해하는데, 이는 알코올 음료를 마신 후 소변량이 증가되는지 설명해 준다.

여성에서, "빠른 출산(quick childbirth)"이라는 뜻의 **옥시토신(oxytocin)**은 자궁세포 및 젖샘의 분비세포 주변에 있는 특수세포내 민무늬근을 자극한다. 옥시토신에 의한 자궁근육의 자극은 정상적인 분만과 출산을 유지하고 완료시키는데 도움을 준다(제20장 참조). 분만 후에 옥시토신은 유방으로부터의 젖 분비를 촉발시킨다(제21장 참조).

- ✔ 뇌하수체를 왜 몸의 "지배샘"이라 부를까?
- ✔ 탈수는 뇌하수체뒤엽에 의해 분비되는 ADH의 양에 어떠한 영향을 미칠까?

남성에서 옥시토신은 **전립샘**의 벽내 민무늬근의 수축을 자극한다. 이 작용은 사정(ejacutlation)에 중요하다.

그림 12-3 • 과 표 12-1은 뇌하수체 호르몬에 관한 중요한 내용을 요약하였다.

갑상샘

갑상샘(thyroid gland)은 목의 "목젖(Adam's apple)" 혹은 ("방패모양의") **방패연골(갑상연골, thyroid cartilage)** 바로 아래에 위치한다(그림 12-4 •). 왼쪽과 오른쪽의 엽이 후두(larynx) 또는 "성대(voice box)" 주위를 싸고 있다. 갑상샘은 혈관이 수적으로 대단히 많기 때문에 짙은 적색이다.

갑상샘은 대단히 많은 수의 둥그런 **갑상샘소포(thyroid follicle)**를 포함하고 있다. 갑상샘소포는 주된 두 종류의 호르몬을 순환으로 분비한다. 이 중 가장 중요한 것은 **티록신(thyroxine)**이다. 티록신의 생산은 요오드(iodine)의 규칙적인 공급에 의존한다. 세계의 여러 지역에서 음식내 요오드가 부적당하면 갑상샘호르몬이 합성되지 못한다. 이러한 상태 하에서, 갑상샘소포는 부풀어 올라 갑상샘이 확장되어 **갑상샘종**(goiter)이 생긴다. 미국인의 일반적인 음식에는 식염에 요오드를 첨가["요오드화염(iodized salt)"]하여 하루 필요한 요오드의 양의 약 3배가 들어

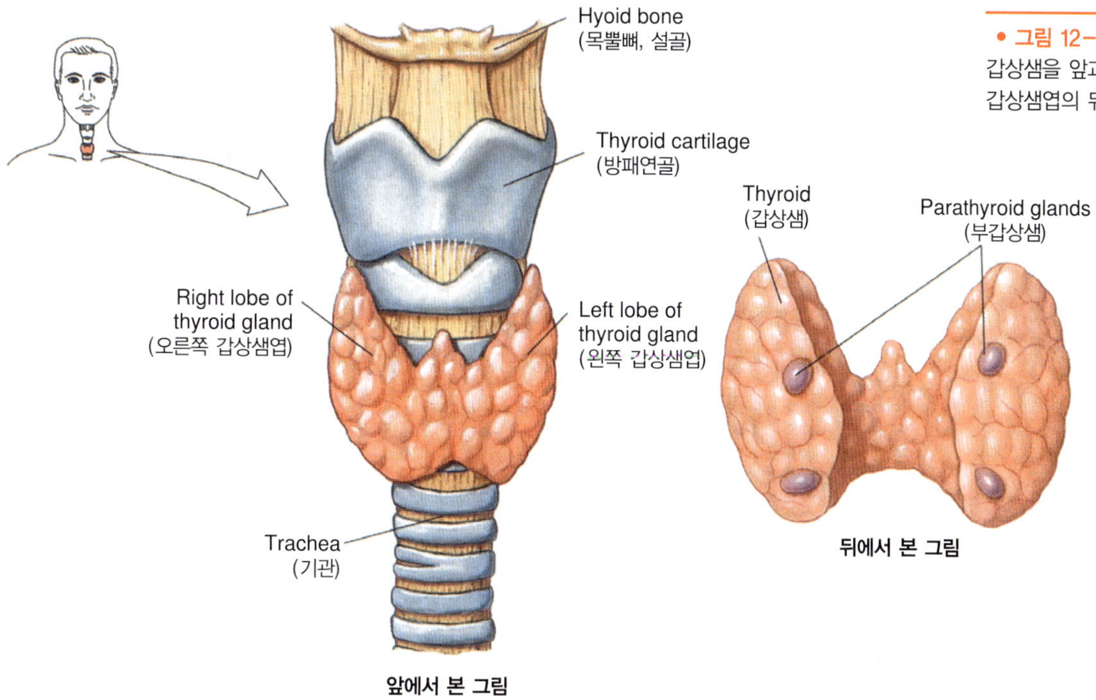

• 그림 12-4 **갑상샘과 부갑상샘.** 갑상샘을 앞과 뒤에서 본 그림. 부갑상샘은 갑상샘엽의 뒤쪽 표면에 붙어 있다.

있기 때문에 갑상샘종은 미국에서 거의 문제가 되지 않는다.

티록신은 몸 안의 거의 모든 세포에 영향을 준다. 티록신은 세포내 에너지 생산을 자극하여 세포 대사 및 산소의 소비를 증가시킨다. 성장하는 아이에서, 갑상샘호르몬은 골격계, 근육계, 그리고 신경계의 정상적인 발달에 필수적이다. 갑상샘호르몬은 또한 추운 온도에 대한 적응에도 도움을 준다. 대사율이 증가될 때, 세포들은 보다 많은 에너지를 생산하고 더 많은 열을 발생시켜 추운 환경에서 잃어버리는 열을 보충한다.

갑상샘은 **칼시토닌(calcitonin, CT)** 호르몬도 생산한다. 칼시토닌은 체액내 칼슘이온의 농도를 조절한다. 이 호르몬은 혈액내 칼슘이온의 농도가 정상보다 증가하는 경우에 분비된다. 표적기관은 뼈, 소화관, 그리고 콩팥(신장)이다. 칼시토닌은 뼈형성세포([뼈모세포(osteoblast)]를 자극함으로써 칼슘의 양을 감소시키며, 창자에서의 칼슘 흡수를 감소시키고, 그리고 콩팥(신장)에서 칼슘의 배출을 자극한다. 칼슘이온 농도의 감소는 자극을 제거하여 칼시토닌의 분비를 "끄게(turn off)" 된다.

부갑상샘

작은 두 쌍의 부갑상샘(parathyroid gland)은 갑상샘의 뒤쪽 표면에 매몰되어 있다(그림 12-4 •). 부갑상샘은 정상보다 칼슘농도가 감소되는 경우 **부갑상샘호르몬(parathyroid hormone, PTH)**을 생산한다. 비록 부갑상샘호르몬이 칼시토닌과 동일한 표적기관에 작용한다고 해도, 이는 반대의 효과를 갖는다. PTH는 뼈를 용해하는 세포[뼈파괴세포(파골세포, osteoclast)]를 자극하며, 칼슘의 창자내 흡수를 증진하고, 혈중농도가 정상으로 돌아갈 때까지 칼슘이온의 소변 배출을 감소시킨다.

가슴샘

가슴샘은 복장뼈 바로 뒤, 가슴안(흉강, thoracic cavity)의 안쪽 결합조직 덩이 속에 매몰되어 있다. 신생아의 경우, 가슴샘은 목의 밑에서부터 심장의 위쪽 경계까지 확장될 정도로 상대적으로 크다. 어린이가 성장함에 따라, 가슴샘은 계속 천천히 확장되어 사춘기 바로 직전에 최대

- ✔ 갑상샘이 티록신 호르몬을 생산하기 위해 필요한 요소는 무엇일까?
- ✔ 어떤 샘이 몸 안의 칼슘농도를 조절할까?

크기에 도달된다. 사춘기 이후에 가슴샘은 크기가 점차적으로 감소된다.

가슴샘은 집합적으로 **티모신(thymosine)**이라 부르는 여러 호르몬들을 분비한다. 티모신은 림프구(lymphocyte)라는 백혈구의 발달과 성숙을 증진시킨다. 이 세포들은 몸의 면역방어에 핵심적인 역할을 하는데 이에 대해서는 제15장에서 더 설명하였다.

부신

각 콩팥(신장)의 위에 **부신(adrenal gland)**이 있다. 각 부신은 바깥의 **부신겉질(adrenal cortex)**과 안쪽의 **부신속질(adrenal medulla)**이라는 두 부분으로 나뉠 수 있다.

부신겉질

부신겉질은 축적된 지방 특히 콜레스테롤과 다양한 지방산으로 인해 황회색이다. 부신은 집합적으로 코르티코스테로이드(corticosteroid)라 부르는 세 종류의 각기 다른 스테로이드호르몬을 생산한다.

1. **글루코코르티코이드(glucocorticoid, GC): 글루코코르티코이드**는 포도당보존효과(glucose-sparing effect)를 통해 포도당의 대사에 영향을 미치는 스테로이드호르몬이다. GC는 특히 간에서 포도당의 생성 및 글리코겐의 합성 속도를 증가시킨다. 또한 지방조직으로 하여금 혈중으로 지방산을 방출하게 하며, 다른 조직들은 포도당 대신에 에너지를 위해 지방산과 단백질을 분해한다. 이러한 모든 활성의 순효과는 뇌에서 더 많은 포도당을 사용할 수 있게 한다. 이는 포도당이 신경세포를 위한 유일한 에너지의 근원이기 때문에 특히 중요하다.

   글루코코르티코이드는 또한 항염증활성(anti-inflammatory activity)을 갖는데, 이들은 백혈구 그리고 면역계의 다른 성분들의 활성을 억제한다. 글루코코르티코이드 연고가 종종 옻나무에 의해 생기는 접촉성 피부염과 같은 자극적인 알레르기 발진을 치료하기 위해 사용되며, 보다 심한 알레르기반응은 글루코코르티코이드 주사로 치료된다. 하이드로코르티손(hydrocortisone)이라 부르기도 하는 코르티솔(cortisol) 역시 가장 중요한 글루코르티코이드의 하나이다.
2. **미네랄로코르티코이드(mineralocorticoid, MC)**: **미네랄로코르티코이드**라 알려진 코르티코이드는 체액내 나트륨이온과 칼륨이온의 농도에 영향을 미친다. 주된 미네랄로코르티코이드인 **알도스테론(aldosterone)**은 콩팥(신장)에 영향을 미쳐 소변의 조성을 조절한다. 이는 나트륨과 물을 보존시키며 소변을 진하게 한다. 알도스테론은 또한 땀샘, 침샘, 그리고 소화관에서 나트륨과 물의 소실을 감소시킨다. 회수된 나트륨이온은 칼륨이온과 교환되며 알도스테론은 또한 체액내 칼륨이온의 농도를 낮춘다.
3. **안드로겐(androgen)**: 남성과 여성 모두에서 부신겉질은 소량의 성호르몬인 **안드로겐**을 생산한다. 안드로겐은 남성의 고환에서 다량으로 생산되는데, 양성 모두의 부신에서 소량으로 생산되지만, 중요성은 분명하지 않다.

부신속질

각 부신속질(adrenal medulla)은 이 부위에 많은 혈관들이 있기 때문에 적갈색을 띤다. 부신속질의 세포들은 척수로부터 나오는 교감신경섬유의 표적이다. ∞ *[p. 160]*

부신속질의 분비세포에서 **에피네프린(epinephrine)**[아드레날린(adrenalin)]과 **노르에피네프린(norepinephrine)**[노르아드레날린(noradrenalin)]이 생산된다. 이 호르몬들은 정상적으로는 느리게 분비되지만, 교감신경계로부터 오는 전기충격은 이들의 분비를 극적으로 증가시킨다. 이들의 갑작스런 분비는 "싸움-또는-도망(flight-or-flight)" 사태의 위험에 대해 몸을 대비하도록 만든다.

에피네프린과 노르에피네프린은 세포의 에너지 사용 그리고 저장 에너지의 방출을 가속화시킨다. 이들은 골격근, 지방, 그리고 간세포에 있는 수용체를 표적으로 하여 그러한 기능을 수행한다. 골격근은 저장된 글리코겐으로부터 포도당을 방출시키며, 그 후 포도당으로부터 에너지를 생산한다. 이는 근육의 힘과 지구력을 증가시킨다. 지방조직의 경우, 저장된 지방이 분해되어 지방산을 방출시키며, 그리고 간의 경우, 글리코겐분자들이 포도당으로 전환된다. 지방산과 포도당은 이후 혈류로 방출되어 몸의 다른 조직에서 사용된다. 심장은 에피네프린과 노르에피네프린에 반응하여 박동률 및 심장수축의 강도를 증가시킨다. 이는 혈압을 상승시킨다.

이자(췌장)

이자(췌장, pancreas)는 위와 작은창자(소장, small intestine) 사이에 위치한다(그림 12-5 •). 이자는 가느다란 외분비샘과 내분비샘 모두를 갖고 있는 덩어리 형태로서 분홍색의 울퉁불퉁한 모양이다. 제17장에서 설명한 **이자 외분비부분(exocrine pancreas)**은 소화관으로 분비되는 대단히 많은 양의 이자액(pancreatic juice)을 생산한다.

이자 내분비부분(endocrine pancreas)은 **이자섬(췌도, pancreatic islet)** 또는 랑게르한스섬(islet of Langerhans)이라 알려진 세포의 집단을 이룬다(그림 12-5b •). 작은 섬처럼, 이자섬들은 이자의 대부분을 형성하는 이자 외분비부분 사이에 흩어져 있다. 각 섬은 각기 다른 호르몬을 생산하는 각기 다른 유형의 세포들을 포함한다. 가장 중요한 두 종류의 호르몬은 **글루카곤(glucagon)**과 **인슐린(insulin)**이다. 글루카곤과 인슐린은 부갑상샘호르몬과 칼시토닌이 혈중의 칼슘량을 조절하는 동일한 방식으로 혈당(blood glucose)의 양을 조절한다.

혈당의 조절

혈당의 양이 증가하면, 몸의 세포 대부분에서 세포막을 통한 포도당의 운반을 자극하는 인슐린이 이자의 특정 세포에서 생산된다. 세포들이 혈류로부터 포도당을 흡수함에 따라 순환하는 포도당의 농도가 감소된다.

요약하면, 인슐린은 포도당을 세포 안으로 이동시켜 혈당치를 낮춘다. 포도당의 양이 높은 상태에서 세포들은 지방산 혹은 아미노산을 분해하는 대신 에너지의 근원으로 포도당을 사용한다. 포도당분자의 분해에 의해 생성되는 에너지는 이후 단백질을 합성하는데 사용되며 지방

• 그림 12-5 **이자와 그의 내분비세포들.** **(a)** 이자의 위치. **(b)** 외분비세포들에 의해 둘러싸인 이자섬.

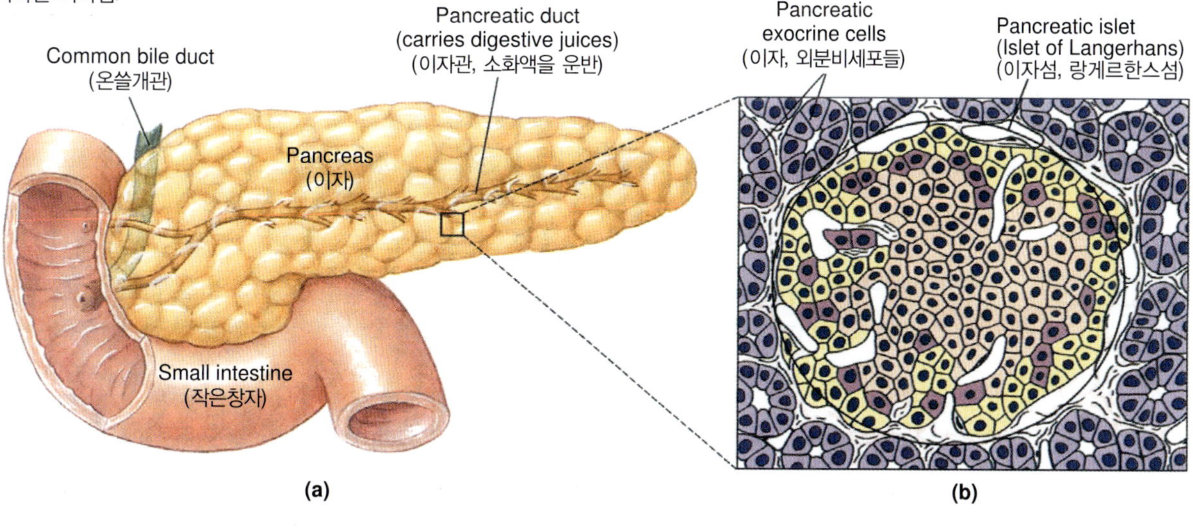

임상노트(Clinical Note)

당뇨병

당뇨병(diabetes mellitus)은 특징적으로 혈액 및 소변내 포도당의 농도가 높다. 콩팥에서 포도당의 농도가 높으면 물을 보유하는 능력이 감소되며 그 결과 과도한 양의 소변이 생성된다. 섬세포가 적당한 양의 인슐린을 생산하지 못하거나 혹은 세포들이 너무 적은 양의 인슐린 수용체 혹은 비정상적인 인슐린 수용체를 갖는 경우 당뇨병이 발병한다. 인슐린은 세포들로 하여금 환경내 포도당을 흡수하도록 자극한다. 인슐린의 양이 낮은 경우, 혹은 세포들이 포도당을 찾지 못하는 경우, 세포들은 에너지를 얻기 위해 지방산 및 심지어 단백질을 분해하기 시작한다. 대부분의 조직들이 더 이상 포도당을 흡수하지 못하기 때문에, 매 식사 후 순환 포도당의 양이 증가되며, 다음 식사까지도 증가된 채로 있게 된다. 시간이 지나면, 대사적 변화와 물의 소실이 복합되어 거의 모든 몸 체계에서 다양한 문제들이 야기된다. 이러한 문제들의 예 일부는 시각장애, 콩팥기능장애(신부전, kidney failure), 신경계질환, 그리고 심장발작의 위험 증가 등이다.

이나 글리코겐으로 에너지가 더욱 저장된다. 따라서 인슐린은 몸 전체에서 세포의 성장을 자극한다. 지방조직의 경우, 중성지방(triglyceride)을 더 많이 합성함에 따라 지방세포들이 커지며, 간과 골격근의 경우, 글리코겐의 합성이 가속화된다.

혈당이 정상치 이하로 떨어지는 경우, 다른 섬세포들이 글루카곤을 분비하여 저장 에너지가 사용된다. 골격근과 간세포는 글리코겐을 포도당으로 분해하며, 지방조직은 지방산을 방출하고, 그리고 단백질은 그를 구성하는 각 아미노산으로 분해된다. 지방산은 여러 세포들에 흡수되어 포도당으로 전환된 후 혈류로 방출된다. 결과적으로, 혈당이 증가되어 정상수준이 된다.

뇌 그리고 콩팥(신장) 세포와 같은 일부의 세포들은 인슐린 수용체를 갖고 있지 않다. 이러한 세포들은 인슐린이 없이도 포도당을 흡수하여 사용할 수 있다. 혈당이 정상 이하로 떨어지고 인슐린의 분비가 적은 경우, 다른 조직들은 포도당의 사용을 중지한다. 순환에 남아 있는 포도당은 뇌와 콩팥(신장)세포들이 이용할 수 있다.

정상적인 상태 하에서, 포도당은 콩팥에서 보존되어 소변으로 배출되지 않는다. 인슐린 결핍 혹은 인슐린에 대한 정상적인 반응의 불능은 대부분의 세포에서 심지어 식사 후 당이 풍부한 경우라도 포도당의 흡수가 억제된다. 결과적으로, 혈당은 매우 높은 수준(정상 수준의 수배)으로 증가된다. 이러한 경우, 콩팥은 더 이상 소변내 포도당의 소실을 억제하지 못한다. 이것이 당뇨병이라 부르는 질환의 특징적인 증상이다.

생식기관

남성과 여성의 생식기관인 고환과 난소는 생식세포와 호르몬을 생산한다. 생식기관의 자세한 구조 그리고 어떻게 호르몬이 생식기능을 조절하는지는 제20장에서 설명하였다.

고환

남성의 경우, 고환(testes)의 사이질세포(interstitial cell)가 **안드로겐**(남성을 뜻하는 *andros*에서 유래)이라 알려진 스테로이드호르몬을 생산한다. 가장 중요한 안드로겐은 **테스토스테론(testosterone)**이다. 배아의 발달 동안 테스토스테론의 생산은 남성의 생식관 그리고 음경과 음낭과 같은 바깥생식기관을 발달시킨다. 후에 테스토스테론은 정자세포의 생산을 자극하며 남성 생식관의 분비샘들을 유지시키고, 그리고 근육량, 성적행동, 그리고 얼굴의 털과 몸의 지방 분포와 같은 소위 이차성징(secondary sexual characteristics)이라는 다른 남성 형질을 결정한다.

난소

난소(ovary)에서 난자가 FSH의 자극 하에서 난포(follicle)라는 특수한 구조 속에서 발달된다. 발달하는 난자를 싸고 있는 난포세포는 **에스트로겐(estrogen)**을 분비한다. 이 스테로이드호르몬은 난자의 발달을 지지하며 자궁주기(uterine cycle) 동안 자궁벽의 성장을 자극한다. 이들은 또한 유방의 발달과 체지방의 분포와 같은 여성 이차성징의 결정에 관여한다. 배란이 된 후 난포를 구성하는 세포들은 **프로게스테론(progesterone)**을 합성하기 시작한다. 프로게스테론은 발달하는 배아를 위해 자궁을 준비한다. 프로게스테론은 다른 호르몬들과 함께 젖샘을 확장시킨다.

임신 동안 태반 그 자체는 내분비기관의 기능을 가지며, 난소 및 뇌하수체와 함께 태아의 정상적인 발달 및 분만을 증진시킨다. 태반은 에스트로겐, 프로게스테론, 그리고 기타 호르몬들을 분비한다. 자궁내 태반호르몬의 존재는 집에서 시행하는 임신테스트의 기초가 된다. 태반호르몬은 제21장에서 설명하였다.

솔방울샘

솔방울샘(송과샘, pineal gland)은 셋째뇌실의 위 사이뇌 지붕에 위치한다. 솔방울샘은 **멜라토닌(melatonin)** 호르몬을 합성한다. 시각정보는 솔방울샘으로 전달되며, 낮/밤 주기는 멜라토닌의 생산율에 영향을 미친다.

멜라토닌의 기능은 다양하다. 멜라토닌은 사춘기의 개시와 인간의 성적 성숙에 어떤 역할을 한다. 또한 낮/밤 주기와 함께 그의 분비율이 변하기 때문에 멜라토닌은 신체과정에서 24시간 주기를 확립시킨다.

- ✔ 코르티솔이 양적으로 증가되면 혈당치에 어떤 영향을 미칠까?
- ✔ 인슐린과 글루카곤은 어떻게 혈당치를 조절할까?
- ✔ 고환과 난소에서 분비되는 호르몬들은 어떤 것이 있을까?
- ✔ 빛의 양이 증가되면 어떤 호르몬의 생산이 감소될까?

호르몬의 다른 근원

콩팥(신장)

콩팥(신장)은 세 종류의 호르몬을 분비한다. 하나는 칼슘량의 균형을 유지하는데 중요하며, 다른 2개는 혈압과 혈액량을 조절하는데 도움을 준다.

칼시트리올(calcitonin)은 부갑상샘호르몬의 존재에 반응하여 콩팥(신장)에서 분비되는 호르몬이다. 칼시트리올은 소화관에서 칼슘이온의 흡수를 자극한다.

에리트로포이에틴(erythropoietin, EPO)은 콩팥(신장) 조직내 저산소 수준에 반응하여 콩팥(신장)에서 분비된다. 에리트로포이에틴은 "붉게 만드는(red making)"이라는 뜻을 가진 용어에서 유래되었으며, 그의 기능을 지칭한다. EPO는 뼈속(골수, bone marrow)에서 혈구세포의 생산을 자극한다. 적혈구의 수적 증가는 몸 조직으로 운반되는 산소의 양을 증가시킨다.

레닌(rennin)은 혈액량 혹은 혈압의 감소에 대한 반응으로 콩팥에서 합성된다. 일단 혈류로 들어가면, 레닌은 효소로서 기능하여 화학 연쇄반응을 개시시키고 호르몬 **안지오텐신 II(angiotensin II)**를 합성시킨다. 안지오텐신 II는 부신겉질에 의한 알도스테론 합성의 자극을 포함하는 여러 기능을 갖는다. 레닌-안지오텐신계는 제14장과 제19장에서 더 설명하였다.

심장

심장내 내분비세포는 정맥혈을 받아들이는 심방(atria)의 벽에 있는 심장근세포들이다. 만일 혈액량이 너무 많다면, 이들 심장근세포들이 과도하게 긴장된다. 이러한 상태 하에서, 이들은 **심방나트륨이뇨펩티드(atrial natriuretic peptide, ANP)**를 분비한다. 이 호르몬은 콩팥에서 나트륨과 물의 분비를 증가시켜 혈액량을 감소시키며 갈증을 억제한다. 우리는 혈압 및 혈액량의 조절을 다루는 제14장에서 이 호르몬에 대해 더 상세히 알아보았다.

소화계

이자섬 외에도, 소화관의 벽은 음식의 정상적인 분해 및 흡수를 위한 다양한 내분비 분비물들을 생산한다. 비록 소화활동의 속도가 자율신경계에 의해 영향을 받는다고 해도, 대부분의 소화과정은 국소적으로 조절된다. 소화관의 다양한 성분들은 서로 간에 호르몬들을 이용하여 교통한다. 이러한 호르몬들은 제17장에서 설명하였다.

지방조직

- 콩팥에서 낮은 산소농도는 EPO의 분비를 자극한다. 이 콩팥호르몬의 기능은 무엇일까?
- 심방나트륨이뇨펩티드의 양적인 증가는 소변의 양에 어떠한 영향을 미칠까?

렙틴(leptin)은 지방조직에서 생산되는 체중조절 호르몬이라고 최근에 밝혀졌다. 이의 명칭은 "가는(slender)"의 뜻이다. 지방세포로부터 혈액으로 분비된 렙틴은 시상하부의 식욕조절중추에 결합한다. 렙틴은 (1) 식욕의 억제 그리고 (2) 에너지를 태우는 대사과정을 자극함에 의해 체중을 조절한다.

호르몬과 스트레스

항상성(steady state 또는 homeostasis)을 위협하는 체내 어떤 상태는 일종의 **스트레스(stress)**이다. 스트레스의 원인은 (1) 질환 혹은 상해와 같은 물리적, (2) 우울증 혹은 불안과 같은 감정적, (3) 고열이나 추위와 같은 환경적, 혹은 (4) 기아와 같은 대사적일 수 있다. 예를 들어, 제1장에서 설명한 바와 같이 ∞ *[p. 6]* 체온이 내려가면 순환의 양상 변화 혹은 떨림과 같은 반응이 일어나 정상적인 체온이 회복된다.

또한 몸은 내분비계와 신경계 모두에 관여하는 각기 다른 유형의 스트레스에 대한 전신적 혹은 표준적인 반응을 한다.

스트레스에 대한 첫 번째 혹은 즉각적인 반응은 자율신경계의 교감가지가 관여한다. 이 단계에서 저장 에너지가 주로 포도당의 형태로 바뀌며 심장박동과 호흡률이 증가되면서 몸은 스트레스의 근원으로부터 벗어나기 위해 필요한 어떤 신체적인 변화를 준비한다. 에피네프린은 경보단계의 주된 호르몬이며, 부신속질에서의 분비는 제9장에서 설명한 "싸움 또는 도망" 반응을 야기하는 교감 활성화를 동반하게 된다. ∞ *[p. 160]*

만일 스트레스가 수 시간보다 더 오래 지속된다면, 몸의 더 많은 에너지 요구량에 대응하기 위해 다른 호르몬들이 관여하게 된다. 비록 에피네프린, 성장호르몬, 그리고 갑상샘호르몬이 분비된다고 해도 이 기간 동안의 주된 호르몬은 글루코코르티코이드이다. 앞서 설명한 바와 같이, 글루코코르티코이드는 주로 뇌와 척수의 신경조직에서의 사용을 위한 적당한 양의 혈당을

임상노트(Clinical Note)

단백동화스테로이드와 육상선수

운동수행능력(그리고 앞날의 수입가능성)을 높이기 위해 전세계의 대단히 많은 수의 운동선수들이 **단백동화스테로이드(anabolic steroid)**를 사용하여 왔다. 이는 남성 호르몬인 테스토스테론의 합성분자다. 정상적으로, 테스토스테론은 근육을 만들고 사춘기 동안 이차성징에 효과를 갖는다.

비록 단백동화스테로이드를 사용하는 것이 많은 국가와 국제 육상연맹에서 법적으로 금지되어 있지만 남성 고등학교 육상선수의 10~20%, 대학교와 프로 육상선수의 30% 이상, 그리고 보디빌더의 80% 이상이 "몸을 부풀리기 위하여(bulk up)" 단백동화스테로이드를 사용한다. 이의 사용으로 인한 건강상의 알려진 위험은 뼈 성장의 조기 정지, (황달과 종양을 포함한) 간 문제, 전립샘 비대, 고환의 위축, 그리고 불임 등이 있다. 심장발작 및 뇌졸중과의 연관성 역시 알려지고 있다.

남성의 경우, 높은 용량의 단백동화스테로이드 역시 테스토스테론의 정상적인 생산을 억제한다. 영구적일 수도 있는 이러한 효과는 LH 분비를 자극하는 시상하부 방출호르몬의 생산을 방해함으로써 야기된다.

단백동화스테로이드는 또한 여성의 몸에서도 근육량을 증가시킨다. 그러나 이러한 호르몬을 투여한 여성은 불규칙한 월경주기, 유방의 감소, 몸의 털 분포 변화(대머리 포함), 그리고 저음의 목소리 등이 있다. 양성 모두에서 안드로겐의 남용은 면역계를 억제시킬 수 있다.

유지하는데 중요하다. 그러나 동시에, 이러한 분비물들은 면역반응을 감소시키고 감염의 기회를 증가시키는 부작용도 갖고 있다.

계속적인 스트레스 하에서 더 오랜 기간이 지속되면, 기관계는 지질의 고갈, 글루코코르티코이드의 부족, 높은 혈압, 전해질의 불균형, 그리고 필수기관의 손상 등으로 기능이 상실되게 된다. 비록 심장기능이상과 같은 단일의 원인이 공식적인 사망원인이라고 해도, 그를 야기시킨 문제는 스트레스에 대한 내분비반응 및 대사반응을 지지해 주지 못했기 때문이다.

✔ 스트레스 동안 계속하여 분비되는 글루코코르티코이드의 해로운 부작용은 무엇일까?

복습

핵심용어

부신겉질(adrenal cortex): 스테로이드를 생산하는 부신의 바깥부위.

부신속질(adrenal medulla): 부신의 중심. 교감활성화에 따라 에피네프린과 노르에피네프린을 분비한다.

내분비샘(endocrine gland): 혈액으로 호르몬을 분비하는 샘.

글루카곤(glucagon): 이자섬의 세포에 의해 분비되는 호르몬. 혈당의 농도를 증가시킨다.

호르몬(hormone): 한 세포에서 분비되어 순환계를 통해 이동한 후 몸의 다른 부위에 있는 특정 세포의 활성에 영향을 주는 화합물.

뇌하수체문맥계(hypophyseal portal system): 시상하부에서 뇌하수체앞엽의 모세혈관으로 혈액을 운반하는 혈관들의 얼기.

시상하부(hypothalamus): 기관들의 기능, 감정, 욕구를 조절하며, 그리고 신경계와 내분비계의 조화를 담당하는 뇌의 일부.

인슐린(insulin): 이자섬의 세포에서 분비되어 혈당량을 감소시키는 호르몬.

음성되먹임(negative feedback): 정상 범위에서 벗어나는 변화에 대항하거나 억제시키는 교정기전.

이자(췌장, pancreas): 외분비조직과 내분비조직을 갖는 소화기관. 외분비부분은 이자액을 분비하며 내분비부분은 인슐린과 글루카곤을 분비한다.

뇌하수체(pituitary gland): 나비뼈의 안장 안에 위치하며 시상하부와 연결되는 "지배샘". 여덟 종류의 호르몬을 분비한다.

스테로이드(steroid): 구조적으로 콜레스테롤과 관련된 고리모양의 지질.

학습요약

서론(p. 199)

1. 일반적으로 신경계는 단기간의 "위기관리"를 담당하는 반면, **내분비계(endocrine system)**는 장기적으로 진행되는 몸과정을 조절한다.

내분비계 개요(p. 199)

1. 내분비세포는 **호르몬(hormone)**이라 부르는 화학물질을 분비하는데, 이는 여러 각기 다른 조직과 기관들의 대사적 활성을 동시에 변화시킨다(그림 12-2, 표 12-1).

호르몬(pp. 199~202)

화학구조(p. 199)

1. 호르몬은 화학구조에 기반하여 **아미노산으로 이루어진 호르몬**과 **지질로 이루어진 호르몬**의 두 집단으로 구분될 수 있다.

2. 아미노산으로 이루어진 호르몬은 아미노산 1개로부터 큰 단백질까지 크기가 다양하다.

3. 지질기반 호르몬에는 (콜레스테롤분자로부터 만들어지는) **스테로이드호르몬** 그리고 (지방산에서 유래되는) **프로스타글란딘**이 있다.

세포에 대한 작용(p. 201)

4. 호르몬은 **표적세포(target cell;** 특정 호르몬에 민감한 세포)의 활성을 변화시킴으로써 그 효과를 나타낸다(그림 12-2).

5. 호르몬은 중요한 효소 및 구조단백질의 **종류, 활성,** 혹은 **양**을 변화시킴으로써 표적세포를 변화시킨다.

호르몬 분비의 조절(p. 201)

6. 내분비 분비물에 의한 가장 단순한 조절은 내분비세포 주위의 세포바깥액내 변화에 대한 직접적인 음성되먹임 조절이 포함된다.

7. 분비의 가장 복잡한 조절은 시상하부가 담당한다. 시상하부는 다음과 같은 세 가지 기전에 의해 신경계와 내분비계의 활성을 조절한다. (1) 시상하부의 자율중추는 부신속질 내분비세포에 대해 직접적인 신경조절을 나타낸다. (2) 시상하부는 순환으로 방출호르몬을 분비함으로써 그 자체로 내분비기관으로서 작용한다. (3) 시상하부는 뇌하수체 내분비세포의 활성을 조절하는 조절호르몬**(regulatory hormone)**을 분비한다.

주요 내분비샘(pp. 202~209)

뇌하수체(p. 202)

1. **뇌하수체(hypophysis** 또는 pituitary gland)는 여덟 종류의 중요한 단백질 호르몬을 분비한다(그림 12-3).

2. 시상하부는 **뇌하수체문맥계**로 조절인자들을 분비하는데, 이들은 뇌하수체앞엽에 있는 표적세포로 운반된다.

3. 시상하부에 의한 조절호르몬의 분비 속도는 음성되먹임 기전을 통해 조절된다(그림 12-3).

4. **뇌하수체앞엽**에서 분비되는 여섯 종류의 호르몬은 (1) 갑상샘호르몬의 분비를 촉발시키는 **갑상샘자극호르몬(TSH)**, (2) 부신에서 **글루코코르티코이드(glucocorticoid)**의 분비를 자극하는 **부신겉질자극호르몬(ACTH)**, (3) 여성에서 난자의 발달과 에스트로겐의 분비를 자극하며, 남성에서 정자의 생산을 자극하는 **난포자극호르몬(FSH)**, (4) 여성에서 배란을 유도하고 **프로게스틴(progestin)**의 생산을 야기시키며, 남성에서 **안드로겐(androgen)**의 생산을 유도하는 **황체형성호르몬(LH)**, (5) 젖샘의 발달과 젖의 생산을 자극하는 **프로락틴(PRL)**, 그리고 (6) 세포의 성장과 복제를 자극하는 **성장호르몬(GH)**(그림 12-3, 표 12-1)이다.

5. **뇌하수체뒤엽**은 **항이뇨호르몬(ADH)**과 **옥시토신**을 분비한다. ADH는 콩팥에서 물의 배출량을 감소시킨다. 여성에서, 옥시토신은 자궁의 민무늬근 그리고 젖샘의 수축세포를 자극한다. 남성의 경우, 옥

시토신은 전립샘 민무늬근의 수축을 자극한다(그림 12-3, 표 12-1).

갑상샘(p. 204)

6. 갑상샘은 후두의 **방패연골(thyroid cartilage)** 근처에 위치하며 두 개의 엽으로 구성된다(그림 12-4).

7. 갑상샘은 수많은 **갑상샘소포(thyroid follicle)**를 갖고 있다. 갑상샘소포는 주로 요오드가 포함된 **티록신(thyroxine)** 호르몬을 분비한다.

8. 티록신은 세포의 대사율을 증가시킨다.

9. 갑상샘소포는 또한 **칼시토닌(CT)**을 생산하는데, 이는 체액내 칼슘이온의 농도를 조절한다.

부갑상샘(p. 205)

10. 4개의 부갑상샘이 갑상샘의 뒤쪽 표면 안에 매몰되어 있다. 부갑상샘은 정상 농도 이하의 칼슘이온에 반응하여 **부갑상샘호르몬(PTH)**을 생산한다. 갑상샘호르몬과 함께, 부갑상샘은 상대적으로 좁은 범위내에서 칼슘이온의 수준을 유지시킨다(그림 12-4).

가슴샘(p. 205)

11. 가슴샘은 **티모신(thymosin)**이라 부르는 여러 호르몬들을 생산하는데, 이들은 정상적인 면역방어를 발달시키고 유지하는 역할을 수행한다.

부신(p. 206)

12. 1개의 **부신(adrenal gland)**이 각 콩팥 위에 위치한다. 부신은 바깥의 **부신겉질(adrenal cortex)**과 안쪽의 부신속질**(adrenal medulla)**로 이루어진다.

13. 부신겉질은 **코르티코스테로이드**라 부르는 스테로이드호르몬을 생산한다. 부신겉질은 (1) 포도당 대사에 영향을 미치는 호르몬인 **글루코코르티코이드(GC)**, (2) 콩팥, 땀샘, 그리고 침샘에서 나트륨이온, 칼륨이온, 그리고 물의 배출을 조절하는 **알도스테론**인 **미네랄로코르티코이드(MC)**, 그리고 (3) 중요성이 분명하지 않은 **안드로겐**을 생산한다.

14. 부신속질은 **에피네프린**과 **노르에피네프린**을 생산한다.

이자(p. 207)

15. **이자**는 외분비세포와 내분비세포 모두를 포함한다. **이자 외분비부분**은 소화관으로 이동하는 효소가 풍부한 액체를 분비한다. **이자 내분비부분**의 세포들은 **이자섬**(랑게르한스섬)이라는 집단을 형성하며 **글루카곤**과 **인슐린**을 생산한다(그림 12-5).

16. 인슐린은 포도당의 섭취와 이용을 증가시킴으로써 혈당치를 낮추며, 글루카곤은 간에서 글리코겐의 분해와 포도당의 생산율을 증가시킴으로써 혈당치를 증가시킨다.

생식기관(p. 208)

17. 남성 고환의 **사이질세포**는 **안드로겐**(스테로이드호르몬)을 생산한다. 안드로겐인 **테스토스테론**은 남성에서 가장 중요한 성호르몬이다.

18. 여성의 경우, 난자는 **난포**내에서 발달하며, 난자를 싸고 있는 난포세포들이 **에스트로겐**을 생산한다. 배란 후에 난포세포들은 재구성되어 에스트로겐과 **프로게스테론**을 분비한다. 만일 임신이 된다면, 태반이 내분비기관으로서 기능한다.

솔방울샘(p. 209)

19. 솔방울샘(송과샘)은 **멜라토닌**을 합성한다. 멜라토닌은 (1) 정자, 난자, 그리고 생식기관의 성숙을 늦추며, 그리고 (2) 24시간 주기를 만드는 작용을 한다.

호르몬의 다른 근원(p. 209)

콩팥(p. 209)

1. 콩팥의 내분비세포는 칼슘 대사, 혈액량, 그리고 혈압을 조절하는 세 종류의 호르몬을 생산한다.

2. **칼시트리올(calcitriol)**은 소화관을 따라 칼슘이온과 인이온의 흡수를 자극한다.

3. **에리트로포이에틴(EPO)**은 뼈속(골수)에서 적혈구의 생산을 자극한다.

4. 레닌의 분비는 **안지오텐신 II**를 형성시키는데 이 호르몬은 부신에서 알도스테론의 생산을 자극한다.

심장(p. 209)

5. 심장내 특수한 근육세포는 혈압 및 혈액량을 감소시키는 **심방나트륨이뇨펩티드(ANP)**를 생산한다.

소화계(p. 209)

6. 이자 외에도, 소화관의 벽은 음식의 정상적인 분해와 흡수에 필수적인 내분비 분비물들을 생산한다.

지방조직(p. 210)

7. 지방조직은 체중조절 호르몬인 렙틴을 분비한다.

호르몬과 스트레스(pp. 210~211)

1. **스트레스**는 몸의 항상성을 위협하는 어떤 상태이다. 각기 다른 스트레스에 대한 몸의 일반적인 반응은 비슷하다. 스트레스는 ANS의 교감가지를 활성화시키며, 필요한 경우, 글루코코르티코이드가 방출된다. 만일 스트레스의 상태가 장기간 계속되어 항상성을 회복하기 위한 교정활동이 성공하지 못한다면, 기관계는 기능상실되며 사망하게 된다.

복습문제

연결형

A열의 각 항목과 가장 가까운 항목을 B열에서 찾아 연결하라. 옆의 밑줄에 답을 적으라.

	A열	B열
___	1. 갑상샘	a. 랑게르한스섬
___	2. 솔방울샘	b. 사춘기 이후에 크기가 감소됨
___	3. 부신속질	c. 심방나트륨이뇨펩티드
___	4. 부갑상샘	d. 세포의 성장과 분열을 증가시킴
___	5. 가슴샘	e. 멜라토닌
___	6. 부신겉질	f. 뇌하수체(hypophysis)
___	7. 심장	g. 에피네프린과 노르에피네프린을 분비
___	8. 이자 내분비부분	h. 티록신
___	9. 생식샘자극호르몬	i. 조절호르몬을 분비
___	10. 시상하부	j. FSH와 LH
___	11. 뇌하수체 (pituitary gland)	k. 안드로겐, 글루코코르티코이드, 미네랄로코르티코이드 분비
___	12. 성장호르몬	l. 낮은 칼슘량에 의해 자극됨

선택형

13. 각기 다른 조직 및 기관의 세포들은 만일 동일한 종류의 ____ 분자가 있다면 동일한 호르몬에 반응한다.
(a) 수용체 (b) 표적 (c) DNA (d) 단백질

14. ____ 은 세포가 포도당을 흡수하게 도와줌으로써 혈당치를 낮춘다.
(a) 칼시토닌 (b) 글루카곤
(c) 인슐린 (d) 성장호르몬

15. 다음의 어떤 호르몬이 여성에서 배란을 유도할까? ______
(a) 프로게스테론 (b) 에스트로겐
(c) FSH (d) LH

16. 스테로이드호르몬은 ____ (으)로부터 생산된다.
(a) 아미노산 (b) 콜레스테롤분자
(c) 지방산 (d) 단백질

17. 콩팥(신장)에서 나트륨과 물의 소실을 감소시키는 호르몬은 ___ 이다.
(a) 부갑상샘호르몬(PTH) (b) 티록신
(c) 알도스테론 (d) 옥시토신

18. 젖샘에서의 젖 생산은 ____ 에 의해 자극된다.
(a) 프로락틴 (b) 에스트로겐
(c) 프로게스테론 (d) FSH

19. 세포의 성장 및 세포의 분열 속도를 증가시키는 호르몬은 ___ 이다.
(a) 인슐린 (b) 테스토스테론
(c) 글루카곤 (d) 성장호르몬

20. 항염증효과를 갖는 호르몬 집단은 ___ 이다.
(a) 알도스테론 (b) 코르티솔
(c) 에피네프린 (d) 티록신

OX 문제

____ 21. 심방나트륨이뇨펩티드(ANP)는 낮은 혈압에 대한 반응으로 심장세포에 의해 분비되는 호르몬이다.

____ 22. 프로스타글란딘은 아미노산분자로 구성된다.

____ 23. 이자의 호르몬생산세포는 랑게르한스섬으로 구성된다.

____ 24. 뇌하수체앞엽은 시상하부에서 생산된 호르몬을 저장한다.

____ 25. 혈당치는 글루카곤의 활성에 의해 증가된다.

____ 26. 이차성징은 남성에서는 테스토스테론에 의해 그리고 여성에서는 에스트로겐에 의해 결정된다.

서술형

27. 신경계와 내분비계가 그들의 표적세포와 교통하는 주된 차이는 무엇일까?

28. 호르몬은 어떻게 그 표적세포의 활성을 변화시킬까?

29. 혈중 칼슘량에 대해 칼시토닌과 부갑상샘호르몬은 어떤 효과를 가질까?

30. 줄리(Julie)는 임신하였으며 어떠한 산전진단도 받지 않았다. 그녀는 주로 패스트푸드로 이루어진 빈약한 식사를 하고 있다. 우유도 마시지 않았으며, 대신 콜라를 좋아하였다. 이 상황이 줄리의 부갑상샘호르몬의 수준에 어떠한 영향을 미치게 될까?

✔ 개념확인 문제의 답

(p. 202) **1.** 호르몬은 중요한 효소와 구조단백질의 **종류, 활성**, 혹은 **양**을 변화시킴으로써 표적세포에 대한 작용을 나타낸다. **2.** 시상하부에 의해 분비되는 조절호르몬은 뇌하수체앞엽의 내분비세포 분비물을 조절한다. 방출호르몬(RH)이라는 한 종류의 조절호르몬은 뇌하수체호르몬의 생산을 자극하며, 다른 종류인 억제호르몬(IH)은 뇌하수체호르몬의 합성과 분비를 억제시킨다.

(p. 204) **1.** 뇌하수체는 뇌하수체앞엽에서 여섯 종류의 호르몬 그리고 뇌하수체후엽에서 2개의 호르몬을 분비한다. 많은 뇌하수체호르몬이 다른 내분비샘을 자극하거나 혹은 "켠다(turn on)". 결과적으로 뇌하수체는 "지배"내분비샘이라 부른다. **2.** 탈수는 혈액내 이온의 농도를 증가시킨다. 그 반응으로 ADH가 뇌하수체뒤엽으로부터 분비된다. ADH는 콩팥에서 물의 소실량을 감소시키며 혈압이 증가되도록 혈관을 수축시킨다.

(p. 205) **1.** 티록신의 생산은 요오드원소를 필요로 한다. **2.** 혈액내 칼슘의 농도는 갑상샘호르몬과 부갑상샘호르몬에 의해 조절된다. 갑상샘에서 생산되는 칼시토닌은 혈액내 칼슘의 양을 감소시키며, 부갑상샘에서 생산되는 부갑상샘호르몬은 혈액내 칼슘의 양을 증가시킨다.

(p. 209) **1.** 코르티솔의 기능 중 하나는 글리코겐의 분해와 아미노산의 탄수화물로의 전환을 증진시킴으로써 포도당의 이용도를 증가시키면서 포도당의 세포내 이용을 감소시키는 것이다. 결과적인 순효과는 혈당치의 상승이다. **2.** 인슐린은 골격근세포와 간세포에서 포도당을 글리코겐으로 더욱 전환시킨다. 글루카곤은 간에서 글리코겐을 포도당으로 전환시키도록 자극한다. 인슐린은 혈당치를 감소시키며, 글루카곤은 혈당치를 증가시킨다. **3.** 양성 모두의 생식샘은 스테로이드호르몬을 분비한다. 고환은 테스토스테론과 같은 안드로겐 호르몬을 분비하며, 난소는 에스트로겐과 프로게스테론을 분비한다. 이 호르몬들은 생식자(gamete)의 생산에 관여하며 이차성징을 확립시킨다. **4.** 솔방울샘은 시각신경로로부터 전기충격을 받으며, 그의 멜라토닌 분비는 낮-밤 주기에 의해 영향을 받는다. 빛이 증가하면 솔방울샘으로부터 멜라토닌의 분비가 억제된다.

(p. 210) **1.** EPO는 뼈속(골수)에서 적혈구의 생산을 자극한다. 적혈구의 증가는 모든 몸 조직에 운반되는 산소의 양을 증가시킨다. **2.** 심방나트륨이뇨펩티드(ANP)는 과도하게 긴장된 특수 심장근세포에 의해 분비된다. ANP는 콩팥에서 소실되는 물과 나트륨의 양을 증가시킴으로써 혈액량을 낮추며, 갈증의 감각을 감소시킨다.

(p. 211) **1.** 글루코코르티코이드는 주로 뇌와 척수의 신경조직에서 사용되는 혈당의 농도를 적절하게 유지시킨다. 그러나 동시에 이 글루코코르티코이드는 면역반응을 감소시켜 감염의 기회를 증가시키는 부작용을 갖고 있다.

CHAPTER

13

혈액

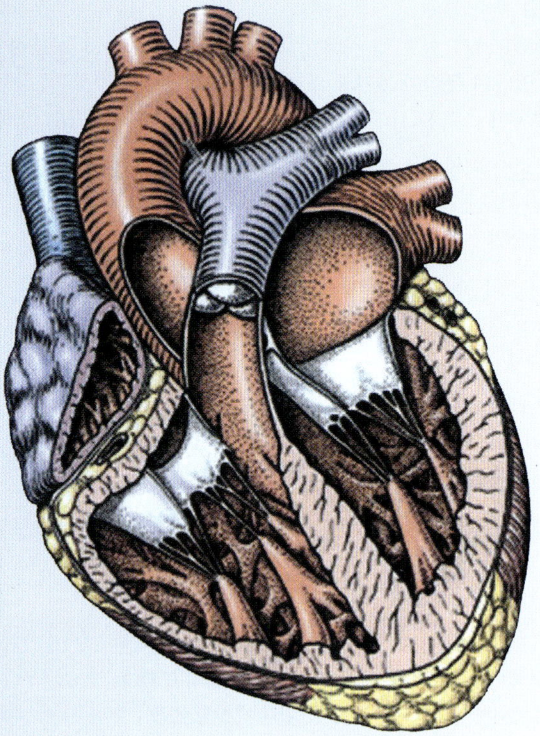

단원개요

심장혈관계 개요

혈액의 기능

혈액의 구성

혈장

혈장단백질
기타 혈장용질들

혈구성분

적혈구
백혈구
혈소판

지혈과 혈액응고

응고과정

혈액형

항체와 교차반응
적합성 검사
Rh와 임신

임상노트: 출혈질환인 혈우병의 원인은 무엇일까?

단원목표

1. 심장혈관계의 성분에 대해 설명한다.
2. 혈액의 세 가지 중요기능에 대해 설명한다.
3. 혈액의 주요 성분들에 대해 설명한다.
4. 혈장의 성분과 기능에 대해 설명한다.
5. 적혈구의 특성과 기능에 대해 설명한다.
6. 다양한 종류의 백혈구 및 이들의 기능에 대해 설명한다.
7. 혈구성분의 형성에 대해 설명한다.
8. 손상 후 혈액의 소실을 조절하는 기전에 대해 설명한다.
9. 무엇이 혈액형을 결정하며 왜 혈액형이 중요한지 설명한다.

우리는 외부 환경과 우리 몸 사이에 화학물질의 끊임없는 교환이 있기 때문에 생존한다. 예를 들어 먹고, 숨쉬고, 그리고 노폐물을 배설하는 것은 화학물질을 흡수하고 버리는 것 모두를 포함한다. 흡수된 영양물질은 내부운반망인 **심장혈관계**에 의해 몸 전체의 기관들에 운반되는데, 이 심장혈관계는 또한 노폐산물을 모아 콩팥(신장)과 같은 배설 부위로 운반한다.

심장혈관계는 차의 냉각장치와 비교할 수 있다. 기본적인 구성성분에는 순환체액(혈액이거나 물), 펌프(심장이거나 물펌프), 그리고 도관의 종류(혈관이거나 고무호스)가 있다. 비록 심혈관계가 자동차의 냉각장치보다 훨씬 더 복잡하다고 해도, 이들 두 체계는 갑작스런 액체의 손실, 펌프의 고장, 혹은 튜브가 막힐 수가 있다. 본 장은 순환계의 본질에 대해 초점을 맞춘다. 다음 장(제14장)은 심장의 구조와 기능 그리고 혈관의 구성에 대해 알아본다. 제15장은 심장혈관계와 밀접하게 연관되어 있는 몸의 방어체계인 **림프계(lymphatic system)**에 대해 알아본다.

심장혈관계 개요

심장혈관계(cardiovascular system)에는 액체결합조직인 혈액, 심장, 그리고 혈관이 포함된다. 심장혈관계는 몸의 세포가 필요로 하거나 혹은 세포들에 의해 배출된 물질을 운반한다. 이러한 물질들에는 용해된 가스, 호르몬, 그리고 노폐산물이 있다. 심장혈관계는 또한 몸의 방어를 위해 특수화된 세포 및 분자들을 운반한다.

혈액의 기능

몸을 순환하는 체액은 제4장에서 소개한 특수결합조직인 혈액이다. *[p. 58]* 자동차의 냉각계에 있는 물과는 달리, 혈액은 폭넓은 여러 기능들을 갖고 있다.

1. **운반(transportation).** 혈액은 인체의 75조 개에 이르는 세포들로 그리고 그 세포들로부터 용해된 가스, 영양물질, 호르몬, 그리고 대사노폐물을 운반한다. 산소는 허파로부터 조직으로 운반되며, 이산화탄소는 조직으로부터 허파로 운반된다. 소화관에서 흡수되거나 지방조직 또는 간의 저장소로부터 방출되는 영양물질은 우리 몸의 전체로 분배된다. 호르몬은 내분비샘으로부터 그의 표적조직으로 운반되며, 몸의 세포에 의해 만들어지는 노폐물들은 혈액을 통과하여 콩팥이나 혹은 다른 배설 기관으로 운반된다.
2. **조절(regulation).** 혈액은 몸의 항상성을 유지하는데 도움을 준다. 혈액은 몸의 세포들을 적시고 있는 사이질액의 pH 및 전해질(이온) 조성을 조절한다. 예를 들어, 혈액은 활성 세포들에 의해 생성된, 예컨대 골격근에 의해 생성되는 젖산과 같은, 산을 흡수하여 중화시킨다. 혈액은 또한 활성 골격근에 의해 생성된 열을 흡수함으로써 체온을 안정화시키며, 그 열을 다른 조직으로 재분포시키기도 한다. 끝으로, 혈액은 몸으로부터 그 자체의 손실을 제한시킬 수 있다. 혈액은 **혈액응고(blood clotting)** 과정을 개시함으로써 혈관벽의 파열에 반응하는 효소 및 기타 성분들을 갖고 있다. 생성되는 피덩이(혈병, blood clot)는 일시적인 부착포 역할을 하여 더 이상의 출혈을 방지한다.
3. **보호(protection).** 혈액은 감염과 싸우거나 혹은 찌꺼기를 제거할 수 있도록 몸의 조직 안으로 이동하는 특수 세포인 **백혈구(white blood cell)**를 운반한다. 또한 혈액은 침입한 미생물과 싸우거나 혹은 외래 독소를 불활성화시킬 수 있는 **항체(antibody)**를 운반한다.

혈액의 구성

대개 혈액은 팔꿈치의 앞면에 있는 팔오금중간정맥(정중주와정맥, median cubital vein)과 같은 얕은 정맥으로부터 모아진다. 만일 그러한 혈액 시료를 응고되지 않게 모아 원심분리하면 두 층으로 나누어진다. 전체 부피의 약 45%를 차지하는 아래의 층은 혈구세포와 세포 파편들이 들어 있는 **혈구성분(formed element)**으로 구성된다(그림 13-1 •). 노란색의 액체 위층은 혈액 부피의 55% 이상을 차지하며 이를 **혈장(plasma)**이라 부른다.

정상적으로 **혈구성분**은 혈장에 떠 있다. **적혈구(red blood cell, RBC)**는 산소와 이산화탄소를 운반한다. 수적으로 적은 **백혈구(white blood cell, WBC)**는 면역계의 구성성분이다. **혈**

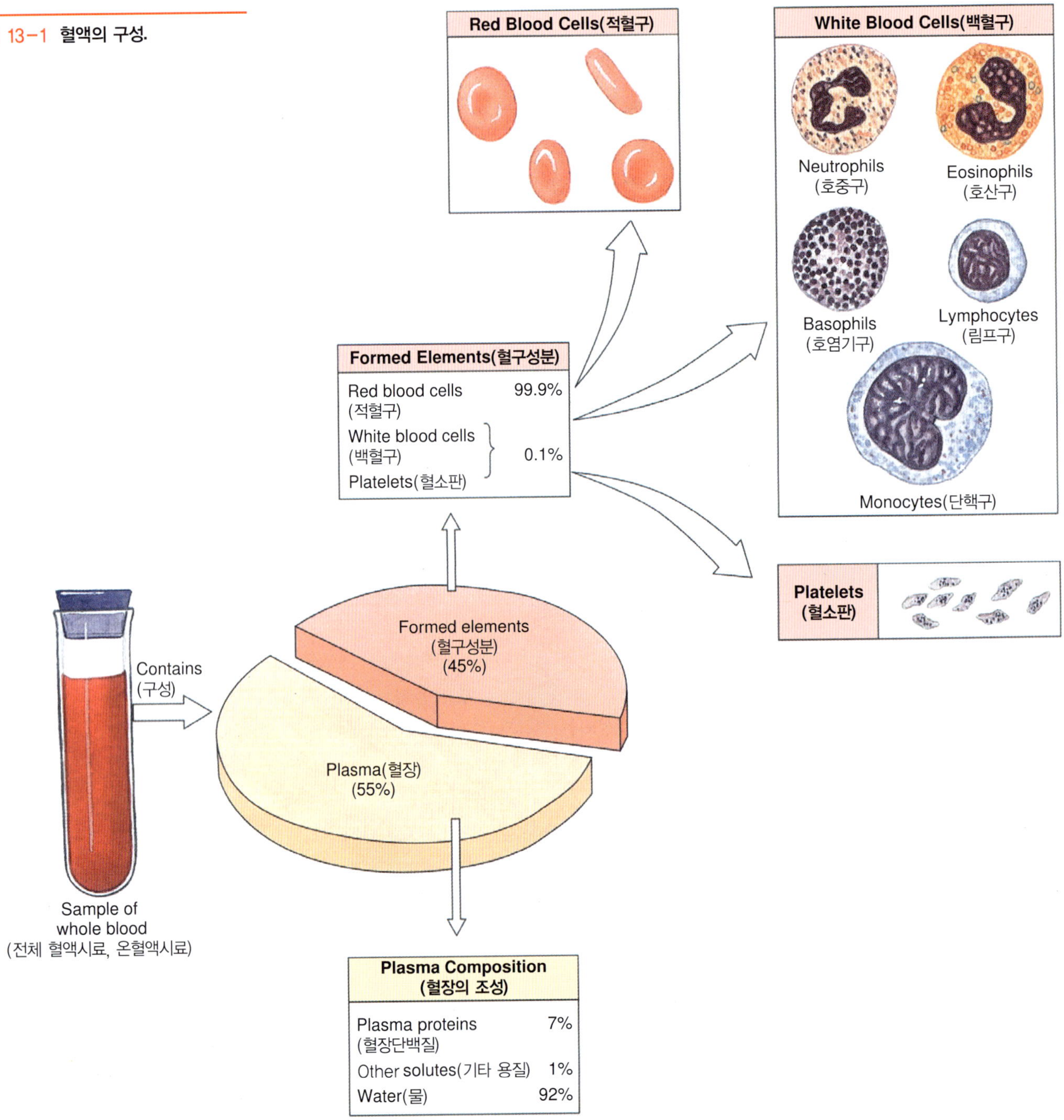

• 그림 13-1 **혈액의 구성.**

소판(platelet)은 혈액응고과정에 중요한 효소 그리고 응고인자(clotting factor)라 부르는 기타 성분들을 포함하고 있는 작은 세포질 주머니이다.

몸에서 혈액의 부피는 성인 남성의 경우 5~6 L, 성인 여성의 경우 4~5 L이다. 신생아의 경우 혈액의 부피는 약 250 ml 혹은 1/4 L이다.

혈액은 어떤 기본적인 물리적 특성을 갖는다. 혈액의 온도는 정상적인 체온보다 약간 더 높은 약 38°C(100.4°F)이다. 혈액의 pH는 7.35~7.45로서 평균 7.4가 된다. 따라서 혈액은 약알칼리이다. 혈액은 점도가 있으며, 끈끈하고, 그리고 자유로운 흐름에 어느 정도 저항성이 있다. 그러한 특성들이 체액의 **점도(viscosity)**를 결정한다. 혈액은 물보다 약 5배 더 "진해" 점도가 더 높다.

혈장

혈장은 92%가 물이다. 단백질 및 기타 용질들의 혼합물이 액체 혈장에 용해되어 있다. 혈장 100 ml에는 약 7 g의 혈장단백질과 1 g의 기타 물질들이 들어 있다. 혈장단백질 대부분은 크기가 크기 때문에 모세혈관의 벽을 통과하지 못하며, 심장혈관계 안에 갇힌 채 남아 있게 된다. 혈장단백질의 농도가 높은 것이 사이질액과 혈장 사이의 주된 차이가 된다.

혈장단백질

세 종류의 기본적인 혈장단백질이 있다. 혈장단백질의 약 60%를 차지하는 **알부민(albumin)**은 간에서 합성된다. 알부민이 가장 풍부한 단백질이기 때문에, 알부민은 혈장의 삼투압(osmotic pressure)을 높이는 주된 성분이 된다.

용해된 단백질의 35% 이상을 차지하는 **글로불린(globulin)**은 중요한 기능을 갖는 두 종류의 성분이 있다. 면역글로불린(immunoglobulin) 혹은 **항체(antibody)**는 외래 단백질 및 병원균(질병을 일으키는 미생물)을 공격한다. (면역글로불린의 형성과 기능은 제15장에서 설명하였다). 간에서 합성되는 글로불린인 **운반단백질(transport protein)**은 작은 이온, 호르몬, 혹은 콩팥에서 혈액이 여과되면서 나오는 화합물들과 결합한다. 하나의 예는 갑상샘호르몬결합글로불린(thyroid-binding globulin)인데, 이는 티록신 호르몬과 결합하여 이를 운반한다. 운반단백질은 또한 물에 쉽게 녹지 않는 지질을 운반하는 중요한 기능도 한다. 운반단백질이 지질과 결합하면, 단백질-지질 복합체는 쉽게 혈장에 용해된다. 지질의 운반에 관여하는 글로불린은 지질단백질(lipoprotein)이라 부른다.

세 번째 종류의 혈장단백질인 **섬유소원(fibrinogen)**은 혈액응고에 관여하며 역시 간에서 합성된다. 어떤 상태에서 섬유소원분자는 상호작용하여 피덩이의 기본 뼈대가 되는 커다란 불용성의 섬유소(fibrin) 가닥을 형성한다. 피덩이 형성 후에 남은 체액은 **혈청(serum)**이라 부른다. 응고는 본 장의 뒤에서 더 설명한다.

fibra, 섬유 + *gennan*, 생산하다

fibrinogen: 불용성의 섬유소 가닥을 형성하기 위해 상호작용할 수 있는 혈장단백질. 피덩이의 핵심 성분이다.

기타 혈장용질들

혈장의 나머지 1%는 전해질(이온), 유기영양물질, 그리고 유기노폐물과 같은 용질들이다. 혈장에 용해된 주된 이온 둘은 나트륨(sodium, Na^+)과 염소(chloride, Cl^-)이다. 정상적인 세포 활성에 중요한 다른 이온들의 일부에는 칼륨(potassium, K^+), 칼슘(Ca^{2+}), 그리고 요오드(I^-) 등이 있다. 유기영양물질에는 포도당, 지방산, 그리고 아미노산이 있다. 이러한 분자들은 ATP 에너지 생산, 성장, 그리고 유지를 위해 세포가 사용한다. 혈장에 용해된 유기노폐물은 배설 부위로 운반된다. 예를 들어, 간이 아미노산을 분해할 때 생성되는 요소(urea)는 소변으로 배출되기 위해 콩팥(신장)으로 운반된다.

혈구성분

혈액의 주된 세포 성분에는 적혈구(red blood cell, 또는 **red corpuscle**)와 백혈구(white blood cell, **white corpuscle**)가 있다. 또한 혈액에는 응고과정에 관여하는 작은 세포질주머니인 혈소판도 있다(그림 13-1 • 참조).

aima, 혈액 + *poiein*, 만들다
hemopoiesis: 혈구성분의 생산

혈구성분들은 소위 **조혈과정(혈구형성, hemopoiesis)**을 통해 형성된다. 뒤에 설명이 되지만, 모든 적혈구와 혈소판, 그리고 백혈구의 대부분은 뼈속(골수)에서 만들어진다.

적혈구

erythros, 붉은 + *kytos*, 세포
erythrocyte: 적혈구, 혈액에서 가장 많은 혈구성분

적혈구(RBC)는 "붉다"라는 뜻의 *erhythros*에서 유래된 **erythrocyte**라고 부르기도 한다. RBC의 색은 산소와 결합하여 운반하는 철함유 단백질인 **헤모글로빈** 때문이다. 헤모글로빈에 더 많은 산소가 결합될수록, 더 밝은 붉은색으로 보인다. RBC가 가장 많은 혈액세포이기 때문에(혈구성분의 99.9% 이상), 온혈액(전혈, whole blood)을 짙은 붉은색으로 보이게 한다.

정상인의 혈액내 RBC의 수는 상상을 초월한다. 예를 들어, 1 mm^3의 혈액에는 4.8백~5.4백만 개의 적혈구가 있다. 수적으로, 적혈구는 인체의 세포들 중 약 1/3을 차지한다.

aima, 혈액 + *krinein*, 분리하다
hematocrit: 온혈액에서 혈구성분이 차지하는 백분율을 나타내는 지표

적혈구용적률(hematocrit)은 혈구성분이 혈액 중에 차지하는 백분율이다. 성인 남성은 평균 46(범위: 40~54)이며, 성인 여성은 42(범위: 37~47)이다. 혈액은 약 1000개의 적혈구당 백혈구가 1개이기 때문에, 적혈구용적률은 적혈구의 부피와 거의 같다. 적혈구용적률은 모든 혈구들이 혈장 속에서 가라앉을 때까지 혈액시료를 원심분리하여 결정한다.

RBC의 구조

RBC는 산소의 운반 효율을 증가시키는 여러 특수한 구조를 갖는데 그 중 하나는 적혈구의 모양이다. 각 세포는 어느 정도 편평하며, 두꺼운 바깥 경계로 둘러싸인 얇은 중앙부위를 가지고 있어 가스의 확산을 위해 상대적으로 넓은 표면적을 갖는 구조이다. RBC는 아주 작으며, i 자위의 점 안에 5~6개가 지나가기 알맞은 크기이다. RBC는 다른 세포들에 존재하는 세포소기관인 핵과 미토콘드리아가 없다. 이는 여분의 헤모글로빈이 들어갈 수 있는 공간을 제공하며, 산소를 소비하는 소기관(미토콘드리아)이 존재하지 않는다.

헤모글로빈

성숙한 적혈구는 주로 **헤모글로빈(hemoglobin)**의 덩이를 둘러싸는 세포막으로 구성된다. 헤모글로빈은 적혈구가 산소와 이산화탄소 모두를 운반할 수 있도록 한다. 각 헤모글로빈 분자는 산소 분자와 가역적으로 결합할 수 있는 철이온을 갖고 있다.

혈장 안에 산소가 풍부한 곳(허파)에서는 헤모글로빈 분자의 철이온이 산소와 결합한다. 혈장 안의 산소량이 낮은 곳(몸의 조직)에서, 헤모글로빈 분자의 철이온은 산소를 쉽게 방출시킨다. 혈장 안의 산소농도가 낮은 곳에서는 대개 이산화탄소의 양이 많다. 그러한 상태에서 각 헤모글로빈 분자는 산소가 철이온에 가역적으로 결합하는 것처럼 이산화탄소 분자와 결합한다.

일산화탄소(carbon monoxide, CO)는 헤모글로빈 분자의 철과 거의 비가역적으로 결합한다. 일산화탄소는 자동차, 연료기름 난방기에서, 그리고 흡연 시에 흔하게 생성되는 가스이다. CO는 산소에 비할 때 훨씬 더 강하게(약 200배 이상!) 헤모글로빈과 결합한다. 결과적으로, 매우 소량의 CO라 하더라도 헤모글로빈과 산소의 결합을 해리시킬 수 있고, 조직의 산소부족을 야기할 수 있다. 중증의 일산화탄소 중독인 경우, 산소박탈로 인해 뇌가 기능을 못하게 되며, 결과적으로 혼수상태 및 사망을 초래한다.

정상적인 활동 수준은 조직의 산소량이 정상 범위내에서 유지되는 경우에만 지속된다. 만일 RBC의 헤모글로빈 양이나 혹은 RBC의 수가 감소되면, 혈액의 산소운반능력이 감소되어 **빈혈(anemia)**상태가 된다. 빈혈은 조기 근육피로, 허약, 그리고 기력감퇴와 같은 다양한 증상들을 야기한다.

RBC의 수명

적혈구의 수명은 상대적으로 짧아 약 120일 정도이다. 핵과 여러 다른 소기관들이 없기 때문에 다른 세포들과는 달리 스스로 수선할 수가 없다. 새로운 적혈구가 같은 속도로 생성되어 순환내로 들이오므로 직혈구가 계속 김소되는 것은 내개 일지 못한다. 순환 적혈구의 약 1%가 매일 교체되며, 이 과정에서 약 1억 8000만 개의 새로운 적혈구가 매 분 순환으로 유입된다.

적혈구의 형성

적혈구의 형성 혹은 **적혈구생성과정(erythropoiesis)**은 뼈의 적색골수(red marrow)에서 일어난다. *[p. 93]* 혈구세포의 생산은 척추뼈(vertebrae), 복장뼈(sternum), 갈비뼈(rib), 어깨뼈(scapulae), 골반뼈(pelvis), 그리고 몸쪽팔다리뼈(proximal limb bone)에서 일어난다.

적혈구생성과정이 정상적으로 진행되기 위해, 적색골수조직은 단백질의 합성에 필요한 아미노산, 철, 그리고 비타민 B 등을 적절하게 공급받아야만 한다. 적색골수내 RBC **줄기세포(stem cell)**는 에리트로포이에틴에 의해 직접 자극되며, 티록신, 안드로겐, 그리고 성장호르몬과 같은 여러 호르몬들에 의해 간접적으로 자극된다.

에리트로포이에틴(erythropoietin, EPO) 혹은 적혈구생성자극호르몬(erythrophoiesis-stimulating hormone)은 몸의 조직 특히 콩팥이 저산소농도에 있게 되었을 때 혈장에 존재하게 된다. 예를 들어, EPO는 빈혈 동안 그리고 콩팥으로 가는 혈류가 감소되는 경우 분비된다.

- ✔ 혈장단백질이 양적으로 감소되면 어떤 효과가 있게 될까?
- ✔ 콩팥으로 가는 산소의 양이 감소되면 혈액내 에리트로포이에틴의 양에 어떤 영향을 미칠까?

백혈구

백혈구(white blood cell, WBC 혹은 **leukocyte**)는 핵이 있고, 헤모글로빈이 없다는 점에서 RBC와는 다르다. 백혈구는 병원균(pathogen)의 침입에 대해 몸을 방어하며 그리고 혈액이나 기타 조직내의 독소, 노폐물, 그리고 비정상적이거나 혹은 손상된 세포들을 제거한다.

전형적으로 1 ml의 혈액 속에는 6000~9000개의 백혈구가 있다. 그러나 몸 안에 있는 백혈구의 대부분은 몸의 조직내에서 발견되며, 혈액에 있는 백혈구는 전체 중의 단지 작은 부분에 불과하다.

순환 백혈구는 침입부위 혹은 손상부위로 주로 혈류를 따라 이동한다. 백혈구는 또한 아메바운동(ameboid movement)이라 부르는 과정을 통해 이동하기도 하는데, 이 경우 세포질이 세포의 앞쪽으로 신장되는 세포돌기(cellular process)로 흘러들어간다. 이 과정을 통해 백혈구는 혈관의 벽을 따라 이동하며, 그리고 혈류의 밖에 있는 경우에는 주위의 조직으로 들어간다. 문제를 발견하면, 백혈구들은 순환을 떠나 비정상부위로 들어간다. 백혈구들은 모세혈관벽을 형성하는 세포들 사이를 빠져나와 혈류를 떠나게 된다. 일단 백혈구가 문제지역에 도달하면, 이들은 병원균, 세포찌꺼기, 혹은 다른 물질들을 포식작용(phagocytosis)을 통해 포식하게 된다.

leukos, 하얀 + *kytos*, 세포

leukocyte: 백혈구, 감염과 싸우며 혈액 및 기타 조직 속의 비정상세포 혹은 손상된 세포들을 제거하는 유핵혈구세포(nucleated blood cell)

백혈구의 종류

전통적으로, 백혈구들은 염색 후의 형태에 따라 두 집단으로 분류된다. 이러한 기준에서 백혈구는 (풍부한 과립이 염색되는) 과립백혈구(granulocyte) 그리고 (염색되는 과립이 거의 없는) 무과립백혈구(agranulocyte)로 분류될 수 있다.

순환 혈액내 전형적인 백혈구는 그림 13-2 • 에서 볼 수 있다. 과립백혈구에는 호중구, 호산

ne, 아닌 + *uter*, 둘 + *philein*, 사랑하는

neutorphil: 가장 풍부한 백혈구. 손상부위로 와서 세균 감염으로부터 보호를 이끄는 포식세포

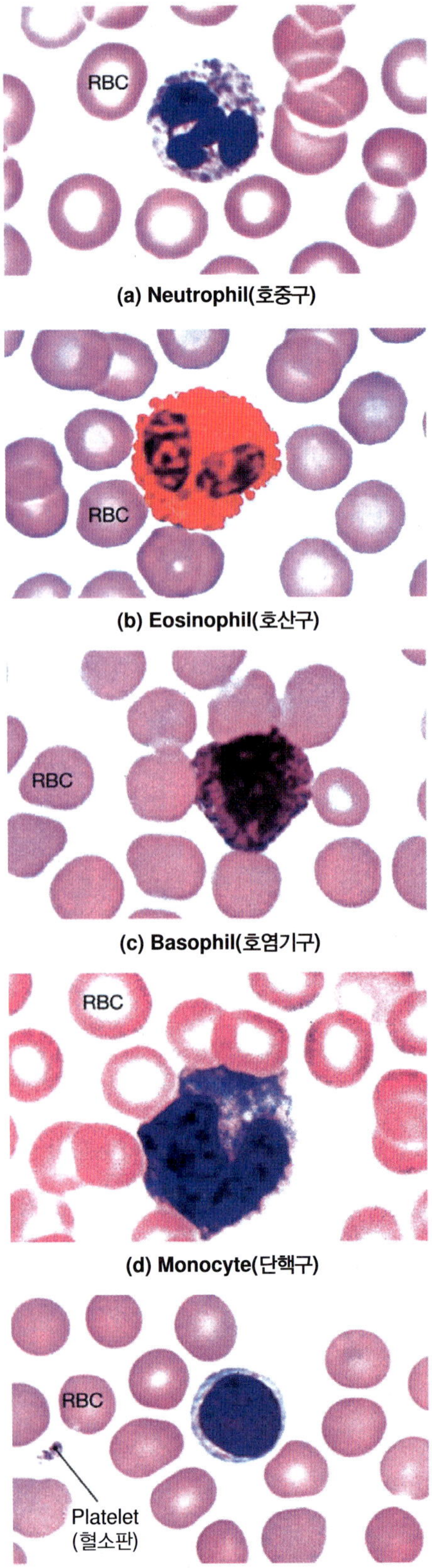

(a) Neutrophil(호중구)

(b) Eosinophil(호산구)

(c) Basophil(호염기구)

(d) Monocyte(단핵구)

(e) Lymphocyte(림프구)

• 그림 13-2 **백혈구.**
(a) 호중구. **(b)** 호산구. **(c)** 호염기구. **(d)** 단핵구. **(e)** 림프구 (배율: 1500X)

구, 그리고 **호염기구**이 있으며, 무과립백혈구의 두 종류는 **단핵구**와 **림프구**가 있다.

순환 백혈구의 50~70%는 **호중구(neutrophil)**이다. 호중구는 상해부위로 대개 가장 먼저 오는 백혈구이다. 호중구는 매우 활성적인 포식세포로서 세균을 공격하고 소화시키는 특수화된 세포이다. 활성 호중구는 혈류 밖에서의 수명이 대개 짧으며 단지 약 12시간 동안 생존한다.

순환 백혈구의 2~4%를 차지하는 **호산구(eosinophil)** 역시 포식세포이다. 호산구는 알레르기반응 혹은 기생충의 감염 동안 수가 극적으로 증가한다.

호염기구(basophil)는 백혈구 집단의 1% 이하를 차지한다. 호염기구는 상해부위로 이동하여 사이질액으로 과립들을 방출한다. 과립에는 **히스타민(histamin)**과 **헤파린(heparin)**이 들어 있다. 히스타민은 국소 염증(inflammation)을 증강시키며 헤파린은 혈액응고를 방지하는 화학물질이다.

단핵구(monocyte)는 순환 백혈구의 2~8%를 차지한다. 혈류의 밖 말초조직 안에 있는 단핵구를 **큰포식세포**(대식세포, macrophage)라 부른다. 큰포식세포는 서로 융합하여 거대세포(giant cell)를 형성하여 그 자신만큼 크거나 아니면 더 큰 이물질들을 포식할 수 있다. 포식하면서 큰포식세포들은 화학물질을 분비하여 호중구, 단핵구, 그리고 기타 다른 포식세포들을 유인하고 자극한다.

림프구(lymphocyte)는 혈액내 백혈구 집단의 20~30%를 차지한다. 림프구는 **림프계(lymphatic system)**의 주된 세포이다. 림프구는 몸과 몸의 조직을 보호하는 작용도 하지만 이들은 포식작용에 의존하지는 않는다. 림프계 그리고 림프구들에 대해서는 제15장에서 설명하였다.

WBC의 수적 변화

혈액내 WBC의 수적인 변화는 병원성 감염, 염증, 그리고 알레르기 반응과 같은 여러 다양한 질환들을 의미할 수 있다. 현미경 슬라이드 위에 혈액바름질(도말, blood smear)한 후 염색하여 검사함으로써 **감별계산(differential count)**이 가능해진다. 감별계산("diff count")은 100개의 무작위적인 WBC 시료에서 각 유형의 세포 수를 알 수 있다. 질환이나 혹은 상해에 의해 비정상적인 감별계산이 얻어질 수 있다. 예를 들어, 세균감염과 염증 동안 대개 호중구가 더 흔하고, 호산구와 호염기구는 알레르기 반응 동안 더 많아지며, 그리고 어떤 바이러스 감염 동안 림프구가 보다 더 많아진다.

그러한 검사는 또한 혈액 속에 WBC가 너무 적은지 혹은 너무 많은지도 알 수 있게 한다. **백혈구감소증(leucopenia)**은 백혈구의 수가 적절하지 못함을 의미한다(*penia*는 "가난"을 의미). **백혈구증가증(leukocytosis)**은 백혈구의 수가 과도한 상태이다. 백혈구의 수가 ml당 100,000개 이상인 백혈구증가증은 혈구형성조직의 암인 어떤 상태의 **백혈병(leukemia)**이 있음을 의미한다. 모든 백혈병이 백혈구증가증의 특징을 갖는 것은 아니며, 어떤 종류는 순환 혈액 속에 비정상적이거나 혹은 미성숙한 WBC가 존재하여 나타나기도 한다. 그러나 치료되지 않는다면, 모든 백혈병은 치명적이다.

백혈구의 형성

백혈구를 생산하는 줄기세포는 골수에서 기원된다. 호중구, 호산구, 그리고 호염기구는 적색골수조직 속에서 발달을 완료하며, 단핵구는 골수에서 분화를 시작하여 순환으로 들어가 몸의 다양한 조직으로 이동한 후 발달을 완료하는데, 결국 큰포식세포가 된다. 림프구를 생성시키는 줄기세포 역시 골수에서 기원되지만, 이들 중 많은 수가 가슴샘

(thymus), 지라(비장, spleen), 그리고 림프절(lymph node)과 같은 **림프조직(lymphoid tissue)**으로 이동한다. 결과적으로 이들 기관뿐 아니라 골수에서 림프구가 생산된다.

혈소판

골수에는 커다란 핵을 갖는 무수히 많은 수의 세포가 있다. 이러한 세포들은 **거대핵세포(megakaryotes**, *mega*는 "크다"의 뜻**)**라 부른다. 거대핵세포들은 계속하여 순환 속으로 작은 막으로 싸인 세포질의 조각들을 내보낸다. **혈소판(platelet)**이라 부르는 이러한 조각들은 응고과정을 개시하며, 손상된 혈관을 막는데 도움을 준다. 혈소판은 한때 핵을 잃어버린 세포라 생각한 적이 있으며 드롬보사이트(thrombocyte, 응고세포)라 불린다.

혈소판은 계속 대체되며, 각 혈소판은 큰포식세포에 의해 제거될 때까지 약 10~12일간 순환한다. 혈액 ml당 평균적으로 350,000개의 혈소판이 있다.

- 감염된 베인 상처에 가장 많은 수로 존재하는 백혈구는 어떤 종류일까?
- 기생충에 감염된 사람에서 가장 많이 존재할 것으로 생각되는 백혈구는 어떤 종류일까?
- 골수 시료에서 정상보다 적은 수의 거대핵세포가 들어 있다. 그 결과로 몸의 어떤 과정에 결함이 있게 될 것으로 기대하는가?

지혈과 혈액응고

손상된 혈관의 벽을 통한 출혈을 막는 과정은 **지혈(hemostasis)**이라 부른다. 지혈과정에는 혈관을 구성하는 세포들이 손상되기 시작하는 일반적인 세 반응이 있다. (1) 혈관벽을 싸고 있는 민무늬근들이 수축하여 혈관의 지름을 감소시킨다. 이는 혈류를 느리게 하며 만일 혈관이 작다면 흐름을 멈출 수도 있다. (2) 손상 수 초 안에 혈관벽을 이루는 세포들의 막이 "끈끈해진다". 혈소판이 노출된 끈끈한 표면에 부착하며 그 후 그 자체들이 끈끈해진다. 더 많은 혈소판들이 부착하면서 서로 결합하여 혈관내벽의 틈을 막을 수 있도록 돕는다. (3) 응고과정을 개시하는 화학 응고인자들이 손상된 조직과 혈소판마개로부터 방출된다.

aima, 혈액 + *stasis*, 정지하다
hemostasis: 혈관이 손상된 후 혈액의 소실을 멈추게 하는 반응

응고과정

혈액응고(blood clotting 또는 **coagulation**)는 혈관이 손상된 후 매우 빠르게 시작된다(약 15초). 칼슘이온과 11개의 각기 다른 혈장단백질이 포함되는 필요한 **응고인자(clotting factor)**들이 혈장에 포함되지 않는다면, 정상적인 응고가 일어날 수 없다. 응고과정 동안 응고단백질은 연쇄적으로 상호반응한다. 하나의 단백질이 두 번째 단백질을 활성화시키는 효소로 전환되며 계속 그렇게 연쇄반응으로 진행된다.

혈관이 손상되면 응고인자들이 손상된 조직세포 및 반응하는 혈소판에서 분비된다. 칼슘이온과 함께 응고인자들은 **프로트롬빈(protrombin)**이라는 응고단백질을 효소 **트롬빈(thrombin)**으로 전환시킨다. 그 다음 트롬빈은 용해된 **섬유소원(fibrinogen)**을 **섬유소(fibrin)**로 전환시킴으로써 응고과정을 완료시킨다. 섬유소의 망이 커지면서, 혈구들 및 부수적인 혈소판이 섬유소 올가미 속에 포획되어 혈관의 손상부위를 봉합시키는 **피덩이(혈병, blood clot)**를 형성한다. 그림 13-3 • 은 응고과정 동안에 일어나는 연쇄반응 그리고 피덩이의 주사전자현미경 사진을 보여준다.

종종 손상되지 않은 혈관에 피덩이가 형성된다. 이러한 피덩이는 종종 혈관의 정상적인 민무늬 내벽 안의 울퉁불퉁한 부위에 형성된다. 그러한 부위는 혈소판이 달라 붙어 소위 **혈전(thrombus)**이라는 피덩이를 형성한다. 혈전은 점점 커져서 혈관의 지름을 감소시킨다. 결과적으로 혈관이 완전히 막히거나 혹은 피덩이의 큰 조각이 떨어져 나올 수 있다. 떠돌아다니는 피덩이는 **색전(embolus)**이라 부르는데, 이 용어의 의미는 "마개(plug)"라는 뜻이다. 색전이 혈관 안에 위치하게 되면, 색전은 아랫부위로의 순환을 막게 되어 영향을 받은 조직이 죽게 된다. 이러한 막힘은 **색전증(embolism)**이라 부른다.

- 피부를 베었을 때 응고인자를 분비하는 근원 두 종류는 무엇일까?
- 색전증과 혈전증의 차이는 무엇일까?

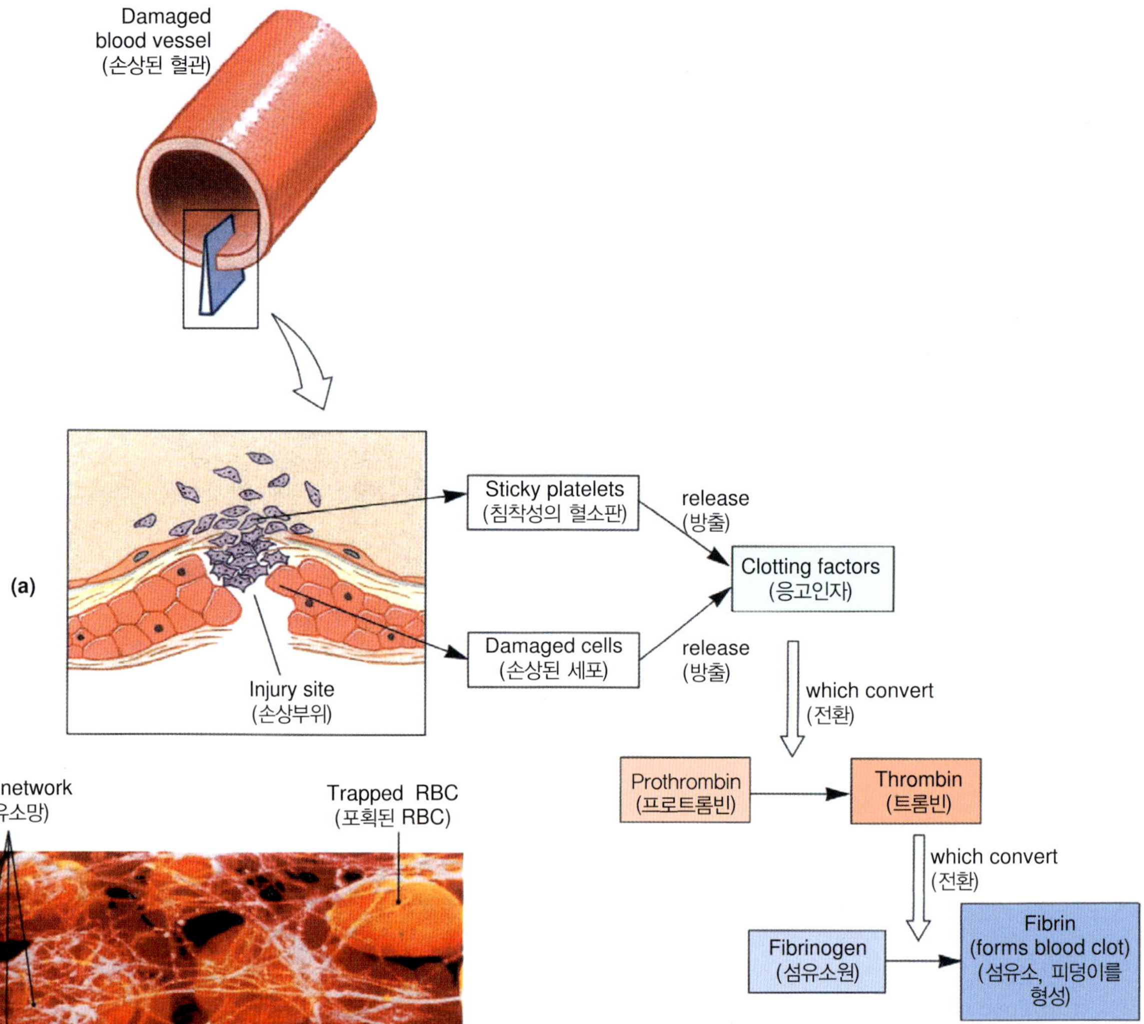

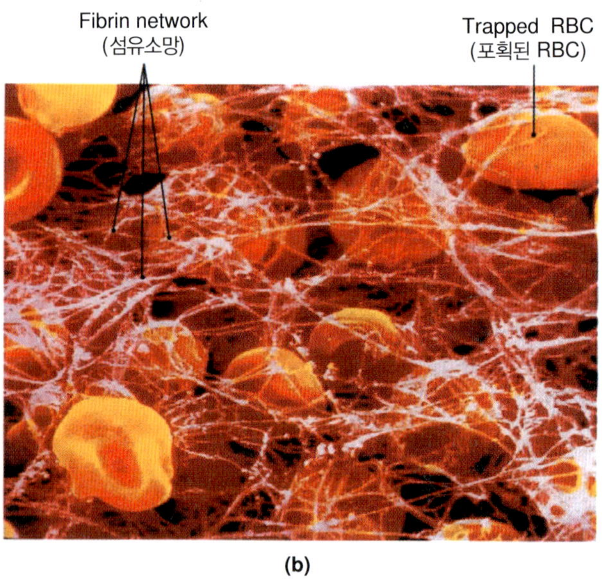

• 그림 13-3 **피덩이의 형성과 구조.**
(a) 피덩이의 형성은 복잡한 연쇄반응으로 일어난다. 마지막 몇 단계에서 프로트롬빈이 트롬빈으로 전환되는데, 트롬빈은 섬유소원으로부터 섬유소의 실이 형성되는 것으로 촉매한다. **(b)** 피덩이의 뼈대를 형성하는 섬유소의 망을 보여주는 주사전자현미경 사진.

혈액형

이전에 헌혈했거나 혹은 수혈을 받은 적이 있다면, 모든 혈액이 동일하지 않다는 것을 알 것이다. 적혈구의 표면에 부착되어 있는 특이 화학물질의 존재 유무에 의해 결정되는 각기 다른 **혈액형(blood type)**이 있다. 이러한 세포막분자들은 항원이라 부른다. **항원(antigen)**은 몸을 자극하여 항체를 생산하게 할 수 있는 물질이다. RBC 상에 있는 **표면항원(surface antigen)**의 종류는 유전적으로 결정된다. RBC의 표면 상에는 최소한 50종류의 각기 다른 항원들이 있다. 일반적인 항원 세 종류는 **A**, **B**, 그리고 **Rh**라 알려져 있다.

특정인의 적혈구는 표면상에 항원 A 혹은 항원 B가 있거나, 항원 A와 항원 B 모두가 있거나, 혹은 항원 A와 항원 B가 모두 없다. **A형**의 혈액은 항원 A만을 가지며, **B형**은 오직 항원 B만을 갖고, **AB형**은 모두를 가지며, **O형**은 모두를 갖지 않는다. 어떤 혈액형은 다른 혈액형보다 더 흔하다. 미국인 집단에서 혈액형의 분포는 O형이 46%, A형이 40%, B형이 10%, 그리고 AB형이 4%이다.

Rh 인자라 부르는 Rh 항원의 존재는 **Rh-양성**(유) 혹은 **Rh-음성**(무)의 용어로 나타낸다. 완전한 혈액형을 표현할 때 대개 Rh라는 용어는 생략하게 되므로 O-음성(O^-), A-양성(A^+) 등으로 표현한다. 약 85%의 미국인 집단이 Rh-양성이다.

항체와 교차반응

자기 자신의 적혈구상에 있는 표면항원은 그 자신의 면역계에 의해 무시된다. 그러나 혈장에는 "외래" 항원을 공격하는 단백질인 **항체(antibody)**가 들어 있다. 항체는 특이 항원에 결합하는 단백질이다. 예를 들어, 그림 13-4a • 는 B형의 적혈구를 공격할 순환 항B 항체가 들어 있는 A형의 혈액형을 가진 사람의 혈장을 보여준다. B형인 사람의 혈장에는 항A 항체가 들어 있다. O형인 사람의 적혈구는 표면항원 모두가 없으며 따라서 그러한 사람의 혈장에는 항A 항체와

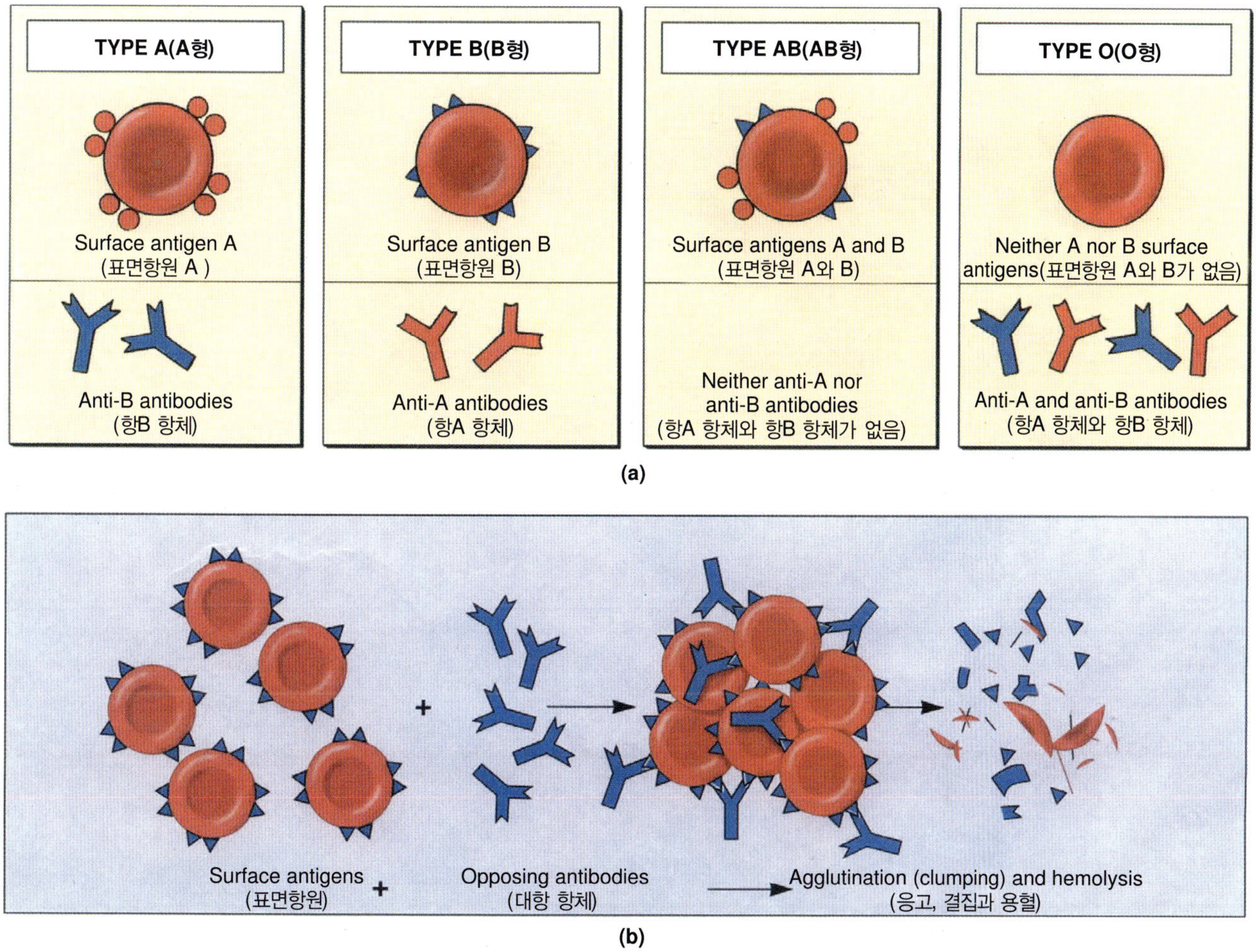

• **그림 13-4 혈액형과 교차반응.**
(a) 혈액형은 RBC 표면상에 존재하는 항원에 따라 달라진다. 혈장에는 외래 항원과 반응하는 항체가 들어 있다. **(b)** 항체가 그의 표적 항원과 만나게 되면 교차반응이 일어난다. 그 결과 영향 받은 적혈구의 과도한 응고(coagulation) 혹은 결집(clumping)이 일어나며 세포의 파괴 즉 용혈(hemolysis)이 있게 된다.

항B 항체 모두가 들어 있다. 다른 예에서, AB형인 사람은 A 항원 혹은 B 항원에 특이적인 항체가 없다.

항체가 그의 특이 항원과 만나게 되면 **교차반응(cross-reaction)**이 일어난다. 처음에 적혈구가 서로 응집되는데 이 과정을 **응집(agglutination)**이라 부르며 이들 또한 **용혈(hemolyze)** 되거나 혹은 분해된다(그림 13-4b •). 그 결과 생기는 적혈구의 덩어리와 단편들이 떠돌아다니는 덩이를 만들어 콩팥, 허파, 심장, 혹은 뇌에 있는 작은 혈관들을 막아 조직에 손상을 가하거나 파괴시킬 수 있다. 그러한 문제를 피하기 위해 공여자(donor)와 수용자(recipient)의 혈액이 서로 **적합될(compatible)** 수 있도록 주의를 기울여야만 한다. 임상에서, 이는 수용자의 혈장과 교차반응을 일으키지 않는 공여자의 혈액을 선택하여 사용하게 된다(그림 13-5 •).

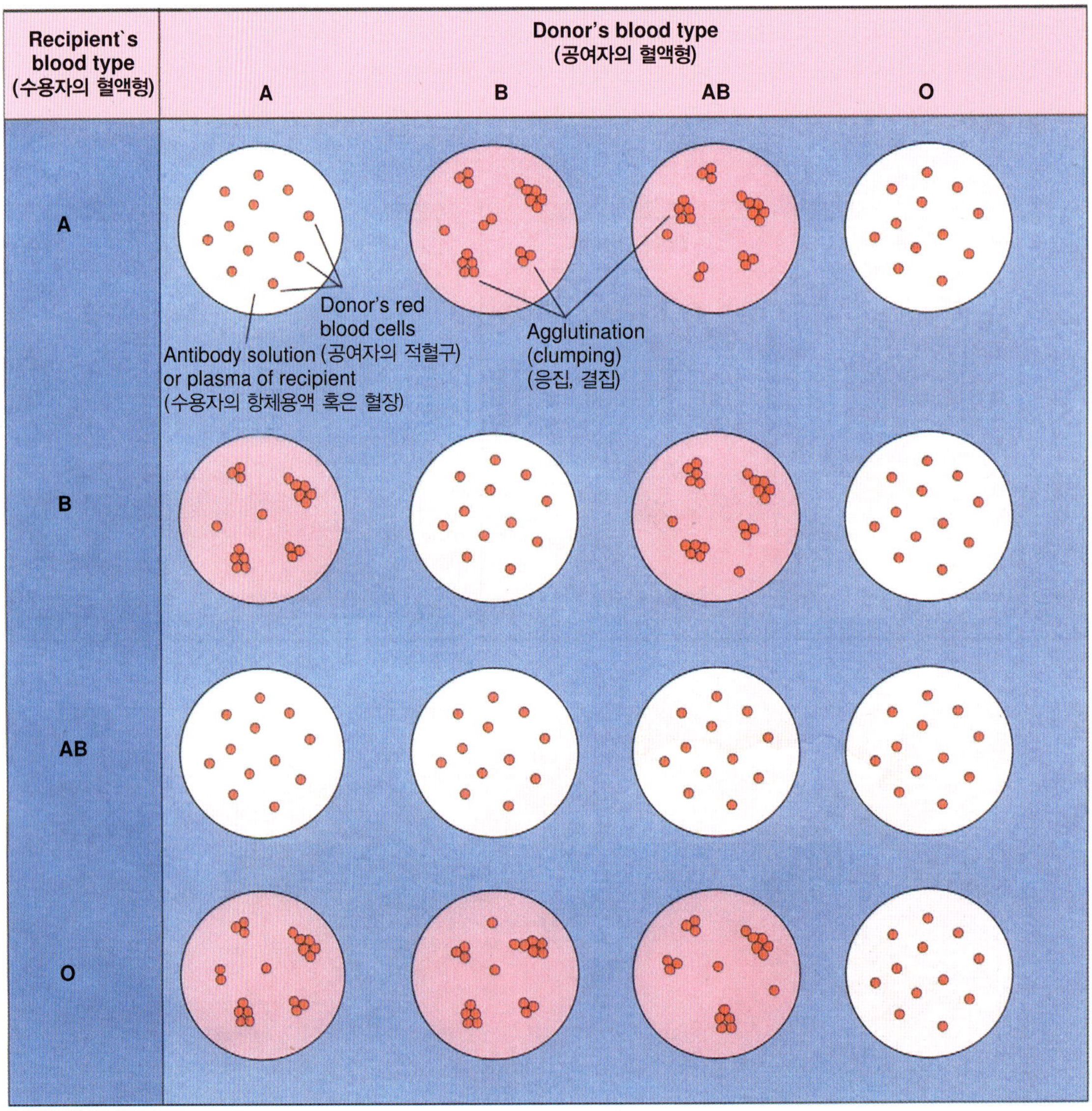

• 그림 13-5 **각기 다른 ABO 혈액형 사이의 교차반응.**
이 일련의 검사에서 공여자의 적혈구는 수혈받을 수용자로부터 얻은 혈장 혹은 항체용액과 혼합시킨다. 혈액형이 일치되지 않으면 응고 혹은 용혈이 일어난다. 이론적으로 O형은 모든 ABO 혈액형에 안전하게 혈액을 제공할 수 있다. AB형은 모든 ABO 혈액형으로부터 혈액을 제공받을 수 있다.

적합성 검사

혈액형의 표준 검사는 가장 위험스런 교차반응을 나타낼 수 있는 A, B, 그리고 Rh 항원의 셋으로 혈액시료를 구분한다. 검사는 항A 항체, 항B 항체, 그리고 항Rh 항체가 들어 있는 용액에 혈액방울을 섞는다. 예를 들어, 만일 항A 항체가 항B 항체가 섞였을 때 적혈구가 응집된다면, 그 사람의 혈액형은 AB형이 된다. 만일 아무 반응이 일어나지 않는다면 그 사람의 혈액형은 O형이다. 그림 13-5 •는 각기 다른 ABO 혈액형의 공여자와 수용자 사이에 일어날 수 있는 가능한 교차반응의 범위를 보여준다. 임상에서 Rh 항원의 존재 유무 역시 기록되는데, 각 개인은 그를 바탕으로 Rh-양성 혹은 Rh-음성으로 구분한다. 가장 흔한 혈액형인 O-양성(type O-postive)의 경우, 적혈구는 A와 B 항원을 갖고 있지 않지만 Rh 항원을 갖는다.

표준 혈액형 검사는 수 분 내로 끝날 수 있으며, O형은 응급시 안전하게 수혈할 수 있다. 이들의 적혈구가 수용자의 몸 안에서 심각한 교차반응을 야기하지 않기 때문에, O형인 사람은 **만능공여자(universal donor)**라고 부르기도 한다.

시간이 허락된다면, 부수적인 검사가 시행되는데, 그 이유는 비록 O형일지라도 종종 위험한 교차반응을 촉발시킬 수 있으며, 또한 세포의 표면상에는 최소한 48개의 가능한 항원이 존재하기 때문이다. 이러한 이유로 완전한 적합성을 확인하기 위해 종종 **교차일치검사(cross-match testing)**가 시행된다. 이 검사는 알고 있는 조건 하에서 공여자의 적혈구를 수용자의 혈장 시료와 섞는다. 이 절차는 다른 항원 및 항체가 관여하는 특징적인 교차반응이 있는지를 확인시켜 준다.

Rh와 임신

A와 B 항원이 있는 상태와는 달리, Rh 음성인 사람의 혈장에는 정상적으로 항Rh 항체가 들어 있지 않다. 항Rh 항체는 그 사람이 이전에 Rh 양성 적혈구에 노출됨으로써 **민감화(감작, sensitization)**된다. 그러한 노출은 수혈 동안 우연히 일어나지만 이는 Rh 음성인 산모가 Rh 양성인 태아를 갖는 정상 임신에서도 일어날 수 있다. 이러한 상태를 야기하는 민감화는 대개 분만 시, 태반과 자궁에 출혈이 있는 경우에 일어난다. Rh 양성 아기를 출산한 약 20%의 Rh 음성 산모들이 분만 후 6개월 이내에 민감화된다.

분만 후까지 Rh 항체가 많은 양으로 생산되지 않기 때문에, 첫 번째 아기는 영향을 받지 않지만, 민감화된 산모가 다량의 항Rh 항체를 생산하기 때문에 두 번째 아기가 영향을 받게 된다. 항Rh 항체는 태반을 통과하여 태아의 적혈구를 파괴하게 되어 태아는 중증의 빈혈에 걸리게 된다. 이 상태는 태아로 하여금 혈구세포에 대한 요구성을 증가시키며, 새로이 형성된 RBC는 발달을 완료하기 전에 태아의 골수를 떠나 태아의 순환으로 들어간다. 이들 미성숙 RBC는 **적혈구모세포(erythroblast)**라 부르며 이 상태는 **태아적혈구모세포증(erythroblastosis fetalis)** 혹은 **용혈성신생아빈혈증(hemolytic disease of the newborn, HDN)**이라 한다. 이러한 상태의 전체적인 반응 순서는 그림 13-6 •에서 볼 수 있다. 치료를 받지 않는다면, 태아는 대개 분만 전 혹은 분만 직후 사망하게 된다.

erythros, 붉은(red) + *blastos*, 씨앗(germ) + *osis*, 질환(disease)

erythroblastosis fetalis: 모체의 항체에 의해 태아의 적혈구가 파괴됨으로써 야기되는 잠재적으로 치명적인 태아 질환

중증의 HDN을 가진 신생아는 빈혈이며 파괴된 RBC로부터 나오는 분해산물들이 피부를 특징적인 황색으로 만들게 된다. 산모의 항체들이 분만 후 1~2개월 동안 활성적으로 남아 있기 때문에 신생아는 온혈액을 대체시켜 주어야 할 필요가 있다. 이러한 혈액 대체는 산모의 항체 대부분을 제거할 뿐만 아니라 퇴화하는 적혈구도 제거하여 태아에서 합병증이 발생할 가능성을 감소시킨다.

Rh 문제를 완전하게 피하기 위해, 모체에서 항Rh 항체가 만들어지는 것은(*RhoGam*이라는 제품명으로 이용 가능) 임신 동안 그리고 다음 분만까지 항Rh 항체를 투여함으로써 방지할 수 있다. 이 "외래" 항체는 태반 장벽을 넘게 되는 태아의 적혈구 모두를 빠르게 파괴한다. 따라서 모체의 면역계를 자극하는 Rh 양성 항원이 전혀 없게 되어, 민감화가 일어나지 않게 되며 Rh 항체가 만들어지지 않는다.

- ✔ AB형인 사람에게 어떤 혈액형을 수혈할 수 있을까?
- ✔ 왜 A형인 사람이 B형인 사람의 혈액을 수혈받지 못할까?

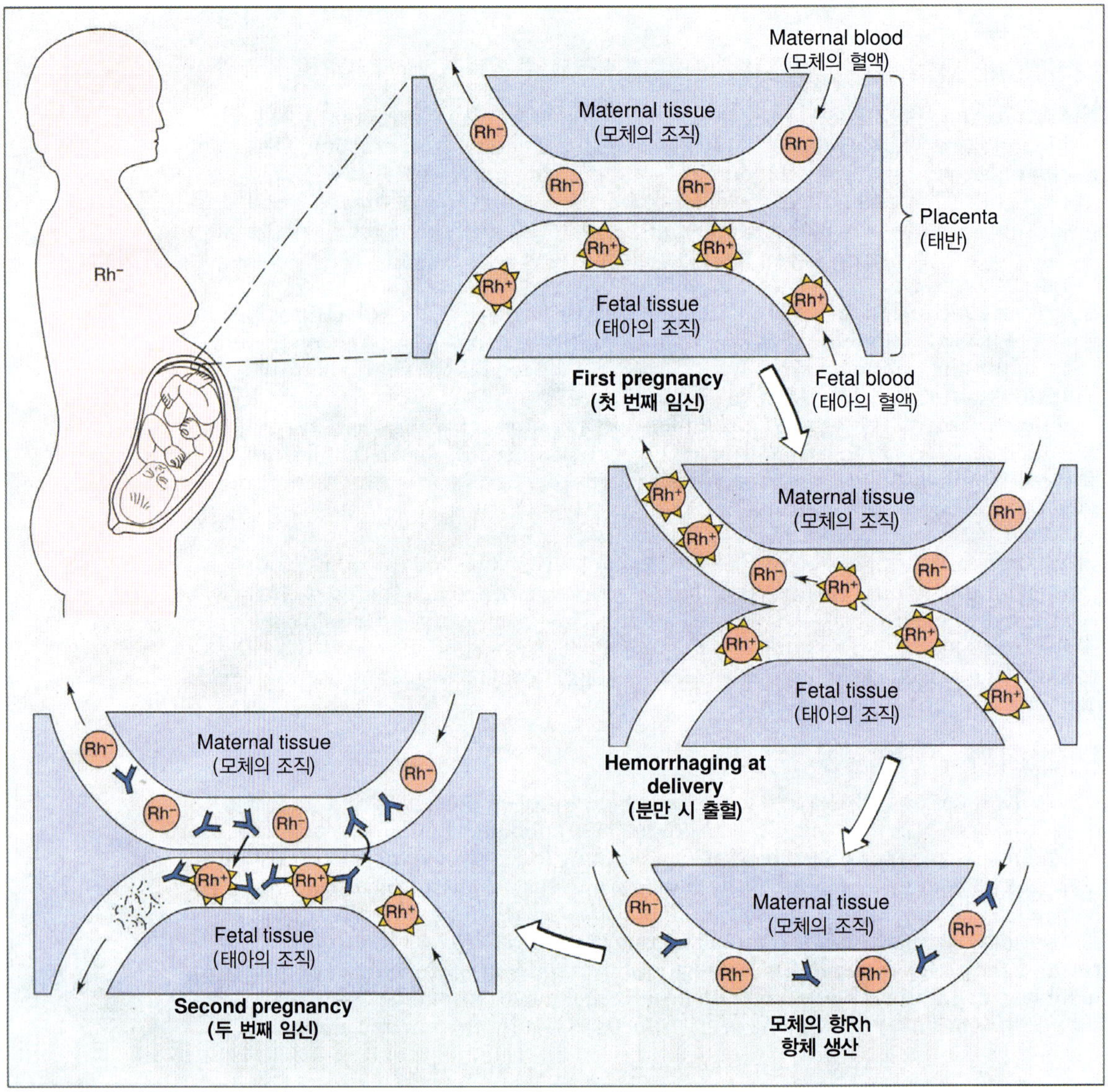

• 그림 13-6 **Rh 인자와 임신.**
Rh 음성인 산모가 첫 번째 Rh 양성 아기를 갖게 되면, 태반 연결이 파괴되는 분만 시에 태아와 모체의 혈액이 섞이게 된다. 모체의 순환 속에 Rh 양성 혈액세포가 있게 되면 모체를 민감화시켜 항Rh 항체를 생산하게 한다. 만일 Rh 양성 태아가 또 임신이 된다면, 모체의 항체들은 태반 장벽을 통과하여 태아의 적혈구를 공격하게 되고 HDN(신생아용혈성질환)의 증상을 일으키게 된다.

임상노트(Clinical Note)

출혈질환인 혈우병의 원인은 무엇일까?

혈우병(hemophilia)은 유전성 출혈 질환이다. 10,000명당 약 1명이 혈우병이며, 이 중 80~90%는 남성이다. 대부분의 경우, 혈우병은 한 응고인자, 즉 Factor VIII의 생산이 감소됨으로써 일어난다. 응고인자가 얼마나 적게 생산되느냐에 따라 혈우병의 중증도는 다양하다. 중증인 경우, 상대적으로 가벼운 접촉에 의해서도 과도한 출혈이 일어나며 **출혈**(hemorrhage, 혈액소실)은 관절 그리고 근육의 주위에서 일어난다.

혈우병의 증상은 소실된 응고인자를 수혈함으로써 줄이거나 혹은 치료할 수 있다. 그러나 충분한 응고인자를 얻기 위해서는 2000~5000명으로부터 얻은 혈장이 있어야만 한다. 이는 치료의 비용을 높이며 AIDS 혹은 간염(hepatitis)의 위험을 증가시킨다. Factor VIII을 생산하기 위한 새로운 유전공학기법이 현재 사용 중이며 이는 치료의 안전성을 높이고 비용을 더 싸게 하는 방법이다.

복습

핵심용어

응집(agglutination): 상호작용으로 인한 적혈구의 결집.

심장혈관(cardiovascular): 심장, 혈액, 혈관을 포함.

색전(embolus): 순환 속에서 떠돌아다니는 피덩이.

적혈구(erythrocyte): 적혈구(red blood cell).

심유소(fibrin): 피딩이(혈병)의 뼈대를 형성하는 불용성 단백질 심유.

적혈구용적률(hematocrit): 온혈액에서 세포들이 차지하는 부피의 백분율.

헤모글로빈(hemoglobin): 혈액 속에서 산소를 운반할 수 있도록 적혈구 안에 철을 함유한 단백질.

용혈(hemolysis): 적혈구의 파괴.

조혈과정(hemopoiesis): 혈구세포의 형성 및 분화.

지혈(hemostasis): 출혈을 멈추는 것.

백혈구(leukocyte): 백혈구(white blood cell).

혈장(plasma): 온혈액의 시료에서 세포들이 제거되고 남은 액체.

혈소판(platelet): 응고반응에서 중요한 효소들을 포함하는 막으로 싸인 작은 세포질 조각.

혈청(serum): 응고인자들이 제거되고 남은 혈장.

학습요약

서론(p. 215)

1. 심장혈관계는 몸 안에서 영양분, 노폐산물, 그리고 세포들의 빠른 운반을 위한 기전을 제공한다.

심장혈관계 개요(p. 215)

1. 심장혈관계(carciovascular system)는 심장, 혈관, 그리고 혈액으로 구성된다.

혈액의 기능(p. 215)

1. 혈액은 특수결합조직이다. 혈액의 기능에는 (1) 용해된 가스, 영양물질, 호르몬, 그리고 대사 노폐물들의 운반, (2) 사이질액의 pH 및 전해질 조성의 조절, 열의 분배, 그리고 손상된 혈관을 통한 체액 소실의 제한, 그리고 (3) 병원균 및 독소에 대한 방어가 있다.

혈액의 구성(pp. 216~217)

1. 혈액은 **혈장(plasma)**, **적혈구(red blood cell, RBC)**, **백혈구(white blood cell, WBC)**, 그리고 **혈소판(platelet)**이 들어 있다. 혈장 및 **혈구성분(formed element)**들이 **온혈액(whole blood)**을 이루는데, 이는 분석목적 혹은 임상목적을 위해 분리시킬 수 있다(그림 13-1).

혈장(p. 217)

1. 혈장은 혈액 부피의 약 55%를 차지하며, 혈장의 약 92%가 물이다(그림 13-1).

혈장단백질(p. 217)

2. 알부민(albumin)은 혈장단백질의 약 60%를 차지한다. **글로불린(globulin)**은 혈장단백질의 약 35%를 차지하며, 여기에는 외래 단백질 및 병원균을 공격하는 **면역글로불린(항체)**, 이온, 호르몬, 그리고 기타 화합물들과 결합하는 **운반단백질(transport protein)**이 포함된다. 응고반응에서, 용해된 **섬유소원(fibrinogen)** 분자는 고형의 **섬유소(fibrin)**로 전환된다. 응고 후에 남은 혈장액은 **혈청(serum)**이라 부른다.

기타 혈장용질들(p. 217)

3. 혈장의 1%는 이온, 유기 영양물질(음식 분자), 그리고 유기 노폐물이다.

혈구성분(pp. 218~221)

1. 혈액의 주된 세포성분은 적혈구, 백혈구, 그리고 혈소판이다.

적혈구(p. 218)

2. 적혈구(erythrocyte)는 혈액 부피의 반이 약간 못되며, 혈구성분의 99.9%를 차지한다. **적혈구용적률(hematocrit)**은 혈구성분이 온혈액에서 차지하는 백분율이다.

3. RBC는 혈류 안에서 산소와 이산화탄소를 운반한다. RBC는 표면적대 부피의 비율이 큰 고도로 특수화된 세포이다. RBC는 미토콘드리아와 핵이 없다.

4. 헤모글로빈(hemoglobin)은 산소분자와 결합하는 철이온이 포함된 글로불린 단백질이다.

5. 적혈구는 순환내에서 대개 120일 후에 퇴화된다.

6. 적혈구를 생성시키는 **적혈구생성과정(erythropoiesis)**은 주로 성인의 경우 적색골수에서 일어난다. RBC는 몸의 조직이 낮은 농도의 산소에 노출되는 경우 생성되는 **에리트로포이에틴(EPO)** 자극 후에 증가된다.

백혈구(p. 219)

7. 백혈구(leukocyte)는 병원균에 대항하여 몸을 방어하며 독소, 노폐물, 그리고 비정상적이거나 혹은 손상된 세포들을 제거한다.

8. 백혈구는 작은 혈관의 벽을 통해 이동할 수 있다.

9. 과립백혈구에는 **호중구(neutrophil)**, **호산구(eosinophil)**, 그리고 **호염기구(basophil)**가 있다. 이동성이 높은 포식세포인 호중구가 순환 WBC의 50~70%를 차지한다. 이보다 훨씬 적은 호산구 역시 포식세포이다. 상대적으로 드문 호염기구는 손상된 조직으로 이동하여 염증반응을 증강시키는 히스타민을 방출한다(그림 13-2).

10. 무과립백혈구에는 단핵구와 림프구가 있다. 말초조직으로 이동해 간 **단핵구(monocyte)**는 큰포식세포로 된다. **림프구(lymphocyte)**는 림프계의 주된 세포이다(그림 13-2).

11. WBC의 수적 변화는 각기 다른 질환들을 나타낸다. 혈액 속에 WBC가 너무 적은 것은 **백혈구감소증(leukopenia)**이라 부르며, WBC의 수가 너무 많은 것은 **백혈구증가증(leukocytosis)**이라 한다.

12. 림프구를 생성시키는 줄기세포는 골수에서 기원되지만 많은 것들

이 말초림프조직으로 이동한다.

혈소판(p. 221)

13. 골수 안의 **거대핵세포(megakaryocyte)**는 순환 혈액으로 세포질 조각(**혈소판**)을 방출한다. 혈소판은 응고과정에서 필수적이다.

지혈과 혈액응고(pp. 221~222)

1. 지혈(hemostasis)의 과정은 손상된 혈관의 벽을 통한 혈액의 소실을 멈춘다.

응고과정(p. 221)

2. 피덩이형성, 즉 **응고(coagulation)**는 손상된 혈관 및 혈소판으로부터 **응고인자(clotting factor)**들이 분비되면서 일어난다(그림 13-3).

3. 과도하거나 혹은 적당하지 못한 응고는 **색전(embolus;** 떠도는 피덩이) 혹은 **혈전(thrombus;** 온전한 혈관벽에 부착된 피덩이)을 형성시킬 수 있다.

혈액형(pp. 222~226)

1. 혈액형(blood type)은 RBC 세포막 상의 특이 **항원(antigen)**이 존재하는지에 따라 결정되는데, 항원은 **A, B**, 그리고 **Rh**가 있다.

항체와 교차반응(p. 223)

2. 혈장내 **항체(antibody)**는 외래 항원을 갖고 있는 RBC와 반응한다(그림 13-4).

적합성 검사(p. 225)

3. ABO 혈액형에서, O형 피를 가진 사람은 **만능공여자(universal donner)**라 부른다(그림 13-5).

Rh와 임신(p. 225)

4. Rh 항체는 Rh 음성인 사람이 Rh 항원에 **민감화(감작, sensitized)** 된 후에만 합성된다(그림 13-6).

복습문제

연결형

A열의 각 항목과 가장 가까운 항목을 B열에서 찾아 연결하라. 옆의 밑줄에 답을 적으라.

	A열	B열
___	1. EPO	a. 항A와 항B
___	2. 조혈과정	b. 많은 수의 WBC
___	3. 색전	c. 120일
___	4. RBC 수명	d. 호중구
___	5. RBC 항원	e. 적색골수에 존재
___	6. 혈장 항체	f. RBC 형성을 자극하는 호르몬
___	7. RBC 줄기세포	g. 단핵구
___	8. 백혈구감소증	h. 림프계의 WBC
___	9. 무과립백혈구	i. 응고에 관여하는 세포 파편
___	10. 백혈구증가증	j. A와 B
___	11. 과립백혈구	k. 혈구세포의 형성
___	12. 혈소판	l. 떠도는 피덩이
___	13. 림프구	m. 적은 수의 WBC

선택형

14. 혈액의 혈구성분에는 ___ 이(가) 포함된다.
(a) 알부민, 글로불린, 섬유소원
(b) WBC, RBC, 혈소판
(c) 혈장, 섬유소, 혈청
(d) a, b, 그리고 c 모두

15. 평균인의 혈액량은 ___ 리터 범위이다.
(a) 1~2 (b) 2~4
(c) 4~6 (d) 8~10

16. 혈장은 온혈액의 약 ___ %를 차지한다.
(a) 25 (b) 35
(c) 45 (d) 55

17. 다음의 어떤 혈장단백질이 간에서 만들어지지 않을까? ____
(a) 알부민
(b) 면역글로불린
(c) 운반단백질(예, 지질단백질)
(d) 섬유소원

18. 적혈구 안에 있는 산소운반단백질은 ___ 이다.
(a) 헤모글로빈
(b) 섬유소
(c) 섬유소원
(d) 플라스민

19. 모든 적혈구와 대부분의 백혈구는 ___ 안에서 생산된다.
(a) 간
(b) 가슴샘
(c) 지라(비장)
(d) 적색골수

20. 탈수는 ___ 를 야기한다.
(a) 적혈구용적률의 증가
(b) 적혈구용적률의 감소
(c) 적혈구용적률에는 무변화
(d) 혈장 부피의 증가

OX 문제

___ 21. 혈액의 평균 pH는 7.4이다.

___ 22. 미국인 집단의 3/4 이상은 Rh 음성이다.

___ 23. 미국인 집단에서 가장 흔한 혈액형은 O형이다.

___ 24. 몸의 조직이 낮은 수준의 이산화탄소에 노출되는 경우 혈장내 EPO가 증가된다.

___ 25. 정상적인 건강인의 혈액 속에 가장 많이 들어 있는 WBC는 호중구이다.

___ 26. 백혈구는 작은 혈관벽을 통해 이동할 수 있다.

서술형

27. 혈액이 수행하는 주된 기능에는 어떤 것들이 있을가?
28. 적혈구는 몸의 전형적인 세포와 어떻게 다를까?
29. 지혈이란 무엇일까?
30. 진행성 콩팥질환으로 고생하는 환자는 왜 자주 (RBC 수치의 감소와 헤모글로빈 양이 감소되는) 빈혈에 걸릴까?

✔ 개념확인 문제의 답

(p. 219) **1.** 혈액내 혈장단백질의 양이 감소하면 (1) 혈액의 삼투압 감소, (2) 감염에 대항하는 능력의 감소, 그리고 (3) 어떤 이온, 호르몬, 그리고 기타 분자들의 운반 및 결합의 감소를 야기할 수 있다. **2.** 콩팥(신장)으로 가는 혈류가 감소되면 산소의 공급이 감소하여 에리트로포이에틴(EPO)의 분비를 촉발시킨다. EPO는 **적혈구생성과정**(적혈구의 생산)을 증가시키게 된다.

(p. 221) **1.** 감염된 베인 상처에서는 많은 수의 호중구가 있을 것이다. 호중구는 대개 손상부위로 가장 먼저 도달하는 포식 백혈구로서 세균에 대항하는 특수한 능력을 갖고 있다. **2.** 기생충들에 의한 감염은 호산구라 부르는 포식 백혈구의 수를 증가시키게 된다. **3.** 거대핵세포는 혈소판이라 부르는 세포 파편을 만든다. 혈소판은 피덩이(혈병)를 형성하여 혈류를 멈추는 중요한 역할을 한다. 거대핵세포의 수적인 감소는 혈소판을 더 적게 생성할 것이며 이는 적절한 응고능력을 방해하게 될 것이다.

(p. 221) **1.** 응고인자는 손상된 혈관 및 기타 몸의 조직에서 분비되며, 베인 부위로 혈소판이 모이게 된다. **2.** **혈전**은 혈관 속에서 형성된 피덩이이다. 혈관 속을 떠도는 피덩이(혈전)는 **색전**이라 부른다.

(p. 225) **1.** AB형인 사람은 A형, B형, AB형, 혹은 O형의 혈액을 받을 수 있다. **2.** 만일 A형의 혈액형을 가진 사람이 B형의 혈액을 수혈받았다면, 공여된 적혈구는 응집 혹은 결집되어 다양한 기관 및 조직으로 가는 혈류를 차단할 수 있게 된다.

CHAPTER

14

심장과 순환

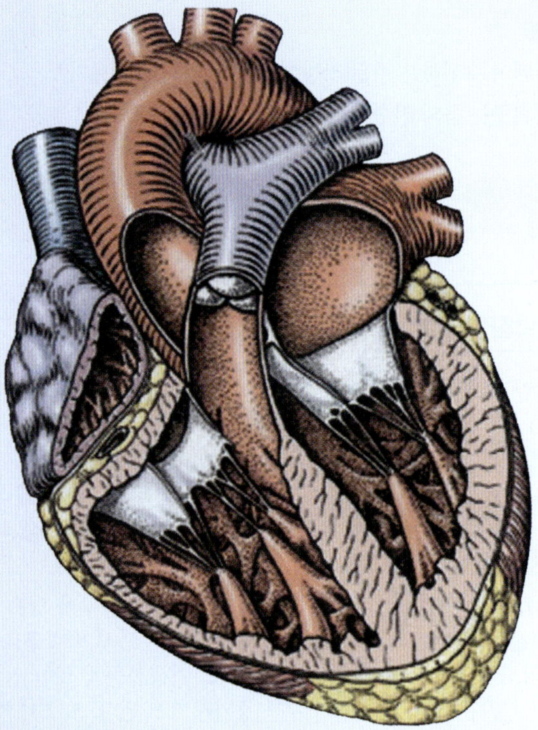

단원개요

심장과 순환계

심장의 구조

- 심장의 내부구조
- 심장벽
- 심장에 대한 혈액공급

심장박동

- 심장주기
- 심장의 전도계
- 심전도
- 심장박동의 조절

혈관

- 혈관의 구조
- 혈압

혈류의 조절

- 단기반응
- 장기반응

몸의 혈관

- 허파순환
- 온몸순환: 동맥
- 온몸순환: 정맥
- 태아순환

노화와 심장혈관계

임상노트: 심장동맥순환과 심장발작

임상노트: 혈압은 어떻게 측정할까?

임상노트: 붉은입술(red lip), 눈 아래의 다크서클(dark circle), 그리고 얼굴이 붉어지는 것은 무엇이 그렇게 만들까?

단원목표

1. 심장의 위치와 일반적인 특징에 대해 설명한다.
2. 심장을 통한 혈액의 흐름에 대해 이해하며, 주된 혈관, 방, 그리고 심장판막에 대해 확인한다.
3. 심장벽의 층들에 대해 확인한다.
4. 전형적인 심장박동 혹은 심장주기에 일어나는 변화에 대해 설명한다.
5. 심장 전도계의 성분과 기능에 대해 설명한다.
6. 동맥, 모세혈관, 그리고 정맥의 구조와 기능에 대해 설명한다.
7. 어떻게 조직 및 다양한 기관계가 혈류 및 조직내 압력을 조절하기 위해 상호작용하는지 설명한다.
8. 구조와 기능에 입각하여 혈관들의 종류를 구별한다.
9. 주요 동맥 및 정맥 그리고 이들이 존재하는 부위를 확인한다.
10. 노화와 관련하여 심장혈관계에서 일어나는 변화를 설명한다.

인체의 모든 세포들은 산소와 영양분의 공급 그리고 노폐물의 제거 수단을 필요로 한다. 앞 장에서 보았지만, 이러한 필요성을 모두 충족시키는 것이 혈액이다. 그러나 혈액은 이동해야만 한다. 만일 혈액이 정지된 상태로 있게 되면, 그의 산소 및 영양분 공급은 빠르게 고갈될 것이고, 노폐물을 흡수하는 능력이 곧 바닥날 것이며 그리고 호르몬이나 백혈구들이 그들의 해당 표적에 도달하지 못할 것이다.

이러한 모든 필수적인 활성은 심장의 박동능력에 따른다. 이 근육질의 기관은 매일 약 100,000번 박동하며, 55갤런 드럼통 40개를 채울 수 있을 양인 약 8000리터의 혈액을 박출한다.

심장에 의해 박출되는 혈액은 다양한 지름의 관 안을 통해 몸의 모든 부분으로 운반된다. 심장으로부터 먼 곳으로 혈액을 운반하는 혈관인 **동맥**은 점점 크기가 감소되나, 심장을 향해 혈액을 운반하는 **정맥**은 점점 크기가 증가된다. 모든 혈관 중에서 가장 작은 **모세혈관**은 가장 작은 동맥을 가장 작은 정맥과 연결시킨다. 모세혈관의 얇은 벽을 통해 가스, 영양물질, 그리고 노폐물들이 혈액과 몸의 세포 사이에서 교환된다.

무엇이 심장을 그렇게 강력한 기관으로 만들까? 어떻게 혈관들이 혈액을 운반할 수 있도록 특수화되었을까? 본 장은 혈액의 박출과 운반에 관여하는 심장혈관계의 구조에 초점을 맞추어 설명하며, 또한 몸에서의 주요 혈관에 대해서도 설명한다.

심장과 순환계

혈액은 심장으로부터 박출되어 심장과 몸의 모든 조직 사이에 연결된 폐쇄혈관망을 순환한다. 순환계를 구성하는 두 종류의 혈관망이 있다. **허파순환(폐순환, pulmonary circulation)**의 경우 혈액은 심장으로부터 허파의 교환 표면까지 왕복운동한다. **온몸순환(전신순환, systemic circulation)**의 경우, 혈액은 심장으로부터 나와 허파의 교환표면을 제외한 몸의 모든 부분까지 왕복운동한다. 각 순환은 심장에서 시작되어 심장에서 끝난다. **동맥(artery)**은 심장으로부터 혈액을 멀리 내보내며, **정맥(vein)**은 심장으로 혈액을 되돌린다. **모세혈관(capillary)**은 작고, 얇은 혈관벽으로 가장 작은 동맥과 가장 작은 정맥을 연결한다.

그림 14-1 • 에서 볼 수 있는 바와 같이, 혈액은 순서대로 두 순환을 통해 이동한다. 예를 들어, 온몸순환의 정맥으로부터 심장으로 되돌아오는 혈액은 먼저 허파(폐)로 가고 다시 온몸순환(전신순환)의 동맥으로 가기 전에 심장으로 되돌아온다. 심장은 4개의 근육질 방을 갖는다. **오른심방(우심방, right atrium)**은 온몸순환으로부터 혈액을 받아들이며, **오른심실(우심실, right ventricle)**은 허파순환으로 혈액을 방출시킨다. **왼심방(좌심방, left artrium)**은 허파순환으로부터 오는 혈액을 모으며, **왼심실(좌심실, left ventricle)**은 온몸순환으로 혈액을 박출시킨다. 심장이 박동할 때, 2개의 심실은 동시에 수축하며 동일한 양의 혈액을 박출한다. 그래서 심장은 각 순환과 연관된 심실과 심방을 갖는 이중펌프(double pump)라 할 수 있다.

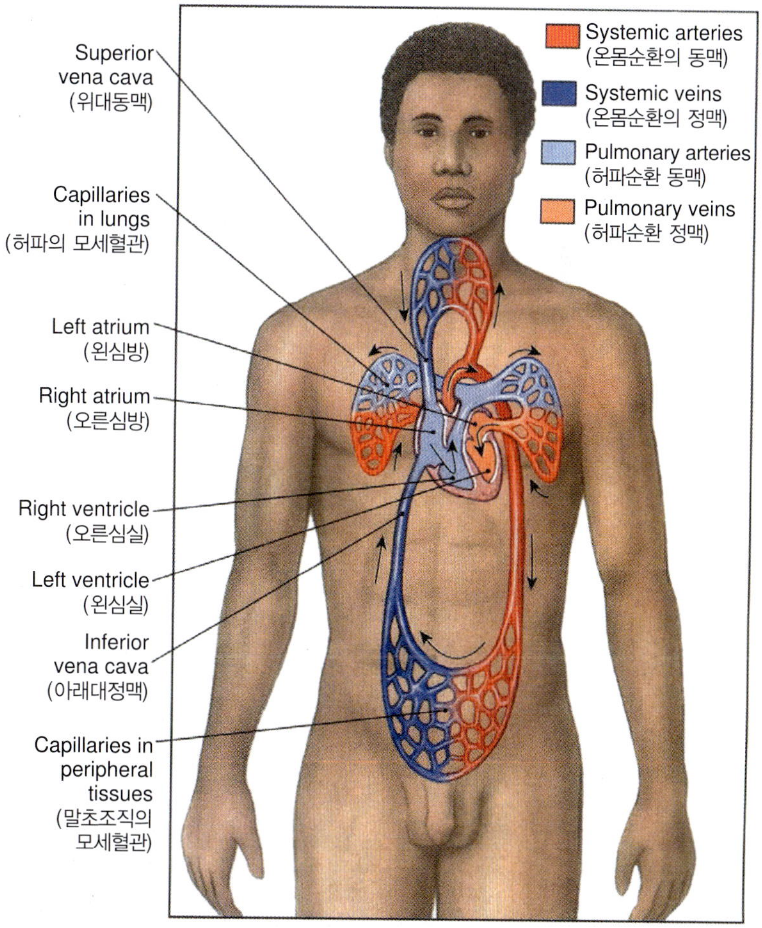

• **그림 14-1 혈액의 흐름에 대한 개관.**
혈액은 심장의 박동에 의해 분리된 허파순환과 온몸순환을 통해 흐른다. 각 경로는 동맥, 모세혈관, 그리고 정맥으로 구성되며, 심장에서 시작되어 심장에서 끝난다.

심장의 구조

심장은 작은 원뿔모양의 기관으로 그 크기는 대략 꽉 쥔 주먹 크기이다. 심장은 앞쪽 가슴벽 근처, 복장뼈의 바로 뒤에 뭉뚝한 끝이 아래를 향하는 각도로 몸의 왼쪽에 위치한다. 심장은 제1장에서 소개한 바와 같이 3개의 배쪽 몸공간(body cavity)의 하나인 **심장막안(pericardial cavity)**에 의해 싸여 있다. ∞ *[p. 13]* 이 심장막안은 **심장막(pericardium)**이라는 장막(serous membrane)으로 싸여 있다.

심장막은 심장의 바깥 표면을 덮고 있는 **내장쪽심장막(visceral pericardium 혹은 epicardium)**, 그리고 심장을 둘러싸는 반대편 섬유주머니의 안쪽 표면을 싸고 있는 **벽쪽심장막(parietal pericardium)**으로 싸여 있다. 이들 표면 사이의 공간은 심장박동의 마찰을 감소시키는 윤활제(lubricant)로 작용하는 소량의 심장막액이 들어 있다.

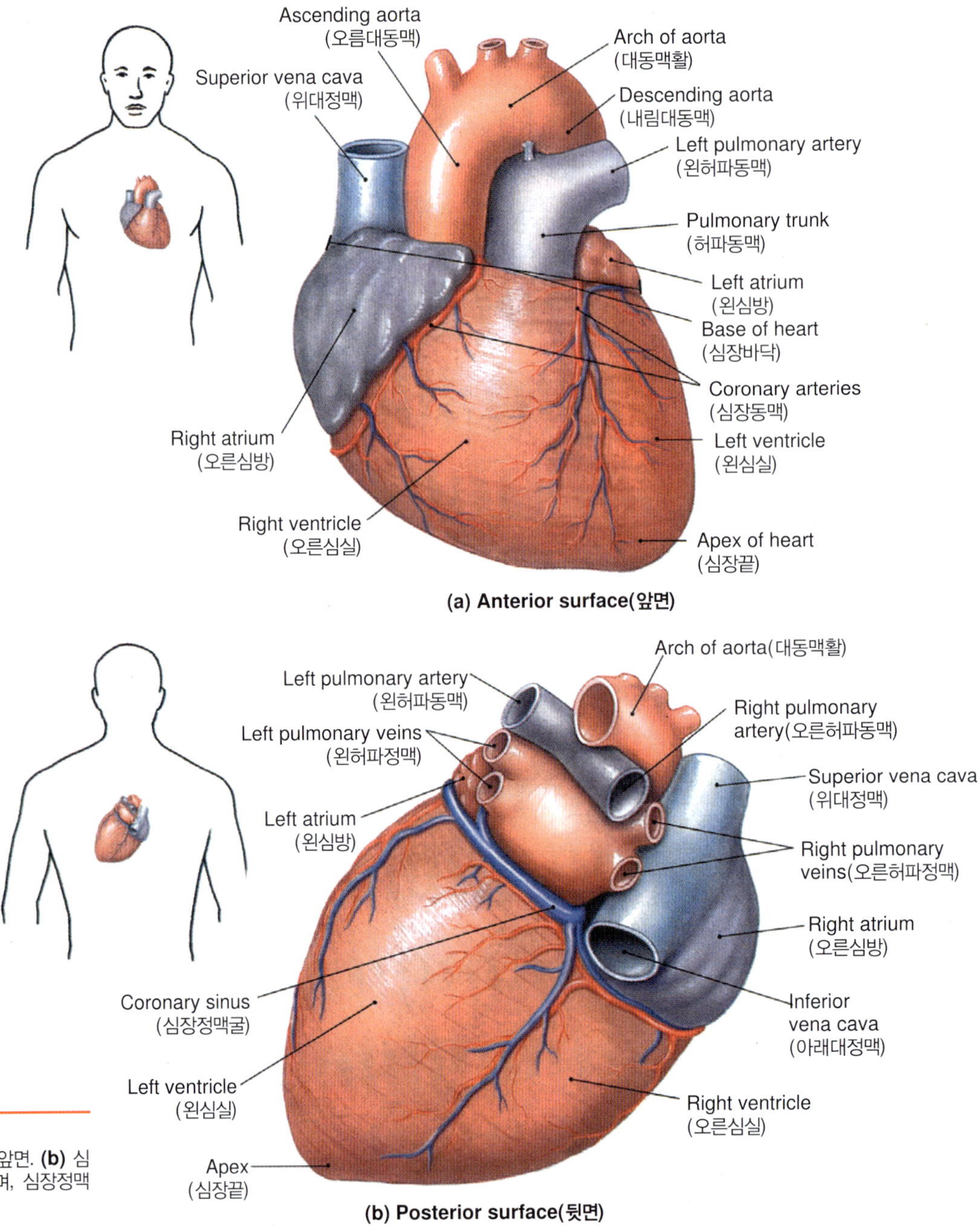

• 그림 14-2 **심장의 표면구조.**
(a) 해부학적 주요 특징을 보여주는 심장의 앞면. **(b)** 심장의 뒷면. (심장동맥은 붉은색으로 그렸으며, 심장정맥은 푸른색으로 나타내었다.)

순환계의 큰 정맥과 동맥은 **심장바닥(base)**에서 심장과 연결된다(그림 14-2 • 참조). 두 심실에 의해 형성되는 끝은 **심장끝(apex)**이다. 전형적인 심장의 크기는 심장바닥에서 심장끝까지 약 12.5 cm(5 in.)이다.

심장의 내부구조

그림 14-3 • 은 4개의 방으로 되어 있는 심장의 내부 특징과 구조를 보여준다. 근육벽 혹은 사이막(septa)이 오른심방과 왼심방, 그리고 오른심실과 왼심실을 분리한다. 이 분리벽은 **심방사이막(interatrial septum)** 그리고 **심실사이막(interventricular septum)**이라 부른다. 이 사이막은 심장의 왼쪽 방과 오른쪽 방 사이에 혈액이 서로 섞이지 않도록 한다. 심장의 각 면에서 혈액은 **방실판막(atrioventricular valve, AV valve)**을 통해 심방으로부터 심실로 흐른다. 이 방실판막의 구조는 혈류가 한쪽 방향 즉, 심방에서 심실로 흐르도록 한다.

inter, 사이에(between) + *atrium*, 방(chamber), 혹은 *ventriculus*, 작은 배(little belly)

septum, 벽(wall)

interatrial septum, interventricular septum: 각각 2개의 심방과 2개의 심실을 분리시키는 근육벽

그림 14-3 • 에서 심장의 양쪽 면으로 흐르는 혈류의 경로도 볼 수 있다. 오른심방은 온몸순환으로부터 오는 혈액을 2개의 큰 정맥인 **위대정맥(superior vena cava)**과 **아래대정맥(inferior vena cava)**을 통해 받아들인다. 위대정맥은 머리, 목, 위팔, 그리고 가슴으로부터 오는 혈액을 운반한다. 아래대정맥은 몸통의 나머지, 배골반안, 그리고 다리로부터 되돌아오는 혈액을 운반한다.

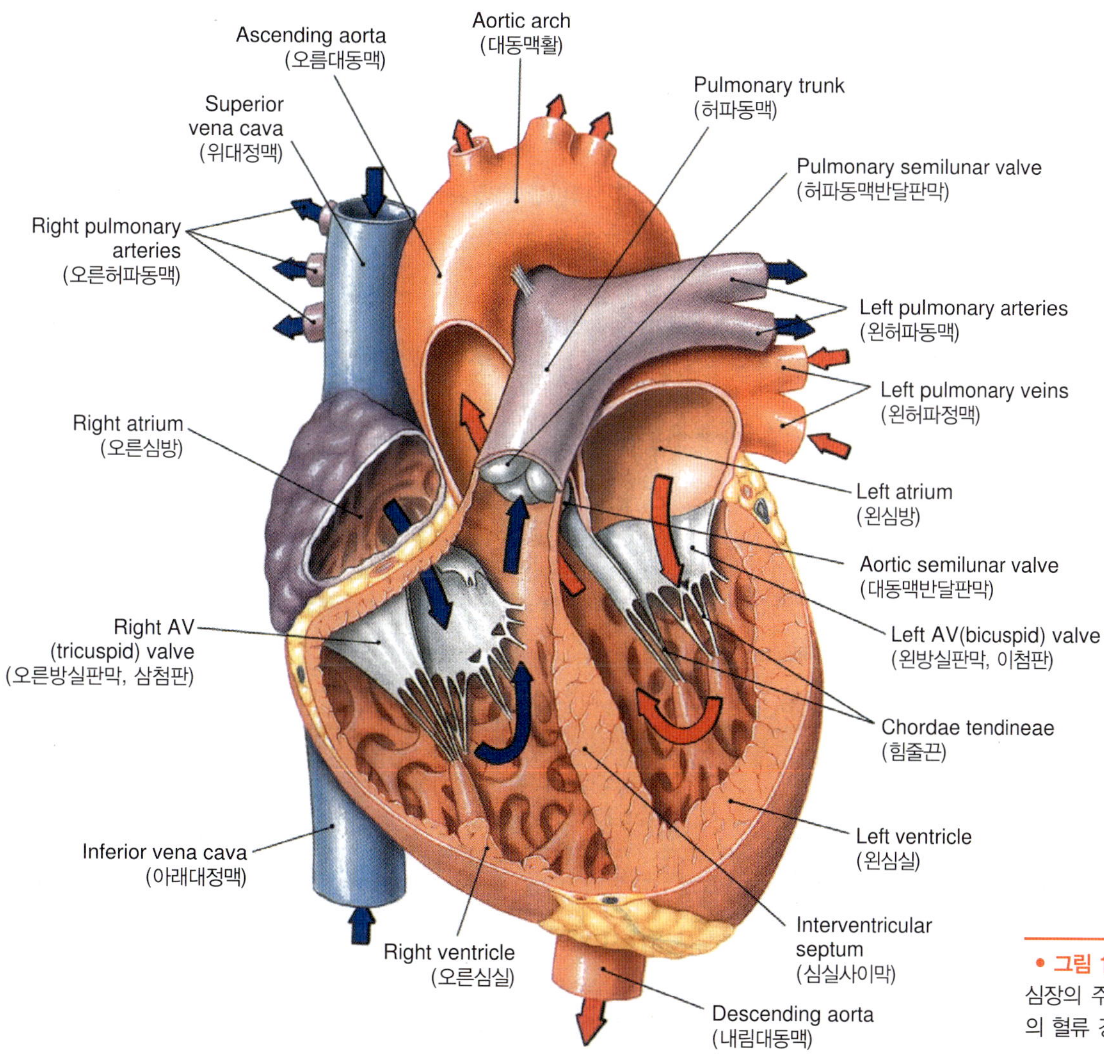

• **그림 14-3 심장의 내부구조.** 심장의 주요 내부구조명칭과 심방과 심실의 혈류 경로를 나타낸 관상단면 모식도.

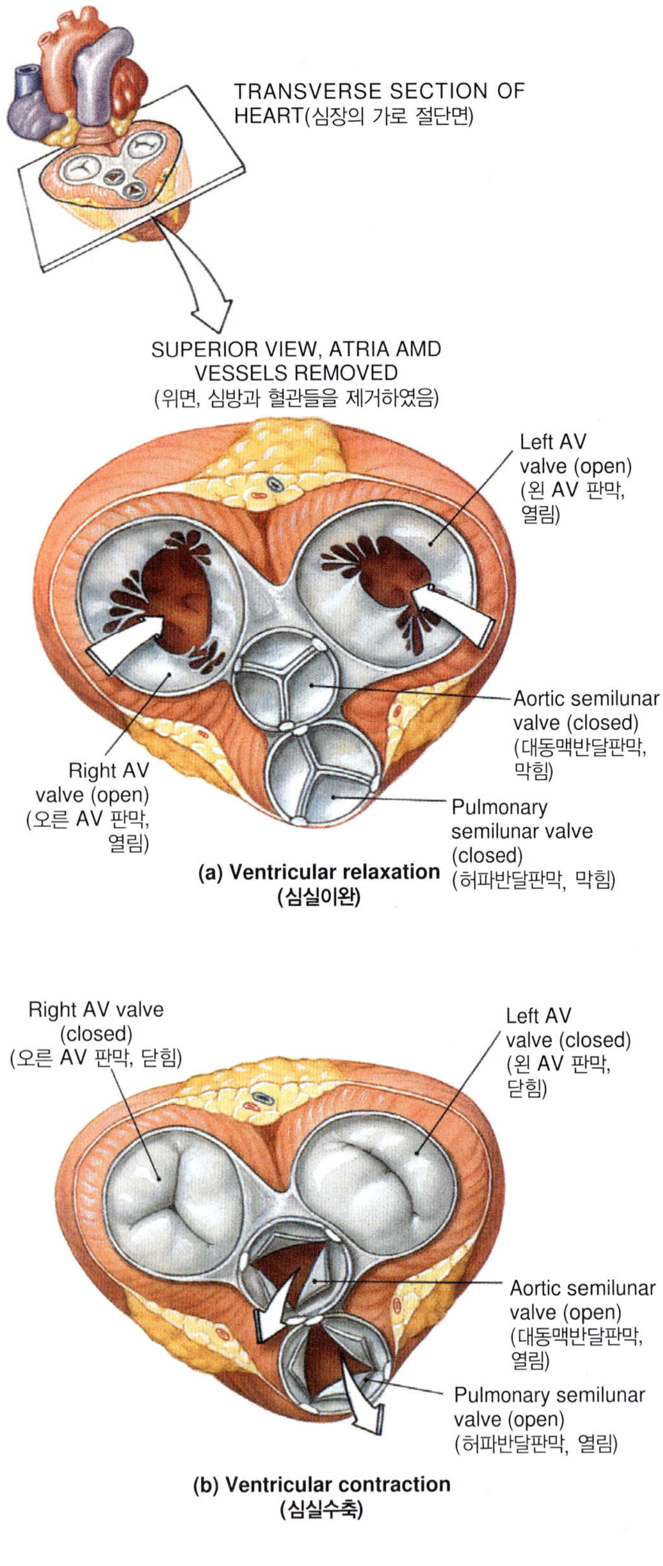

• **그림 14-4 심장의 판막.**
(a) 심실의 이완 동안 판막의 위치, AV 판막이 열리고 반달판막이 닫힌다. **(b)** 심실의 수축 동안 심장판막의 모습. AV 판막이 닫히고 반달판막이 열린다.

혈액은 오른심방으로부터 오른심실로 섬유조직의 세 판막에 의해 둘러싸인 구멍을 통해 이동한다. 이러한 판은 **첨판**(cusp)이라 하며 **삼첨판(tricuspid valve;** *tri,* 3)으로도 알려진 **오른방실판막 (right atrioventricular valve, AV valve)**의 부분이다. 각 첨판은 오른심실의 안쪽 표면으로부터 돌출된 작은 근육과 연결된 강력한 섬유인 **힘줄끈**(chordae tendineae)에 의해 고정되어 있다.

오른심실을 떠난 혈액은 **허파반달판막(pulmonary semilunar valve,** half-moon)을 통해 큰 **허파동맥(pulmonary trunk)**으로 흘러간다. 허파동맥 안에서, 혈액은 **왼허파동맥(left pulmonary artery)**과 **오른허파동맥(right pulmonary artery)**으로 흐른다. 이 혈관들은 허파 안에서 반복적으로 가지를 쳐서 가스교환이 일어나는 모세혈관으로 혈액을 공급한다. 혈액이 이들 호흡 모세혈관을 떠나면 이는 **왼허파정맥(left pulmonary vein)**과 **오른허파정맥 (right pulmonary artery)**을 지나 왼심방으로 다시 되돌아온다.

오른심방의 경우처럼 왼심방과 왼심실 사이의 구멍도 판막, 즉 **왼방실판막(left atrioventricular valve, AV valve)** 혹은 **이첨판 (bicuspid vlave;** *bi,* 2)이 있어 심실로부터 심방으로의 역류를 방지한다. 이첨판이라는 명칭이 의미하듯이, 왼방실판막은 3개가 아닌 한 쌍의 판막을 갖고 있다. 이의 형태가 주교의 모자 혹은 **미트라**(mitre)와 닮았기 때문에 이 판막은 **승모판(mitral valve)**이라고 부르기도 한다.

내부구조상, 왼심실은 오른심실과 비슷하다. 왼심실을 떠난 혈액은 **대동맥반달판막(aortic semilunar valve)**을 지나 **오름대동맥**(ascending aorta)을 통해 온몸순환으로 들어간다.

심실

심장은 그 구조와 기능 간의 연관관계가 아주 분명하다. 예를 들어, 심방의 기능은 심장으로 되돌아오는 혈액을 모으며 인접된 심실로 보낸다. 오름심방과 왼심방이 행하는 일의 하중이 매우 비슷하기 때문에, 2개의 방은 거의 동일하게 보인다. 그러나 오른심실과 왼심실이 행하는 일은 매우 달라, 이들 둘 사이에는 구조적인 차이가 있다.

허파는 심장과 가까워서 허파동맥과 허파정맥은 상대적으로 짧고 넓다. 결과적으로, 오른심실은 허파순환으로 혈액을 박출하는데 있어 그렇게 큰 힘이 들 필요가 없다. 그림 14-3 • 에서 볼 수 있는 바와 같이, 오른심실의 벽은 왼심실의 벽에 비해 상대적으로 얇다. 온몸순환이 더 많은 혈관망을 가지고 있기 때문에, 왼심실은 오른심실에 비해 훨씬 더 큰 힘으로 혈액을 박출하여야 한다. 당연하게도, 왼심실은 오른심실에 비해 대단히 두꺼운 근육벽을 갖는다.

심장판막

방실판막은 심실에서 심방으로 혈액이 역류하는 것을 방지한다. 심실이 이완되어 혈액으로 채워지면, AV 판막은 심방으로부터 심실로 혈액이 흐르는 데 있어 어떠한 저항도 받지 않는다(그림 14-4a •). 심실이 수축하기 시작하면, 혈액은 판막을 열고 닫으면서 심방을 향해 역류한다(그림 14-4b •). 첨판에 붙어 있는 힘줄끈(chordate tendineae)은 심실이 수축할 때 첨판이 심방 안으로 다시 팽창되는 것을 방지하며 혈액이 심방 안으로 다시 들어오도록 해준다. 그러나 종종 비록 정상인이라도 소량의 역류가 일어난다. 소용돌이 작용은 **심장잡음(heart murmur)**이라는 부드럽지만 독특한 소리를 만든다.

허파반달판막과 대동맥반달판막은 허파동맥과 대동맥으로부터 오른심실과 왼심실로 혈액이 역류되는 것을 방지한다. 이 판막들이 닫힐 때, 3개의 대칭적인 첨판들이 삼각대의 다리처럼 서로를 지지해 준다(그림 14-4a •).

심장벽

심장의 벽은 3개의 독특한 층으로 구성된다(그림 14-5 •). 심장의 바깥 표면을 덮고 있는 **심장바깥막(epicardium)**은 노출된 상피 그리고 그 아래의 성긴결합조직으로 구성되는 장막이다. **심장근육층(myocardium)** 혹은 심장의 근육질벽은 심장근섬유 및 이와 연관된 결합조직, 혈관, 그리고 신경으로 구성된다. 판막을 포함하는 심장의 안쪽 면은 **심장속막(endocardium)**으로 덮여 있는데, 이의 편평상피(squamous epithelium)는 부착된 혈관과 이어진 상피(epithelium) 혹은 내피(endothelium)와 이어진다.

심장근세포

심장근육층 속의 심장근세포(cardiac muscle cell)들은 **사이원반(intercalated disc)**이라는 특수한 부위에서 서로 연결되어 있다. 이들 부위의 특수화된 연결 및 작은 구멍들은 세포들을 견고하게 안정화시키며 이온, 분자, 전기충격이 이동할 수 있게 해준다. 또한 인접 세포의 근원섬

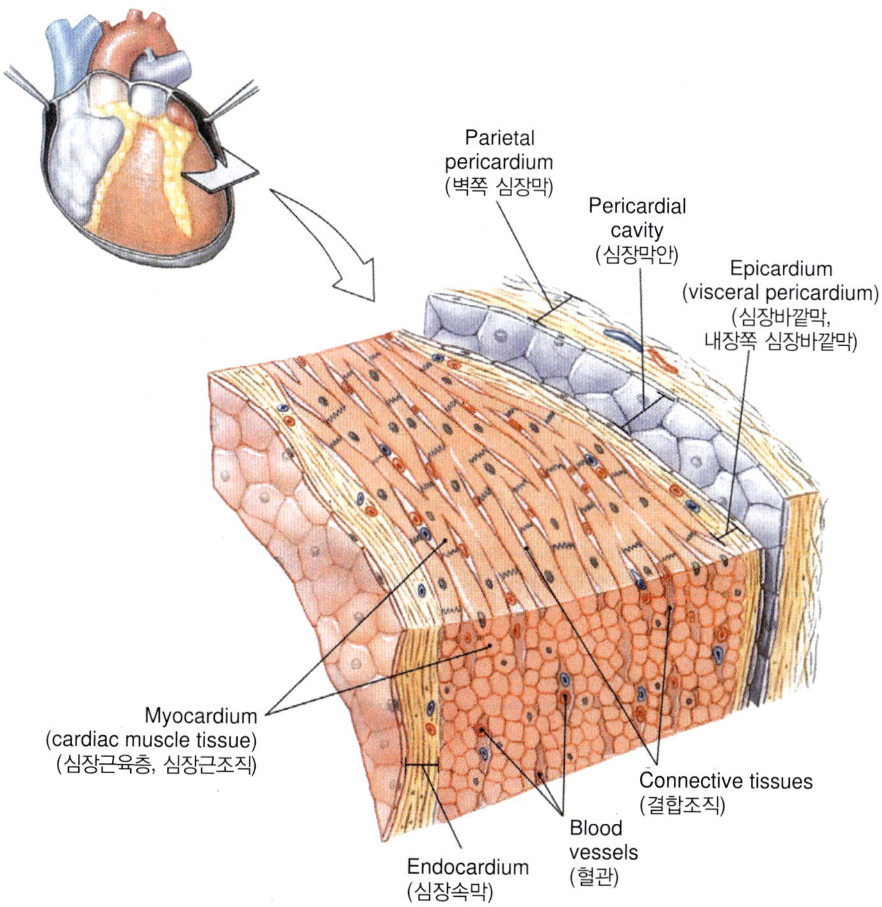

• 그림 14-5 **심장벽의 층들.** 심장바깥막, 심장근육층, 그리고 심장속막을 볼 수 있도록 심장을 절단한 모식도. 심장근육층의 심장근세포들은 가지를 치며 소위 사이원반이라는 부위에서 서로 연결되어 있다.

임상노트(Clinical Note)

심장동맥순환과 심장발작

심장근세포들은 끊임없이 산소 및 영양분의 공급을 필요로 하며, 심장동맥(관상동맥, coronary artery)순환이 감소하면 심장의 기능이 저하된다. 심장동맥의 혈액 공급이 감소되면 소위 **심장동맥허혈(관상동맥허혈, coronary ischemia)**이라는 과정이 일어나는데 이는 대개 하나 혹은 그 이상의 심장동맥(관상동맥)이 부분적으로 혹은 완전히 막힘으로써 발생한다. 흔한 원인은 지방침착물, 즉 **플라그**가 심장동맥의 혈관벽에 형성되기 때문이다.

심장동맥순환의 이러한 퇴행성 변화를 지칭하는 일반적인 용어는 **심장동맥질환(관상동맥질환, coronary artery disease, CAD)**이다. CAD의 첫 번째 증상 중 하나는 **협심증(angina pectoris)**인데 이는 "가슴의 아픈 연축(a pain spasm in the chest)"이다. 협심증의 가장 흔한 형태는 환자가 운동을 하거나 혹은 정서적인 스트레스 상태에 있을 때 통증이 복장뼈 부위로부터 팔, 등, 그리고 목으로 퍼지는 것이다. 협심증은 운동을 할 때처럼, 심장동맥이 산소 및 영양분의 필요성의 증가에 부합되지 못하는 경우에 발생한다.

심장발작(heart attack) 또는 **심장근육경색(myocardial infarction, MI)**의 경우, 심장동맥순환의 일부가 막혀 심장근세포들이 산소의 결핍으로 죽게 되는 것이다. 영향을 받은 조직은 이후 퇴화되어 **경색(infarct)**이라 부르는 비기능적인 부위로 된다. 심장발작은 대부분 중증의 심장동맥질환으로부터 기인된다. 심장발작의 결과는 순환 차단의 부위와 기간에 따른다.

매년 미국에서 약 130만 명의 MI 환자가 발생하며, 희생자의 반은 그로 인해 1년 안에 사망한다. 심장발작을 증가시키는 요인에는 흡연, 고혈압, 고지혈증, 당뇨병, 남성(70세 이하), 중증의 정서적 스트레스, 그리고 비만 등이 있다. 위험인자들의 수를 가능한 줄임으로써 심장발작을 예방할 수 있으며 그로 인한 사망 가능성도 줄일 수 있다.

유(myofibril)가 원반에 부착되어 있다. 이는 심장이 수축할 때마다 "서로 잡아당길 수 있어", 세포들의 효율성을 증가시킨다.

심장으로의 혈액공급

심장은 쉬지 않고 일하며, 심장근세포들은 산소와 영양분이 계속 공급될 필요가 있다. 최대 운동 동안에 산소의 요구량은 현저히 증가하며 심장으로 가는 혈류는 휴식할 때에 비해 9배나 증가한다. 비록 심장이 혈액으로 채워져 있다고 해도, 주변의 심장근은 그 자체의 혈관망에 의존한다. 심장의 세포에 혈액을 공급하는 혈관은 **심장동맥순환(관상동맥순환, coronary circulation)**을 이룬다.

심장동맥순환은 오름대동맥(ascending aorta)의 바닥에서 기원되는 **왼심장동맥(left coronary artery)**과 **오른심장동맥(right coronary artery)**에서 시작된다(그림 14-2a • 참조). 이곳의 혈압이 온몸순환의 어느 곳보다 가장 높으며, 이 혈압은 활성 심장근조직의 요구에 맞는 혈류를 계속 흐르도록 만든다. 각 심장동맥은 둘로 나뉘며 가장 작은 가지가 소위 **동정맥연결(anastomosis)**이라는 미로와 같은 상호연결을 형성한다. 동맥이 이러한 방식으로 서로 연결되기 때문에 왼심장동맥 및 오른심장동맥내 압력의 변화에 관계없이 심장근에 대한 혈액의 공급이 상대적으로 일정하다. 두 주된 **심장정맥(cardiac vein)**이 심장모세혈관으로부터 혈액을 운반해 간다. 이들 정맥은 크고 얇은 벽을 가진 정맥인 **심장정맥굴(coronary sinus)**로 이어진다(그림 14-2b • 참조). 심장정맥굴로부터 오는 혈액은 아래대정맥의 바닥 근처에 있는 오른심방으로 흘러들어간다.

- 심장의 오른쪽에 있는 반달판막이 손상되면 어떤 혈관의 혈류를 방해할까?
- AV 판막이 심방으로 다시 열리는 것은 무엇이 억제할까?
- 왼심실이 오른심실보다 더 근육질인 이유는 무엇일까?

심장박동

평균 심장박동(heartbeat)은 하루에 약 100,000번이며 분당 약 70~80회가 된다. 1분 동안 심장은 4~6 L(약 1~1.5갤론)의 혈액을 박출하는데 이는 몸의 전체 혈액량이다. 심한 활동 시에는 같은 시간 동안 약 5~7배의 혈액량이 박출될 수 있다.

심장주기

한 번의 심장박동 동안 무엇이 일어날까? 한 번의 완전한 심장박동은 단일의 **심장주기(cardiac cycle)**을 이루며 완료까지 약 0.8초가 걸린다. 각 심장주기 동안 어떤 하나의 방이 수축과 이완을 교대로 이행하게 된다. 수축(contraction) 또는 **수축기(systole)** 동안 심방은 인접된 방 혹은 동맥 안으로 혈액을 박출한다(그림 14-6 • 참조). 수축기에 이어 두 번째 단계인 이완(relaxation) 혹은 **이완기(diastole)**가 있게 되는데, 이 기간 동안 방은 혈액으로 채워지며 다음 심장박동을 준비하게 된다.

심장주기 동안 각 방 안의 압력은 수축기 동안 올라가고 이완기 동안 내려간다. 혈액이 높은 압력에서 낮은 압력으로 이동하기 때문에, 한 방 안의 압력이 증가되면 더 낮은 압력의 다른 방으로 혈액을 흐르게 한다. 옆의 방 사이에 있는 한방향 판막이 원하는 방향으로 혈액을 흐르도록 하는데 도움이 된다.

한 번의 심장박동 동안 심실에서 박출되는 혈액의 양은 **일회 박출량(stroke volume)**이라 한다. 1분 안에 심실에 의해 박출되는 혈액의 양은 **심장박출량(cardiac output)**이라 한다. 성인의 심장박출량은 몸에 있는 혈액 전체의 부피와 거의 같다.

심장음

청진기로 자신의 심장 소리를 들을 때, 각 심장박동에 따라 친숙한 "럽덥(lubb-dupp)"의 소리를 듣게 된다. 이 소리는 심장판막의 활동과 동반되는 소리이다. "럽"으로 들리는 첫 번째 심장음(heart sound)은 심실의 이완기가 시작되어 AV 판막이 닫히고 반달판막이 열리면서 나는 소리이다. 두 번째 심장음인 "덥" 소리는 심실 확장기가 시작되어 반달판막이 닫히면서 나는 소리이다.

심장의 전도계

정상적인 심장박동에서 압력관계가 정확하려면 수축이 정확히 일치되어야 한다. 심장이 박동할 때마다, 각 심장근세포들의 수축이 협응되고 적절한 시간에 올바른 방향으로 혈액이 흐르도록 해야 한다. 골격근섬유와 달리, 심장근세포들은 호르몬이나 신경의 자극 없이 스스로 수축

• 그림 14-6 **심장주기.**
심방과 심실은 이완기와 수축기라는 반복된 주기를 갖는다.
심장주기는 한 번의 이완기와 수축기로 이루어진다.

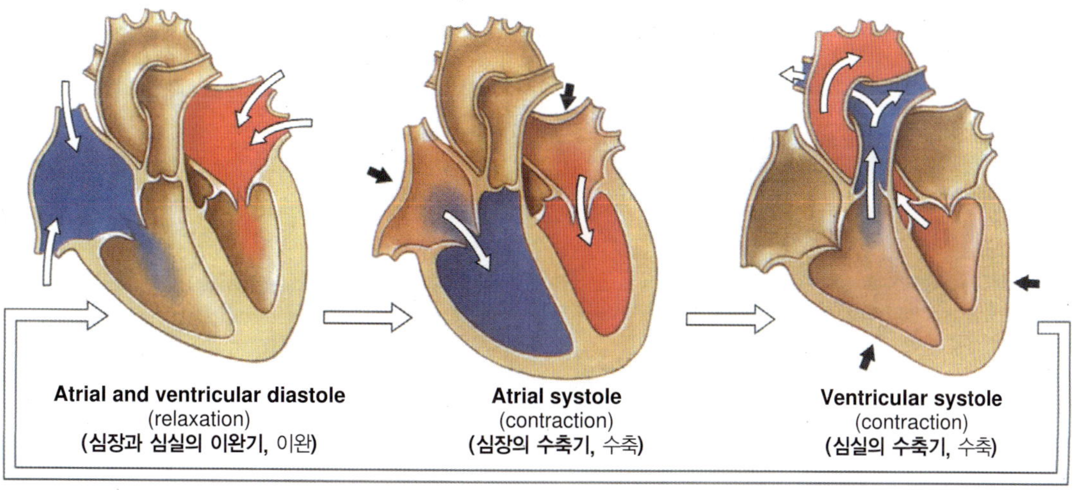

할 수 있다. 이는 자발성(automaticity) 혹은 자발율동성(autorhythmicity)이라 부른다. 그러나 정상적으로, 심장근세포들은 서로가 독립적으로 수축하지 않으며, 그렇게 되면 심장주기에 혼란이 오게 된다. 실제로, 심장근세포들은 심장의 전도계(conducting system)를 형성하는 더 작은 특수 근육세포들에 의해 생성되고 분배되는 신호가 도착되기를 기다린다. 전도계는 심장박동의 속도를 정하는 **결절세포(nodal cell)** 그리고 심장근육층 전체적으로 수축을 위한 자극을 배분하는 **전도세포(conducting cell)**로 구성된다.

결절세포

결절세포는 규칙적인 간격으로 전기적 충격, 즉 활동전위(action potential)를 생성할 수 있는 예외적인 세포이다. ∞ *[p. 153]* 결절세포는 서로 간에 그리고 전도세포들과 전기적으로 연결되어 있으며 이후 정상 심장근세포들과 연결된다. 결과적으로, 결절세포에서 전기적인 충격이 있게 되면, 이는 0.25초 안에 전도계로 이동하여 모든 심장근세포들에 도달된다. 심장근세포가 이 자극을 받게 되면 수축한다. 이러한 방식으로 결절세포가 심장박동을 결정한다.

두 종류의 결절세포, 즉 **박동조율세포(pacemaker cell)**가 있다. 주된 박동조율세포는 **심장박동조율세포(cardiac pacemaker)**, 즉 **굴심방결절(sinoatrial node, SA node)**로서 위대정맥이 들어오는 근처의 오른심방벽 속에 들어 있다(그림 14-7 •). 이들 박동조율세포는 자발적으로 분당 70~80번의 전기충격을 발생시킨다.

또 다른 결절세포 집단은 심방과 심실 사이의 연결부에 위치한다. 이들은 **방실결절(atrioventricular node, AV node)**을 형성한다. 이 세포들은 심방벽의 전도세포를 통해 굴심방결절과 전기적으로 연결된다. 정상적인 심장에서, 이 세포들은 그 스스로 활동전위를 생성할 수 있기 전에 굴심방결절로부터 오는 충격에 의해 자극된다. 만일 굴심방결절세포들이 기능할 수 없다면, 방실결절의 세포들이 심장의 새로운 박동조율세포가 되어 휴지 심장박동은 예외적으로 느리게 된다.

전도세포

수축을 위한 자극은 (1) 심실이 수축하기 전에 심방이 동시에 수축하고 그리고 (2) 심장 끝에서 시작되어 심장바닥을 향해 전파되는 파장으로 심실이 동시에 수축하도록 분포되어야 한다. 이러한 방식으로 심실이 수축할 때, 혈액은 심장의 바닥, 대동맥 그리고 허파동맥을 향해 박출된다.

심장의 전도망은 그림 14-7 • 에서 볼 수 있다. 굴심방결절의 세포들은 전도세포에 의해 방실결절의 세포들과 전기적으로 연결된다. 전기적 충격이 굴심방결절로부터 방실결절에 도달한 후, 이 충격은 히스다발[bundle of His(hiss)]이라 알려진 **방실다발(AV bundle)**로 전달된다.

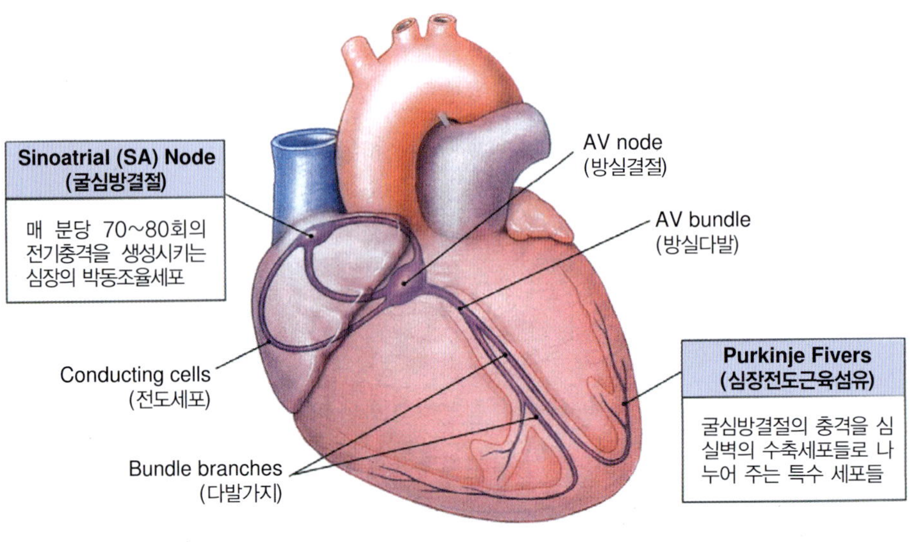

• **그림 14-7 심장의 전도계.**
수축을 위한 자극은 굴심방결절에 있는 박동조율세포들에 의해 생성된다. 이곳에서부터 충격은 심방의 벽을 통해 각기 다른 세 경로를 따라 방실결절에 도달된다. 짧은 지연 후에, 충격은 방실다발(히스다발)로 전도되며, 이후 왼가지와 오른가지, 심장전도근육세포(조롱박세포, Purkinje cell), 그리고 심실의 심장근세포에 전달된다.

이 전도세포의 다발은 왼심실과 오른심실의 안쪽 표면을 따라 사방으로 퍼져나가는 **왼갈래(left bundle branch)**와 **오른갈래(right bundle branch)**로 나뉘기 전 심실사이막으로 따라 이어진다. 이 부위에서 특수한 **심장전도근육세포(조롱박세포, Purkinje cell)**가 심실의 수축세포로 충격을 운반한다. 이러한 전체적인 과정은 1/4 초 이하로 약간 늦게 일어난다.

정상적인 박동조율활성으로 분당 70~75회(bpm)의 평균적인 심장박동이 일어나게 된다. 비정상적인 박동조율활성으로 인해 많은 임상적인 문제들이 일어난다. **느린맥(서맥, bradycardia)**은 "느린 심장(slow heart)"이라는 의미이며 휴지상태의 심장박동이 정상보다 느린 경우(60 bpm 이하)를 의미하며, "빠른 심장(swift heart)"의 뜻인 **빠른맥(빈맥, tachycardia)**은 휴지상태의 정상 심장박동보다 더 빠른 경우(100 bpm 이상)를 의미한다.

심전도

심장에서 일어나는 전기적 충격은 몸의 표면에 부착된 전극으로 확인할 수 있다. 이러한 전기적 활성을 기록한 것이 **심전도(electrocardiogram, ECG 또는 EKG)**이다(그림 14-8 •). 심장이 박동할 때마다 전기적 충격은 심방으로 퍼져나가 방실결절에 도달하고, 심실사이막 아래로 내려가 심장끝에서 방향을 바꾸어 심실의 근육조직을 통해 심장바닥을 향해 전파된다.

그림 14-8 • 은 전형적인 심전도의 중요한 특성을 보여준다. 작은 **P파(P wave)**는 굴심장결절에 의해 생성된 전기충격을 의미한다. 심방은 P파가 시작된 직후에 수축을 시작한다. **QRS 복합파(QRS complex)**는 전기적 충격이 심실의 벽을 지날 때 나타난다. 이 파는 상대적으로 강한 전기신호인데, 그 이유는 심실근육량이 심방근육량보다 훨씬 더 강하기 때문이다. **R파(R wave)**의 정점 바로 직후에 심실이 수축하기 시작한다. 더 작은 **T파(T wave)**는 다음 번의 수축을 준비하면서 심실이 자극되지 않은 상태로 되돌아가는 것을 나타낸다. 이 시기에 심방이 회복되며 다음 수축을 준비한다.

ECG 분석은 심장활동의 비정상적인 양상인 특히 **심장부정맥(cardiac arrhythmia)**을 확인하고 진단하는데 유용하다. 순간적인 부정맥은 대개 위험하며 정상인의 약 5%는 매일 몇 번의 비정상적인 심장박동을 경험한다. 부정맥이 심장의 박출 효율을 낮추는 경우 임상적인 문제가 생긴다.

심장박동의 조절

심실에 의해 박출되는 혈액의 양(심장박출량)은 정밀하게 조절되어 몸의 모든 조직들이 다양한 상태에서도 적절한 혈액공급을 받을 수 있게 한다. 비록 휴지상태의 기본 심장박동이 굴심방결절의 박동조율세포에 의해 만들어진다고 해도, 이 박동은 자율신경계(autonomic nervous system, ANS)에 의해 바뀔 수 있다. ANS의 교감가지와 부교감가지 모두 굴심방결절 및 방실결정 그리고 심장근육층과 직접 연결되어 있다.

교감가지로부터 분비되는 신경전달물질(neurotransmitter)은 심장박동을 증가시키며 심장수축의 강도와 정도를 높인다. 반면, (미주신경의 조절 하에 있는) 부교감신경에 의해 분비되는 신경전달물질은 심장박동을 느리게 하며 심장의 수축력을 감소시킨다.

자율가지 모두는 안정된 바닥 수준에서 정상 활성이 있으며, 결절들에서 그리고 심장근육층 내로 신경전달물질을 분비한다. 결과적으로, 미주신경을 끊게 되면 심장박동이 증가되며, 부교감자극을 억제하는 약물을 투여하면 심장박동이 느려진다.

심장박동을 변화시킬 수 있는 다른 요인들에는 이온, 호르몬, 그리고 체온이 있다. 예를 들어, 정상 이하의 체온은 굴심방결절에서의 전기적 충격의 생산을 낮추어 심장수축의 강도를 감소시키고 심장박동을 느리게 한다. 체온이 증가된 경우에는 심장박동과 심장수축력이 증가된다. 이는 열이 있는 경우 심장이 빨리 뛰는지를 설명해 준다.

- ✔ 심방으로부터 오는 전기적 충격이 심실을 지나기 전에 방실결절에서 지연되는 이유가 왜 중요할까?
- ✔ 정상 심장박동과 느린맥은 어떻게 다를까?

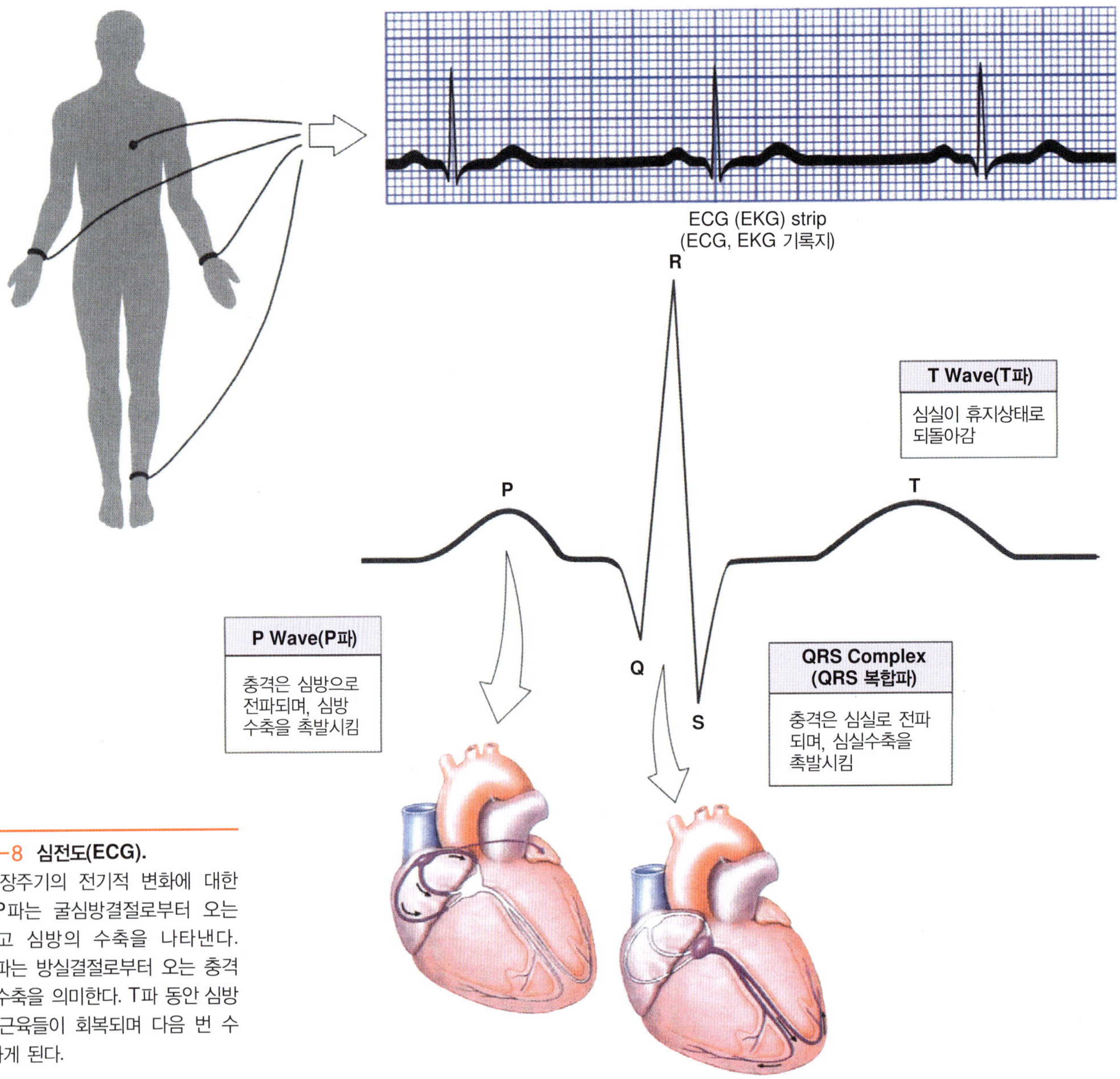

• 그림 14-8 **심전도(ECG).** ECG는 심장주기의 전기적 변화에 대한 기록이다. P파는 굴심방결절로부터 오는 신호 그리고 심방의 수축을 나타낸다. QRS 복합파는 방실결절로부터 오는 충격과 심실의 수축을 의미한다. T파 동안 심방과 심실의 근육들이 회복되며 다음 번 수축을 준비하게 된다.

혈관

심장으로부터 박출된 혈액은 관 같은 동맥과 정맥을 통해 허파(폐) 그리고 몸의 다른 기관들로 흐르거나 그곳으로부터 흘러온다. 심장가지로부터 나온 혈액을 운반하는 지름이 큰 **동맥(artery)**은 반복적으로 그리고 점차적으로 크기가 감소하여 동맥계의 가장 작은 혈관인 **세동맥(arteriole)**으로 된다. 세동맥으로부터 혈액은 국소 조직으로 공급되는 모세혈관망(capillary network)으로 들어간다.

적혈구 1개의 지름보다 거의 크지 않은 모세혈관은 가장 작은 혈관이다. 심장혈관계의 핵심 기능은 모세혈관에서 일어난다. 혈액과 사이질액 사이의 화학물질 및 가스 교환 모두는 모세혈관의 벽을 통해 일어난다.

모세혈관을 지난 혈액은 먼저 정맥계의 가장 작은 혈관인 **세정맥(venule)**으로 들어간다. 이 가느다란 관들은 인접 세정맥들과 계속하여 합쳐져서 작은 **정맥(vein)**을 형성한다. 이후 혈액은 중간크기 그리고 큰 크기의 정맥을 지나 심장에 도달된다.

혈관의 구조

동맥과 정맥의 벽은 독특한 세 층(layer, 또는 tunic)으로 되어 있다. 가장 안쪽의 혈관층은 내피(endothelium)라 부르는 편평상피(squamous epithelium)로 이루어진다. 중간층은 아교질(collagen)과 탄력섬유(elastic fiber) 뼈대 안에 들어 있는 민무늬근조직을 포함한다. 이들 민무늬근이 수축하는 경우, 혈관은 지름이 작아지는데 이러한 작용을 혈관수축(vasoconstriction)이라 하며, 이들이 이완될 경우, 지름이 증가되는데, 이러한 작용을 혈관확장(vasodilation)이라 부른다. 바깥층은 결합조직의 안정된 판으로 구성된다.

혈관벽의 여러 층들은 동맥과 정맥의 강도를 현저히 증가시키며, 근육섬유과 탄력섬유은 혈압 혹은 혈액량이 변화함에 따라 혈관의 지름이 바뀌도록 조절할 수 있게 한다.

그림 14-9 • 는 동맥, 모세혈관, 그리고 정맥의 구조적 차이를 보여준다. 동맥은 정맥에 비해 가장 두꺼운 벽을 가지며, 더 많은 민무늬근과 탄력섬유가 포함되어 있다. 모세혈관의 벽은 단지 세포 하나의 두께라는 점에 주목하자.

동맥

가장 큰 동맥은 대단히 탄력적이며 지름이 2.5 cm가 넘는 탄력 혈관이다. 더 작은 동맥들은 탄력성이 덜하며 더 많은 민무늬근조직을 갖고 있다. 가장 작은 동맥인 **세동맥**은 평균 지름이 약 0.03 mm이다. 민무늬근세포들은 이들 혈관의 지름을 변화시키는데 도움을 준다. 그러한 변화들은 혈압의 변화 그리고 몸조직으로 가는 혈류의 속도를 바꾸는데 중요하다.

모세혈관

모세혈관은 혈액과 그 주위 사이질액 사이에서 교환이 일어나기 충분할 정도로 얇은 유일한 혈관이다. 전형적인 모세혈관은 내피세포(endothelial cell) 한 층으로 이루어지며 그 평균 지름은 0.008 mm에 불과하여 적혈구 1개의 지름에 매우 근접한다.

모세혈관은 서로 연결된 망을 형성하는데, 이를 **모세혈관계(모세혈관상, capillary bed)**라 한다. 표적부위에 도달되면, 단일의 세동맥은 대개 수십 개의 모세혈관으로 이루어지는 모세혈관계를 이루며, 그 후 정맥계의 가장 작은 혈관인 여러 **세정맥**으로 합쳐진다.

정맥

정맥의 벽은 동맥의 벽보다 더 얇다. 정맥은 높은 압력에 견딜 필요가 없기 때문에 상대적으로 얇은 벽을 갖는다. 팔다리에서 중간크기의 정맥은 심장의 판막과 같은 작용을 하는 **판막(valve)**을 가짐으로써 혈액의 역류를 방지한다(그림 14-9b • 참조).

혈압

심장혈관계(혈액, 심장, 그리고 혈관)의 조직 및 기관들은 서로 협동적으로 일을 하여 몸조직으로 가는 혈류를 적절하게 유지시킨다. 적절한 혈류는 혈액을 더욱더 작은 동맥으로 밀어내기 충분한 압력을 필요로 하며, 그럼으로써 모세혈관을 통과하여 정맥계를 통해 심장으로 혈액이 되돌아올 수 있게 한다. 일반적으로, 혈액의 흐름은 심장박출량과 같다. 심장박출이 많으면 많을수록 혈류와 혈압이 더 높아지며, 심장박출량이 작으면 작을수록 혈류와 혈압도 낮아진다.

혈액의 흐름에 영향을 미치는 두 요인은 압력(pressure)과 저항(resistance)이다. **혈압(blood pressure)**은 혈액이 혈관벽에 가하는 압력 또는 힘이다. 혈류에 대한 저항은 주로 혈관의 지름과 강도 그리고 혈액의 점도(viscosity) 혹은 "탁함(thickness)"으로부터 기인된다. 가장 큰 동맥에서 혈압이 가장 높은데 그 이유는 심장과 가깝기 때문이다. 그러나 저항은 가장 작

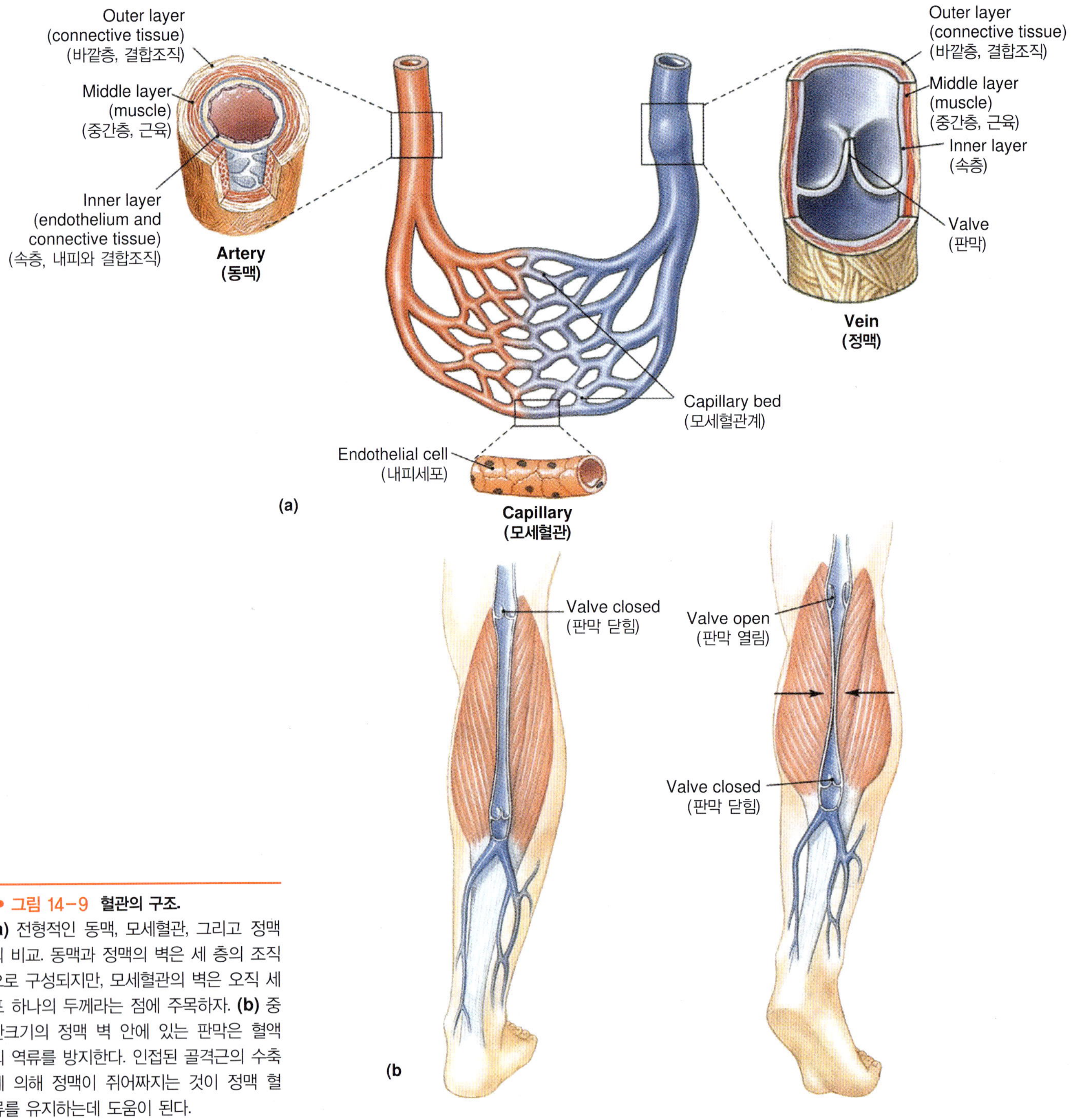

• 그림 14-9 **혈관의 구조.**
(a) 전형적인 동맥, 모세혈관, 그리고 정맥의 비교. 동맥과 정맥의 벽은 세 층의 조직으로 구성되지만, 모세혈관의 벽은 오직 세포 하나의 두께라는 점에 주목하자. **(b)** 중간크기의 정맥 벽 안에 있는 판막은 혈액의 역류를 방지한다. 인접된 골격근의 수축에 의해 정맥이 쥐어짜지는 것이 정맥 혈류를 유지하는데 도움이 된다.

은 지름의 혈관(세동맥과 모세혈관)에서 가장 큰데, 그 이유는 이들의 벽과 혈액 사이의 마찰 때문이다. 혈액이 물보다 약 5배 더 "탁하기" 때문에, 혈관을 통해 밀어내기가 더 힘들다.

대형동맥의 혈압은 심장의 박출활동에 반응하여 높아지거나 낮아진다. 혈압은 압력의 표준 단위인 mm Hg(millimeter of mercury) 단위로 측정된다. 온몸순환의 혈압은 심실수축기 동안 가장 큰 동맥에서 120 mm Hg의 최대 "정상" 치에 도달된다. 심실 이완기 동안 혈압은 약 80 mm Hg로 떨어진다. 그림 14-10 • 은 혈압을 측정하는 기본 단계들을 보여준다.

수축기과 이완기 사이의 혈압 차이는 **맥압(pulse pressure)**이라 부른다. 맥압은 심장으로부터 멀어질수록 더 작아진다. 맥박을 느끼는 일반적인 절차는 대개 뼈와 같이 상대적으로 딱딱한 부위에 손가락으로 동맥을 누르는 것이다. 혈관이 압박을 받으면, 손가락 끝에서 압력으로 맥박을 느낄 수 있다. **노동맥(요골동맥, radial artery)**이 노뼈의 먼쪽 부위에 대해 쉽게 압박될 수 있기 때문에 손목의 안쪽을 이용한다. 맥박은 심장박동을 측정하는 것이며 휴식 시 대개 70~75회 범위에 있다.

임상노트(Clinical Note)

혈압은 어떻게 측정할까?

혈압은 **혈압계(sphygmomanometer)**로 측정한다. "맥박(pulse)"을 뜻하는 *sphygmos*와 "압력을 측정하는 장치(a device for measuring pressure)"란 뜻의 *manometer*에서 유래된 혈압계는 동맥압을 측정하는데 이용된다. 그림 14-10 • 에서 볼 수 있듯이, 부풀어오를 수 있는 완대(cuff)를 팔 주위에 감아 완대의 부풀음이 위팔동맥(상완동맥, brachial artery)을 누르도록 위치시킨다. 청진기(stethoscope)를 완대 아래 동맥의 위에 위치시키고 완대에 공기를 넣어 부풀게 한다. 완대에 연결된 관은 액체 수은이 든 유리관과 이어져 있으며 완대내 압력이 증가되면 이는 수은을 수직관 안으로 밀어올리게 된다. 수직관을 따라 새겨진 눈금이 수은 mm 단위로 완대의 압력을 나타낸다. 위팔동맥을 완전히 막기 충분한 압력보다 약 30 mm Hg 이상이 될 때까지 공기를 넣어 완대를 부풀게 하여 혈액의 흐름을 정지시키고 맥박의 소리가 들리지 않도록 한다.

그 다음 측정자는 방출밸브를 열어 완대의 공기를 서서히 뺀다. 완대 안의 압력이 수축기 압력 이하로 떨어지면, 혈액이 다시 위팔동맥 안으로 들어오게 된다. 처음에, 혈액은 최대 수축기 압력으로 들어오며, 동맥을 통해 혈액의 박출음이 청진기로 들리게 된다. 압력이 더욱 떨어지면, 그 혈관이 오래 동안 열려 있었기 때문에 소리가 변하게 된다. 완대의 압력이 이완기 압력 이하로 떨어지면, 혈액은 계속 흐르지만 맥박 소리는 약해지고 결국 들리지 않을 것이다. 따라서 맥박이 처음 나타난 압력은 최대 수축기 압력과 같으며, 맥박이 사라지면 압력은 이완기 압력과 같게 된다.

혈압을 기록할 때 수축기 압력과 이완기 압력은 "120/80" 혹은 "110/75" 처럼 사선표시로 나누어서 기록한다. 이 값들은 젊은 성인의 정상치이다. **고혈압(hypertension)**은 수축기 압력이 140 이상이고 이완기 압력이 95 이상인 경우이다(140/95).

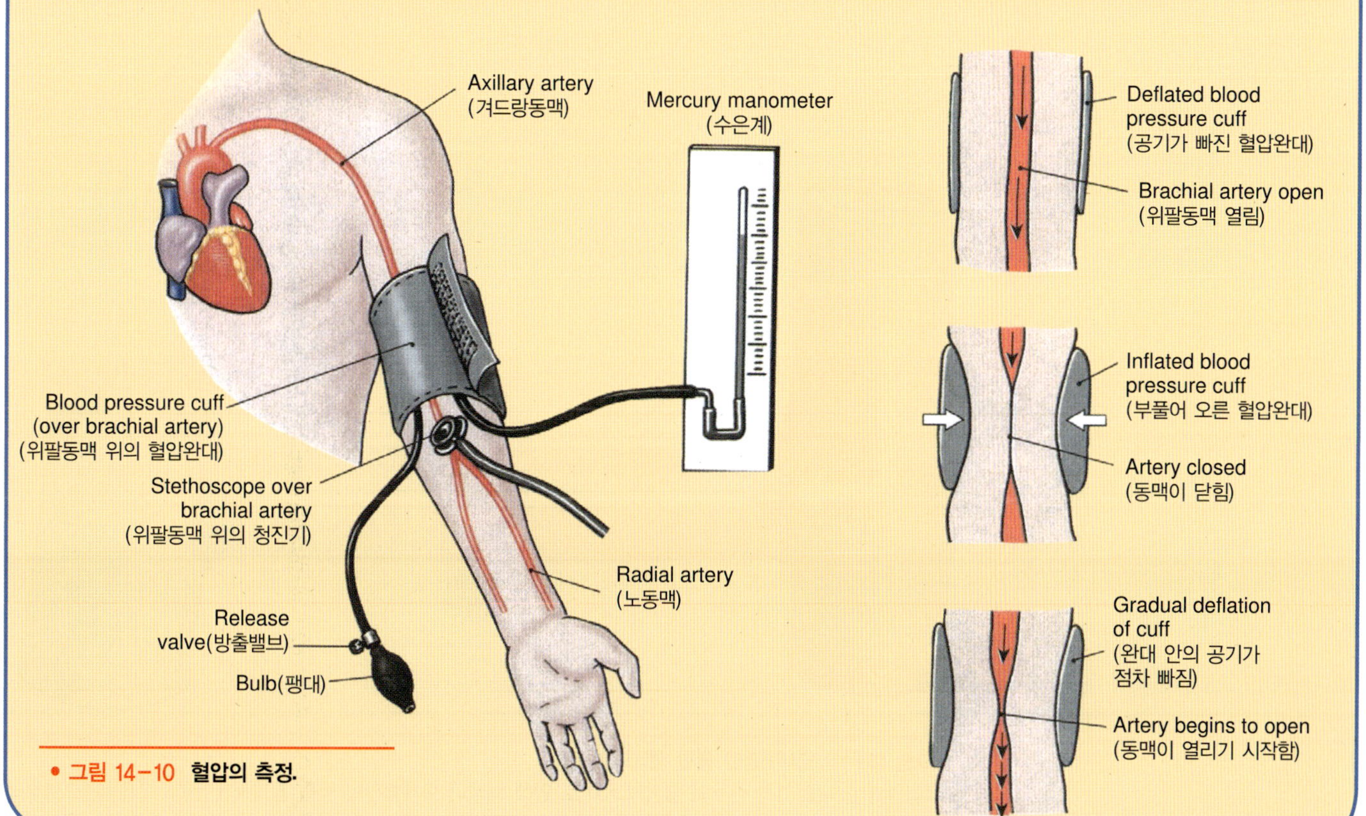

• 그림 14-10 **혈압의 측정.**

모세혈관과 체액의 이동

혈액이 모세혈관을 지나가면서, 혈압이 더욱 떨어지며, 혈류의 속도가 낮아진다. 그러나 다른 혈관과는 달리 모세혈관은 물, 이온, 그리고 기타 작은 용질(용해된 물질)들이 투과될 수 있다. 확산(diffusion), 혈압(blood pressure), 그리고 삼투(osmosis)가 모세혈관의 벽을 통한 교환을 가능하게 하는 중요한 주된 원동력이 된다. 제3장에서 살펴본 바와 같이, 확산은 상대적으로 높은 농도 부위에서 상대적으로 낮은 농도 부위로 용해 물질이 수동적으로 이동하는 것이다. [p. 39] 모세혈관벽을 통한 확산은 산소와 영양물질을 주위 조직으로 이동하게 하며, 이산화탄소와 노폐산물은 조직으로부터 혈류로 이동하게 만든다.

혈압은 물과 용해된 물질을 혈류 밖으로 밀어내 조직으로 들어가게 한다. 삼투는 선택적인 투과막으로 분리된 두 용액 사이에서 물이 이동하는 것을 의미하며, 이 경우에는 모세혈관이 된다. 삼투는 항상 높은 농도의 용질을 갖는 용액으로 물을 이동시킨다. [p. 40] 본 장의 앞에서 살펴본 바와 같이, 혈장단백질들이 혈액의 삼투농도에 주로 관여한다. 혈압과 삼투 사이의 균형은 모세혈관이 시작되는 곳으로부터 세정맥과 만나는 곳을 향해 높아지는 경향이 있다(그림 14-11 •).

모세혈관이 시작되는 곳의 혈압은 상대적으로 높다. 이는 물 및 기타 작은 용해물질들을 혈류 밖으로 밀어내어 주변의 조직액 안으로 들어가도록 한다. 이러한 이동이 있게 될 때, 혈액내 용질의 농도가 증가되는데, 그 이유는 혈장단백질이 모세혈관의 벽을 통과할 수 없기 때문이

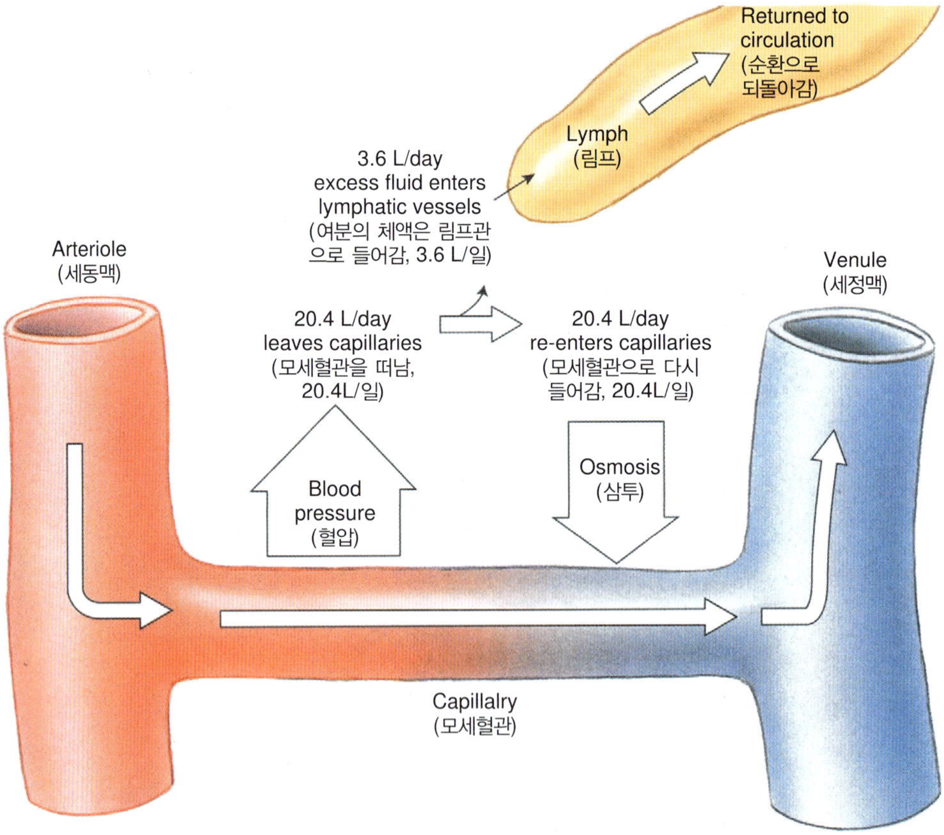

• **그림 14-11 모세혈관을 통한 체액의 이동.**
모세혈관의 길이를 따라 삼투와 혈압의 차이로 인해 체액이 모세혈관의 벽을 통과하게 된다. 모세혈관으로부터 나온 액체는 대부분이 삼투에 의해 재흡수된다. 모세혈관으로 흡수되지 않은 체액은 림프관으로 흘러들어가서 정맥순환으로 되돌아간다.

임상노트(Clinical Note)

붉은입술(red lip), 눈 아래의 다크서클(dark circle), 그리고 얼굴이 붉어지는 것은 무엇이 그렇게 만들까?

혈관! 이러한 특징 모두는 피부 아래에 있는 혈관 때문이다. 예를 들어, 입술은 그 아래의 모세혈관으로 인해 색이 붉다. 입술이 얇고 거의 투명한 표피층으로 덮여 있기 때문에 피부의 이 부분에서 색이 나타난다.

눈 아래의 다크서클은 이 부위에 위치하는 작은 혈관 때문이다. 이 혈관들은 정상적으로 머리의 혈액을 모은다. 사람이 아프거나 피곤한 경우, 이 혈관들이 넓어지고 확장되어 정상의 경우보다 더 많은 양을 혈액을 갖게 된다. 입술의 경우처럼, 이 부위의 피부 역시 얇아, 혈액으로 차 있는 혈관들을 더 잘 볼 수 있다.

얼굴을 붉히는 것은 얼굴 그리고 종종 목이 갑자기 잠깐 동안 빨개지는 것이다. 이는 피부의 표면과 가까운 혈관이 확장되고 넓어질 때 일어나며, 당황함에 대한 불수의적인 반응이다. 얼굴이 붉어지는 것은 성호르몬의 변화에 대한 반응으로 폐경기(menopause) 동안 일부 여성에서도 나타난다.

다. 처음에, 혈압이 너무 높기 때문에, 이 농도경사(concentration gradient)는 삼투에 의해 없어지지 않는다. 즉, 혈압이 물을 혈류 밖으로 밀어내는 것이 삼투에 의해 다시 들어오게 하는 것보다 빠르다. 그러나 모세혈관을 따라 혈액이 흘러가면서, 밀려나간 물과 용질들이 삼투에 의해 다시 혈류 안으로 들어오게 된다. 혈액이 세정맥에 도달하면서, 모세혈관을 따라 조직으로 나간 체액 전체 부피의 약 1/6이 재흡수된다. 하루에 24 L의 체액이 모세혈관으로부터 사이질액으로 나가며, 약 21.4 L가 재흡수된다. 나머지 3.6 L는 사이질액과 섞여 조직을 흐르고 이후 **림프관(lymphatic vessel)**으로 들어간다. 림프계의 일부인 림프관은 **림프(lymph)**라 부르는 체액 3.6 L를 매일 정맥계로 보낸다.

혈류의 조절

몸의 조직은 산소와 영양분에 대한 요구성으로 혈액의 흐름을 필요로 한다. 이러한 필요성을 위해 혈류에 영향을 미치는 심장박출(cardiac output), 혈관저항(vessel resistance), 그리고 혈압(blood pressure)이라는 세 가지 주된 변수를 조절하여 항상성을 유지한다.

일반적으로, 혈압 그리고 조직의 혈류를 안정화시키기 위한 단기반응(short-term response)은 심장박출과 혈관저항을 조절한다.

단기반응

조직들은 모세혈관망을 통해 그 자체의 혈류를 간접적으로 조절한다. 그러한 망에 연결된 세동맥의 민무늬근은 산소와 이산화탄소의 양적 변화에 대한 반응으로 수축하거나 이완된다. 조직 속에 산소가 풍부한 경우, 민무늬근이 수축하여 혈류를 감소시킨다. 반면 이산화탄소의 양이 많은 경우, 민무늬근이 이완되어 혈류를 증가시킨다. 국소 인자들에 의한 그러한 조절은 즉각적인 조직의 필요성에 빠르게 반응할 수 있게 한다.

신경계 역시 적절한 혈류를 유지하기 위한 빠른 반응을 가능하게 한다. 이는 심장박출 및 혈관저항을 조절함으로써 그러한 일을 수행한다. 특수 감각수용체에서 혈압 및 혈중 가스량의 변화는 신경계의 이러한 반응을 자극한다.

뇌줄기(뇌간, brain stem)의 숨뇌(연수, medulla oblongata)는 **심장중추(cardiac center)**와 **혈관운동중추(vasomotor center)**라는 두 중요한 심장혈관중추(cardiovascular center)를 갖고 있다. 심장중추는 심장박출을 조절하며, 혈관운동중추는 혈관저항을 조절한다. **심장중추**

는 심장촉진중추(cardioacceleratory center)와 심장억제중추(cardioinhibitory center)가 있다. 심장촉진중추에 의한 심장의 교감자극은 심장박출을 증가시키며, 심장억제중추에 의한 심장의 부교감자극은 심장박출을 감소시킨다. ∞ [p. 162]

혈관운동중추는 기본적으로 세동맥의 지름을 조절한다. 혈관운동중추의 억제는 세동맥을 넓히는 **혈관확장(vasodilation)**을 야기함으로써 혈관저항을 줄이게 한다. 혈관운동중추의 자극은 세동맥을 좁힘으로써 혈관저항을 증가시키는 **혈관수축(vasoconstriction)**을 야기한다.

장기반응

내분비계로부터 오는 호르몬이 단기반응과 장기반응(long-term response)에 연관된다. 부신속질(부신수질, adrenal medulla)에서 분비되는 에피네프린(epinephrine, E)과 노르에피네프린(norepinephrine, NE)은 분비 수 초 안에 심장박출을 자극하며 혈관수축을 촉발시킨다.

항이뇨호르몬(antidiuretic hormone, ADH), 안지오텐신 II(angiotensin II), 에리트로포이에틴(erythropoietin, EPO), 그리고 심방나트륨이뇨펩티드(atrial natriuretic peptide, ANP)라는 네 가지 호르몬은 주로 혈압 및 혈액량의 장기조절에 관여한다. ∞ [pp. 204, 209] ANP를 제외한 모두는 혈압의 감소에 의해 자극된다.

안지오텐신 II는 특수한 콩팥세포에 의해 레닌(renin)이 분비된 후 혈액에 존재하게 된다. 안지오텐신 II는 거의 즉시에 혈압을 증가시키는 대단히 강력한 혈관수축을 야기한다. 이는 또한 뇌하수체에 의한 ADH의 분비를 자극하며, 부신겉질(부신피질, adrenal cortex)에 의한 알도스테론(aldosterone)의 분비를 자극한다. 이들 두 종류의 호르몬은 혈액량을 증가시킴으로써 혈압을 높인다. ADH는 콩팥에서 물의 보존하도록 자극하며 갈증을 증가시킨다. 알도스테론은 콩팥에서 물과 나트륨이온의 재흡수를 자극하며 또한 소변으로 소실되는 물과 나트륨의 양을 감소시킨다.

EPO는 낮은 혈압 혹은 혈중 낮은 산소농도에 대한 반응으로 콩팥에서 분비된다. 이 호르몬은 적혈구의 생산을 자극한다. 적혈구의 수가 더 많아짐으로써 혈액량이 증가되고 혈액의 산소 운반능력이 증가된다.

ANP는 정맥혈의 양이 너무 많아 심방의 벽이 신장될 때 그곳에 존재하는 특수 심장근세포들에 의해 생산된다. 앞에서 설명한 세 종류의 호르몬들과는 달리 ANP는 혈액량과 혈압을 감소시킨다. 이는 콩팥에서 물의 소실을 증가시키며, 갈증을 줄이고, 그리고 혈관확장을 자극하는 일을 한다. 혈액량과 혈압이 떨어지면 심방벽의 스트레스가 제거되고 ANP의 생산이 감소된다.

몸의 혈관

순환계는 허파순환과 온몸순환으로 구분된다. 심장과 허파 사이에 혈액을 운반하는 허파순환은 오른심실에서 시작되어 왼심방에서 끝난다. 왼심실로부터 온몸순환의 동맥들이 허파를 제외한 몸의 모든 기관과 조직들에게 산화혈액을 운반하여, 결국 오른심방으로 탈산화혈액을 되돌아오게 한다. 그림 14-12 • 는 허파순환과 온몸순환의 주된 순환 경로를 요약하였다.

허파순환

오른심방으로 들어온 혈액은 산소를 방출하고 이산화탄소를 흡수하는 모세혈관망을 통해 그 순환으로부터 다시 돌아온 것이다. 혈액은 오른심방과 오른심실을 지나 **허파동맥(pulmonary trunk)**으로 들어가 허파순환을 시작한다. 허파순환을 따라 혈액은 신선한 산소를 공급받고 이산화탄소를 방출하며, 그리고 산화혈액은 심장으로 다시 돌아와 온몸순환으로 나가게 된다.

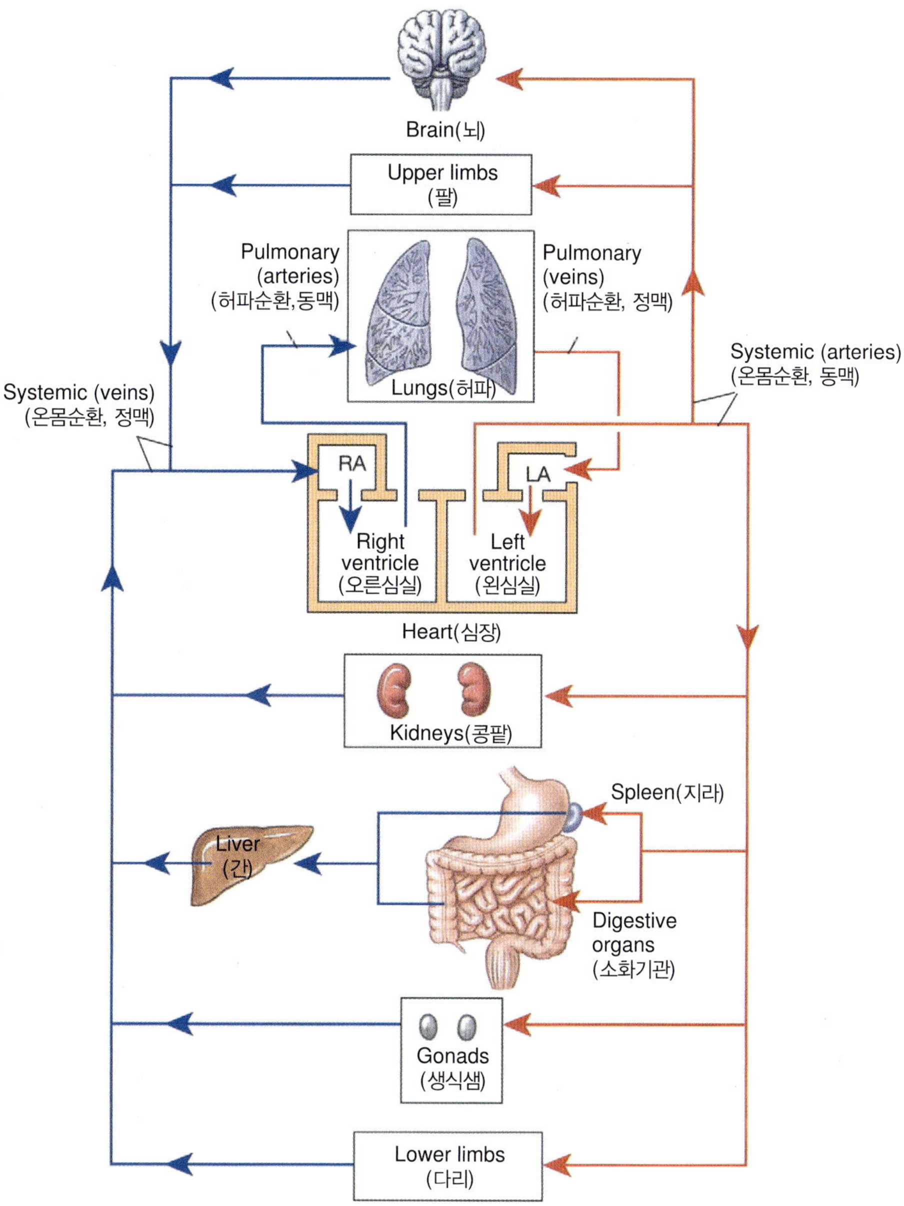

• 그림 14-12 **순환양상의 개요.**

그림 14-13 • 은 허파순환의 구조를 보여준다. 허파순환의 동맥들은 산소가 해리된 혈액을 운반한다는 점에서 온몸순환의 동맥들과는 다르다. (이러한 이유로, 색깔로 나타낸 모식도에서 허파동맥은 온몸순환의 정맥처럼 청색으로 그린다.) 허파동맥은 **왼허파동맥(left pulmonary artery)**과 **오른허파동맥(right pulmonary artery)**으로 갈라진다. 이들 큰 동맥은 허파로 들어가서 반복적으로 가지를 쳐서 더 작고 작은 동맥들로 분지된다. 가장 작은 세동맥은 **허파꽈리(폐포, alveoli)**라 부르는 작은 공기주머니를 싸고 있는 모세혈관망으로 혈액을 보낸다. 허파꽈리의 벽은 모세혈관의 혈액과 공기 사이에서 충분히 가스교환이 일어날 수 있을 만큼 얇은데 이 과정은 제16장에서 설명하였다. 허파꽈리의 모세혈관을 떠나면서, 산소와 결합된 혈액은 세정맥으로 들어는가는데, 세정맥들은 더 큰 혈관으로 합쳐져서 **허파정맥(pulmonary vein)**으로 혈액을 운반한다. 각각의 허파로부터 오는 이들 4개의 정맥은 왼심방으로 이어진다.

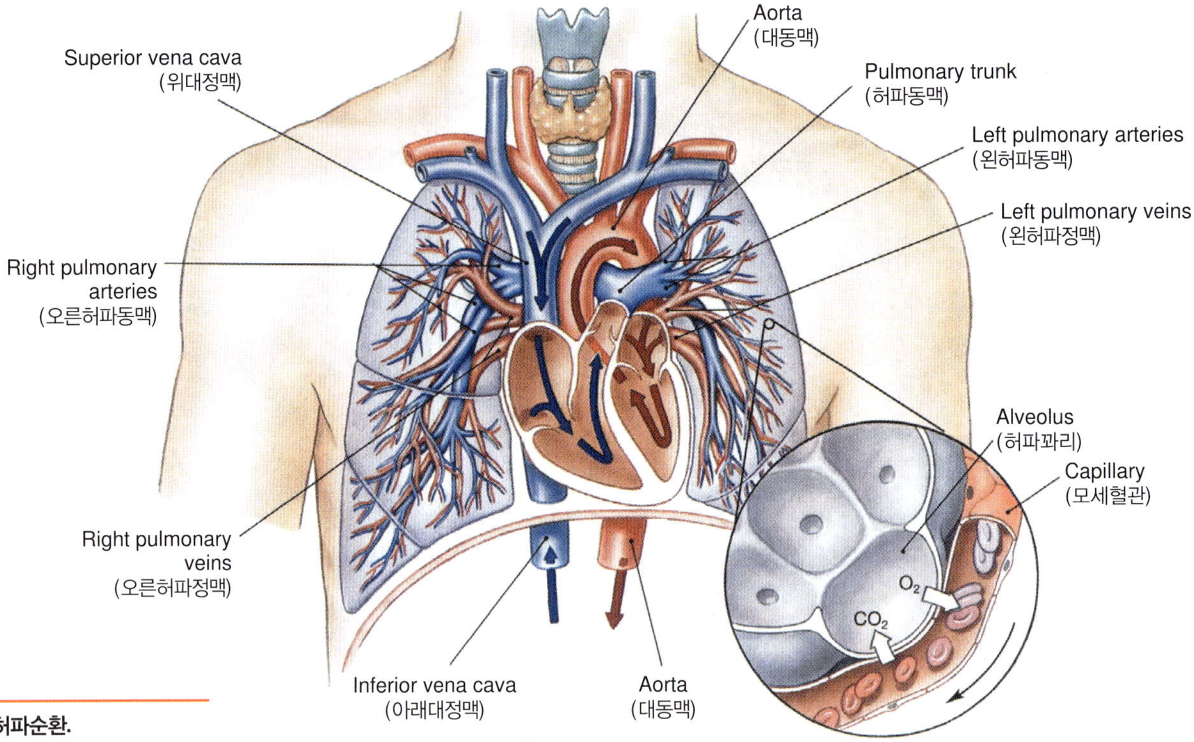

• 그림 14-13 **허파순환.**

온몸순환: 동맥

온몸순환은 몸의 모든 부분에 있는 모세혈관망에 혈액을 공급한다. 온몸순환은 왼심실에서 시작되어 오른심방에서 끝난다. 그림 14-14 •는 몸의 주요 동맥의 상대적 위치 및 그의 명칭을 보여준다.

오름대동맥(ascending aorta)은 왼심실의 대동맥반달판막(aortic semilunar valve)에서 시작된다. 왼심장동맥(좌관상동맥, left coronary artery)과 오른심장동맥(우관상동맥, right coronary artery)은 오름대동맥의 바닥 근처에서 시작된다. **대동맥활(대동맥궁, aortic arch)**은 심장의 꼭대기에서 휘어져서 **내림대동맥(descending aorta)**과 오름대동맥이 연결된다.

대동맥활의 동맥들

대동맥활을 따라 있는 세 종류의 동맥은 **팔머리동맥(완두동맥, barchiocephalic trunk;** *brachium*, 팔 + *cephalon*, 머리**)**, **왼온목동맥(좌총경동맥, left common carotid artery)**, 그리고 **왼빗장밑동맥(좌쇄골하동맥, left subclavian artery;** *sub*, 아래 + *clavis*, 열쇠**)**이다. 이들은 혈액을 머리, 목, 어깨, 그리고 팔로 운반한다. 팔머리동맥은 **오른온목동맥(우총경동맥, right common carotid artery)**과 **오른빗장밑동맥(right subclavian artery)**으로 분지된다.

빗장밑동맥

빗장밑동맥은 팔, 가슴벽, 어깨, 등, 그리고 중추신경계로 혈액을 공급한다. 빗장밑동맥이 가슴안(흉강)을 떠나기 전에 심장막과 가슴의 앞벽, 그리고 뇌와 척수에 혈액을 공급하는 **척추동맥(vertebral artery)**에 혈액을 공급한다.

첫 번째 갈비뼈를 지난 후에, 빗장밑동맥은 **겨드랑동맥(액와동맥, axillary artery)**으로 된다. 겨드랑동맥은 겨드랑이를 지나 팔로 들어가며 그 명칭이 다시 바뀌어 **위팔동맥(상완동맥, brachial artery)**으로 된다. 위팔동맥은 팔로 혈액을 공급하며 가지를 쳐서 아래팔의 **노동맥(요골동맥, radial artery)**과 **자동맥(척골동맥, ulnar artery)**으로 분지된다. 이 동맥들

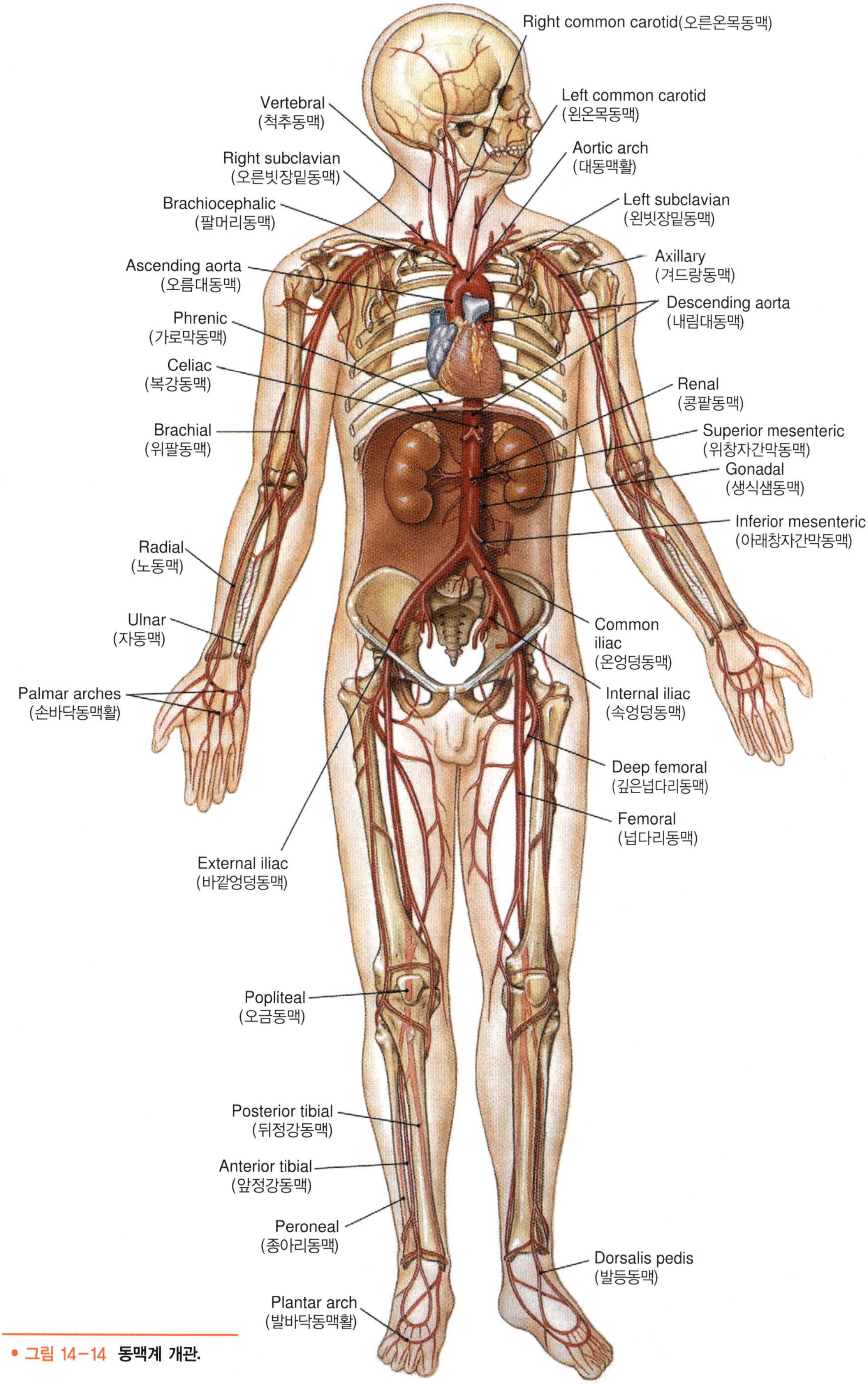

• 그림 14-14 **동맥계 개관.**

은 손바닥에서 서로 연결(문합, anastomoses)되며 손가락으로 혈액을 공급하는 동맥들이 분지된다. 이러한 방식으로 혈액은 다양한 경로로 손가락에 도달된다.

뇌로 공급되는 혈관

온목동맥은 목조직의 깊은 곳에서 올라간다. 목동맥은 숨통(기관, trachea)의 양옆에 위치하며 그 부위를 가볍게 눌러보면 강한 맥박을 느낄 수 있어 그 위치를 알 수 있다. 각 온목동맥은 목동맥팽대(경동맥동, carotid sinus)에서 **바깥목동맥(외경동맥, external artery carotid)**과 **속목동맥(내경동맥, internal carotid artery)**으로 나뉜다. (목동맥팽대는 혈압에 민감한 감각수용체가 있으며, 이에 대해서는 제16장에서 설명하였다.) 바깥목동맥은 인두, 후두, 그리고 얼굴에 혈액을 공급하며, 속목동맥은 머리뼈로 들어가 뇌로 혈액을 운반한다.

뇌는 혈액의 순환공급에 극도로 민감하다. 혈액공급이 수 초간만 멈추어도 의식을 잃고 4분 후에는 영구적인 뇌손상이 있을 수 있다. 그러나 척추동맥과 속목동맥을 통한 두 경로로 혈액이 뇌에 공급되므로 그러한 순환위기는 드물다. 머리뼈 안에서 척추동맥들은 합쳐져서 뇌의 배쪽면을 따라 이어지는 큰 **뇌바닥동맥(basilar artery)**을 형성한다. 이 동맥은 그림 14-15 • 에 나타낸 혈관들로 분지된다.

정상적으로, 속목동맥은 대뇌의 앞 절반에 혈액을 공급하며 뇌의 나머지 부위들은 척추동맥으로부터 혈액을 공급받는다. 그러나 속목동맥과 뇌바닥동맥이 뇌하수체줄기(깔대기, infundibulum)를 둘러싸는 **대뇌동맥고리(cerebral arterial circle)** 또는 윌리스고리(circle of Willis)라는 고리모양의 연결로 서로 이어져 있기 때문에 이러한 순환 양상은 쉽게 바뀔 수 있다. 이러한 배열로 인해, 뇌는 목동맥 혹은 척추동맥으로부터 혈액을 공급받을 수 있어, 순환이 심각하게 방해되는 경우는 줄어든다.

가슴대동맥의 가지들

가슴에 있는 내림대동맥의 부위는 가슴대동맥(thoracic aorta)이라 부른다. 가슴대동맥은 척수와 몸의 벽으로 혈액을 운반하는 **갈비사이동맥(intercostal artery;** *inter*, 사이 + *costa*, 갈비)으

• 그림 14-15 **뇌로 공급되는 동맥들.**

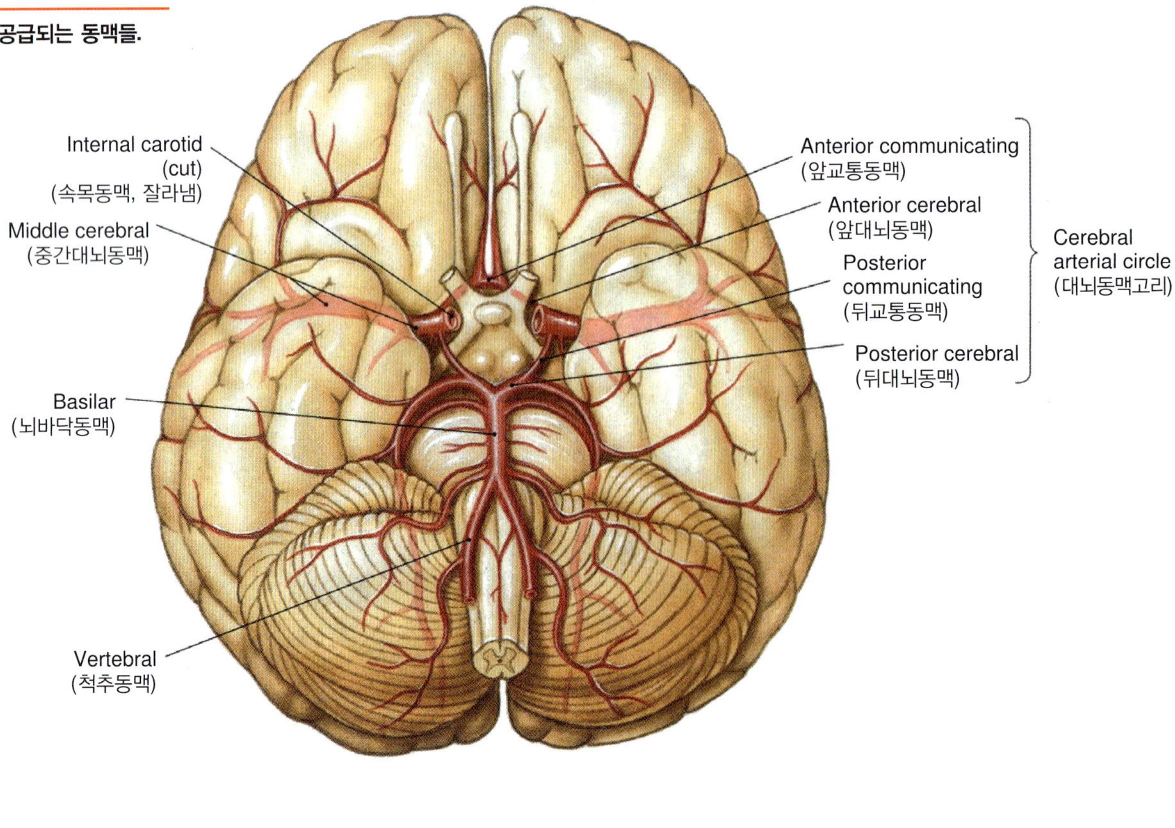

로 혈액을 공급한다. 이 동맥의 다른 가지들은 식도와 심장막에 혈액을 공급한다. **가로막동맥(phrenic artery)**은 가슴안과 배골반안을 분리시키는 가로막근육에 혈액으로 운반한다.

배대동맥의 가지들

가로막의 아래에 있는 내림대동맥 부위는 배대동맥(abdominal aorta)이라 부른다. 배대동맥은 소화계의 기관들, 그리고 콩팥과 부신에 혈액을 운반한다. **복강동맥(celiac artery)**, **위창자간막동맥(superior mesenteric artery)**, 그리고 **아래창자간막동맥(inferior mesenteric artery)**은 배골반안에 있는 모든 소과기관들에 혈액을 공급한다. 복강동맥은 간, 지라(비장), 그리고 위에 혈액을 공급하도록 세 가지로 분지된나. 위창자간막동맥은 이자(췌장), 작은창자(소장), 그리고 큰창자(대장)의 대부분에 혈액을 공급한다. 아래창자간막동맥은 큰창자의 끝부분과 곧은창자(직장, rectum)에 혈액을 공급한다.

한 쌍의 **생식샘동맥(gonadal artery)**은 위창자간막동맥과 아래창자간막동맥 사이에서 기원되며 남성의 경우 고환동맥(testicular artery), 여성의 경우 난소동맥(ovarian artery)이라 부른다.

콩팥동맥(renal artery)은 배대동맥의 옆면을 따라 나와 부신과 콩팥에 혈액을 공급한다.

허리부위에서, 배대동맥은 분지되어 온엉덩동맥(총장골동맥, common iliac artery)을 형성하여 골반과 다리에 혈액을 공급한다. 온엉덩동맥이 엉덩뼈의 속면을 따라 이동하면서 각 온엉덩동맥은 골반의 작은 동맥에 혈액을 공급하는 **속엉덩동맥(internal iliac artery)** 그리고 다리로 들어가는 **바깥엉덩동맥(external iliac artery)**으로 분지된다.

배대동맥은 넓적다리에서 분지되어 **넙다리동맥(femoral artery)**과 **깊은넙다리동맥(deep femoral artery)**을 형성한다. 넙다리동맥은 다리에 도달하면 **오금동맥(popliteal artery)**으로 되며, 곧 바로 **앞정강동맥(anterior tibial artery)**, **뒤정강동맥(posterior tibial artery)**, 그리고 **종아리동맥(비골동맥, peroneal artery)**으로 분지된다. 이 동맥들은 하나는 발등(발등동맥활, dorsalis pedis arch) 그리고 다른 하나는 발바닥(바닥쪽동맥활, plantar arch)의 두 연결로 이어진다.

온몸순환: 정맥

그림 14-16 • 은 몸의 주요 정맥들을 보여준다. 같은 기관과 구조로 혈액을 공급하는 동맥과 혈액을 받아오는 정맥들은 종종 나란히 달리며, 많은 경우 이들의 명칭은 서로 비교할 만하다. 예를 들어, 겨드랑동맥은 겨드랑정맥(axillary vein)과 나란히 위치한다. 또한 동맥과 정맥은 동일한 구조에 신경분포되며 동일한 명칭을 갖는 신경과 나란히 위치한다.

이렇게 동맥과 정맥이 짝을 이루는 경우에서 하나의 중요한 예외는 목과 팔다리에 있는 주요 정맥들이다. 이들 부위에 있는 동맥들은 몸의 표면에 위치하지 않고 대신 피부 밑 깊은 곳에 있어 뼈 및 주위의 연조직(soft tissue)에 의해 보호된다. 반면 정맥은 대개 두 종류, 즉 하나는 표면에 다른 하나는 깊은 곳에 있다. 표면에 있는 정맥들은 너무 표면에 가까이 위치하여 쉽게 관찰될 수 있다. 그러므로 혈액시료를 쉽게 얻을 수 있어, 대부분의 혈액검사는 팔에 있는 표면정맥 대개 팔꿈치를 지나는 팔오금중간정맥(median cubital vein)에서 정맥혈을 얻게 된다.

이러한 정맥의 이중흐름은 체온 조절에 도움이 된다. 체온이 비정상적으로 낮은 경우, 피부에 대한 동맥혈의 공급이 감소되며 표면정맥이 우회된다. 팔다리로 들어가는 혈액은 깊은 정맥에서 몸통으로 되돌아간다. 체온이 너무 높게 되면 피부에 대한 혈액공급이 증가하고 표면정맥이 확장된다. 이것은 왜 심한 운동을 하거나, 사우나를 하거나, 온탕이나 그리고 증기탕에 있을 때, 팔다리에 있는 표면정맥이 그렇게 잘 보이는지에 대한 이유가 된다.

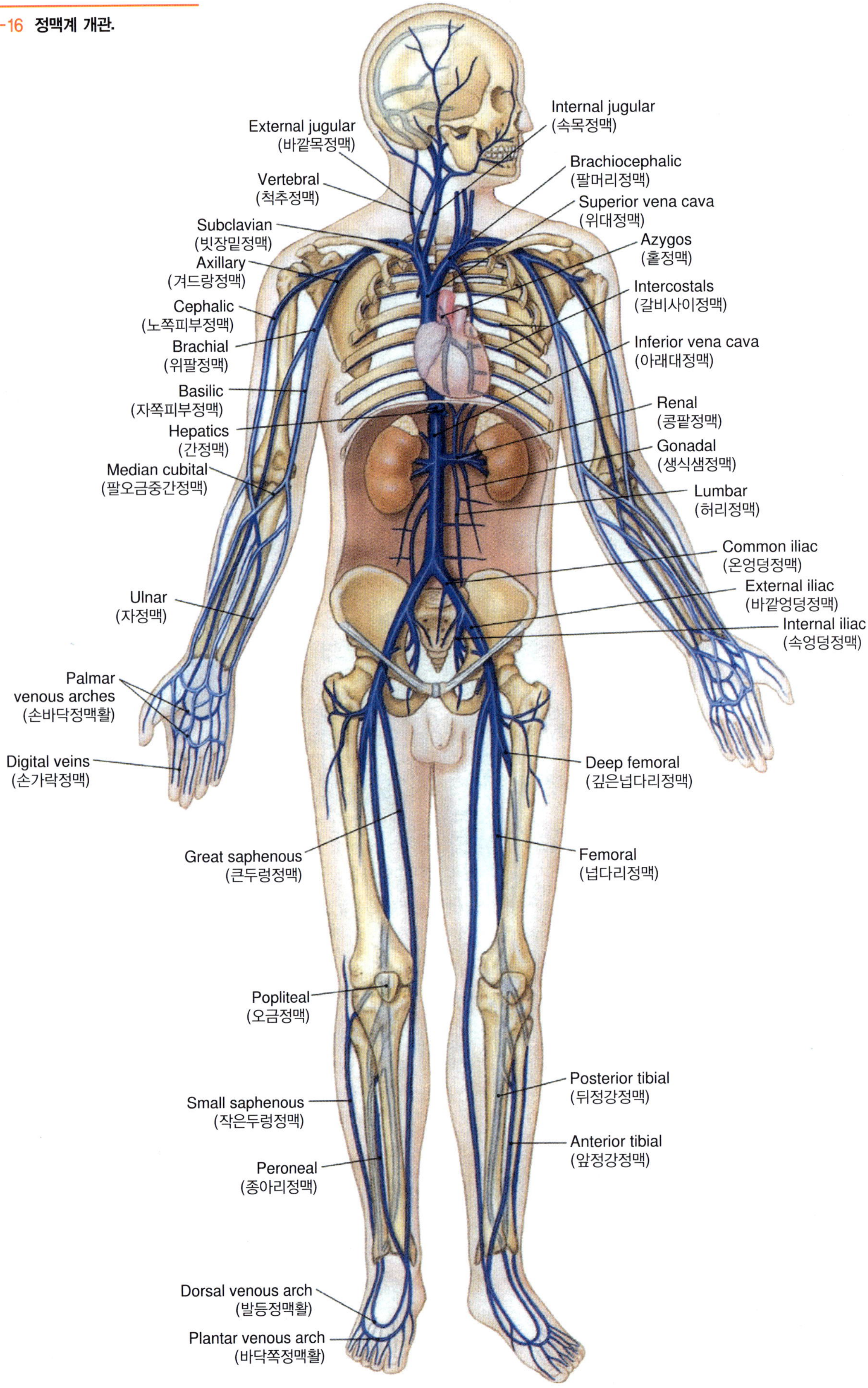

• 그림 14-16 **정맥계 개관.**

위대정맥

위대정맥(superior vena cava, SVC)은 머리와 목 그리고 가슴, 어깨, 그리고 팔로부터 혈액을 받는다.

머리와 목. 뇌의 신경조직에 있는 작은 정맥들은 **경질막정맥굴(dural sinus)**이라는 얇은 벽으로 된 관들의 그물(망) 안으로 흘러들어간다. 경질막정맥굴은 조직 안의 방 혹은 공간이다. 뇌를 떠나는 혈액의 대부분은 경질막정맥굴 중의 하나를 지나며 목의 깊은 조직 안에서 내려가는 **속목정맥(internal jugular vein)** 중의 하나로 들어간다. 보다 표면에 있는 **바깥목정맥(external jugular vein)**은 머리와 목의 위층으로부터 혈액을 모은다. **척추정맥(vertebral vein)**은 목의 척수(cervical spinal cord) 그리고 머리뼈의 뒷면으로 연결된다.

팔다리와 가슴. 손바닥에 있는 정맥들의 그물(망)은 각 손가락으로부터 혈액을 모은다. 이 혈관들은 **노쪽피부정맥(cephalic vein)**과 **자쪽피부정맥(basilica vein)**으로 흘러들어간다. 손바닥의 깊은 정맥은 **노정맥(radial vein)**과 **자정맥(ulnar vein)**이다. 팔꿈치에서 교차된 후, 이 정맥들은 합쳐져서 **위팔정맥(brachial vein)**을 형성한다. 위팔정맥이 몸통을 향해 계속되면서, **겨드랑정맥(axillary vein)**으로 들어가기 전에 노쪽피부정맥과 자쪽피부정맥으로부터 혈액을 받는다.

이후 겨드랑정맥은 몸통으로 계속되며, 첫 번째 갈비뼈에서 **빗장밑정맥(subclavian vein)**이 된다. 가슴안으로 짧은 거리를 지난 후에 빗장밑정맥은 양옆의 바깥목정맥과 속목정맥과 만나 합쳐진다. 이렇게 합쳐져서 큰 **팔머리정맥(brachiocephalic vein)**이 만들어진다. 심장의 근처에서 (각각 몸의 한쪽 면에서 온) 2개의 팔머리정맥은 합쳐져서 위대정맥이 된다. 위대정맥은 **홑정맥(azygos vein**, unpaired, 쌍으로 되지 않은) 안의 가슴벽으로부터 혈액을 받아 오른심방으로 들어간다.

아래대정맥

아래대정맥(inferior vena cava, IVC)은 가로막 아래에 있는 기관으로부터 정맥혈의 대부분을 모은다.

각 발바닥 안에 있는 모세혈관을 떠난 혈액은 바닥쪽정맥활(plantar venous arch)에 의해 모아지며, **앞정강정맥(anterior tibial vein)**, **뒤정강정맥(posterior tibial vein)**, 그리고 다리의 깊은부정맥인 **종아리정맥(peroneal vein)**으로 혈액을 보낸다. 발등정맥활(dorsal venous arch)은 발의 표면에 있는 모세혈관으로부터 혈액을 받는다. 이 발등정맥활은 얕은정맥인 **큰두렁정맥(great saphenous vein)**과 **작은두렁정맥(small saphenous vein)**으로 혈액을 보낸다. *Saphenous*라는 용어는 "현저한(prominent)"이라는 뜻이다. (외과의사들은 심장동맥우회술 동안 혈관을 우회하기 위해 가장 큰 얕은정맥인 큰두렁정맥의 일부를 사용한다.) 바닥쪽동맥활과 발등동맥활 사이에서 대단히 서로 연결되어 있으며 혈류의 흐름은 얕은정맥에서 깊은 정맥으로 쉽게 이동할 수 있다.

무릎에서 작은두렁정맥, 정강정맥, 그리고 종아리정맥은 결합하여 **오금정맥(popliteal vein)**으로 되며, 이 오금정맥은 넙다리뼈에 닿아 **넙다리정맥(대퇴정맥, femoral vein)**이 된다. 넙다리정맥은 배벽으로 들어가기 직전에, 큰두렁정맥과 **깊은넙다리정맥(deep femoral vein)**이 합류하고 몸통벽을 지나 골반안으로 들어가면 **바깥엉덩정맥(외장골정맥, external iliac vein)**으로 된다. 이 바깥엉덩정맥은 골반의 기관들에서 흘러나온 **속엉덩정맥(내장골정맥, internal iliac vein)**과 합쳐진다. 그 결과 **온엉덩정맥(총장골정맥, common iliac vein)**은 반대쪽의 온엉덩정맥과 만나 아래대정맥을 형성한다.

대동맥처럼 아래대정맥은 배골반안의 뒤에 위치한다. 심장을 향해 올라가면서, 아래대정맥은 온엉덩정맥과 이어진 여러 개의 **허리정맥(lumbar vein)**으로부터 혈액을 받는다. 또한 아래대정맥은 **생식샘정맥(gonadal vein)**, **콩팥정맥(renal vein)**, **부신정맥(suprarenal vein)**, **가로막정**

맥(**phrenic vein**), 그리고 **간정맥(hepatic vein)**으로부터 혈액을 받아 오른심방에 도달된다.

간문맥계

앞에서 설명한 정맥의 종류들을 잘 살펴보면, 간 이외의 다른 소화기관을 뜻하는 이름이 없다는 것을 알 수 있다. 이것은 소화기관들에 분포하는 모세혈관으로부터 오는 혈액이 아래대정맥과 연결된 정맥으로 들어오지 않기 때문이다. 대신 복강동맥, 위창자간막동맥 그리고 아래창자간막동맥에 공급되는 모세혈관들이 **간문맥계(hepatic portal system)**를 통해 간으로 흘러들어간다. (portal은 문이라는 뜻이다.) 이 간문맥계에 있는 혈액은 다른 정맥들에 있는 혈액과 아주 다른데, 그 이유는 간문맥의 혈관들이 소화관으로부터 흡수된 물질들을 포함하고 있기 때문이다. 예를 들어, 간문맥의 정맥에는 심장혈관계의 다른 어느 곳보다 더 많은 양의 혈당, 아미노산, 지방산, 그리고 비타민을 포함하고 있다.

문맥계는 하나의 모세혈관망으로부터 또 다른 모세혈관망으로 혈액을 운반하며, 이 과정에서 그 내용물들이 전체 혈류에 의해 희석되지 않도록 방지한다. 간문맥계는 소화관의 모세혈관에서 시작하여 간의 모세혈관에서 끝나게 된다. 간은 혈액이 아래대정맥 안으로 계속 흐르기 전에 포도당 혹은 아미노산과 같은 영양물질의 농도를 조절한다. 소화가 일어날 때, 소화관은 다양한 노폐물 및 때로 독소와 함께 높은 농도의 영양물질들을 흡수한다. 간문맥계는 이러한 화합물들을 간으로 직접 운반하며, 간세포들이 이들을 저장하기 위해 흡수하거나, 즉각적인 사용을 위해 대사시키거나, 혹은 이들을 배설하도록 한다. 간의 모세혈관을 지난 후에 간정맥의 혈액은 아래대정맥으로 흘러간다. 따라서 간은 상대적으로 안정된 조건에서 혈액의 조성을 유지하고 조절하는 이상적인 부위에 위치한다.

• 그림 14-17 **간문맥계.**

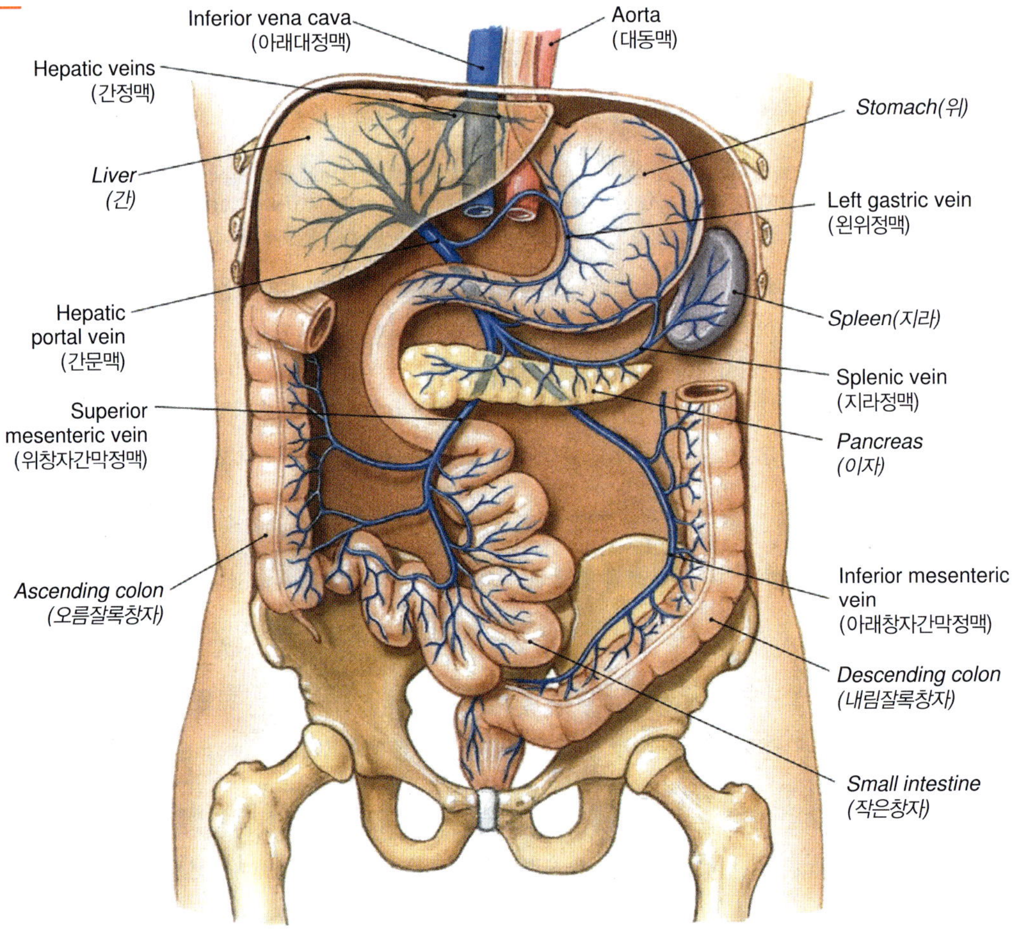

그림 14-17 • 은 간문맥계의 혈관들을 보여준다. 이는 소화기관의 모세혈관에서 시작된다. 큰창자의 아래 부위를 따라 존재하는 모세혈관으로부터 온 혈액은 **아래창자간막정맥(inferior mesenteric vein)**으로 들어간다. 간에 가까워지면서 지라(spleen), 위(stomach), 그리고 이자(pancreas)로부터 오는 정맥은 아래창자간막정맥과 합쳐져서 **지라정맥(비정맥, splenic vein)**으로 된다. **위창자간막정맥(superior mesenteric vein)**은 작은창자 전체, 큰창자의 2/3, 그리고 위의 한 부분으로부터 오는 혈액을 모은다. 위창자간막정맥과 지라정맥이 융합되어 간의 모세혈관으로 이어지는 **간문맥(hepatic portal vein)**이 형성된다.

- ✔ 대동맥활의 어떤 가지가 막히면 왼손으로 가는 혈류가 방해될까?
- ✔ 온목동맥을 압박하면 사람이 의식을 잃게 되는 이유가 무엇일까?
- ✔ 그레이스(Grace)는 자동차 사고를 당해 그녀의 복강동맥이 파열되었다. 이 상처로 인해 어떤 기관이 가장 직접적인 영향을 받게 될까?

태아순환

태아와 성인의 심장혈관계에는 큰 차이가 있다. 이 차이는 호흡공급 및 영양공급의 근원이 다름을 의미한다. 예를 들어, 발달 중인 태아의 허파(폐)는 붕괴되어 비기능적이며, 소화관은 아무것도 소화시키지 않는다. 출생 전에 이러한 요구성은 태반에 의해 제공된다.

태반의 혈액공급

태아의 순환은 그림 14-18a • 에서 볼 수 있다. 태반으로 가는 혈액은 속엉덩동맥으로부터 기원되어 탯줄(umbilical cord)로 들어가는 한 쌍의 **배꼽동맥(umbilical artery)**에 의해 제공된다. **배꼽정맥(umbilical vein)**에서 태반으로 되돌아온 혈액은 산소와 영양물질을 발달 중인 태아에게 전해 준다. 배꼽정맥은 발달 중인 간 속에 있는 모세혈관 및 아래대정맥으로 혈액을 **정맥관(ductus venosus)**에 의해 운반한다. 출생 시에 배꼽혈관을 통한 혈액의 흐름이 정지되며 이 혈관들은 곧 퇴화된다.

• 그림 14-18 **태아순환.**
(a) 태반을 통한 혈액의 흐름. **(b)** 신생아의 심장을 통한 혈액의 흐름..

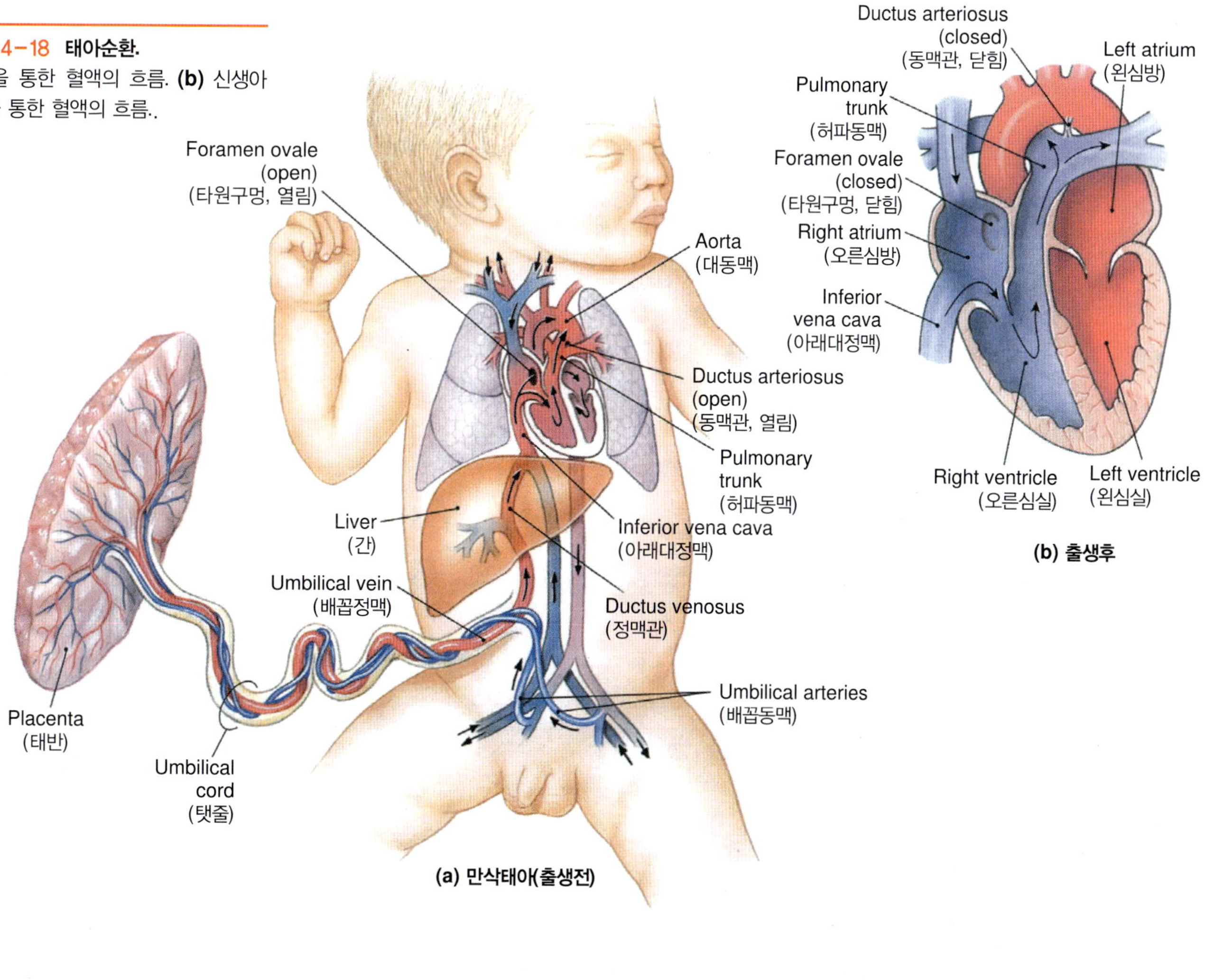

출생 시 순환의 변화

순환발달의 가장 흥미로운 변화의 하나가 출생 시에 일어난다. 배아시기 및 태아시기 전반적으로, 허파는 붕괴되어 있으며, 출생과 함께, 새로 태어난 신생아는 태반을 통과한 공기가 아닌 흡입된 공기로부터 산소를 얻을 수 있어야만 한다.

비록 심장의 방들 사이에 있는 칸막이들이 태아시기의 초기에 발달한다고 해도, 심방 사이의 칸막이는 태어날 때까지도 열려 있다. **타원구멍(foramen ovale)**이라 하는 이 구멍은 판막으로 작용하는 막으로 덮여 있다. 혈액은 오른심방에서 왼심방으로 자유로이 흐르지만 역류가 되면 판막이 닫히고 두 방들이 서로 격리된다. 이는 혈액을 허파를 우회하여 오른심방에서 심장으로 들어가도록 한다. 허파동맥과 대동맥 사이에 있는 두 번째 짧은 순환은 **동맥관(ductus arteriosus)**인데 이는 짧은 근육형 혈관으로 구성된다.

출생 시 순환 양상에서 극적인 변화가 일어난다(그림 14-18b •). 신생아가 첫 번째 호흡을 하게 되면, 허파가 확장되고 따라서 허파혈관들이 확장된다. 수 초 내에 동맥관의 민무늬근들이 수축하여 허파동맥과 대동맥을 분리시키며 혈액은 허파의 안과 밖으로 흐르기 시작한다. 왼심방의 압력이 증가함에 따라 판막이 타원구멍을 막게 되어 순환재형성(circulatory remodeling)이 완료된다.

노화와 심장혈관계

나이가 들게 되면서, 심장혈관계의 모세혈관들은 점차적으로 감소된다. 나이와 연관되는 변화들이 혈액, 심장, 그리고 혈관에서 일어난다.

- **혈액.** 혈액에서 노화와 관련된 변화에는 (1) 적혈구용적률의 감소, (2) 혈전(정체된 피덩이)의 형성에 의한 말초정맥의 수축 혹은 차단, 그리고 (3) 정맥판막이 더 이상 효과적으로 작용하지 않음으로써 다리의 정맥에 있는 혈액이 고이는 현상이 있다.
- **심장.** 노화와 관련되어 심장에서 일어나는 주된 변화에는 (1) 최대심장박출량이 감소하고, (2) 결절세포 및 전도세포의 활성이 변화하며, (3) 손상된 심장근세포가 흉터조직으로 대체되고, 그리고 (4) 혈관들이 점차적으로 변화되어 심장세포 순환을 제한하는 것 등이 있다.
- **혈관.** 혈관에서 일어나는 노화관련 변화는 종종 동맥벽이 비후되고 거칠어지는 **동맥경화증(arteriosclerosis)**과 연관된다. **죽상동맥경화증(atherosclerosis)**은 혈관의 내피가 변화되는 동맥경화증의 일종이다. 심장동맥 혈관의 죽상동맥경화증은 심장근육층에 대한 순환을 제한시켜 심장동맥질환(관상동맥질환, coronary artery disease)을 야기한다.

복습

핵심용어

연결(anastomosis): 두 관의 결합을 의미하며, 대개 사이의 모세혈관망이 없이 두 혈관 사이가 이어지는 것을 지칭한다.

세동맥(arteriole): 혈액을 모세혈관망으로 운반하는 작은 동맥가지.

심방(atria): 허파순환 혹은 온몸순환으로부터 정맥혈을 받는 얇은 벽의 심장의 방.

방실판(atrioventricular valve): 심실의 수축(심실수축기) 동안 심방으로 역류를 방지하는 판막의 하나.

혈압(blood pressure): 혈액에 의해 혈관에 가해지는 힘. 심장의 수축과 혈관벽의 탄력성에 의해 가해지는 압력의 결과로서 생긴다.

모세혈관(capillary): 세동맥과 세정맥 사이에 있는 작은 혈관. 모세혈관의 얇은 벽은 가스, 영양물질, 그리고 노폐산물을 혈장과 사이질액 사이에 확산시킬 수 있다.

심장주기(cardiac cycle): 심방과 심실의 수축기와 이완기가 포함되는 하나의 완전한 심장박동.

심장박출(cardiac output): 매분 심실에 의해 방출되는 혈액의 양. 정상적으로 약 5 L이다.

이완기(diastole): 심장주기에서 이완의 시기.

심전도(electrocardiogram, ECG, EKG): 심장의 전기적 활동에 대한 그래프 기록. 몸 표면의 특정 부위에서 측정된다.

심장속막(endocardium): 심장의 안에 있는 단순편평상피.

심장바깥막(epicardium): 심장의 바깥 표면을 덮고 있는 장막.

심장근육층(myocardium): 심장의 심장근조직.

심장막(pericardium): 심장을 싸고 있는 섬유주머니.

허파순환(pulmonary circulation): 오른심실의 허파 반달판막과 왼심방의 입구 사이에 있는 혈관. 심장과 허파 사이의 순환 경로.

온몸순환(systemic circulation): 대동맥 반달판막과 오른심방의 입구 사이에 있는 혈관. 허파순환이 아닌 혈관들.

수축기(systole): 심장주기에서 수축의 시기.

혈관수축(vasoconstriction): 혈관벽 민무늬근의 수축에 의해 세동맥의 지름이 감소하는 것.

혈관확장(vasodilation): 혈관벽 민무늬근의 이완에 의해 세동맥의 지름이 증가하는 것.

대정맥(venae cavae): 온몸의 혈액을 오른심방으로 운반하는 주된 정맥.

세정맥(venule): 모세혈관으로부터 혈액을 받아들이는 얇은 벽의 작은 정맥.

심실(ventricle): 허파순환 혹은 온몸순환으로 혈액을 방출시키는 심장의 큰 근육질의 방.

학습요약

서론(p. 231)

1. 심장의 수축은 혈관을 통해 몸의 모든 부위로 혈액을 이동시키는 힘을 제공한다.

심장과 순환계(p. 231)

1. 순환계는(허파로 그리고 허파로부터 혈액을 운반하는) **허파순환(pulmonary circulation)**과 (몸의 나머지 부분으로 그리고 그로부터 혈액을 운반하는) **온몸순환(systemic circulation)**으로 구분된다. **동맥(artery)**은 심장으로부터 먼 쪽으로 혈액을 보내며, 정맥은 심장으로 혈액을 되돌린다. **모세혈관(capillary)**은 가장 작은 세동맥과 가장 작은 세정맥을 연결하는 작은 혈관이다(그림 14-1).

2. 심장은 **오른심방(right atrium)**과 **오른심실(right ventricle)**, 그리고 **왼심방(left atrium)**과 **왼심실(left ventricle)**의 4개의 방으로 되어 있다.

심장의 구조(pp. 232~236)

1. 심장은 (심장막으로 싸인) **심장막안(pericardial cavity)**에 의해 싸여 있으며, **내장쪽심장막(visceral pericardium)**은 심장의 바깥면을 덮고 있고, 그리고 **벽쪽심장막(parietal pericardium)**은 심장막 안의 속 표면을 싸고 있다.

2. 순환계에서 가장 넓은 정맥과 동맥은 **심장바닥(base)**에서 연결되며, 심장의 끝은 **심장끝(apex)**이다(그림 14-2).

심장의 내부구조(p. 233)

3. 오른심방과 오른심실은 왼심방과 왼심실로부터 사이막(septa)에 의해 나누어져 있다. 오른심방은 큰 2개의 혈관 즉 **위대정맥(superior vena cava)**과 **아래대정맥(inferior vena cava)**을 통해 온몸순환의 혈액을 받는다(그림 14-3).

4. 혈액은 오른심방으로부터 오른심실로 **오른방실판막(삼첨판; right atrioventricular valve, AV valve)**을 경유하여 흐른다.

5. 혈액은 오른심실을 떠나 **허파반달판막(pulmonary semilunar valve)**을 통과한 후 **허파동맥(pulmonary trunk)**으로 들어간다. 허파동맥은 허파로 들어가는 **왼허파동맥**과 **오른허파동맥**으로 가지를 친다. 외허파정맥과 오른허파정맥은 허파로부터 왼심방으로 혈액을 되돌린다. 왼심방을 떠난 혈액은 **왼방실판막(이첨판 혹은 승모판)**을 경유하여 왼심실로 들어간다. 왼심실을 떠난 혈액은 **대동맥반달판막(aortic semilunar valve)**을 통해 지난 후 오름대동맥을 경유하여 온몸순환으로 들어간다(그림 14-3, 14-4).

6. 정상적으로 판막은 오직 한 방향으로 혈액을 흐르도록 한다(그림 14-4).

심장벽(p. 235)

7. 심장의 대부분은 근육질의 **심장근육층(myocardium)**으로 되어 있다. **심장속막(endocardium)**은 심장의 속 표면을 싸고 있다(그림 14-5).

8. 심장근세포들은 **사이원반(intercalated dise)**에 의해 서로 연결되어 세포에서 세포로 수축력을 전달하며, 활동전위를 전도시킨다(그림 14-5).

심장에 대한 혈액공급(p. 236)

9. **심장순환(coronary circulation)**은 심장근세포들의 높은 산소 및 영양물질 요구량을 충족시킨다. **심장동맥(coronary artery)**은 오름대동맥의 바닥에서 시작된다. **연결(anastomoses)**이라 부르는 동맥들 사이의 상호 연결은 안정된 혈액공급을 가능하게 한다. 심장모세혈관으로부터 **심장정맥굴(coronary sinus)** 사이의 혈액 흐름은 두 종류 **심장정맥(cardiac vein)**에 의한다.

심장박동(pp. 236~240)

1. 평균 심장박동수는 하루에 약 10만 번(매 분당 70~80회)이다.

심장주기(p. 237)

2. **심장주기(cardiac cycle)**는 **수축기(systole)**와 **이완기(diastole)**로 구성된다. 심장의 양옆이 동시에 수축하여 동일한 양의 혈액을 박출시킨다(그림 14-6).

3. 단일의 심장박동 동안 방출되는 혈액의 양이 **일회 박출량(stroke volume)**이 되며, 매분 박출되는 혈액의 양은 **심장박출량(cardiac output)**이다.

심장의 전도계(p. 237)

4. **결절세포(nodal cell)** 및 **전도세포(conducting cell)**로 구성되는 전도계는 심장 내부로 전기충격을 개시하여 분포시킨다. 결절세포는 심장수축률에 관여하며 전도세포는 수축자극을 전체 심장근육층에 분포시킨다.

5. 골격근과는 달리, 심장근은 신경자극이나 호르몬자극이 없이도 수축된다. **심장박동조율세포(굴심방결절, SA 결절)**에 있는 **박동조율세포(pacemaker cell)**는 정상적으로 수축의 속도에 관여한다. SA 결절로부터 자극은 **방실결절(AV 결절)**로 운반되며 그 후 **다발가지(bundle**

branches)로 분지되는 **AV 다발**로 전달된다. 이곳에서부터 **심장전도 근육세포(조롱박세포, Purkinje cell)**가 충격을 심실의 심장근육층으로 운반한다(그림 14-7).

심전도(p. 239)

6. 심장내 전기활성의 기록이 **심전도(ECG 혹은 EKG)**이다. ECG의 주요 지표는 **P파**(심실의 충격과 수축), **QRS 복합파**(심실의 충격 및 수축), 그리고 **T파**(심실의 회복)가 있다(그림 14-8).

심장박동의 조절(p. 239)

7. 비록 기본적인 심장박동이 SA 결절의 박동조율세포에 의한다고 하더라도, 이는 자율신경계(ANS)에 의해 바뀔 수 있다.

혈관(pp. 240~245)

1. 동맥, 정맥, 그리고 모세혈관은 혈액을 온몸으로 운반하는 폐쇄관계를 만든다. **동맥(artery)**은 반복적으로 가지를 치며 **세동맥(arteriole)**이 될 때까지 크기가 작아진다. 세동맥으로부터 모세혈관망으로 혈액이 흐른다. 모세혈관으로부터 작은 **세정맥(venule)**으로 혈액이 흐르며 그 후 더 큰 정맥으로 들어간다.

혈관의 구조(p. 241)

2. 일반적으로 동맥의 벽은 정맥의 벽보다 더 두껍다(그림 14-9a).

3. 모세혈관은 그 벽에서 혈액과 사이질액의 교환이 일어날 수 있는 유일한 혈관이다.

4. 모세혈관들은 상호연결된 **모세혈관얼기**(모세혈관망)를 형성한다.

5. 세정맥은 모세혈관으로부터 혈액을 받으며, 중간 크기의 정맥, 그리고 그 다음 더 큰 정맥으로 합쳐진다. 동맥계는 높은 혈압계로서, 정맥의 혈압이 훨씬 더 낮다. 이러한 혈관 안의 판막들은 혈액의 역류를 방지한다(그림 14-9b).

혈압(p. 241)

6. 말초 모세혈관으로 흘러가는 혈액에 있어 **혈압**(동맥압)은 혈관의 저항성보다 훨씬 더 커야만 한다.

7. 혈압은 **혈압계**(sphygmomanometer)로 측정한다(그림 14-10).

8. 동맥압은 심실 수축기 동안 상승하며 심실 이완기 동안 감소한다. 이들 두 압력 사이의 차이가 **맥압(pulse pressure)**이다.

9. 혈압은 체액을 모세혈관 밖으로 밀어내며, 삼투는 체액을 안으로 "들어오게" 한다. 순유출액은 림프액으로 모아지며, 정맥계로 환원된다(그림 14-11).

혈류의 조절(pp. 245~246)

1. 조직이 적절한 양의 산소와 영양분을 받을 수 있도록 안정된 혈류를 유지하는데 있어 항상성이 요구된다.

2. 혈류는 심장박출, 혈관저항성, 그리고 혈압에 따라 직접적으로 변한다.

단기반응(p. 245)

3. 혈관의 저항성은 조직에서 산소량과 같은 국소적인 상태에 따라 조정되며 그 결과는 세동맥벽의 수축(혈관수축) 혹은 확장(혈관확장)이다.

4. 교감활성은 심장촉진중추와 심장운동중추를 자극하며, 부교감활성은 심장억제중추를 자극한다. 에피네프린과 노르에피네프린은 심장박출 및 말초 혈관수축을 자극한다.

장기반응(p. 246)

5. 내분비계는 단기조절과 장기조절 모두를 제공한다. 부신속질에서 분비되는 에피네프린과 노르에피네프린은 심장박출 및 말초저항성에 대한 빠른 단기조절을 제공한다. 혈압 및 혈액량의 장기조절에 관여하는 호르몬은 항이뇨호르몬(ADH), 안지오텐신 II, 에리트로포이에틴(EPO), 그리고 심방나트륨이뇨펩티드(ANP)이다.

몸의 혈관(pp. 246~256)

1. 동맥과 정맥의 분포는 심장 근처를 제외하고 대략 몸의 양쪽이 동일하다(그림 14-12).

허파순환(p. 246)

2. 허파순환에는 **허파동맥, 왼허파동맥(left pulmonary artery)**과 **오른허파동맥(right pulmonary artery)**, 그리고 왼심방으로 이어지는 **허파정맥(pulmonary vein)**으로 구성된다(그림 14-13).

온몸순환: 동맥(p. 248)

3. 오름대동맥(ascending aorta)은 심장동맥 순환을 제공한다. **대동맥활(aortic arch)**에서 **내림대동맥(descending aorta)**과 교통된다(그림 14-14, 14-15).

온몸순환: 정맥(p. 251)

4. 목과 팔다리의 동맥들은 피부 아래의 깊은동맥이며, 반면 대개 두 종류의 말초정맥이 있는데, 하나는 얕은정맥이며 다른 하나는 깊은정맥이다

5. 위대정맥(superior vena cava)은 머리, 목, 가슴, 어깨, 그리고 팔로부터 혈액을 받는다(그림 14-16).

6. 아래대정맥(inferior vena cava)은 가로막 아래에 있는 기관들로부터 혈액을 받는다(그림 14-16).

7. 간문맥정맥(hepatic portal vein)은 배골반안에 있는 내장기관들로부터 혈액을 모은다. 간문맥은 혈액을 간의 모세혈관망으로 운반한다(그림 14-17).

태아순환(p. 255)

8. 순환은 태어나면서 변화된다. 출생 전의 발달 중인 태아는 태반의 **배꼽정맥(umbilical vein)**으로부터 산소와 영양분을 받는다(그림 14-18a).

9. 출생 후 허파와 허파순환은 오른심방과 왼심방 사이에 있는 **타원구멍(foramen ovale)** 그리고 허파동맥과 대동맥활 사이의 **동맥관(ductus arteriosus)**이 닫히면서 혈액으로 채워진다(그림 14-18b).

노화와 심장혈관계(p. 256)

1. 혈액, 심장, 그리고 혈관에서 노화와 관련된 변화가 일어난다.

2. 혈액에서 나이와 연관된 변화는 (1) 적혈구용적률의 감소, (2) 혈전(정체된 피덩이)에 의한 말초정맥의 막힘, 그리고 (3) 다리의 정맥에 피가 고이는 것이다.

3. 심장에서 나이와 연관된 변화는 (1) 최대 심장박출량의 감소, (2) 결절섬유 및 전도섬유의 활성 변화, (3) 손상된 심장근섬유가 흉터조직으로 바뀌는 것, 그리고 (4) 심장동맥순환을 제한시키는 혈관 변화가 있다.

4. 혈관에서 나이와 연관된 변화는 **동맥경화증(arteriosclerosis)** 및 **죽상동맥경화증(atherosclerosis)**과 관계가 있다.

복습문제

연결형

A열의 각 항목과 가장 가까운 항목을 B열에서 찾아 연결하라. 옆의 밑줄에 답을 적으라.

	A열	B열
___	1. 심장바깥막	a. 심장근세포
___	2. 오른 AV 판막	b. 심장박동조율세포
___	3. 왼 AV 판막	c. 몸에서 가장 큰 동맥
___	4. 연결	d. 간으로 연결
___	5. 심장근육층	e. 혈관운동중추
___	6. SA 결절	f. 소화관으로부터 간으로 혈액을 운반
___	7. 수축기	g. 승모판(이첨판)
___	8. 이완기	h. 동맥들 사이의 상호 연결
___	9. 간정맥	i. 내장쪽 심장바깥막
___	10. 간문맥정맥	j. 가장 작은 동맥
___	11. 대동맥	k. 몸에서 가장 큰 얕은정맥
___	12. 세동맥	l. 심장 방들의 이완
___	13. 숨뇌	m. 삼첨판
___	14. 두렁정맥	n. 심장 방들의 수축

선택형

15. 심장근에 대한 혈액공급은 ____ 에 의해 이루어진다.
(a) 온몸순환 (b) 허파순환
(c) 심장동맥순환 (d) 간문맥계

16. 혈액은 ___ 을 지나서 왼심실을 떠난다.
(a) 대동맥반달판 (b) 허파반달판
(c) 승모판 (d) 삼첨판

17. 혈액 그리고 몸의 세포들 사이의 양방향 교환은 ___ 을 통해 일어난다.
(a) 정맥 (b) 모세혈관
(c) 세동맥 (d) 동맥

18. 허파순환의 동맥들은 이들이 ___ 을 운반하는 면에서 온몸순환의 동맥과는 다르다.
(a) 산소와 영양분 (b) 산소가 해리된 혈액
(c) 산화된 혈액 (d) 산소, 이산화탄소, 그리고 영양분

19. 가로막 아래로부터 대부분의 정맥혈을 모으는 혈관은 ___ 이다.
(a) 아래대정맥 (b) 위대정맥
(c) 홑정맥 (d) 두렁정맥

20. 120/80으로 기록된 혈압에서, 120이 의미하는 바는 ___ 이며, 80이 의미하는 바는 ___ 이다.
(a) 맥박압력, 평균 심방압력
(b) 온몸압력, 정맥압력
(c) 이완기압력, 수축기압력
(d) 수축기압력, 이완기압력

21. 태아는 ___ 을 통해 태반으로부터 혈액을 받는다.
(a) 배꼽동맥 (b) 배꼽정맥
(c) 타원구멍 (d) 동맥관

22. 다음의 어떤 호르몬이 혈압 및 혈액량 감소에 관여할까?
(a) EPO (b) 알도스테론
(c) ADH (d) ANP

OX 문제

___ 23. 건강인의 정상적인 심장박동수는 분당 40~50회이다.

___ 24. 심장박출량은 1분 동안 심실로부터 박출된 혈액의 양이다.

___ 25. 미주신경은 심장박동을 감소시키는 신경충격을 운반할 수 있다.

___ 26. 청진기를 통해 듣는 정상적인 심장박동음은 심실의 수축에 의해 일어난다.

___ 27. 정맥의 판막에 의해 혈액의 역류가 방지된다.

___ 28. 신경충격이 모세혈관얼기의 입구에서 세동맥의 수축과 이완을 조절한다.

서술형

29. (a) 심장에 미치는 교감자극의 효과는 무엇일까? (b) 심장에 미치는 부교감자극의 효과는 무엇일까?

30. 출생 시 어떤 순환변화가 일어날까?

31. 동맥이나 정맥은 그렇지 않은데 비해 모세혈관에서 물질들의 확산이 일어날 수 있는 이유는 무엇일까?

32. 뇌로 가는 혈류는 왜 상대적으로 안정되고 꾸준할까?

✔ 개념확인 문제의 답

(p. 236) **1.** 심장의 오른쪽에 있는 반달판막은 허파동맥으로 열리는 것을 막는다. 이 판막이 손상되면 허파로 가는 혈류에 영향을 미친다. **2.** 심실이 수축할 때, 이는 AV 판막이 닫히도록 하는데, 이는 힘줄끈을 당기며 따라서 심실벽으로부터 돌출된 작은 근육이 당겨지게 된다. **3.** 왼심실의 벽이 우심실의 벽보다 더 근육질인데 그 이유는 왼심실이 허파를 제외한 몸의 모든 계 전반적으로 혈액을 박출해 내기 충분한 힘을 갖기 위함이다. 오른심실은 허파까지 수십 센티미터 정도로 혈액을 박출할 힘 정도만을 생성한다.

(p. 239) **1.** 만일 심방으로부터 오는 충격이 AV 결절에서 지체되지 않는다면, 심방이 수축을 완료하기 전에 즉시 심실이 수축을 개시하도록 다발가지 및 심장근육전도섬유에 의해 심실에 너무 빠르게 전도될 것이다. 그 결과, 심실이 혈액으로 가득 차지 못할 것이며 특히 활동 시에 심장의 박출이 효과적이지 못하게 된다. **2.** 느린맥(서맥, bradycardia)은 심장의 박동이 정상보다 느린 경우를 지칭하는데, 정상적인 심장박동이 70~75 bpm인데 반해 느린맥의 경우에는 60 bpm 이하가 된다.

(p. 255) **1.** 왼빗장밑동맥은 대동맥의 가지로서 혈액을 왼쪽 어깨 및 팔로 보낸다. **2.** 온목동맥은 혈액을 머리로 운반한다. 온목동맥의 하나를 압박하면 뇌로 가는 혈류가 감소되어 의식을 잃거나 심지어 사망하게 된다. **3.** 복강동맥(celiac artery)에 의해 혈액을 받는 기관에는 위, 지라, 간, 그리고 이자가 있다.

CHAPTER

15

림프계와 면역

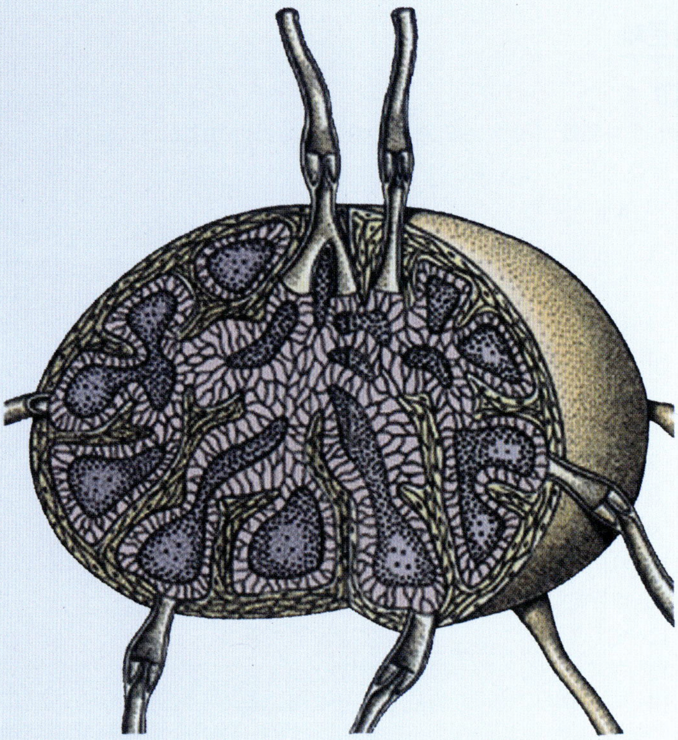

단원개요

림프계 개요

림프계의 구조

림프와 림프관

림프조직과 림프기관

림프구

몸의 방어

비특이방어

특이방어와 면역

노화와 면역반응

임상노트: 추가접종은 왜 필요할까?

임상노트: AIDS

단원목표

1. 림프계의 주요 성분들을 확인하고 이들의 기능에 대해 설명한다.
2. 림프구의 중요성을 설명하며 이들이 몸의 어디에 존재하는지 설명한다.
3. 몸의 비특이방어를 나열하고 각 기능이 어떠한지를 설명한다.
4. 면역의 종류를 설명한다.
5. 세포매개면역과 항체매개면역을 구분한다.
6. T 세포의 종류를 설명하며 이들이 면역반응에서 수행하는 역할에 대해 설명한다.
7. 항원노출에 대한 일차반응과 이차반응을 설명한다.
8. 면역기전을 토대로 알레르기반응과 자가면역에 대해 설명한다.

림프계(lymphatic system)는 심장혈관계와 밀접하게 기능한다. 림프계의 관들은 조직 모세혈관에서의 그 기원으로부터 사이질액을 정맥계로 환원시킨다. [p. 244] 림프계는 또한 **면역**의 과정을 통해 감염과 질병으로부터 몸을 방어한다. 면역은 특수 세포들, 관, 그리고 기관들에 의존하는 복잡한 과정이다. 본 장은 림프계에 대해 설명하며 그리고 림프계의 다양한 기능에 관여하는 기전들에 대해 조사할 것이다.

림프계 개요

림프계의 일차적인 기능은 다음과 같은 것들이 있다.

1. **몸조직으로부터 오는 체액을 혈액으로 되돌린다.** 림프계를 통해 조직액 3.6 L(거의 1갤론)가 환원되는 것은 정상적인 혈액량의 유지에 도움에 되며 조직의 부종(swelling)을 방지한다.
2. **호르몬, 영양물질, 그리고 노폐산물을 그 기원이 되는 조직으로부터 온몸순환으로 분포시킨다.** 직접 혈류로 들어갈 수 없는 물질들은 림프관을 통해 들어갈 수 있다. 예를 들어, 소화관에 의해 흡수된 많은 지질들은 국소 모세혈관으로 들어가기에는 너무 큰 방울을 형성한다. 대신, 지질은 모세혈관을 우회하며, 정맥계로 연결되는 림프관으로 들어간다.
3. **감염과 질병으로부터 몸을 방어한다.** 보호적인 역할에 있어, 림프계는 제13장에서 소개한 백혈구의 한 종류인 **림프구**(lymphocyte)가 주로 림프계의 보호 기능을 수행한다. [p. 219] 림프구는 (1) 세균 혹은 바이러스(virus)와 같이 질병을 일으키는 미생물 **(병원균)**, (2) 바이러스에 감염된 세포 혹은 암세포와 같은 비정상적인 몸세포, 그리고 (3) 일부 미생물에 의해 방출되는 독소(toxin)와 같은 외래 단백질의 존재에 반응한다. 림프구는 이러한 위협을 없애거나 제거하기 위한 물리적 및 화학적 공격을 복합적으로 사용한다. 외래 화학물질 및 병원균에 의한 손상과 질환에 대한 저항성은 **면역(immunity)**이라 부른다.

림프계의 구조

림프계는 **림프관**(lymphatic vessel), **림프**라 부르는 체액, 그리고 많은 수의 림프구를 갖고 있는 **림프기관**(lymphoid organ)으로 구성된다. 림프관에 의해 운반되는 림프는 림프관을 통해 흐른 다음 정맥계(venous system)로 되돌아간다. 림프기관 안에 있는 림프구 및 기타 보호세포들은 림프로부터 이물질 및 병원균을 걸러낸다.

그림 15-1 • 은 림프계의 관들 및 기관들(림프소절, 지라, 그리고 가슴샘)의 일반적인 위치와 명칭을 나타내며, 또한 몸으로부터 오른빗장밑정맥(right subclavian vein) 및 왼빗장밑정맥(left subclavian vein)으로 나가는 전반적인 경로도 보여준다.

림프와 림프관

모세혈관으로부터 스며 나온 사이질액은 (CNS를 제외한) 몸의 모든 부위에서 시작되는 작은 림프관으로 들어간다. 이러한 관 안으로 들어간 체액은 림프라 부른다. **림프(lymph)**는 혈장과 비슷하지만 단백질의 함량은 훨씬 더 적다. 림프관내 림프의 이동은 오직 한 방향으로 흐르며, 림프가 정맥계로 들어가면서 끝나게 된다.

가장 작은 림프관은 끝이 막힌 주머니에서 시작되는데 이를 **림프모세관(lymphatic capillary)**이라 부른다(그림 15-2 •). 모세혈관과 마찬가지로, 림프모세관의 벽은 한 층의 세포

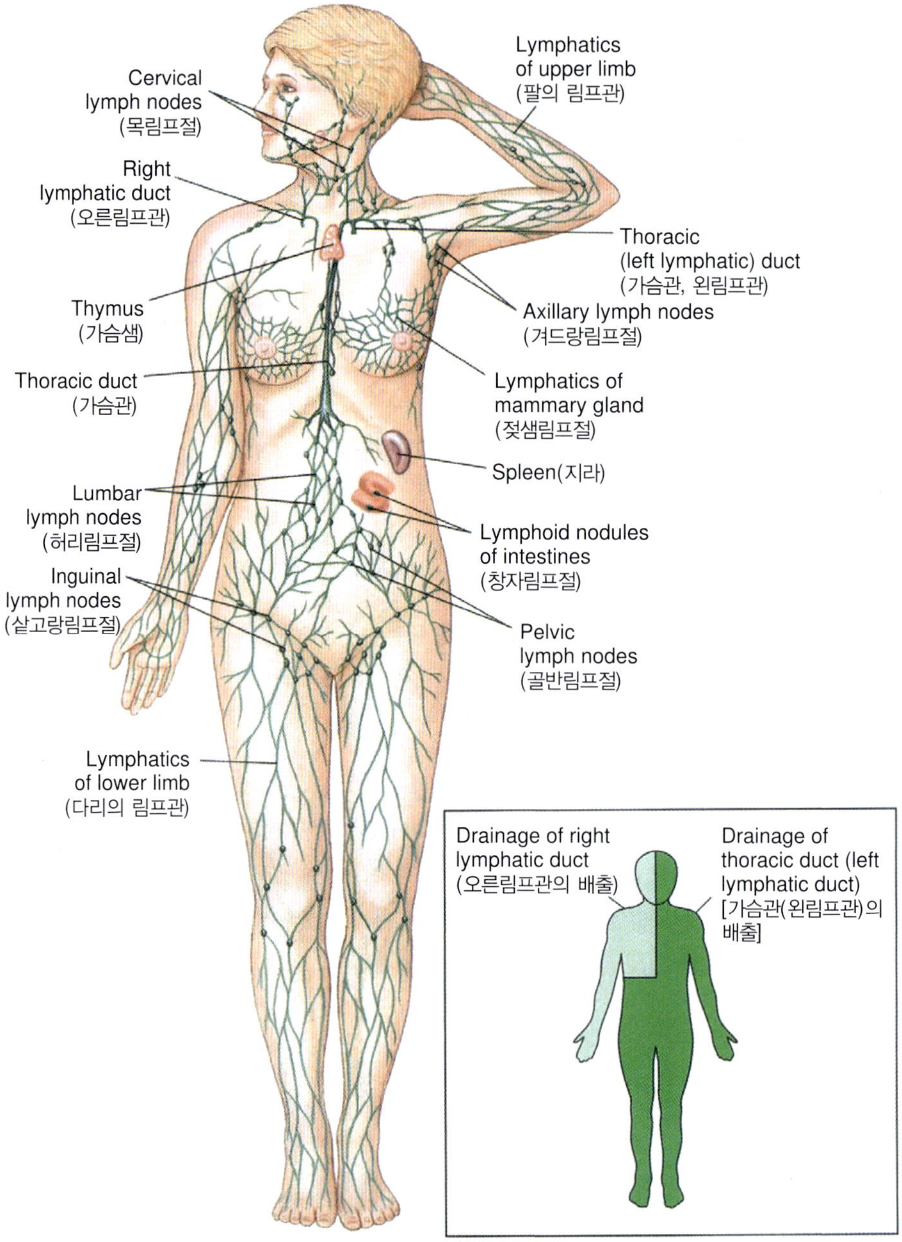

• 그림 15-1 **림프계.** 림프계의 성분 및 몸의 배출 양상.

들로 이루어져 있다. 사이질액은 이들 내피세포 사이의 작은 틈을 통해 림프모세관으로 들어간다. 림프모세관으로부터, 림프는 더 큰 림프관으로 흐른다. 정맥처럼, 이들 큰 림프관들은 체액의 역류를 방지하는 판막을 갖고 있다. 림프계 안의 압력은 극히 낮으며, 림프의 정상적인 흐름을 유지하기 위해 판막이 필수적이다. 주변 골격근의 정상적인 수축은 림프관을 압박하며 림프를 정맥계를 향해 이동하게 만든다.

림프관은 2개의 큰 집합관(collecting duct)으로 이어진다. 그림 15-1 • 에서 볼 수 있는 바와 같이, **가슴관(thoracic duct)**은 아래 복부, 골반, 그리고 다리로부터 그리고 머리의 왼쪽 반, 목, 그리고 가슴으로부터 림프를 모은다. 가슴관은 모아진 림프를 왼속목정맥(left internal jugular vein)과 왼빗장밑정맥 사이 연결 부근의 정맥계로 흐른다. 더 작은 **오른림프관(right lymphatic duct)**은 오른쪽의 대비되는 부위에서 끝나며 가로막 위쪽 몸의 오른쪽으로부터 모아진 림프를 운반한다.

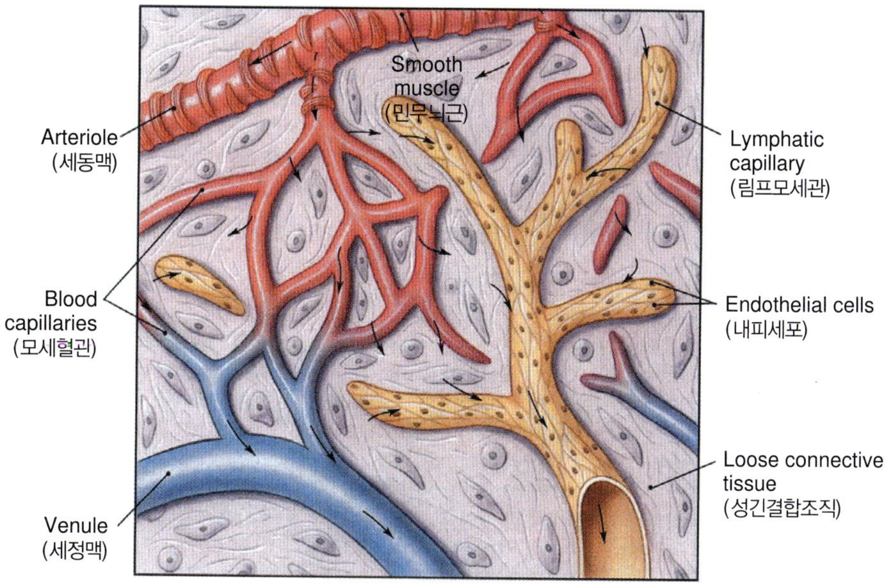

• **그림 15-2 림프모세관.**
모세혈관, 몸조직, 사이질액, 림프, 그리고 림프모세관의 연관성을 보여주는 3차원 모식도. 화살표는 사이질액과 림프가 흐르는 이동 방향을 나타낸다.

림프조직과 림프기관

림프조직(lymphoid tissue)은 결합조직(connective tissue)과 림프구로 이루어진다. **림프소절(lymphoid nodule)**은 일종의 림프조직이다. 림프조직의 림프구는 종자중심(germinal center)이라 부르는 중앙부위 안에서 분열한다. 림프소절은 림프가 아닌 주위 조직액(사이질액)을 여과한다. 지름이 약 1 mm인 림프소절은 호흡관, 소화관, 그리고 비뇨관을 싸고 있는 상피 아래에 위치한다. 잠재적으로 위험한 물질들이 주로 음식에서 기원되기 때문에, 많은 수의 림프소절이 작은창자와 연관되어 몸을 위한 중요한 방어기능을 제공한다.

인두(pharynx)의 벽 안에 있는 **편도(tonsil)**는 림프소절의 잘 알려진 예가 된다. 실제적으로 하나의 인두편도(pharyngeal tonsil) 혹은 아데노이드(adenoid), 한 쌍의 구개편도(palatine tonsil), 그리고 한 쌍의 혀편도(lingual tonsil)라는 5개의 편도가 있다. 그림 15-3 •에서 볼 수 있듯이 편도는 소화관과 호흡관의 입구를 지킨다.

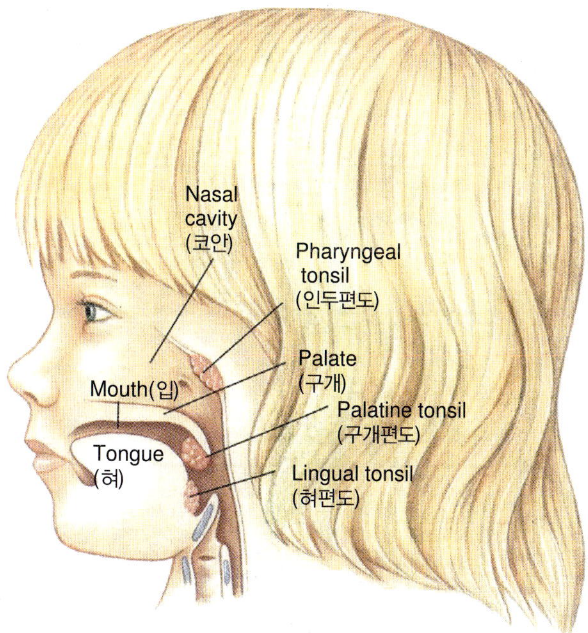

• **그림 15-3 편도의 배열.**
편도의 위치를 보여주는 모식도. 단일의 인두편도(아데노이드)는 한 쌍의 구개편도와 한 쌍의 혀편도 위에 위치한다. 코안과 입에 대한 안쪽 구멍과 관련된 편도의 전략적 위치에 주목하라.

림프소절내 림프구들은 침입한 세균 혹은 바이러스와 싸울 수 있는 것은 아니며, 만일 병원균이 림프소절 속으로 침입한다면 감염이 일어난다. 잘 알려진 두 가지 예가 있는데, 편도 중의 하나(대개 인두편도)가 감염되는 **편도염(tonsillitis)** 그리고 소화관의 한 기관인 **막창자꼬리(충수, 맹장, appendix)**내 림프소절이 감염되는 **막창자꼬리염(충수염, 맹장염, appendicitis)**이 그것이다.

림프소절과는 달리 **림프기관(lymphoid organ)**은 섬유피막(fibrous capsule)에 의해 주변의 조직과 분리되어 있다. 중요한 림프기관에는 **림프절**, **가슴샘**, 그리고 **지라(비장)**가 있다.

림프절

콩알모양의 **림프절(lymph node)**은 지름이 1~25 mm 범위에 있다. 그림 15-4 • 에서 볼 수 있듯이, 각기 다른 림프관이 림프절을 향해 그리고 림프절로부터 림프를 운반한다. 림프절은 부엌의 행주와 같은 역할을 한다. 이는 림프가 정맥계에 도달하기 전에 그를 깨끗하게 걸러낸다. "정제(purification)"라는 의미는 림프로부터 오는 외래 분자(항원)와 병원균이 림프절의 **겉질(피질, cortex)**과 **속질(수질, medulla)** 속에 있는 림프구와 포식세포에 의해 제거된다는 뜻이다. 림프절은 종종 **림프샘(lymph gland)**이라 부르며, "부은샘(swollen gland)"은 대개 조직의 염증 혹은 감염을 동반한다. 그러한 부종은 림프구 및 포식세포들이 감염원과 싸우기 위해 수적으로 증가된 때문이다. 림프절은 해로운 "침입자"들을 막거나 포획할 수 있는 부위에 위치하여 이들이 몸의 생명 필수기관에 도달하지 못하게 한다(그림 15-1 • 참조).

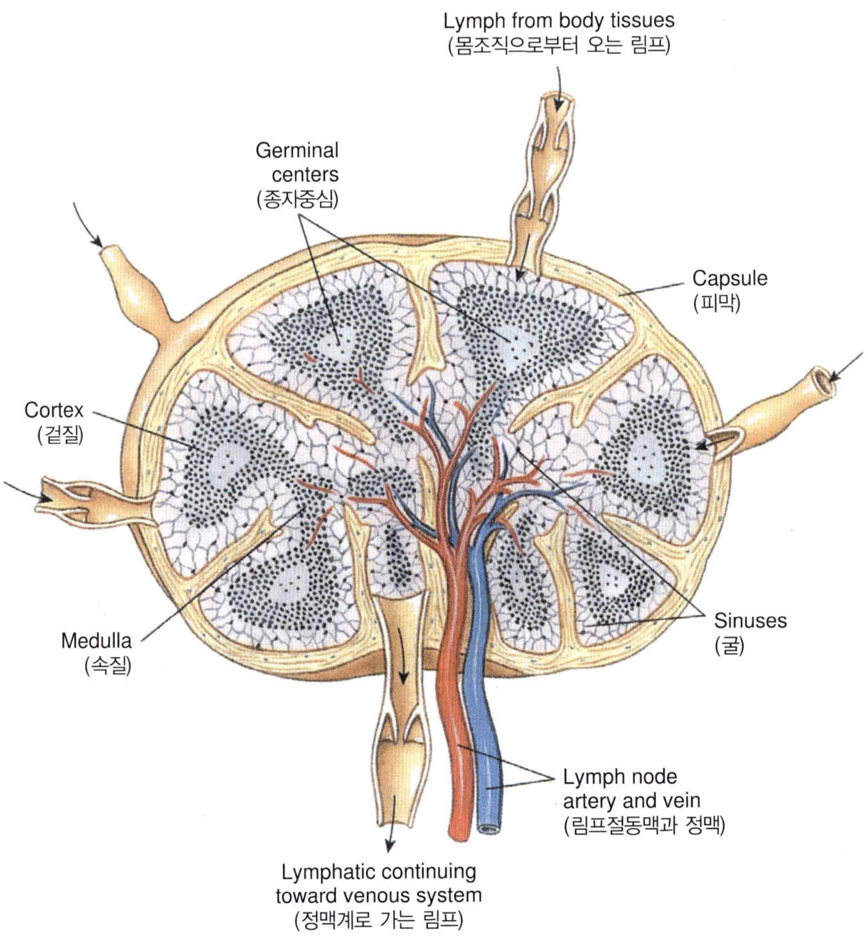

• 그림 15-4 **림프절의 구조.**

가슴샘

가슴샘(thymus)은 복장뼈(흉골, sternum) 뒤쪽의 가슴세로칸(종격, mediastinum) 안에 놓여 있다. 가슴샘 안에서, **T 세포**라고 부르는 림프구 종류가 기능적으로 성숙한다. 가슴샘은 생후 첫 해 혹은 둘째 해에 (몸크기에 비해) 가장 큰 크기에 도달한다. 가슴샘은 사춘기 때 최대로 커져 약 35 g이 되며 그 다음에는 크기가 점차적으로 감소된다.

가슴샘은 2개의 엽을 갖는데, 각각은 소엽(lobule)이라는 더 작은 구획으로 나누어진다. 각 소엽은 치밀하게 채워져 있는 바깥 **겉질**과 중앙의 **속질**로 구성된다. T 세포 림프구는 겉질에서 분열하며 성숙되면서 속질로 이동한다. 이곳에서 T 세포는 궁극적으로 몸 전체로 퍼지기 위해 혈관으로 들어간다. 소엽 속의 다른 세포들은 가슴샘호르몬인 **티모신(thymosin)**을 생산한다.

지라

성인의 **지라(비장, spleen)**는 몸에서 가장 큰 림프조직이다. 지라는 길이가 약 12 cm이며 무게가 약 160 g에 달한다. 지라는 위, 왼쪽 콩팥, 그리고 가로막 사이에 위치한다. 정상적인 지라는 들어 있는 혈액으로 인해 짙은 적색을 띠고 있다. 세포성분들은 지라의 **속질(pulp)**을 구성한다. **적색속질(red pulp)** 부위는 다량의 혈액을 포함하며, **백색속질(white pulp)** 부위는 림프소절과 비슷하며 림프구를 포함하고 있다.

혈액에 대해 지라가 수행하는 기능은 림프에 대해 림프절이 수행하는 기능과 유사하다. 지라는 (1) 비정상적인 혈액세포 및 혈액성분들을 제거하며, (2) 재순환된 적혈구로부터 나온 철을 저장하고, 그리고 (3) 순환 혈액 속의 병원균과 외래 항원을 감시하고 그에 반응한다.

혈액이 지라를 통과함에 따라 포식세포들이 어떤 손상되거나 혹은 감염된 세포들을 포식한다. 또한 어떤 미생물 혹은 다른 비정상적인 항원들이 주위의 림프구들로 하여금 면역반응을 일으키게 할 수 있다.

림프구

림프구는 순환 백혈구 집단의 약 1/4을 차지한다. 그러나 순환 림프구들은 전체 림프구 집단 중의 단지 일부에 불과하다. 몸은 약 10^{12}개의 림프구를 갖고 있으며 그 전체 무게는 1 kg이 넘는다.

림프구의 종류

혈액 속에는 **T 세포**, **B 세포**, 그리고 **NK**(natural killer) **세포**라는 세 종류의 림프구가 있다. T와 B라는 문자는 가슴샘(**t**hymus)과 골수(**b**one marrow)를 의미한다. T 세포는 가슴샘에서 성숙하며, B 세포는 골수에서 성숙한다.

순환 림프구의 3/4은 T 세포이다. T 세포에는 각기 다른 종류들이 있는데, 각각은 서로 기능이 다르다. 예를 들어, 한 집단은 외래 세포 혹은 바이러스감염 몸세포를 직접 공격한다. 다른 종류는 다른 림프구의 활성을 조절한다.

순환 림프구의 약 1/8을 차지하는 **B 세포**는 **형질세포(plasma cell)**로 성숙한다. 제13장에서 소개한 형질세포는 **면역글로불린(immunoglobulin)**이라고도 부르는 수용성 단백질인 **항체(antibody)**를 생산하고 분비한다. ∞ *[p. 223]* 항체들은 **항원(antigen)**이라 부르는 특이적인 화학적 표적과 반응한다. 항원은 대개 병원균, 병원균의 일부 혹은 그의 산물, 혹은 기타 외래 화합물들이다. 항원-항체복합체(antigen-antibody complex)가 형성되면, 이는 표적 미생물 혹은 화합물을 파괴시키는 일련의 변화를 시작한다.

순환 림프구의 나머지 1/8은 **NK 세포**이다. NK 세포들은 외래 세포, 바이러스에 감염된 정상세포와 정상조직에서 생기는 암세포를 쉽게 공격한다. 몸조직에 대한 이들의 꾸준한 감시는 면역감시(immunological surveillance)라 한다.

림프구의 기원과 순환

림프구는 몸 전체를 계속하여 돌아다닌다. 이들은 조직을 순환하며 이후 혈관 혹은 림프관으로 들어가 다른 부위로 운반된다. 일반적으로, 림프구는 상대적으로 수명이 길다. 많은 것들이 4년 이상을 생존하며 일부는 20년 이상을 생존한다. 평생 동안 정상적인 림프구 집단들이 골수 및 림프조직내 줄기세포의 분열을 통해 유지된다.

림프구는 골수 및 가슴샘에서 생성된다(그림 15-5 •). 이 과정 동안 각 B 세포 및 T 세포는 비정상세포들을 인식할 수 있는 능력을 획득한다.

골수에 있는 비특이세포들이 두 독특한 운명을 지닌 림프줄기세포를 생성한다. 한 집단은 골수에 남아 NK 세포 및 B 세포를 생성하여 순환으로 보낸다. 림프줄기세포의 두 번째 집단은 가슴샘으로 이동한다. 가슴샘호르몬의 영향 하에서, 이 세포들은 반복적으로 분열하여 많은 수의 T 세포를 생성하여 순환으로 보낸다. 이러한 림프구 집단들이 각기 다른 몸조직 전반적으로 분포함에 따라 이들은 동일 종류의 딸세포를 만들도록 분열하게 된다. 예를 들어, B 세포는 분열하여, T 세포나 NK 세포가 아닌 B 세포를 생산한다. 특정 유형의 림프구를 수적으로 증가시킬 수 있는 능력은 성공적인 면역반응을 위해 중요하다.

- 가슴관을 막으면 림프의 순환에 어떤 영향을 미칠까?
- 만일 가슴샘이 티모신을 생산하지 못한다면, 어떤 특정 집단의 림프구가 영향을 받게 될까?
- 어떤 감염 동안 림프절이 붓게 되는 이유는 무엇일까?

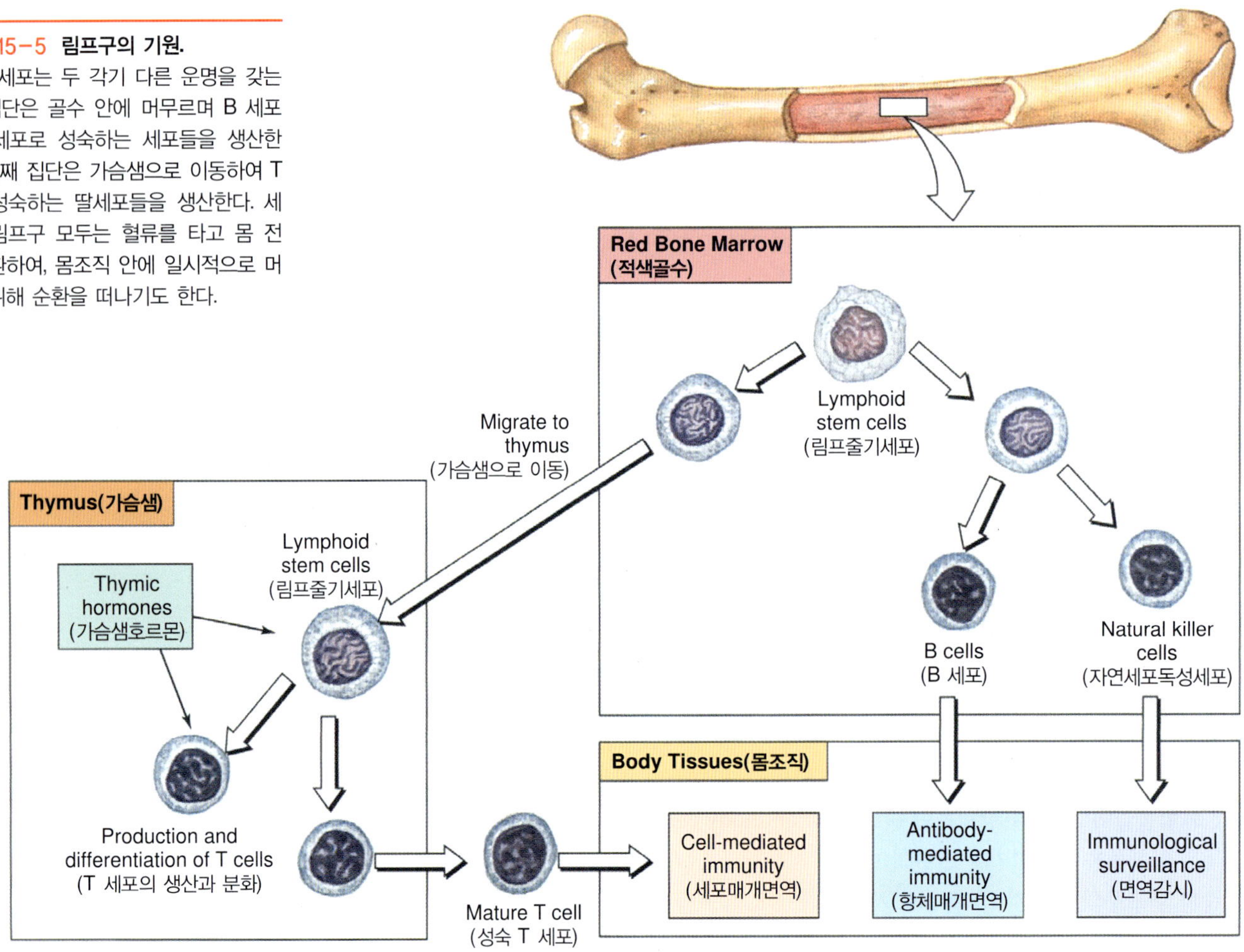

• **그림 15-5 림프구의 기원.** 림프줄기세포는 두 각기 다른 운명을 갖는다. 한 집단은 골수 안에 머무르며 B 세포와 NK 세포로 성숙하는 세포들을 생산한다. 두 번째 집단은 가슴샘으로 이동하여 T 세포로 성숙하는 딸세포들을 생산한다. 세 종류의 림프구 모두는 혈류를 타고 몸 전체를 순환하여, 몸조직 안에 일시적으로 머무르기 위해 순환을 떠나기도 한다.

몸의 방어

인체를 보호하기 위해 서로 협동적으로 작용하는 두 종류의 방어 전략이 있는데, 하나는 일반적이며 다른 하나는 특이적이다. 일반적인 **비특이방어(nonspecific defense)**는 위협이 되는 것들을 구분하지 못한다. 출생 시에 존재하는 이러한 방어는 물리적 장벽(physical barrier), 포식세포(phagocytic cell), 면역감시, 인터페론(interferon), 보체(complement), 염증(inflammation), 그리고 열(fever) 등이 있다. 이들은 소위 비특이저항(nonspecific resistance)이라 알려진 방어능력을 몸에 제공한다. **특이방어(specific defense)**는 개인별로 위협에 대한 방어를 제공한다. 예를 들어, 특이방어는 한 종류의 세균감염에 대한 보호를 제공하지만, 다른 세균 및 바이러스는 무시한다. 특이방어는 림프구의 활성에 의존한다. 이들은 특이저항(specific resistance) 또는 면역이라 알려진 보호상태를 만든다.

비특이방어

비특이방어는 미생물 및 기타 환경유해원의 확산을 제한하거나 혹은 침입을 막는다.

물리적 장벽

외래 화합물 혹은 병원균은 문제를 야기하기 위해 몸조직으로 들어와야만 하는데, 이는 상피를 통과한다는 의미이다. 피부의 상피표면은 제6장에서 설명한 바와 같이 다수의 층, 즉 "방수가 되는" 각질층, 그리고 인접세포들을 치밀하게 결합시키는 망을 갖는다. ∞ *[p. 84]* 이들은 아래 조직을 보호하는 매우 효과적인 장벽을 만든다.

몸의 바깥 표면 역시 물리적 찰과상(특히 머리 위)에 대한 어떤 보호를 제공하는 털 그리고 샘분비물에 의해 보호되어 있다. 피지샘과 땀샘 분비물들은 표피를 씻어주며, 세균이나 화학물질을 세척해 낸다. 어떤 분비물은 세균을 죽이는 화학물질, 파괴 효소인 용해효소(lysozyme), 그리고 항체들을 포함하기도 한다.

소화관, 호흡관, 비뇨관, 그리고 생식관을 싸고 있는 상피는 더 섬세하지만, 이들을 모두 잘 보호되어 있다. 소화관 대부분의 표면은 점액으로 적셔 있으며, 위는 잠재적인 여러 병원균을 파괴할 수 있는 강력한 산(acid)을 갖고 있다. 점액은 호흡관의 내층을 통과하여 흐르며, 소변은 비뇨통로를 세척하고, 그리고 샘 분비물들이 생식관에 대해 동일한 일을 한다.

포식세포

몸조직 안의 포식세포들은 포식작용(phagocytosis)에 의해 포식함으로써 세포성 찌꺼기 및 병원균들을 제거한다. ∞ *[p. 41]* 일반적으로 두 종류의 포식세포들이 있다. **작은포식세포(microphage)** 혹은 "작은포식자(small eater)"는 순환혈액 속에 정상적으로 존재하는 호중구(neutrophil)와 호산구(eosinophil)이다. 이 포식세포들은 혈류를 떠나 손상 혹은 감염된 조직으로 들어간다. **큰포식세포(대식세포, macrophage)** 혹은 "큰포식자(large eater)"는 단핵구(monocyte)라는 백혈구로부터 유래된 커다란 세포이다. ∞ *[p. 220]* 몸 안의 거의 모든 조직에는 상주하거나 유입된 큰포식세포들이 있다. 큰포식세포는 존재하고 있는 기관에 따라 명칭이 달라진다. 예를 들어, 미세아교세포(microglia)는 CNS 안에 거주하는 큰포식세포이며, 쿠퍼세포(Kupffer cell)는 간의 혈액 통로 안과 그 주변에서 발견된다. 몸에서 이러한 상대적으로 퍼져 있는 포식세포들을 총체적으로 단핵구-큰포식세포계(monocyte-macrophage system)라 부른다.

면역감시

일반적으로 면역계는 몸조직내 정상세포는 무시하지만, 비정상세포는 공격하여 파괴한다. 정상조직에 대한 꾸준한 감시는 **면역감시(immunological surveillance)**라 부르며, 주로 NK 세포(자연세포독성세포, natural killer cell)라는 림프구가 관여한다(그림 15-5 • 참조). NK 세포들은 비정상적인 세포막을 가진 특징적인 항원의 존재에 민감하다. 이들이 암세포 혹은 바이러스 감염세포상에 있는 이러한 항원과 만나게 되면, NK 세포들은 비정상세포의 세포막을 파괴함으로써 비정상세포들을 죽이는 단백질을 분비한다. 불행하게도, 어떤 암세포는 감지되지 못한다. 이 암세포들은 NK 세포의 간섭이 없이 증식하여 확산될 수 있다.

인터페론

인터페론(interferon)은 활성 림프구, 큰포식세포, 그리고 바이러스감염 조직세포에 의해 분비되는 작은 단백질이다. 인터페론은 정상적인 비감염세포로 하여금 바이러스의 복제를 방해하는 항바이러스화합물을 생산하게 할 수 있다. 이들은 또한 큰포식세포 및 NK 세포를 자극한다.

보체

혈액내 일단의 **보체단백질(complement protein)**들이 항체의 작용을 "보조하거나(complement)" 혹은 도와준다. 이러한 단백질들은 응고계의 경우와 비교될 수 있는 연쇄반응을 통해 서로 상호작용한다. 이러한 활성화는 포식작용을 증강시키며, 세포막을 파괴하고, **염증**을 증진시킨다.

염증

염증(inflammation)은 손상에 대한 국소 조직반응이다. 제4장에서 소개된 바와 같이, 염증은 부종(swelling), 홍반(redness), 발열(heat) 그리고 통증(pain)이라는 국소적 자극을 유발한다. [p. 64] 성긴결합조직을 손상시키거나 혹은 세포를 죽이는 어떤 자극에 의해서도 염증이 발생할 수 있다. 국소적인 조직의 손상에 의해 자극되는 경우, **비만세포(mast cell)**라 부르는 특수결합조직세포들이 히스타민(histamine)과 헤파린(heparin)을 사이질액 안으로 방출한다. 이러한 화학물질들은 염증과정을 개시한다.

그림 15-6 • 은 피부의 염증 동안 일어나는 각기 다른 작용들을 순서대로 나타내었다. 이러한 작용들은 손상부위에서 병원균의 확산을 느리게 하며, 부수적인 병원균의 침입을 방지하고, 그리고 병원균을 제거할 수 있는 넓은 범위의 방어작용이 있도록 하며 영구적인 조직 복구를 가능하게 한다. 이 복구과정을 **재생(regeneration)**이라 부른다.

열

열(fever)은 37.2°C(99°F) 이상 체온이 오르는 것을 의미한다. 시상하부(hypothalamus)는 체

• 그림 15-6 **염증과정.**

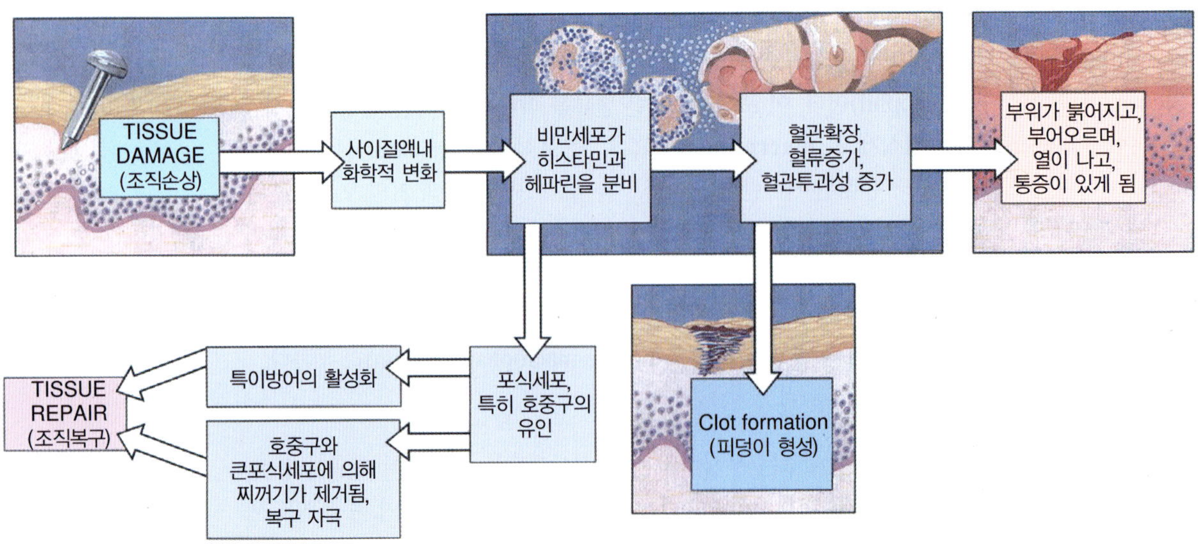

온을 조절하는 신경세포집단이 있어 몸의 온도조절기로서 작용한다. [p. 6] 큰포식세포, 병원균, 세균독소, 그리고 항원-항체복합체는 온도조절기를 재입력할 수 있으며 체온을 증가시키게 된다.

한계내에서는 열이 이득이 된다. 예를 들어, 높은 체온은 면역계의 활동을 빠르게 한다. 그러나(40°C 혹은 104°F가 넘는) 고열은 여러 기관계에 손상을 가져올 수 있다. 예를 들어, 고열은 욕지기, 지남력장애, 환각, 혹은 경련과 같은 CNS 문제를 야기할 수 있다.

- ✔ 골수내 단핵구형성세포가 감소하면 어떤 종류의 세포에 영향이 있을까?
- ✔ 몸 안에 인터페론의 양이 증가하면 어떤 종류의 감염이 있는 걸까?

특이방어와 면역

면역(immunity)은 특이적인 외래 화학물질 및 병원균에 의해 야기되는 손상이나 질환에 저항하는 것이다. 그러한 면역, 즉 특이저항은 본래적일 수 있거나 혹은 출생 후에 발달한다. 많은 수의 각기 다른 면역 유형이 알려지고 있다.

면역의 종류

선천면역 그리고 후천면역의 여러 유형들 사이의 관계는 그림 15-7 • 에 요약하였다.

선천면역(innate immunity)은 유전적이며, 출생 시에 존재하고 관여된 항원에 대한 이전의 노출과 아무 관련이 없다. 그러한 타고난(inborn) 면역은 가축이나 애완동물을 감염시킬 수 있는 질병으로부터 우리를 보호하는 면역이다. 예를 들어, 사람들은 금붕어와는 같은 병에 걸리지 않으며 그 반대도 마찬가지이다.

후천면역(acquired immunity)은 감염에 대한 후천적 저항이다. 후천면역은 능동적으로 혹은 수동적으로 발달할 수 있다. 능동면역(active immunity)은 환경항원에 대한 노출되거나 혹은 인공적으로 노출시킨 항원에 대해 자연적으로 발달할 수 있다. 자연적인 후천면역은 정상적으로 출생 후에 발달을 시작하며, 계속 갱신되어 그 사람이 새로운 병원균 혹은 기타 항원들을 만나게 되면서 광범위해진다. 인공적으로 면역을 획득시키는 목적은 조절된 상태 하에서 특이 항체가 생산될 수 있도록 자극하여 개인이 앞으로 만날 수도 있는 병원균의 자연적인 노출

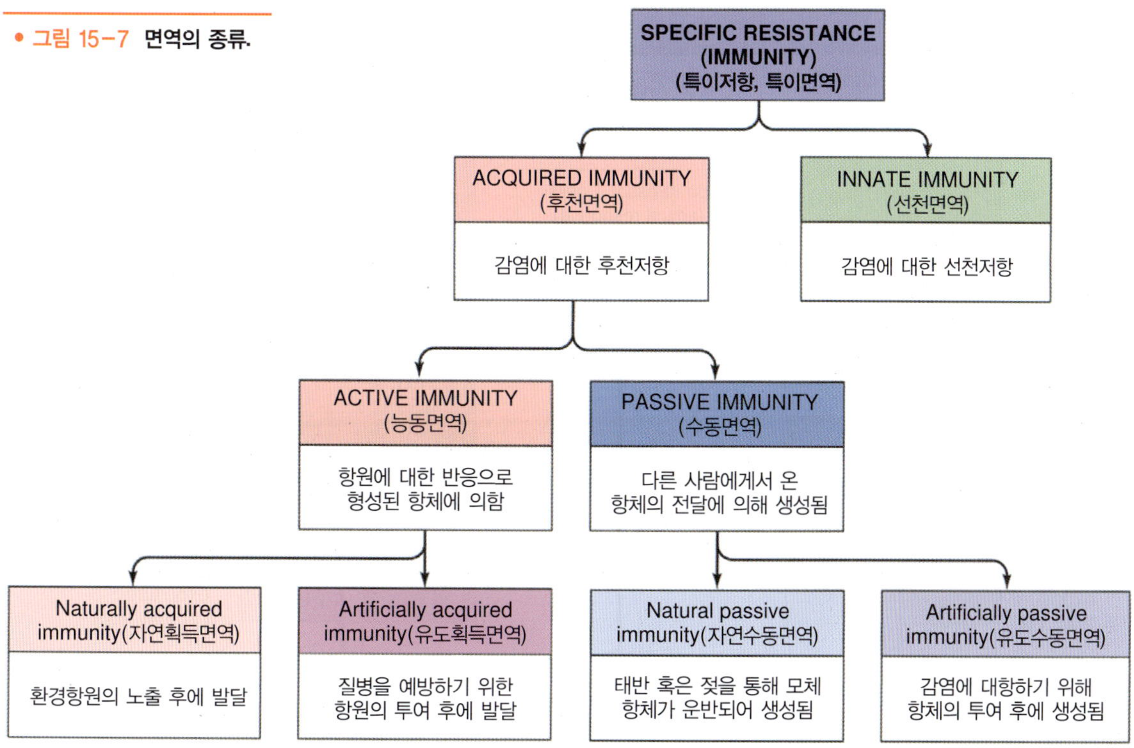

• 그림 15-7 **면역의 종류.**

을 극복할 수 있도록 하기 위함이다. 이는 질병을 예방하는 **예방접종(immunization)**의 기본 원리가 된다.

예방접종은 특정 병원균에서 유래된 항원으로 만들어진 **백신(vaccine)**을 투여함으로써 이루어진다. 백신은 경구 혹은 주사로 투여된다. 대부분의 백신들은 죽은 혹은 산(약독화시킨) 병원균 전체 혹은 일부로 구성된다. 어떤 경우, 백신에 병원균의 대사산물의 하나가 포함된다.

수동면역(passive immunity)은 다른 사람에 의해 생산된 항체를 투여하여 이루어진다. 이는 모체에 의해 생산된 항체가 태반장벽을 지나 배아시기 혹은 태아시기의 감염에 대한 보호를 제공할 때 자연적으로 생겨난다. 항체는 또한 질병을 예방하거나 질병과 싸우도록 하기 위해 투여될 수도 있다. 대개 항체들은 위험한 독소 혹은 병원균에 이미 노출된 사람에게 투여된다. 그러한 경우, 일반적으로 환자 자신의 항체가 발달할 시간이 충분하지 않다. 그러한 상태에서 주어지는 항체 준비물의 예에는 어류, 뱀, 그리고 거미에 물리거나 찔린 경우, 치료를 위해 사용되는 항독(antivenom)이 있다. 수동면역은 감염에 대해 단기간만 저항하는데, 그 이유는 항체들이 순환으로부터 점차적으로 제거되며 대체되지 않기 때문이다.

면역반응

면역반응(immune response)의 목적은 병원균, 비정상세포, 그리고 독소와 같은 외래물질들을 파괴하거나 불활성화시키는 것이다. 능동면역은 림프구가 항원에 노출된 후에 나타난다. 결과적인 면역반응은 활성화된 림프구가 T 세포인가 아니면 B 세포인가에 따라 달라진다. 활성 T 세포는 **세포매개면역(cell-mediated immunity)**이라는 과정을 통해 감염세포 혹은 외래세포를 직접 공격한다. 활성 B 세포는 형질세포로 분화되어 특이 항원을 공격하는 항체를 생산한다. 혈액이 항체를 운반하기 때문에 B 세포는 **체액성("액체")면역[humoral("liquid") immunity]** 혹은 **항체매개면역(antibody-mediated immunity)**이라고 한다. 그림 15-8 • 은 이들 두 서로 다른 면역반응을 비교하였다.

• 그림 15-8 **면역반응 개관.**

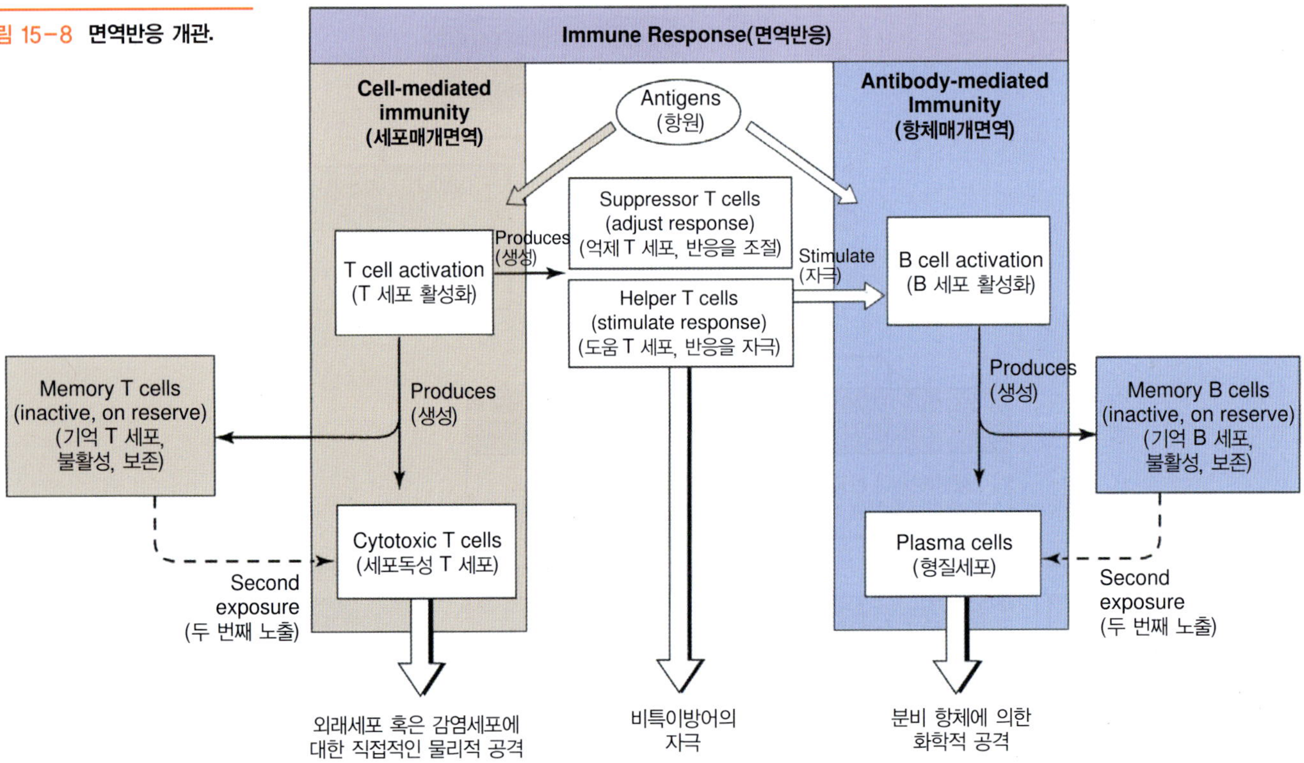

T 세포 면역

외래 항원은 큰포식세포에 의해 처리되어야만 하며 이들의 세포막에 제시되어 T 세포를 활성화시키게 된다. T 세포는 또한 바이러스감염세포의 세포표면 상에 제시되는 바이러스항원에 의해 활성화될 수 있다.

특이 항원에 의해 활성화된 T 세포는 분열하여 면역반응에서 각기 다른 역할을 하는 네 종류의 세포들로 분화된다. 이러한 세포들은 세포독성 T 세포(cytotoxic T cell), 기억 T 세포(memory T cell), 억제 T 세포(suppressor T cell), 그리고 도움 T 세포(helper T cell)이다.

- **세포독성 T 세포**는 세포매개면역을 담당한다. 이 세포들은 세균, 진균, 원생동물, 혹은 표적 항원을 가진 외래 조직을 추적하여 공격한다. 예를 들어, 세포독성 T 세포들은 다른 사람으로부터 온 피부이식편(skin graft)이나 기관이식편의 거부에 관여한다. 세포독성 T 세포는 독성 화합물을 이용하여 그의 대사를 파괴하거나, 그의 세포막을 파괴하거나, 혹은 자멸을 야기하는 유전자를 활성화시킴으로써 그의 표적세포들을 파괴한다.
- **기억 T 세포**는 "보존되어(in reserve)" 남아 있다. 만일 동일 항원이 두 번째로 침입하면, 기억 T 세포들이 세포독성 T 세포로 즉시 분화하여 보다 빠르고 보다 효과적인 세포반응을 일으키게 된다.
- **억제 T 세포**는 다른 T 세포와 B 세포의 반응을 억제한다. 억제 T 세포들이 다른 유형의 T 세포에 비해 훨씬 더 오랜 시간이 걸리기 때문에, 이들은 초기면역반응 후에 활동한다. 효과 면에서 이 세포들은 "제동을 걸어(put on the brake)" 단일 자극에 대한 면역반응의 정도를 제한시킨다.
- **도움 T 세포**는 사이토카인(cytokine)이라는 다양한 화학물질들을 분비하여 (1) 특이방어와 비특이방어를 협응시키며 그리고 (2) 더 많은 T 세포의 생산 그리고 형질 B 세포에 의한 항체의 생산을 자극한다. 도움 T 세포들은 AIDS를 일으키는 HIV의 표적세포이다.

B 세포 면역

특이 항원에 노출되거나 도움 T 세포에 의해 분비되는 인터류킨(interleukin)이라는 화학물질에 노출되면 그 반응으로 B 세포가 활성화된다. 큰포식세포에 의해서도 분비되는 인터류킨은 면역반응의 많은 면에서 중요하다. 일단 활성화되면, B 세포는 여러 번 분열하여 **형질세포(plasma cell)** 및 **기억 B 세포(memory B cell)**로 분화되는 딸세포들을 생산한다. 형질세포는 동일한 항원표적을 갖는 많은 수의 항체들을 합성하여 분비한다. 기억 B 세포는 기억 T 세포가 세포매개면역에서 하는 역할과 동일한 역할을 항체매개면역에서 수행한다. 이들은 보존되어 동일 항원에 대한 다음 번의 노출에 대비한다. 동일한 항원에 재차 노출되면, B 세포가 반응하여 항체분비 형질세포로 분화한다.

항원노출에 대한 일차반응과 이차반응

항원노출에 대한 초기의 반응은 **일차반응(primary response)**이라 한다. 항원이 두 번째로 나타나면, 이는 보다 강력하고 지속되는 **이차반응(secondary response)**을 촉발한다. 이차반응의 크기는 출현한 항원에 이미 "시동된(primed)" 기억세포들의 수가 매우 많기 때문이다.

B 세포 활성화와 형질세포의 생산 및 항체의 분비 사이에는 지연시간이 있기 때문에 일차반응은 즉각적으로 나타나지는 않는다. 대신 혈액내 순환항체의 농도가 점진적으로 계속 증가하여 초기노출 수 주 후에 최대에 도달된다. 그 후 항체의 농도가 감소하여 그 항원에 대한 더 이상의 반응이 없게 된다.

기억 B 세포는 두 번째로 동일 항원에 노출되지 않는 한 형질세포로 분화하지 않는다. 만일 노출이 된다면 이 세포들은 즉각적으로 반응하여 분열하고 다량의 항체를 분비하는 형질세포

임상노트(Clinical Note)

추가접종은 왜 필요할까?

다양한 종류의 세균 및 바이러스에 대한 예방접종은 일반적으로 약화시킨(weakened 또는 **attenuated**) 세균이나 바이러스로 이루어진 백신을 사용하여 유도하거나 혹은 세균의 세포벽이나 바이러스의 바깥 단백질 외투로 구성된 **불활성화시키거나** "죽인" 백신에 의해 유도된다. 약화시켰음에도 불구하고, 살아 있는 세균과 바이러스는 실제 질병과 비교될만한 가벼운 증상을 야기할 수 있다. 불활성 백신은 그 질환의 가벼운 증상도 야기하지 않는다.

불행하게도, 불활성 백신은 강력한 면역반응을 자극하지 못하며 따라서 약화된 병원균을 사용하는 백신과는 달리 장기간 지속되는 면역을 제공하지 못한다. 면역접종(vaccination) 후 수 년 안에 혈중 항체의 양은 감소하며, 결국 면역계는 적절한 이차반응을 나타낼 수 없게 된다. 결과적으로 주기적으로 **추가접종(booster)**하여 항원을 "재기억(reminded)"시켜 주어야만 한다. 인플루엔자(influenza, flu), 장티푸스(typhoid), 콜레라(cholera), 발진티푸스(typhus), 페스트(흑사병, plague), 그리고 주입된 회색질척추염바이러스 백신(injected polio vaccine)들은 불활성화시킨 바이러스 혹은 세균을 사용한다. 어떤 경우, 백신은 세균 혹은 바이러스 벽의 단편, 혹은 이들의 독성 산물들을 사용하기도 한다. 예를 들어, 파상풍(tetanus) 백신에는 이 세균들에서 분비된 소량의 독소들이 포함되어 있다.

로 된다. 이는 항원노출에 대한 이차반응을 의미한다.

이차반응은 일차반응의 경우에 비해 수 배 높은 농도의 항체를 즉각적으로 분비한다. 심지어 처음 노출 후 두 번째의 노출이 수 년 후에 일어났다고 해도 이차반응이 일어나는데, 그 이유는 기억세포들이 아마도 20년 이상 장기간 생존하기 때문이다.

- 세포독성 T 세포의 수가 감소되면 어떤 종류의 면역이 영향을 받게 될까?
- 도움 T 세포가 결핍되면 항체매개 면역반응에 어떠한 영향을 미칠까?
- 특정 항원에 대한 기억 B 세포의 결핍에 의해 더 영향을 받는 것은 일차반응일까 아니면 이차반응일까?

노화와 면역반응

나이를 먹게 되면서, 질병과 싸우는 면역계의 효과가 감소된다. T 세포는 항원에 덜 반응적이 되며, 감염에 대항하는 세포독성 T 세포들의 수가 더 적어진다. 도움 T 세포의 수 역시 감소하기 때문에 B 세포의 반응성이 떨어지며, 항원노출 후 항체의 양도 빠르게 증가되지 못한다. 그 결과는 바이러스 및 세균의 감염 감수성(susceptibility)이 증가된다. 이러한 이유로 플루(인플루엔자)와 같은 바이러스 질환에 대한 예방접종이 노인들에게 적극 권장된다. 노인에서 암의 유병률이 증가되는 것은 면역감시가 감소되며, 종양세포들이 효과적으로 제거되지 못한다는 것을 말해준다.

임상노트(Clinical Note)

AIDS

후천성면역결핍증후군(acquired immune deficiency syndrome, AIDS) 혹은 후기 HIV 질환(late-stage HIV disease)은 인간면역결핍바이러스(human immunodeficiency virus, HIV)라 알려진 바이러스에 의해 야기된다. HIV는 DNA가 아닌 RNA로 유전정보를 전달하는 역전사바이러스(retrovirus)의 한 예이다. 큰포식세포와 같은 여러 종류의 면역세포들이 HIV에 감염될 수 있지만, 도움 T 세포의 감염이 임상문제를 일으킨다. HIV에 감염된 세포는 결국 죽는다. 도움 T 세포가 점차적으로 파괴되면서 면역반응에 문제가 일어나는데 그 이유는 이 세포들이 면역반응의 협응에 있어 중추적인 역할을 수행하기 때문이다. 순환 항체의 양이 줄어들며, 세포면역이 감소되고, 그리고 몸은 광범위한 미생물 침입자들에 대한 방어를 할 수 없게 된다. 면역기능이 아주 감소되면서, 통상적으로 무해한 병원균들도 치명적인 감염을 일으킬 수 있으며, 이를 기회감염(opportunistic infection)이라 한다.

HIV 감염은 감염자와의 체액 접촉을 통해 일어난다. 비록 모든 체액이 바이러스를 전파시킨다고 해도, 주된 전파경로는 혈액, 정액, 혹은 질분비물과의 접촉이 된다. 대부분의 AIDS 환자들은 (아마도 AIDS의 임상증상이 나타나지 않은) HIV 감염자와의 성접촉을 통해 감염된다. 다음으로 많은 AIDS 환자 집단은 오염된 주사바늘을 같이 사용하는 정맥내약물투여자들이다. 상대적으로 소수의 감염자들은 오염된 혈액이나 혈액산물을 수혈받음으로써 바이러스에 감염된다. 끝으로, 감염된 모체로부터 자궁에서 이 바이러스에 감염된 채 태어나는 아기들의 수가 증가하고 있다. 현재의 증가 추세율에서 2000년 4천만 명에서 1억 1000만 명의 감염자가 있다.

AIDS에 대한 가장 좋은 방어는 감염자와의 성적 접촉을 피하는 것이다. 모든 형태의 성교는 바이러스 전파의 잠재적 위험을 갖고 있다. 합성 콘돔(synthetic condom)의 사용으로 (비록 이를 완전히 없앨 수는 없지만) 감염의 기회를 크게 줄일 수 있다. 합성물질로 만들어지지 않은 콘돔은 임신을 예방할 수는 있지만 바이러스 감염을 차단하지 못한다.

많은 노력에도 불구하고 HIV 감염으로부터의 면역을 제공할 수 있는 백신은 아직 개발되지 못하고 있다. 그러나 3개의 각기 다른 기관[세계보건기구(World Health Organization), 미군, 그리고 알레르기와 감염질환을 위한 국제연구소(National Institute for Allergy and Infectious Diseases)는 백신 시험을 위한 장소로 선정되었다고 발표하였다. HIV의 확산을 방지하려는 노력이 계속되는 한, AIDS 환자의 생존율이 꾸준히 증가되고 있는데, 그 이유는 이 질환의 진행을 늦추는 새로운 약물들이 이용 가능하며, 개선된 항생제치료가 이차감염과 대항하는데 도움이 되기 때문이다. 이러한 복합치료는 환자의 수명을 연장시키고 있고 보다 효과적인 치료방법을 찾고자 하는 연구도 계속되고 있다.

복습

핵심용어

항체(antibody): 특이 항원과 결합된 형질세포에 의해 생산되는 구형 단백질로 항원을 파괴하거나 몸으로부터 제거시킨다.

항원(antigen): 항체의 생산을 유도할 수 있는 물질.

B 세포(B lymphocyte): 항체를 생산하는 형질세포로 분화될 수 있는 림프구.

면역(immunity): 외래물질, 독소, 그리고 병원균에 의해 야기되는 손상 및 질병에 대한 저항.

면역글로불린(immunoglobulin): 순환 항체.

림프(lymph): 림프관에 들어 있는 체액.

림프절(lymph node): 림프의 내용물을 감시하는 림프기관.

림프구(lymphocyte): 면역반응에 참여하는 림프계의 세포로서 B 세포와 T 세포가 있다.

큰포식세포(macrophage): 단핵구에서 기원되는 커다란 포식세포.

T 세포(T lymphocyte): 세포면역을 담당하며 면역반응의 협응과 조절에 관여하는 림프구로서 도움 T 세포와 억제 T 세포 그리고 세포독성 T 세포가 있다.

학습요약

서론(p. 261)

1. **림프계(lymphatic system)**는 몸의 세포들을 적시고 있는 과도한 체액을 흡수하여 이를 순환계로 림프로서 되돌린다. 림프계의 세포, 조직, 그리고 기관들 역시 몸의 방어에서 중추적인 역할을 수행한다.

림프계 개요(p. 261)

1. 림프계는 혈액량의 유지에 도움을 주며 사이질액의 조성에 있어 국소적인 변이를 제거한다.

2. 면역계의 세포, 조직, 기관들은 다양한 **병원균(pathogen;** 질병을 일으키는 미생물)에 대한 몸의 방어에서 중추적인 역할을 한다.

3. 림프계의 주된 세포인 림프구는 몸의 특이적 위협에 대한 면역반응을 일으킨다. **면역(immunity)**은 특정의 물리적 및 화학적 방어의 활성화를 통해 감염이나 질환에 저항하는 능력이다.

림프계의 구조(pp. 261~266)

1. 림프계는 **림프**를 운반하는 **림프관** 그리고 림프관에 연결된 일련의 림프기관들로 구성된다(그림 15-1).

림프와 림프관(p. 261)

2. **림프(lymph)**는 혈장과 유사한 액체이지만 단백질의 양이 더 낮다. 림프는 **림프모세관(lymphatic capillary)**으로서 유래되는 림프관의 망을 통해 흐른다(그림 15-2).

3. 림프관은 **가슴관(thoracic duct)** 그리고 **오른림프관(right lymphatic duct)**으로 연결된다(그림 15-1).

림프조직과 림프기관(p. 263)

4. **림프소절(lymphoid nodule)**은 림프구를 포함하는 성긴결합조직으로 구성된다. **편도(tonsil)**는 림프소절의 예가 된다(그림 15-3).

5. 중요한 **림프기관(lymphoid organ)**에는 **림프절(lymph node), 가슴샘(thymus)**, 그리고 **지라(비장, spleen)**가 있다. 림프조직과 림프기관은 손상 혹은 침입에 특히 취약한 부위에 분포된다.

6. 림프절은 림프구를 포함하는 림프조직이 피막으로 싸인 덩이이다. 림프절은 림프가 정맥계로 돌아가기 전에 림프를 감시한다(그림 15-4).

7. **가슴샘(thymus)**은 복장뼈의 뒤쪽에 위치한다. T 세포는 가슴샘에서 성숙한다(그림 15-1).

8. 성인의 **지라(spleen)**는 몸에서 가장 큰 림프조직의 덩이이다. 세포 성분은 지라의 **속질(pulp)**을 형성한다. 적색속질은 많은 수의 적혈구를 갖고 있으며, 백색속질 부위는 림프구가 포함되어 있다(그림 15-1).

림프구(p. 265)

9. **T 세포**(가슴샘의존), **B 세포**(골수유래), 그리고 **NK 세포**라는 세 종류의 림프구가 있다.

10. 각기 다른 T 세포 집단은 서로 다른 방어역할을 수행한다.

11. B 세포는 **형질세포(plasma cell)**로 분화되어 특정의 화학적 표적, 즉 **항원(antigen)**과 반응하는 **항체(antibody)**를 분비한다. 체액내 항체가 **면역글로불린(immunoglobulin)**이다.

12. NK 세포는 외래세포, 바이러스에 감염된 정상세포, 그리고 암세포를 공격한다. 이들은 **면역감시**를 수행한다.

13. 림프구는 림프조직과 림프기관을 통해 혈액의 안팎으로 계속 이동한다. 림프구는 골수, 가슴샘, 그리고 말초림프조직에서 생산된다(그림 15-5).

몸의 방어(pp. 267~272)

1. 몸의 방어는 두 범주, 즉 (1) 살아 있거나 혹은 죽은 유해원의 접근을 막고, 침입을 저지하거나 혹은 확산을 방지하는 **비특이방어(nonspecific defense)** 그리고 병원균에 대한 보호를 제공하는 (2) **특이방어(specific defense)**로 구분된다.

비특이방어(p. 267)

2. 물리적 장벽(physical barrier)에는 털, 상피, 그리고 피부계 및 소화계의 다양한 분비물들이 포함된다.

3. 작은포식세포와 **큰포식세포**는 몸조직을 정상적으로 보호하는 두 종류의 **포식세포(phagocytic cell)**이다. **작은포식세포(microphage)**는 순환혈액 안의 호중구와 호산구이다. **큰포식세포(macrophage)**는 단핵구로부터 유래되며 다양한 여러 몸 조직 안에 상주한다.

4. 면역감시(immunological surveillance)는 정상세포가 아닌 세포의 표면에 있는 비정상적인 항원에 민감한 NK 세포에 의해 정상조직이 꾸준하게 감시되는 것이다. 죽이기로 선택된 세포들은 암세포 그리고 바이러스에 감염된 세포들이다.

5. 바이러스에 감염된 세포들에 의해 분비되는 작은 단백질인 **인터페론(interferon)**은 세포내 바이러스의 복제를 방해하는 항바이러스단백질의 생산을 촉발시킨다.

6. 보체계(complement system)는 표적세포막을 파괴하고, 염증을 자극하며, 포식세포를 유인하고, 그리고 포식작용을 증진시키는 일련의 연쇄반응을 하도록 상호작용하는 보체단백질들로 구성된다.

7. 염증(inflammation)은 조직손상에 대한 협응된 비특이반응이다(그림 15-6).

8. 열(fever; 체온이 37.2℃ 혹은 99°F 보다 높은 경우)은 병원균을 억제하며 대사과정을 가속화시킨다.

특이방어와 면역(p. 269)

9. 특이면역은 (유전적으로 결정되며 출생 시 존재하는) **선천면역(innate immunity)** 혹은 (항원에 노출된 후에 나타나는) **후천면역(acquired immunity)**이 있다. 후천면역은 자연적으로 일어나거나 혹은 인위적으로 유도시킬 수 있다. **수동면역(passive immunity;** 한 사람에서 다른 사람으로 항체를 전달)은 **자연수동면역** 혹은 **인공수동면역**으로 나뉠 수 있다(그림 15-7).

10. 면역반응의 목적은 병원균, 비정상세포, 그리고 외래분자를 파괴하거나 혹은 불활성화시키는 것이다. 이는 특이항원에 의해 T 림프구와 B 림프구가 활성화됨으로써 이루어진다. T 세포는 **세포매개면역(cell-mediated immunity)**을 제공하며, B 세포는 **항체매개면역(antibody-mediated immunity)**을 제공한다(그림 15-8).

11. T 세포들은 큰포식세포가 운반해 온 외래항원 혹은 바이러스감염세포의 표면에 제시된 바이러스 항원에 의해 활성화된다.

12. 활성 T 세포는 세포독성 T 세포, 기억 T 세포, 억제 T 세포, 그리고 도움 T 세포로 분화될 수 있다.

13. 세포매개면역은 **세포독성 T 세포(cytotoxic T cell)**의 활성화에 의한다. 활성 **기억 T 세포(memory T cell)**는 앞으로의 그러한 공격을 막기 위해 보존되어 남아 있게 된다.

14. 억제 T 세포(suppressor T cell)는 다른 T 세포 및 B 세포의 반응을 억제한다.

15. 도움 T 세포(helper T cell)는 특이방어와 비특이방어의 협응에 도움이 되는 화합물질을 분비하며 세포성면역과 체액성면역을 조절한다.

16. 항체매개면역에 관여하는 B 세포는 동일 항원에 민감한 도움 T 세포에 의해 정상적으로 활성화된다.

17. 활성 B 세포는 **형질세포(plasma cell)**로 분화하거나 혹은 형질세포와 **기억 B 세포**로 분화될 딸세포들을 생산한다.

18. 형질세포에 의해 처음으로 생산된 항체들은 **일차반응(primary response)**을 일으킨다. 항원노출에 대해 항체의 농도가 최대로 높아지는 것은 **이차반응(secondary response)** 동안이다.

노화와 면역반응(p. 272)

1. 나이가 들면서 질환에 대항하는 면역계가 점점 더 비효과적으로 된다.

복습문제

연결형

A열의 각 항목과 가장 가까운 항목을 B열에서 찾아 연결하라. 옆의 밑줄에 답을 적으라.

	A열	B열
___	1. 체액성면역	a. 항체를 생산
___	2. 형질세포	b. 순환단백질의 계통(system)
___	3. 보체	c. CNS 큰포식세포
___	4. 작은포식세포	d. 림프관의 액체
___	5. 큰포식세포	e. 가장 큰 림프기관
___	6. 미세아교세포	f. 항체를 전달
___	7. 인터페론	g. 호중구, 호산구
___	8. 지라	h. 항체를 분비
___	9. 선천면역	i. 림프구의 종류
___	10. 능동면역	j. 바이러스감염세포에 의해 만들어짐
___	11. 수동면역	k. 단핵구
___	12. 림프	l. 항원에 노출
___	13. T 세포	m. 출생 시에 존재

선택형

14. 림프계의 기능 중 하나는 조직액을 ____ 으로 환원시키는 것이다.
(a) 간
(b) 혈액
(c) 콩팥
(d) 가슴샘

15. 아래 복부, 골반, 그리고 다리로부터 온 림프는 ___ 이 받아들인다.
(a) 오른림프관
(b) 혀관
(c) 가슴관
(d) 대동맥

16. 손상되거나 결함이 있는 적혈구를 순환으로부터 제거하는 것은 ___ 이다.
(a) 가슴샘
(b) 지라
(c) 림프절
(d) 편도

17. 염증은 ______.
(a) 손상부위를 일시적으로 복구하는 데 도움이 된다
(b) 병원균의 확산을 늦춘다
(c) 부종, 홍반, 발열, 그리고 통증을 야기한다
(d) a, b, 그리고 c 모두 맞다

18. T 세포와 B 세포들은 오직 ___에 의해서만 활성화된다.
(a) 특이 항원에 대한 노출
(b) 병원균
(c) 사이토카인
(d) 바이러스에 감염된 세포

19. 기억 B 세포는 ____한다.
(a) 첫 번째 노출에 대한 위협에 반응
(b) 항체를 분비
(c) 동일 항원이 관여하는 연속적인 손상 혹은 감염에 반응
(d) 보체계를 활성화

20. 식물 및 대부분의 동물로부터 온 바이러스는 사람에 질병을 일으키지 않는다. 이는 ___ 의 예이다.
(a) 선천면역
(b) 자연후천면역
(c) 인공후천면역
(d) 수동면역

OX 문제

___ 21. 편도는 림프절의 예이다.

___ 22. B 세포는 세포매개면역에 관여한다.

___ 23. 형질세포는 한 특이 외래항원에 반응하는 항체를 생산한다.

___ 24. 항체는 단백질로 구성된다.

___ 25. 큰 림프관에서 림프의 역류는 판막이 방지한다.

___ 26. 가슴샘은 중년 및 노년에서 가장 활성적이다.

서술형

27. 순환계로 림프를 되돌리는 두 큰 집합관은 무엇일까? 각각은 몸의 어떤 부위로부터 림프를 받아들일까?

28. 다음의 기능을 설명하라.
(a) NK 세포
(b) T 세포
(c) B 세포
(d) 도움 T 세포
(e) 형질세포

29. 특이방어와 비특이방어는 서로 어떻게 다를까?

30. 수동적으로 획득된 자연면역과 유도면역을 구별해 보라.

✔ 개념확인 문제의 답

(p. 266) **1.** 가슴관은 가로막 아래 그리고 머리의 왼쪽과 가슴으로부터 오는 림프를 받아들인다. 대부분의 림프는 이 관을 경유하여 정맥혈로 들어간다. 이 관이 막히게 되면 몸 대부분을 통한 림프의 순환에 결함이 생기게 될 뿐만 아니라 말단에 체액이 더욱 축적되도록 한다. **2.** 가슴샘에서 분비되는 티모신은 림프구줄기세포로부터 T 림프구를 성숙시키는 역할을 한다. 이 호르몬의 결핍은 T 림프구의 결핍을 초래할 것이다. **3.** 감염 동안 영향받은 림프절내 림프구와 포식세포들은 세포분열을 이행하여 감염원과 더욱 더 잘 싸우게 될 것이다. 림프절내 이 세포들이 수적으로 증가하는 것은 림프절을 더 확장시키고 붓게 만든다.

(p. 269) **1.** 골수내 단핵구형성세포의 수적인 감소는 몸 안의 큰포식세포의 수를 감소시키게 되는데, 그 이유는 모든 각기 다른 큰포식세포들이 단핵구로부터 기원되기 때문이다. 여기에는 CNS의 미세아교세포 그리고 간의 **쿠퍼세포** 등이 있다. **2.** 인터페론의 증가는 바이러스 감염을 의미한다. 인터페론은 바이러스에 감염된 세포로부터 분비된다. 이는 감염세포를 돕지는 않지만 다른 세포를 감염시키는 바이러스의 능력을 "방해"한다.

(p. 272) **1.** 세포독성 T 세포는 세포매개면역에서 기능을 한다. 이들의 수적인 감소는 외래 세포 및 조직뿐 아니라 바이러스에 감염된 세포를 죽이려는 몸의 능력을 방해하게 된다. **2.** 도움 T 세포는 B 세포의 분열을 증진시키며, 형질세포의 항체 생산을 높여준다. 도움 T 세포가 없이는 체액성 면역반응이 일어나려면 더 오랜 기간이 걸리고 효과적이지도 않다. **3.** 이차반응은 특이 항원에 대한 기억 B 세포의 결핍에 의해 영향을 받는다. 이차반응을 야기하는 능력은 그 항원에 대한 일차반응 동안 형성된 기억 B 세포와 T 세포의 존재여부에 따른다. 이러한 세포들은 일차반응에는 관여하지 않지만 동일 항원에 대한 앞으로의 접촉을 위해 보존된다.

CHAPTER

16

호흡계

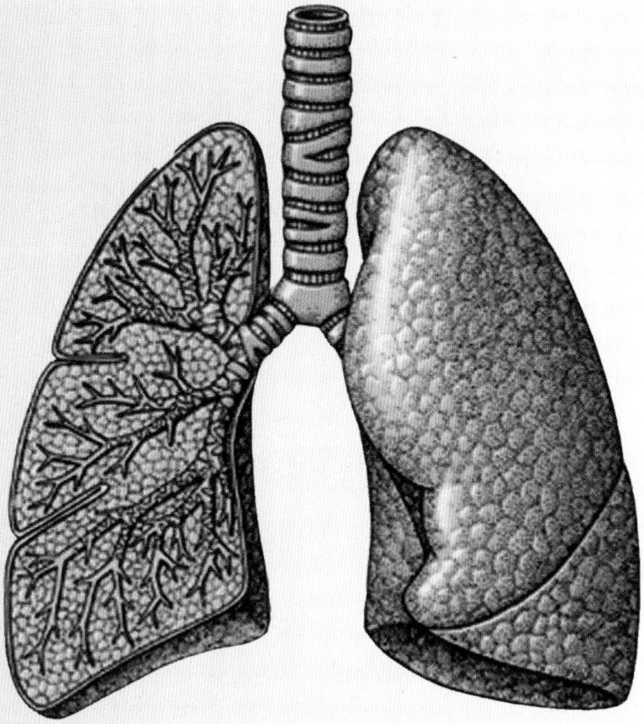

단원개요

단원개요

1. 호흡계의 기본 기능에 대해 설명한다.
2. 정교한 호흡교환표면이 병원균, 찌꺼기, 그리고 기타 유해원으로부터 어떻게 보호되는지 설명한다.
3. 호흡계의 조직 및 기관의 구조적 특수화가 호흡기능과 어떠한 관계가 있는지 설명한다.
4. 호흡의 과정을 설명한다.
5. 호흡운동에 대한 호흡근의 작용에 대해 기술한다.
6. 어떻게 산소와 이산화탄소가 혈액을 통해 운반되는지 설명한다.
7. 호흡률에 영향을 미치는 주된 요인들에 대해 설명한다.
8. 노화로 인한 호흡계의 변화에 대해 설명한다.

먹거나 마시는 것보다 숨쉬는 것이 우리 생명에 더 필수적이다. 실제로, 5~6분 동안 숨을 쉬지 못한다면 치명적일 수 있다. 이는 우리 몸의 세포들이 유지, 성장, 그리고 복제를 가능하게 하는 ATP를 생성해야만 하기 때문이다. 이 세포 에너지는 산소를 필요로 하는 화학반응을 통해 얻어지며, 우리는 주변 공기로부터 산소를 얻는다. 산소를 소비하는 동일한 화학반응은 노폐산물로서 이산화탄소를 생성한다. 따라서 산소의 연속적인 공급 그리고 이산화탄소를 효과적으로 제거하는 믿을만한 방법이 우리의 세포들을 위해 필수적이다.

우리가 공기를 들이마시는 매시간, 우리는 우리의 허파(폐, lung)로 산소를 계속 보내주어 산소가 혈액으로 흡수되어 우리 몸의 세포들로 운반되어야 한다. 우리가 공기를 내보내는 매시간 우리는 이산화탄소를 제거한다. 허파는 우리의 혈액과 외부 공기 사이의 기체교환을 위해 필요한 넓은 표면적을 제공한다. 얼마나 넓을까? 우리의 산소요구량을 충족하기 위해 허파의 전체 교환면적은 최소한 우리 몸의 전체 표면적보다 35배나 더 넓다.

호흡계(respiratory system)는 허파, 허파로 가는 공기로 채워진 통로, 그리고 허파의 안팎으로 공기를 이동시키는 골격근이 포함된다. 아래의 설명은 공기가 외부로부터 허파의 섬세한 교환표면으로 향하는 호흡계의 기관들에 관한 것이다. 다음에 우리는 어떻게 호흡이 일어나며, 어떻게 산소와 이산화탄소가 운반되고, 공기와 혈액 사이 그리고 혈액과 몸조직 사이에서 교환이 일어나는지에 대해 설명할 것이다.

호흡계 개요

호흡은 살아 있는 세포와 환경 사이에 일어나는 기체의 교환이다. 호흡에는 다음과 같은 세 단계(혹은 활동)가 있다.

1. **허파환기:** 호흡 또는 허파 안팎의 공기 이동
2. **기체교환:** 허파와 혈액 사이 산소와 이산화탄소의 확산(외호흡), 그리고 혈액과 몸조직 내 세포 사이 산소와 이산화탄소의 확산(내호흡)
3. **기체운반:** 혈액내 산소와 이산화탄소의 운반

에너지 생산을 위해 세포내에서 산소를 사용하는 것이 세포호흡(cellular respiration)이 된다. 세포호흡의 과정은 제18장에서 설명하였다.

호흡계의 주된 기능은 허파로 공기를 들여오고 내보내는 것으로, 허파에서 공기와 순환혈액 사이에 확산이 일어난다. 부수적인 기능에는 병원균의 침입에 대한 방어, 언어를 위해 소리를 내는 것, 혈액량과 혈압의 조절을 보조하는 것, 그리고 체액의 pH 조절을 돕는 것이 있다.

호흡계의 구조

호흡계는 코, 코안(비강, nasal cavity), 굴(부비강, sinus), 인두(pharynx, throat), 그리고 후두(larynx, voice box), 기관(trachea, windpipe), 기관지(bronchi)와 세기관지(bronchiole), 그리고 허파가 포함된다(그림 16-1 •). 세기관지는 허파의 허파꽈리(폐포, alveolus, 복수는 alveoli)라 부르는 공기주머니에서 끝난다. 허파꽈리의 벽은 허파의 기체교환표면이다.

코

정상적으로 공기는 **코안(비강, nasal cavity)**으로 열려 있는 한 쌍의 **콧구멍(nostril)**을 통해 호흡계로 들어간다. 콧구멍 안의 뻣뻣한 털은 모래, 먼지, 그리고 곤충과 같은 큰 공기매개 입자들로부터 코안을 보호한다.

• 그림 16-1 호흡계의 성분들.

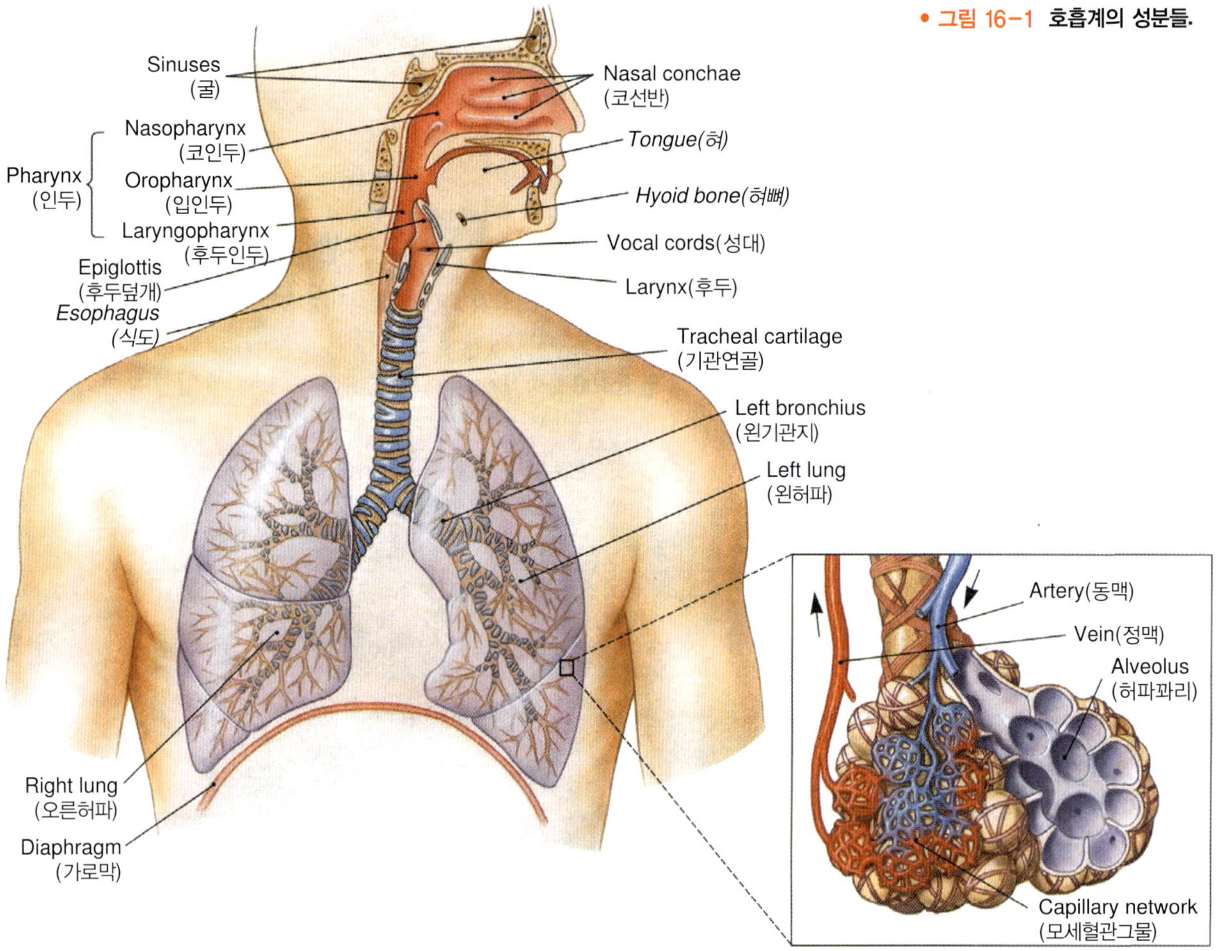

코안은 **코중격(nasal septum)**에 의해 왼쪽과 오른쪽의 구획으로 나뉘어 있다. 뼈코중격(bony nasal septum)과 코안의 벽은 머리뼈와 얼굴뼈에 의해 만들어진다. **위코선반(superior nasal conchae)**, **중간코선반(middle nasal conchae)**, 그리고 **아래코선반(inferior nasal conchae)**은 코안의 양옆으로부터 코중격을 향해 돌출되어 있다. ∞ *[p. 104]* 코선반은 마치 급류에서 물의 와류가 발생하듯이 들어오는 공기를 소용돌이치게 한다. 이러한 운동은 들어오는 공기의 속도를 낮추며 공기가 덥여지고 습도가 보충되는 부수적인 시간을 제공한다. 또한 공기가 코안의 내층을 싸고 있는 점액과 접촉되면서 공기로 매개되는 작은입자들이 제거된다.

• 그림 16-2 섬모호흡상피.
점액은 코안과 호흡관의 나머지 부위에 있는 섬모호흡상피에 의해 인두로 운반된다.

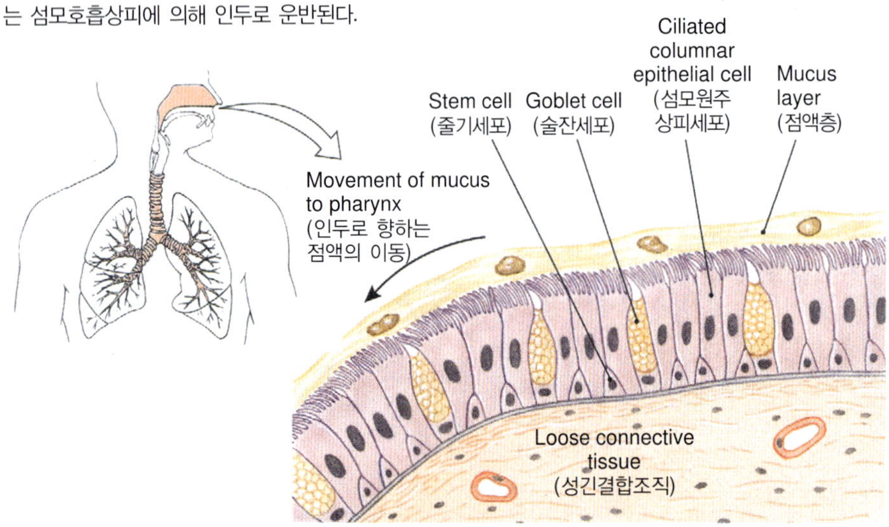

단단입천장(경구개, hard palate)의 뼈가 코안의 바닥을 형성하며, 이를 아래의 입안과 분리시킨다. **물렁입천장(연구개, soft palate)**은 단단입천장의 뒤에서 신장된다. 물렁입천장의 위쪽 부위는 코안 그리고 입안과 연결된 인두부위의 사이에 위치하는 **코인두(nasopharynx)**이다.

코안과 나머지 호흡관들은 점액을 생

임상노트(Clinical Note)

폐암

폐암은 미국 암사망의 1/3을 차지하며 미국인의 모든 암사망의 주된 원인이 된다. 비록 다른 암은 치료 및 생존율이 개선되고는 있지만, 이는 폐암의 경우에는 그렇지 않다. 초기에 검진된다고 해도, 5년 생존율은 남성의 경우 30%, 여성의 경우에는 50%이며, 폐임환자 대부분은 진단 1년 안에 사망한나. 보든 폐암의 85~90%가 주로 흡연에 의한 것으로 알려져 있다. 1970년 이전, 폐암은 주로 중년 남성에서 발병하였지만 여성 흡연자가 증가되면서 폐암으로 사망하는 여성의 수도 증가되고 있다.

담배연기는 흡인된 공기의 질을 더 마르게 만들며 여러 암유발화합물질(발암원)과 호흡계를 싸고 있는 세포들을 손상시키는 입자들로 오염시킨다. 폐암의 발생은 그러한 오염공기에 대한 누적적 노출과 관련이 있는 것으로 나타난다. 다행스럽게도, 호흡상피의 변화는 대개 가역적이다. 만일 폐암이 발생하기 전에 금연을 실시한다면 호흡상피는 점차적으로 그 자체가 복구된다. 복구과정이 계속되면서, 폐암의 발병 위험은 비흡연자의 경우로 점차 감소된다.

산하는 많은 **술잔세포(goblet cell)**들이 포함된 섬모상피로 이루어진 점막으로 싸여 있다(그림 16-2 •). 섬모는 점액과 어떤 포획된 입자나 미생물을 인두 쪽으로 밀어내는데, 이는 삼켜질 수 있으며 위의 산과 효소와 만나게 된다. 코안은 또한 **코곁굴(부비동, paranasal sinus**; 얼굴뼈의 공기로 채워진 방)에서 생산되는 점액 그리고 **코눈물관(nasolacrimal duct)**에 의해서도 세척된다. 독성증기, 많은 양의 먼지나 찌꺼기, 알레르기원(allergen) 혹은 병원균이 들어오면 대개 점액생산량이 빠르게 증가되며 "콧물이 흐르게 된다(runny nose)".

인두

인두(pharynx)는 소화계와 호흡계에 의해 공유되는 방이다. 인두의 세 부위는 그림 16-1 • 에서 볼 수 있다. 윗부분은 **코인두(nasopharynx)**로서 섬모상피로 싸여 있다. ∞ [p. 55] 이 부위는 인두편도(pharyngeal tonsil)와 귀관(auditory tube)의 입구가 있다. **입인두(oropharynx)**는 물렁입천장에서 혀바닥에 위치한다. 좁은 **후두인두(laryngopharynx)**는 입인두에서 식도입구까지 신장되어 있다. 음식과 액체는 입인두와 후두인두 모두를 통과하여 소화관으로 들어간다. 이 부위들은 물리적인 마찰, 화학자극, 그리고 병원균의 침입에 저항할 수 있는 중층편평상피(stratified squamous epithelium)로 덮여 있다. ∞ [p. 55]

후두

유입된 공기는 인두를 지난 후 **후두(larynx)** 혹은 성대(voice box)로 싸여 보호되는 좁은 통로인 **성대문(glottis)**을 통과한다. 후두는 인대나 골격근에 의해 안정화된 9개의 연골을 포함한다(그림 16-3 •). 가장 큰 연골 2개는 후두덮개연골(epiglottis cartilage)과 방패연골(thyroid cartilage)이다. 탄력적인 **후두덮개(epiglottis)**는 성대문 위로 돌출된다. 삼키는 동안 후두덮개는 성대문의 뒤로 젖혀져서 액체 혹은 고형음식이 후두와 그 아래의 호흡관으로 들어가는 것을 막는다. 방패모양의 **방패연골(thyroid cartilage)**은 후두의 훨씬 앞가쪽을 형성한다. 이 연골의 앞쪽면 위로 도드라져 돌출된 것이 "목젖(Adam's apple)"이다.

두 쌍의 인대가 후두를 통과하여 방패연골 그리고 더 작은 연골 사이로 신장된다. 위의 쌍은 거짓성대(false vocal cord)로서 이물질들이 성대문으로 들어오는 것을 막아주며 보다 섬세한 아래 주름인 **성대(vocal cord)**를 보호한다.

공기가 성대문을 통과할 때 성대가 진동한다. 이 진동은 음파를 만들어 낸다. 기타 혹은 바이올린처럼 짧고 얇은 현은 빠르게 진동하여 고음을 내고, 굵고 긴 현은 느리게 진동하여 저음

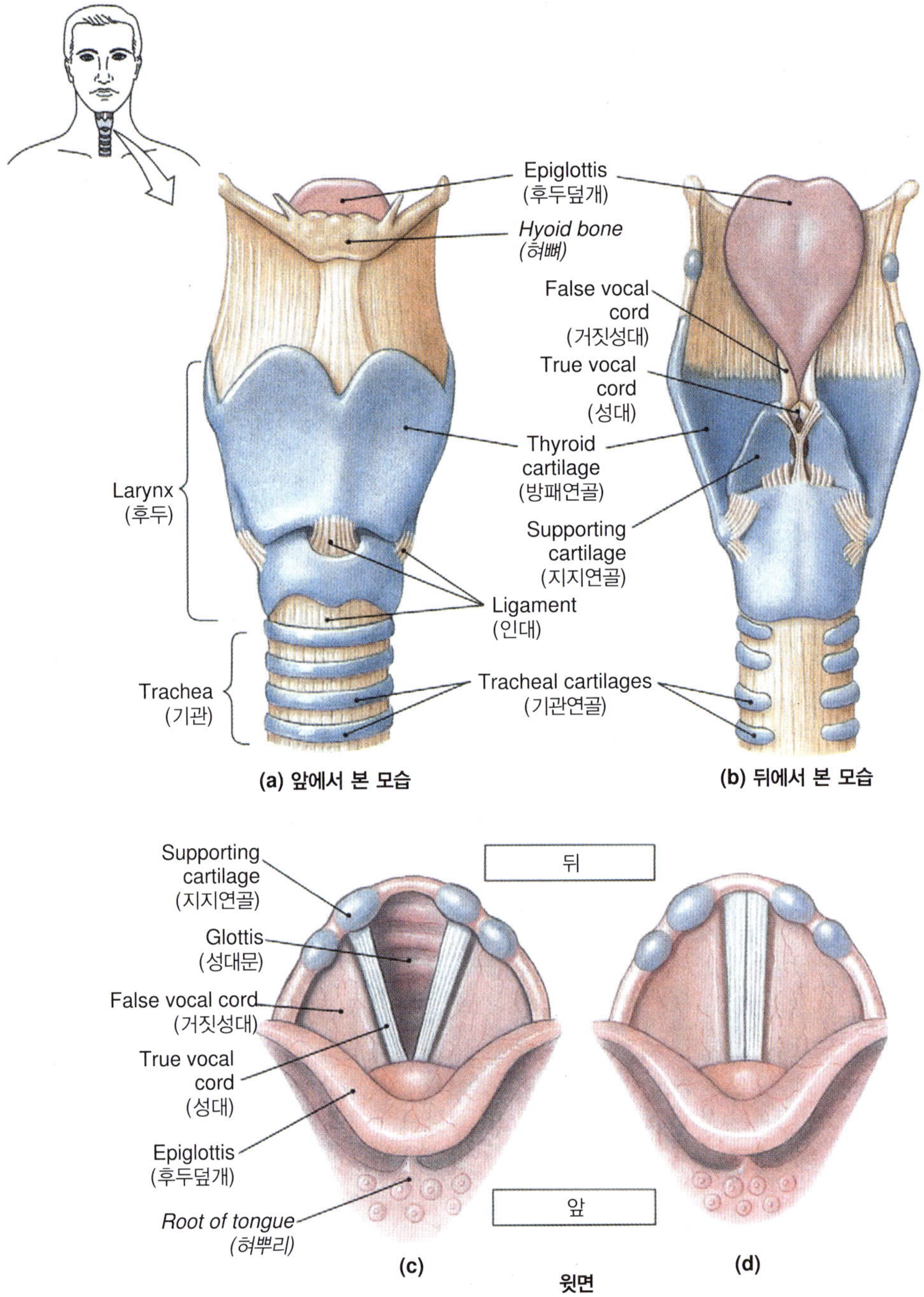

• 그림 16-3 **후두와 성대의 구조.** **(a)** 후두의 앞면. **(b)** 후두의 뒷면. **(c)** 성대문이 열린 상태에서 본 후두의 뒷면. **(d)** 성대문이 닫힌 상태에서 본 후두의 윗면.

을 낸다. 어린아이들은 후두가 작기 때문에 성대가 짧고 가늘어 고음의 목소리를 낸다. 사춘기 때, 남성의 후두는 두껍고 길어져서 성인 여성에 비해 저음을 내게 된다.

성대의 장력에 의해 음의 높낮이가 조절된다. 목소리는 성대를 통과하여 지나는 공기의 힘에 따라 달라진다. 소리가 더 증폭되고 공명되는 것은 인두, 입안, 코안, 그리고 코곁굴에서 일어난다. 혀, 입술, 그리고 뺨의 수의적 운동에 따라 독특한 목소리가 만들어진다.

기관

기관(trachea, 또는 windpipe)은 튼튼하면서도 잘 휘어지는 관으로 지름이 약 2.5 cm(1 in.)이며 길이가 약 11 cm(4.0 in.)이다. 기관의 벽은 약 20개의 **기관연골(tracheal cartilage)**에 의해 지지된다. C자 모양의 구조는 기관벽을 강화시켜주며 기도를 보호한다. 그림 16-3b • 에서 볼 수 있는 바와 같이, 기관연골의 열린 부분은 뒤쪽으로 식도를 향한다. 그 결과, 기관벽의 뒤쪽은 더 변형이 쉬운데, 이는 큰 음식물이 식도를 지날 때 중요성을 갖는다. 기관의 지름은 이 벽의 민무늬근의 수축을 조절하는 자율신경계(ANS)에 의해 조절된다. 교감신경계에 의한 자극은 기관의 지름을 증가시키며 호흡기도를 따라 더 많은 양의 공기가 쉽게 지날 수 있게 만든다.

기관지

기관은 **오른기관지(right primary bronchi)**와 **왼기관지(left primary bronchi)**로 갈라진다. 오른기관지는 왼기관지에 비해 더 크고 더 수직에 가까운 각도이다. 그 결과, 음식조각처럼 갑자기 흡인된 물질은 오른기관지로 더 잘 내려간다(박힐 수 있다).

각 일차기관지(primary bronchus)는 **문(hilus)**이라 부르는 함몰 혹은 고랑에서 허파로 들어간다. 허파혈관, 신경, 림프관 역시 문에서 허파로 들어간다. 각 일차기관지는 허파로 들어가면서 가지를 쳐서 허파의 엽(lobe)으로 들어가는 **이차기관지(secondary bronchus)**가 된다. 이차기관지는 허파의 각각에서 10개의 **삼차기관지(tertiary bronchus)**로 분지하고 이들은 이후 연속적으로 계속 가지를 친다. 일차기관지 및 이들의 가지들은 소위 **호흡나무(respiratory tree)** 또는 **기관지나무(bronchial tree)**라는 얼기를 형성한다.

이차기관지를 둘러싸고 있는 연골은 매우 잘 발달되어 있지만 "나무(tree)"의 가지들이 더 작아지면 작아질수록 그 크기가 줄어든다. 기도의 지름이 약 1 mm 이하로 좁아지면 연골고리(cartilage ring)는 완전히 사라진다. 이 좁은 통로가 **세기관지(bronchiole)**이다.

기관 그리고 다양한 기관지의 모든 부분들은 코안과 코인두에 있는 거짓중층섬모원주상피(pseudostratified ciliated columnar epithelium)와 같은 종류의 상피에 의해 덮여 있다. 섬모의 고동(beating)은 점액 및 어떤 이물질들을 인두 쪽으로 이동시켜 삼키거나, 기침하거나, 혹은 재채기로 제거시키게 된다.

세기관지

세기관지(bronchiole)의 벽은 위에서 설명한 더 큰 호흡관 경로보다 더 많은 민무늬근을 갖고 있다. 세기관지 민무늬근의 수축과 이완은 자율조절 하에 있다. 세기관지의 지름이 변함으로써 허파내 기류의 저항 정도와 공기의 흐름이 조절된다. 예를 들어, 교감신경계로부터 오는 충격은 세기관지벽의 민무늬근을 이완시키며 따라서 호흡기도의 지름을 증가시킨다. 이는 허파 안팎으로 빠르게 공기를 이동시키도록 하여 격렬한 신체활동을 가능하게 한다. 이들 민무늬근이 강하게 수축하면 세기관지가 완전히 닫히는데 이렇게 되면 숨쉬기가 힘들게 되거나 심지어 불가능하게 된다. 세기관지의 지름이 현저히 작아지면 중증의 천식발작 혹은 급성 알레르기 반응이 나타난다.

세기관지는 계속하여 가지를 쳐서 **종말세기관지(terminal bronchiole)**로 되는데, 이는 호흡계에서 공기가 전도되는 마지막 부분이다(그림 16-4 •). 종말세기관지는 가지를 쳐서 일단의 **허파꽈리(폐포, alveolus)**로 열리게 된다.

허파꽈리

각각의 허파는 약 1억 5000만 개의 허파꽈리(alveolus)를 갖고 있다. 양쪽 허파내 모든 허파꽈리의 전체 표면적은 약 140 m^2으로 대략 테니스코트의 크기와 같다. 허파꽈리에서의 기체교환은 대단히 효율적인데 그 이유는 허파꽈리가 대단히 얇은 상피이기 때문이다. 그림 16-4b •는 이 상피를 순찰하여 허파꽈리의 표면에 도달된 먼지나 찌꺼기를 포식하는 **꽈리큰포식세포(alveolar macrophage)** 즉 **먼지세포(dust cell)**를 보여준다. **표면활성세포(surfactant cell)**

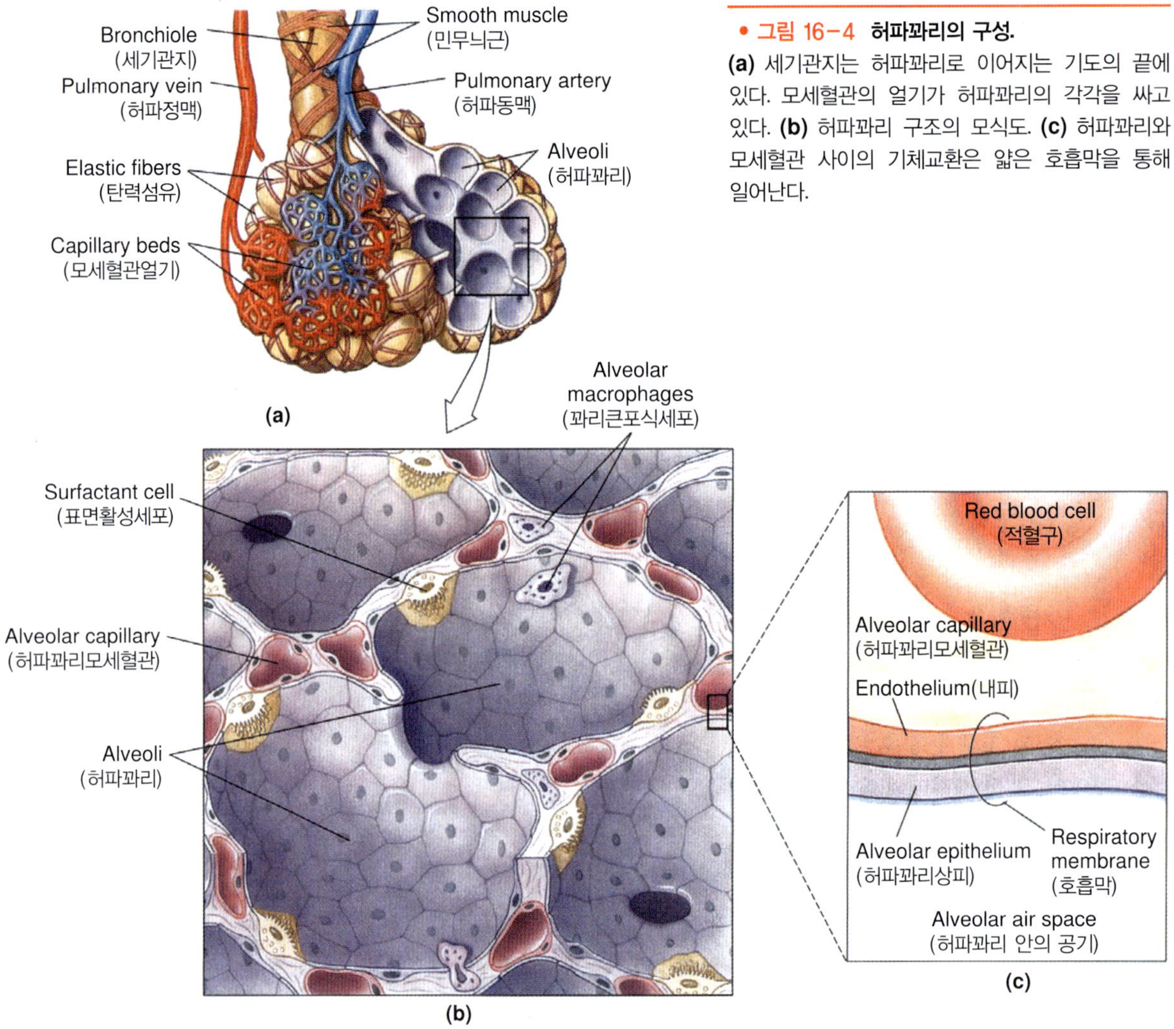

• 그림 16-4 **허파꽈리의 구성.**
(a) 세기관지는 허파꽈리로 이어지는 기도의 끝에 있다. 모세혈관의 얼기가 허파꽈리의 각각을 싸고 있다. **(b)** 허파꽈리 구조의 모식도. **(c)** 허파꽈리와 모세혈관 사이의 기체교환은 얇은 호흡막을 통해 일어난다.

는 허파꽈리상피를 얇게 덮는 기름분비물, 즉 **표면활성제(surfactant)**를 생산한다. 표면활성제는 허파꽈리내 표면장력을 줄여주는 중요한 기능을 한다. 표면장력은 공기와 물의 경계에서 물분자들 사이의 당김 즉 인력 때문에 생긴다. 허파꽈리의 벽은 너무 섬세하여 표면활성제가 없다면 터진 풍선처럼 붕괴될 것이다.

호흡교환표면은 허파순환의 동맥으로부터 혈액을 받는다. ∞ *[p. 246]* 허파동맥은 허파와 가지로 들어가서 기관지와 허파꽈리로 들어간다. 허파꽈리의 각 집단들은 세동맥과 세정맥 그리고 각 허파꽈리를 싸고 있는 모세혈관의 얼기가 분포한다(그림 16-4a •). 허파꽈리의 벽은 모세혈관의 벽처럼 단층상피로 이루어져 있다. 이들 두 상피가 허파꽈리의 공기와 혈액을 분리시키는 호흡막(respiratory membrane)을 구성한다(그림 16-4c •). 호흡막이 0.1 μm 이하로 너무 얇기 때문에 확산을 통한 호흡기체의 교환이 매우 빠르게 일어난다. 허파세정맥을 통과한 후 정맥혈은 허파정맥으로 들어가며 이는 다시 심방으로 운반된다.

허파

허파는 넓은 고깔모양을 갖는 가슴안(thoracic cavity) 속에 위치한다. 허파의 벽은 가슴우리(흉곽, rib cage)이며 그 바닥은 근육질의 가로막이다. 가슴세로칸(mediastinum)이 가슴안을 2개의 가슴막안(pleural caviy)으로 나눈다(그림 1-8 • 참조). ∞ *[p. 13]* 각각의 허파는 장막(serous membrane) 즉 **가슴막(흉막, pleura)**으로 덮인 하나의 가슴막안을 점유한다. **벽쪽**

가슴막(parietal pleura)은 몸벽의 안쪽 표면을 덮고 있으며 가로막과 가슴세로칸 위로 신장된다. 허파쪽가슴막(visceral pleura)은 허파의 바깥 표면을 덮는다. 벽쪽가슴막과 허파쪽가슴막 층들은 서로 밀접하게 접촉되어 있으며, 가슴막안은 열려진 방이 아니다. 이 층들 사이에 있는 얇은 액체층이 허파가 확장되고 수축할 때 이들 사이의 마찰을 감소시킨다.

왼허파와 오른허파(그림 16-1 •)는 왼가슴막안과 오른가슴막안 속에 있다. 각 허파는 깊은 고랑(groove) 즉 틈새(fissure)로 분리된 독특한 **엽(lobe)**을 갖는다. 오른허파는 3개의 엽이 있고 왼허파는 2개의 엽이 있다. 각 허파의 실제 부피 대부분이 공기로 채워진 기도와 허파꽈리로 구성되기 때문에, 허파는 가벼운 스폰지 같은 특성을 갖는다. 많은 탄력섬유들이 부피가 크게 변할 수 있도록 만든다.

- 성대의 장력이 증가될 때, 음성의 높낮이에 어떤 영향이 있을까?
- 기관을 강화시키는 연골이 완전한 원이 아닌 C자 형인 이유는 무엇일까?
- 만일 표면활성제가 생산되지 않는다면 허파꽈리에서 무슨 일이 생길까?

호흡생리학

호흡의 과정은 공기와 허파 사이, 허파와 혈액 사이, 그리고 혈액과 몸조직의 체액 및 세포들, 그리고 혈액에 의한 기체의 운반을 포함한다. 이러한 단계들의 어떤 것에서 발생한 문제는 궁극적으로 조직액과 몸세포의 기체 농도에 영향을 미칠 것이다.

허파환기

허파환기(pulmonary ventilation) 혹은 호흡(breathing)은 공기가 허파의 안팎으로 이동하는 물리적인 것이다. 일회호흡 즉 호흡주기(respiratory cycle)는 공기가 허파로 들어오는 **들숨(inhalation)** 그리고 공기가 허파의 밖으로 나가는 **날숨(exhalation)**으로 이루어진다. 각 호흡 동안 공기가 허파의 안팎으로 이동하는 것은 허파와 외부 환경 사이의 공기압 차이에 의해 조절된다.

허파의 부피변화는 주위 가슴막안의 부피가 변하기 때문이다. 젖은 유리의 바닥과 평탄한 탁자 사이가 강하게 결합하는 것처럼 가슴막안의 액체는 각 허파의 표면을 가슴의 안쪽 벽으로 그리고 가로막의 위쪽 면으로 밀착시킨다.

이완되는 경우, 가로막은 돔(dome)모양으로 되어 가슴안에서 위로 돌출되어 폐를 압박한다. 가로막이 수축하는 경우에는 편평해지고 가슴안의 부피가 증가되어 허파가 확장된다. 그림 16-5a •는 가로막이 수축할 때 가슴안이 어떻게 확장되는지를 보여준다. 어떤 부피의 변화가

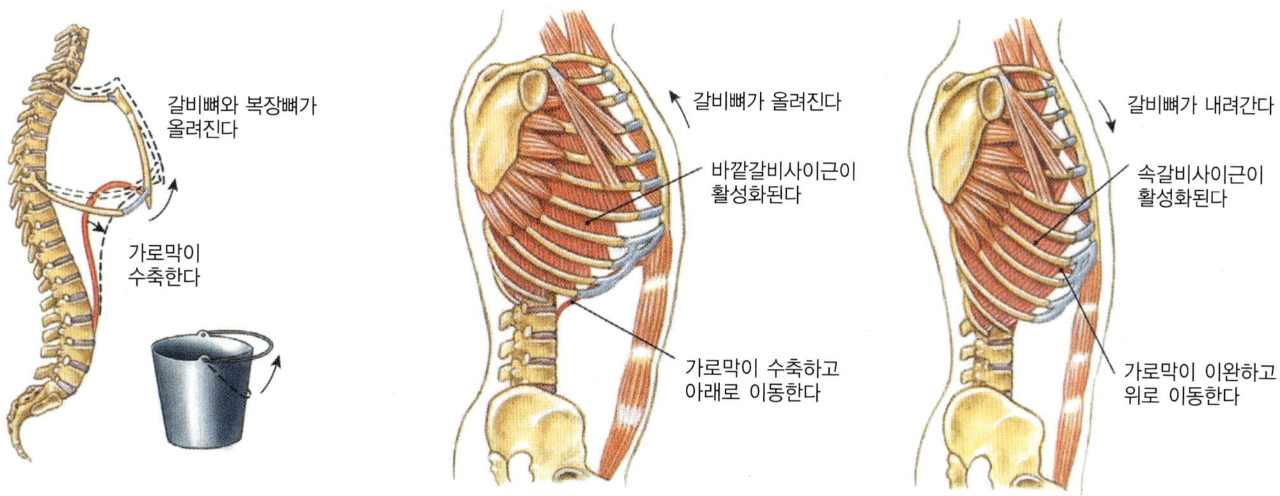

• 그림 16-5 **호흡(허파환기).**
(a) 휘어진 양동이 손잡이를 들어올리면 양동이와 손잡이 사이의 공간 크기가 증가된다. 비슷하게도, 가슴안의 부피는 가로막이 수축할 때 증가된다. **(b)** 들숨: 가슴안의 부피가 증가될 때, 허파 안의 압력이 떨어져서 공기가 들어온다. **(c)** 날숨: 가슴우리가 원래의 휴지 위치로 돌아가면, 가슴안의 부피가 감소한다. 압력이 증가되면서 허파 안의 공기가 빠져나간다.

압력에 영향을 미친다. 만일 의사가 주사기를 사용하는 것을 본 적이 있다면 이를 이미 알고 있는 것이다. 주사기를 잡아당기면 주사기 안의 부피가 증가되며 이는 내부 압력을 낮추어 공기나 액체를 주사기 안으로 당기게 된다. 주사기를 밀면, 안의 부피가 감소되어 공기나 액체가 주사기의 밖으로 나간다. 같은 원리가 공기를 허파의 안팎으로 보내는데 적용된다.

들숨

호흡이 시작될 때, 허파 안팎의 압력은 동일하고 공기의 이동은 없다. 가슴안이 확장되면 허파 안의 압력이 떨어지고 공기가 호흡기도 안으로 들어온다(그림 16-5b •). 가슴안의 확장은 바깥갈비사이근(external intercostal muscle)의 도움을 받는 가로막이 수축하기 때문이다.

바깥갈비사이근은 가슴우리를 들어올린다. 갈비뼈와 척추가 관절을 이루고 있기 때문에, 이 운동은 가슴안의 부피를 증가시킨다. 깊은 호흡 동안, 목빗근(sternocleidomastoid muscle)과 같은 근육들이 바깥갈비사이근을 올리는데 도움이 된다. 이는 들숨에 소요되는 시간을 줄이면서 허파 안으로 이동하는 공기의 양을 증가시킨다.

날숨

가슴우리가 아래로 이동하고 이완된 가로막이 위로 이동하면 허파의 크기가 감소되는 반대과정이 일어난다. 허파 안의 압력이 증가되어 공기가 허파 밖으로 나가게 된다(그림 16-5c •).

앉아 있거나 독서할 때와 같은 평상시 호흡 동안 날숨은 수동적인 과정이다. 들숨 동안 사용된 호흡근이 이완되면서 중력은 갈비뼈를 아래로 당기며, 허파의 신장된 탄력섬유들이 다시 꼬이게 되어 공기가 허파 밖으로 나가도록 만든다. 격렬한 호흡인 경우, 속갈비사이근(internal intercostal muscle)과 배근육들의 수축이 갈비뼈를 아래로 당기는 중력의 힘과 합해져서 가슴안의 가로막에 힘을 가한다. 이러한 근육들은 허파 밖으로 나가는 공기의 양뿐 아니라 날숨의 속도도 증가시킨다.

공기의 이동

휴식시 들숨(inhalation 또는 inspiration)은 허파를 완전히 공기로 채우지 않는다. 실제로, 휴식시의 호흡주기 동안 들어온 약 500 ml의 공기가 나간다. 이러한 공기이동량은 **일회호흡량(tidal volume)**이라고 한다. 들어온 공기의 단지 약 2/3만이 허파 안의 허파꽈리 교환표면에 도달된다. 나머지는 호흡관 이하로 더 내려가지 않으며, 따라서 혈액과의 기체교환에 참여하지 않는다. 호흡관 안에 있는 공기의 양은 허파의 **죽은공간(dead space)**이라 한다.

보다 격심하게 들숨을 쉬고 더 완전하게 날숨을 쉼으로써 일회호흡량을 증가시킬 수 있다. 공기의 그러한 증가량을 측정하는 것은 우리의 호흡계가 어떻게 잘 기능하는지를 평가하기 위해 사용한다. 예를 들어, **들숨예비량(inspiratory reserve volume)**은 들숨 완료 후 추가로 들이쉴 수 있는 공기의 양이다. 남성의 허파가 더 크기 때문에, 남성의 들숨예비량은 평균 3300 ml이며 여성은 1900 ml이 된다. 반면, 일회호흡주기의 끝에서 강제 날숨(forced exhalation 또는 expiration)은 남성에서 1000 ml(여성은 700 ml)의 나머지 공기를 내보내게 된다. 이는 **날숨예비량(expiratory reserve volume)**이라 한다.

들숨예비량, 날숨예비량, 그리고 일회호흡량을 합한 것이 **폐활량(vital capacity)**이 된다. 이는 1회의 호흡주기에서 호흡의 안팎으로 이동하는 최대 공기량이다.

날숨예비량을 내보낸 후라도, 약 1100~1200 ml의 공기가 호흡기도와 허파꽈리 안에 남아 있다. **잔기량(residual volume)**이라 부르는 이러한 공기의 양은 허파가 가슴벽에 붙어 있어 이들이 더 이상 수축하는 것이 억제되기 때문에 남게 된다.

폐활량과 잔기량의 합이 **온허파용량(total lung capacity)**이다. 남성의 평균 온허파용량은

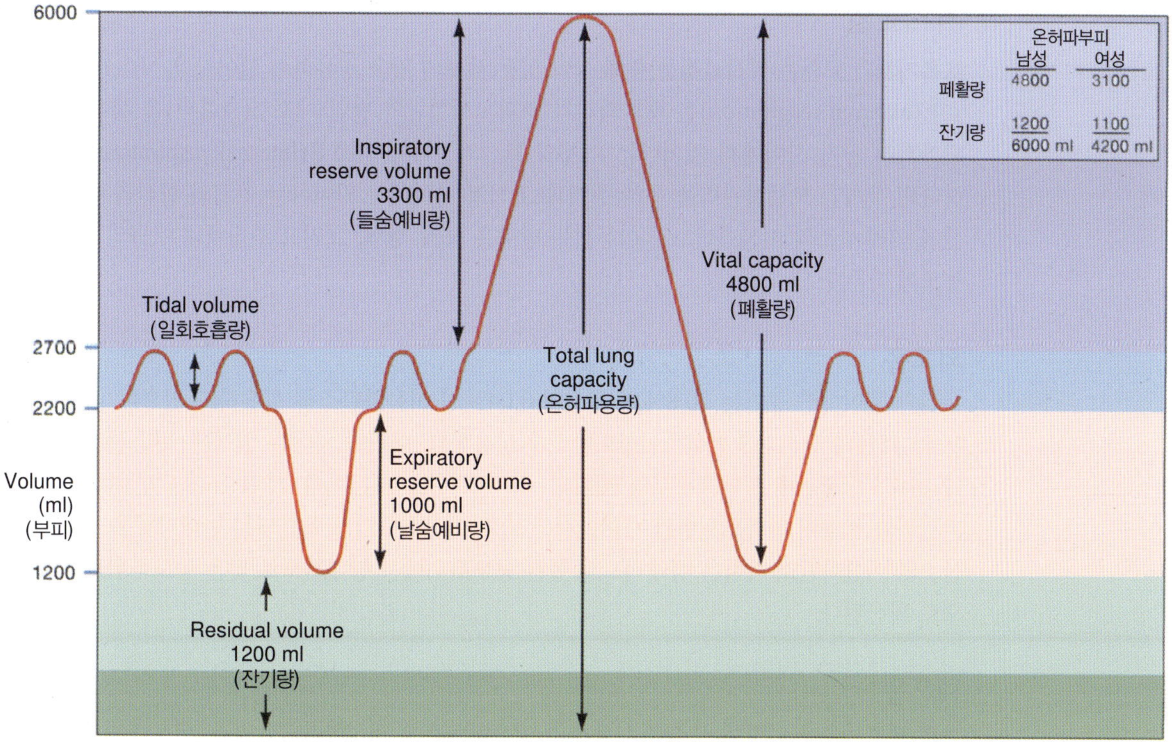

• **그림 16-6 호흡부피와 호흡용량.** 이 그래프는 평균 남성에서 호흡부피(respiratory volume)와 호흡용량(respiratory capacity) 사이의 관계를 보여준다. 오른쪽 위의 표는 남성과 여성에서의 값을 비교하였다.

6000 ml이며, 여성은 4200 ml이다. 그림 16-6 • 은 남성에서 이러한 각기 다른 허파용량 사이의 관계를 보여준다.

- ✔ 가로막의 수축과 이완이 가슴안의 부피에 어떤 영향을 미칠까?
- ✔ 폐활량이 의미하는 바는 무엇일까?

임상노트(Clinical Note)

하임리히 조작

음식이 후두 혹은 기관에 걸려 목이 메는 것은 흔한 사고이다. 대부분의 경우, 기침으로 음식을 뱉어 기도를 비우게 되며 어떠한 응급시술을 취할 필요가 없다. 불행하게도 항상 이런 것은 아니다. 미국에서 그러한 목에 걸리는 사고로 매년 최소한 8명이 사망한다.

만일 기도에 음식이 걸려 숨을 쉬지 못한다면 **하임리히 조작(Heimlich maneuver)**, 즉 배밀어올리기(복부추력, abdominal thrust)가 목숨을 구할 수 있다. 이 과정은 가슴을 압박하여 허파 안에 있는 공기가 기도 밖으로 음식을 방출하도록 한다. 이 방법에 있어, 시술자는 강하게 위쪽으로 쥐어짜듯이 가로막 아래의 배를 강하게 압박한다. 그림 16-7 • 은 시술자의 주먹을 갈비뼈의 아래 그리고 명치의 위에 놓고 위쪽으로 들어올리는 것을 보여준다. 주의할 점은 갈비뼈 및 아래 기관들이 손상되지 않도록 하는 것이다.

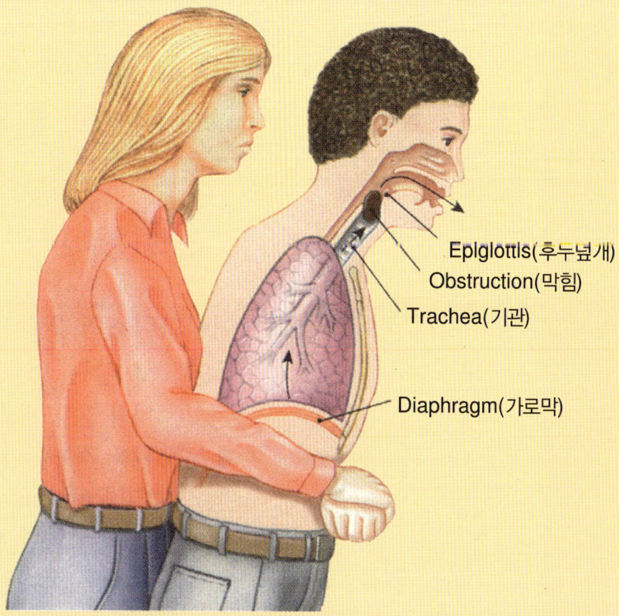

• **그림 16-7 하임리히 조작.**

기체교환

호흡기체의 교환은 확산과정을 통해 살아 있는 세포의 막을 경유하여 일어난다. [p. 39] 외호흡(external respiration)은 허파꽈리와 허파모세혈관의 단일 세포층(호흡막)을 통해 혈액과 허파꽈리 공기 사이에서 일어나는 기체의 확산과정이다. 내호흡(internal respiration)은 세포 하나의 두께인 모세혈관벽을 통해 혈액과 조직액 사이에서 일어나는 기체의 확산과정이다. 확산에 의해 산소와 이산화탄소가 이동하는 방향은 공기, 혈액, 그리고 조직액내 이들의 상대적인 농도에 따른다.

외호흡

우리가 들이마신 공기는 20.8%의 산소와 0.04%의 이산화탄소를 함유하고 있으며 내쉰 공기는 약 15%의 산소와 3.7%의 이산화탄소를 함유한다. 이러한 차이는 혈액에 의한 산소의 포획과 허파모세혈관내 혈액으로부터 제거되는 이산화탄소 때문이다. 그림 16-8 • 의 윗부분은 허파꽈리와 허파내 허파모세혈관 사이에서 산소와 이산화탄소가 확산되는 반대방향을 보여준다. 산소와 이산화탄소 각각은 상대적으로 높은 농도부위에서 상대적으로 낮은 농도부위로 독립적으로 확산된다.

내호흡

몸의 세포들은 끊임없이 산소를 사용하며 이산화탄소를 생성한다. 그 결과, 세포내에서 산소의 농도는 낮고 이산화탄소의 농도는 높다. 그림 16-8 • 의 아랫부분은 내호흡 동안 일어나는 기체 교환과정을 보여주는데, 산소는 모세혈관 밖으로 확산되어 나가고, 이산화탄소는 그 농도가 주위 조직에서의 농도와 같아질 때까지 확산되어 들어온다.

기체운반

산소와 이산화탄소는 혈장에 쉽게 녹지 않는다. 따라서 생존을 위해 어떻게 몸의 세포들이 적절한 양의 산소를 얻고 이산화탄소를 제거할까? 답은 적혈구에 있다. 여분의 산소와 이산화탄소는 적혈구 안으로 확산되어 들어가서 (산소의 경우) 기체 분자가 합쳐지거나 혹은 (이산화탄소의 경우) 다른 화합물을 만드는데 사용된다. 이러한 반응의 중요한 점은 이들이 완전히 가역적이라는 것이다.

산소의 운반

허파모세혈관으로 확산되어 들어가는 거의 모든 산소는 적혈구 속의 헤모글로빈(hemoglobin, Hb)분자에 결합된다. 헤모글로빈과 결합하는 산소의 양은 일차적으로 주변 조직내 산소의 농도에 따른다. 따라서 조직의 산소량이 적은 경우, 이 부위를 순환하는 헤모글로빈분자로부터 더 많은 산소가 방출된다.

이산화탄소의 운반

이산화탄소분자는 혈류로 들어가서 세 가지 방법에 의해 허파로 운반된다. 그림 16-9 • 에서 볼 수 있는 바와 같이, 대부분의 이산화탄소는 적혈구로 들어가며, 오직 소량(7%)만이 혈장에 실제 녹게 된다. 적혈구 안에서, 약 23%의 이산화탄소가 헤모글로빈과 직접 결합하며, 70%가 중탄산염이온(bicarbonate ion, HCO_3^-)으로 빠르게 전환된다.

중탄산염이온은 두 단계의 과정으로 형성된다. 첫째, 이산화탄소분자는 물과 결합하여 탄산(carbonic acid)을 형성한다. 둘째, 효소 탄산탈수소효소(carbonic anhydrase)는 탄산분자를

• 그림 16-8 외호흡과 내호흡.

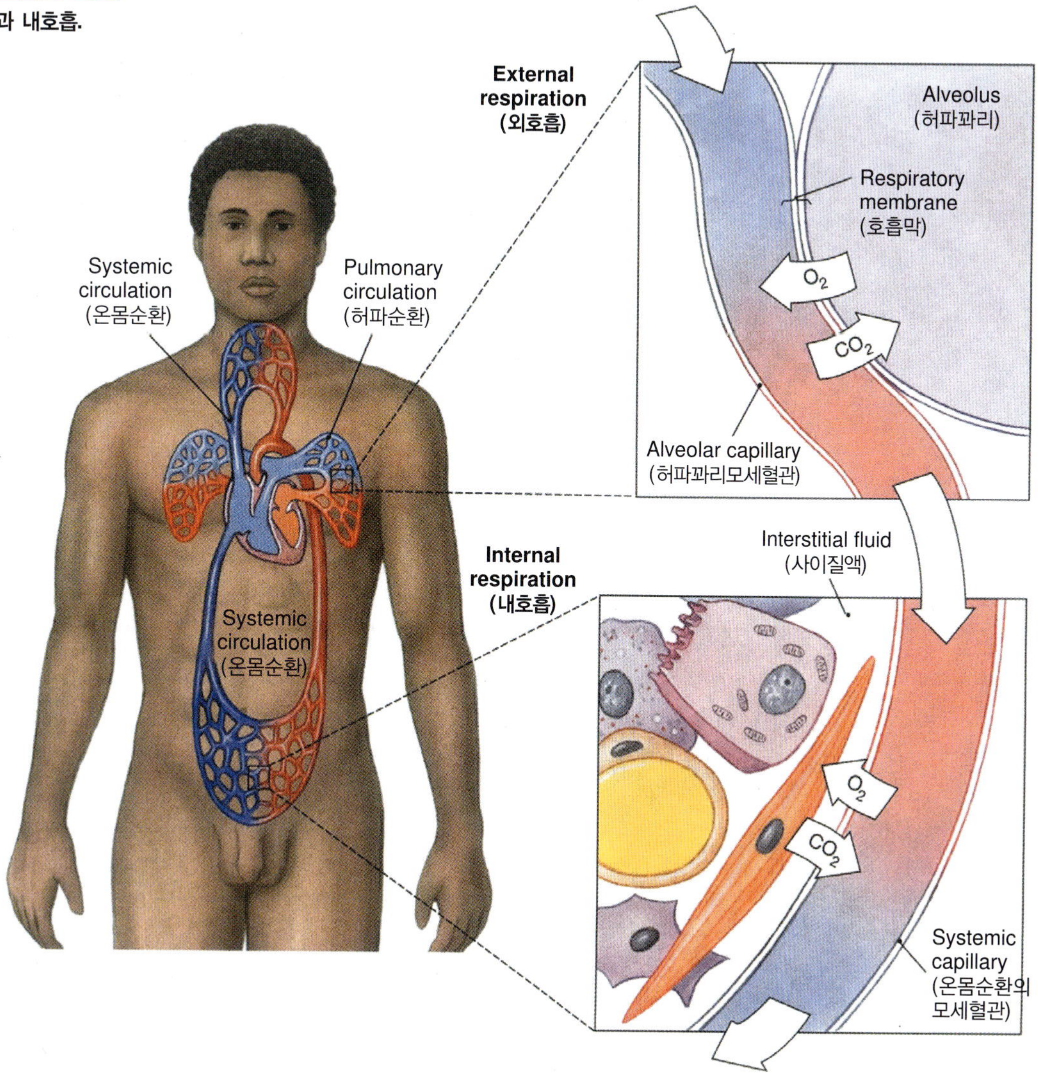

• 그림 16-9 혈액을 통한 이산화탄소 운반. 온몸 모세혈관 안으로 흡수된 이산화탄소의 대부분은 적혈구 안으로 들어간다. 일부의 이산화탄소는 헤모글로빈과 결합하며, 나머지는 중탄산염이온으로 전환되어 혈장으로 방출된다. 허파에 있는 허파모세혈관에서 이산화탄소의 섭취과정은 역전되며, 이산화탄소가 방출된다.

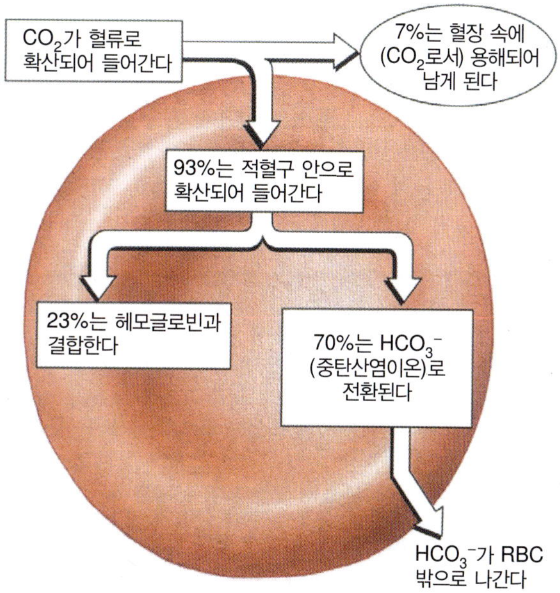

중탄산염이온과 수소이온으로 빠르게 해리된다. 새로이 형성된 중탄산염이온은 적혈구를 빠져나와 혈장 안으로 이동한다. 이 반응에서 생성된 수소이온은 적혈구 안에서 헤모글로빈분자와 결합된다.

허파에 있는 허파꽈리모세혈관에 도달한 용해된 이산화탄소는 확산에 의해 혈장으로부터 허파꽈리로 들어간다. 동시에 헤모글로빈에 결합된 이산화탄소가 방출되며 중탄산염이온과 수소이온이 결합하여 탄산이 되는데 탄산은 물과 이산화탄소로 분해된다. 이산화탄소가 혈장으로 들어가면서 이는 허파꽈리로 확산되어 간다.

혈액의 pH는 운반되는 이산화탄소의 양에 영향을 미친다. 혈장내에 용해된 CO_2의 일부는 물과 결합 탄산이 되며 중탄산염이온과 수소이온을 방출한다. CO_2가 더 많이 혈액으로 들어가면 갈수록 더 많은 수소이온이 방출되어 pH를 낮추고 혈액의 산도(acidity)를 증가시킨다. 허파에서 CO_2가 혈액으로부터 확산되면서 수소이온과 중탄산염이온이 다시 결합하여 혈액의 pH가 증가된다. 제19장에서 보게 되겠지만 체액내 중탄산염이온의 존재가 체액의 pH 조절에 필수적이다.

- ✔ 허파로 운반되는 이산화탄소는 어떤 형태가 가장 많을까?
- ✔ 몸의 어떤 부위에서 외호흡이 일어날까?

호흡의 조절

정상 조건 하에서 몸의 세포와 조직의 모세혈관 사이 기체교환율과 허파의 허파꽈리와 모세혈관 사이의 기체교환율은 동일하다. 만일 이 비율이 심각하게 균형이 맞지 않는다면, 곧 문제가 발생된다. 예를 들어, 만일 몸의 세포들이 허파꽈리모세혈관에서 흡수되는 것보다 더 빠르게 산소를 흡수한다면, 조직들은 곧 산소가 결핍될 것이다. 이를 방지하기 위해 심장혈관계와 호흡계의 활성이 조절되어야만 한다.

호흡조절중추

정상 호흡은 의식적인 조절이 없이 자동적으로 일어난다. 호흡은 뇌줄기에 있는 세 신경세포 집단인 **호흡중추(respiratory center)**에 의해 조절된다. 이들 중 두 집단은 다리뇌(뇌교, pons)에 존재하며, 다른 한 집단은 숨뇌(연수, medulla oblongata)에 위치한다. 이러한 호흡중추들은 호흡근의 수축을 조절하며, **호흡률(respiratory rate,** 분당 호흡수**)**을 조절하고, 그리고 호흡의 깊이를 조절한다. 휴식시 정상 성인의 호흡률은 분당 12~18회이다. 어린이는 더 빨리 호흡하여 분당 약 18~20회가 된다.

숨뇌에 있는 호흡중추는 호흡근을 직접 조절함으로써 호흡의 기본 속도를 정한다. 다리뇌에 있는 호흡중추는 숨뇌에 의해 설정된 기본 리듬을 바꾼다. 예를 들어, 다리뇌는 감각자극, 감정상태, 혹은 언어패턴에 반응하여 호흡의 깊이 및 호흡의 속도를 조정할 수 있다. 그림 16-10 • 은 호흡의 불수의적 조절에 관여하는 요인들을 요약하였다.

호흡중추의 활동은 신경조직의 대사에 영향을 미치는 어떠한 요인에 의해서 영향을 받을 수 있다. 예를 들어, 체온상승 혹은 암페타민(amphetamine) 혹은 심지어 카페인(caffeine)과 같은 중추신경계 자극원이 호흡률을 증가시킨다. 체온저하 혹은 바르비탈염(barbiturate) 또는 아편(opiate)과 같은 중추신경계(CNS) 억제제는 호흡률을 감소시킨다.

감각수용체와 호흡

호흡중추는 호흡률을 변화시킬 수 있는 기계(신장 및 압력)감각수용체 그리고 화학감각수용체로부터 계속 정보를 받는다.

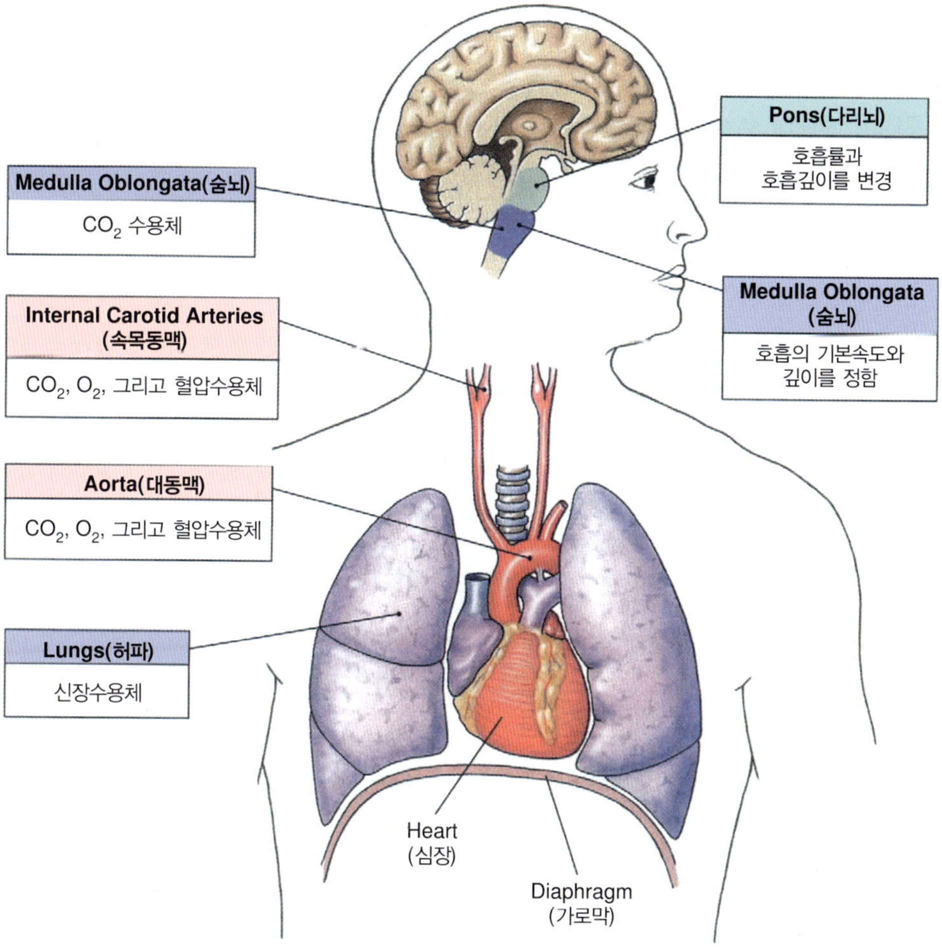

• 그림 16-10 **호흡의 조절.** 허파, 숨뇌, 속목동맥, 그리고 오름대동맥에 있는 다양한 종류의 감각수용체가 숨뇌의 조절중추에 의해 정해지는 호흡률과 호흡 깊이를 바꿀 수 있다.

신장수용체

팽창반사(inflation reflex)는 심한 운동시 깊게 숨쉬는 경우 허파가 과다팽창되는 것을 막는다. 관여되는 수용체는 허파가 확장될 때 자극되는 신장수용체(stretch receptor)이다. 이들 수용체로부터 나오는 감각섬유는 미주신경(vagus nerve)을 지나 숨뇌의 호흡중추에 도달된다.

압력수용체

혈압수용체(blood pressure receptor)는 심장 근처의 오름대동맥(ascending aorta)벽 그리고 목의 속목동맥(internal carotid artery)의 바닥에 위치한다. 이러한 감각수용체로부터 오는 신경충격은 심장 및 혈관을 조절하는 심장중추(heart center)와 혈관운동중추(vasomotor receptor)뿐 아니라 호흡중추에 영향을 미친다. ∞ *[p. 245]* 혈압이 떨어지는 경우, 호흡률이 증가되며 혈압이 올라가는 경우 호흡률이 내려간다. 이러한 조절은 혀인두신경(glossopharyngeal nerve, IX nerve)과 미주신경(X nerve)에 있는 감각섬유에 의한 호흡중추의 자극 혹은 억제로부터 기인된다.

화학수용체

화학수용체(chemoreceptor)는 혈액 및 뇌척수액내 화학적 변화에 반응한다. 압력수용체(pressure receptor)와 가까운 목동맥 그리고 대동맥압력수용체(aortic pressure receptor) 부근의 대동맥수용체가 동맥혈내 이산화탄소 및 산소 농도에 민감하며, 숨뇌에 있는 수용체는 주위 뇌척수액(CSF)내 이산화탄소의 농도에 반응한다.

정상 조건 하에서, 이산화탄소의 양은 산소보다 더 강력하게 호흡활성에 영향을 미치는데, 그 이유는 동맥내 산소의 양은 산소수용체(oxygen receptor)를 활성화시키기 충분한 정도로 감소되지 않기 때문이다. 그러나 산소의 양이 떨어지는 경우, 두 종류의 수용체가 협동으로 작용한다. 이산화탄소는 산소의 소비 동안 생성되므로, 산소의 농도가 빠르게 감소되는 경우, 이산화탄소의 양도 대개 증가된다.

화학수용체 반사는 아주 강력한 호흡촉진자이며, 그리고 이들은 의식적으로 억제되지 않는다. 예를 들어, 여러분은 수영장에 다이빙할 때 호흡을 멈출 수 있고 따라서 물의 흡인을 방지할 수 있지만, 그러나 목을 "죽을 때까지(until you turn blue)" 졸라 자살할 수는 없다. 이산화탄소의 양이 임계 수준까지 올라가면, 여러분은 강제로 숨을 쉬어야만 한다. 미숙한 잠수자는 이산화탄소의 양이 중요하다는 한 예가 되나, 물속에서 더 오래 숨을 멈추기 위해 일련의 깊은 큰 숨을 들이쉬어야 한다. 이 과정을 과환기(hyperventilation)라 한다. 비록 대부분의 사람들이 숨을 오래 참는 능력이 "여분의 산소(extra oxygen)"가 있기 때문으로 믿지만, 이는 실제로 이산화탄소의 분압이 낮아졌기 때문이다. 만일 이산화탄소의 양이 충분히 낮다면, 뇌의 산소공급 차단으로 의식을 잃을 때까지 답답해하거나 괴로운 느낌이 없이 숨을 참을 수 있다.

수의적 영향과 불수의적 영향

- 호흡을 위한 자율조절중추는 어디에 위치할까?
- 목동맥화학수용체와 대동맥화학수용체는 이산화탄소 농도에 더 민감할까 아니면 산소 농도에 더 민감할까?

뇌의 상위 중추는 다리뇌의 호흡중추에 영향을 줌으로써, 그리고 호흡근에 직접적인 조절을 함으로써 호흡에 영향을 미칠 수 있다. 예를 들어, 호흡근의 수축은 수의적으로 억제하거나 혹은 자극할 수 있으며, 이는 말하거나 혹은 노래할 때 그렇게 할 수 있다. 호흡은 또한 팔다리계의 활동에 의해서도 영향을 받는다. 예를 들어, 분노, 섭식, 혹은 성적흥분과 관련된 중추의 활성화가 호흡의 패턴을 변화시킬 수 있다.

노화와 호흡계

노인에서는 여러 인자들이 상호작용하여 호흡계의 효율을 감소시킨다. 그러한 예는 아래와 같다.

1. 나이가 들면서, 몸 전반적으로 탄력조직이 붕괴된다. 이러한 악화는 허파의 탄력성을 감소시키고 폐활량을 낮춘다.
2. 갈비뼈관절의 변화 그리고 갈비연골의 유연성 감소로 인해 가슴우리의 운동이 제한된다.
3. 어느 정도의 공기증(폐기종, emphysema)이 50~70세에서 발견된다. 공기증은 호흡곤란(숨참)의 특징을 갖는 상태이다. 이는 허파꽈리의 표면이 파괴되어 허파에서 기체교환을 위한 부위가 감소됨으로써 발생된다. 그러나 공기증의 정도는 흡연의 이력 및 기타 호흡자극제의 노출 정도에 따라 매우 다양하게 나타난다. 비흡연자와 다양한 기간의 흡연자에 관한 비교연구에서 호흡능력에 미치는 흡연의 효과가 부정적임을 알 수 있다.

복습

핵심용어

허파꽈리(alveolus/alveoli): 허파 안에 있는 공기주머니로서 혈액과 기체교환이 일어나는 장소이다.

세기관지(bronchiole): 허파에서 호흡관기도의 미세한 가지.

가로막(diaphragm): 가슴안과 배골반안을 구획짓는 호흡근.

후두(larynx): 성대문과 성대를 둘러싸 보호하는 복잡한 연골구조. 위 가장자리는 혀뼈에 붙어 있으며 아래 가장자리는 기관과 붙어 있다.

허파(lung): 쌍으로 된 호흡기관으로 왼가슴막안과 오른가슴막안에 들어 있다.

코안(nasal cavity): 콧구멍과 코인두 사이에 신장된 머리뼈의 방.

코곁굴(paranasal sinus): 머리뼈 안에 있는 공기로 채워진 방. 호흡상피로 덮여 있으며 코안으로 열려 있다.

인두(pharynx): 목구멍. 소화관과 호흡관에 의해 공유되는 근육질의 통로.

가슴막안(pleural cavity): 허파를 담고 있는 가슴안의 하위구조.

호흡(respiration): 살아 있는 세포와 환경 사이의 기체교환.

표면활성제(surfactant): 허파꽈리표면을 덮어 이들의 허탈(붕괴)을 방지하는 지질 분비물.

기관(trachea): 숨통(windpipe); 후두로부터 일차기관지로 신장된 기도.

폐활량(vital capacity): 호흡계의 안팎으로 이동할 수 있는 최대 공기량; 들숨예비량, 날숨예비량, 그리고 일회호흡량의 합.

학습요약

서론(p. 277)

1. 기능을 유지하기 위해, 몸의 세포들은 산소를 얻고 이산화탄소를 배출해야만 한다.

호흡계 개요(p. 277)

1. **호흡(respiration)**의 과정은 허파환기(호흡), 기체교환, 그리고 기체운반이 있다. **세포호흡**은 호흡을 통해 얻은 산소를 세포가 사용하는 것을 말한다.

2. 호흡계의 기능에는 공기와 순환혈액 사이의 기체교환을 제공하며, 병원균으로부터 호흡계를 방어하고, 언어소통을 하게 하며, 그리고 혈압조절 및 체액 pH의 조절에 대한 도움이 있다.

호흡계의 구조(pp. 277~283)

1. **호흡계(respiratory system)**는 코, 코안과 굴, 인두, 후두, 기관, 허파의 기체교환표면(허파꽈리)으로 향하는 기도가 있다(그림 16-1).

코(p. 277)

2. 공기는 **코안(nasal carity)**으로 열리는 **콧구멍(nostril)**을 통해 정상적으로 호흡계로 들어온다.

3. **단단입천장(경구개)**은 입안과 코안을 분리시킨다. **물렁입천장(연구개)**은 인두의 나머지로부터 위쪽 **코인두(nasopharynx)**를 분리시킨다(그림 16-1).

4. 호흡상피의 대부분은 섬모가 있으며 유입되는 입자들을 포획하는 점액을 생산한다(그림 16-2).

인두(p. 279)

5. **인두(pharynx)**는 소화계와 호흡계에 의해 공유되는 방이다. 코인두는 인두편도 그리고 귀관의 입구가 포함된다. **입인두(oropharynx)**는 코안과 이어지며, **후두인두(laryngopharynx)**는 입인두와 식도입구 사이의 좁은 구역이 있다(그림 16-1).

후두(p. 279)

6. 흡인된 공기는 **성대문(glottis)**을 지나 허파로 간다. **후두(larynx)**는 성대문을 싸서 보호한다. **후두덮개(epiglottis)**는 인두로 돌출된다(그림 16-3a,b)

7. 두 쌍의 주름이 성대문에 있는데, 하나는 상대적으로 비탄력적인 거짓성대(false vocal cord)이며 다른 하나는 더 섬세한 **성대(vocal cord)**이다. 성대문을 지나는 공기는 성대를 진동시켜 소리를 내게 한다(그림 16-3c,d).

기관(p. 280)

8. **기관(trachea,** "숨통")은 튼튼하면서도 유연한 관이다. 기관의 벽은 C 자형의 **기관연골(tracheal cartilage)**이 있어 기도를 보호한다. 뒤쪽 기관벽은 비틀어져 식도를 따라 다량의 음식이 지날 수 있도록 한다.

기관지(p. 281)

9. 기관은 **오른기관지(right primary bronchi)**와 **왼기관지(left primary bronchi)**로 가지를 친다.

세기관지(p. 281)

10. 일차기관지와 이들의 가지는 연골고리 혹은 연골판에 의해 지지된다. 가장 작은 기관지는 소위 세기관지라는 더 작은 기도와 연결된다. 세기관지는 연골이 없으며 기관지보다 상대적으로 많은 양의 민무늬근을 포함한다.

11. 각 **종말세기관지(terminal bronchiole)**는 공기를 허파꽈리의 집단으로 운반한다(그림 16-4).

허파꽈리(p. 281)

12. 허파꽈리는 허파의 기체교환표면이다(그림 16-4).

13. 허파꽈리의 내벽은 단순편평상피로 구성된다. **표면활성세포(surfactant cell)**가 그 안에 산재되어 허파꽈리의 허탈(붕괴)를 방지하는 기름분비물을 생산한다. **꽈리큰포식세포(alveolar macrophage)**는 상피를 순회하며 이물질 혹은 병원균을 포식한다(그림 16-4).

14. 각각의 허파꽈리는 모세혈관얼기로 둘러싸여 있는데, 이들이 허파순환에서 호흡교환이 일어나는 부위가 된다. 허파정맥은 정맥혈을 모아 오른심방으로 운반한다.

허파(p. 282)

15. 각각의 허파는 **가슴막**(장막)으로 덮여 있는 하나의 가슴막안을 갖는다.

호흡생리학(pp. 283~288)

1. 호흡생리학은 세 종류의 통합과정 즉 **허파환기** 또는 호흡(허파 안팎으로의 공기 이동), 허파, 순환혈액, 그리고 몸의 세포 사이에서 일어나는 기체교환, 그리고 혈액을 통한 기체운반에 초점을 맞춘다.

허파환기(p. 283)

2. 한 번의 호흡, 즉 **호흡주기**는 **들숨(inhalation)**과 **날숨(exhalation)**으로 이루어진다.

3. 가로막의 수축 그리고 바깥갈비사이근과 속갈비사이근의 수축은 가슴안과 허파의 부피를 바꾼다. 부피가 증가되면 허파 안의 공기압력이 감소되어 공기가 허파 안으로 들어오며 부피가 감소하면 허파 안의 공기압을 증가시켜 공기가 나가도록 한다(그림 16-5).

4. 폐활량(vital capacity)은 **일회호흡량(tidal volume)**과 **날숨예비량(expiratory reserve volume)** 그리고 **들숨예비량(inspiratory reserve volume)**을 합한 것이다. 최대로 공기를 내보낼 때 남은 공기는 **잔기량(residual volume)**이라고 한다(그림 16-6).

기체교환(p. 286)

5. 산소와 이산화탄소가 세포막을 통해 확산되는 방향은 공기, 혈액, 그리고 체액에서의 이들의 농도에 따라 달라진다.

6. 들숨과 날숨의 공기는 그 조성이 다르다.

7. 외호흡(external respiration)은 허파에서 일어나는데, 산소가 혈액으로 확산되어 들어가며, 이산화탄소가 허파꽈리로 확산되어 들어간다. **내호흡(internal respiration)**은 조직의 모세혈관얼기에서 일어나는데, 산소는 사이질액과 몸의 세포로 확산되어 들어가며, 이산화탄소는 혈액으로 확산되어 들어간다(그림 16-8).

기체운반(p. 286)

8. 온몸모세혈관으로 들어간 혈액은 산소를 전달하며 이산화탄소를 흡수한다. 혈액을 통한 산소와 이산화탄소의 운반은 완전히 가역적인 반응으로 일어난다.

9. 거의 모든 산소는 적혈구 안에 있는 헤모글로빈분자에 결합되어 운반된다.

10. 혈액에서 운반되는 CO_2의 약 7%는 혈장에 용해되어 있으며, 약 23%는 헤모글로빈과 결합되고, 그리고 나머지는 탄산으로 전환되어 수소이온과 중탄산염이온으로 해리된다(그림 16-9).

호흡의 조절(pp. 288~290)

1. 기체교환율에서의 큰 변화는 심장혈관계와 호흡계에 의한 항상성 조절을 필요로 한다.

호흡조절중추(p. 288)

2. 호흡중추(respiratory center)는 다리뇌와 숨뇌에 위치한다. 이 중추들은 호흡근을 조절하여 **호흡률(respiratory rate)**과 호흡의 깊이를 조절한다(그림 16-10).

감각수용체와 호흡(p. 288)

3. **팽창반사**는 강제호흡 동안 허파의 과도한 팽창을 방지한다. 혈관벽의 압력수용체는 호흡률에 영향을 준다. 화학수용체는 혈액과 뇌척수액내 산소와 이산화탄소의 농도 변화에 반응한다(그림 16-9).

수의적 영향과 불수의적 영향(p. 290)

4. 의식적 및 무의식적 사고과정은 호흡중추에 영향을 줌으로써 호흡에 영향을 미칠 수 있다.

노화와 호흡계(p. 290)

1. 노인의 호흡계는 일반적으로 효율면에서 떨어지는데 그 이유는 (1) 탄력섬유가 약해져서 허파의 폐활량을 낮추며, (2) 가슴우리의 운동이 갈비연골의 유연성 감소 및 관절변화에 의해 제한되고, 그리고 (3) 어떤 정도의 **공기증(emphysema)**이 있기 때문이다.

복습문제

연결형

A열의 각 항목과 가장 가까운 항목을 B열에서 찾아 연결하라. 옆의 밑줄에 답을 적으라.

	A열	B열
___	1. 코인두	a. 모세혈관의 내피와 허파꽈리의 상피
___	2. 후두인두	b. 허파꽈리의 큰포식세포
___	3. 방패연골	c. 섬모상피에 의해 싸임
___	4. 표면활성세포	d. 가슴벽의 안쪽면을 덮음
___	5. 먼지세포	e. 코안을 덮음
___	6. 벽쪽가슴막	f. 기름분비물을 생산
___	7. 허파쪽가슴막	g. 들숨(inspiration)
___	8. 섬모상피	h. 인두의 아랫부분
___	9. 호흡막	i. 목젖
___	10. 이완된 가로막	j. 허파의 바깥면을 덮음
___	11. 들숨	k. 후두로 음식이 들어오는 것을 차단
___	12. 날숨	l. 가슴안 용적이 확장
___	13. 수축된 가로막	m. 가슴안 용적이 감소
___	14. 후두덮개	n. 날숨(expiration)

선택형

15. 인두의 ____ 부위는 오직 공기의 이동 통로이다.
(a) 코인두 (b) 입인두
(c) 후두인두 (d) 기관

16. ____ (은)는 연골에 의해 지지되지 않는다.
(a) 기관
(b) 일차기관지
(c) 이차기관지
(d) 세기관지

17. 허파 안팎으로 공기가 이동하는 것은 ____이다.
(a) 외호흡
(b) 내호흡
(c) 허파환기
(d) 세포호흡

18. 코안을 덮고 있는 점막은 ____을 제외한 다음과 같은 기능 모두를 수행한다.
(a) 유입되는 공기에 수분을 제공함
(b) 점액, 먼지, 그리고 병원균을 인두쪽으로 이동시킴
(c) 유입되는 공기에서 이산화탄소의 양을 감소시킴
(d) 유입되는 공기를 데워줌

19. 일회의 호흡주기 동안 허파의 안팎으로 이동하는 공기의 양은 ____ 이다.
(a) 일회호흡량
(b) 잔기량
(c) 폐활량
(d) 들숨용적

20. 호흡의 기본 속도를 정하는 호흡조절중추는 ____ 에 있다.
(a) 다리뇌
(b) 숨뇌
(c) 허파
(d) 속목동맥

OX 문제

____ 21. 목소리상자(voice box)는 후두(larynx)라 알려진 연골구조이다.

____ 22. 들숨은 허파 안의 공기압이 대기압보다 큰 경우에 일어난다.

____ 23. 이산화탄소는 호흡의 조절자로서 산소보다 더 중요하다.

____ 24. 혈액에서 운반되는 산소의 대부분은 혈장 안에 녹아 있다.

____ 25. 코선반(nasal conchae)은 들어오는 공기가 이동하는 부위를 증가시킨다.

____ 26. 혈액내 이산화탄소로부터 중탄산염이온의 형성은 혈액을 더욱 산성으로 만든다.

서술형

27. 코안을 통한 호흡이 입을 통한 호흡보다 더 바람직한 이유는 무엇일까?

28. 표면활성세포가 어떻게 허파꽈리의 허탈을 막을 수 있을까?

29. 호흡관 아래의 기도에서 민무늬근이 증가되고 연골이 감소되는 기능적인 중요성은 무엇일까?

30. 겨울 동안 친구의 집에서 습도가 낮은 뜨거운 벽난로에서 보냈다. 아침에 일어났을 때, 상당한 양으로 코충혈(nasal congestion)이 있어 감기가 들었다고 생각하였다. 뜨거운 물에 샤워를 하고 아침으로 약간의 주스를 마셨는데, 코충혈이 사라졌다. 그 이유를 설명해 보라.

✔ 개념확인 문제의 답

(p. 283) **1.** 성대내 긴장이 높아지면 높은 음의 소리가 나온다. **2.** 기관연골은 C자형으로 많은 음식이나 액체가 삼켜질 때 식도를 확장시키는 공간을 제공한다. **3.** 표면활성제가 없다면, 허파꽈리 표면에 수분을 주는 물의 얇은 층의 표면장력이 허파꽈리를 허탈(붕괴)시키는 원인이 된다.

(p. 285) **1.** 수축 동안 가로막이 평탄해지며 가슴안의 용적이 증가되어 허파의 용적이 확장된다. 이완 동안 가로막은 위로 돌출되어 가슴안의 용적이 감소되며 따라서 허파의 용적이 감소한다. **2.** 폐활량은 1회의 호흡주기 동안 호흡계의 안팎으로 이동할 수 있는 공기의 최대량이다. 이는 들숨예비량, 날숨예비량, 그리고 일회호흡량을 합한 값이다.

(p. 288) **1.** 몸의 조직에서 방출되는 이산화탄소의 대부분은 적혈구로 들어가서 중탄산염이온으로 전환되며 그 후 혈장 안으로 확산되어 들어간다. 허파에서 중탄산염이온은 다시 적혈구 안에서 이산화탄소로 전환되어 허파꽈리 안으로 들어간다. **2.** 외호흡은 허파꽈리모세혈관내 혈액과 허파의 허파꽈리 안의 공기 사이에서 일어나는 기체의 확산이다.

(p. 290) **1.** 호흡조절중추는 숨뇌와 다리뇌에 위치한다. 숨뇌 안의 호흡중추는 호흡근에 불수의적인 신경충격을 보냄으로써 호흡의 기본 속도를 정한다. 다리뇌의 호흡중추는 숨뇌에 의해 정해진 호흡의 기본 리듬을 변화시킬 수 있다. **2.** 이산화탄소의 양은 산소의 양보다 목동맥의 화학수용체와 대동맥의 화학수용체에 더 강력한 영향을 미치는데 그 이유는 정상 상태에서 동맥내 산소의 양은 대개 산소수용체를 활성화시키기 충분할 정도로 감소되지 않기 때문이다.

CHAPTER

17

소화계

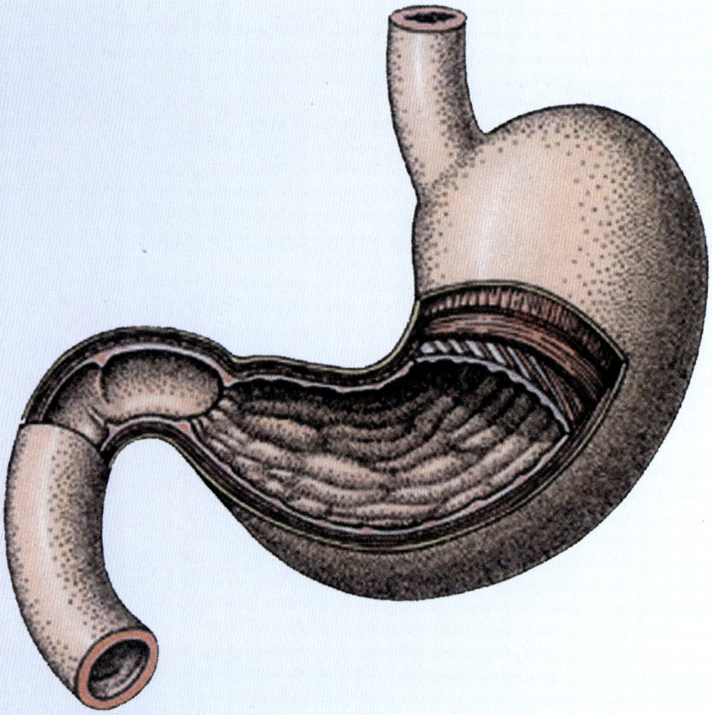

단원개요

소화계 개요

소화계의 구조

- 소화관의 벽
- 입안
- 인두
- 식도
- 위
- 작은창자
- 이자
- 간
- 쓸개
- 큰창자

소화와 흡수

- 탄수화물
- 단백질
- 지질
- 물, 이온, 비타민

노화와 소화계

임상노트: 왜 많은 성인들이 마시는 젖으로부터 병을 얻는 걸까?

단원개요

1. 소화계의 기능을 열거한다.
2. 소화관의 기관들과 부속소화기관들을 확인한다.
3. 어떻게 음식물들이 소화관을 따라 이동하는지에 대해 설명한다.
4. 어떻게 음식이 입안에서 처리되며 어떻게 삼켜지는지 설명한다.
5. 위 그리고 소화와 흡수에서의 위의 역할에 대해 설명한다.
6. 작은창자에서의 소화와 흡수에 대해 설명한다.
7. 이자, 간, 그리고 쓸개의 구조와 기능에 대해 설명한다.
8. 큰창자의 구조와 기능에 대해 설명한다.
9. 음식에 들어 있는 물질들의 소화와 흡수에 대해 설명한다.
10. 노화와 함께 일어나는 소화계의 변화에 대해 설명한다.

우리 중의 어느 누구도 소화계(digestive system)의 기능이 잘못되지 않는 한 이를 심각하게 생각하는 사람은 거의 없을 것이다. 여전히 우리는 소화계를 채우고 또 비우려고 많은 시간을 들여 노력한다. 소화계에서 어떤 것이 잘못되었을 때, 아무리 사소한 것이라도 대부분의 사람들은 즉시 도움을 찾는다. 이러한 이유로 텔레비전에서 치솔이나 구강청결제, 건강보조식품, 제산제, 그리고 설사제 등의 광고가 매시간 넘쳐난다.

기본 구조에 있어 소화계는 입에서 항문으로 몸을 통과하여 지나가는 하나의 관으로 구성된다. 여러 소화샘들이 이 관 안으로 액체들을 분비한다. 소화계는 소화관을 따라 내려오는 음식으로부터 얻은 많은 에너지와 화학재료를 성장과 유지를 위해 공급한다. 이는 우선 우리가 먹은 음식을 몸에서 흡수될 수 있는 형태로 전환시킴으로써 그렇게 한다. 우리가 먹은 복합유기분자(단백질, 녹말, 지방)를 단순분자(아미노산, 단순당, 그리고 지방산)로 분해한다. 이 분해과정을 **소화(digestion)**라 한다. **흡수(absorption)**는 이러한 분해산물이 물, 비타민, 혹은 이온과 함께 소화관의 벽을 통과하여 몸의 조직으로 들어오는 이동이다.

소화계 개요

소화계는 근육질의 관, 즉 **소화관(digestive tract)** 및 침샘(salivary gland), 쓸개(담낭, gallbladder), 간(liver), 그리고 이자(췌장, pancreas) 등과 같은 다양한 **부속기관(accessory organ)**으로 구성된다.

소화계의 기능은 다음과 같은 일련의 상호 연결된 단계들을 포함한다.

- **섭취(ingestion)**는 음식이 입을 통해 소화관으로 들어가는 과정이다.
- **기계적 처리(mechanical processing)**는 먼저 혀와 치아에 의해 그리고 그 다음 소화관의 휘젓고 섞는 운동에 의해 고형 음식이 기계적으로 처리되는 과정이다.
- **소화(digestion)**는 소화관의 내벽 즉 상피에 의해 흡수될 수 있는 작은 분자로 음식을 화학적으로 분해하는 과정이다.
- **분비(secretion)**는 물, 산, 효소, 그리고 완충용액의 방출을 통해 소화관내벽과 부속기관으로부터 소화를 돕는 과정이다.
- **흡수(absorption)**는 작은 유기분자, 전해질, 비타민, 그리고 물이 소화관상피를 통과하여 소화관의 사이질액 안으로 이동하는 과정이다.
- **배설(excretion)**은 몸으로부터 노폐산물이 제거되는 과정이다. 소화관 안에서 이러한 노폐산물이 고형화되어 소위 **배변(defecation)**이라는 과정을 통해 방출되는 과정이다.

소화관의 내벽은 또한 (1) 소화산 및 효소의 부식효과 그리고 (2) 소화관 내부에 상주하거나 혹은 음식과 함께 삼켜진 병원균에 대해 주변 조직을 보호하는 방어효과도 갖고 있다.

소화계의 구조

그림 17-1 • 은 부속샘의 위치와 기능 그리고 소화관의 각기 다른 하위 구조들을 보여준다. 소화관은 입안에서 시작되어 인두, 식도, 위, 작은창자, 그리고 큰창자를 통과하여 곧창자(직장)와 항문까지 이어진다. **위장관(gastrointestinal tract, GI tract)**이라는 용어는 종종 소화관의 아래 부분인 위와 창자를 지칭한다.

소화관의 벽

소화관의 벽은 4개의 주된 층으로 구성된다. 복막안(배골반안)에 있는 소화관의 분절 대부분의

• 그림 17-1 소화계.

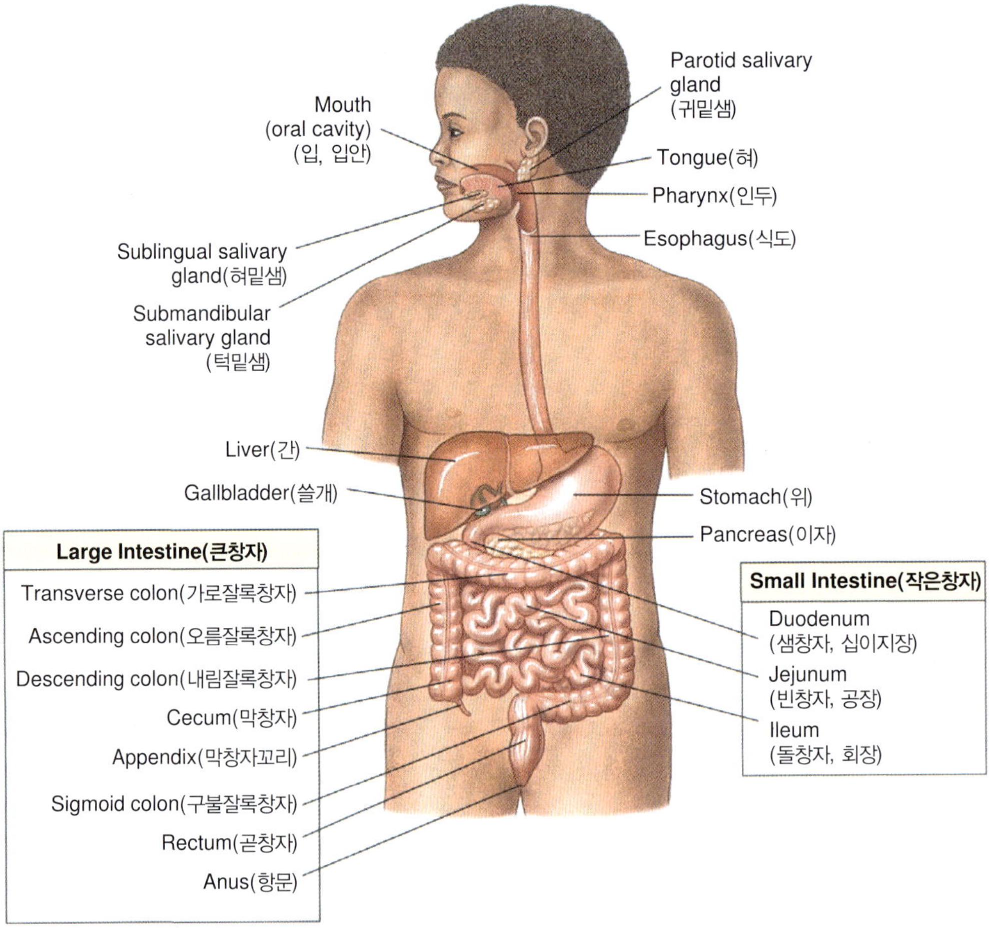

바깥층은 **장막(serous membrane, serosa)**이다. 내장쪽복막(visceral peritoneum)은 몸벽(body wall)의 안쪽 표면을 덮고 있는 벽쪽복막(parietal peritoneum)과 이어져 있다. (이 층들은 제4장에서 소개하였다). [p. 61] 어떤 부위에서 벽쪽복막과 내장쪽복막은 **창자간막(장간막, mesentery)**이라 부르는 장막의 이중판과 연결되어 있다.

mesos, 중앙(middle) + *enteron*, 창자(intestine)

mesentery: 배골반안의 기관들을 지지하는 장막(복막)의 이중층

그림 17-2a • 는 배골반안(abdominopelvic cavity)에 있는 특징적인 창자간막을 보여준다. 소화관에 분포하는 혈관, 신경, 그리고 림프관들이 창자간막 사이에 위치한다(그림 17-2b • 참조). 이러한 창자간막은 또한 위(stomach)와 같은 부착 기관들의 위치를 안정화시키며, 그리고 몸의 갑작스런 자세 변화나 소화 운동 동안 창자에 매듭이 생기거나 꼬이지 않도록 한다.

가장 안쪽의 층은 **점막(mucosa**, *mucous membrane***)**이다. [p. 60] 점막은 샘 분비물에 의해 촉촉하게 젖어 있는 상피표면으로 구성되며 그 아래는 성긴결합조직(loose connective tissue)으로 되어 있다. 소화관의 대부분은 길이를 따라 점막이 (1) 흡수를 위해 이용되는 표면적을 증가시키며 그리고 (2) 포식을 한 후에 확장될 수 있도록 하는 주름이 존재한다. 그림 17-2c • 는 그러한 하나의 주름을 크게 확대한 그림이다. 작은창자의 경우, 점막은 흡수면적을 더욱 증가시키는 융모(villus)라고 하는 손가락 같은 돌기들이 있다(그림 17-2d •). 소화관의 대부분은 술잔세포(goblet cell)와 다양한 유형의 분비세포들이 포함된 단순원주상피(simple columnar epithelium)로 덮여 있다.

점막밑층(submucosa)은 점막을 싸고 있는 성긴결합조직의 층이다. 점막밑층은 큰 혈관과 림프관뿐 아니라 신경섬유의 얼기, 감각신경세포, 그리고 부교감운동신경세포들이 있다. 신경조직은 민무늬근의 수축 및 소화샘의 분비를 조절하고 협응시킨다.

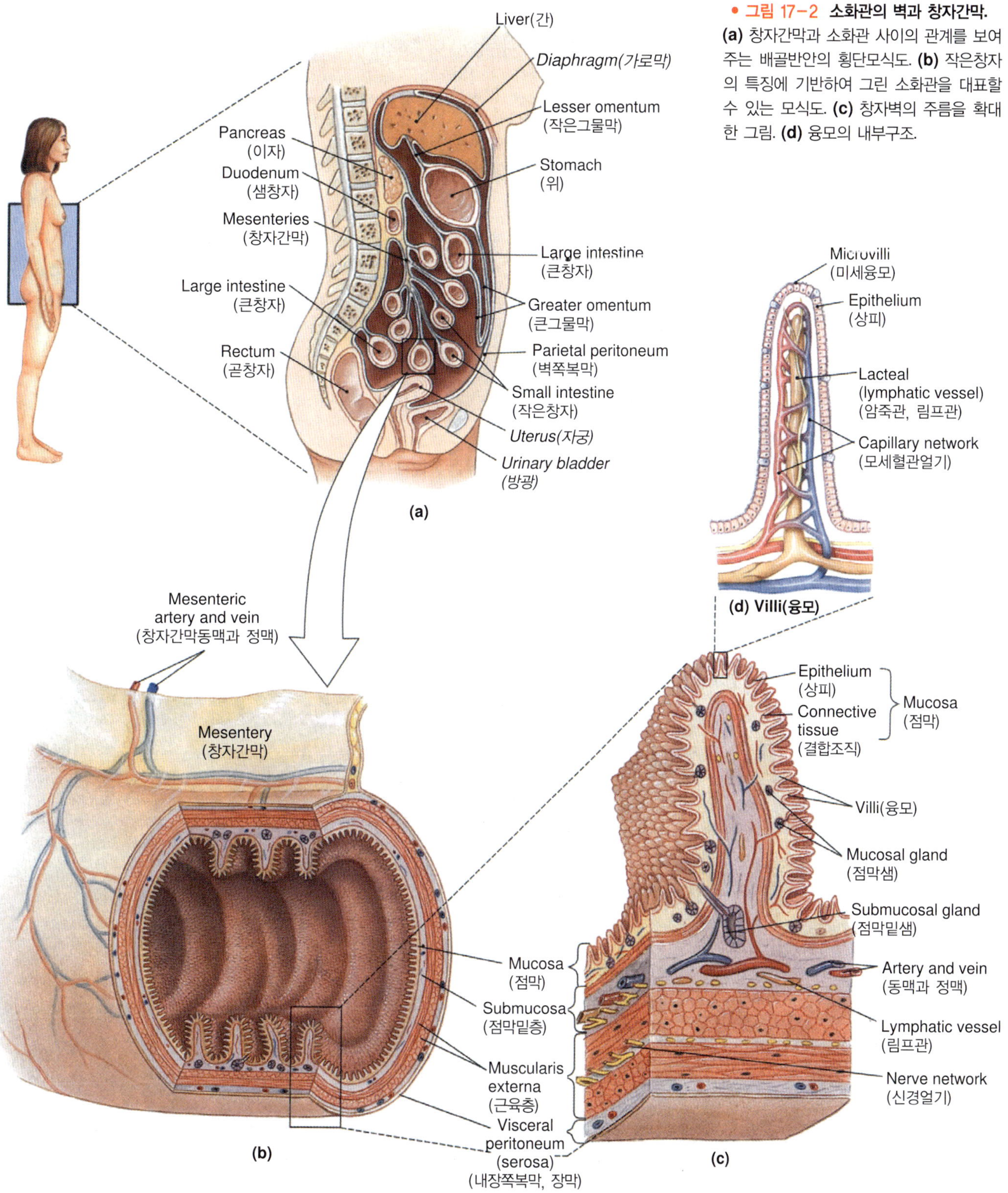

• 그림 17-2 **소화관의 벽과 창자간막.** **(a)** 창자간막과 소화관 사이의 관계를 보여주는 배골반안의 횡단모식도. **(b)** 작은창자의 특징에 기반하여 그린 소화관을 대표할 수 있는 모식도. **(c)** 창자벽의 주름을 확대한 그림. **(d)** 융모의 내부구조.

세 번째 층은 안쪽의 돌림층(circular layer)과 바깥쪽의 세로층(longitudinal layer)이라는 두 층으로 구성되는 민무늬근인 **근육층(muscularis externa)**이다. **꿈틀운동(연동운동, peristalsis)**이라는 과정에서 이러한 층들은 수축의 파도를 만들어 물질들을 소화관의 길이를 따라 밀어내리게 한다.

peri, 주위(around) + *stalsis*, 수축(constriction)

peristalsis: 소화관과 같은 관을 따라 물질을 밀어내는 민무늬근 수축의 파도

입안

입은 입안(oral cavity)으로 열려 있으며, 음식을 **섭취(ingest)**하고 받아들이는 소화관의 일부이다. 입안 속의 음식은 (1) 맛을 느끼게 하고, (2) 삼키기 좋도록 더 작은 조각으로 부숴지며(기계적 처리), (3) 점액 그리고 침샘분비물로 윤활되고, 그리고 (4) 탄수화물(녹말)을 분해하는 침의 효소에 의해 화학적으로 소화된다.

그림 17-3a •는 입안의 경계를 보여준다. 볼은 이 공간의 옆을 형성하며 앞쪽으로 **입술**(lip, **labia**, 단수는 *labium*)과 연속된다. 분홍색의 융기인 **잇몸**(gum 또는 **gingivae**)이 위턱과 아래턱의 치아바닥을 둘러싸고 있다.

단단입천장(hard palate)과 **물렁입천장(soft palate)**은 입안의 천장이며, 혀는 그의 바닥에서 형성된다. 혀뿌리(base of tongue)와 라틴어로 "작은 포도(little grape)"라는 뜻의 매달린 **목젖(uvula)** 사이에 입안과 인두 사이를 나누는 선이 신장되어 있다.

혀

근육질의 혀(tongue)는 씹는 동안 음식을 다루고 삼킬 준비를 하며, 그리고 맛과 온도를 감지하는데 사용된다. 혀의 대부분은 입안에 위치하지만 혀뿌리는 인두로 신장된다. 감염에 저항하도록 하는 림프소절(lymphoid nodule)인 한 쌍의 혀편도(lingual tonsil)가 혀뿌리에 위치한다. [p. 263]

• 그림 17-3 **입안과 성인의 치아.**
(a) 열린 입을 통해 보이는 입안의 앞면 그림. **(b)** 각 치아가 처음 돋아나는 나이를 나타내어 그린 성인의 영구치.

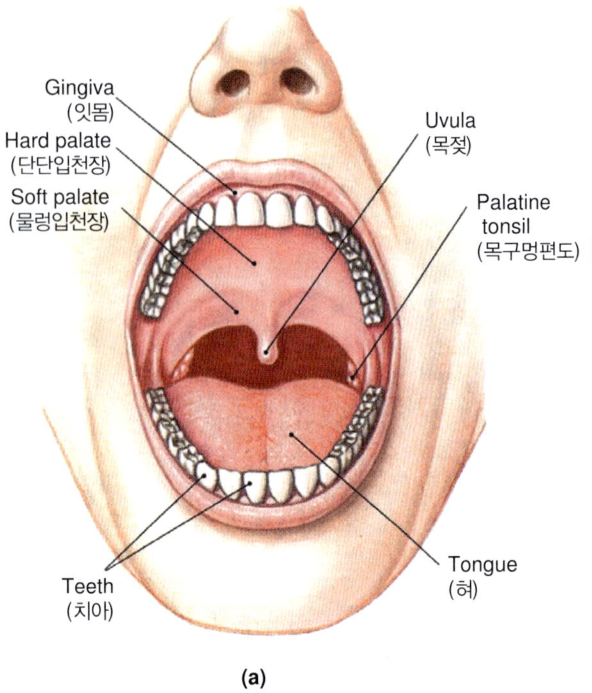

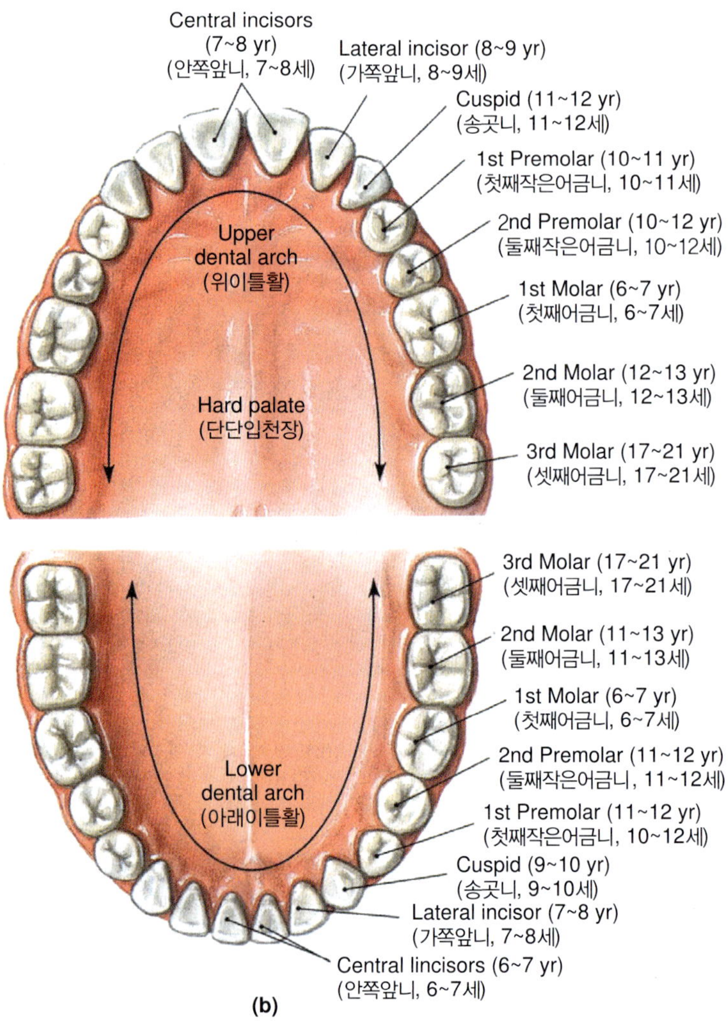

침샘

그림 17-1 •은 침샘(salivary gland) 세 쌍의 상대적인 크기와 존재부위를 보여준다. 큰 **귀밑샘(parotid salivary gland)**의 각각은 얼굴의 피부밑 광대활(zygomatic arch) 아래에 위치한다. **귀밑샘관(parotid duct)**은 입안의 위쪽 부분으로 연결된다. **혀밑샘(sublingual salivary gland)**의 관들은 입안바닥의 점막밑조직에 위치하며, **턱밑샘(submandibular salivary gland)**은 입안바닥의 아래턱뼈 바로 안쪽에 위치하여 혀 아래에서 입안으로 열려 있다. 침샘으로부터의 분비는 자율신경계에 의해 조절된다.

침샘은 매일 1.0~1.5 L의 침(saliva)을 생산한다. 침은 대부분이 물(99.4%)이며, 이온, 완충용액, 노폐물, 항체, 그리고 효소 등이 포함된다. 식사 시에 소화효소를 포함하는 다량의 침이 생산된다. 소화효소 중의 하나인 **침샘아밀라아제(salivary amylase)**는 녹말이나 글리코겐과 같은 탄수화물을 더 작은 분자들로 분해하여 소화관에서 흡수할 수 있도록 한다. 음식을 먹지 않는 동안에는 소량의 침이 계속하여 입안의 표면으로 분비된다. 이러한 분비물은 입안의 표면을 깨끗하게 만들며, 세균파괴 효소의 작용을 통해 세균의 수를 감소시킨다.

치아

음식이 치아(teeth)의 표면을 지나면서 이들의 반대면이 음식을 씹게 된다. 이 작용은 거친 결합조직 및 식물섬유를 잘게 부수며 음식물에 침 윤활제 및 효소들을 섞게 된다.

성인의 치아는 그림 17-3b •에서 볼 수 있다. 치아에는 각기 다른 역할을 하는 네 종류가 있다. 입의 앞쪽에 있는 칼날 같은 치아인 **앞니(incisor)**는 물거나 자르는 기능을 한다. 뾰족한 **송곳니(cuspid** 또는 *canine* 혹은 "eyeteeth")는 찢거나 베는 작용을 한다. **작은어금니(bicuspid** 또는 *premolar*)와 **어금니(molar)**는 돌출된 능선(ridge)을 갖는 편평한 치아머리(치관, crown)가 있다.

발생 동안 두 종류의 치아가 형성되기 시작한다. 첫 번째는 **젖니(유치, deciduous teeth** 또는 baby teeth라고도 함)[deciduous는 "탈락하다(falling off)"의 뜻]이다. 이들 중 첫 번째는 생후 약 6개월에 돋아나는 가운데 아래의 앞니이다. 대개 20개의 젖니가 있다. 6세가 되면서 (그리고 대략 21세가 될 때까지 지속되는) 젖니들은 성인의 영구치(permanent teeth)로 점차 대체된다. 나이가 들면서, 3개의 부수적인 치아가 위턱 및 아래턱의 각 면에서 나타나 치열(tooth row)의 길이를 뒤쪽으로 신장시키며 결국 32개의 영구치가 생기게 된다(그림 17-3b • 참조). 셋째어금니(third molar) 혹은 사랑니(wisdom teeth)는 턱 안에서의 위치가 비정상적이며 공간이 적절하지 않기 때문에 21세 이전에는 돋아나지 않는다. 어른이 되었을 때 치과문제를 야기할 수 있기 때문에 사랑니는 수술로 제거하기도 한다.

성인의 전형적인 치아의 단면은 그림 17-4 •에서 볼 수 있다. 각 치아의 부피 대부분은 **상아질(dentin)**이라는 무기염류로 구성된다. 상아질은 중앙의 **치아속질공간(pulp cavity)**을 이루는 결합조직을 둘러싼다. 치아속질공간은 치아뿌리에 있는 좁은 치아뿌리관(root canal 혹은 **root**)을 통해 혈관과 신경을 받아들인다. 치아뿌리는 이틀뼈(bony socket) 안에 놓여 있다. 그 부위에서 치아는 치아뿌리의 상아질로부터 주위 뼈로 이어지는 **치아인대(periodontal ligament)**의 섬유들에 의해 고정되어 있다. **시멘트질(cementum)**의 층은 치아뿌리의 상아질을 덮고 있어 치아인대가 견고히 부착되고

• 그림 17-4 **성인의 전형적인 치아.**

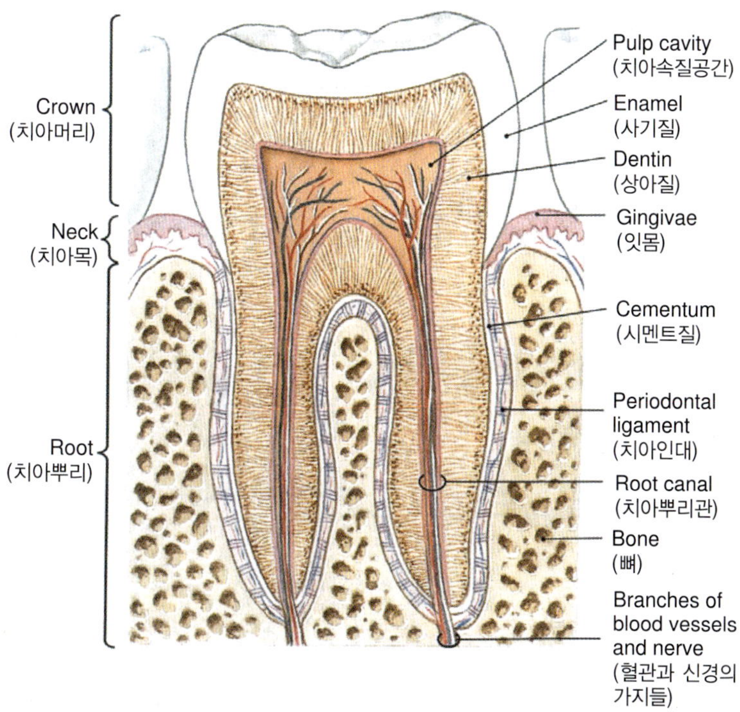

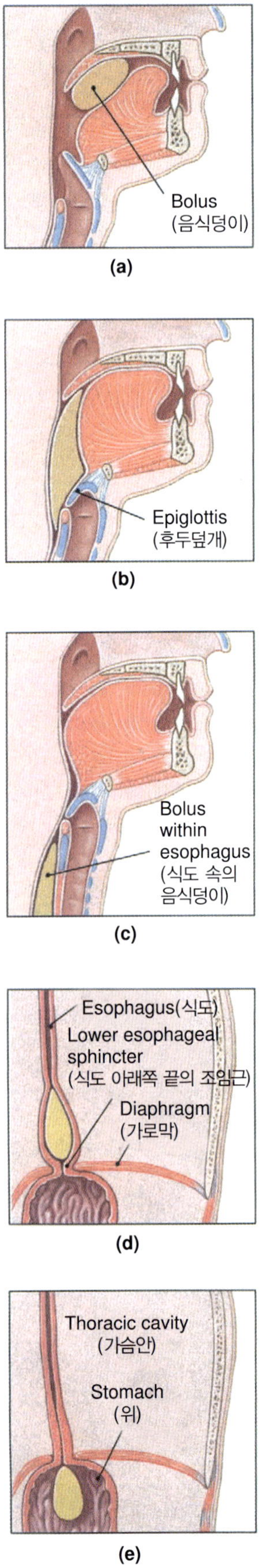

• 그림 17-5 **삼키기 과정.**
입에서부터 위까지의 음식물 이동.

보호되도록 만든다. 시멘트질은 뼈와 유사하지만 더 약하다. 치아가 잇몸 표면을 뚫고 나올 때, 상피세포들이 치아를 견고하게 부착하도록 하며 돋아나온 치아의 시멘트질에 세균이 쉽게 접근하지 못하도록 한다. 치아목(neck)은 치아뿌리와 **치아머리(crown)** 사이의 경계가 된다. 치아머리의 상아질은 한 층의 **사기질(enamel)**로 덮여 있는데, 사기질은 생물이 생산하는 가장 단단한 물질이다.

인두

인두(pharynx 혹은 throat)는 고형의 음식, 액체, 그리고 공기가 같이 지나는 통로이다. 인두근육은 입안 그리고 삼키는 과정을 시작하는 식도의 근육들과 협응한다. 삼키는 동안의 근육수축은 음식을 식도 아래로 밀어내려 위로 들어가도록 한다.

식도

식도(esophagus)는 인두에서 시작되어 위에서 끝나는 근육질의 관이다. 식도의 길이는 대략 25 cm이며 지름은 약 2 cm이다. 식도는 위로 들어가기 전에 가로막의 구멍을 통해 복막안(peritoneal cavity)으로 들어간다.

식도는 마찰, 고온 및 저온, 그리고 화학자극에 저항할 수 있는 중층편평상피(stratified squamous epithelium)로 덮여 있다. 점액샘의 분비물들이 식도의 표면을 적셔 삼키는 과정에서 음식물이 식도의 벽에 붙는 것을 방지한다.

삼키기

삼키기(swallowing)는 인두로부터 위(stomach)까지 음식물을 운반하는 수의적 활동과 불수의적 반사 모두가 관여한다(그림 17-5 •). 삼키기 전에 음식은 적절한 강도와 재질의 작은 덩이인 **음식덩이(bolus)**로 된다.

삼키기는 음식덩이가 단단입천장을 누를 때 수의적으로 시작된다. 그 다음 혀가 당겨지면서 음식덩이를 인두 안으로 밀게 되고 물렁입천장과 목젖이 올려지는 것을 돕게 된다. 이러한 운동은 음식덩이가 코안으로 들어가는 것을 방지한다(그림 17-5a •). 그 다음 불수의적인 운동으로 후두가 올라가고 기관을 닫기 위해 성대문(glottis) 위로 후두덮개가 접히며 음식덩이를 식도로 보낸다(그림 17-5b •). 음식덩이가 식도로 들어가면 일련의 꿈틀파동(peristaltic wave)에 의해 위를 향해 진행된다(그림 17-5c •). 음식덩이가 접근하면 식도아래조임근(lower esophageal sphincter)인 돌림근(circular muscle)이 열리고 음식덩이가 위로 들어간다(그림 17-5d,e •). 정상적인 수축으로 이 돌림근은 위산이 식도로 올라가는 것을 막는다. 만일 위산이 식도로 들어가면 "속쓰림(가슴쓰림, heartburn)"이 생긴다.

음식덩이가 위로 들어가는 과정은 약 9초가 걸린다. 액체는 꿈틀수축의 앞에서 흘러 수 초 안에 위로 들어가며, 상대적으로 마르거나 혹은 덩어리진 음식덩이는 보다 천천히 반복적인 꿈틀파동을 통해 위로 강제로 내려가게 된다.

위

위(stomach)는 배골반안(abdominopelvic cavity)의 왼쪽위 사분면 안 가로막의 아래에 위치한다. 위의 주요 기능에는 (1) 섭취된 음식의 일시적 저장, (2) 섭취된 음식물을 위산 및 효소와 섞기, 그리고 (3) 산과 효소의 작용을 통한 화학결합의 파괴(소화)가 있다. 섭취된 음식물 그리고 위샘에 의해 분비된 위산(gastric juice)이 섞여 걸쭉한 수프가 되는데 이를 **미즙(chyme)**이라 한다.

그림 17-6 •은 J자 형태로 확장된 근육질의 기관인 위를 보여준다. 짧은 **작은굽이(lesser**

curvature)는 안쪽면을 형성하며 **큰굽이(greater curvature)**는 가쪽면을 형성한다. 이 두 면 사이에 있는 것이 **위몸통(body)**이며, 더 큰 부분이 위이다. J자의 구부러진 곳이 **날문(pylorus)**인데, 이는 작은창자와 위의 부분을 연결한다. 근육질의 **날문조임근(pyloric sphincter)**은 위와 작은창자 사이에 미즙의 흐름을 조절한다.

위의 크기는 대단히 다양하다. 비어 있을 때 위는 속이 좁은 근육의 관과 같다. 완전히 채워졌을 때는 1~1.5 L의 내용물을 담을 수 있다. 이렇게 위가 확장될 수 있는 이유는 위벽이 민무늬근의 두꺼운 층으로 되어 있고 확장된 위의 점막에는 소위 **위주름(rugae)**이라는 수많은 주름이 있기 때문이다. 위가 확장되면서, 민무늬근은 이완되고 위주름이 점차 사라진다.

위벽은 세 층의 민무늬근이 있다. 돌림층(circular layer)과 세로층(longitudinal layer) 외에도, 빗층(oblique layer)이 있다. 이 빗층은 미즙을 형성하는데 필수적인 혼합하여 섞는 것을 강화시키고 도와준다.

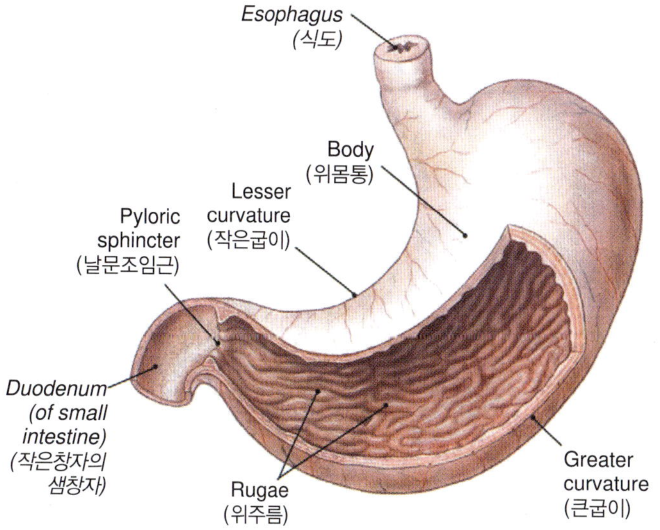

• 그림 17-6 **위.**
위를 안과 밖에서 본 그림.

위의 바깥면을 덮고 있는 내장쪽복막은 한 쌍의 창자간막(mesentery)과 이어져 있다. "지방피부(fat skin)"라는 의미를 갖는 **큰그물막(greater omentum)**이 큰굽이 아래로 신장되어 배기관들의 앞쪽 표면 위에 붙어 이들을 보호하는 수많은 주머니들을 형성한다(그림 17-2a • 참조). 훨씬 더 작은 **작은그물막(lesser omentum)**이 위의 작은굽이에서 간까지 이어져 있다.

위산

위는 점액세포들이 많이 있는 상피로 싸여 있다. 생산되는 점액은 산, 효소, 그리고 이들이 갖는 부식물질들로부터 위의 내벽을 보호하는데 도움을 준다. **위오목(gastric pit)**이라는 좁은 함몰부위가 위의 안쪽면으로 열려 있다. 아래의 위샘(gastric gland)으로부터 나오는 분비물들은 위오목의 구멍을 통과하여 지난다. 이러한 샘들은 매일 약 1500 ml의 **위산(gastric juice)**을 생산한다.

위산에는 **염산(hydrochloric acid, HCl)** 그리고 단백질을 분해하는 효소인 **펩신(pepsin)**이 들어 있다. 염산은 위산의 pH를 낮추며, 미생물을 죽이고, 그리고 음식에 있는 결합조직 및 세포벽들을 분해한다.

✔ 소화관의 어떤 벽이 꿈틀운동으로 음식을 이동시키는데 관여할까?

✔ 삼키기 동안 성대문이 닫히는 것이 왜 필수적일까?

위 활동의 조절

위에 의한 위산의 생산은 중추신경계(CNS)뿐 아니라 국소적으로 생산되는 호르몬에 의해 조절된다. 위산의 분비는 시각, 후각, 미각, 혹은 음식에 대한 생각으로 시작된다. 이러한 자극들은 CNS에 의해 미주신경의 부교감신경을 따라 위샘까지 신경충격을 전달한다. 이들의 분비는 위로 하여금 음식을 받아들일 준비를 하게 한다.

위에 음식이 도달하면 위의 화학수용체(chemical receptor)와 신장수용체(stretch receptor)를 자극하는데 이는 **가스트린(gastrin)**이라는 호르몬을 순환계로 방출하게 한다. 가스트린은 위산의 생산을 자극하며 위 내용물의 pH를 낮춘다. 이로써 위가 수축되어 위 내용물을 혼합하여 섞어 미즙이 형성되도록 한다. 소화가 진행되면서 위의 수축이 위의 길이를 따라 아래로 계속 이어진다. 날문이 수축할 때마다, 소량의 미즙이 날문조임근을 통해 작은창자로 분출된다.

단백질들은 위의 펩신에 의해 대강 소화된다. 단백질의 소화는 위에서 완료되지 않으며, 대신 미즙이 작은창자로 들어가기 전에 부분적으로 복합단백질을 분해할 만큼의 시간 동안 위 안에 있게 된다. 위에서 탄수화물과 지방의 소화는 거의 일어나지 않는다.

작은창자

작은창자(small intestine)는 약 6 m의 길이이며 지름이 위에서는 4 cm로부터 큰창자와의 연결부에서는 약 2.5 cm까지 다양하다. 비록 큰창자보다는 길지만, 전체적인 지름이 작기 때문에 작은창자라고 부른다.

작은창자는 세 부위로 구성된다. **샘창자(십이지장, duodenum)**는 위와 가까운 25 cm 부위이다. 이 분절은 위로부터 미즙 그리고 샘창자와 간으로부터 오는 분비물을 받는 부위이다. 다음 분절은 **빈창자(공장, jejunum)**로 약 2.5 m의 길이이다. 빈창자에서 보다 화학적인 소화와 영양분의 흡수가 일어난다. 세 번째 분절은 **돌창자(회장, ileum)**로 이의 길이가 가장 길어 평균 3.5 m에 달한다. 돌창자는 돌창자로부터 큰창자로 미즙이 흘러가는 것을 조절하는 **돌막창자판막(ileocecal valve)**이라는 조임근에서 끝난다. 샘창자로부터 돌창자의 끝까지 미즙이 지나는 것은 평균 5시간이 소요되며, 따라서 아침 식사 후 샘창자로 처음 들어간 음식물은 점심 식사 때 작은창자를 떠나게 된다.

작은창자는 아주 잘 포개져 있기 때문에 상대적으로 작은 복막안에 들어 있기 알맞으며, 각 분절의 위치는 창자간막에 의해 안정화된다(그림 17-2a • 참조).

작은창자의 역할

중요한 소화과정의 대부분은 작은창자에서 완료되는데, 작은창자에서 소화의 최종산물, 즉 단순당, 지방산, 그리고 아미노산이 대부분의 이온, 비타민, 그리고 물과 함께 흡수된다. 모든 흡수의 약 80%가 위와 큰창자 사이에 위치하는 작은 창자에서 일어난다.

창자벽

창자벽은 일련의 손가락 같은 소위 융모(villus)라 부르는 돌기로 덮여 있는 원형주름(circular fold)들이 있다(그림 17-2b • 와 c • 참조). 이 융모들은 단순원주상피(simple columnar epithelium)로 이루어져 있으며 그의 노출된 세포표면은 미세융모(microvilli)라는 많은 주름을 가지고 있다. ∞ *[p. 43]* 따라서 창자벽의 주름인 융모와 미세융모는 소화된 음식 분자들을 흡수할 수 있는 창자표면을 무한히 확장시킨다. 예를 들어, 만일 작은창자가 매끈한 벽을 가진 단순한 관이라면 전체 흡수면적은 약 3300 cm^2(3.6 ft^2)이 될 것이다. 그러나 주름의 배열, 융모, 그리고 미세융모가 있다면 전체 흡수면적은 약 200만 cm^2(2200 ft^2)이 될 것이다!

융모의 뿌리에는 묽은 창자액(intestinal juice)을 분비하는 창자샘(intestinal gland)의 입구가 있다. 샘창자에서 커다란 창자샘이 위로부터 도착하는 미즙내 산을 중화시킬 수 있는 알칼리성의 점액을 분비한다. 창자샘은 또한 여러 창자호르몬을 생산하는 내분비세포도 포함하고 있다

창자분비물

매일 약 1.8 L의 창자액이 작은창자로 들어온다. **창자액(intestinal juice)**은 미즙을 적시며, 위산을 중화시키도록 하고, 그리고 이자에 의해 생산된 소화효소 및 소화산물들을 용해시킨다.

더 큰 소화샘 및 부속샘의 분비물들은 호르몬과 CNS에 의해 조절된다. 조절활성의 핵심은 샘창자인데, 그 이유는 이곳에서 산이 중화되고 적절한 효소들이 더해져야만 하기 때문이다. 점막밑샘(그림 17-2c • 참조)은 점액과 효소를 분비하여 위산으로부터 샘창자의 상피를 보호한다. 부교감(미주신경) 자극의 결과, 점막밑샘은 미즙이 날문조임근에 도달하기 훨씬 전에 분비를 시작한다. 교감자극은 이들의 분비를 억제한다.

샘창자는 또한 위, 샘창자, 이자, 그리고 간의 분비물들과 협응할 수 있는 호르몬을 생산하는 내분비세포도 갖고 있다. **세크레틴(secretin)**은 산이 샘창자에 도달할 때 분비된다. 세크레틴의 주된 기능은 이자와 간으로부터 물과 완충용액의 분비를 증가시킨다. **콜레시스토키닌**

chole, 쓸개의(bile) + *kystis*, 주머니(bladder), + *kinein*, 움직이다(to move)

cholecystokinin: 쓸개즙의 방출과 이자의 효소분비를 자극하는 샘창자 호르몬

표 17-1 소화관의 호르몬들

호르몬	근원	효과
가스트린 (gastrin)	위	위에서 소화액의 분비를 자극, 위의 수축을 증가시킴
세크레틴 (secretin)	샘창자	이자에서 완충용액의 분비를 자극, 위산분비와 위의 수축을 억제
콜레시스토키닌 (cholecystokinin, CCK)	샘창자	이자에서 소화효소의 분비와 쓸개의 수축을 자극, 위산분비와 위의 수축을 억제
위억제펩티드 (gastric inhibitory peptide, GIP)	샘창자	내분비 이자로부터 인슐린(insulin)의 분비를 자극

(cholecystokinin, CCK)은 미즙이 샘창자에 도달될 때마다 특히 미즙이 지질 및 부분적으로 소화된 단백질을 가진 경우에 분비된다. 이 호르몬은 또한 이자와 간을 표적으로 한다. 이자에서, CCK는 모든 유형의 소화효소의 생산 및 분비를 가속화시킨다. 간에서 CCK는 쓸개즙을 샘창자로 보내도록 쓸개를 수축시킨다. **위억제펩티드(gastric inhibitory peptide, GIP)**는 지방 및 포도당이 포함된 미즙이 작은창자에 도달될 때 분비된다. GIP는 이자섬(pancreatic islet)으로부터 인슐린을 분비시킨다. 이러한 호르몬들의 각각은 또한 위의 수축을 감소시키며 위산의 분비를 억제한다.

주요 위장관호르몬의 기능은 표 17-1에 요약하였다.

- ✔ 귀밑샘이 손상되는 경우 어떤 영양분의 소화가 영향을 받을까?
- ✔ 어떤 종류의 치아가 생당근과 같이 상대적으로 딱딱한 음식을 자를 수 있을까?
- ✔ 작은창자가 영양분의 흡수를 위해 어떻게 적응되었을까?

이자

그림 17-7 • 에서 볼 수 있는 이자는 위의 뒤쪽에 놓여 있으며 샘창자로부터 지라를 향해 가쪽으로 신장되어 있다. 이자의 길이는 약 15 cm이다. 이자는 주로 외분비기관으로 소화효소와 완충용액을 생산한다. 인슐린(insulin)과 글루카곤(glucagon)을 생산하는 이자의 내분비세포는 전체 이자의 약 1%를 차지한다. 외분비 분비물인 소화효소와 완충용액은 **이자관(pancreatic duct)**에 의해 샘창자로 운반된다. 이자관은 간과 쓸개로부터 이자벽을 통해 온쓸개관(common bile duct)을 따라 지난다.

이자의 효소들은 이들의 표적에 따라 대략 다섯 종류로 분류된다. **지질분해효소(lipase)**는 지질을 공격하며, **탄수화물분해효소(carbohydrase)**는 당과 녹말을 소화시키고, 그리고 **단백분해효소(proteinase)**는 단백질을 분해한다.

이자 분비의 조절

샘창자로부터 오는 호르몬에 반응하여 이자는 묽은 **이자액(pancreatic juice)**을 분비한다. 산성의 미즙이 작은창자에 도달될

• 그림 17-7 **소화의 부속샘.**

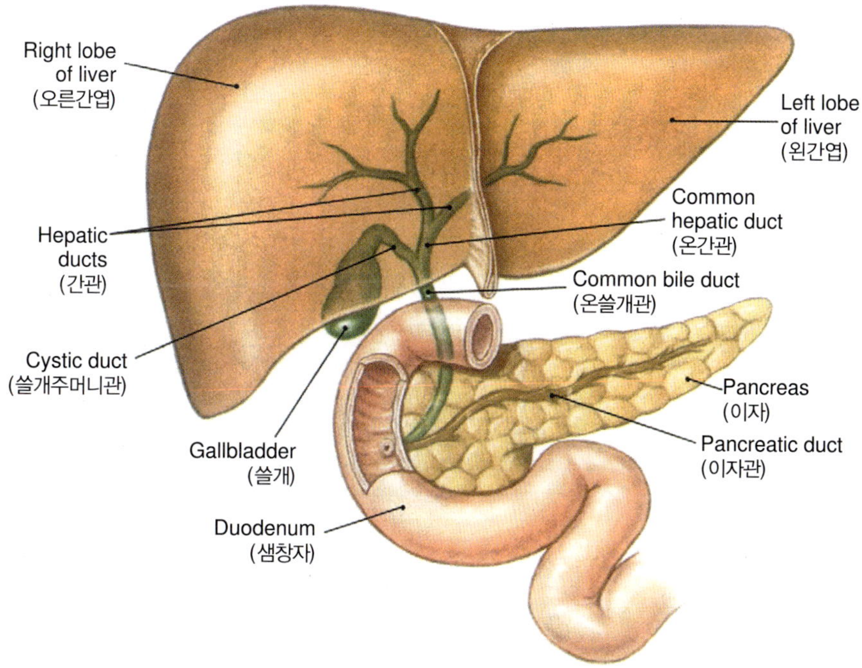

때, 세크레틴이 분비되어, pH 7.5~8.8의 알칼리성 액체가 이자에서 생산되도록 한다. 다른 성분으로는 미즙의 산도를 낮추는 주로 **중탄산염나트륨(sodium bicarbonate)**과 같은 중화화합물이 있다. 다른 창자호르몬인 콜레시스토키닌(cholecystokinin, CCK)은 이자효소의 생산과 분비를 조절한다. 특정 효소에는 침샘아밀라아제와 유사한 **이자아밀라아제(pancreatic amylase)**, 지방을 분해하는 **이자지질분해효소(pancreatic lipase)**, 핵산을 분해하는 **핵산분해효소(nuclease)**, 그리고 여러 각기 다른 **단백분해효소(proteinase)**들이 포함된다.

단백분해효소는 전체 이자효소 생산의 약 70%를 차지한다. 이러한 효소들은 **트립신(trypsin)**, **키모트립신(chymotrypsin)**, 그리고 **카르복시펩티다아제(carboxypeptidase)**이다. 따라서 이러한 효소들은 복합단백질을 단일의 아미노산 및 아미노산의 작은 사슬들로 분해한다.

간

약 1.5 kg(3.3 lb)인 간은 배골반안에서 가장 큰 기관이다. 소화에 관여하는 간의 역할 외에도, 이 크고 견고하며 적갈색인 기관은 다양한 범위의 다른 필수적인 생명 기능을 수행한다.

간은 가로막의 바로 아래에 위치한다. 그림 17-7 • 에서 볼 수 있듯이, 간은 큰 **왼간엽(left lobe)**과 **오른간엽(right lobe)**, 그리고 오직 뒤쪽 면에서만 볼 수 있는 2개의 더 작은 간엽으로 나뉜다. **쓸개(담낭, gallbladder)**는 오른간엽의 오목한 곳에 위치한다. 이 근육질의 주머니는 작은창자로 분비되기 전인 쓸개즙을 농축하여 저장한다.

간의 주된 소화기능 중의 하나는 **쓸개즙(bile)**을 생산하는 것이다. 쓸개즙은 주로 물, 이온, 콜레스테롤(cholesterol), 그리고 일종의 지질을 포함한다. 물과 이온들은 작은창자로 들어온 미즙의 산도를 중화시키며 또한 미즙을 희석시킨다. 간에서 지질은 콜레스테롤로부터 합성되며 정상적인 소화와 지방의 흡수에 필요하다.

쓸개즙은 간엽 안에 있는 통로인 **간관(hepatic duct)**을 통해 지나가며 궁극적으로 **온간관(총간관, common hepatic duct)**을 통해 간을 떠난다(그림 17-7 • 참조). 온간관 내의 쓸개즙은 (1) **온쓸개관(총담낭관, common bile duct)**을 통해 샘창자로 흘러나가거나 혹은 (2) 쓸개로 향하는 **쓸개주머니관(담낭관, cystic duct)**으로 들어간다. 간세포는 매일 약 1 L의 쓸개즙을 생산하지만 온쓸개관의 창자쪽 끝에 있는 조임근은 오직 식사 때만 열린다. 다른 때에는 쓸개즙은 쓸개주머니관을 지나 쓸개 안에 저장된다.

간의 기능

간은 몸의 대사를 조절하는 중추적인 역할을 수행한다. 모든 혈액이 소화관의 흡수부위를 떠나 간을 통과한 후 온몸순환으로 가기 때문에 간이 이러한 역할을 하는 것이다. ∞ *[p. 253]* 이는 간세포로 하여금 흡수된 영양분 혹은 독소가 몸의 다른 부위로 가기 전에 혈액으로부터 추출할 수 있도록 하며 또한 순환되는 영양분의 양을 감시하고 조절하게 한다.

간은 또한 몸에서 가장 큰 혈액 저장소로서 기능한다. 간문맥(hepatic portal vein)을 통해 혈액이 도달하는 것 외에도 간은 또한 간동맥(hepatic artery)을 통해 심장박출량의 약 25%를 받는다. 간 안에 있는 포식세포는 몸 순환으로 온 노화되거나 손상된 적혈구, 찌꺼기, 그리고 병원균들을 계속하여 제거한다. 똑같이 중요한 것으로, 간세포들은 혈액의 삼투압농도를 결정하거나 영양분을 운반하거나 그리고 응고계 및 보체계를 관장하는 혈장단백질들을 합성한다.

표 17-2는 간에서 이루어지는 200여 각기 다른 기능들 중 일부를 나열하였다. 생각할 수 있는 바와 같이, 어떤 상태는 간을 치명적으로 손상시켜 생명에 심각한 위험을 제공한다.

쓸개

쓸개(담낭, gallbladder)는 서양배 모양의 근육질 기관이다(그림 17-7 •). 쓸개는 간에 의해 생산된 여분의 쓸개즙을 저장한다. 쓸개즙이 쓸개 안에 있는 동안, 그의 조성이 점차적으로 변한다. 물이 흡수되고, 쓸개즙염(bile salt) 및 쓸개즙의 다른 성분들이 점차적으로 농축된다. 만일 이들이 너무 농축되면, 염이 결정화되어 쓸개돌(담석, gallstone)이 형성되고 이는 다양한 임상문제들을 야기할 수 있다.

창자호르몬인 CCK가 순환혈액으로부터 도달하면 쓸개즙의 분비가 자극된다. 콜레시스토키닌은 쓸개벽을 수축시켜 쓸개즙이 쓸개주머니관과 온쓸개관을 통해 작은창자로 분비되도록 한다. CCK는 미즙이 창자에 올 때마다 분비되지만, 만일 미즙이 다량의 지방을 함유한다면 그 분비량이 증가된다.

- ✔ 고지방의 음식은 혈중 콜레시스토키닌의 양에 어떤 영향을 미칠까?
- ✔ 어떤 분비물이 외분비이자로부터 분비될까?
- ✔ 간에 의해 생산된 여분의 쓸개즙은 어디에 저장될까?

표 17-2 간의 주요 기능

소화기능과 대사기능
쓸개즙의 합성과 분비
글리코겐과 여분의 지질을 저장
혈당, 아미노산, 그리고 지방산 농도의 정상 유지
영양분 종류들의 합성 및 상호전환(예, 탄수화물을 지방으로 전환)
운반단백질에 결합된 콜레스테롤의 합성과 분비
독소의 불활성화
여분의 철을 저장
지용성 비타민의 저장
다른 주요 기능
혈장단백질의 합성
응고인자의 합성
손상된 적혈구의 포식작용(쿠퍼세포에 의함)
혈액 저장
순환호르몬(예, 인슐린, 에피네프린)과 면역글로불린의 흡수 및 분해
지용성 약물의 흡수 및 불활성화

큰창자

큰창자(large intestine 또는 large bowel)는 작은창자의 끝인 돌창자(회장)에서 시작되어 항문(anus)에서 끝난다. 그림 17-1 •에서 볼 수 있는 바와 같이, 큰창자는 거의 완전히 작은창자를 에워싼다. 큰창자의 주된 기능은 물의 재흡수 그리고 대변(고형노폐물)을 단단하게 만드는 것이다. 또한 큰창자는 큰창자 안에 서식하는 세균에 의해 생산된 중요한 비타민들을 흡수한다.

큰창자의 특징

큰창자는 길이가 약 1.5 m이며 지름이 약 7.5 cm이다. 큰창자는 (1) 막창자(맹장, cecum), (2) 잘록창자(결장, colon), 그리고 (3) 곧창자(직장, rectum)의 세 부분으로 나뉜다.

돌창자로부터 온 물질은 먼저 막창자라는 확장된 방으로 들어간다. 근육 조임근인 **돌막창자판막(ileocecal valve)**은 돌창자와 막창자 사이의 연결을 보호한다. 막창자는 대개 둥근 주머니 모양이며, 가늘고 속이 빈 **막창자꼬리(충수, vermiform appendix**, *vermis*, 벌레)는 돌막창자판막 아래의 막창자에 부착되어 있다. 막창자는 평균적으로 약 9 cm의 길이이며, 막창자벽은 림프조직을 포함한다. 이 조직이 감염되면 배가 아프고(복통) 통증을 일으키는데, 이를 막창자꼬리염(충수염, appendicitis)이라 한다.

큰창자의 가장 긴 부분은 **잘록창자(colon)**이다. 세로근 띠의 수축은 잘록창자의 특징인 일련의 주머니들을 만들게 된다. **오름잘록창자(ascending colon)**는 간에 도달될 때까지 복막안의 오른쪽을 따라 존재한다. 이후 이는 수평으로 꺾여 **가로잘록창자(transverse colon)**가 된다. 지라(비장) 근처에서 다시 아래로 내려가 **내림잘록창자(descending colon)**가 된다. 내림잘록창자는 왼쪽을 따라 계속되어 구부러지고 다시 구부러져 S자 모양의 **구불잘록창자(sigmoid colon**, 그리스어 Σ)로 된다. 구불잘록창자는 항문에서 밖으로 열리는 **곧창자(rectum)**로 이어진다.

큰창자의 기능

큰창자의 중요한 기능은 물을 재흡수하는 것이다. 비록 약 1500 ml의 음식물이 매일 잘록창자로 오지만, 약 1300 ml의 물이 재흡수되어 약 200 ml의 대변만이 배변된다.

물 외에도, 큰창자는 잘록창자 안에 서식하는 세균에 의해 생산되는 세 종류의 비타민을 재흡수하는데, 여기에는 간에서 네 종류의 응고인자를 합성하는데 필요한 비타민 K, 포도당의 대사에 중요한 바이오틴(biotin), 그리고 스테로이드호르몬과 일부 신경전달물질의 합성에 필요한 비타민 B_5가 있다.

대변 속에 남아 있는 단백질의 단편들이 세균의 작용에 의해 다양한 화합물로 분해된다. 이러한 화합물들의 일부는 재흡수된 후 간에 의해 가공되어 혈액으로 방출되며, 궁극적으로 콩팥(신장)에서 배설된다. 대변의 냄새에 영향을 주는 다른 화합물도 있는데, 여기에는 "썩은 달걀(rotten egg)"의 냄새가 나게 하는 기체인 황화수소(H_2S)가 포함된다.

탄수화물의 일부는 소화되지 않은 채 온전한 상태로 잘록창자로 와서 세균을 위한 영양물질의 근원이 된다. 세균의 활동은 창자의 가스, 즉 위창자내공기인 방귀(flatus)의 원인이 된다. 콩은 소화불능의 다당류를 높은 농도로 갖고 있기 때문에 종종 가스 생산의 원인이 된다.

막창자로부터 가로잘록창자까지 물질들의 이동은 매우 느려 물의 재흡수를 위해 수 시간이 소요된다. 큰창자의 나머지 부분을 통과하는 가로잘록창자로부터의 이동은 매일 여러 번 일어나는 집단운동(mass movement)이라는 강력한 꿈틀수축으로부터 기인된다. 수축에 의해 대변물질들이 곧창자로 들어가며 배변하도록 하는 힘을 제공한다.

곧창자는 소화관의 끝을 형성한다. 이는 강력한 꿈틀수축이 대변물질을 구불잘록창자 밖으로 밀어낼 때를 제외하고 대개 비어 있다. 곧창자벽의 신장은 **배변반사(defecation reflex)**를 촉발한다. 고형 노폐물을 배설하는 **배변**은 곧창자구멍 즉 **항문**을 통해 일어난다.

소화와 흡수

전형적인 음식에는 탄수화물, 단백질, 지질, 물, 전해질(이온), 그리고 비타민이 혼합되어 있다. 큰 유기분자들은 흡수가 되기 전에 반드시 소화에 의해 분해되어야 한다. 물, 전해질, 그리고 비타민은 직접 흡수된다.

음식은 큰 유기분자들이 들어 있으며, 이들 중 많은 것들이 물에 녹지 않는다. 이러한 큰 분자들은 몸 안으로 흡수되지 않기 때문에, 소화계는 먼저 이들을 더 단순한 분자들로 분해한다. 일단 흡수가 되면, 이러한 분자들은 ATP 분자를 생성하기 위해 그리고 탄수화물, 단백질, 그리고 지질을 합성하기 위해 몸에서 사용될 수 있다.

유기분자들은 대개 더 단순한 분자들의 복합사슬이다. 전형적인 음식내 탄수화물의 경우, 기본적인 분자는 단순당(simple sugar)이다. 단백질의 경우 구성분자는 아미노산이며, 지질의 경우 구성분자는 지방산(fatty acid)과 글리세롤(glycerol)분자이다. 소화효소는 "물과 함께 분해하다(to split with water)"의 뜻인 **가수분해(hydrolysis)**라는 물이 필요한 과정을 통해 각기 다른 구성분자들 사이의 결합을 분해 즉 끊는다. ∞ *[p. 23]*

소화효소는 이들의 특정 표적에 따라 다르다. 탄수화물분해효소(carbohydrase)는 당 사이의 결합을 끊으며, 단백분해효소(proteinase)는 아미노산 사이의 연결을 끊고, 그리고 지질분해효소(lipase)는 지방산과 글리세롤을 분리시킨다. 각 부류에 속하는 효소들의 일부는 보다 더 선택적이어서 특정 분자에 포함된 화학결합을 끊는다. 예를 들어, 탄수화물분해효소는 두 포도당분자를 연결하는 결합을 끊지만, 그 외 다른 모든 결합은 무시한다.

탄수화물

탄수화물의 소화는 침샘아밀라아제의 작용을 통해 입안에서 시작된다. 아밀라아제는 복합탄수화물을 더 작은 단편으로 분해하여 주로 이당류 혹은 삼당류로 구성되는 혼합물을 만든다. 침

임상노트(Clinical Note)

왜 많은 성인들이 마시는 젖으로부터 병을 얻는 걸까?

유당(milk sugar)이라고도 부르는 젖당(lactose)은 젖 속에 있는 일차 탄수화물이다. 젖당은 창자세포에 의해 생산되는 효소인 젖당분해효소(lactase)에 의해 2개의 단순당으로 분해된다. 젖당분해효소는 신생아와 유아에서 매우 중요한 효소이다. 그러나 사춘기가 되면서 종종 창자세포가 젖당분해효소의 생산을 멈추는데, 이 성인은 **젖당못견딤증(lactose intolerant)** 상태가 된다. 그러한 사람이 한 잔의 우유를 마시거나 혹은 다른 유제품을 소량 먹게 되면, 이들은 가스가 차고 경련과 설사가 있는 대단히 큰 불쾌감과 고통으로 고생할 수 있다.

어떻게 젖당이 그러한 증상을 갖게 할까? 젖당은 젖당못견딤증인 사람에서 사용되지 않는 소화관을 자유로이 통과할 수 없다. 소화되지 않은 젖당은 큰창자 속에 서식하는 세균을 위한 에너지의 근원이 된다. 세균의 활동 및 그 산물들이 드러나는 증상을 야기하는 것이다.

젖당못견딤증은 유전적인 기본을 갖는 것으로 보인다. 어떤 집단에서 젖당분해효소가 성인에서도 생성된다. 코카서스인의 단지 약 15%에서만이 젖당못견딤증이 나타나는데 반해, 아프리카미국인 및 동양인 집단에서는 약 80~90%로 나타난다. 이러한 차이는 이들 집단이 선호하는 음식에 분명한 효과를 갖는다.

샘아밀라아제는 위산에 의해 활성이 없어질 때까지 1~2시간 더 녹말이나 글리코겐을 계속 소화시킨다. 나머지 복합탄수화물들은 이자아밀라아제의 작용을 통해 샘창자에서 분해된다.

창자의 미세융모 표면에서 소화활동이 더 일어나는데, 이곳에서 소화효소가 이당류 및 삼당류를 단순당으로 분해한다. 단순당은 창자벽세포를 통과하여 창자액 안으로 들어간다. 이후 단순당은 창자모세혈관으로 들어가 간문맥에 의해 간으로 운반된다.

단백질

단백질은 상대적으로 큰 복합분자이며, 소화관의 여러 부위가 협력하여 단백질을 분해한다. 입에서, 씹는 기계적인 과정은 섭취 후 위산에 노출될 음식의 표면적을 증가시킨다. 위세포들은 산 그리고 단백분해효소인 펩신을 분비한다. 위의 강산 환경은 상대적으로 거대한 단백질분자를 더 작은 단편으로 분해하는 과정을 촉매하는 펩신에 대한 적정 pH를 제공한다.

미즙이 샘창자에 도착하여 pH가 올라가면 이자효소들이 활동하게 된다. 이자로부터 분비되는 각기 다른 단백분해효소들이 협동적으로 작용하면서 단백질 단편들을 짧은 사슬의 아미노산 및 단일 아미노산의 혼합체로 분해한다. 미세융모상에 있는 효소들이 짧은 아미노산 사슬을 끊어 단일의 아미노산으로 만드는 과정을 완료한다. 이러한 형태로서, 이들은 창자세포에 의해 흡수된다. 이후 아미노산은 창자모세혈관으로 흡수되어 간으로 운반된다.

지질

가장 흔한 음식내 지질은 **중성지방(triglyceride)**이다. ∞ *[p. 26]* 중성지방은 하나의 글리세롤분자에 부착된 3개의 지방산분자로 구성된다. 중성지방 및 다른 식이지방은 위 속의 상태에 상대적으로 영향을 덜 받으며, 이들은 큰 지질방울로서 샘창자로 들어간다. 쓸개즙이 소위 **유화(emulsification)**라는 과정을 통해 큰 방울들을 분해한다. 작은 방울들이 형성되면서 이자지질분해효소가 중성지방을 분해할 수 있는 표면적이 증가된다. 비록, 그 결과 생성되는 지질단편들이 창자세포에 의해 흡수된다고 해도 이들은 창자모세혈관으로 들어가지 않는다. 대신에, 이들은 몸의 물에 기반한 체액 속에서 운반을 돕는 단백질들에 부착된다. 모세혈관으로 들어가기에는 너무 크기 때문에, 이러한 지질단백질들은 창자의 융모 아래에 위치하는 **암죽관(lacteal)**이라는 작은 림프관으로 들어간다(그림 17-2d •). 암죽관으로부터 이들은 더 큰 림프관을 따라 처리되어 결국 정맥순환으로 들어간다. 암죽관이라는 용어는 "젖의(milky)"라는 뜻이며 다량의 지질을 포함하는 림프의 옅은 구름 같은 특징을 대변한다.

물, 이온, 비타민

매일 2~2.5 L의 물이 음식 및 음료의 형태로 소화관에 유입된다. 침샘, 위샘, 창자샘, 그리고 부속샘 분비물들이 그 외의 6~7 L를 채운다. 이들 모든 액체 중에 단지 약 150 ml의 물이 대변으로 배설된다. 이러한 물의 보존은 삼투라는 과정을 통해 이루어진다. 삼투에서, 물은 항상 용질(용해된 물질)의 농도가 더 높은 곳으로 물이 흐르는 경향이 있다. 창자 내벽의 상피세포들은 소화관의 내용물로부터 끊임없이 용질(녹아 있는 영양분과 이온)들을 흡수한다. 이로써 물이 용질을 "따라" 주위 조직으로 들어가서 혈류로 들어가게 된다.

염화나트륨(sodium chloride)인 식염은 물에 녹아 나트륨이온과 염소이온을 방출한다. 이들은 세포바깥액에 들어 있는 가장 흔한 전해질이다. ∞ *[p. 25]* 나트륨이온과 염소이온의 흡수는 삼투를 통한 물의 흡수를 촉진하는 가장 중요한 인자들이다. 소량으로 흡수되는 이온에는 칼슘이온, 칼륨이온, 마그네슘이온, 요오드이온, 중탄산염이온, 그리고 철이온 등이 있다.

비타민(vitamin)은 필수적인 화학반응을 위해 매우 소량이 요구되는 화합물이다. **수용성비타민(water-soluble vitamin**, 비타민 C와 B**)**과 **지용성비타민(fat-soluble vitamin**, 비타민 A, D, E, 그리고 K)의 주된 두 가지 종류가 있다. 비타민 B_{12}를 제외한 모든 수용성비타민은 창자세포에 의해 쉽게 흡수된다. 지용성비타민은 식이지질을 따라 창자에서 흡수된다.

노화와 소화계

노인에서도 정상적인 소화와 흡수가 일어난다. 그러나 이미 설명한 다른 계통에서 노화와 관련되어 일어나는 변화와 마찬가지로 소화계에서도 다음과 같은 많은 변화들이 일어난다.

1. **상피세포의 분열속도가 감소된다.** 소화상피가 마찰, 산, 혹은 효소에 의해 더 쉽게 손상된다. 입, 식도, 그리고 항문의 경우 중층상피가 더 얇아지며 더 취약해진다.
2. **민무늬근의 장력이 감소된다.** 전반적으로 소화관의 운동이 감소하며, 꿈틀수축도 더 약해진다. 이 변화는 소화관을 따른 이동속도를 느리게 하며 변비(constipation)가 더 잘 걸리게 된다. 문제는 아래 소화관에 국한되는 것은 아니다. 예를 들어, 근육질의 조임근이 약해지면서 위산이 식도로 역류된다. 위산은 식도 내벽을 공격하여 "속쓰림"이라는 통증을 야기한다.
3. **누적된 손상의 영향이 분명해진다.** 익숙한 예는 치아우식(dental caries) 혹은 잇몸염(gingivitis)으로 인해 점차 치아의 수가 줄어든다. 누적손상은 내장기관에도 나타날 수 있다. 소화관에 흡수되는 알코올 및 기타 유해한 화학물질 등의 독소가 가공을 위해 간으로 운반되어 대사과정을 거치게 된다. 간세포들이 이러한 유독물질에 의해 손상될 수 있으며, 빈번한 노출로 간경화증(cirrhosis) 혹은 다른 유형의 간질환이 일어날 수 있다.
4. **암발생률이 증가된다.** 제4장에서 설명한 바와 같이, 암은 상피세포집단을 유지하기 위해 분열하는 줄기세포가 있는 기관에서 가장 흔하다. 잘록창자암(결장암, colon cancer)과 위암이 노인에서 증가되며, 구강암(oral cancer)과 인두암(pharyngeal cancer)이 특히 노인 흡연자에서 흔하다.
5. **다른 기관계에서의 변화가 소화계에 직간접으로 영향을 준다.** 예를 들어, 뼈조직의 질량과 칼슘의 양이 감소되면 치아확(tooth socket)이 침식되어 결국 이가 빠지게 된다. 후각과 미각이 감퇴되면서 식습관이 변하고 결국 몸 전체에 영향을 미치게 된다.

- ✔ 돌막창자판막이 좁아지면 어떤 두 기관 사이의 물질이동이 방해될까?
- ✔ 소화관의 어떤 부분이 물을 재흡수하는 기능을 가질까?
- ✔ 음식내 어떤 화합물이 림프를 젖처럼 만들까?

복습

핵심용어

흡수(absorption): 기체, 액체, 혹은 용질의 능동섭취 혹은 수동섭취.

쓸개즙(bile): 쓸개에 저장된 후 샘창자로 방출되어 지질을 유화시키는 간의 외분비 분비물.

미즙(chyme): 위와 몸쪽 작은창자에 존재하는 소화분비물과 섭취된 음식의 반액체 혼합물.

소화(digestion): 소화관의 세포에 의해 흡수될 수 있는 단순분자로 섭취된 물질을 화학적으로 분해하는 과정.

샘창자(duodenum): 작은창자의 처음 25 cm 부분.

위샘(gastric gland): 산, 효소, 그리고 호르몬을 분비하는 위의 대롱샘(tubular gland).

가수분해(hydrolysis): 물분자를 부가하여 화학결합을 끊는 과정.

섭취(ingestion): 입을 통해 소화관으로 물질을 유입시키는 과정.

암죽관(lacteal): 창자 융모내 말단 림프관.

창자간막(mesentery): 배골반안에 있는 기관들의 위치를 지지하고 안정화시키는 장막의 두 층. 연관된 혈관, 신경, 그리고 림프관을 위한 통로를 제공.

점막(mucosa): 상피와 그 아래의 성긴결합조직을 합한 점액막.

이자액(pancreatic juice): 이자에 의해 생산되는 완충용액과 소화효소의 혼합액. 소화효소인 세크레틴과 콜레시스토키닌의 자극으로 샘창자로 방출된다.

꿈틀운동(peristalsis): 음식물을 소화관과 같은 관의 축을 따라 추진시키는 민무늬근 수축의 파동.

융모(villus): 작은창자의 점막에 있는 긴 손가락 같은 돌기.

학습개요

서론(p. 295)

1. 소화관으로 내려가는 음식으로부터 소화계는 개인의 성장과 유지를 위해 필요한 에너지와 구성물질들을 공급한다.

소화계 개요(p. 295)

1. 소화계는 근육질의 **소화관(digestive tract)** 및 다양한 **부속기관(accessory organ)**들로 구성된다.

2. 소화기능에는 섭취, 기계적 처리, 소화, 분비, 흡수, 그리고 분비가 포함된다.

소화계의 구조(pp. 295~306)

1. 소화관은 입안, 인두, 식도, 위, 작은창자, 큰창자, 곧창자, 그리고 항문이 포함된다(그림 17-1).

소화관의 벽(p. 295)

2. 배골반안 속에서 소화관과 연결된 복막의 이중판은 **창자간막(mesentery)**이라 한다(그림 17-2a).

3. 상피와 그 아래의 결합조직은 소화관의 안쪽 **점막(mucosa)**을 형성한다. 바깥쪽으로 **점막밑층(submucosa)**과 **근육층(muscularis externa)**이 있다. 복막안 속에서, 근육층은 **장막(serosa)**으로 덮여 있다(그림 17-2b).

4. 창자벽 및 작은 융모의 주름은 소화관의 표면적을 증가시킨다(그림 17-2c,d).

5. 근육층의 수축은 **꿈틀운동(peristalsis)**을 일으켜 음식물을 소화관을 통해 추진시킨다.

입안(p. 298)

6. 입안의 기능에는 (1) 미각, (2) 치아, 혀, 그리고 입표면을 사용한 기계적 처리, (3) 점액과 침의 혼합에 의한 윤활작용. 그리고 (4) 침효소에 의한 소화가 포함된다.

7. 볼은 입안의 양옆을 형성한다. **단단입천장(hard palate)**과 **물렁입천장(soft palate)**은 그의 천장을 형성하며 혀는 그의 바닥을 형성한다(그림 17-3a).

8. 혀의 일차적인 기능은 씹고 삼키도록 음식을 조작하고, 감각을 분석하며, 그리고 점액을 분비하는 것 등이다.

9. **귀밑샘(parotid)**, **혀밑샘(sublingual)**, 그리고 **턱밑샘(submandibular salivary gland)**은 이들의 분비물을 입안으로 방출한다. 침은 입을 윤활시키며, 화학물질을 용해시키고, 입 표면을 세척하며, 그리고 세균을 억제시킨다. 침의 분비는 대개 자율신경계에 의해 조절된다(그림 17-1).

10. 씹는 것은 마주보는 치아의 접촉을 통해 일어난다. 20개의 일차치아, 즉 **젖니(deciduous teeth)**가 발달 동안 32개의 영구치로 대체된다(그림 17-3b).

11. **치아인대(periodontal ligament)**는 치아를 치아확 안에 고정시킨다. **상아질(dentin)**은 치아의 기본구조를 형성한다. **치아머리(crown)**는 **사기질(enamel)**로 싸이며, **치아뿌리(root)**는 **시멘트질(cementum)**이다(그림 17-4).

인두(p. 300)

12. 인두는 고형음식, 액체, 그리고 기체의 총체적인 통로가 된다. 인두의 근육은 삼키기 과정을 돕는다.

식도(p. 300)

13. 식도는 고형음식과 액체를 인두로부터 위까지 운반한다.

14. 삼키기는 **음식덩이**(food mass 또는 **bolus**)의 압축으로 시작되는데, 음식덩이는 인두로 이동하게 되며, 후두가 올라가고, 후두덮개가 접히고 그리고 성대문이 닫힌다. 꿈틀운동은 음식덩이를 **식도아래조임근**까지 식도를 지나게 한다(그림 17-5).

위(p. 300)

15. 위는 (1) 섭취된 음식물의 일시적인 저장, (2) 섭취된 음식물의 혼합, 그리고 (3) 산과 효소를 사용하여 음식물의 화학결합을 파괴시키는 세 가지 주요 기능을 갖고 있다.

16. **위몸통(body)**은 위에서 가장 큰 부분이다. **날문조임근(pyloric sphincter)**은 위로부터 빠져나오는 것을 막는데, 이완상태에서 위내벽은 수많은 **위주름(ragae;** 융기와 주름)을 갖는다(그림 17-6).

17. **위샘(gastric gland)**은 **위산(gastric juice)**을 분비하는데 여기에

는 **염산(hydrochloric acid)**과 **펩신(pepsin)** 효소가 포함된다.

18. 위의 분비는 중추신경계와 소화호르몬에 의해 조절된다.

작은창자(p. 302)

19. 작은창자는 **샘창자(duodenum)**, **빈창자(jejunum)**, 그리고 **돌창자(ileum)**가 있다. 돌막창자판막이라는 조임근이 작은창자와 큰창자 사이의 연결부에 있다.

20. 창자점막은 가로주름과 **융모(villi)**라는 작은 돌기들이 있다. 이들은 흡수를 위한 표면적을 증가시킨다(그림 17-2b,c).

21. 창자샘들은 창자액, 점액, 그리고 호르몬들을 분비한다. 창자액은 미즙에 수분을 제공하고, 산을 완충시켜주며, 그리고 소화효소 및 소화산물들을 용해시킨다.

22. 창자호르몬에는 **세크레틴**, **콜레시스토키닌(CCK)**, **가스트린**, 그리고 **위억제펩티드(GIP)**가 포함된다(표 17-1).

23. 중요한 소화기능과 흡수기능의 대부분은 작은창자에서 일어난다. 소화효소와 완충용액은 이자, 간, 그리고 쓸개에서 제공된다.

이자(p. 303)

24. **이자관(pancreatic duct)**은 샘창자의 벽을 지나 이자 분비물을 운반한다(그림 17-7).

25. 이자는 (인슐린과 글루카곤을 혈액으로 분비하는) 내분비기능 그리고 (물, 이온, 그리고 소화효소를 작은창자로 분비하는) 외분비기능이라는 두 가지 기능을 갖는다. 이자효소에는 **지질분해효소(lipase)**, **탄수화물분해효소(carbohydrase)**, 그리고 **단백분해효소(proteinase)**가 있다.

26. 이자외분비세포들은 샘창자로부터 오는 호르몬에 반응하여 묽은 **이자액(pancreatic juice)**을 분비한다. 산성의 미즙이 작은창자에 도달하면 (1) 세크레틴이 미즙의 산성 pH를 중화시키도록 하는 완충용액 즉 주로 중탄산염나트륨이 포함된 액체가 이자에서 생산되도록 촉발시키며, 그리고 (2) 콜레시스토키닌이 방출된다.

27. CCK는 이자를 자극하여 **이자아밀라아제(pancreatic amylase)**, **이자지질분해효소(pancreatic lipase)**, **핵산분해효소(nuclease)**, 그리고 여러 **단백분해효소들**(트립신, 키모트립신, 그리고 카로복시펩티다아제)을 생산하여 분비하게 한다.

간(p. 304)

28. 간은 몸에서 가장 큰 내장기관이다(그림 17-7).

29. 간에 공급되는 혈액은 간동맥 그리고 간문맥을 통해 운반된다.

30. 간을 통해 오는 쓸개관은 융합하여 **온간관(common hepatic duct)**으로 되는데 이는 쓸개로부터 오는 **쓸개주머니관**과 만나 **온쓸개관(common bile duct)**이 되어 샘창자로 열리게 된다.

31. 간은 지질의 분해를 돕는 액체인 **쓸개즙(bile)**을 생산하는 것 외에도 다른 여러 중요한 기능들을 수행한다(표 17-2).

쓸개(p. 305)

32. 쓸개는 쓸개즙을 저장하고 농축시킨다.

큰창자(p. 305)

33. 큰창자의 주요 기능은 물을 재흡수하며 대변을 굳게 한다. 이는 또한 세균에 의해 생산된 비타민을 흡수한다.

34. **막창자(cecum)**는 돌창자로부터 오는 물질들을 모아 저장하며 굳게 하는 과정을 시작한다. **막창자꼬리(vermiform appendix)**는 막창자에 붙어 있다.

35. **잘록창자(colon)**는 근육질의 오목과 세로띠를 갖는다.

36. 큰창자는 물 그리고 비타민과 같은 성분들을 재흡수한다. 세균이 장내 가스 즉 **방귀**를 만들어 낸다.

37. 위와 샘창자의 신장은 잘록창자로부터 **곧창자(rectum)**로 미즙의 집단이동인 꿈틀운동을 자극한다.

38. 근육질의 조임근은 대변물질이 **항문(anus)**으로 통과하는 것을 조절한다. 곧창자벽의 신장은 **배변반사**를 촉발시킨다.

소화와 흡수(pp. 306~308)

1. 소화계는 섭식된 음식물의 물리적 구조를 파괴하며, **가수분해(hydrolysis)**를 통해 구성 분자들을 더 작은 단편으로 만든다.

탄수화물(p. 306)

2. 아밀라아제는 복합탄수화물을 이당류 및 삼당류분자들로 분해한다. 이들은 상피표면에서 효소에 의해 단당류로 분해되어 창자상피에 의해 흡수된다.

단백질(p. 307)

3. 단백질의 소화는 위효소인 펩신 그리고 다양한 이자단백분해효소에 의한다. 단일 아미노산이 흡수되며 결국 간으로 운반된다.

지질(p. 307)

4. **유화(emulsification)** 동안 쓸개즙은 큰 지질방울을 작은 지질방울들로 분해한다. 지질방울내 중성지방은 지질분해효소에 의해 지방산과 모노글리세리드(monoglyceride)로 분해된다. 이 산물들은 확산에 의해 창자상피를 통과한 후 **암죽관(lacteal)**이라 부르는 림프관으로 들어간다(그림 17-2d).

물, 이온, 비타민(p. 308)

5. 매일 약 2.0~2.5 L의 물이 섭취되며, 소화 분비물들이 6~7 L를 공급한다. 거의 모두가 삼투에 의해 흡수되며 약 150 ml이 매일 배설된다.

6. 나트륨이온과 염소이온의 흡수는 삼투를 통한 물의 흡수를 촉진한다.

7. 9개의 **수용성 비타민(water-soluble vitamin)**은 효소반응에 중요하다. **지용성 비타민(fat-soluble vitamin)**은 지질방울 안에 들어 있으며 지질과 함께 흡수된다.

노화와 소화계(p. 308)

1. 노화와 관련된 변화는 상피줄기세포 분열의 감소로 인해 상피가 더 얇아지고 더 약해지며, 그리고 민무늬근의 장력이 감소하면서 꿈틀수축이 더 약해진다.

복습문제

연결형

A열의 각 항목과 가장 가까운 항목을 B열에서 찾아 연결하라. 옆의 밑줄에 답을 적으라.

	A열	B열
___	1. 날문조임근	a. 장막판
___	2. 간	b. 음식물을 소화관을 따라 이동시킴
___	3. 점막	c. 미즙의 흐름을 조절

___ 4. 창자간막 d. 소화관의 근육활동을 증가시킴
___ 5. 위산 e. 녹말의 소화
___ 6. 구개 f. 소화관의 근육활동을 억제시킴
___ 7. 암죽관 g. 입안의 천장
___ 8. 부교감자극 h. 인두의 아랫부분
___ 9. 교감자극 i. 림프모세관
___ 10. 꿈틀운동 j. 염산과 펩신
___ 11. 쓸개즙의 기능 k. 쓸개즙을 생산
___ 12. 침샘아밀라아제 l. 지방의 유화

선택형

13. 큰 음식분자를 그의 기본 구성분자로 효소 분해하는 것은 ____ 라 부른다.
(a) 흡수 (b) 기계적 소화
(c) 분비 (d) 화학적 소화

14. ____ 는(은) 소화의 부속기관으로 간주되지 않는다.
(a) 인두 (b) 간
(c) 침샘 (d) 이자

15. 소화 그리고 영양분의 흡수에 주된 기능을 갖는 소화관의 부분은 ____ 이다.
(a) 큰창자 (b) 작은창자
(c) 막창자와 잘록창자 (d) 위

16. 완전한 세트의 영구치를 가진 성인의 치아는 ___ 이다.
(a) 20 (b) 28
(c) 32 (d) 36

17. 쓸개즙은 _____ 에 저장된다.
(a) 이자 (b) 온쓸개관
(c) 왼간엽 (d) 쓸개

18. 큰창자의 기능(들)은 ____ 이다.
(a) 물의 재흡수
(b) 세균에 의해 분비된 비타민의 흡수
(c) 배변 전에 대변물질의 저장
(d) a, b, 그리고 c 모두

19. 작은창자의 표면적은 다음의 ___ 를(을) 제외한 모두에 의해 증가된다.
(a) 암죽관 (b) 창자벽의 주름
(c) 융모 (e) 미세융모

20. 귀밑샘은 ___ 를(을) 분비한다.
(a) 가스트린 (b) 침
(c) 쓸개즙 (e) 단백분해효소

OX 문제

____ 21. 식도아래조임근의 수축은 위산이 식도로 들어가는 것을 방지한다.
____ 22. 작은창자의 첫 번째 분절은 돌창자이다.
____ 23. 쓸개즙에는 효소가 들어 있지 않다.
____ 24. 트립신은 단백질을 분해하는 이자효소이다.
____ 25. 창자의 융모에는 화학적 소화를 위해 중요한 모세혈관과 암죽관이 있다.
____ 26. 이자액에는 중탄산염나트륨이 들어 있는데, 이는 위에서 샘창자로 방출되는 미즙의 산성도를 증가시킨다.

서술형

27. 소화계의 주된 기능은 무엇일까?
28. 소화관에 있는 네 층의 이름을 말하고, 각각에 대해 설명하라.
29. 어떻게 위가 소화의 과정을 돕고 증진시킬까?
30. 노화와 관련되어 소화계에서 일어나는 다섯 가지 변화는 무엇일까?

✔ 개념확인 문제의 답

(p. 301) **1.** 꿈틀운동은 근육층을 구성하는 민무늬근의 돌림층과 세로층이 교대로 수축하는 결과로 일어난다. **2.** 삼키기 동안 후두덮개가 성대문을 덮는 것은 고형음식 및 액체가 기관 및 기도의 아랫부분으로 들어가는 것을 막는다.

(p. 303) **1.** 탄수화물을 분해하는 침샘아밀라아제가 귀밑샘에 의해 분비되기 때문에 귀밑샘의 손상은 탄수화물의 분해를 방해할 것이다. **2.** 앞니는 날 야채와 같은 상대적으로 딱딱한 음식을 자르는데 가장 적합한 유형의 치아이다. **3.** 작은창자는 음식을 흡수하는 능력을 증가시키기 위해 표면적을 넓히도록 여러 적응을 보인다. 내벽은 융모라 부르는 손가락 같은 돌기들로 덮인 주름이 있다. 융모를 덮는 세포들은 또다시 더 작은 손가락 같은 돌기인 미세융모들이 있다. 더욱이 작은창자는 혈관과 림프관이 풍부하여 흡수된 영양분들을 수송할 수 있다.

(p. 305) **1.** CCK의 혈중량이 증가될 것이다. **2.** 외분비이자는 작은창자로 들어온 산성의 미즙을 중화시키는 이자액과 각기 다른 종류의 소화효소들을 분비한다. 이자아밀라아제는 탄수화물을 분해하며, 지질분해효소는 지질을 분해하고, 핵산분해효소는 핵산을 분해하며, 그리고 단백분해효소는 단백질을 분해한다. **3.** 쓸개즙은 지질의 분해가 필요할 때까지 쓸개 속에 저장된다.

(p. 308) **1.** 돌막창자판막이 좁아지면 작은창자로부터 큰창자로 가는 미즙의 흐름이 방해받을 것이다. **2.** 큰창자의 주된 한 가지 기능은 창자내용물로부터 물을 재흡수하는 것이다. **3.** 지방이 풍부한 음식은 림프에 의해 복합단백질-지질단편들을 섭취할 것이며 림프를 젖처럼 탁하게 만들 것이다.

CHAPTER

18

영양과 대사

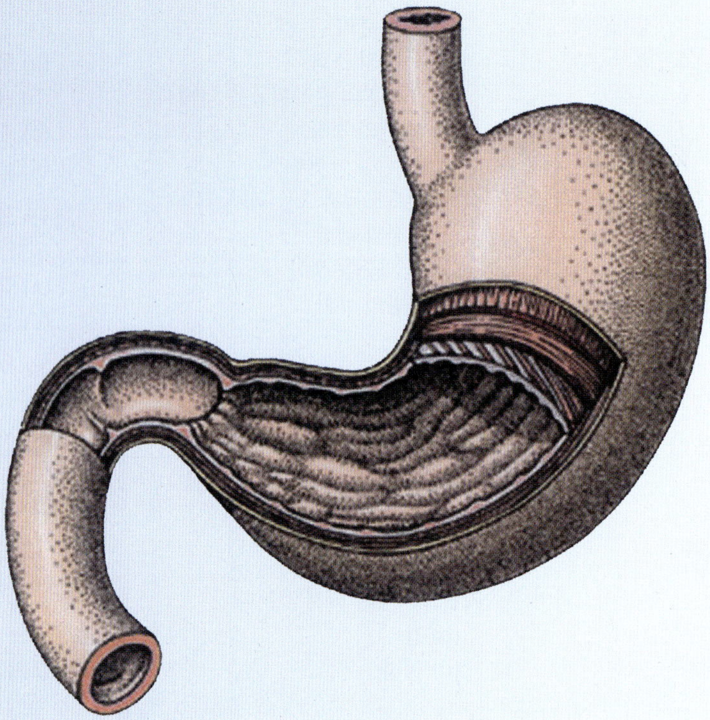

단원개요

대사

탄수화물 대사

에너지생산의 다른 경로

지질 대사

단백질 대사

음식과 영양

기본이 되는 여섯 가지 음식 종류

무기염류, 비타민, 물

음식과 질병

에너지

음식과 에너지

대사율

체온조절

임상노트: 왜 운동선수는 경기 전에 탄수화물을 많이 섭취할까?

단원개요

1. 대사를 정의하고, 왜 세포가 새로운 구조들을 합성할 필요가 있는지에 대해 설명한다.
2. 분해대사와 합성대사를 정의한다.
3. 탄수화물, 지질, 그리고 단백질의 분해대사와 합성대사를 설명한다.
4. 몸에서 무기염류와 비타민의 역할에 대해 설명한다.
5. 무엇이 균형식을 구성하며 왜 균형식이 중요한지에 대해 설명한다.
6. 탄수화물, 지질, 그리고 단백질의 에너지량을 비교한다.
7. 대사율을 정의하며, 개인의 대사율을 결정하는 요인들에 대해 설명한다.
8. 일정한 체온을 유지하는 항상성 기전에 대해 설명한다.

에너지(energy)는 일을 할 수 있는 능력이다. 우리는 우리의 세포들이 에너지를 방출하고 에너지를 사용할 수 있기 때문에 앉아서 이 책을 읽을 수 있는 것이다. 우리의 에너지 공급은 탄수화물, 단백질, 지방(지질)의 형태로 우리가 먹는 음식으로부터 온다. 이 분자들은 또한 세포와 조직을 만들고 유지하기 위해 필요한 기본 물질들을 형성한다. 우리의 음식은 또한 우리에게 (1) 배뇨, 발한 등으로부터 잃는 물을 보충하기 위한 물, (2) 물과 함께 소실되는 전해질을 보충하기 위한 이온(전해질), 그리고 어떤 효소작용에 필요한 유기분자인 비타민 등과 같은 필수적인 분자들도 제공한다. 우리가 음식으로부터 얻는 탄수화물, 단백질, 지질, 물, 전해질, 그리고 비타민은 총체적으로 **영양소(nutrient)**라고 부른다. 영양소의 흡수와 사용은 **영양(nutrition)**이라고 알려져 있다. 제17장은 소화관 내벽을 통한 음식의 소화분해 및 흡수에 대해 설명하였다. 본 장은 이들이 몸의 세포 안으로 들어온 후 어떤 일이 벌어지는가에 대하여 설명한다.

대사

대사(metabolism)는 몸의 모든 화학반응을 의미한다. 살아 있는 세포에 의해 조절되는 대사 활성은 두 일반적인 부류의 화학반응, 즉 **분해대사**와 **합성대사**로 구분된다. 그림 18-1 • 은 주요 유기 영양소(단순당, 아미노산, 지질)가 세포에 의해 사용되는 다양한 방식을 보여준다.

분해대사(이화작용, catabolism) 동안 큰 유기분자들이 더 작은 분자들로 분해되면서, 세포의 주된 고에너지화합물인 아데노신3인산(adenosine triphosphate, ATP)을 만드는데 사용되는 에너지를 방출한다. *[p. 29]* 대개 분해작용은 두 단계로 일어난다. 첫 번째 단계는 세포질(cytoplasm)에서 일어난다. 예를 들어, 세포질 안에 있는 효소가 탄수화물을 짧은 탄소사슬로 분해하며, 중성지방을 지방산과 글리세롤로 분해하고, 그리고 단백질을 각각의 아미노산으로 분해한다.

상대적으로 적은 ATP가 이러한 반응을 통해 세포질에서 생산된다. 그러나 생성된 단순한 분자들은 세포의 미토콘드리아(mitochondria)로 흡수되어 처리된다. 분해대사의 이 두 번째

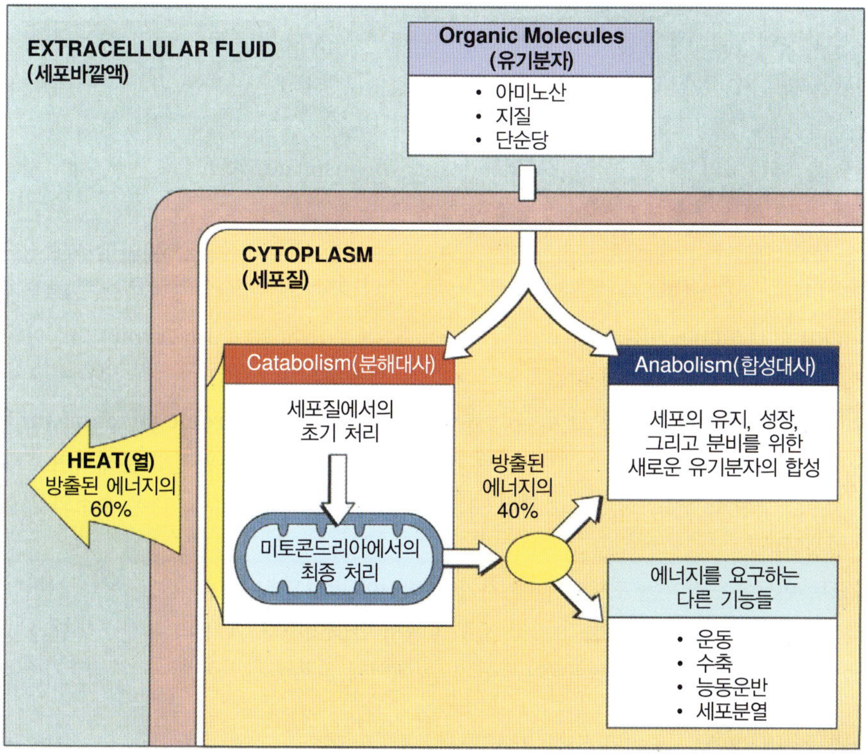

• **그림 18-1 세포대사.**
세포는 세포바깥액으로부터 유기분자들을 얻으며 이들을 분해하여 에너지를 얻어 ATP의 형태로 만든다. 분해대사를 통해 방출된 에너지의 약 40%가 ATP로 포획되며, 나머지는 열로 방출된다. 분해대사를 통해 생성된 ATP는 합성대사를 포함하는 모든 필수적인 생명활동에 제공된다.

미토콘드리아 단계에서 많은 양의 에너지가 방출된다. 방출된 에너지의 약 40%는 포획되고 결합되어 ATP로 된다. 나머지 에너지는 세포 및 주위 조직을 데워주는 열로 방출된다.

새로운 유기분자를 만드는 **합성대사(동화작용, anabolism)**는 새로운 화학결합을 형성시킨다. 미토콘드리아에 의해 생산된 ATP는 합성대사뿐 아니라 세포의 다른 활성에 필요한 에너지를 제공한다. 근육의 수축, 섬모나 세포의 운동, 능동운반, 혹은 세포분열과 같이 에너지가 필요한 이러한 활성들은 세포마다 다르다. 예를 들어, 골격근섬유는 수축을 위해 에너지를 제공하는 ATP를 필요로 하며, 샘세포들은 그 분비물들을 합성하고 운반하기 위해 ATP를 필요로 한다.

아는 바와 같이, 세포들은 새로운 화합물을 만드는데 필요한 물질들을 저장하고 나머지는 분해한다. 세포는 계속하여 막, 소기관, 효소, 그리고 구조단백질들을 대체하고 복구시킨다. 이 과정은 지질보다 아미노산을 더 많이 그리고 약간의 탄수화물을 필요로 한다. 그러나 에너지의 생산(분해대사)은 반대의 순서로 이러한 유기분자를 사용하게 된다. 일반적으로 여분의 탄수화물, 지질, 그리고 아미노산을 갖는 세포는 먼저 탄수화물을 분해하게 된다. 지질이 두 번째로 분해되며, 탄수화물과 지질이 있는 한 아미노산은 거의 분해되지 않는다.

탄수화물 대사

우리에게 당(sugar)과 녹말(starch)로 친숙하게 알려져 있는 탄수화물은 세포들을 위한 에너지의 주된 근원이다.

분해대사

대부분의 세포들은 **세포호흡(cellular respiration)**이라는 과정을 통해 탄수화물 특히 포도당(glucose)을 분해함으로써 ATP를 생산한다. 이 과정에 관여하는 초기화합물과 최종화합물은 다음 화학식으로 나타낸다.

$$\underset{\text{포도당}}{C_6H_{12}O_6} + \underset{\text{산소}}{6\ O_2} \rightarrow \underset{\text{이산화탄소}}{6\ CO_2} + \underset{\text{물}}{6\ H_2O}$$

여기에서 보듯이 만일 이 반응이 한 단계로 일어난다면, 포도당을 서로 붙잡고 있는 결합에너지는 세포를 죽일 수 있을 만큼의 폭발열을 방출할 것이다. 이러한 문제를 피하기 위해 세포는 일련의 작은 단계들로 포도당을 분해하게 된다. 비록 여전히 열이 방출되지만, 이러한 여러 단계들이 낮은 에너지의 아데노신2인산(adenonsine diphosphate, ADP)을 높은 에너지의 ATP로 전환시키는데 사용되는 에너지를 방출한다.

실제 에너지의 대부분은 미토콘드리아 안에서 방출된다. 그러나 핵심과정은 먼저 세포질에서 일어나야 한다. 이 과정에서, 6탄당의 포도당분자는 반으로 쪼개져 3탄당의 **피루브산**(pyruvic acid)을 형성한다. 이 단계는 산소가 없어도 되는 **무산소(혐기, anaerobic)** 과정이다. 피루브산분자는 이후 미토콘드리아로 들어가서 ATP를 생성하는데 사용된다. 미토콘드리아 안에서의 ATP 생산은 산소를 필요로 하며 따라서 이 과정은 **산소대사(aerobic metabolism)**라 부른다. 산소반응 동안 원래의 포도당분자 단편들이 물과 이산화탄소로 완전히 분해되며 ATP가 방출된다. 이산화탄소가 포도당분자로부터 나오며 산소는 포도당으로부터 나온 수소와 결합하여 물을 형성한다.

평균적으로 미토콘드리아는 포도당 한 분자가 분해되어 방출되는 ATP의 95%를 생산한다. 나머지 5%의 ATP는 산소를 사용하지 않고 세포질에서 만들어진다. ATP의 무산소생산과 산소생산 사이의 이러한 큰 차이는 우리 세포들에 의한 에너지 포획에서 산소의 중요성을 강조해준다.

합성대사

복합탄수화물은 포도당과 같은 단순 단당류분자로부터 합성될 수 있다. 에너지 생산에 즉각적으로 사용되지 않는 포도당분자는 간세포와 골격근섬유에서 **글리코겐(glycogen)**으로 전환되어 저장된다. 이러한 세포들 안에서 글리코겐분자는 최소한의 공간을 차지하도록 농축된 불용성의 과립을 형성한다.

에너지생산의 다른 경로

산소대사는 상대적으로 효율적이며 많은 양의 ATP를 생산할 수 있다. 이는 정상적인 세포대사의 기본이 되지만 하나의 분명한 한계점이 있다. 세포는 반드시 산소와 포도당을 공급받아야만 한다. 세포들은 산소가 없이는 오래 살 수가 없다. 그러나 포도당이 없이도 대부분의 세포들이 생존할 수 있는데 그것은 미토콘드리아로 갈 수 있는 다른 영양소들을 분해할 수 있기 때문이다(그림 18-2 •). 많은 세포들은 필요 시 하나의 영양소를 다른 영양소로 전환시킬 수 있다. 예를 들어, 많은 세포들은 혈액내 포도당의 양이 감소되는 경우 포도당이 아닌 지질로부터 ATP가 생성될 수 있도록 한다.

세포가 단백질을 분해하여 에너지를 얻는 것은 주로 단백질이 세포의 생존을 위해 필요한 효소 및 소기관들을 구성하기 때문에 오직 지질 혹은 탄수화물을 이용할 수 없는 경우에만 일어난다. 핵산(nucleic acid)은 대개 소량으로 존재하며, 심지어 세포가 굶어 죽는다고 하더라도 핵산은 거의 에너지 생산을 위해 이용되지 않는다. 핵 안의 DNA는 세포의 모든 구조 및 기능적인 역할을 결정하기 때문에 이러한 DNA의 보존은 설명될 수 있는 것이다.

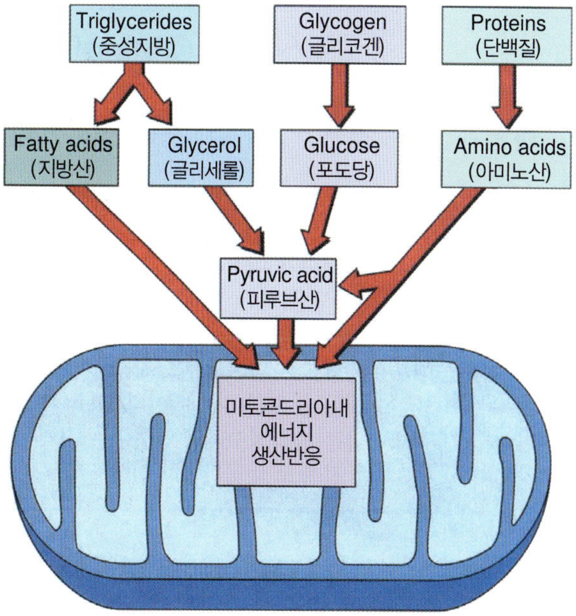

• 그림 18-2 **에너지생산 경로.**

지질 대사

탄수화물처럼 지질분자도 다른 비율로 탄소, 수소, 그리고 산소를 포함한다. 몸에서 가장 많은 지질은 중성지방(triglyceride)이다.

분해대사

중성지방의 구성분자는 글리세롤(glycerol)과 지방산(fatty acid)이다. 그림 18-2 • 에서 볼 수 있듯이, 글리세롤과 지방산, 특히 지방산은 미토콘드리아로 들어가 ATP를 생성한다.

중간 정도의 에너지를 필요로 하는 세포들은 포도당의 공급이 제한되는 경우 지질로부터 에너지를 생산하도록 만든다. 정상적으로 골격근섬유는 지질 대사와 탄수화물 대사를 교대로 시행한다. 휴식 시, 에너지 요구량이 낮은 경우, 이들은 지방산을 분해한다. 활동적이고 에너지 요구량이 높은 경우, 골격근섬유들은 포도당을 대사하게 된다.

합성대사

세포들은 지방산과 글리세롤의 구성분자들로부터 지질분자를 합성한다. 불행하게도, 우리 몸의 세포들은 분해될 수 있는 모든 지방산을 합성할 수 없다. 18개의 탄소를 갖는 불포화지방산인 리놀레산(linoleic acid)은 거의 합성될 수 없다. 따라서 리놀레산이 부족한 음식은 성장을 느리게 하고, 피부의 특성을 변화시킨다. 아라키돈산(arachidonic acid)과 리놀렌산(linolenic acid)은 긴 사슬의 불포화지방산으로서 인체에서 합성될 수 없다. 이러한 세 종류의 **필수지방산(essential fatty acid)**은 세포막의 프로스타글란딘(prostaglandin)과 인지질(phospholipid) 성분을 합성하기 위해 필요하기 때문에 음식에 반드시 들어 있어야만 한다.

임상노트(Clinical Note)

왜 운동선수는 경기 전에 탄수화물을 많이 섭취할까?

비록 지질과 단백질이 분해되어 유기분자를 미토콘드리아에 제공할 수 있다고 해도, 탄수화물은 가장 최소의 처리와 준비를 필요로 한다. 그러므로 운동선수가 미리 준비된 에너지의 근원으로서 탄수화물을 이용하는 방법을 찾는 것은 놀라운 일이 아니다.

운동 바로 직전에 탄수화물을 섭취하는 것은 운동능력을 개선시키지 못하며 실제적으로 기존의 에너지 저장소의 동원을 낮추어 내구력을 감소시킬 수 있다. 마라톤이나 5 km 수영과 같이 장거리 경기에 참여하는 육상선수나 수영선수는 경기 직전에 먹지 않으며, 경기 2시간 전에 오직 물만을 마신다. 그러나 이러한 운동선수들은 종종 경기 3일 전에 탄수화물이 풍부한 음식을 먹곤 한다. 이 **탄수화물부하(carbohydrate loading)**는 경기 중에 끌어낼 수 있는 탄수화물의 근육조직내 저장을 증가시킨다.

고탄수화물음식을 먹기 3일 동안 모두 고갈되도록 운동을 실시하여 최대의 효과를 얻을 수 있는데, 이러한 훈련은 **탄수화물고갈/부하(carbohydrate depletion/loading)**라 부른다. 탄수화물 고갈/부하에는 근육 및 콩팥손상을 포함하는 기대치 않은 여러 부작용이 있으며, 운동생리학자들은 운동선수가 일 년에 3번 이하로 이 방법을 사용할 것을 권장한다.

단백질 대사

인체에는 약 10만 개의 각기 다른 단백질들이 있다. 모든 단백질들은 동일한 20개의 아미노산들이 다양한 조합으로 형성된다. 정상 조건 하에서, 세포질 안에 있는 세포단백질들이 계속하여 대사전환되며 새로운 단백질들을 형성하기 위해 자유 아미노산들이 사용된다. 만일 우리의 에너지 근원이 적은 경우, 미토콘드리아는 ATP를 생성하기 위해 아미노산을 분해할 수 있다 (그림 18-2 • 참조).

아미노산 분해대사

아미노산의 분해는 주로 간세포에서 일어난다. 아미노산 분해의 첫 단계는 질소가 함유된 아미노기를 제거하는 일이다. 아미노기가 제거되면, 다른 반응에 의해 아미노기가 암모니아(ammonia)로 전환된다. 암모니아분자는 소량으로도 독성이 매우 높다. 간세포는 암모니아를 상대적으로 독성이 낮은 **요소(urea)**로 전환시킴으로써 암모니아의 양을 감소시킨다. 요소는 순환혈액으로 들어가 콩팥(신장)으로 운반된 후 소변으로 배출되며, 아미노산분자의 나머지 탄소사슬들이 미토콘드리아 안에서 ATP를 생산하는데 사용된다.

아미노산과 단백질 합성

단백질 합성의 기본 기전에 대해서는 제3장에서 설명하였다. ∞ [p. 45] 인체는 단백질을 만드는데 필요한 아미노산의 약 반을 합성할 수 있다. 이러한 아미노산은 음식에 포함되지 않아도 되는 **비필수아미노산(nonessential amino acid)**이라 한다. 체내에서 합성되지 않아 반드시 음식으로 섭취해야 할 10개의 아미노산이 있는데 이를 **필수아미노산(essential amino acid)**이라 한다. 이 중 8개, 즉 이소류신(isoleucine), 류신(leucine), 리신(lysine), 트레오닌(threonine), 트립토판(tryptophan), 페닐알라닌(phenylalanine), 발린(valine), 그리고 메티오닌(methionine)은 전혀 합성되지 않으며, 다른 2개, 즉 아르기닌(arginine)과 히스티딘(histidine)은 성인에서는 적당하지만 성장하는 어린이에서는 충분하지 않은 양으로 합성된다.

아미노산 분해대사에 있어, 아미노기가 한 아미노산으로부터 제거되어 다른 탄소사슬에 붙어 "새로운" 아미노산을 만든다. 이 과정은 세포가 단백질 합성에 필요한 많은 아미노산을 합성할 수 있도록 만든다. 간, 골격근, 심장, 허파, 콩팥, 그리고 뇌는 이들이 많은 양의 단백질을 합성하기 때문에 아미노산에 대한 요구량이 매우 높다.

- ✔ 세포를 위한 주된 에너지 근원이 되는 유기화합물의 종류는 무엇일까?
- ✔ 소변으로 배출되는 요소의 근원은 무엇일까?
- ✔ 무엇이 한 아미노산 또는 지방산을 필수아미노산 또는 필수지방산으로 만들까? 또 비필수아미노산 또는 비필수지방산으로 만들까?

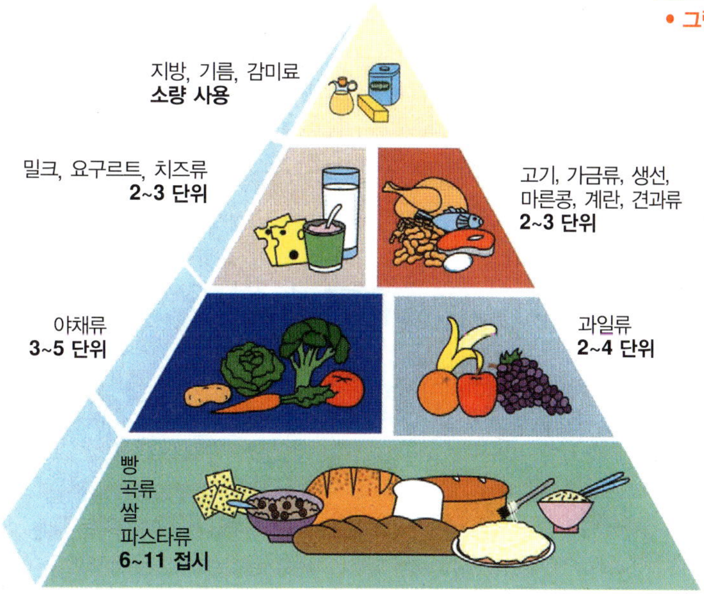

• 그림 18-3 식품피라미드.

일일 음식선택 기준

음식의 종류	함유영양소	결핍영양소
지방, 기름, 감미료	칼로리	대개 대부분의 무기염류과 비타민이 결핍
우유, 요구르트, 치즈	완전단백질, 지방, 탄수화물, 칼슘, 칼륨, 마그네슘, 나트륨, 인, 비타민 A, B_{12}, 판토텐산, 티아민, 리보플라빈	식이섬유, 비타민 C
고기, 가금, 생선, 마른콩, 달걀, 땅콩	완전단백질, 지방, 칼륨, 인, 철, 아연, 비타민 E, 티아민, B_6	탄수화물, 식이섬유, 여러 비타민
야채와 과일	탄수화물, 비타민 A, C, E, 폴라신(folacin), 칼륨, 식이섬유	종종 저지방, 칼로리와 단백질
빵, 곡류, 쌀, 파스타	탄수화물, 비타민 E, 티아민, 니아신, 칼슘, 인, 철, 나트륨, 식이섬유	지방

음식과 영양

좋은 건강은 몸의 세포에 의해 규칙적으로 사용되며 소변, 대변, 또는 땀으로 소실되는 균형을 규칙적으로 맞추면서 액체, 탄수화물, 지질, 단백질, 무기염류(mineral), 그리고 비타민을 흡수하는 소화관에 의존한다. 이러한 영양소에 대한 각각의 요구성은 사람에 따라 또 매일매일 변한다.

영양학자(nutritionist)는 특정인에서의 필요성이 입각한 용어로 음식을 분석한다. **균형식(balanced diet)**은 항상성을 유지하는데 필요한 모든 영양소를 포함한다. 균형식은 적당하지 않거나 혹은 하나 이상의 영양소가 과도하게 결핍됨으로써 기인되는 **영양실조(malnutrition)**를 방지한다.

기본이 되는 여섯 가지 음식 종류

영양학자들은 여섯 가지의 각기 다른 기본 음식 종류에 입각하여 균형식에 대한 일반 지침서를 만들었다. 이러한 음식류는 우유와 유제품류, 고기류, 야채류, 과일류, 빵과 곡류, 그리고 지방, 기름, 감미류이다. 각 식품류는 단백질, 탄수화물, 그리고 지질뿐 아니라 비타민과 무기염류의 양과 종류에 있어 그 전형적인 균형이 서로 다르다.

그림 18-3 • 에서 볼 수 있듯이, 여섯 종류는 일일 추천 단위 수를 기반으로 할 경우 만들어지는 형태인 **음식피라미드(food pyramid)**로 배열할 수 있다. 이 배열은 지방, 기름, 그리고 설탕이 든 음식을 제한하며 복합 탄수화물(녹말)이 풍부한 빵과 곡류의 섭취를 권장한다.

비록, 이러한 분류가 균형식을 마련하는데 도움이 되지만, 여섯 종류 모두를 넣는다고 해도 잘못된 선택이 있을 수 있다. (필요한 에너지에 부합되도록 적절한) **양(quantity)** 그리고 (필수아미노산, 필수지방산, 비타민과 무기염류를 포함하는) **질(quality)**의 영양소를 충분하게 얻는 것이 중요하다. 핵심은 우리가 먹는 것에 관해 현명하게 선택하는 것이다.

예를 들어, 필수아미노산의 경우를 고려해 보자. 쇠고기, 가금류, 계란, 그리고 우유와 같은 육류와 우유류의 어떤 것은 필수아미노산이 충분한 양으로 들어 있다. 이들은 **완전단백질(complete protein)**을 함유하고 있다고 말한다. 적절한 양의 단백질을 함유하고 있는 많은 식물들은 하나 이상의 필수아미노산이 결여된 **불완전단백질(incomplete protein)**을 포함한다. 완전채식주의자들은 그들에게 필요한 모든 종류의 아미노산을 섭취할 수 있도록 (빵과 곡류의 유무와 함께) 성분을 잘 조합하여 식사를 하여야 한다.

무기염류, 비타민, 물

무기염류, 비타민, 그리고 물은 음식의 필수성분이다. 몸은 무기염류를 생산하지 않으며, 우리 세포들은 오직 소량의 물과 매우 적은 비타민을 생성할 수 있다.

무기염류

무기염류는 염화나트륨(sodium chloride)과 같은 전해질이 분해되면서 나오는 무기이온(inorganic ion)이다. 무기염류는 매우 다양한 정상적인 몸의 기능 유지에 중요한 역할을 수행한다. 예를 들어, 무기염류는 체액의 적절한 균형, 근육의 수축, 신경충격의 전도, 치아와 뼈의 형성, 그리고 혈액내 산소의 운반 등에서 필수적인 역할을 한다.

표 18-1에 주요 무기염류 및 이들의 기능적 역할을 나열하였다. 몸 안에서 여러 중요한 무기염류의 큰 저장소는 매일매일의 음식내 무기염류의 변이를 감소시키는데 도움이 된다. 그러나 무기염류 저장소의 대부분은 상대적으로 적으며 또 음식내 무기염류도 적절한 양으로 들어 있지 않아 여러 건강문제를 야기할 수 있다. 반면, 음식내 무기염류의 양이 과도한 것 역시 똑같이 위험하다.

비타민

비타민은 지질 및 탄수화물과 관련이 있다. 소량이 필요한 비타민은 세포대사의 각기 다른 면을 조절하는 효소 및 기타 화합물의 일부를 구성한다. 이들은 **지용성비타민(fat-soluble vitamin)**과 **수용성비타민(water-soluble vitamin)**의 두 종류로 구분된다. 지용성비타민은 몸 안의 여러 지질에 녹을 수 있기 때문에 쉽게 저장된다. 따라서 우리의 몸은 이러한 비타민의 저장소들을 포함하고 있으며, 음식 속에 비타민이 결핍되는 것은 대개 문제가 되지 않는다. **비타민결핍증(vitamin deficiency disease)**은 수용성비타민의 경우에 더 일반적인데 그 이유는 이들이 몸의 한 체액에서 다른 곳으로 쉽게 운반되고, 그리고 여분의 비타민은 쉽게 소변으로 배출될 수 있기 때문이다. 이들 두 부류의 비타민에 관해서는 표 18-2에 정리하였다.

물

우리 몸의 물 요구량은 하루에 평균 2500 ml(10 컵)이다. 비록 우리가 마시는 물의 대부분은 먹거나 마실 때 섭취되지만, 소량(약 300 ml)은 세포 안에서 생산된다. 이 **대사수(metabolic**

표 18-1 무기염류

무기염류	기능	결핍효과	과다효과
다량의 무기염류			
나트륨	체액내 주된 양이온, 정상적인 근육의 기능과 신경의 기능에 필수적	탈수, 근육경련	조직부종, 고혈압
칼륨	세포내 주된 양이온, 정상적인 근육의 기능과 신경의 기능에 필수적	심장박동의 감소, 근육허약	심장박동이 약화되고 불규칙적
염소	체액내 주된 음이온, 산염기평형에 필수적	혈액 pH 증가, 근육경련	혈액 pH가 낮아짐, 조직부종
칼슘	정상적인 근육의 기능과 신경의 기능에 필수적, 뼈 속의 중요한 무기염류	근육이 수축된 상태로 지속(강축), 구루병, 뼈엉성증, 심장박동의 약화	연조직내 칼슘의 축적(석회화), 심장기능상실
인	고에너지화합물(ATP), 핵산(DNA), 그리고 뼈에 필수적	구루병	모름
마그네슘	효소의 성분, 정상적인 근육의 기능과 신경의 기능에 필수적	근육이 수축된 상태로 지속(강축)	모름
미량의 무기염류			
요오드	갑상샘호르몬의 성분, 정상 대사에 필수적	갑상샘의 확장(갑상샘종)	갑상샘분비를 억제
철	헤모글로빈과 미오글로빈의 성분, 산소운반	철결핍빈혈, 허약과 피로	간 악화
아연	여러 효소들의 성분	비정상적인 세포성장	열, 욕지기
구리	헤모글로빈의 합성에 필요, 일부 효소의 성분	빈혈	간 손상
망간	일부 효소의 성분	성장지체, 뼈의 비정상	근육허약

water)는 미토콘드리아 안에서 일어나는 산소반응(aerobic reaction)의 부산물이다.

어떤 주어진 시간에서 필요한 물의 전체량은 환경조건 및 대사적 활성에 따라 다르다. 예를 들어, 운동은 대사에너지 요구량을 증가시키며, 또한 증발과 땀에 의한 물의 소실을 가속화시킨다. 열과 동반되는 온도의 증가도 유사한 효과를 나타내며, 정상보다 1도 높아질 때마다 일일 물 소실은 200 ml씩 증가된다. 따라서 아플 때 "물을 많이 마셔라"는 말은 명확한 생리학적 기초를 갖는다.

음식과 질병

음식은 몸의 건강에 중대한 영향을 미친다. 표 18-1은 몸에서 이용되는 여러 무기염류에 관한 정보를 제공하며, 표 18-2는 정상치보다 높거나 낮은 경우의 비타민이 건강에 미치는 효과를 정리하였다. 음식 안에 잘못된 비율 혹은 조합의 영양소들이 포함된 경우에 보다 민감하고, 장기적인 문제가 야기될 수 있다. 미국의 평균 음식에는 너무 많은 칼로리가 들어 있고, 그러한 칼로리의 너무 많은 비율이 지방에 의해 공급된다. 이러한 음식은 미국인 집단에서 비만, 심장질환, 죽상동맥경화증, 고혈압, 그리고 당뇨병의 발병률을 증가시킨다.

- ✔ 하루에 먹는 단위 수에 있어 여섯 가지 음식류의 어떤 것이 중요할까?
- ✔ 완전단백질과 불완전단백질이라는 음식 간의 차이는 무엇일까?

표 18-2 비타민

비타민	중요성	근원	결핍효과	과다효과
지용성비타민				
A(레티놀)	상피유지, 눈에서 시각색소의 합성에 필요	녹황색 채소	성장지체, 야맹증, CNS 효과, 상피막의 파괴	간의 손상, 피부박리, (욕지기, 식욕부진)
D(콜레칼시페롤)	뼈의 정상 성장에 필요, 칼슘과 인의 흡수에 필요	햇빛에 노출된 피부에서 합성	구루병, 뼈의 기형	여러 조직 내 칼슘침착, 파괴기능
E(토코페롤)	비타민 A와 지방산의 분해 억제	우유, 고기, 채소	빈혈	보고된 바 없음
K	간에서 혈액응고인자의 합성에 필요	채소, 창자세균에 의해 생성	출혈질환	간기능부전
수용성비타민				
B_1(티아민)	미토콘드리아에서 ATP의 합성에 관여하는 효소의 일부	우유, 육류, 빵	근육허약, CNS 및 심장혈관계 질환 (심장병)	저혈압
B_2(리보플라빈)	위와 같음	우유, 육류	상피와 점막의 파괴	가려움증, 저림
B_3(니아신)	위와 같음	육류, 빵, 감자	CNS, GI, 상피, 점막의 파괴	가려움증, 화끈거림, 혈관확장, 다량섭취로 사망
B_5(판토텐산)	위와 같음	우유, 육류	성장지체	보고된 바 없음
B_6(피리독신)	아미노산과 지질의 대사에 관여하는 효소의 일부	육류	성장지체, 빈혈, 상피변화	CNS 변화(때로 치명적)
폴라신(엽산)	아미노산과 핵산의 대사에 관여하는 효소의 일부	야채, 곡류, 빵	성장지체, 빈혈, 위창자병	과다량 외에는 거의 알려지지 않음
B_{12}(코발라민)	적혈구 생산에 관여하는 효소의 일부	우유, 육류	RBC 생산 감소	RBC 과다생산
바이오틴	다양한 대사반응에 관여하는 효소의 일부	계란, 육류, 야채	피로, 근육통, 욕지기, 피부병	보고된 바 없음
C(아스코르빈산)	콜라겐합성을 위한 효소의 성분	감귤류	상피와 점막의 악화, 뼈의 소실	콩팥돌(신장결석)

에너지

포도당 혹은 다른 분자들을 결합시키는 화학결합이 깨질 때, 에너지가 방출된다. 에너지의 측정 단위는 **칼로리(calorie)**이다. 열에너지를 쉽게 측정할 수 있기 때문에, 1칼로리(cal)는 1 g의 물을 1°C 올리는데 드는 에너지의 양으로 정의한다. 사람의 삶을 70 kg으로 유지하는데 있어 이 단위는 너무 작기 때문에 보다 큰 단위인 **킬로칼로리(kilocarorie)** 혹은 C를 대문자로 쓰는 칼로리(Calorie, Cal)를 사용한다. 1 Cal은 1 kg의 물의 1°C 올리는데 필요한 에너지의 양이 된다. 다양한 음식의 칼로리 값을 확인하기 위한 음식섭취지침은 cal이 아닌 Cal을 사용하여 나타낸다.

음식과 에너지

앞서 보았듯이 살아 있는 세포에서 유기분자가 분해대사되면 이산화탄소와 물이 생성되며, 이 과정에서 에너지가 방출된다. 탄수화물, 단백질, 그리고 지방의 분해대사는 각기 다른 양의 에너지를 방출한다. 예를 들어, 지방은 그램당 약 9.46 Cal(C/g)의 높은 에너지를 방출하며, 단백질은 약 4.32 C/g를 방출한다. 음식은 대부분 지방, 단백질, 그리고 탄수화물을 포함하고 있으며, 따라서 "칼로리카운터(calorie counter)"의 값이 변한다.

대사율

개인의 **대사율(metabolic rate)**은 사용된 에너지의 척도이다. 대사율은 수행된 활동에 따라 달라지며, 달릴 때 필요한 에너지의 양과 잠잘 때 필요한 에너지의 양은 실제로 아주 다르다. **기초대사율(basal metabolic rate, BMR)**은 의식이 깨어 있는 사람이 사용하는 최소한의 에너지, 즉 휴식 시의 에너지로 정의한다. "평균적인" 사람은 시간당 70 Cal 즉 하루 약 1680 Cal의 기초대사율을 갖는다. BMR에 영향을 미치는 요인들에는 나이, 성별, 신체조건, 그리고 체중이 포함된다.

개인이 실제로 하루에 사용하는 에너지는 이들이 수행하는 활동에 따라 달라진다. 예를 들어, 앉아서 생활하는 사람들은 기초대사율에 근접한 에너지 요구량을 갖지만, 한 시간의 수영으로 일일 Cal 요구량이 500 Cal 또는 그 이상이 필요해진다. 만일 하루 에너지 섭취량이 전체 에너지 요구량을 초과하게 되면, 그 여분은 주로 지방조직에 지방으로서 저장된다. 만일 일일 Cal 사용량이 음식에 든 양을 초과한다면, 몸의 에너지 저장이 감소하여 체중이 줄게 된다.

체온조절

BMR은 에너지 이용률을 평가하기 위한 지표가 된다. 인체 세포는 ATP 형태의 에너지를 단지 부분적으로만 이용할 수 있으며, 나머지는 열로서 "잃어버린다". 그러나 열손실은 중요한 항상성의 목적을 갖는데, 이는 인체의 효소가 최적으로 활동할 수 있는 좁은 범위로 체온을 증가시킨다(이 범위는 정상에서 약 1/2도 높거나 낮으며, 인체의 평균 체온은 37°C이다). 인체는 환경조건에 관계없이 적정한 범위 내로 조절하는 다양한 전략을 갖고 있다.

열전달 기전

열은 다음과 같은 네 가지 방식으로 환경과 교환된다(그림 18-4 •).

1. **방사(radiation).** 따뜻한 물체는 방사의 형태로 열을 잃는다. 우리가 태양의 열을 느낄 때, 우리는 방사를 느낀다. 인체는 동일한 방식으로 열을 잃게 되며, 우리가 잃어버리는 열의 반 이상이 방사를 통해 일어난다.
2. **전도(conduction).** 전도는 물리적인 접촉을 통해 직접적으로 에너지가 전달되는 것이다. 냉방장치가 가동 중인 방에서 차가운 플라스틱 의자에 앉아 있는 경우, 우리는 이 과정을 즉각적으로 알 수 있다. 전도는 대개 열을 잃거나 얻는 효과적인 기전은 아니다.
3. **대류(convection).** 대류는 인체의 표면 위에 있는 공

• 그림 18-4 **열의 획득경로와 소실경로.**

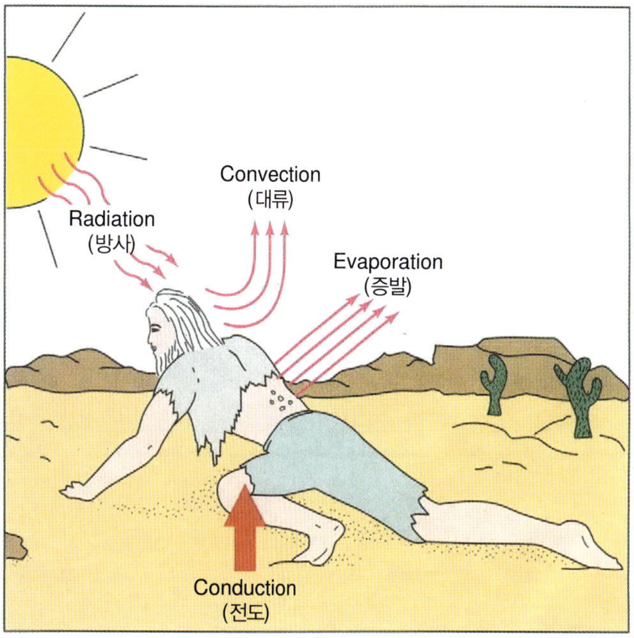

기로 열이 대류에 의해 소실되는 경우이다. 따뜻한 공기는 차가운 공기에 비해 더 가벼우며, 따라서 위로 올라간다. 몸이 피부에 접한 공기로 열을 전도시키면서 공기는 데워지고 위로 올라가며, 데워진 공기가 빠져나간 부분은 더 차가운 공기로 대체되고 이 공기가 다시 따뜻해지는 현상이 반복된다.

4. **증발(evaporation).** 물이(액체에서 기체로 바뀌는) 증발현상이 일어날 때 에너지가 흡수된다. 땀샘으로부터 나오는 땀 속의 물이 증발되면서 많은 양의 열에너지가 제거될 수 있다.

일정한 체온을 유지하기 위해 사람은 대사반응에 의해 생산되는 열을 빠르게 없애버려야만 한다. 예를 들어, 휴식 중인 사람에서 열소실의 반 이상이 방사를 통해 일어나며, 20%는 증발을 통해 일어나고, 15%는 대류를 통해 일어나며, 그리고 나머지는 전도를 통해 일어난다. 이러한 비율을 바꾸기 위해서는 많은 각기 다른 계들이 협응되어야만 한다. 이러한 조정은 **시상하부**(hypothalamus)의 **열소실중추(heat-loss center)**와 **열획득중추(heat-gain center)**에 의해 이루어진다. 열소실중추는 자율신경계의 부교감가지 활성을 조절하며, 열획득중추는 교감가지를 통해 그 반응을 유도한다. 전체적인 효과는 두 종류의 변화 즉 열생산율과 환경으로의 열소실률에 영향을 줌으로써 체온을 조절하게 된다.

열소실의 증진

열소실중추의 온도가 정상적인 입력치를 초과하게 되면 세 가지 주된 효과가 나타난다. (1) 혈관이 확장되어 몸 표면으로 따뜻한 혈액의 흐름을 증가시킨다. 이는 피부를 발갛게 만들어 체온이 증가되었음을 나타내며, 방사와 대류를 통한 열소실을 증가시킨다. (2) 땀샘이 자극되어 몸의 표면에서 땀이 나게 되고 증발을 통한 열의 소실이 가속화된다. (3) 호흡중추가 자극되며 호흡이 깊어진다. 사람들은 입을 통해 호흡하게 되어 허파를 통한 증발소실을 증가시키게 된다.

열소실의 제한

열획득중추의 기능은 정상체온보다 낮은 **저체온증(hypothermia)**을 방지한다. 체온이 입력치 이하로 떨어지면, 열소실중추가 억제되며 열획득중추가 활성화된다. 피부로 가는 혈류가 감소되며, 순환이 억제되고, 피부가 창백해지거나 혹은 청색으로 된다. 또한 혈류의 양상이 바뀌게 된다. 따뜻한 기온에서, 혈액이 피부 바로 아래의 정맥얼기로 흐르게 된다. 추운 기온에서, 혈액은 피하지방이 있는 절연층 아래의 깊은정맥의 얼기로 보내진다.

- 임신한 여성의 기초대사율(BMR)은 임신하지 않은 상태에 비교할 때 어떻게 달라질까?
- 몸의 증발냉각에 관여하는 샘은 무엇일까?
- 뜨거운 날 혈관의 수축이 체온에 미치는 효과는 무엇일까?

열생산의 증진

열획득중추는 열을 보존시키는 것 외에도 열생산율을 증가시키는 두 가지 기전을 갖는다. **떨림**(전율, shivering) 동안 골격근에 의한 열생성률이 400% 이상 증가될 수 있다. 열은 또한 모든 조직의 대사활성을 증가시키는 호르몬의 분비에 의해서도 생성될 수 있다. 부신에서 분비되는 에피네프린(epinephrine)과 갑상샘으로부터 분비되는 티록신(thyroxine)이 그러한 효과를 갖는다.

복습

핵심용어

아데노신2인산(adenosine diphosphate, ADP): 2개의 인산기가 붙어 있는 아데노신분자.

아데노신3인산(adenosine triphosphate, ATP): 3개의 인산기가 붙어 있는 아데노신분자로 구성된 고에너지화합물. 세 번째 인산기는 고에너지 결합으로 붙어 있다.

산소의(aerobic): 산소의 존재를 필요로 하는.

합성대사(anabolism): 더 작고 더 단순한 화합물로부터 더 크고 복잡한 유기화합물을 합성하는 대사.

기초대사율(basal metabolic rate): 항상성 조건 하에서 정상 체중의 사람이 갖는 휴지대사율.

칼로리(Calorie, Cal): 1 kg의 물을 1°C 높이는데 필요한 열의 양. 음식의 에너지 값을 나타내기 위해 일반적으로 사용하는 단위.

분해대사(catabolism): 복합유기분자를 더 단순한 화합물로 분해하는 대사로서 에너지를 방출시킨다.

세포호흡(cellular respiration): 포도당이 이산화탄소와 물로 완전히 분해되는 반응. 이 과정을 통해 많은 양의 ATP가 생성되며 미토콘드리아와 산소가 필요하다.

글리코겐(glycogen): 에너지의 저장에 중요한 다당류. 포도당분자들의 긴 사슬로 구성된다.

저체온증(hypothermia): 정상체온 이하.

대사(metabolism): 주어진 순간 인체내에서 수행되는 모든 생화학적 과정의 총체. 분해대사와 합성대사가 있다.

무기염류(mineral): 지구에서 자연적으로 생성되는 무기원소 혹은 무기화합물.

영양소(nutrient): 몸을 위해 물질 혹은 에너지를 공급하는 음식의 화학 성분들.

비타민(vitamin): 대사에서 효소의 성분으로서 기능하는 필수 유기영양소.

학습개요

서론(p. 313)

1. 인체의 세포들은 에너지를 얻기 위해 음식에 있는 유기분자들을 분해하는 화학공장이다.

2. 에너지 외에도, 음식의 화학성분인 **영양소(nutrient)** 역시 새로운 세포구조를 위한 빌딩블록(building block)으로 사용된다.

대사(pp. 313~316)

1. 대사(metabolism)는 몸의 모든 화학반응을 지칭한다. 이 과정은 유기화합물의 분해인 **분해대사(catabolism)**반응 그리고 이들을 형성시키는 **합성대사(anabolism)**반응이다.

2. 일반적으로, 세포는 먼저 여분의 탄수화물을 분해하며, 이후 지질, 그리고 보존된 아미노산을 분해한다. 단지 약 40%의 에너지가 분해대사를 통해 ATP로 포획되며, 나머지는 열로서 방출된다(그림 18-1).

3. 세포들은 (1) 구조유지 혹은 수선을 위해, (2) 성장을 지지하기 위해, 그리고 (3) 분비물을 생산하기 위해 새로운 화합물을 합성한다.

탄수화물 대사(p. 313)

4. 대부분의 세포들은 **세포호흡(cellular respiration)**을 통해 탄수화물을 분해함으로써 ATP 및 다른 고에너지화합물들을 생성한다.

5. 전형적인 세포에서 대부분의 ATP는 **산소대사(aerobic metabolism)**를 통해 생성된다.

6. 미토콘드리아내에서 산소가 필요한 반응은 세포질내 **무산소(anaerobic)**반응에 비해 더 많은 ATP를 생산한다.

7. 합성대사반응을 통해, 여분의 포도당분자들이 간과 골격근에서 **글리코겐(glycogen)**으로 저장된다.

에너지생산의 다른 경로(p. 315)

8. 세포들은 포도당의 공급이 제한되는 경우 다른 영양소를 분해하여 ATP를 얻을 수 있다(그림 18-2).

지질 대사(p. 315)

9. 지질의 분해대사 동안, 지질은 피루브산으로 전환되거나 혹은 직접 미토콘드리아의 안으로 들어갈 수 있는 더 단순한 화합물로 분해된다.

10. 세포들은 포도당의 공급이 제한되는 경우, 지질에 기반한 에너지 생산 기전으로 전환시킬 수 있다.

11. 지질의 합성에 있어 어떠한 유기분자도 글리세롤을 형성시킬 수 있다. **필수지방산(essential fatty acid)**은 합성될 수 없으며, 반드시 음식에 포함되어야만 한다.

단백질 대사(p. 316)

12. 만일 다른 에너지 근원이 적당하지 않은 경우라면, 아미노산이 사용될 수 있다. 아미노기는 간에서 제거되고 나머지 탄소골격이 미토콘드리아로 들어가 ATP를 생성한다.

13. 단백질을 만드는데 필요한 아미노산의 약 반은 합성될 수 있다. 그러나 음식을 통해 섭취되어야만 하는 10개의 **필수아미노산(essential amino acid)**이 있다.

음식과 영양(pp. 317~320)

1. 영양은 음식으로부터 영양소를 흡수하여 사용하는 것이다. 균형식은 항상성을 유지하는데 필요한 모든 성분들을 포함하며, **영양실조(malnutrition)**를 방지한다.

여섯 가지 음식 종류(p. 317)

2. 여섯 가지 음식 종류는 우유와 유제품; 육류, 마른 콩, 계란, 견과류; 야채; 과일; 빵과 곡류; 지방, 기름, 감미류가 있다. 이들은 빵과 곡류를 바닥으로 한 식품피라미드로 배열시킬 수 있다(그림 18-3).

무기염류, 비타민, 물(p. 318)

3. 무기염류(mineral)는 다양한 대사반응에 관여하는 효소들의 성분으로 작용한다. 이들은 또한 체액의 균형에 관여하며, 신경충격의 전도, 신경전달물질의 분비, 근육의 수축, 뼈의 형성 및 유지, 기체의 교환, 그리고 노폐물의 제거에서도 기능을 한다(표 18-1).

4. 비타민은 매우 소량을 필요로 한다. 비타민 A, D, E, 그리고 K는 **지용성비타민(fat-soluble vitamin)**이다. 지용성비타민과는 달리 **수용성비타민(water-soluble vitamin)**은 몸 안에 저장되지 않는다(표 18-2).

5. 하루 필요한 물의 양은 약 2500 ml(10컵)이다.

음식과 질병(p. 319)

6. 균형식은 전신건강을 개선시킬 수 있다. 미국인 대부분은 주로 지질(지방)의 형태로 너무 많은 칼로리를 소비한다.

에너지(pp. 320~322)

1. 음식에 들어 있는 에너지의 양은 대개 g당 **Calorie**(Cal/g)로 나타낸다. 포도당 혹은 기타 다른 영양소에 들어 있는 에너지 양의 반 이하가 우리 몸의 세포들에 의해 포획될 수 있다.

음식과 에너지(p. 321)

2. 지질의 분해반응은 동일한 양의 탄수화물과 단백질에 비해 약 2배인 9.46 Cal/g을 에너지를 방출한다.

대사율(p. 321)

3. 몸 안에서 일어나는 모든 합성대사과정과 분해대사과정 모두는 개인의 **대사율(metabolic rate)**로서 나타낸다. **기초대사율(basal metabolic rate, BMR)**은 휴식 시의 에너지 사용률이다.

체온조절(p. 321)

4. 체온의 항상성 조절은 **방사, 전도, 대류**, 그리고 **증발**이라는 네 가지 환경과의 열교환을 통해 일어난다(그림 18-4).

5. 몸의 온도조절장치로서 작용하는 시상하부에는 **열소실중추(heat-loss center)**와 **열획득중추(heat-gain center)**가 있다.

6. 열소실을 증가시키는 생리학적 기전에는 말초혈관확장, 발한(땀) 증가, 그리고 호흡의 증가가 있다.

7. 체온은 피부로 가는 혈류를 감소시킴으로써 보존될 수 있다. 전율(떨림)을 통하거나 혹은 호르몬을 분비하여 열을 생성시킬 수 있다.

복습문제

연결형

A열의 각 항목과 가장 가까운 항목을 B열에서 찾아 연결하라. 옆의 밑줄에 답을 적으라.

	A열	B열
___	1. 글리코겐	a. 지질 분해대사 산물
___	2. 글리세롤과 지방산	b. 필수아미노산
___	3. 합성대사	c. 정상체온 아래
___	4. 리놀레산	d. 세포의 고에너지화합물
___	5. 페닐알라닌	e. 지용성비타민
___	6. 비타민	f. 수용성비타민
___	7. 암모니아	g. 포도당의 저장형태
___	8. 요소	h. 질소노폐물
___	9. 비타민 B 복합체와 C	i. 필수지방산
___	10. 칼로리	j. 아미노산으로부터 단백질의 합성
___	11. A, D, E, K	k. 소량으로 필요한 유기화합물
___	12. 저체온증	l. 질소가 포함된 독성화합물
___	13. ATP	m. 에너지의 단위

선택형

14. 세포는 ____ 새로운 유기화합물을 생성한다.
(a) 세포의 구조를 유지하고 수선하기 위해
(b) 성장을 지지하기 위해
(c) 분비물을 만들기 위해
(d) a, b, 그리고 c 모두를 위해

15. 음식으로부터 적절한 양과 종류의 영양소를 얻는 것을 ___ (이)라 한다.
(a) 소화 (b) 영양
(c) 영양실조 (d) 분해대사

16. 산소를 필요로 하지 않는 세포호흡의 단계는 ___ 에서 일어난다.
(a) 핵 (b) 세포질
(c) 미토콘드리아 (d) 리보솜

17. ___은 세포내 주된 에너지의 근원이다.
(a) 탄수화물 (b) 지질
(c) 단백질 (d) 핵산

18. 하루 필요한 양의 물은 ___ 를(을) 제외한 다음의 모든 것에서 얻는다.
(a) 음식
(b) 음용수
(c) 미토콘드리아내 화학반응
(d) 운동

19. 우리의 몸으로부터 소실되는 열의 반 이상은 ___ 때문이다.
(a) 방사 (b) 전도
(c) 대류 (e) 증발

20. 기초대사율(BMR)은 ___ 를(을) 뜻한다.
(a) 운동 시 사용하는 최대 에너지
(b) 가벼운 운동 시 사용하는 최소 에너지량
(c) 깨어 있는 휴식 중인 사람이 사용하는 최소 에너지량
(e) a와 b의 합

OX 문제

____ 21. 시상하부에는 몸의 온도조절중추가 있다.

____ 22. 세포를 위한 주된 ATP 근원은 포도당이다.

____ 23. 세포호흡의 무산소 단계에 의해 생성되는 ATP의 양은 산소 단계 때보다 더 많다.

____ 24. 같은 양의 탄수화물, 지질, 그리고 단백질에서 나오는 에너지의 양은 거의 같다.

____ 25. 피부로 가는 혈류는 추운 기온에 증가된다.

____ 26. 비타민과는 달리, 무기염류는 무기물질이다.

서술형

27. 대사, 합성대사, 그리고 분해대사에 대해 설명하라.

28. 비타민과 무기염류가 음식의 필수성분이 되어야 하는 이유는 무엇일까?

29. 적절한 양과 종류의 영양소가 음식 안에 들어가도록 하는데 있어 어떻게 식품피라미드를 이용할 수 있을까? 왜 음식내 지방, 기름, 그리고 설탕이 피라미드의 꼭대기에 위치하며 빵과 곡류가 바닥에 위치할까?

30. 어떻게 뇌가 체온을 조절할까?

✔ 개념확인 문제의 답

(p. 316) **1.** 세포에서 주된 에너지의 근원은 탄수화물이다. 탄수화물이 이용된 후 그 다음은 지질이 이용된다. 탄수화물과 지질의 공급이 원활하지 않는 한 단백질 및 그의 아미노산들은 거의 분해되지 않는다. **2.** 에너지 공급원으로서 아미노산이 이용되려면 먼저 아미노기가 제거되어야만 한다. 자유 아미노기는 먼저 독성의 암모니아분자로 전환되고 그 다음 비독성의 요소분자로 전환된다. 요소는 소변으로 배출된다. **3.** 비필수분자들은 몸에서 합성될 수 있으며, 필수분자들은 합성되지 못하여 반드시 음식으로 공급되어야만 한다.

(p. 319) **1.** 추천되는 단위 수에 있어, 하루 6~11단위는 빵, 곡류, 쌀, 그리고 파스타류가 가장 중요하다. **2.** 영양학적으로 요구되는 모든 필수아미노산을 포함하는 음식은 완전단백질을 포함하고 있다고 말한다. 하나 혹은 그 이상의 필수아미노산이 결여된 음식은 불완전단백질을 포함하고 있다고 말한다.

(p. 322) **1.** 임신한 여성의 BMR은 비임신 상태의 여성에 비해 BMR이 더 높은데, 그 이유는 태아를 지지하기 위해 대사가 증가되었을 뿐 아니라 태아에서 행해지는 대사의 부가적 효과 때문이다. **2.** 샘분비 땀샘은 땀을 증가시키며 이는 많은 양의 열을 몸으로부터 증발되도록 한다. **3.** 말초혈관의 수축은 피부로 가는 혈류를 감소시키며 몸에서 잃는 열의 양을 줄여준다. 그 결과, 체온이 상승한다.

CHAPTER

19

비뇨계와 체액

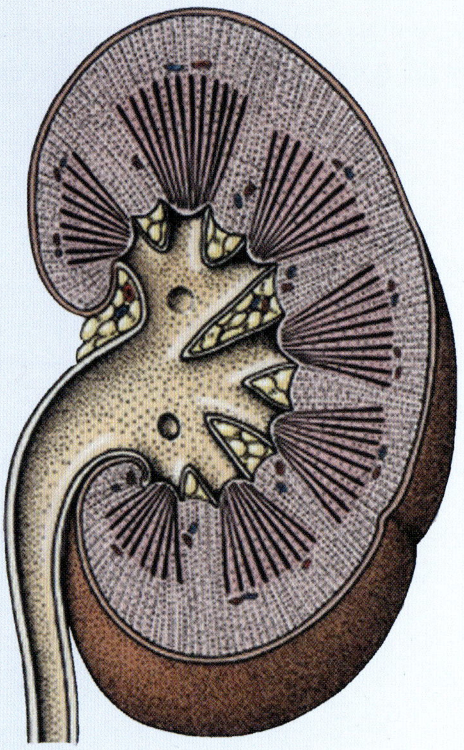

단원개요

비뇨계 개요

비뇨계의 구조

콩팥

콩팥의 구조

소변형성단위

콩팥에 대한 혈액공급

소변의 형성

여과

재흡수와 분비

콩팥기능의 조절

소변량의 조절

혈압의 변화에 대한 반응

소변의 운반, 저장, 배뇨

요관

방광

요도

배뇨

체액

체액평형

전해질평형

산염기평형

노화와 비뇨계

임상노트: 통풍이란 무엇일까?

단원개요

1. 비뇨계의 성분들과 이들의 기능을 확인한다.
2. 콩팥의 구조를 설명한다.
3. 콩팥단위의 구조 그리고 소변형성과정을 설명한다.
4. 여과압과 거른액의 형성률에 영향을 주는 요인들을 나열하고 설명한다.
5. 거른액이 콩팥단위를 따라 이동하여 소변으로서 나갈 때까지 일어나는 변화에 대해 설명한다.
6. 콩팥이 혈압의 변화에 어떻게 반응하는지 설명한다.
7. 요관, 방광, 그리고 요도의 구조와 기능을 설명한다.
8. 배뇨과정 및 배뇨가 어떻게 조절되는지 설명한다.
9. 체액 및 전해질 조절에 관여하는 기본 개념에 대해 설명한다.
10. 세포속액과 세포바깥액의 pH를 조절하는 완충계에 대해 설명한다.
11. 비뇨계에 미치는 노화의 효과에 대해 설명한다.

비뇨계(urinary system)의 일차적인 역할은 혈액 속에 축적된 노폐물을 제거시키는 "오염조절(pollution control)이다. 이 노폐물들은 이후 몸에서 방출된다. 몸에서 나온 고형노폐물과 용해노폐물들의 제거는 **배설(excretion)**이라 부른다. 배설은 비뇨계, 소화계, 그리고 호흡계에 의해 수행된다. 심장혈관계는 이러한 계들을 서로 연결시킨다.

소화관은 음식으로부터 영양소들을 흡수하며 고형노폐물을 배출시키고, 간은 순환혈액내 영양소의 농도를 조절한다. 심장혈관계는 소화계로부터 오는 영양소 그리고 호흡계로부터 오는 산소를 몸의 다양한 조직으로 운반한다. 혈액이 이러한 조직들을 떠나면서 이산화탄소 및 세포의 기타 노폐산물들을 배설장소로 운반한다. 제16장에서 설명한 바와 같이, 이산화탄소는 허파에서 제거된다. 유기노폐산물의 대부분은 소변이라 부르는 용액을 생성하는 콩팥에서 혈액으로부터 제거된다. 소변은 배설될 때까지 방광(urinary bladder)에 저장된다.

비뇨계 개요

비뇨계의 주된 기능은 노폐물의 배설이다. 그러나 비뇨계는 또한 때로 간과될 수 있는 다른 기능도 수행한다. 비뇨계는 혈액의 양과 압력을 조절하며, 혈중 pH 및 나트륨, 칼륨, 염소, 그리고 다른 여러 이온들의 농도 균형을 유지시킨다.

혈액의 조성을 안정된 범위로 유지시키기 위해서 이러한 모든 활성들이 필요하다. 이러한 과정 중의 어떤 하나가 교란된다면 즉각적인 치명적 결과가 나올 것이다. 본 장은 비뇨계가 하는 일과 소변 생산의 조절에 관해 살펴본다.

비뇨계의 구조

그림 19-1 • 에서 비뇨계의 기관들을 볼 수 있다. 두 개의 **콩팥(kidney)**은 물, 이온, 그리고 작은 수용성 분자들을 포함하고 있는 액체인 **소변(urine)**을 생산한다. 콩팥을 떠난 소변은 좌우 한 쌍의 **요관(ureter)**을 따라 이동하여 일시적인 저장을 위해 **방광(urinary bladder)**에 도달하며. 방광의 근육이 수축하면 방광 속에 저장된 소변이 **요도(urether)**를 지나 몸 밖으로 배출되는데 이를 **배뇨(urination 또는 micturition)**라 한다.

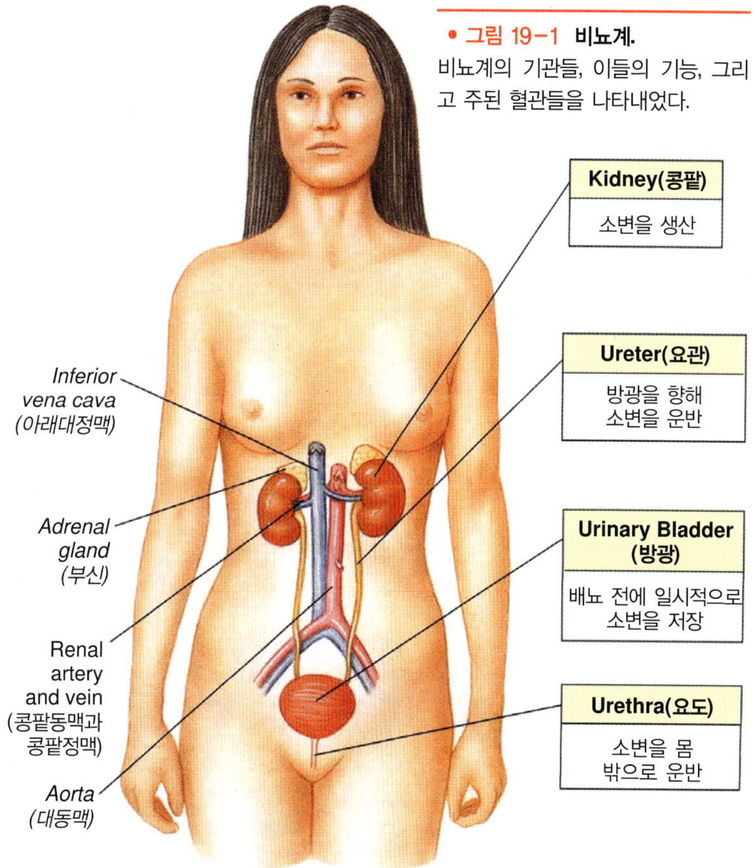

• 그림 19-1 **비뇨계.** 비뇨계의 기관들, 이들의 기능, 그리고 주된 혈관들을 나타내었다.

콩팥

콩팥은 대략 11번째와 12번째 갈비뼈에서 척주의 양옆에 위치한다. 오른쪽 콩팥은 대개 왼쪽에 비해 약간 아래에 있으며(그림 19-1 • 참조), 두 콩팥은 몸통벽의 근육과 복막 사이에 위치한다. 이 위치는 **복막뒤(retroperitoneal)**라 부르는데 그 이유는 기관들이 복막의 뒤(*retro*-는 "뒤"라는 의미)에 위치하기 때문이다.

콩팥은 복막 그리고 지지 결합조직에 의해 위치가 유지된다. 각 콩팥은 또한 일상 생활의 충격의 흡수에 도움을 주는 지방조직의 보호쿠션에 의해 싸여 있다. 만일 콩팥의 위치가 바뀌어 소위 **뜬콩팥**(floating kidney)이 된다면, 요관 혹은 콩팥혈관들이 꼬이거나 얽혀 극도로 위험한 상황이 될 수 있다.

콩팥의 구조

각 콩팥은 큰 강낭콩(bean)의 형태이다. 전형적인 콩팥은 길이가 10 cm이며, 폭이 5.5 cm이고, 두께가 3 cm이다. **문(hilus)**이라 부르는 오목한 부위는 콩팥동맥이 들어오고 콩팥정맥과 요관이 나가는 부위이다[형용사 renal은 "콩팥(kidney)"을 뜻하는 *renes*에서 유래함]. 각 콩팥의 표면은 섬유결합조직으로 이루어진 피막(capsule)으로 덮여 있다.

절편을 보면(그림 19-2 •), 콩팥은 바깥의 **콩팥겉질(renal cortex)**과 안쪽의 **콩팥속질(renal medulla)**로 나누어질 수 있다. 속질은 6~18개의 원뿔 모양인 **콩팥피라밋(신추체, renal pyramid)**을 포함한다. 소변은 콩팥피라밋과 그 위 콩팥겉질 부위에서 생산된다. 각 콩팥피라밋의 끝에 있는 작은 관들은 소위 **작은콩팥잔[소신배, minor calyx**, 컵(cup), 복수는 *calyces*]이라 부르는 컵 모양의 배출관으로 소변을 방출한다. 4개 혹은 5개의 작은콩팥잔이 합쳐져서 2개 혹은 3개의 **큰콩팥잔(대신배, major calyx)**을 형성하는데, 이는 큰 깔대기 모양의 방인 **콩팥깔대기(신우, renal pelvis)**를 형성한다. 콩팥깔대기는 콩팥문에서 요관과 연결된다.

소변형성단위

콩팥의 기본 소변형성단위(urine-producing unit)는 **콩팥단위(신원, nephron)**라 부른다. 각 콩팥에는 약 125만 개의 콩팥단위가 있다. 콩팥단위 하나의 위치와 구조는 그림 19-2 •에서 볼 수 있다. 각 콩팥단위는 약 50 mm 길이의 **콩팥세관**(요세관, renal tubule)이라는 미세한 관으로 구성된다. 콩팥세관은 단순한 U자 모양의 분절에 의해 분리된 2개의 **곱슬세관**(convoluted tubule)분절을 갖는다. 곱슬세관분절은 콩팥의 겉질 안에 위치하며, 이 관은 속질 안으로 신장

• 그림 19-2 **콩팥과 소변형성 콩팥단위의 구조.**

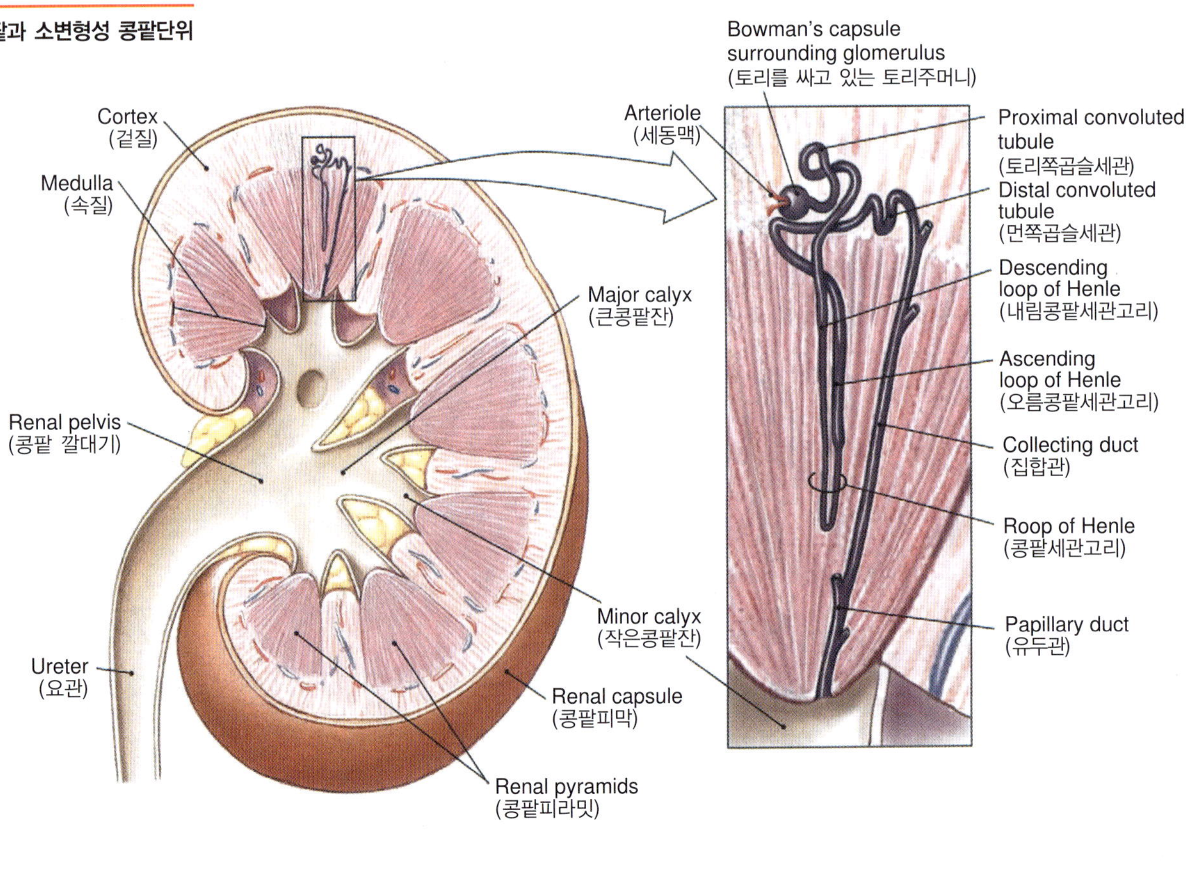

된다. 소변의 형성에 있어 콩팥단위의 각 부분이 갖는 역할들을 나타내기 위하여 콩팥단위를 그림 19-3 • 에서 짧게 그리고 직선화하여 나타내었다.

콩팥단위의 구조

콩팥단위는 매듭이 있는 모세혈관의 얼기를 싸고 있는 끝이 막히고 확장된 방에서 시작된다. 전체 구조는 **콩팥소체(신소체, renal corpuscle)**라 부른다. 모세혈관의 혹(knot)은 **사구체(토리, glomerulus)**라 하며, 끝이 막힌 방은 **토리(보우먼)주머니(Bowman's capsule)**라 한다. 혈액은 **들(토리)세동맥(afferent arteriole)**을 통해 토리에 도달하며 **날(토리)세동맥(efferent arteriole)**을 통해 떠난다. 콩팥소체에서 혈압이 체액 및 용해된 용질을 모세혈관의 밖으로 그리고 토리주머니 안으로 밀어내면서 여과(filtration)가 일어난다. 이는 **거른액(여과액, filtrate)**이라 부르는 단백질이 없는 체액을 만들게 된다.

거른액은 콩팥소체로부터 **토리쪽곱슬세관(proximal convoluted tubule)**, **콩팥세관고리(loop of Henle)**, 그리고 **먼쪽곱슬세관(distal convoluted tubule)**이라는 세 부위로 나뉘는

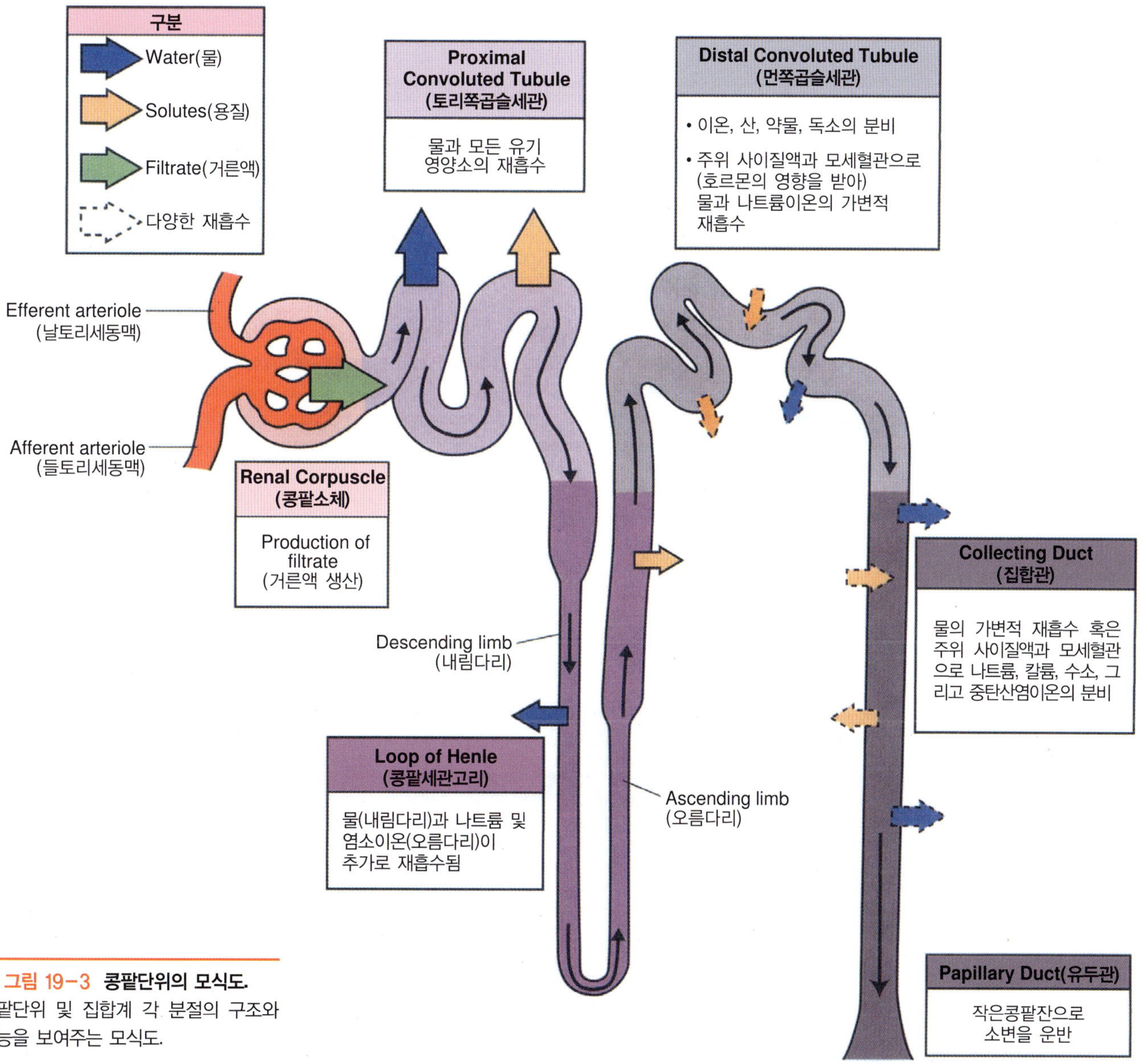

• **그림 19-3 콩팥단위의 모식도.** 콩팥단위 및 집합계 각 분절의 구조와 기능을 보여주는 모식도.

긴 경로로 들어간다. 세관액(tubular fluid)이라 부르게 되는 거른액이 세관을 따라 이동하면서 그 조성이 점차 변하게 된다. 일어나는 변화와 그 결과로 생성되는 소변은 콩파단위 각 분절에서 이행되는 특수활동에 의존한다.

각 콩팥단위는 집합계(collecting system)가 시작되는 **집합관(collecting duct)**으로 합해진다. 집합관은 겉질을 떠나 아래의 속질로 들어가며 수 많은 콩팥단위로부터 온 세관액을 콩팥피라밋 안의 관을 통해 작은콩팥잔으로 소위 **소변(urine)**이라는 액체를 운반한다.

콩팥단위의 기능

소변은 콩팥소체에서 생성된 거른액과 매우 다르다. 거른액을 소변으로 전환시키는 콩팥단위 각 분절의 역할은 그림 19-3 • 에서 설명하였다. 여과 동안 유기노폐물뿐 아니라 물, 이온, 그리고 포도당, 지방산, 그리고 아미노산과 같은 유기영양소들도 이 토리모세혈관벽을 통해 지난다. 이러한 가치 있는 물질들은 대부분의 물을 따라 재흡수되어야 하며, 노폐물은 상대적으로 농축된 용액으로 배출되어야만 한다. 콩팥세관의 세 분절(토리쪽곱슬세관, 콩팥세관고리, 그리고 먼쪽곱슬세관)은 다음과 같은 일을 한다.

- 거른액으로부터 모든 가치 있는 유기분자들의 재흡수,
- 거른액내 물의 90% 이상을 재흡수,
- 여과과정에서 놓친 어떠한 노폐산물을 세관액 안으로 분비.

여분의 물과 염은 소변이 콩팥깔대기(신우)로 가기 전에 집합관 안에서 제거된다.

토리(glomerulus)와 **토리주머니(Bowman's capsule)** 모두는 혈액을 여과하는 특수한 특징을 갖고 있다. 그림 19-4 • 에서 보듯이, 토리와 토리주머니 사이의 관계는 심장과 심장막(pericardium) 사이의 관계와 비슷하다. 토리주머니의 속층과 바깥층을 분리시키는 **주머니속공간(capsular space)**은 콩팥세관과 연결되어 있다.

토리모세혈관 안의 내피세포들은 작은 구멍들이 있다. 이 구멍들은 혈구세포들이 이를 통해 빠져나가지 못하지만 물과 대부분의 용질(심지어 혈장단백질까지)들은 쉽게 모세혈관의 벽을

• 그림 19-4 **콩팥소체.**

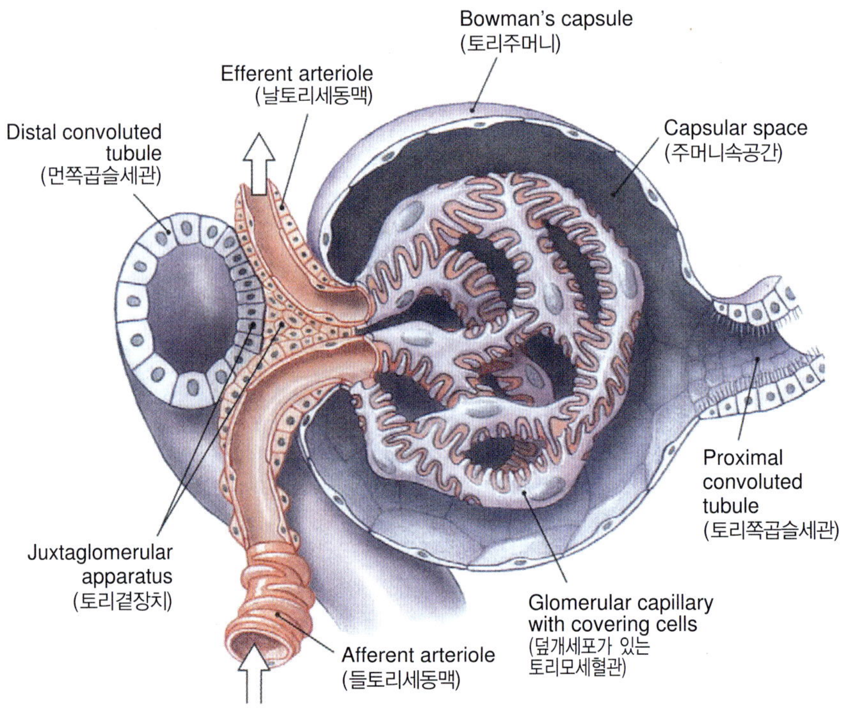

통해 이동할 수 있을 정도로 작다. 토리주머니의 속층은 토리모세혈관을 덮고 있는 특수세포로 구성된다. 이 세포들은 각 모세혈관들을 싸는 긴 돌기들을 갖는다. 이 돌기들은 서로 매우 가까우며 단지 얇은 틈새에 의해 분리되어 있다. 이 틈새는 모세혈관의 구멍보다 더 좁다. 결과적으로, 대부분의 혈장단백질들은 주머니속공간으로 들어갈 수 없지만, 물, 대사노폐물, 이온, 포도당, 지방산, 아미노산, 비타민, 그리고 기타 작은 용해분자들은 들어갈 수 있다.

거른액들은 **토리쪽곱슬세관(근위곡요세관, proximal convoluted tubule, PCT)**으로 이동하여 세관액이 된다. PCT를 따라 이동하면서 포도당, 아미노산, 지방산, 그리고 다양한 이온들과 같은 대부분의 가치 있는 영양소들은 세관액으로부터 재흡수된다. 이러한 물질들은 이후 주위의 사이질액으로 분비된다. 용질들이 세관액으로부터 사이질액으로 운반됨에 따라 사이질액 안의 용질농도가 증가되며, 세관액 속의 용질농도는 감소된다. 그 다음 삼투에 의해 물이 세관액 밖으로 흐르게 된다. 이는 용질의 농도차를 없애게 되며 이 과정에서 세관액의 부피가 감소된다.

PCT는 콩팥깔대기를 향해 내려가는 내림다리(descending limb)와 겉질로 되돌아오는 오름다리(ascending limb)로 구성되는 **콩팥세관고리(loop of Henle)**에서 합쳐진다. 물과 용질을 통과시키지 않는 오름다리는 능동운반(active transport)에 의해 나트륨과 염소 이온을 세관액 밖으로 이동시킨다. 그 결과, 속질의 사이질액에는 대단히 높은 용질농도를 갖는다. 내림다리는 물을 통과시킬 수 있으며, 속질 안으로 이동함에 따라 물은 삼투에 의해 세관액 밖으로 이동하게 된다.

콩팥세관고리가 구부러지면서 오름다리가 끝나며 토리 및 그의 혈관들과 가깝게 접촉하게 된다. 이 부위에서, **먼쪽곱슬세관(distal convoluted tubule, DCT)**이 시작된다. DCT는 들토리세동맥과 날토리세동맥 사이를 지난다(그림 19-4 •). 토리에 가까이 있는 DCT의 세포들 그리고 들토리세동맥벽에 있는 인접 민무늬근세포들은 **토리곁장치(juxtaglomerular apparatus)**를 형성하는데, 이는 레닌(renin)과 에리트로포이에틴(erythropoietin)이라 부르는 호르몬을 분비하는 내분비구조이다. ∞ *[p. 209]* *Juxta*-라는 의미는 "인접(near)"이라는 뜻이며 토리와 이웃한 DCT 및 세동맥세포들을 지칭한다. 토리곁장치는 그의 분비물들을 통해 혈압과 혈액량을 조절하도록 돕는다.

DCT는 이온, 산, 약물, 그리고 기타 물질들을 세관액 안으로 능동적으로 분비하고 그리고 세관액으로부터 나트륨이온을 선택적으로 재흡수하는 중요한 부위이다. 또한 DCT의 마지막 부위에서 삼투에 의해 물 역시 재흡수되는데, 이는 세관액이 농축되도록 만든다.

콩팥단위의 마지막 분절은 **집합관**이다. 각 집합관은 많은 콩팥단위로부터 소변을 받아들인다. 콩팥피라밋 속에서 여러 집합관들이 합쳐지고 더 큰 유두관(papillary duct)을 형성하여 소변을 작은콩팥잔으로 운반한다. 콩팥단위로부터 콩팥깔대기까지 세관액을 운반하는 것 외에도, 집합계는 물을 재흡수하고 그리고 나트륨, 칼륨, 수소, 그리고 중탄산염을 재흡수하거나 분비함으로써 소변의 조성을 마지막으로 조정할 수 있다.

콩팥에 대한 혈액공급

정상인에서, 매분 약 1200 ml의 혈액이 콩팥을 통해 지나는데, 이는 심장박출량의 20~25%를 차지한다. 이는 전체 무게가 300 g 이하인 기관이 받기에는 놀랄만한 양이 된다! 그림 19-5a •는 각 콩팥으로 향하는 혈류의 경로에 대한 모식도이다. 각 콩팥은 배대동맥(abdominal aorta)으로부터 기원되는 **콩팥동맥(renal artery)**으로부터 혈액을 받는다. 콩팥동맥이 콩팥 안으로 들어오면서, 일련의 더 작고 더 작은 동맥으로 분지하여 겉질로 향한다(그림 19-5b •).

한 콩팥단위의 순환 양상은 그림 19-5c •에서 볼 수 있다. 혈액은 **들토리세동맥(afferent arteriole)**을 통해 각 토리로 도달하며 **날토리세동맥(efferent arteriole)**을 통해 토리를 떠난다.

✔ 콩팥단위의 어느 부분이 콩팥겉질에 위치할까?

✔ 콩팥단위의 어느 부분이 손상되면 혈압의 조절이 방해될까?

✔ 정상 상태에서 왜 혈장내 혈구세포 및 큰 단백질들이 거른액 속에 존재하게 될까?

그 다음 혈액은 토리쪽곱슬세관과 먼쪽곱슬세관을 싸고 있는 **세관주위모세혈관(peritubular capillary)**을 지나게 된다. 이 모세혈관들은 이 부위의 콩팥단위에 의해 재흡수되거나 혹은 분비된 물질들을 받아들이거나 혹은 운반하게 된다.

날토리세동맥과 세관주위모세혈관들은 속질로 가는 콩팥세관고리와 동반되는 일련의 길고 가는 모세혈관들과 연결된다. 곧기(straight, *rectus*) 때문에 **곧은혈관(vasa recta)**이라 부르는 이 모세혈관들은 콩팥세관고리 혹은 집합관에 의해 재흡수된 물과 용질을 흡수하여 운반한다.

세관주위모세혈관과 곧은혈관으로부터 오는 혈액은 더 큰 정맥으로 합쳐져 결국 **콩팥정맥(renal vein)**으로 이어지는 세정맥과 소정맥의 얽기로 들어간다.

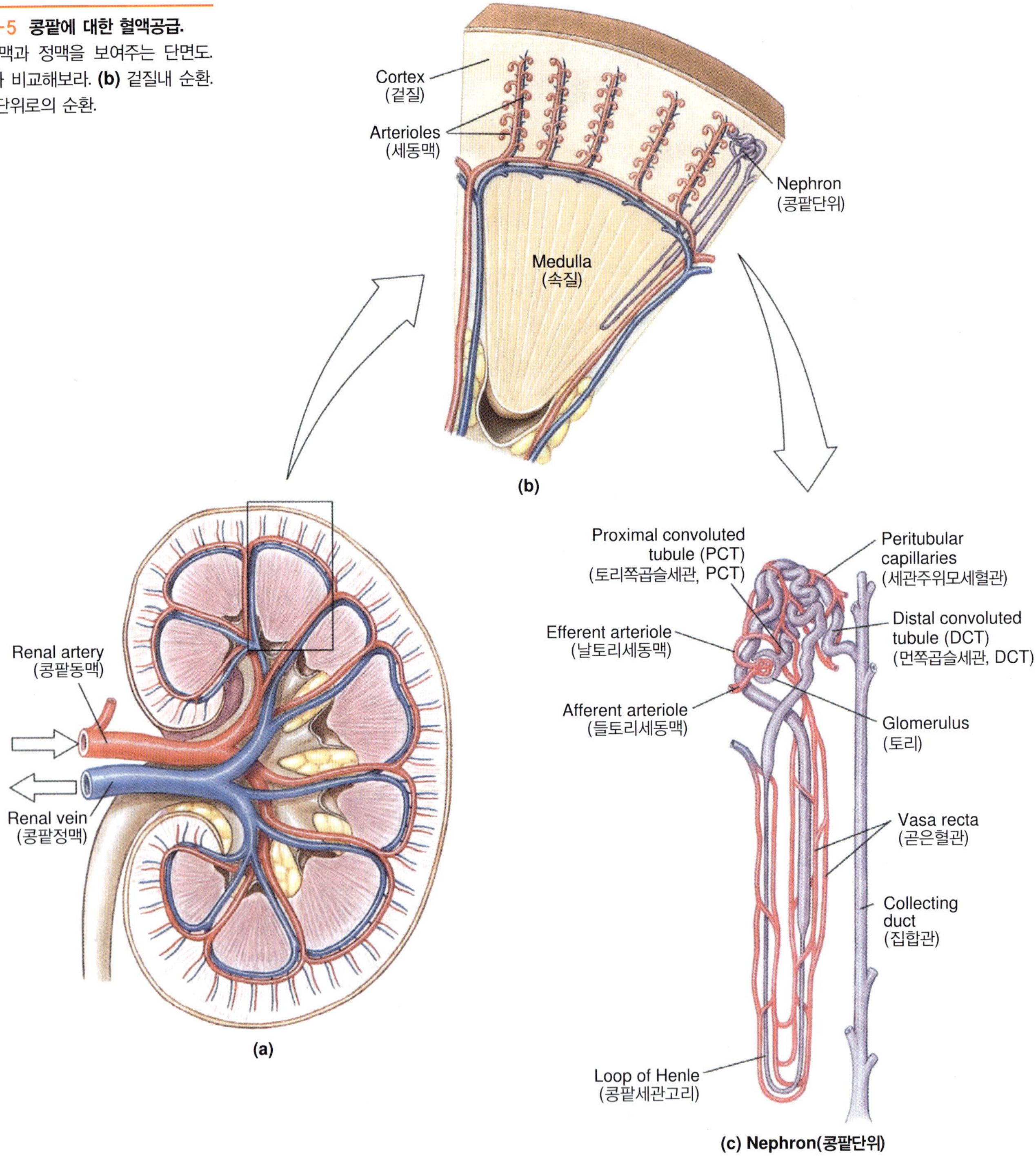

• 그림 19-5 **콩팥에 대한 혈액공급.** **(a)** 주요 동맥과 정맥을 보여주는 단면도. 그림 19-2와 비교해보라. **(b)** 겉질내 순환. **(c)** 각 콩팥단위로의 순환.

소변의 생성

소변생산의 주된 목적은 정상적인 혈액량 및 조성을 유지하기 위함이다. 이는 용해된 용질과 대사노폐물 특히 3개의 질소를 포함하는 화합물을 분비시킨다. 이 중 가장 흔한 것은 **요소(urea)**인데, 이는 아미노산의 분해반응 동안 형성된다. **크레아티닌(creatinine)**은 근육수축에 관여하는 ATP와 유사한 고에너지화합물이 분해되면서 골격근조직 안에서 생성된다. 핵산인 RNA의 분해와 재순환 동안 매일 소량의 **요산(uric acid)**이 생성된다.

이러한 질소함유 노폐물들은 용액으로부터 배출되어야 하기 때문에, 이 과정에서 물도 잃게 된다. 공팥은 정상 체액에 비해 4~5배 너 농축된 소변을 생성함으로써 물의 소실량을 줄일 수 있다. 동시에 콩팥은 잠재적으로 유용한 당 및 아미노산과 같은 화합물들이 소변으로 배출되어 잃어버리기 전에 이들을 회수할 수 있다. **여과(filtration)**, **재흡수(reabsorption)**, 그리고 **분비(secretion)**의 과정이 콩팥의 기능이 된다. 이러한 과정과 함께 다른 체액과는 매우 다른 소변이 생성되는 것이다. 표 19-1은 소변과 혈장의 조성을 비교하여 콩팥의 효율성을 나타내었다.

콩팥단위와 집합계의 모든 분절들이 소변생성의 과정에 참여한다. 대부분의 부위들이 재흡수와 분비를 복합적으로 수행하지만, 이들 둘 간의 균형은 한 부위로부터 다른 부위까지 다르다. 그림 19-3 •을 살펴볼 때, 여과는 콩팥소체에서 주로 일어나며 영양소의 재흡수는 주로 토리쪽곱슬세관에서 일어나고, 능동적인 분비는 주로 먼쪽곱슬세관에서 일어난다는 것을 알 수 있으며, 그리고 콩팥세관고리 및 집합계는 소변으로 잃게 되는 물 그리고 나트륨 및 칼륨이온의 수를 조절하기 위해 상호작용한다.

다음에 이어지는 단원들은 소변이 생성될 때 일어나는 콩팥단위와 집합계의 활성에 대해 알아보았다.

여과

여과(filtration)에 있어, 혈압은 여과막을 통해 물을 밀어낸다. 앞서 설명한 바와 같이, 토리에서의 혈압은 물과 용질을 혈류의 밖 토리주머니 안으로 밀어낸다. 이러한 물질들이 혈액으로부터 강제로 나가게 되는데, 그 이유는 들토리세동맥 안의 혈압이 날토리세동맥 안의 혈압보다 약간 높기 때문이다. 이러한 차이는 이들 두 세동맥의 지름이 다르기 때문이다. 날토리세동맥의 지름이 더 작기 때문에, 들토리세동맥의 경우에 비해 혈류의 저항이 더 크다. 이러한 차이는 들토리세동맥으로 혈액을 되돌리며 혈압을 증가시키게 된다.

거른액 생성과정은 **토리여과(glomerular filtration)**라 부른다. **토리여과율(사구체여과율, glomerular filtration rate, GFR)**은 매분 콩팥 속에서 생성되는 거른액의 양이다. 각 콩팥은 약 6 m^2의 여과면적을 갖고 있으며, 놀랍게도 평균 GFR은 분당 125 ml이나 된다. 이는 콩팥동맥에 의해 콩팥으로 운반된 체액의 약 1/5이 혈류를 떠나 토리주머니 공간 속으로 들어간다는 것을 의미한다. 하루에 토리는 약 180 L의 거른액을 생성하는데 이는 전체 혈액량의 약 70배가 된다. 그러나 거른액이 콩팥세관을 통과하여 지나면서, 99% 이상이 재흡수된다.

토리여과는 모든 콩팥기능에서 필수적인 첫 번째 단계이다. 여과는 토리에서 정상적인 여과압력을 유지하기 위해 적절한 순환과 혈압에 따른다. 만일 여과압과 GFR이 감소한다면, 정상적인 토리여과율을 회복시키기 위해 콩팥으로부터 호르몬들이 분비된다.

표 19-1 소변과 혈장내 용질농도의 주된 차이점

조성	소변	혈장
이온(mEq/L)		
나트륨(Na^+)	147.5	138.4
칼륨(K^+)	47.5	4.4
염소(Cl^-)	153.3	106
중탄산염(HCO_3^-)	1.9	27
대사물과 영양소(mg/dl)		
포도당	0.009	90
지질	0.002	600
아미노산	0.188	4.2
단백질	0.000	7.5 g/dl
질소노폐물(mg/dl)		
요소	1800	305
크레아티닌	150	8.6
암모니아	60	0.2
요산	40	3

임상노트(Clinical Note)

통풍이란 무엇일까?

통풍이라는 용어는 "방울(a drop)"을 의미하는 용어로서 관절 안으로 방울방울 떨어지는 유해한 물질을 지칭한다. **통풍(gout)**은 실제적으로 체액내 고형의 바늘 같은 결정이 형성되어 나타나는 증상이다. 몸에서 너무 많이 생성되거나 혹은 콩팥이 너무 적게 제거하기 때문에 혈중 요산의 농도가 증가될 때 그러한 결정이 형성된다. 그 결과 나타나는 부종과 통증의 중증도는 결정 침착물의 양과 위치에 따라 달라진다. 처음에, 요산의 결정은 사지 특히 발허리뼈(중족골, metatarsal bone)와 엄지발가락의 첫 번째 발가락뼈(phalange) 사이의 관절 안에 형성된다. **통풍관절염(gouty arthritis)**이라고도 부르는 통풍은 수 일간 지속될 수 있고 그 다음에 수 일에서 수 년 동안 사라질 수 있다. 매우 높은 농도의 요산은 콩팥돌(신결석, kidney stone)과 콩팥기능상실을 야기할 수 있다.

통풍으로 가장 많이 고통 받는 환자는 50세 이상의 남성이다. 육류와 기름진 음식은 통풍을 일으킬 수 있으며 또는 상태를 더욱 악화시킨다. 그러한 음식들이 대개 빵과 파스타와 같은 탄수화물 음식보다 대개 비싸기 때문에, "값비싼 음식"이 종종 이 증상과 연관된다.

레닌-안지오텐신계(renin-angiotensin system)는 혈압 및 혈액량에 영향을 미쳐 토리여과율(GFR)을 변화시킨다. 토리 혈압이 감소되면, GFR도 감소된다. 이러한 상태 하에서, 토리곁장치는 혈액으로 효소 레닌을 분비한다. 레닌은 궁극적으로 많은 다른 계들이 참여하게 되는 연쇄반응을 일으켜 혈액량, 혈압, 그리고 GFR을 증가시킨다. 이 계는 콩팥기능의 조절을 다루는 다음 장에서 설명한다.

재흡수와 분비

- 혈압이 낮아지면 어떻게 GFR에 영향을 미치는 걸까?
- 만일 콩팥단위에 콩팥세관고리가 없다면, 이는 이들이 생산하는 소변의 양과 용질(삼투)농도에 어떠한 영향을 미치게 될까?
- 요소는 DCT를 따라 재흡수되거나 분비되지 않는다. 물이 재흡수되면서 이의 농도가 어떻게 변하게 될까?

재흡수(reabsorption)는 거른액으로부터 혈액으로 물과 용질들이 되돌아 가는 것이다. 토리쪽곱슬세관과 먼쪽곱슬세관 내벽의 세포들은 세관액으로부터 사이질액으로 유기영양소 및 이온들을 능동운반한다. 이러한 물질들이 사이질액 속에서 농도가 증가함에 따라, 삼투는 세관액으로부터 물을 나가도록 만든다. 이후 용질과 물 모두는 세관주위모세혈관 안으로 확산되어 순환으로 되돌아간다.

분비(secretion)는 사이질액으로부터 세관액으로 물질들이 능동운반되는 것이다. 분비된 물질들의 예에는 약물, 독소, 그리고 산이 있다. 대부분의 DCT를 따라 세관세포들은 재흡수된 나트륨이온과 교환하여 칼륨이온 혹은 수소이온을 능동적으로 분비한다. 나트륨이온의 재흡수와 칼륨이온의 분비 비율은 주로 알도스테론(aldosterone) 호르몬에 의해 조절된다. 알도스테론의 농도가 높으면 높을수록 더 많은 칼륨이온이 분비되며 더 많은 나트륨이온이 재흡수된다.

세관액내 요소와 요산과 같은 노폐산물을 포함하는 소수의 화합물들은 체액이 콩팥세관을 따라 이동하면서 재흡수되거나 분비되지 않는다. 물 및 기타 영양소들이 이동함에 따라 이러한 노폐산물의 농도가 세관액 안에서 점차 증가된다.

평균적으로, 하루에 1.2 L의 소변이 배설된다. 정상적인 소변은 투명하며 노란색을 띠고 세균이 없다. 정상 소변의 일반적인 특징은 표 19-2에 정리하였다.

표 19-2 정상 소변의 일반 특성

항목	특성
pH	6.0(범위: 4.5~8)
비중	1.003~1.030
물의 양	93~97%
부피	1200 ml/일
색	맑은 노란색
냄새	조성에 따라 다름
세균의 양	무균상태

콩팥기능의 조절

비뇨계가 적절하게 기능하려면 콩팥내 산소의 양과 혈압이 적절하게 유지되어야 한다. 콩팥의 정상적인 기능은 호르몬 에리트로포이에틴(erythropoietin), 안지오텐신

II(angiotensin II), 알도스테론(aldosterone), ADH(antidiuretic hormone), 그리고 ANP에 의한다. 이들은 앞의 장에서 설명된 내용과 같은 아래의 역할들을 수행한다. [p. 246]

- 에리트로포이에틴은 산소의 양이 낮을 경우 콩팥에서 분비된다. 이 호르몬은 골수에서 적혈구의 생성을 자극한다. 적혈구의 수가 증가하게 되면, 따라서 조직으로 운반되는 혈액의 양과 산소의 양도 증가된다.
- 안지오텐신 II는 뒤에 설명하듯이 콩팥내 혈압이 낮아지는 경우에 활성화되는 레닌-안지오텐신계의 일부이다.
- 알도스테론은 세관액에서 칼륨이온의 분비와 나트륨이온과 물의 재흡수를 사극한다. 알도스테론의 분비는 순환하는 이온들의 농도변화에 의해 혹은 레닌-안지오텐신계의 일부로서 자극될 수 있다.
- ADH는 콩팥에서 물의 재흡수를 자극하며 물의 섭취를 증가시키게 되는 갈증감각을 증진시킨다. ADH의 분비는 시상하부의 신경세포들이 혈압강하에 의해 자극되거나 혹은 순환혈액내 용질의 농도가 증가되는 경우에 자극된다. 또한 레닌-안지오텐신계의 일부로서 ADH가 분비되기도 한다.
- 심방나트륨이뇨펩티드(atrial natriuretic peptide, ANP)는 콩팥에서 물의 소실을 증가시키며, 일반적으로 혈압을 낮춘다. 이는 혈압의 증가 및 혈액량과다에 반응하여 심장세포에 의해 생산된다.

우리는 (1) 어떻게 소변의 양이 조절되는지 그리고 (2) 혈압의 변화에 의해 촉발되는 반응이 무엇인지에 관해 상세히 설명할 것이다.

소변량의 조절

소변의 조성은 콩팥세관을 따라 일어나는 용질의 흡수와 재분비에 의해 결정된다. 소변의 농도는 용질이 녹아 있는 물의 양에 따라 달라진다. 세관액이 DCT에 도달되면서, 거른액의 원래 부피 중 약 80%가 재흡수된다. 소변의 최종 농도는 DCT와 집합관을 따라 일어나는 변화에 의해 결정된다.

우리가 앞에서 본 바와 같이, 콩팥세관고리의 오름다리를 따라 운반되는 이온은 속질 안에서 농도경사를 형성한다. 콩팥세관고리가 속질 깊은 곳의 구부러지는 부위에서 용질의 농도가 가장 높다.

DCT와 집합관을 따라 재흡수되는 물의 양은 항이뇨호르몬의 순환량에 의해 조절된다. ADH가 없는 경우, 먼쪽곱슬세관 및 집합관은 물에 대해 불투과성이다. 순환 ADH가 높으면 높을수록, 물의 투과도가 더 커지며 소변이 더 농축된다.

만일 순환 ADH의 양이 낮다면, 물의 재흡수는 거의 일어나지 않으며, DCT에 도달되는 거의 모든 양의 물이 소변으로 나가게 된다(그림 19-6a •). 만일 순환 ADH의 양이 높으면 그림 19-6b • 에서처럼, DCT 및 집합관에서 물의 투과도가 매우 높을 것이다. 이 경우, 그 사람은 세포바깥액의 용질농도보다 4~5배 더 많은 용질량을 갖는 적은 양의 소변을 생산하게 될 것이다.

혈압의 변화에 대한 반응

콩팥의 혈압이 낮은 경우, 토리곁장치는 순환으로 레닌을 분비한다. 레닌은 불활성 혈장단백질을 **안지오텐신 II**로 전환시키도록 자극한다. 안지오텐신 II는 즉각적으로 혈압을 증가시키는 혈관수축을 야기한다. 안지오텐신 II는 또한 ADH와 알도스테론의 분비를 촉발시킨다. 이러한 호르몬들은 장기적으로 유리한 효과를 갖는다. ADH와 알도스테론은 소변내 물의 양을 감소

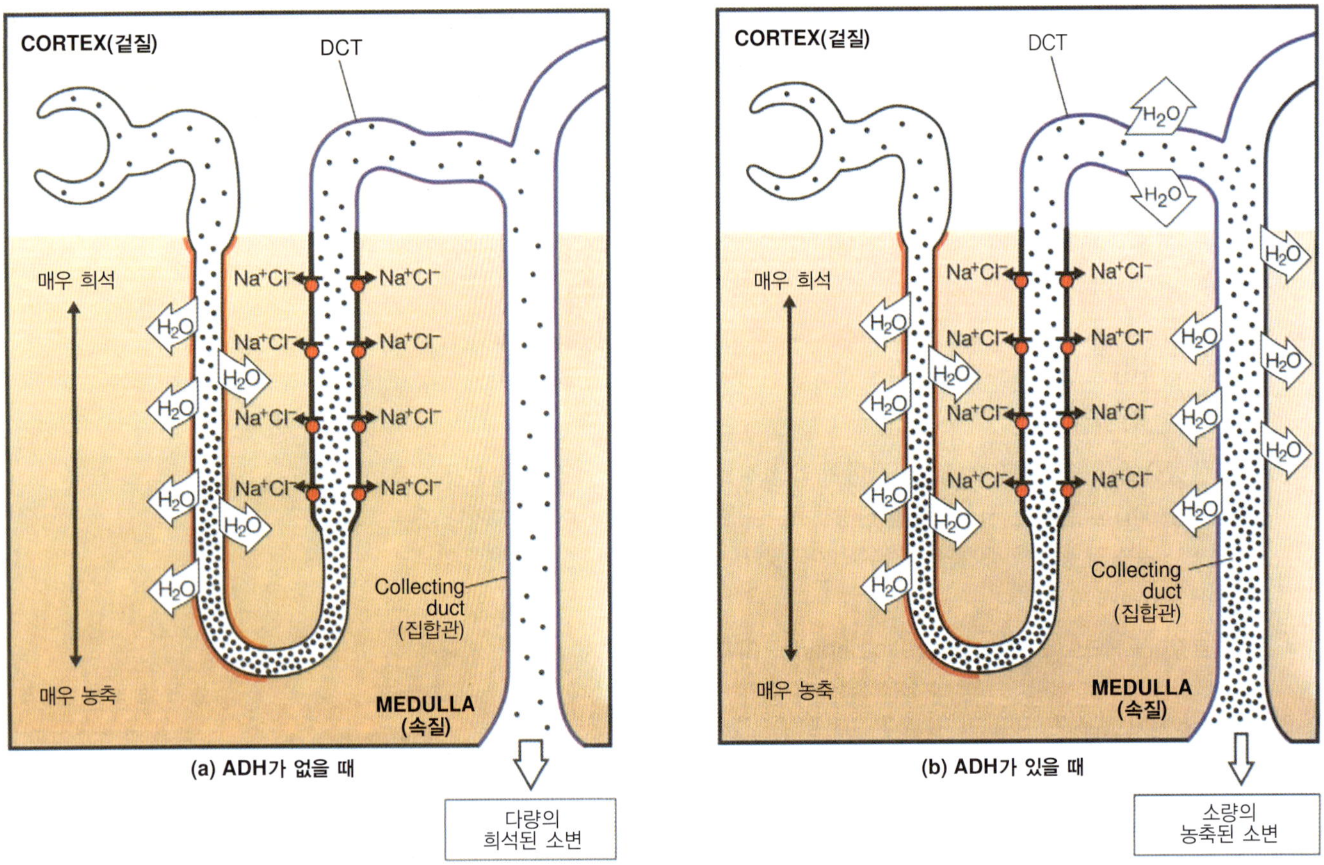

• **그림 19-6 콩팥세관고리 그리고 DCT와 집합관에 대한 ADH의 효과.**
(a) ADH가 없는 경우에서의 투과성과 소변의 생산. **(b)** ADH가 있는 상태에서의 투과성과 소변의 생산.

- ✔ ADH는 몸에서 물을 보유하도록 돕는 호르몬이다. ADH는 콩팥세관의 어느 분절에 영향을 미칠까?
- ✔ 혈압과 혈액량에 대해 레닌과 에리트로포이에틴의 분비가 갖는 효과는 무엇일까?

시키며, ADH는 갈증을 증가시켜 물의 섭취를 증가시키고 결과적으로 혈액량과 혈압을 높이게 된다.

심방나트륨이뇨펩티드(ANP)는 레닌-안지오텐신계의 작용을 방해하는 작용을 한다. 콩팥에 영향을 주는 ANP의 작용에는 (1) 소변내 나트륨이온 소실을 증가시키며, (2) 토리여과를 증가시키고 소변의 양을 증가시키며, 그리고 (3) 레닌, 알도스테론, 그리고 ADH의 분비를 억제함으로써 레닌-안지오텐신계를 불활성화시키는 것들이 포함된다. 이러한 복합작용은 혈액량과 혈압을 낮추게 된다.

소변의 운반, 저장, 배뇨

소변은 콩팥에서 생산된다. 비뇨계의 다른 기관들은 소변의 운반, 저장, 그리고 제거에 관여한다.

요관

요관(ureter, 그림 19-1 • 참조)은 콩팥의 콩팥깔대기에서 시작되어 방광으로 확장되는 길이 약 30 cm인 근육질로 이루어진 한 쌍의 관이다. 콩팥처럼, 요관은 복막 뒤에 있으며 복막 안으로 들어가지 않고 방광벽의 뒤벽을 관통한다.

각 요관의 벽은 안쪽의 확장가능한 상피, 불수의적인 민무늬근의 중간층, 그리고 그 위를 덮고 있는 바깥 결합조직을 포함한다. 매 약 30초마다 꿈틀수축운동의 파도가 시작되며 요관을 따라 이동하여 콩팥깔대기로부터 방광까지 소변을 짜내게 된다.

종종, 칼슘침착물, 마그네슘염, 혹은 요산의 결정으로 이루어진 고형물질들이 세관, 집합관, 혹은 요관 내에 축적된다. 요관내 그러한 **콩팥돌(신결석, kidney stone)**은 매우 통증이 심하다. 콩팥돌은 소변의 흐름을 막을 뿐만 아니라 영향 받은 콩팥의 여과작용을 방해하거나 감소시킬 수 있다.

방광

그림 19-7 • 에서 보듯이 방광(urinary bladder)은 소변을 저장하는 속이 빈 근육질의 기관이다. 방광의 크기는 저장된 소변의 양에 따라 달라지지만 완전히 찬 방광은 1리터의 소변을 담을 수 있다.

방광은 골반뼈(pelvic bone)와 두덩뼈(pubic bone)에 부착된 인대에 의해 위치한다. **방광삼각(trigone)**이라 부르는 삼각형의 부위들이 방광 바닥의 대부분을 형성한다. 방광은 요관의 구멍과 요도의 입구와 접해 있다. 요도입구를 둘러싸는 부위는 방광의 **목(neck)**이라 하며 방광으로부터 소변방출을 불수의적으로 조절하는 근육인 **속조임근(internal sphincter)**을 포함하고 있다.

콩팥깔대기와 요관의 속면을 덮고 있는 이행상피(transitional epithelium)는 방광과 이어진다. 이 편평상피는 상당한 양의 신장을 견딜 수 있다(그림 4-2 • 참조). [p. 55] 방광의 벽은 불수의 민무늬근도 갖고 있다. 이러한 근육의 수축은 방광을 압박하며 그의 내용물을 요도로 배출시킨다.

요도

요도(urethra)는 방광으로부터 외부로 이어진다. 요도의 길이와 기능은 남성과 여성에서 다르다. 남성의 경우, 요도는 음경의 끝까지 신장되며 약 18~20 cm의 길이를 갖는다. 그림 19-7 • 에서 보듯이, 남성 요도의 초기 분절은 전립샘(prostate gland)에 의해 둘러싸여 있다. 소변을 운반하는 것 외에도, 남성의 요도는 남성 생식세포(정자세포) 그리고 전립샘 및 다른 샘들의 분비물도 같이 운반한다. 반면, 여성의 요도는 매우 짧아 2.5~3.0 cm의 길이를 가지며, 단지 소변만을 운반한다. 남성과 여성 모두에서, 요도는 **바깥조임근(external sphincter)**을 형성하는 원형의 근육띠를 갖는다. [p. 137] 바깥조임근의 수축은 수의적 조절 하에 있다.

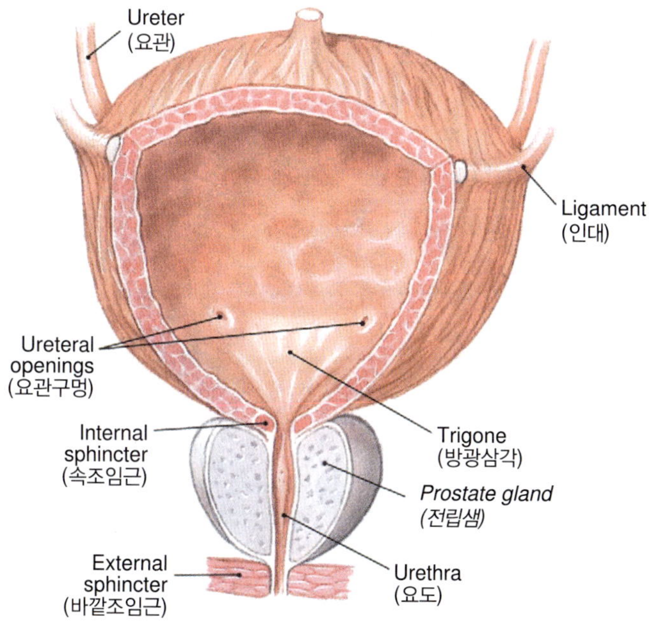

• 그림 19-7 **남성의 방광.**

배뇨

소변의 방출은 **배뇨(urination 또는 micturition)**라 부른다. 대개 방광이 약 200 ml의 소변을 담고 있는 경우에 배뇨를 느낀다. 이는 방광벽에 있는 신장수용체로부터 뇌로 보내지는 신경충격을 통해 느끼게 된다. 이러한 수용체의 자극은 또한 방광의 불수의적 수축을 야기하기도 한다.

그러한 수축은 방광 안의 체액 압력을 증가시키지만, 속조임근과 바깥조임근 모두가 이완되지 않는 한 배뇨는 일어날 수 없다. 우리는 바깥조임근의 수의적 이완에 의해 배뇨의 시간과 장소를 조절한다. 이 조임근이 이완되면, 속조임근 역시 이완된다. 만일 바깥조임근이 이완되지 않는다면, 속조임근은 닫힌 채로 있

- 어떠한 과정이 콩팥에서 방광까지 소변을 이동시킬까?
- 콩팥돌이 요관을 막게 되면 어느 부위에서의 소변 흐름이 방해될까?
- 배뇨를 조절하는 능력은 어떤 근육을 조절하는 능력에 따를까?

으며 방광이 점차적으로 이완된다. 방광의 부피가 증가되면 대개 한 시간 내에 주기가 다시 시작된다. 방광의 부피가 500 ml을 넘게 되면, 속조임근을 열 수 있을 충분한 압력이 생성된다. 이는 바깥조임근을 조절불능 상태로 이완시키며, 소변을 볼 의사가 없거나 소변 보기가 불편한 상태임에도 불구하고 배뇨가 일어난다. 정상적으로 배뇨 후에도 10 ml 이하의 소변이 방광 안에 남게 된다.

체액

우리 체중의 대부분인 약 60%는 물이다. 몸의 세포들은 기체, 영양소, 그리고 노폐물의 분배를 위한 매질인 물에 의존한다. 만일 몸 안에서 물의 양이 바뀌면, 세포의 활성이 위협받는다. 예를 들어, 만일 **탈수(dehydration**; 물의 소실**)** 상태가 체중의 약 10%에 도달되면, 단백질이 변성되고 효소가 기능을 멈추며, 세포들이 죽게 된다.

그림 19-8 • 은 콩팥 안에 있는 세 개의 가장 큰 물의 "풀(pool)"을 보여준다. 몸에 있는 전체 물의 약 40%는 제3장에서 소개한 바와 같이 *[p. 35]* 살아 있는 세포 안에서 **세포속액(intracellular fluid, ICF)**으로 존재한다. **세포바깥액(extracellular fluid, ECF)**은 몸의 물 나머지를 포함한다. ECF의 가장 큰 두 아부류는 몸조직의 사이질액(interstitial fluid) 또는 조직액(tissue fluid)(15%) 그리고 순환혈액의 혈장(약 5%)이다. 림프, 뇌척수액(cerebrospinal fluid, CSF), 윤활액(synovial fluid), 장액(serous fluid)[가슴막액(pleural fluid), 심장막액(pericardial fluid), 그리고 복막액(peritoneal fluid)], 방수(aqueous humor), 바깥림프(perilymph), 그리고 속림프(endolymph)가 나머지 소량의 ECF를 구성한다.

혈장과 ECF의 조직액 사이에서의 교환은 주로 모세혈관의 내층을 통해 일어난다. 체액은 림프관을 통해 사이질공간으로부터 혈장으로 이동할 수도 있다.

ICF와 ECF는 종종 **체액구획(fluid compartment)**이라 부르는데 그 이유는 이들의 조성이 서로 아주 다르기 때문이다. 예를 들어, ECF 안의 주된 이온은 나트륨, 염소, 그리고 중탄산염이다. ICF는 음으로 하전된 많은 양의 단백질들과 함께 많은 양의 칼륨, 마그네슘, 그리고 인산이온들이 들어 있다. 이온 및 기타 용해된 용질들의 농도 변화는 세포 활성에 영향을 미치며, 체액구획 사이 물의 이동에 변화를 가져오며, 그리고 몸의 산염기평형(acid-base balance)에 영향을 미친다.

• 그림 19-8 **체액구획.**
인체에서의 주요 체액구획과 전체 체중에서 이들이 차지하는 상대적 백분율.

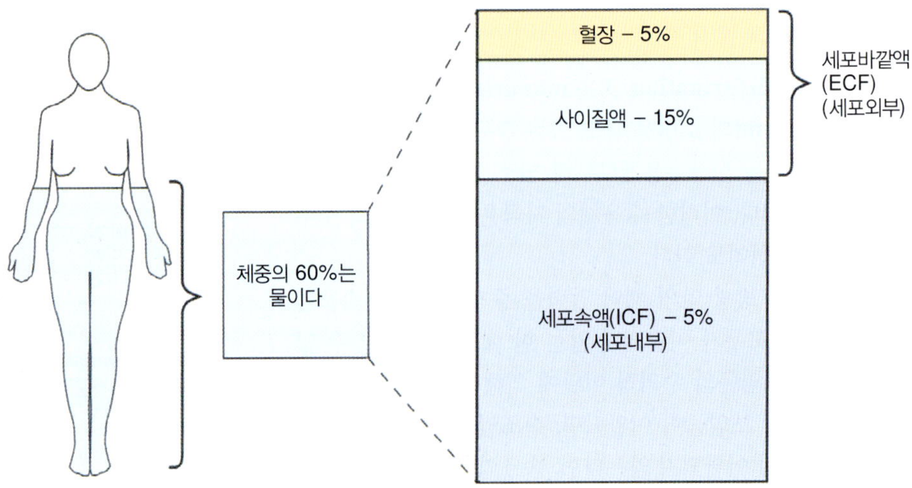

체액평형

물은 세포바깥액구획 안에서 자유로이 순환한다. 몸 전체에 있는 모세혈관의 얼기에서, 모세혈관의 혈압은 물을 혈장으로부터 사이질공간으로 내보낸다. 그 물의 일부는 모세혈관 얼기의 먼쪽에서 재흡수되며, 나머지는 림프관 안에서 순환하여 정맥순환으로 운반된다. ∞ [p. 244]

물은 복막안, 가슴막안, 심장막안 내벽의 상피표면을 통해 그리고 관절주머니 내벽의 윤활막을 통해 출입한다. 물은 또한 혈액과 뇌척수액, 눈의 방수와 유리체(vitreous body), 그리고 속귀의 바깥림프와 속림프 사이를 이동한다.

또한 물은 환경과 교환될 수 있다(표 19-3 참조). 약 2500 ml의 물이 매일 소변, 대변, 땀, 그리고 허파에서의 증발을 통해 소실된다. 땀으로 소실되는 물의 양은 활동의 정도에 따라 달라지는데, 격렬한 운동을 할수록 증가되어 심하면 시간당 약 4 L가 더 넘을 수도 있다. ∞ [p. 88] 소실되는 수분의 양 대부분은 음식을 먹고(48%), 그리고 수분을 마심으로써(40%) 균형이 맞춰진다. 소량의 물(12%)은 주로 미토콘드리아에서의 대사반응에 의해 얻어진다.

표 19-3 물의 균형

하루 유입량 (ml)	
음식 속의 물의 양	1000
액체로 마시는 물	1200
분해반응 동안의 대사수	300
전체	2500
하루 유출량 (ml)	
소변	1200
피부에서의 증발	750
허파에서의 증발	400
대변으로 잃는 양	150
전체	2500

전해질평형

전해질은 물속에서 분해되어 양이온(cation)과 음이온(anion)을 형성하는 화합물이다. 인체내 여러 이온들은 무기염류(mineral)라고 부르기도 하며, 이들에 대해서는 제18장에서 설명하였다. ∞ [p. 318] 인체의 모든 전해질이 저마다 늘어나는 속도와 배출되는 속도가 서로 동일하다면 전해질평형(electrolyte balance) 상태에 있다고 할 수 있다. (1) 전해질이 늘어나거나 줄어들면 물의 양이 늘어나거나 줄어들고, (2) 각 전해질의 농도가 세포의 다양한 기능에 영향을 미치기 때문에 전해질평형이 중요하다.

두 무기염류인 나트륨과 칼륨이 체액 속에서 특히 중요하다. 나트륨은 세포바깥액내 가장 흔한 양이온이다. 너무 흔하기 때문에 나트륨이온의 농도변화는 한 체액구획으로부터 다른 체액구획으로 물의 삼투이동에 중요한 영향을 미친다. 칼륨은 세포속액에서 가장 많은 이온이며, 세포바깥의 칼륨이온 농도는 정상적으로 낮다. 이 두 이온들의 정상적인 농도가 신경충격을 전도하는데 있어 필수적이다.

나트륨

ECF내 나트륨의 양은 소화관에서 흡수한 나트륨이온과 콩팥 및 기타 부위에서 배출된 나트륨이온 사이의 평형을 나타낸다. 나트륨의 섭취율은 음식 안에 포함된 양에 따라 직접적으로 달라진다. 콩팥은 순환 알도스테론(나트륨이온의 배출을 감소시킴)과 ANP(나트륨이온의 배출을 증가시킴)에 반응하여 나트륨이온의 배출을 조절한다.

나트륨이온의 섭취와 배출이 변할 때마다 이에 상응하여 나트륨이온의 농도를 일정하게 유지하기 위해 물이 증가되거나 감소된다. 예를 들어, 매우 짠 음식을 먹게 되더라도 체액의 나트륨이온 농도가 증가되지 않는데 그 이유는 염화나트륨이 소화관 상피를 통해 이동할 때 삼투에 의해 물도 몸 안으로 들어오기 때문이다. (이것은 왜 고혈압환자가 식염을 줄여야 하는지의 이유가 되는데, 식염이 흡수되면 "물이 염을 따라 들어와" 혈액량과 혈압이 증가되기 때문이다.)

칼륨

몸 안에 있는 거의 모든(98%) 칼륨이온은 ICF 속에 있다. ECF에 있는 소량의 칼륨이온은 (1) 소화관상피를 통해 유입되는 비율과 (2) 소변으로 배출되는 비율 간의 평형상태를 나타낸다.

✔ 짠 음식을 먹으면 세포속액구획내 체액의 양에 어떤 영향을 미칠까?

✔ 물이 없이 사막에서 하루 동안 길을 잃었을 경우, 혈액 속의 전해질 농도에 어떤 영향이 있게 될까?

세포바깥액내 칼륨이온의 농도는 콩팥단위의 먼쪽곱슬세관을 따라 일어나는 분비 속도에 의해 조절된다. 나트륨이온이 배출됨에 따라 칼륨이온의 배출 속도는 알도스테론의 양에 의해 결정되지만 그 방법은 반대가 된다. 알도스테론의 양이 증가되면, 칼륨이온이 배출되며, 나트륨이온이 재흡수된다. 알도스테론의 양이 감소되면, 칼륨이온은 보존되며 나트륨이온이 소변으로 배출된다.

산염기평형

체액의 pH는 용액내 산, 염기, 그리고 염 사이의 평형을 나타낸다. 이 pH는 정상적으로 상대적으로 좁은 범위 안에 있으며 체액의 pH는 대개 7.35~7.45가 된다.

pH가 7.35 이하로 떨어지면 **산증(acidosis)** 상태가 나타난다. 만일 pH가 7.45 이상으로 높아지는 경우에는 **알칼리증(alkalosis)**이 생긴다. 이러한 상태들은 거의 모든 몸의 계들에 영향을 미치며 특히 신경계와 심장혈관계가 pH의 변화에 민감하다. 예를 들어, 심한 산증인 경우 91) CNS 기능이 악화되어 혼수상태에 이르게 되며, (2) 심장수축이 점점 더 약해지고 불규칙해지고, 심장기능상실의 증상들이 나타나고, (3) 혈관의 확장으로 혈압이 대단히 위험한 수준을 떨어지기 때문에 위험할 수 있다.

몸의 조직에서 pH에 영향을 주는 가장 중요한 인자는 이산화탄소의 농도이다. 용액 속에서 이산화탄소는 물과 작용하여 탄산분자(carbonic acid, H_2CO_3)를 형성한다. 제16장에서 설명한 바와 같이, 탄산분자는 분해되어 수소이온(hydrogen ion, H^+)과 중탄산염이온(bicarbonate ion, HCO_3^-)을 생성한다. [p. 288] 수소이온의 수가 더 많으면 많을수록 체액은 더욱 산성으로 된다.

용액 속에서 대부분의 이산화탄소는 탄산으로 전환되며, 대부분의 탄산은 분해되어 수소이온을 방출하는데, CO_2의 양과 pH 사이에는 직접적인 상관관계가 있다. 이산화탄소의 농도가 증가되는 경우 pH가 감소된다. 이산화탄소의 농도가 감소되면 자유 수소이온들이 중탄산염과 결합하여 탄산을 형성하기 때문에 pH가 증가된다. (pH 값이 감소하면 산성도가 증가된다는 점을 기억하자.)

산염기평형의 유지

체액내 정상적인 산염기평형을 유지하기 위해 작용하는 세 주된 기전이 있다. 이러한 기전은 완충용액(buffer) 그리고 허파와 콩팥이라는 두 기관에 의존한다.

완충계. 제2장에서 소개한 완충용액은 수소이온을 제공하거나 혹은 제거시킬 수 있는 용해된 화합물이며 따라서 용액의 pH를 안정화시켜 준다. [p. 25] 몸의 **완충계(buffer system)**에는 단백질완충계, 탄산-중탄산염완충계, 그리고 인산완충계가 있다.

- **단백질완충계**는 수소이온을 받아들이거나 방출하는 아미노산의 능력에 의존한다. 혈장단백질과 적혈구 속의 헤모글로빈은 혈액 속의 중요한 완충계이다.
- **탄산-중탄산염완충계**는 이산화탄소가 탄산으로 그리고 탄산이 수소이온과 중탄산염으로 가역적인 전환을 하는 데에 기반을 둔다. 순효과는 $CO_2 + H_2O \rightleftharpoons H^+ + HCO_3^-$이다. 만일 수소이온이 제거되면, 물과 이산화탄소가 결합함으로써 수소이온이 새로 만들어질 것이고, 만일 수소이온이 더해지면, 이산화탄소와 물을 형성시켜 대부분이 제거될 것이다.
- **인산완충계**는 인산이온이 상대적으로 높은 세포속액(ICF)의 pH를 완충시키는데 대단히 중요하다.

허파와 pH 조절

허파는 호흡률의 증감을 통해 탄산-중탄산염완충계에 효과를 미침으로써 pH의 조절에 관여한다. 호흡률이 증가하면 더 많은 양의 이산화탄소가 허파에서 방출되고 혈장내 이산화탄소가 감소되며, 호흡률이 감소되면 더 적은 양의 이산화탄소가 허파에서 유리되고 혈장내 이산화탄소의 양은 증가하게 된다. 호흡률의 변화는 pH에 영향을 미치는데, 그 이유는 혈장내 이산화탄소의 농도가 증가되면 pH가 감소하며 혈장내 이산화탄소의 농도가 감소되면 pH가 증가되기 때문이다.

콩팥과 pH 조절

탄산-중탄산염완충계와 인산완충계의 성분인 수소이온, 이산화탄소, 그리고 기타 성분들은 토리여과를 통해 거른액으로 나가게 된다. 콩팥세관은 이후 수소이온을 분비하고 중탄산염을 재흡수하여 거른액의 pH를 바꾼다.

- ✔ 이산화탄소는 어떻게 체액의 pH에 영향을 미칠 수 있을까?
- ✔ 체액의 pH가 낮아지면 호흡률에 어떤 영향을 미칠까?

노화와 비뇨계

일반적으로, 노화는 콩팥질환의 증가와 연관된다. 그러한 질환의 주된 원인은 실제로 작동하는 콩팥단위의 수가 줄어들고 GFR이 감소되기 때문이다. 콩팥단위의 전체 수는 25~85세 사이에 30~40% 감소된다.

나이가 들수록, 콩팥단위의 먼쪽부분과 집합관이 ADH에 덜 반응하게 된다. 물과 나트륨이온의 재흡수가 감소되면 더 많은 칼륨이온이 소변으로 소실된다.

문제는 배뇨에서도 나타날 수 있다. 그 중 하나는 수의적으로 배뇨를 조절하지 못하는 **실금(incontinence)**이다. 실금은 조임근이 근육의 장력을 잃게 되어 수의적으로 소변을 참는 것이 효율적이지 못할 때 생긴다. 이 질환은 뇌졸중(stroke), 알츠하이머병(Alzheimer's disease), 혹은 대뇌겉질과 시상하부에 영향을 미치는 기타 CNS 질환이 생긴 뒤에 발생할 수 있다.

남성의 경우, **요축적(urinary retention)**은 전립샘의 확장에 따라 속발성으로 나타날 수 있다. 이 상태에 있어, 주위 전립샘조직의 확장과 변형이 요도를 압박하여 소변의 흐름을 막거나 방해한다.

복습

핵심용어

산증(acidosis): 혈장내 pH가 7.35 이하로 낮아지는 비정상적인 상태.

알도스테론(aldosterone): 부신겉질에서 생산되는 스테로이드호르몬으로 콩팥에서 나트륨과 물이 보존되도록 자극한다. 안지오텐신 II가 있는 경우에 반응하여 분비된다.

알칼리증(alkalosis): 혈장내 pH가 7.45 이상으로 증가되는 비정상적인 상태.

안지오텐신 II(angiotensin II): 온몸의 혈압을 증가시키는 호르몬. 알도스테론의 분비를 자극하며, 갈증을 증가시키고, ADH의 분비를 일으킨다.

완충계(buffer system): 체액내 pH가 증가되거나 감소되는 것을 방지하도록 상호작용하는 화합물들. 여기에는 탄산-중탄산염완충계, 인산완충계, 그리고 단백질완충계가 있다.

토리(glomerulus): 콩팥에 있으며, 콩팥단위의 확장된 끝으로 돌출되는 모세혈관의 매듭. 소변 생성의 첫 번째 단계인 여과(filtration)가 일어나는 부위이다.

토리곁장치(jextaglomerular apparatus): 레닌과 에리트로포이에틴을 분비하는 복합체. 토리에 인접된 들토리세동맥과 날토리세동맥의 벽 안에 있는 변화된 민무늬근 그리고 먼쪽곱슬세관으로 구성된다.

콩팥(kidney): 비뇨계의 성분. 혈액의 조성을 조절하는 기관. 노폐물의 배출, 기능에는 정상체액의 유지, 그리고 전해질평형이 있다.

배뇨(micturition): 소변을 배출하는 것.

콩팥단위(nephron): 콩팥의 기본적인 기능단위.

세관주위모세혈관(peritubular capillary): 콩팥의 토리쪽곱슬세관과 먼쪽곱슬세관을 싸고 있는 모세혈관들의 얼기.

레닌(renin): 콩팥의 혈압 및 혈중 산소의 양이 감소되는 경우 토리곁세포로부터 분비되는 효소. 불활성 단백질을 안지오텐신 II로 전환시킨다.

요관(ureter): 콩팥깔대기로부터 방광으로 소변을 운반하는 근육질의 관.

학습개요

서론(p. 327)

1. 몸의 세포들에 의해 생성된 노폐물은 소화계, 호흡계, 그리고 비뇨계에 의해 배출된다.

비뇨계 개요(p. 327)

1. 비뇨계의 기능에는 (1) 유기노폐물의 제거, (2) 혈액량과 혈압의 조절, (3) 혈장내 이온들의 농도조절, 그리고 (4) 혈중 pH의 평형이 있다.

비뇨계의 구조(p. 327)

1. 비뇨계에는 **콩팥(kidney)**, **요관(ureter)**, **방광(urinary bladder)**, 그리고 **요도(urethra)**가 포함된다. 콩팥은(물, 이온, 그리고 수용성 화합물들을 포함하고 있는 액체인) **소변(urine)**을 생성한다. **배뇨(urination)** 동안, 소변은 몸의 밖으로 배출된다(그림 19-1).

콩팥(pp. 327~332)

1. 왼쪽 콩팥은 오른쪽 콩팥보다 약간 더 높은 위치에 있다. 양쪽 콩팥은 **복막뒤(retroperitoneal)**에 위치한다(그림 19-1).

콩팥의 구조(p. 328)

2. **문(hilus)**은 콩팥동맥이 들어가고 콩팥정맥과 요관이 나오는 곳이다.

3. **요관(ureter)**은 **콩팥깔대기(renal pelvis)**와 연결된다. 이 방은 2~3개의 **큰콩팥잔(major calyces)**으로 분지되며, 각각은 4~5개의 **작은콩팥잔(minor calyces)**으로 연결된다(그림 19-2).

소변형성단위(p. 328)

4. **콩팥단위(nephron;** 콩팥의 기본적인 기능단위)는 **콩팥소체(renal corpuscle)** 그리고 **집합관(collecting duct)**을 통해 **집합계**로 이어지는 꼬여진 세관들이 포함된다. 콩팥소체로부터 거른액들이 **토리쪽곱슬세관, 콩팥세관고리,** 그리고 **먼쪽곱슬세관**으로 이동한다(그림 19-3).

5. 콩팥단위는 (1) 거른액의 생성, (2) 영양소들의 재흡수, 그리고 (3) 물과 이온의 재흡수에 관여한다.

6. 콩팥세관은 콩팥소체에서 시작된다. 콩팥세관에는 **토리주머니(glomerulus)**로 둘러싸인 **토리(Bowman's capsule)**라 부르는 서로 꼬인 모세혈관의 매듭들이 있다. 혈액은 **들토리세동맥(afferent arteriole)**을 통해 도달하여 **날토리세동맥(efferent arteriole)**을 통해 나간다(그림 19-4).

7. **토리쪽곱슬세관(proximal convoluted tubule, PCT)**은 영양소, 혈장단백질, 그리고 전해질들을 거른액으로부터 능동적으로 재흡수한다. 이들은 이후에 주위 사이질액 안으로 분비된다.

8. **콩팥세관고리(loop of Henle)**는 내림다리와 오름다리가 있다. 내림다리는 물이 통과할 수 있으며 오름다리는 물과 전해질을 통과시키지 않는다.

9. 오름다리는 체액을 **먼쪽곱슬세관(distal convoluted tubule, DCT)**으로 운반하는데, 이는 소변으로부터 이온을 능동적으로 분비하며 나트륨이온을 재흡수한다.

10. 집합관은 콩팥단위로부터 소변을 받아들이며 작은콩팥잔으로 운반하는 관들과 합쳐진다. 집합계는 물을 재흡수하거나 혹은 다양한 이온들을 재흡수 혹은 분비함으로써 최종적으로 소변을 조율한다.

콩팥에 대한 혈액공급(p. 331)

11. 콩팥동맥은 콩팥피라밋 주위에 있는 일련의 작은 세동맥으로 분지된다. 혈액은 **들토리세동맥(afferent arteriole)**을 통해 콩팥단위에 도달한다. 혈액은 **날토리세동맥(efferent arteriole)**으로부터 **세관주위모세혈관(peritubular capillary)**과 **곧은혈관(vasa recta)**으로 이동한다. 그 다음 혈액은 더 큰 세정맥들을 지나 콩팥정맥으로 되돌아간다(그림 19-5).

소변의 형성(pp. 333~334)

1. 소변생성의 주된 목적은 용해된 용질, 즉 **요소(urea)**, **크레아티닌**, 그리고 **요산(uric acid)**과 같은 대사노폐산물의 배출과 제거이다.

2. 소변의 형성은 **여과(filtration)**, **재흡수(reabsorption)**, 그리고 **분비(secretion)**가 포함된다(표 19-1).

여과(p. 333)

3. 토리여과는 체액이 토리모세혈관내 혈압에 반응하여 토리의 벽을 통해 토리주머니 공간으로 들어가면서 일어난다. **토리여과율(glomerular filtration rate, GFR)**은 매분 콩팥에 의해 생성되는 거른액의 양이다. 여과(혈액)압력을 변화시키는 어떠한 인자들은 GFR를 변화시킬 것이며 콩팥의 기능에 영향을 미칠 것이다.

4. 여과압력이 낮아지면 토리결장치를 자극하여 레닌을 분비시킨다. 레닌은 혈액량과 혈압을 증가시킨다.

재흡수와 분비(p. 334)

5. **재흡수(reabsorption)**는 거른액으로부터 주위 사이질액으로 그리고 그 다음 혈액으로 물, 유기영양소, 그리고 이온들을 회수하는 것이다.

6. **분비(secretion)**는 사이질액으로부터 세관액 내로 물질들을 능동운반하는 것이다. 분비된 물질에는 약물, 독소, 이온, 그리고 산 등이 있다. 알도스테론의 양은 나트륨이온의 재흡수율 및 칼륨이온의 분비율에 영향을 미친다.

7. 요소와 요산과 같은 일부 노폐산물들은 재흡수되지 않으며 세관액 내로 분비되지 않는다. 이들의 농도는 소변이 형성되면서 점차적으로 증가된다(표 19-2).

콩팥기능의 조절(pp. 334~336)

1. 콩팥은 몸에서 적당한 산소의 양과 혈압을 유지시키는 작용을 한다.

2. 콩팥의 기능을 조절하는 호르몬에는 에리트로포이에틴, 안지오텐신 II, ADH, 그리고 ANP가 있다.

소변량의 조절(p. 335)

3. ADH(항이뇨호르몬)는 DCT와 집합관을 따라 재흡수되는 물의 양을

조절하여 소변의 양을 조절한다. 만일 순환 ADH의 양이 낮다면, 소변량은 많아지며, 만일 순환 ADH의 양이 높다면, 소변량이 적어진다(그림 19-6).

혈압의 변화에 대한 반응(p. 335)

4. 혈압이 낮아지면 **레닌-안지오텐신계**인 에리트로포이에틴의 분비를 자극하며, 그리고 안지오텐신 II, 알도스테론, 그리고 ADH의 분비를 자극한다. 혈압이 높은 경우, 심장세포들은 ANP를 분비한다. ANP는 레닌-안지오텐신계의 호르몬들을 억제하여 혈압을 낮춘다.

소변의 운반, 저장, 분비(pp. 336~338)

1. 콩팥에 의해 생성된 소변은 나머지 비뇨계에 의해 운반, 저장, 그리고 방출된다(그림 19-1과 19-7).

요관(p. 336)

2. 요관은 콩팥깔대기로부터 방광으로 이어진다. 민무늬근의 꿈틀수축운동으로 소변이 이동한다.

방광(p. 337)

3. 방광의 내부 특징에는 **방광삼각(trigone)**, 목, 그리고 **속조임근(internal sphincter)**이 있다. 방광내 민무늬근의 수축은 방광을 압박하여 소변을 요도로 방출시킨다(그림 19-7).

요도(p. 337)

4. 요도가 골반바닥을 통과하여 지나면서 골격근의 돌림 띠가 **바깥조임근(external sphincter)**을 형성하는데 이는 수의적 조절 하에 있다(그림 19-7).

배뇨(p. 337)

5. 배뇨의 과정은 방광벽의 신장수용체에 의해 개시된다. 수의적 배뇨는 **속조임근(internal sphincter)**을 열리게 하는 바깥조임근의 수의적 이완으로 일어난다.

체액(pp. 338~341)

1. 몸 세포들의 작용은 용해된 기체, 영양소, 그리고 노폐산물들의 확산 매질인 물에 의존한다. 세포바깥액과 세포속액의 정상적인 양과 조성의 유지는 생명을 위해 필수적이다.

체액평형(p. 339)

2. **세포속액(intracellular fluid, ICF)**은 몸 전체의 수분량 중 약 2/3를 차지하며, **세포바깥액(extracellular fluid, ECF)**이 나머지를 차지한다. ICF와 ECF 사이에서 교환이 일어나지만, 두 **체액구획(fluid compartment)**은 이들의 독특한 특징들을 갖고 있다(그림 19-8).

3. 물은 ECF 구획 속에서 자유로이 순환한다. 모세혈관의 얼기에서 정수압이 물을 혈장으로부터 사이질공간으로 밀어낸다. 물은 복막안, 가슴막안, 그리고 심장막안의 상피 내벽을 통해, 관절주변 내벽의 윤활막을 통해, 그리고 혈액과 뇌척수액, 눈의 유리체와 방수, 그리고 속귀의 바깥림프 및 속림프를 통해 출입한다.

4. 물의 소실은 정상적으로 먹거나 마시거나 그리고 대사적으로 생성되어 얻는 물의 양과 정상적인 평형상태에 있게 된다(표 19-3).

전해질평형(p. 339)

1. 전해질의 전체 양이 물의 평형에 영향을 주며 그리고 각 전해질의 양이 세포의 다양한 기능에 영향을 주기 때문에 전해질평형이 중요하다.

2. 소화관 상피를 통한 나트륨의 섭취율은 음식내 나트륨의 양과 직접적으로 비례한다. 나트륨은 주로 소변과 땀으로 소실된다.

산염기평형(p. 340)

1. 정상체액의 pH는 7.35~7.45의 범위이다. 이 좁은 범위를 벗어나면 **산증(acidosis)** 혹은 **알칼리증(alkalosis)**이 나타난다.

2. 탄산은 ECF의 pH에 가장 많은 영향을 미친다. 용액 속에서, 이산화탄소는 물과 반응하여 탄산을 형성하며, 탄산이 해리되면 H^+ 이온을 방출한다. 이산화탄소의 농도와 pH 사이에는 반대의 상관관계가 있다.

3. **완충계(buffer system)**는 체액내 pH의 증감을 억제한다. 세 가지 주된 완충계는 (1) ECF내 **단백질완충계**, (2) ECF내 가장 중요한 **탄산-중탄산염완충계**, 그리고 (3) 세포속액과 소변내 **인산완충계**이다.

4. 허파는 탄산-중탄산염완충계에 영향을 미침으로써 pH의 조절에 도움을 준다. 호흡률의 변화는 체액의 이산화탄소 농도를 높이거나 혹은 낮추어 완충능력에 영향을 미친다.

5. 콩팥은 세포바깥액의 pH에 따라 수소이온의 분비율과 중탄산염의 재흡수율을 변화시킨다.

노화와 비뇨계(p. 341)

1. 노화는 대개 콩팥질환의 증가와 연관된다. 비뇨계에서 나이와 연관된 변화에는 기능적인 콩팥단위의 수적인 감소와 GFR의 감소, ADH에 대한 민감성 감소, 그리고 배뇨장애 등이 있다.

복습문제

연결형

A열의 각 항목과 가장 가까운 항목을 B열에서 찾아 연결하라. 옆의 밑줄에 답을 적으라.

	A열	B열
___	1. 배뇨(urination)	a. 소변이 생성되는 부위
___	2. 바깥조임근	b. 콩팥세관고리 주위의 모세혈관
___	3. 문	c. 갈증욕구를 야기
___	4. 칼륨	d. 배뇨(micturition)
___	5. 콩팥단위	e. 수의적 조절
___	6. 콩팥소체	f. 요관으로 나감
___	7. 나트륨	g. 불수의적 조절
___	8. 속조임근	h. 혈액이 토리를 떠남
___	9. 날토리세동맥	i. ICF의 주요 양이온
___	10. 들토리세동맥	j. ECF의 주요 양이온
___	11. 곧은혈관	k. 혈액이 토리로 감
___	12. ECF	l. 사이질액
___	13. ADH	m. 토리를 포함

선택형

14. 비뇨계는 다음의 ___ 를(을) 제외하고 나머지 모두를 포함한다.
(a) 콩팥
(b) 쓸개주머니
(c) 요관
(d) 방광

15. 거른액은 ___ 의 과정에 의해 토리 속에서 형성된다.
(a) 확산
(b) 삼투
(c) 여과
(d) 능동운반

16. 거른액이 토리를 떠나면서 ___ (으)로 들어간다.
(a) 토리쪽곱슬세관
(b) 먼쪽곱슬세관
(c) 집합관
(d) 콩팥세관고리

17. 비뇨계는 ___ 에 의해 혈액량과 혈압을 조절한다.
(a) 소변으로 잃게 되는 물의 양을 조절함
(b) 에리트로포이에틴을 분비함
(c) 레닌을 분비함
(d) 위 모두를 포함

18. ___ 이온의 재흡수 그리고 그 결과에 따른 물의 섭취는 ____ 호르몬에 의해 자극된다.
(a) 나트륨, 에리트로포이에틴
(b) 칼륨, 에리트로포이에틴
(c) 나트륨, 알도스테론
(d) 칼륨, 알도스테론

19. 아미노산 대사는 질소노폐물인 ___ 를(을) 형성시킨다.
(a) 요소
(b) 크레아티닌
(c) 글리코겐
(e) 요산

20. 다음 중 ___ 는(은) 체액내 상대적으로 일정한 pH를 유지하는데 관여하지 않는다.
(a) 콩팥
(b) 완충계
(c) 허파
(e) 간

OX 문제

____ 21. 물은 인체의 약 30%를 차지한다.

____ 22. 콩팥은 복막의 아래에 위치한다.

____ 23. 혈장내 CO_2 농도의 증가는 혈장의 pH를 감소시킨다.

____ 24. 완충용액은 체액내 전해질을 일정한 농도로 유지시킨다.

____ 25. 요관은 방광으로부터 몸 밖으로 소변을 운반한다.

____ 26. 사이질액은 세포속액(ICF)의 주된 부분이다.

서술형

27. 비뇨계의 주된 기능은 무엇일까?

28. 어떤 구조들이 비뇨계의 일부로서 포함될까?

29. 체액내 정상적인 체액평형을 유지하는 것이 왜 중요할까?

30. 장거리수송트럭의 운전자들이 자주 콩팥질환에 걸리는 이유는 무엇일까?

✔ 개념확인 문제의 답

(p. 332) **1.** 콩팥소체, 토리쪽곱슬세관, 먼쪽곱슬세관, 그리고 콩팥세관고리의 토리쪽분절 및 집합관 모두는 콩팥겉질 안에 위치한다. **2.** 콩팥단위의 토리곁장치가 손상되면 호르몬에 의한 혈압 조절이 방해 받을 것이다. **3.** 토리모세혈관을 덮고 있는 세포들 사이의 구멍은 너무 미세하여 오직 혈장단백질보다 작은 물질들만을 토리주머니공간 안으로 나가게 한다.

(p. 334) **1.** 혈압이 낮아지면 토리내 혈액정수압이 감소되며 GFR이 낮아진다. 2. 만일 콩팥단위에서 콩팥세관고리가 없다면, 콩팥은 농축된 소변을 만들지 못한다. **3.** DCT를 따른 물의 재흡수는 세관액내 요소(그리고 요산과 같은 기타 노폐산물)를 더욱 농축시키게 된다.

(p. 336) **1.** ADH는 DCT와 집합관에 작용하여 세관액으로부터 물의 재흡수를 자극한다. **2.** 레닌과 에리트로포이에틴 모두는 콩팥세포들에 의해 생산된다. 레닌은 혈압이 낮은 경우에 분비되며, 에리트로포이에틴은 혈중 산소의 양이 낮은 경우에 분비된다. 이러한 분비는 혈압 및 혈액량을 증가시키게 된다.

(p. 338) **1.** 정상적인 조건 하에서, 꿈틀수축은 콩팥깔대기를 향해 큰콩팥잔과 작은콩팥잔, 콩팥깔대기의 밖, 그리고 방광으로 이어지는 요관을 따라 소변을 이동시킨다. **2.** 요관이 막히게 되면 콩팥깔대기로부터 방광까지 소변의 이동 경로를 막게 된다. **3.** 배뇨를 조절하기 위하여, 우리는 밸브로서 작용하는 골격근의 고리인 바깥요도조임근을 조절해야만 한다.

(p. 340) **1.** 염의 농도가 높은 음식은 ECF의 용질농도를 일시적으로 증가시킨다. 그 결과 ICF내 물의 일부가 ECF로 나가게 된다. **2.** 땀, 소변생성, 그리고 호흡을 통한 용액의 소실은 체액내 전해질의 농도를 증가시킨다.

(p. 341) **1.** 이산화탄소는 물과 결합하여 탄산을 형성함으로써 pH에 영향을 미친다. 탄산분자들은 온전하게 있지 않고 분해되어 수소이온과 중탄산염이온을 방출한다. 이산화탄소의 농도가 더 높으면 높을수록 더 많은 탄산분자가 형성되며 서로 분해되어 수소이온을 방출한다. 수소이온의 농도가 더 높으면 높을수록 pH는 더 낮아진다. **2.** 체액의 pH가 낮아지면 숨뇌(medulla oblongata)에 있는 호흡중추를 자극한다. 그 결과 호흡률이 증가된다. 이는 pH의 증가를 야기하는 이산화탄소를 더 많이 배출시킨다.

CHAPTER

20

생식계

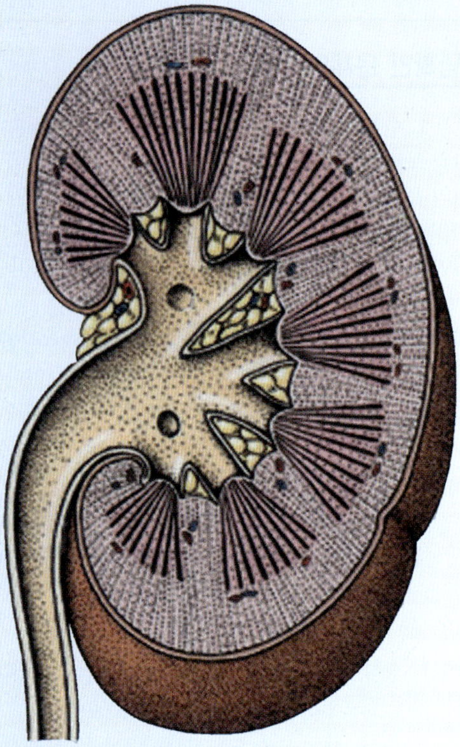

단원개요

단원개요

1. 인간 생식계의 기능과 그의 주된 성분에 대해 요약한다.
2. 남성생식계의 성분에 대해 설명한다.
3. 정자발생과정에 대해 설명한다.
4. 정자의 성숙과 운반에 있어 남성생식관 및 부속샘의 역할에 대해 설명한다.
5. 정자의 생산에 관여하는 호르몬에 대해 설명한다.
6. 여성생식계의 성분에 대해 설명한다.
7. 난소주기 및 자궁주기에서 일어나는 변화들에 대해 설명한다.
8. 난소주기 및 자궁주기에 대한 호르몬의 조절에 대해 설명한다.
9. 생식계에 미치는 노화의 효과에 대해 설명한다.

생식계(reproductive system)는 개인의 생존을 위해 반드시 필요하지 않은 네 기관 중의 하나이다. 그러나 이는 인류의 영속성을 위해서는 필수불가결하다.

생식(reproduction)은 인간뿐 아니라 모든 다른 생명체에서 한 세대를 다음 세대로 이어주는 연결점이다. 간단히 말해, 단세포생물의 생식은 그 생명체 자체의 분열을 통해 일어난다. 이러한 유형의 생식은 **무성생식(asexual reproduction)**이라 한다. 인간(그리고 여러 동물들)은 **유성생식(sexual reproduction)**을 하는데, 이는 생식을 위해 상대가 되는 두 성을 갖는 부모가 있어야 한다는 뜻이다.

인간의 생식은 새로운 인간을 만들게 되는 **생식자(gamete)**라고 부르는 남성 및 여성 생식세포의 결합에 의한다. 남성과 여성 생식자는 아버지로부터 오는 **정자(sperm)** 그리고 어머니로부터 오는 **난자(ovum, egg cell)**가 소위 **수정(fertilization)**이라는 과정을 통해 서로 융합한다. 그 결과로 **접합체(zygote)**가 형성되며 이는 반복적으로 분열하여 그 자신의 독특한 형질을 갖는 개인으로 점차 변환된다. 이러한 변환과정은 **발생(development)**이라 부르는데 이는 다음 장에서 설명한다.

생식계 개요

사람의 생식계는 남성 및 여성 생식자를 생산하고, 저장하며, 영양을 공급하고, 그리고 운반할 수 있도록 특수화되어 있다. 남성과 여성 모두에서 생식자는 **감수분열(meiosis)**이라 부르는 특수한 형태의 세포분열로부터 생겨난다(그림 20-1 •). 감수분열을 통해 만들어지는 생식자들은 다른 세포에 존재하는 염색체의 단지 반 만을 갖는다. 몸의 모든 다른 세포들은 46개의 염색체를 갖지만, 생식자는 단지 23개만을 갖는다. 따라서 정자와 난자의 결합은 46개의 정상 염색체 성분을 갖는 하나의 세포를 만들게 된다.

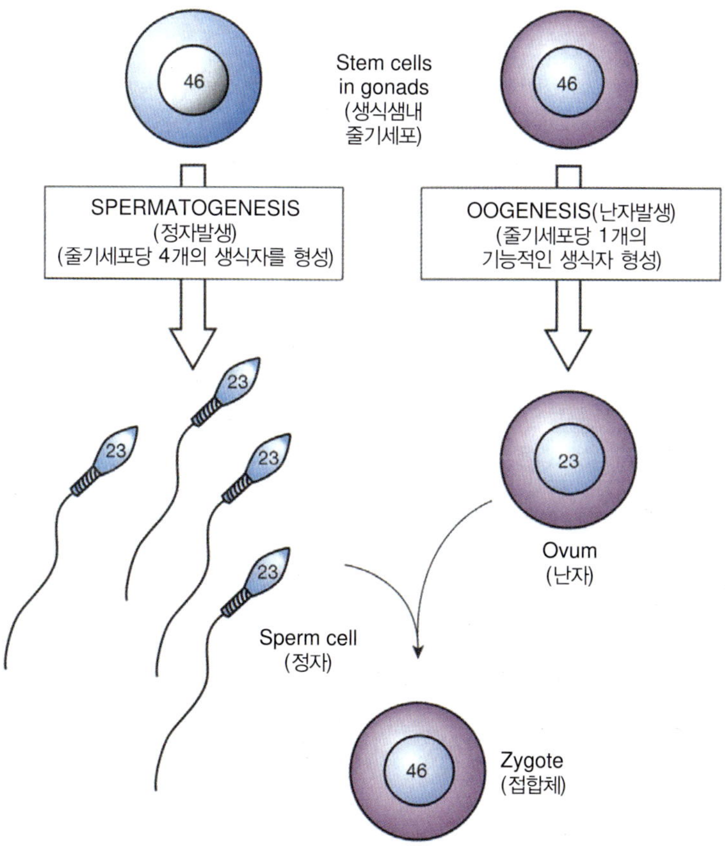

• 그림 20-1 **감수분열과 접합체의 형성.** 남성과 여성의 생식샘내 특수 줄기세포는 감수분열하여 정상 염색체 수의 반을 갖는 생식세포를 형성한다.

남성과 여성의 생식계는 생식자와 호르몬을 생산하는 생식기관인 **생식샘(gonad)**, 생식자를 받아들이거나 운반하는 관, 그리고 총체적으로 **바깥생식기관(external genitalia)**이라 부르는 생식계와 연관되는 구조들로 구성된다.

남성과 여성 생식계의 역할을 아주 다르다. 성인 남성의 생식샘인 **고환(정소, testes**, 단수는 *testis*)은 주로 남성호르몬(androgen)인 테스토스테론(testosterone)을 분비하며, 매일 5억 개의 정자를 생산한다. 정자는 이후 긴 관계를 지나면서 부속샘들의 분비물과 혼합되어 **정액(semen)**을 만든다. **사정(ejaculation)** 동안 정액이 몸 밖으로 배출된다.

성인 여성의 생식샘인 **난소(ovary)**는 매달 오직 1개의 난자만을 방출한다. 이 생식자는 짧은 **자궁관**(fallopian tube, oviduct, **uterine tube)**을 따라 이동하여 근육질의 방인 **자궁(uterus)**에 도달한다. 짧은 통로인 **질(vagina)**은 자궁을 바깥으로 연결한다. 성교 동안 남성의 사정으로 정액이 질에 들어오며, 정자는 여성 생식관을 따라 더 이동하게 된다. 만일 1개의 정자가 1개의 난자와 융합하면, 수정이 일어난다. 수정된 세포는 반복적으로 분열하며, 소위 발생의 과정이 시작된다. 자궁은 배아(embryo, 1~2개월) 그리고 그 후 태아(fetus, 3~9개월)가 되어 분만이 될 세포들의 집단을 보호하고 지지한다.

남성생식계의 구조

남성생식계의 주요 구조는 그림 20-2 • 에서 볼 수 있다. 고환으로부터 나오는 정자(sperm cell, **spermatozoa**)는 **부고환(epididymis)**, **정관(ductus deferens)**, **사정관(ejaculatory duct)**, 그리고 **요도(urethra)**를 따라 이동하여 몸 밖으로 나오게 된다. 특히 **정낭(seminal vesicle)**, **전립샘(prostate gland)**, 그리고 **망울요도샘(bulbourethral gland)**과 같은 부속기관들은 이들의 분비물을 사정관과 요도로 보낸다. 밖에서 보이는 구조는 고환을 싸고 있는 **음낭(scrotum)** 그리고 **음경(penis)**이다. 음낭과 음경은 남성의 바깥생식기관이 된다.

• 그림 20-2 **남성의 생식계.**

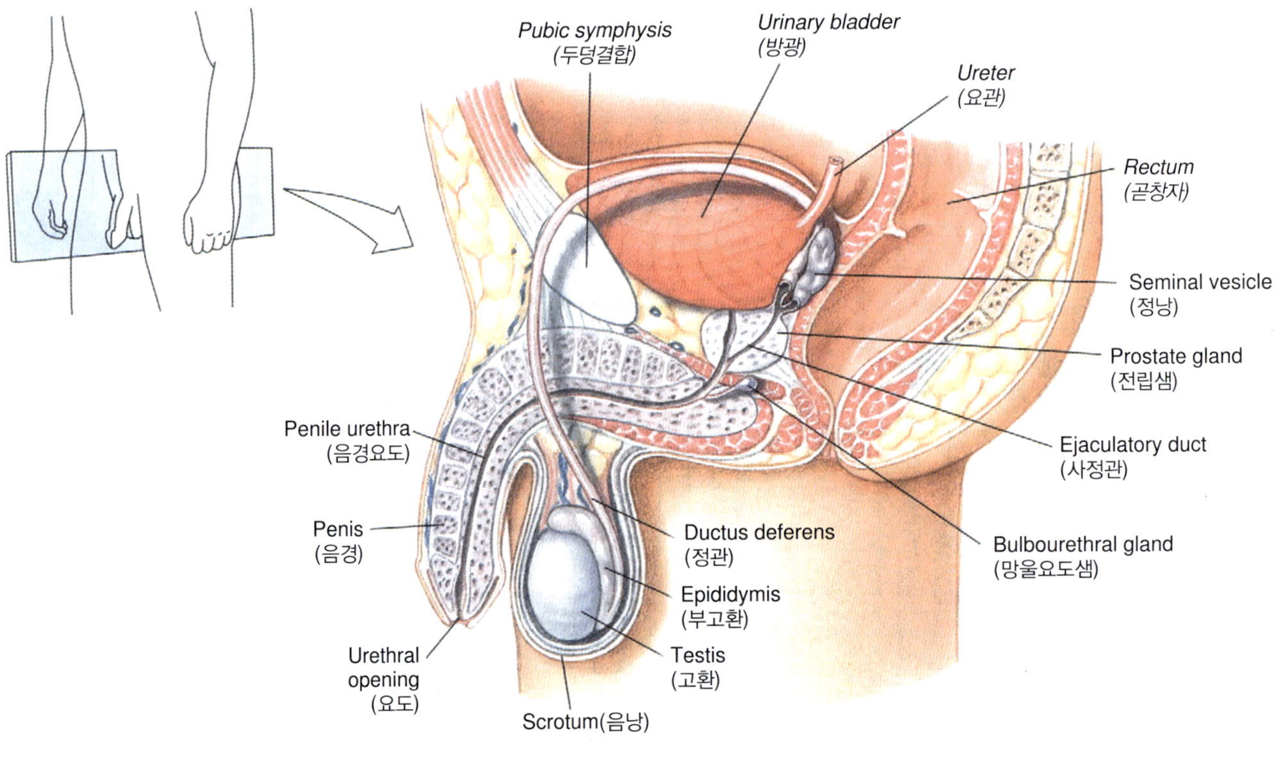

고환

남성의 일차 성기관(primary sex organ)은 고환(정소, testis)이다. 고환을 피부 주머니인 음낭 안에 들어 있다. 음낭은 2개의 방으로 나뉘는 데 각각에 고환이 들어 있다. 고환의 각각은 길이가 약 5 cm 그리고 폭이 2.5 cm 정도의 계란 모양이다.

고환은 배안(abdominal cavity)에서 콩팥의 옆에 형성된다. 태아 발생 동안 고환은 원래의 위치에서 천천히 하강하여, 7개월에 배벽에 있는 샅굴(inguinal canal)이라는 구멍을 지나 음낭 안으로 들어온다. 각 고환은 정관, 혈관, 림프관, 그리고 신경을 둘러싸고 있는 결합조직 및 근육조직으로 구성되는 **정삭(spermatic cord)**에 부착되어 있다. 몸의 벽 밖의 음낭 안에 고환이 존재하는 것은 이들이 정상 체온에 비해 약 1.1°C 더 낮다는 것을 의미한다. 이렇게 더 낮은 온도는 정상적인 정자의 발생에 필요한 것이다.

그림 20-3a •에서 볼 수 있는 바와 같이, 각 고환은 **고환소엽(lobule)**이라는 구획으로 나누어 진다. 고환소엽 안에서 정자는 치밀하게 꼬여진 **곱슬정세관(seminiferous tubule)** 속에서 형성된다. 각 곱슬정세관들은 길이가 약 80 cm(31 in.)이며 전형적으로 고환은 약 800미터(0.5 마일)의 곱슬정세관을 갖고 있다.

정자는 **정자발생과정(spermatogenesis)**에 의해 생성된다. 이 과정은 곱슬정세관의 가장 바깥층에 있는 줄기세포에서 시작된다(그림 20-3b •). 줄기세포들의 자손세포들은 가운데 구멍인 내강(lumen)으로 나아가면서 염색체 수가 반으로 된다(감수분열)

sperma, 씩(seed) + *genesis*, 기원(origin)

spermatogenesis: 정자가 형성되는 과정

또한 각 곱슬정세관은 **버팀세포(sustentacular cell)**, 즉 세르톨리세포(Sertoli cell)도 포함한다. 이러한 큰 "영양세포(nurse cell)"는 정자의 발생을 진행시키는 화학신호 및 영양소들을

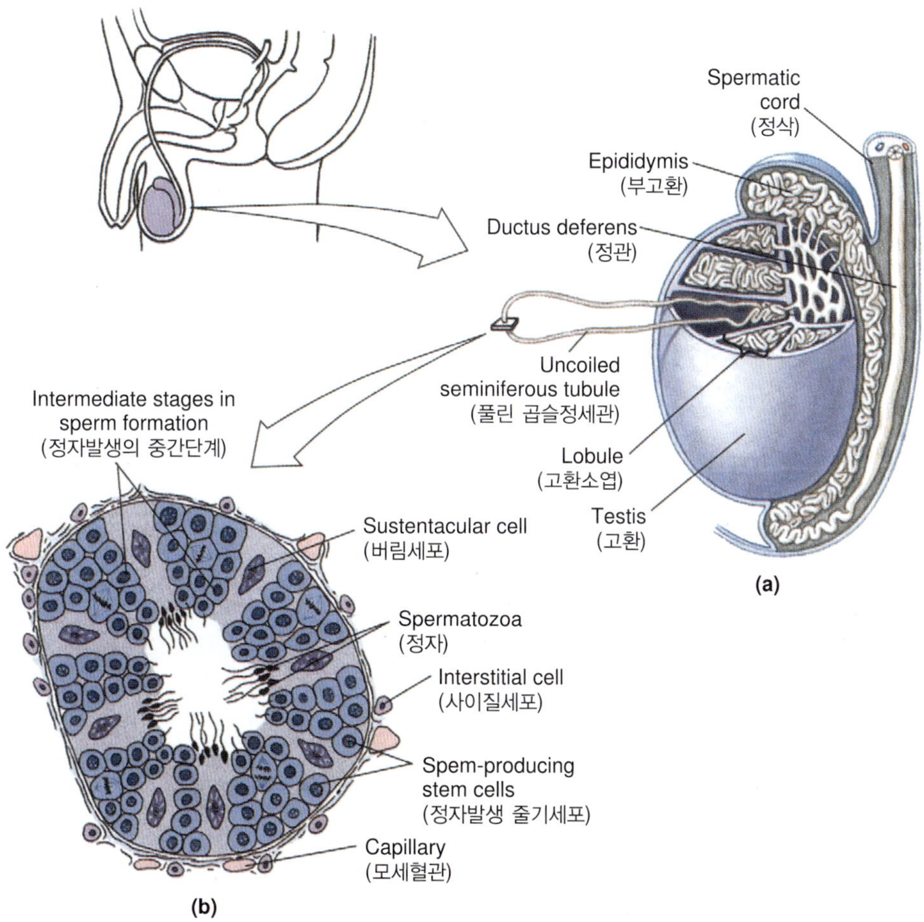

• 그림 20-3 **고환의 구조.**
(a) 고환의 구조적 관계를 보여주는 모식도. **(b)** 세포들의 구성을 보여주는 꼬여진 곱슬세정관의 단면도.

제공한다. 정자발생과정의 전체 과정은 약 9주가 걸린다.

곱슬정세관 사이의 공간들은 남성호르몬인 **테스토스테론**을 생산하는 **큰 사이질세포(interstitial cell)**들이 들어 있다(그림 20-3b •). (테스토스테론과 기타 성호르몬들은 제12장에서 소개하였다.) ∞ *[p. 208]*

정자

정자는 아주 작다. 예를 들어 사정액 1 ml에는 1억 개의 정자가 들어 있다! 각 정자세포는 세 부위 즉 머리, **중간부분**, 그리고 **꼬리**로 이루어진다(그림 20-4 •). **머리(head)**는 치밀하게 채워진 염색체가 있는 편평한 계란형이다. 머리의 끝은 수정에 필수적인 효소를 포함하는 **첨단체(acrosome)** 즉 **첨단체모자(acosomal cap)**에 의해 덮여 있다. 매우 짧은 **목(neck)**은 머리와 **중간부분(middle piece)**을 연결시키는데, 이 목에는 **꼬리(tail)**를 형성하는 편모(flagellum)가 이동하는데 필요한 에너지를 제공하는 미토콘드리아가 들어 있다.

남성생식관

고환은 물리적으로 성숙한 정자를 만들지만, 이 정자는 아직 난자와 수정할 능력을 갖고 있지 않다. 남성생식계의 때로 부속구조라 부르는 다른 부위들이 정자의 기능적인 성숙, 영양공급, 저장, 그리고 운반에 관여한다.

부고환

발생의 후기에 정자들은 곱슬정세관의 가운데 구멍으로 들어간다. 비록 이들이 성숙한 정자세포의 물리적 특성 대부분을 갖고는 있지만 이들은 아직 기능적으로 미성숙하며 이동할 능력도

• 그림 20-4 **정자의 구조.**

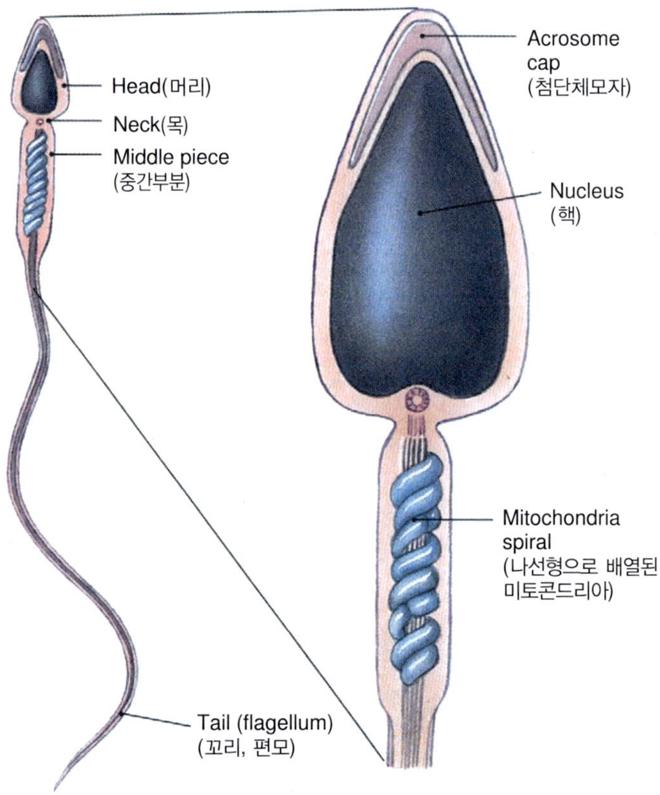

없다. 이 부위에서 체액의 흐름이 이들을 **부고환(epididymis)**으로 운반한다(그림 20-2 •). 이 부고환은 길이가 약 7 cm(23 ft.)이며 너무 꼬여져서 실제 차지하는 공간은 아주 작다. 정자가 부고환을 이동하는 2주 동안 정자는 물리적인 성숙을 완료한다. 부고환은 세포 찌꺼기들을 흡수하고, 유기 영양소들을 공급하며, 그리고 손상되거나 비정상적인 정자들을 분해함으로써 이 과정을 위한 적합한 조건을 유지한다. 성숙한 정자는 이후 정관에 도달한다.

정관

정관(ductus deferens, 또는 vas deferens)은 길이가 40~45 cm(16~18 in.)이다. 이는 정삭 안에서 배안으로 신장된다. 정관은 전립샘을 향해 방광을 따라 아래로 구부러진다(그림 20-2 •).

정관의 근육벽내 꿈틀수축은 정자와 체액을 관의 길이를 따라 이동하게 한다. 정관은 또한 수 개월 이상 비활성 상태로 정자를 저장할 수도 있다.

정관은 정낭으로 이어지는 관과 연결되어 상대적으로 짧은(2 cm) **사정관(ejaculatory duct)**을 형성한다. 사정관은 전립샘의 근육벽을 관통하여 요도의 정중면 근처로 열린다.

요도

남성의 요도는 길이가 15~20 cm(6~8 in.)로서 방광으로부터 음경의 끝까지 이어진다. 남성의 요도는 비뇨계와 생식계가 이용하는 통로가 된다.

부속샘

전형적인 사정으로 2~5 ml의 정액이 방출된다. **사정액(ejaculatory duct)**이라 부르는 이 액체의 부피는 정자, 정액, 그리고 다양한 효소들로 이루어진다. 정상적인 **정자 수(sperm count)**는 ml당 2000만 개에서 1억 개에 이른다. 정자의 크기가 작기 때문에, 정자는 정액량의 약 1% 미만이 된다. 정액의 액체 성분인 **정장(seminal fluid)**은 곱슬정세관, 부고환, 그리고 부속샘에서 분비되는 분비물들이 합쳐진 것이다.

곱슬정세관과 부고환으로부터 나오는 체액은 최종 정액량의 단지 약 5%만 차지한다. 정장의 주된 부피는 **정낭**, **전립샘**, 그리고 **망울요도샘**으로부터 나오는 분비물로 이루어진다. 이러한 샘기관들의 주된 기능은 (1) 정자를 활성화시키며, (2) 정자 자신의 운동에 필요한 영양소들을 제공하고, (3) 꿈틀수축운동에 의해 정자 및 액체들을 생식관을 따라 밀어내며, 그리고 (4) 질 안에 있는 산과 대항작용을 할 완충용액을 제공하는 것이다.

정낭

각 **정낭(seminal vesicle)**은 전체 길이가 약 15 cm(6 in.)로서 완전히 접혀지면 5 cm × 2.5 cm(2 in. × 1 in.)의 덩이가 되는 대롱샘(tubular gland)이다.

정낭의 분비물은 정액 부피의 약 60%를 차지한다. 특히 이들의 분비물에는 정자에 의해 쉽게 분해되는 6탄당인 과당(fructose)이 상대적으로 많이 들어 있다. 이 분비물들은 약간 알칼리성이며, 이 알칼리성이 전립샘 분비물 및 질 안의 산을 중화시키는데 도움을 준다. 정낭의 분비물들과 섞이는 경우, 성숙했지만 비활성인 정자들이 편모를 움직여서 운동성이 대단히 높아진다.

전립샘

전립샘(prostate gland)은 작은 근육질의 둥근 기관으로 지름이 약 4 cm(1.6 in.)로서 방광에서 나오는 요도를 싸고 있다. 전립샘은 정액 부피의 약 30%를 차지하는 산성 분비물을 생성한다.

망울요도샘

한 쌍의 **망울요도샘(bulbourethral gland** 또는 Cowper's gland)은 둥글며, 지름이 약 10 mm(0.5 in. 이하) 정도이다(그림 20-2 •). 망울요도샘은 윤활작용을 하는 끈끈한 알칼리성의 점액을 분비한다.

음경

음경(penis)은 요도를 싸고 있는 관 모양의 기관이다(그림 20-2 •). 음경은 소변을 밖으로 운반하며 성교 시에 여성의 질 안으로 정액을 내보낸다. 음경(그림 20-5a •)은 (1) 몸통벽에 음경을 견고하게 결합시키는 음경뿌리(root), (2) 발기조직의 덩이를 갖고 있는 관 모양의 **음경몸통(body, shaft)**, 그리고 바깥요도구멍을 싸고 있는 확장된 끝 부분인 **음경귀두(glans)**라는 세 부분으로 구성된다.

음경을 덮고 있는 피부는 음낭의 피부와 유사하다. 피부의 주름인 **음경꺼풀(prepuce** 또는 foreskin)은 음경의 끝을 싸고 있다. 음경꺼풀은 음경의 상대적으로 좁은 **귀두목(neck)**에 부착되어 있으며 음경귀두의 표면을 덮는다. 음경꺼풀을 외과적으로 제거하는 것을 음경꺼풀절제

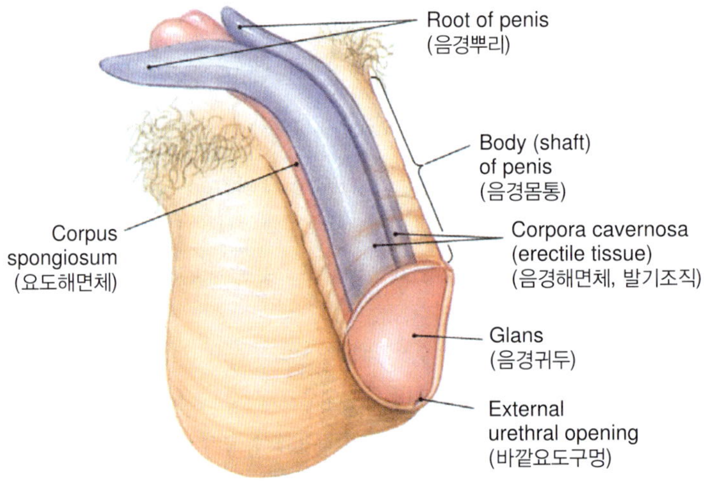

(a) 음경을 앞가쪽에서 본 모습

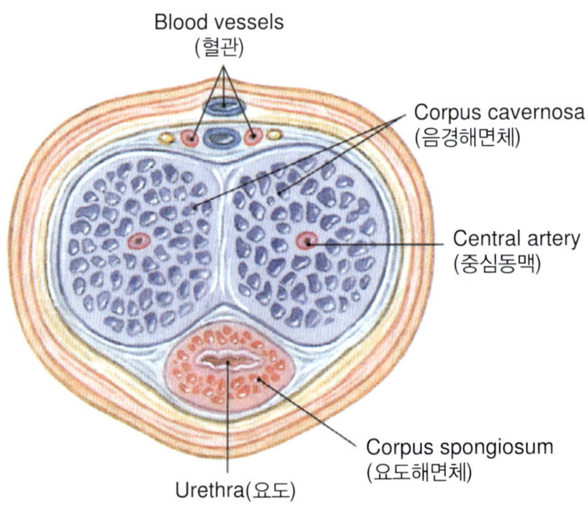

(b) 음경몸통을 통해 본 절단면

• 그림 20-5 **음경.**
(a) 음경의 앞쪽 및 가쪽 모습으로 발기조직의 위치를 보여준다. **(b)** 음경의 가로 절단면.

술(포경수술, circumcision)이라 부른다. 서구사회에서는 이 음경꺼풀절제술을 대개 출생 후 바로 실시한다.

음경몸통에는 기둥 모양의 세 **발기조직(erectile tissue)**이 있다(그림 2-5b•). 발기조직은 미로처럼 복잡하게 연결된 혈관의 그물구조와 이를 둘러싸는 탄력결합조직 및 민무늬근의 판에 의해 불완전하게 나누어져 있다. 관 모양의 두 **음경해면체(corpus cavernosa)**는 요도를 싸고 있는 상대적으로 가느다란 **요도해면체(corpus spongiosum)**의 위에서 나란히 위치한다.

평상시에는 동맥가지들이 수축되어 있기 때문에 발기조직으로 거의 혈액이 흐르지 않는다. 성적흥분(arousal) 동안 불수의적인 신경충격에 반응하여 발기조직으로 가는 동맥의 벽이 열려 혈류가 증가되면 음경이 혈액으로 차게 되어 **발기(erection)**가 일어난다.

호르몬과 남성생식기능

남성의 생식계를 조절하는 호르몬은 뇌하수체(pituitary gland), 시상하부(hypothalamus), 그리고 고환에서 생산된다. 뇌하수체는 난포자극호르몬(follicle-stimulating hormone, **FSH**)과 황체형성호르몬(luteinizing hormone, **LH**)을 분비한다. *[p. 203]* 뇌하수체에서 FSH와 LH는 시상하부에서 분비되는 호르몬인 생식샘자극호르몬방출호르몬(gonadotropin-releasing hormone, **GnRH**)의 존재를 필요로 한다.

남성의 경우, FSH는 곱슬정세관의 버팀세포들을 자극한다. FSH의 영향 하에서, 그리고 사이질세포로부터 분비되는 테스토스테론의 존재 하에서, 버팀세포들은 정자세포의 생산을 증진시킨다.

남성에서는 이전에 사이질세포자극호르몬(interstitial cell-stimulating hormone, ICSH)라고 불렀던 LH는 고환의 사이질세포에서 테스토스테론을 분비하도록 자극한다. 테스토스테론의 양과 정자의 생산은 모두 음성되먹임(negative feedback)에 의해 조절된다. 테스토스테론의 양이 낮으면 뇌하수체로부터 LH와 FSH의 분비가 자극된다. LH는 테스토스테론의 분비를 자극하며, 테스토스테론과 FSH는 정자의 생산을 자극한다. 테스토스테론의 양이 높으면 LH와 FSH의 분비가 억제되며, LH가 감소되면 테스토스테론의 분비를 억제한다. 테스토스테론과 FHS의 양이 낮아지면 복합적으로 정자의 생산이 감소된다.

또한 테스토스테론은 정자 생산을 증진시키는 작용 외에도 많은 여러 기능을 갖고 있다. *[p. 208]* 테스토스테론은 수염의 분포, 몸의 크기 및 근육량의 증가, 그리고 축적 지방의 양과 부위와 같은 이차성징(secondary sex characteristics)을 결정하며, 단백질 합성과 근육의 성장을 자극하고, 그리고 성적인 행동 및 성적인 성향을 자극함으로써 뇌의 발달에 영향을 미친다.

배아 발생 약 7주에 테스토스테론이 생산되기 시작하여 발생 약 6개월에 최고조에 달한다. 이렇게 초기에 분비되는 테스토스테론은 남성의 생식관계와 부속기관의 형성을 자극한다. 이후 테스토스테론의 생산은 감소되며 사춘기가 되면 이의 분비가 크게 증가하여 성적인 성숙을 개시하고 이차성징이 발현된다.

- 첨단체모자가 없다면 난자세포를 수정시키는 정자세포의 능력에 어떠한 영향을 미치게 될까?
- 동맥이 음경을 확장(지름의 증가)시키는 경우 무슨 일이 일어날까?
- FSH의 양이 적은 경우 정자의 생산에 어떠한 영향을 미칠까?

여성생식계의 구조

여성의 생식계는 성호르몬과 생식자를 생산하고, 또한 발달하는 배아를 보호하고 지지하며 그리고 새로이 태어난 아기에게 영양을 공급해야만 한다. 여성생식계의 1차 생식기관은 난소(ovary)가 된다. 속부속기관과 바깥부속기관에는 자궁관(uterine tube, fallopian tube,

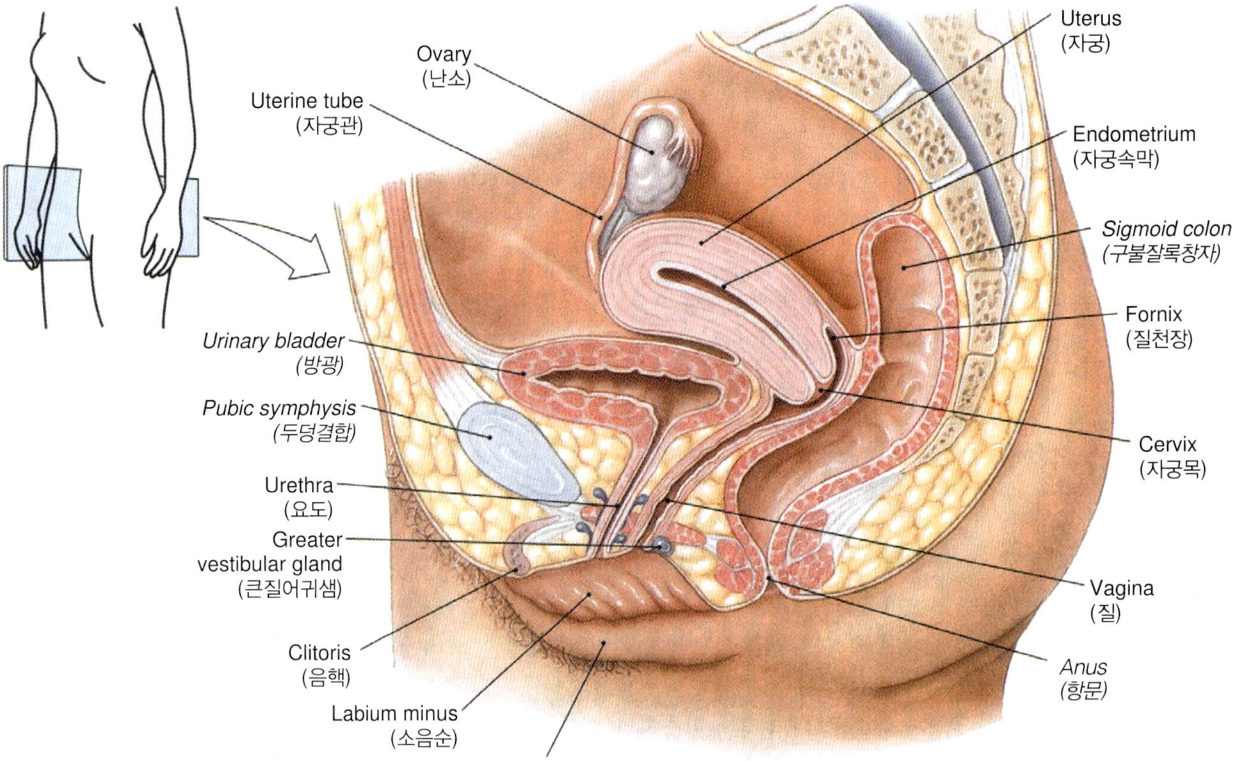

• 그림 20-6 **여성생식계.**

oviduct), 자궁(uterus, womb), 그리고 질(vagina), 그리고 바깥생식기의 성분들이 포함된다(그림 20-6 •). 남성의 경우처럼, 다양한 부속샘들이 생식관으로 분비물들을 분비한다. 여성생식계의 전문의는 **부인과전문의(gynecologist)**라 부른다.

난소

전형적인 난소(ovary)는 약 5 cm × 2.5 cm(2 in. × 1 in.)의 크기이다. 난소는 옅은 흰색 또는 노란색을 띠고 단단함은 코티지치즈(cottage cheese) 혹은 혹투성이 오트밀(lumpy oatmeal)과 비슷하다. 생식자의 생산은 난소의 바깥층에서 일어난다. 난소의 속에는 동맥, 정맥, 림프관, 그리고 신경들이 난소를 다른 몸의 계들과 연결한다.

oon, 알(egg) + *genesis*, 기원(origin)
oogenesis: 난자의 형성과정

난소는 여성의 생식자인 **난자**(egg 또는 **ova**, 단수는 **ovum**)를 생산하며 에스트로겐(estrogen) 및 프로게스틴(progestin)을 포함하는 여성 성호르몬을 분비한다.

난자발생과정(ovum production 또는 **oogenesis**)이라는 감수분열(meiosis)을 통해 정상 염색체 수의 반을 갖는 생식자를 생산한다. 난자발생과정은 출생 전에 시작되며, 사춘기 때 가속화되고, 그리고 폐경(menopause) 때 끝난다. 사춘기와 폐경기 사이의 수 년 동안, 난자발생과정은 난소주기의 일부로서 매달 일어난다.

난소주기

난자의 생산은 **난포(ovarian follicle)**라 부르는 특수 구조 안에서 일어난다. 사춘기 전에 각 난소는 약 20만 개의 미성숙 난자세포들을 갖고 있다. 이러한 난자세포의 각각은 한 층의 난포세포(follicle cell)에 의해 싸여 있다. 이렇게 조합된 구조는 **원시난포(primordial follicle)**라 부른다. 사춘기 때, FSH의 양이 증가되면서 매달 각기 다른 원시난포의 집단들이 활성화되기 시작한다. 매달 되풀이되는 이러한 과정은 **난소주기(ovarian cycle)**라고 하며 그림 20-7 • 에서 볼 수 있다.

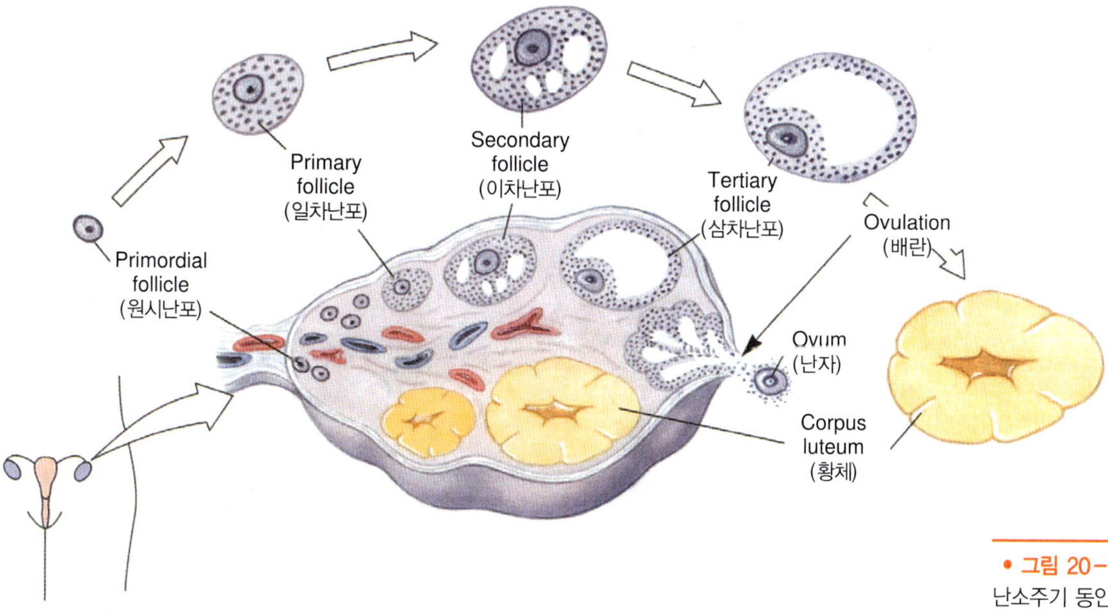

• **그림 20-7 난소주기.** 난소주기 동안의 난포발달.

난소주기는 활성 난포들이 **일차난포(primary follicle)**로 발달하면서 시작된다. 분열하여 미성숙 난자 주위에 여러 층을 형성하게 되는 난포세포들은 성장 난자에 영양소를 공급한다.

비록 많은 수의 원시난포들이 일차난포로 발달하지만, 대개 소수의 난포만이 다음 단계로 진행된다. 더 깊은 곳에 있는 난포세포들은 점차 축적되어 전체 난포의 크기를 증가시키게 되는 액체를 분비하기 시작한다. 이 단계에 있는 이 복합 구조는 **이차난포(secondary follicle)**라 부른다.

난소주기가 시작된 후 8~10일에, 난소는 대개 한 개의 이차난포를 갖게 된다. 난소주기의 10~14일에 지름이 약 15 mm(약 0.6 in.) 되는 성숙한 **삼차난포(tertiary follicle)** 또는 그라프 난포(Graafian follicle)를 형성한다.

난소벽을 통해 난자를 방출하는 **배란(ovulation)**은 28일 주기 중 대개 14일에 일어난다. 배란 후, 난자는 자궁관의 입구로 나가게 된다. 비게 되는 난포는 붕괴되며, 나머지 난포세포들은 증식하여 호르몬을 생산하는 구조인 **황체(corpus luteum)**가 된다. Luteum이라는 뜻은 "노란색(yellow)"을 의미하며 황체는 또한 "황색체(yellow body)"라 기술된다. 임신이 되지 않는다면, 약 12시간 후에 황체는 퇴화되기 시작한다. 이러한 퇴화는 난소주기의 말에 일어나지만, 바로 즉시 또 다른 원시난포의 집단이 활성화되어 다음 난소주기를 개시한다.

자궁관

각 **자궁관(uterine tube)**은 길이가 약 13 cm(5 in.)이다. 난소와 가장 가까운 끝 부위는 확장된 깔대기인 자궁관깔대기(infundibulum)를 형성하며 여기에는 손가락 같은 돌기들이 많이 있다(그림 20-8 •). 자궁관술(fimbriae)이라 부르는 이 돌기들 그리고 자궁관의 속 표면은 자궁관의 넓은 입구로 난자를 이동시키도록 물결을 만드는 섬모들로 깔려 있다. 자궁관의 안에 오게 되면 3~4일에 걸쳐 자궁안으로 난자를 이동시키는 섬모물결 및 꿈틀수축이 있게 된다. 만일 수정이 일어나면, 난자는 자궁관으로 내려가는 그 경로 상에서 첫 12~24시간 안에 정자를 만나야만 한다. 미수정된 난자는 자궁관 혹은 자궁 안에서 분해된다.

자궁

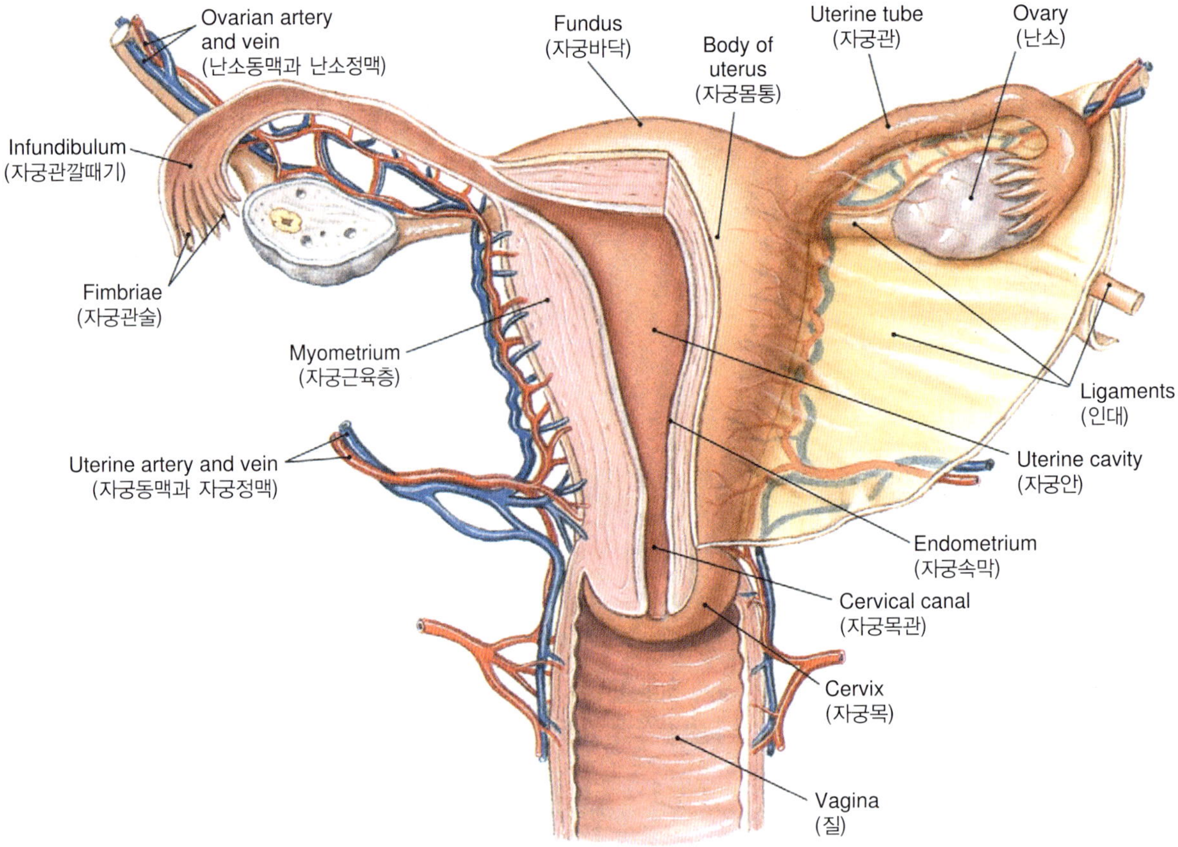

• 그림 20-8 **자궁 및 관련구조들.** 자궁, 자궁관, 그리고 난소의 오른쪽 부위를 보여주는 앞 절단면.

endo, 안(inside) + *metria*, 자궁(uterus)
endometrium: 자궁의 내막, 발달하는 배아 및 태아를 보호하는 부위

mys, 근육(muscle) + *metria*, 자궁(uterus)
myometrium: 자궁의 근육벽

자궁(uterus)은 발달하는 배아 및 태아를 물리적으로 보호하고 영양을 공급한다(그림 20-8 •). 전형적인 자궁은 작은 배 모양의 기관으로서 길이는 약 7.5 cm(3 in.)이고 최대 지름은 5 cm(2 in.)이다. 무게는 30~40 g이며 다양한 인대에 의해 그 위치가 유지된다.

자궁은 **자궁몸통**과 **자궁목**이라는 두 부위로 나뉠 수 있다. **자궁몸통(body)**은 자궁의 가장 큰 부위이다. **자궁바닥(fundus)**은 자궁관이 부착된 자궁몸통 표면의 둥근 부위이다. **자궁목(cervix)**은 자궁의 아래 부위이며 질 안으로 약간 튀어나와 있다. 자궁목의 구멍은 **자궁안(uterine cavity)**으로 열리는 좁은 통로인 **자궁목관(cervical canal)**으로 이어진다.

절단면 상에서, 두꺼운 자궁벽은 속의 **자궁속막(endometrium)**과 내장쪽복막(visceral peritoneum)의 층으로 덮여 있는 근육질의 **자궁근육층(myometrium)**으로 구분될 수 있다. 자궁근육층은 배아 및 태아가 성장하는 동안 늘어날 수 있는 혼합된 민무늬근세포들로 구성된다. 자궁의 자궁속막은 성호르몬의 양적 변화에 대한 반응으로 규칙적이고 주기적인 변화를 이행한다. 이러한 변화는 특징적인 **자궁주기**를 만든다.

자궁주기

자궁주기(uterine cycle 또는 **menstrual cycle)**는 자궁속막의 구조가 반복적인 단계로 변하는 것이다. 자궁주기는 평균 약 28일이지만, 개인에 따라 21~35일까지 범위가 다양하다. 자궁주기는 월경기(menstrual period, menstruation), 증식기(proliferative phase), 그리고 분비기(secretory phase)의 세 단계로 구분될 수 있다(그림 20-9 •).

자궁주기는 자궁속막이 퇴화하고 분해되는 시기인 **월경(menstruation)**과 함께 시작된다. 이 과정은 황체가 붕괴됨에 따라 호르몬의 농도가 감소되면서 개시된다. 파괴된 혈관, 퇴화하

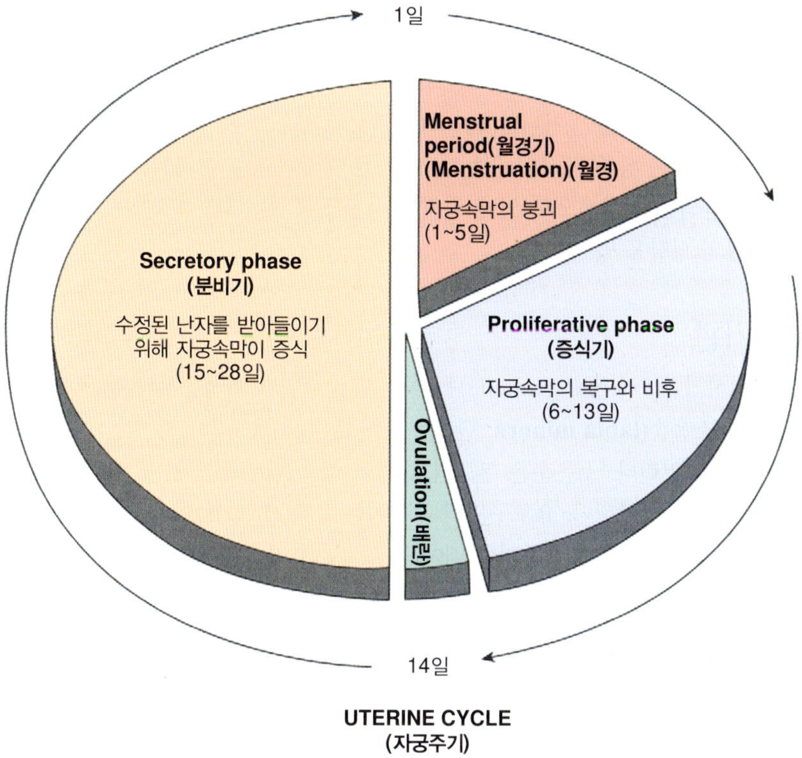

• 그림 20-9 **자궁(월경)주기의 단계.**

는 자궁속막 그리고 샘으로부터 나오는 혈액은 자궁안으로 터져 나와 질로 나간다. 월경은 대개 1~7일간 지속되며 이 기간 동안 전체적으로 약 35~50 ml의 혈액이 소실된다.

증식기는 월경이 완료된 다음 날부터 시작되며, 생존한 상피세포들이 증식하여 자궁속막의 표면으로 퍼져 나간다. 이 복구과정은 또 다른 난포 집단의 성장과 함께 호르몬의 양이 증가됨으로써 자극된다. 배란이 일어날 때가 되면 복구된 자궁속막은 작은 동맥들로 채워지며, 자궁속막샘(자궁샘, uterine gland)은 글리코겐이 풍부한 점액을 분비한다. 증식기는 배란과 함께 끝난다.

배란과 함께 시작되는 **분비기** 동안 자궁속막샘은 확장되어, 계속하여 그 분비율을 증가시킨다. 이 활성은 황체로부터 분비되는 호르몬에 의해 자극된다. 분비기는 황체가 온전하게 유지되는 한 계속된다. 황체로부터 분비되는 분비물은 배란 후 약 12일에 최대에 도달한다. 다음 1~2일에 걸쳐 샘의 활성이 감소되며 그리고 월경주기가 종료되게 된다. 그 다음 새로운 주기가 월경의 개시와 함께 시작되며 자궁속막이 붕괴된다.

초경(menarche)이라고 부르는 첫 번째 월경기는 전형적으로 11~12세의 사춘기에 시작된다. 자궁주기는 45~50세까지 계속되어 마지막 자궁주기인 **폐경(menopause)**이 있게 된다. 그 시기에는 난소 안에 난포가 거의 남아 있지 않게 된다. 전 생애에 걸쳐 약 500개의 난자가 배란된다.

질

질(vagina)은 자궁과 바깥생식기 사이를 잇는 근육질의 관이다(그림 20-6 •, 20-8 •). 질의 평균 길이는 7.5~9 cm(3~3.5 in.)이지만 질이 대단히 신축적이기 때문에, 질의 길이와 폭은 매우 다양하다. 자궁목은 **질관(vaginal canal)** 안으로 돌출되어 있다. 질은 곧창자와 나란히 있으며 이들 둘은 서로 가까이 접해 있다. 방광에서 시작된 요도는 질의 앞벽을 따라 내려온다.

질은 (1) 월경혈의 제거를 위한 통로로 작용하며, (2) 성교 시 음경을 받아들이며, 그리고 (3) 출산 시 태아가 빠져나오는 산도(birth canal)의 기능을 한다.

질의 내벽은 점막이 접힌 **주름(rugae)**으로 되어 있다. 질벽은 혈관얼기와 민무늬근육층이 있다. 탄력적인 상피의 주름인 **처녀막(hymen)**은 질의 입구를 완전히 혹은 부분적으로 막는다.

정상적으로 질에는 상주 세균이 있는데, 이들은 자궁목에서 분비되는 점액 속의 영양소를 공급받는다. 세균의 대사활성으로 인해 질의 정상 pH 범위는 3.5~4.5이며, 이러한 산성 환경은 여러 병원균의 성장을 억제한다.

바깥생식기관

여성의 바깥생식기관(external genitalia)을 둘러싸는 부위가 **여성음부(음문, vulva)**이다(그림 20-10 •). 질은 **소음순(labia minora**, 단수는 labium minus)과 접해 있는 가운데 공간인 질어귀(vestibule)로 열린다. 소음순은 부드럽고 털이 없는 피부로 덮여 있다. 요도는 질 입구의 바로 앞 질어귀 안으로 열린다. 요도구멍의 앞쪽에는 **음핵(clitoris)**이 질어귀로 돌출되어 있다. 음핵은 남성의 음경과 상동이며 동일한 배아 구조로부터 기원된다. 안쪽에서 음핵은 성적흥분 동안 혈액으로 채워지게 되는 발기조직을 포함한다.

성적흥분 동안 좌우 한 쌍의 관인 **큰질어귀샘(greater vestibular gland)**의 윤활 분비물들이 질 입구의 질어귀로 방출된다(그림 20-6 • 참조). 이러한 점액샘은 남성의 망울요도샘(bulbourethral gland)과 유사하다.

여성음부의 바깥쪽 경계는 **불두덩(mons pubis)**과 대음순(단수는 labium majus)으로 이루어져 있다. 불두덩이 현저하게 돌출되는 것은 두덩결합(pubic symphysis)의 앞쪽 피부 아래의 지방조직으로 인한다. 육질의 **대음순(labia majora)**은 소음순 및 그 아래의 질어귀 구조들을 둘러싸 부분적으로 보이지 않게 한다.

남성과 여성 모두에서 **샅(perineum)**은 바깥생식기관과 항문을 포함하는 골반바닥의 근육

• 그림 20-10 여성의 바깥생식기관. 여성의 샅(회음, perineum, 점선 안)을 밖에서 본 그림.

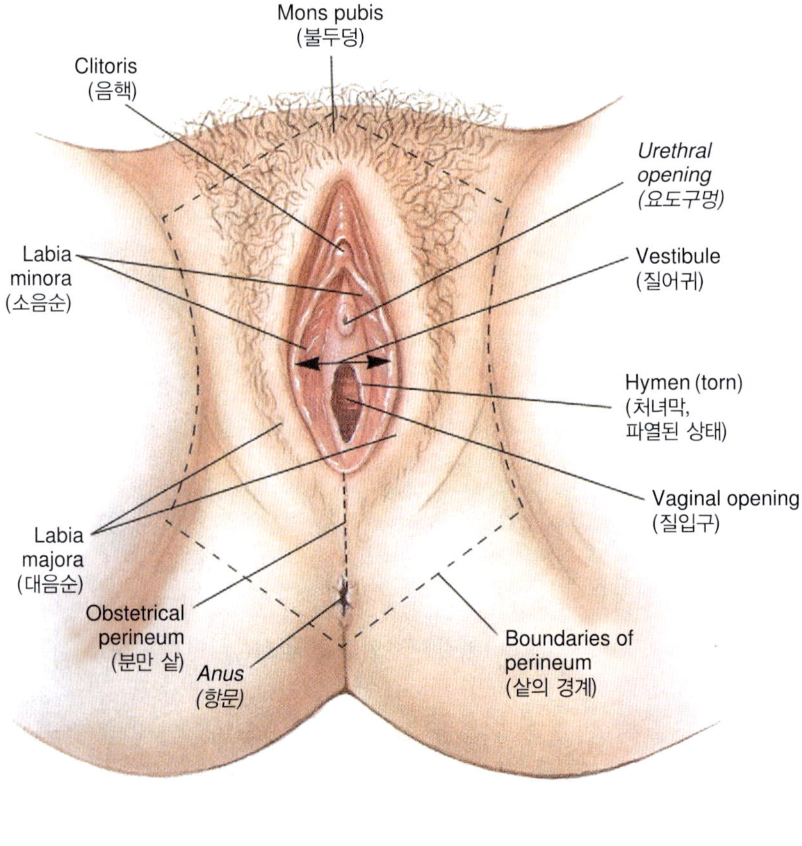

을 지칭한다. 임신한 여성에서, 이 용어는 질입구와 항문 사이의 부위를 특별히 지칭하며 이를 분만샅(obstetrical perineum)이라 한다.

젖샘

출생 후 신생아는 엄마의 **젖샘(mammary gland)**에서 분비되는 젖으로부터 영양분을 얻는다. 젖의 생산 또는 **젖분비(lactation)**는 유방의 젖샘에서 일어나는 데 젖샘은 여성생식계의 특수 부속기관이 된다(그림 20-11 •).

젖샘은 가슴의 피부 아래 지방조직 안에 위치한다. 유방의 각각은 **젖꼭지(nipple)**라는 작은 원뿔모양의 돌기가 있는데, 아래 젖샘의 관들이 이곳을 통해 몸 표면으로 열려 있다. 각 젖꼭지를 싸고 있는 피부는 적갈색을 띠고 있으며, 이 부위는 **젖꽃판(areola)**이라고 한다.

유방의 샘조직은 많은 수의 엽(lobe)으로 분리되어 있으며 각 엽들은 여러 개의 분비 소엽(lobule)을 갖는다. 각 엽 속에는 소엽에서 나오는 관들이 합쳐져서 하나의 **젖샘관(lactiferous duct)**이 형성된다. 젖꼭지 근처에서, 젖샘관은 확장되어 **젖샘관팽대(lactiferous sinus)**라는 넓은 방을 형성한다. 젖샘관팽대의 수는 대개 15~20개이며 각 젖꼭지 위로 열려 있다. 젖샘걸이인대(suspensory ligament of the breast)라는 결합조직의 띠가 관계를 싸고 있으며 유방을 지지해 준다. 성긴결합조직의 층이 아래의 근육으로부터 젖샘복합체를 분리시키며 이들 둘은 상대적으로 독립해서 움직일 수 있다.

• 그림 20-11 **여성 유방의 젖샘.**

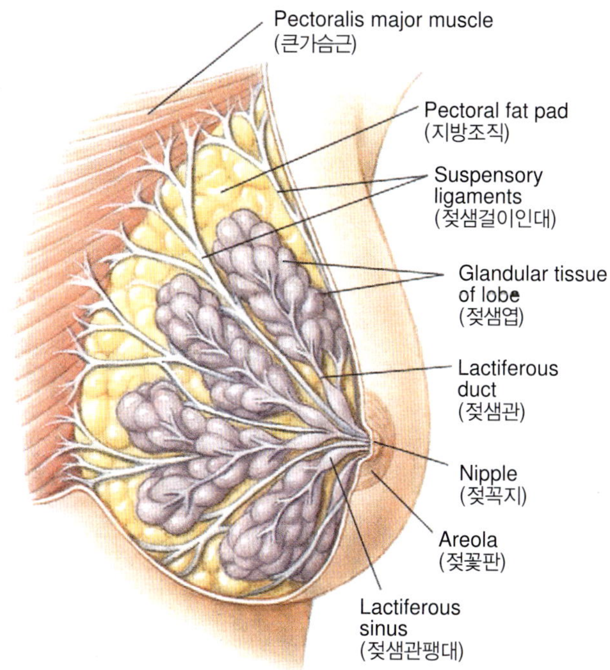

- 임질(gonorrhea)과 같은 질병에 걸린 경우, 흉터조직(scar tissue)이 각 자궁관의 입구를 막을 수 있다. 자궁관이 막히는 경우 여성의 임신 능력에는 어떠한 영향을 미치게 될까?
- 월경 동안 어떤 조직이 떨어져 나와 소실될까?
- 하나의 젖샘관팽대가 막히면 젖꼭지로 젖이 분비되는 것이 방해될까? 그 이유를 설명해 보라.

호르몬과 여성생식주기

남성의 경우와 마찬가지로 여성의 생식관 활성은 뇌하수체호르몬과 생식샘호르몬에 의해 조절된다. 그러나 그 조절 양상은 훨씬 더 복잡하여 단순히 생식자만을 생산하는 것이 아니라 반드시 난소주기(ovarian cycle)와 자궁주기(uterine cycle)가 협응되어야만 한다. 순환 호르몬, 특히 에스트로겐은 적절한 생식기능을 제공하기 위해 **여성생식주기(female reproductive cycle)**를 조절한다.

난소주기

난소주기의 호르몬 조절은 배란전기(preovulatory period)와 배란후기(postovulatory period) 사이에 차이가 있다.

호르몬과 배란전기

매달 소수의 난포들이 성장을 시작하여 FSH의 자극 하에서 일차난포로 발달한다. 난포세포들이 확장되고 증식함에 따라, 이들은 집합적으로 에스트로겐(estrogen)이라 알려져 있으며 가장 중요한 것이 **에스트라디올(estradiol)**인 스테로이드호르몬을 분비한다. 에스트로겐은 (1) 뼈와 근육의 성장을 자극하며, (2) 몸의 털 분포와 지방조직의 침착 부위와 같은 여성이차성징을 유지시키고, (3) CNS의 활성에 영향을 미쳐 성관련 행동이나 성향 등을 나타내게 하며, (4) 부속생식샘 및 부속생식기관의 기능을 유지시키고, 그리고 (5) 자궁속막의 성장 및 복구를 개

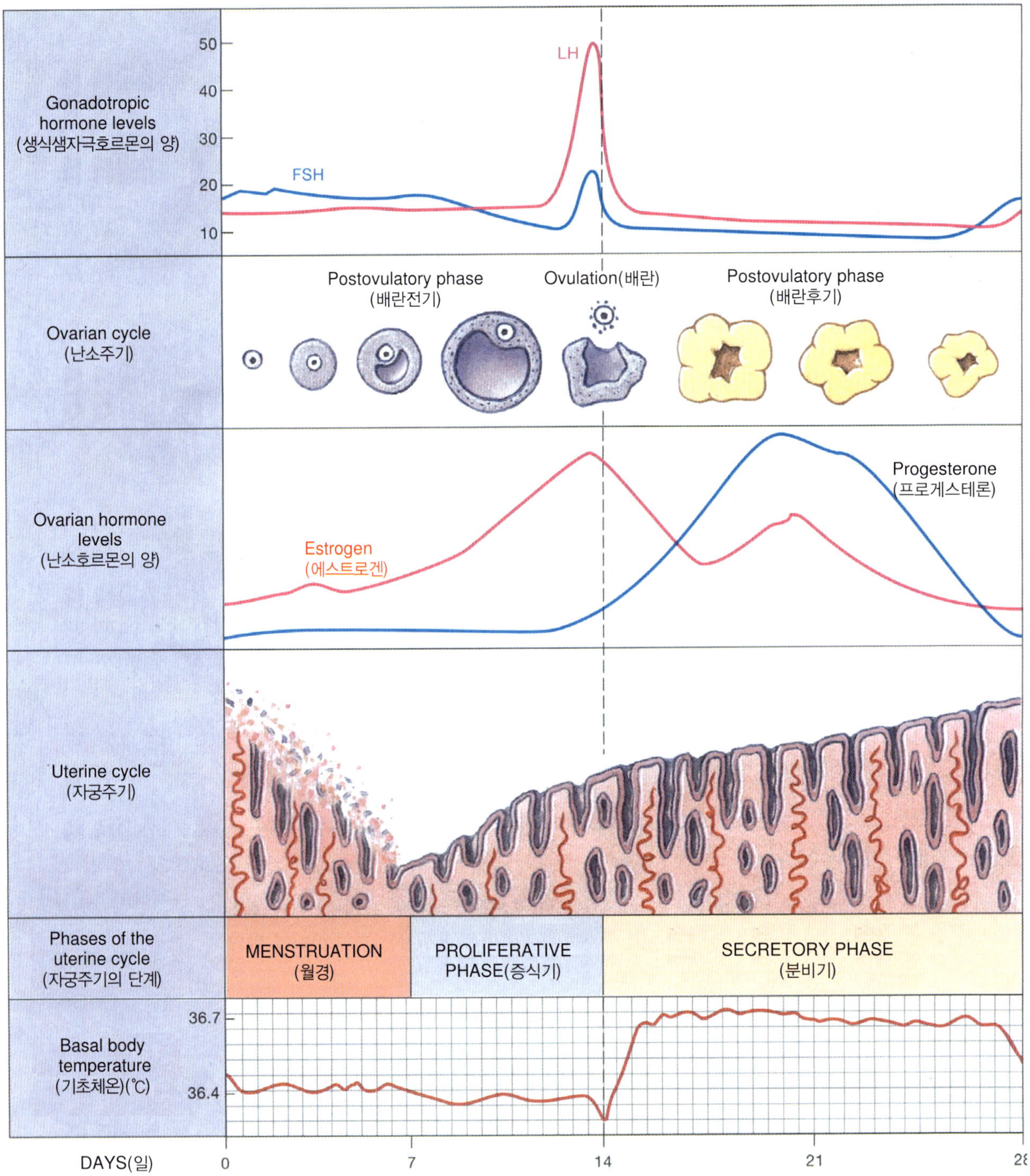

• 그림 20-12 **여성생식주기의 호르몬 조절.**

시시키는 등 다양한 기능을 가지고 있다.

그림 20-12 • 의 윗부분은 난소주기와 연관된 호르몬의 양을 요약하였다. 남성의 경우처럼, 관여하는 주된 호르몬은 시상하부(hypothalamus)의 조절 하에 뇌하수체앞엽(뇌하수체전엽, anterior pituitary)에서 생산된다. 에스트로겐은 또한 LH의 분비율에 영향을 미치는데, LH의 분비율은 에스트로겐의 농도가 증가되면서 상승한다. 따라서 난포가 발달함에 따라 에스트로겐의 농도가 증가되며 뇌하수체에서 LH의 분비가 증가된다. 에스트로겐, FSH, 그리고 LH는 복합적으로 난포의 발달과 성숙을 지지한다.

에스트로겐의 농도는 난소주기의 둘째 주에 크게 증가되며, 삼차난포가 배란을 위해 확장된다. 약 14일에 에스트로겐의 양은 최대가 되며 그 난포의 성숙이 이루어진다. 높은 양의 에스트로겐은 뇌하수체앞엽에서 다량의 LH 분비를 촉발시키며 이로써 배란이 일어나게 된다.

호르몬과 배란후기

LH의 양은 약 2일 동안 증가된 상태로 유지되지만 이는 속이 빈 난포가 기능적인 황체로 변하도록 하는 데는 충분히 긴 시간이다. 황체는 에스트로겐 외에도 **프로게스틴(progestin)** 특히 **프로게스테론(progesterone)**이라는 스테로이드호르몬을 분비하기 시작한다. 프로게스테론은 배란후기의 주된 호르몬이다. 프로게스테론은 자궁속막을 자극하여 자궁으로 하여금 임신에 대비하도록 한다. 프로게스테론은 또한 대사활동을 자극하여 기초체온(basal body temperature)을 높인다.

프로게스테론은 다음 주까지 상대적으로 높은 농도로 계속 분비되지만 만일 임신이 되지 않았다면 황체는 퇴화하기 시작한다. 배란 후 약 12일에 황체는 기능을 잃게 되며 프로게스테론과 에스트로겐은 농도가 현저히 감소된다. 이러한 감소는 뇌하수체앞엽에서 FSH와 LH의 분비를 증가시키게 되며 따라서 전체 주기가 다시 시작된다.

자궁주기

난소주기를 조절하는 호르몬의 변화는 자궁에도 영향을 미친다. 그림 20-12 • 의 아랫부분은 하나의 자궁주기 동안 자궁속막의 변화를 보여준다. 황체의 붕괴와 함께 일어나는 프로게스테론 및 에스트로겐 농도의 갑작스런 감소는 월경이 일어나게 한다. 증가된 양의 에스트로겐이 자궁속막의 재생을 자극할 때까지 수 일 동안 자궁속막조직이 계속하여 소실된다. 배란전기는 프로게스테론의 농도가 증가되는 배란후기가 될 때까지 계속된다. 에스트로겐과 프로게스테론은 복합적으로 자궁속막을 더욱 두텁게 만들어 도착하게 될 배아를 위한 준비를 갖추게 한다.

호르몬과 체온

호르몬의 농도가 변함에 따라 체온에 영향을 미치는 생리학적 변화를 야기한다. 배란전기 동안 에스트로겐이 주된 호르몬인 경우, 프로게스테론이 주된 호르몬인 배란후기 동안에 비해 휴식 시 측정된 "기초(basal)"체온은 약 0.3°C 더 낮다. 배란이 일어날 때, 기초체온이 뚝 떨어지기 때문에 이후의 체온 상승이 두드러지게 나타난다(그림 20-12 •). 몇 번의 월경주기 동안 기초체온을 측정하면 여성은 자신의 배란일을 정확하게 결정할 수 있다. 이러한 정보는 임신을 피하거나 혹은 임신을 원하는 경우에 중요할 수 있는데, 그 이유는 배란일에 수정이 일어나야만 임신의 가능성이 높기 때문이다.

- ✔ 만일 LH의 분비상승(surge)이 일어나지 않은 경우 어떠한 변화가 관찰될까?
- ✔ 에스트로겐과 프로게스테론의 양이 감소될 때 월경주기에서 어떤 변화가 일어날까?

노화와 생식계

남성과 여성에서 노화과정은 생식계에 영향을 미친다. 여성에서 나이와 연관되는 변화 가운데 가장 두드러진 것은 폐경 시에 나타나는 반면 남성의 생식계에서의 변화는 훨씬 더 점진적이며 더 오랜 시간에 걸쳐 일어난다.

폐경

폐경(menopause)은 대개 배란과 월경이 멎는 시기를 말한다. 전형적으로 폐경은 45~55세 사이에 일어나지만 폐경으로 접어드는 이행기에는 난소주기와 월경주기가 불규칙해진다. 원시난포가 고갈되는 것이 폐경의 원인이 되는데 50세경에는 대개 FSH에 반응할 수 있는 원시난포가 전혀 없게 된다.

폐경은 FSH와 LH의 생산이 갑자기 지속적으로 증가되며 순환하는 에스트로겐과 프로게스테론의 양이 감소된다. 에스트로겐의 양적 감소는 자궁과 유방의 크기를 감소시키며 요도벽과 질벽이 얇아지게 한다. 또한 에스트로겐의 농도 감소는 뼈엉성증(골다공증, osteroporosis)의 발생과 연관되는데 아마도 그 이유는 뼈의 형성이 더 느린 속도로 일어나기 때문이다. 신경계에 미치는 다양한 영향 역시 보고되었는데, 여기에는 "일과성열감(hot flash)", 불안, 우울증 등이 포함되지만, 이에 관여하는 호르몬의 기전은 아직 모른다. 또한 죽상동맥경화증(atherosclerosis) 및 기타 종류의 심장혈관병의 발생 위험도 폐경 이후에 증가된다.

폐경과 동반되거나 폐경에 이어 나타나는 증상들은 대단히 불쾌하여 약 40%의 폐경여성들이 의학적인 도움을 받게 된다. 에스트로겐과 프로게스테론을 복합적으로 처방하는 호르몬대체요법(hormone replacement therapy)이 폐경과 연관되는 뼈엉성증과 신경계 및 순환계 변화를 예방해 준다.

남성갱년기

남성생식계에서의 변화는 더 천천히 일어나는데 이 기간을 남성갱년기(male climacteric)라 한다. 순환 테스토스테론의 양이 50~60세 사이에 감소하기 시작하며 동시에 FSH 및 LH의 순환 양이 증가된다. 비록, 정자발생은 계속해서 일어나지만(남성은 80대가 되어서도 아이를 가질 수 있다), 노인 남성에서는 성활동이 점차 감소된다.

✔ 폐경 동안 FSH가 증가된 채로 유지되는 이유는 무엇일까?

임상노트(Clinical Note)

산아제한방법

성인들 대부분은 그들의 생식연령의 어떤 기간 동안 어떤 형태의 **피임(contraception)** 혹은 산아제한(birth control)을 이행한다. 임신을 방지하는 여러 방법들이 있다. 아주 소수의 방법이 임신을 종결시키기 위해 사용된다.

임신예방

수술법(surgical method). 불임(sterilization)은 수정을 위한 기능적인 생식자를 만들지 못하는 경우이다. 성 상대자가 불임인 경우에도 같은 결과가 온다. **정관절제술(vasectomy)**의 경우, 정관의 한 분절이 제거되어 정자가 생식관을 지나지 못하도록 만든다(그림 20-13a• 참조). 수술은 외과의사가 수 분에 걸쳐 시행할 수 있다. 절단면을 제거한 다음 잘려진 끝은 다시 연결하지 않으며, 이때 흉터조직은 영구적으로 봉합된다. 정관절제술 후에 남성은 정상적인 성기능을 갖게 되며 부고환과 고환의 분비물도 정액의 약 5%를 차지한다. 정자는 계속하여 발생되지만 이들은 부고환 안에 남겨져 결국 퇴화된다. 이 시술의 실패율은 0.08%이다(실패했다는 것은 결과적으로 임신이 되는 것이다.)

여성의 경우, 자궁관결찰술(tubal ligation)을 통해 자궁관을 차단할 수 있다(그림 20-13b• 참조). 이 시술이 배복막안에서 시행되기 때문에 정관절제술에 비해 합병증이 생길 수 있다. 이 시술의 실패율은 약 0.45%이다. 정관절제술과 마찬가지로 자궁관결찰술 후에 임신능력이 회복될 수 있다.

호르몬법(hormonal method). 배란이 일어나지 않도록 경구용 피임제(oral contraceptive)로 여성의 호르몬주기를 조절할 수 있다. 경구용피임제는 프로게스틴과 에스트로겐이 복합되어 들어있다. 이 호르몬들은 시상하부에서 GnRH의 분비를 억제하며 따라서 FSH가 분비되지 않으며 배란이 일어나지 않게 된다. 이 호르몬제는 주기적인 양상으로 투여하는데, 월경이 시작된 후 5일에 시작하여 다음 3주간 계속 복용한다. 4주째에 여성은 플라세보 약을 먹거나 혹은 약을 먹지 않는다. 현재 이용 가능한 최소 약 20여 종류의 복합 경구용피임제 제품들이 있으며, 전세계적으로 2억 명의 여성들이 이 약을 복용한다. 미국의 경우, 45세 이하 여성의 25%가 임신을 방지하기 위해 복합제제를 복용한다. 복합 경구용 피임제의 실패율은 처방을 받고 사용하는 경우 2년간 0.24%이다. 그러나 산아제한약제들은 위험이 없지는 않다. 예를 들어, 중증의 고혈압, 당뇨병, 간질, 쓸개질환, 심장문제, 혹은 여드름을 가진 여성의 경우 복합제제를 복용한 후 상태가 악화된다. 경구용피임제를 복용하는 여성 또한 정맥혈전, 뇌졸중, 허파색전증(pulmonary embolism), 그리고 (35세 이상의 여성에서) 심장병의 위험이 증가된다.

2개의 프로게스테론만 들어 있는 산아제한약제가 이용 가능하다. Depo-provera™은 매 3개월마다 주사한다. 프로게스테론으로 채워져 있는 Norplant™의 실라스틱관(silastic tube)은 피부 아래에 삽입한다. 이 방법은 약 5년간 산아제한을 제공한다. Depo-provera™와 Norplant™는 월경중단 혹은 불규칙적인 월경을 야기할 수 있지만, 사용이 쉽고 대단히 편리하다.

격리법(barrier method). 예방(prophylactic) 혹은 "고무

(rubber)"라 부르는 **콘돔(condom)**은 성교 시 귀두머리를 덮어 정자가 여성의 생식관에 도달되는 것을 막는다. 콘돔은 또한 매독(syphilis), 임질(gonorrhea), 그리고 AIDS와 같은 성전파질병(sexually transmitted disease)을 방지하는데도 사용된다. 콘돔의 실패율은 6% 이상인 것으로 추산된다. 격막(diaphragm), 자궁목모자(cervical cap), 혹은 질스폰지(vaginal sponge)라고 부르는 **질격막(vaginal barrier)**은 단순한 원리에 따른다. 질 격리법에서 가장 많이 사용하는 격막은 가장자리를 지지해 주는 작은 금속 고리를 가진 반구형 라텍스고무로 만들어져 있다. 질의 크기가 다양하기 때문에, 이 방법을 선택하는 여성은 개인적으로 맞아야만 한다. 성교 전에 자궁목입구를 덮도록 격막을 삽입한다. 격막은 대개 소량의 살정젤리(spermicidal jelly) 혹은 살정크림(spermicidal cream)으로 코팅되어 있어 격막의 효율성을 더해 준다. 적절하게 맞는 격막을 사용하는 경우 실패율은 5~6%로 추산된다. 자궁목모자는 더 작으며 가장자리 금속 테두리가 없다. 이는 주의 깊게 맞추어야 하지만, 격막과는 달리 수 일간 그 안에 있을 수 있다. 실패율은 8% 정도로서 격막에 비해 더 높다. 질스폰지는 살정제(정자를 죽이는 거품이나 젤리)로 포화시킨 작은 합성 스폰지이다. 피임스폰지의 실패율은 6~10%이다.

기타 방법. **자궁내장치(intrauterine device, IUD)**는 자궁 안에 삽입하는 플라스틱 고리 혹은 T로 구성된다. 작용기전은 확실하지 않지만, IUD가 자궁내 환경을 변화시켜 수정의 기회를 감소시키고 그리고 또한 수정된 난자의 착상을 억제한다. 미국에서 IUD의 사용은 제약이 있지만 여러 다른 나라에서는 흔히 사용된다. 실패율은 약 5~6%이다.

리듬법(rhythm method)은 배란이 되는 날 성행위를 금한다. 그 시간은 이전의 월경 양상으로부터 추정하며 때로 기초체온의 변화로부터 알아낸다. 리듬법의 실패율은 매우 높아 약 25%에 달한다.

수정후 방법

만일 피임이 실패하면, 남은 선택은 착상을 방지하거나 혹은 임신을 종결시키는 것이다.

경구법. "모닝애프터필(morning-after pill)"에는 에스트로겐과 프로게스틴이 들어 있다. 이 약은 성교 후 72시간 안에 복용하며 접합체(수정된 난자)가 운반되는 것을 변화시키거나 아니면 자궁벽에 부착되는 것을 방지한다. RU-486(*Mifepristone*)이라 알려진 이 약물은 자궁속막의 내층에서 프로게스테론의 작용을 차단한다. 그 결과는 수정이 일어나건 일어나지 않았건 정상 월경 기간에 자궁속막을 퇴화시킨다.

수술법. 유산(abortion)이란 임신이 종결되는 것이다. 유산에는 세 종류가 있다. 자연유산(spontaneous abortion 또는 miscarriage)은 어떤 발생학적 혹은 생리학적 문제로 인해 자연적으로 일어난다. 치료유산(therapeutic abortion)은 임신이 계속되는 경우 산모의 건강과 생명이 위험한 경우에 시행된다. 유도유산(induced abortion, elective abortion)은 산모의 요구가 있는 경우 시행된다. 현재 유도유산은 수태 후 첫 3개월 동안은 합법적이며 어떤 경우 금해지지만 임신 5~6개월까지는 많은 주에서 유산이 허용된다.

• 그림 20-13 **불임수술.**
(a) 남성 정관절제술의 경우 정관의 1 cm 절제로 정자세포의 경로를 차단시킨다. **(b)** 여성의 자궁관결찰술의 경우, 자궁관의 일부를 제거하여 정자의 이동 통로 및 난자 혹은 배아가 자궁으로 이동하지 못하게 한다.

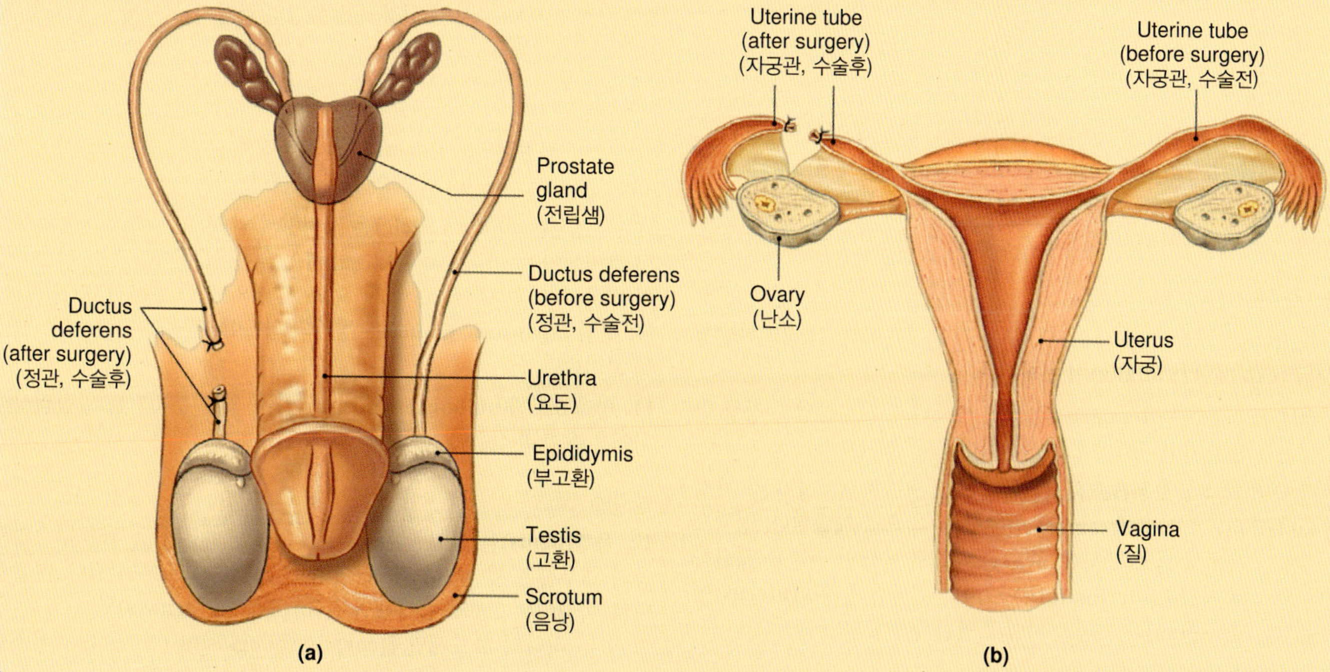

복습

핵심용어

젖꽃판(areola): 유방의 젖꼭지 주위 색소침착된 부위.

에스트로겐(estrogen): 여성의 성호르몬, 특히 에스트라디올. 여성 생식주기를 조절하는 주된 호르몬.

생식기관(genitalia): 생식계의 바깥기관.

젖분비(수유, lactation): 젖샘에 의한 젖의 생산.

감수분열(meiosis): 정상 염색체 수의 반을 가진 생식자를 생산하는 세포분열.

초경(menarche): 사춘기에 정상적으로 일어나는 첫 번째 월경기.

월경(menstruation): 자궁주기가 시작되도록 매달 일어나는 혈액의 흐름.

난자발생과정(oogenesis): 난자생산.

난소(ovary): 생식자가 생산되고 호르몬이 분비되는 여성의 생식샘.

배란(ovulation): 난포벽의 파열과 함께하는 난자의 방출.

프로게스테론(progesterone): 배란 후 황체에 의해 분비되는 가장 주된 프로게스틴. 임신을 위해 자궁을 준비한다.

정액(semen): 정자 그리고 남성생식관의 부속샘에서 분비되는 분비물을 포함하는 액체 사정액.

곱슬정세관(seminiferous tubule): 고환 안에서 정자가 생성되는 꼬여진 관.

정자발생과정(spermatogenesis): 정자생산.

고환(testes): 정자가 생성되고 호르몬이 분비되는 남성의 생식샘.

테스토스테론(testosterone): 고환의 사이질세포에 의해 생산되는 주된 안드로겐.

학습개요

서론(p. 347)

1. 인간의 생식은 유성생식이다. 이는 남성과 여성의 **생식자(gamete,** 생식세포)를 필요로 한다. **수정(fertilization)**은 아버지로부터 오는 **정자(sperm)**와 어머니로부터 오는 **난자(ovum)**가 융합되어 **접합체(zygote**; 수정된 난자)를 만든다.

생식계 개요(pp. 347~348)

1. 생식계에는 **생식샘(gonad)**, 관, 부속샘 및 부속기관, 그리고 **바깥생식기관(external genitalia)**이 포함된다.

2. 생식자는 **감수분열(meiosis)**을 통해 생산된다. 감수분열은 정상 염색체 수의 반을 가진 생식세포를 생산한다(그림 20-1).

3. 남성의 경우, **고환(testes)**은 정자를 생산하며, 정자는 **사정(ejaculation)** 동안 **정액(semen)** 안에서 몸 밖으로 배출된다. 성적으로 성숙한 여성의 **난소**(생식샘, **ovary)**는 매달 하나의 난자를 생산하는데, 난자는 **자궁관(uterine tube)**을 따라 이동하여 **자궁(uterus)**에 도달한다. **질(vagina)**은 자궁을 바깥과 연결시킨다.

남성생식계의 구조(pp. 348~353)

1. 정자(spermatozoa)는 **부고환(epididymis)**, **정관(ductus deferens)**, **사정관(ejaculatory duct)**, 그리고 **요도(urethra)**를 따라 이동하여 몸 밖으로 나간다. 부속기관[주로, **정낭(seminal vesicle)**, **전립샘(prostate gland)**, 그리고 **망울요도샘(bulbourethral gland)**]은 사정관과 요도 안으로 체액을 분비한다. **음낭(scrotum)**은 고환을 담고 있으며, **음경(penis)**은 발기기관이다(그림 20-2).

고환(p. 349)

2. 각 고환은 일련의 **소엽(lobule)**으로 나눠진다. 각 소엽내 **곱슬정세관(seminiferous tubule)**은 정자가 생산되는 장소이다(그림 20-3a).

3. 곱슬정세관은 **정자발생과정(spermatogenesis)**에 관여하는 줄기세포와 발생 중인 정자에 영양을 공급하는 **버팀세포(sustentacular cell)**가 있다(그림 20-3b).

4. 곱슬정세관 사이에 있는 **사이질세포(interstitial cell)**는 성호르몬을 분비한다(그림 20-3b).

5. 각 정자는 **정자머리(head)**, **중간부분(middle piece)**, 그리고 **정자꼬리(tail)**가 있다(그림 20-4).

남성생식관(p. 350)

6. 고환으로부터 미성숙 정자가 긴 관인 **부고환(epididymis)**으로 들어간다. 부고환은 정자의 성숙을 도우며 또한 손상된 정자를 제거하는 작용을 한다. 부고환을 떠난 정자는 기능적으로 성숙했지만 아직 운동성은 없다.

7. 정관(ductus deferens 또는 vas deferens)은 부고환에서 시작되어 **정삭(spermatic cord)**의 한 성분인 샅굴(서혜관, inguinal canal)을 통해 지나간다. 정낭의 바닥과 정관의 연결부는 요도로 이어지는 **사정관(ejaculatory duct)**을 만든다.

8. 요도는 방광으로부터 신장되어 음경의 끝까지 이어지며, 비뇨계 및 생식계의 생산물을 운반한다.

부속샘(p. 351)

9. 사정은 전형적으로 2~5 ml의 정액(**사정액**)을 방출하는데, 여기에는 ml당 2000만 개에서 1억 개의 정자가 들어 있다.

10. 각 **정낭(seminal vesicle)**은 정액량의 약 60%를 차지하는 활성적인 분비샘이며, 이의 분비물에는 정자에 의해 쉽게 대사되는 과당이 들어 있다. 이들의 분비물은 또한 요도 및 질의 산을 중화시키도록 돕는다. **전립샘(prostate gland)**은 정액의 약 30%를 차지하는 산성 액체를 분비한다.

11. 망울요도샘(bulbourethral gland)에 의해 분비되는 알칼리성의 점액은 윤활 특성을 갖는다.

음경(p. 352)

12. 음경(penis)을 덮고 있는 피부는 음낭의 피부와 유사하다. 음경몸통의 대부분은 세 **발기조직(erectile tissue)** 군으로 구성된다. 바깥층 바로 아래에는 2개의 **음경해면체(corpora cavernosa)**와 요도를 싸고 있는 하나의 **요도해면체(corpus spongiosum)**가 있다. 발기조직

이 혈액으로 확장되면 발기가 일어난다(그림 20-5).

호르몬과 남성생식기능(p. 353)

1. 중요한 조절호르몬에는 **FSH(난포자극호르몬)**, **LH(황체형성호르몬**, 이전에는 사이질세포자극호르몬 즉 ICSH라 부름)가 있다. 테스토스테론은 가장 중요한 안드로겐이다.

2. 테스토스테론과 함께 FSH는 정자발생과정을 증진시킨다.

3. LH는 고환의 사이질세포로 하여금 테스토스테론을 분비시킨다.

여성생식계의 구조(pp. 353~359)

1. 여성생식계의 주요 기관에는 난소, 자궁관, 자궁, 질, 그리고 바깥생식기관이 포함된다(그림 20-6).

난소(p. 354)

2. 난소는 난자의 생산(**난자발생과정, oogenesis**)이 일어나는 부위인데 이는 **난소주기(ovarian cycle)**의 일부로서 **난포(ovarian follicle)**에서 일어난다.

3. 발달이 진행되면서, **원시난포**, **일차난포**, **이차난포**, 그리고 **삼차난포**가 발달한다. **배란(ovulation)** 시에, 난자는 난소벽이 파열된 부위에서 방출된다(그림 20-7).

자궁관(p. 355)

4. 각 **자궁관(uterine tube)**은 자궁안으로 열리는 **자궁관술**(돌기)을 갖는 자궁관깔대기가 있다. 수정이 일어나기 위해, 난자는 자궁관깔대기로부터 자궁을 향해 이동하는 첫 12~24시간 동안 정자와 만나야만 한다(그림 20-8).

자궁(p. 355)

5. 자궁은 발달하는 배아에 대해 보호와 영양공급을 제공한다. 자궁의 주요 해부학적 특징에는 **자궁몸통**, **자궁목**, 그리고 **자궁안**이 있다. 자궁벽은 안쪽의 **자궁속막(endometrium)** 그리고 근육으로 구성되는 **자궁근육층(myometrium)**으로 나뉠 수 있다(그림 20-8).

6. 전형적으로 28일인 **자궁주기(uterine cycle)** 혹은 **월경주기(menstrual cycle)**는 **월경(menstruation)**의 개시 그리고 자궁속막의 붕괴와 함께 시작된다. 이 월경과정은 1~7일 동안 계속된다(그림 20-9).

7. 월경 후에 **증식기(proliferative phase)**가 시작되며 자궁속막이 복구되고 두꺼워진다. 월경은 **초경(menarche)**에 시작되어 **폐경(menopause)** 때까지 계속된다(그림 20-9).

질(p. 357)

8. **질(vagina)**은 자궁과 바깥생식기관 사이에 있는 근육관이다. 얇은 상피주름 즉 **처녀막(hymen)**이 질의 입구를 부분적으로 막을 수 있다.

바깥생식기관(p. 358)

9. **음문(vulva)**의 성분에는 **질어귀(vestibule)**, **소음순(labia minora)**, **음핵(clitoris)**, **대음순(labia majora)**, 그리고 **큰질어귀샘(greater vestibular gland)**과 **작은질어귀샘(lesser vestibular gland)**이 있다(그림 20-10).

젖샘(p. 359)

10. 출생 후, 신생아는 모체의 **젖샘(mammary gland)**에 의해 분비되는 젖으로부터 영양분을 얻는다(그림 20-11).

호르몬과 여성생식주기(pp. 359~361)

1. 여성생식계의 난소주기와 자궁주기는 호르몬의 협동적인 조절에 의한다.

난소주기(p. 359)

2. 에스트로겐의 일종인 **에스트라디올(estradiol)**은 배란전기의 주된 호르몬이다. 에스트로겐과 LH의 최대 농도에 반응하여 배란이 일어난다(그림 20-12).

3. 프로게스틴이라 부르는 스테로이드호르몬의 하나인 **프로게스테론(progesterone)**은 배란후기의 주된 호르몬이다.

자궁주기(p. 361)

4. 호르몬의 변화에 의해 자궁주기가 유지된다(그림 20-12).

호르몬과 체온(p. 361)

5. 배란전기 동안의 체온은 배란후기 동안의 체온에 비해 약간 더 낮다(그림 20-12).

노화와 생식계(pp. 361~362)

폐경(p. 361)

1. 폐경(여성에서 배란과 월경이 멈추는 시기)은 전형적으로 약 50세에 일어난다. FSH와 LH의 생산이 증가되며 에스트로겐 및 프로게스테론의 순환 농도는 감소된다.

남성갱년기(p. 362)

2. 50~60세 사이의 **남성갱년기(male climacteric)** 동안 순환 테스토스테론의 양이 감소되며 FSH와 LH의 농도는 증가된다.

복습문제

연결형

A열의 각 항목과 가장 가까운 항목을 B열에서 찾아 연결하라. 옆의 밑줄에 답을 적으라.

	A열	B열
___	1. 생식자	a. 안드로겐의 생산
___	2. 생식샘	b. 자궁의 근육벽
___	3. 사이질세포	c. 높은 농도의 과당
___	4. 정낭	d. 생식기관
___	5. 전립샘	e. 진하고 끈끈한 알칼리성 점액을 분비
___	6. 망울요도샘	f. 여성의 발기조직
___	7. 음경꺼풀	g. 내분비구조
___	8. 황체	h. 자궁의 내벽
___	9. 자궁속막	i. 생식세포
___	10. 자궁근육층	j. 난자
___	11. 여성의 생식세포	k. 젖생산
___	12. 젖분비	l. 항생제를 분비
___	13. 음핵	m. 음경의 포피

선택형

14. 염색체는 정자세포의 ____ 안에서 운반된다.
(a) 첨단체 (b) 정자머리
(c) 중간부분 (d) 정자꼬리

15. 정자발생과정(정자의 생산)은 ____ 안에서 일어난다.
(a) 정관
(b) 부고환
(c) 곱슬정세관
(d) 전립샘

16. 부고환의 역할은 ___ 것이다.
(a) 정자의 성숙에 적합한 환경을 유지하는
(b) 정자를 생산하는
(c) 요도로 정자를 운반하는
(d) 테스토스테론을 분비하는

17. 난포의 성장을 자극하는 호르몬은 ___ 이다.
(a) 에스트로겐
(b) FSH
(c) LH
(d) 프로게스테론

18. 남성의 음경에 상응하는 여성의 구조는 ___ 이다.
(a) 음문
(b) 소음순
(c) 대음순
(d) 음핵

19. 배란 시에 기초체온은 ______ .
(a) 영향을 받지 않는다
(b) 현저히 증가된다
(c) 가파르게 떨어진다
(d) 어느 정도 올라가거나 떨어진다

20. LH의 농도가 갑자기 증가되면 _____ 를(을) 야기한다.
(a) 월경의 개시
(b) 자궁주기의 끝
(c) 폐경
(d) 난포벽의 파열과 배란

OX 문제

____ 21. 음낭은 고환을 고정시키는 바깥 주머니이다.

____ 22. 자궁의 내벽은 자궁근육층이다.

____ 23. 수정은 정자와 난자가 하나가 되는 것이다.

____ 24. 음경꺼풀절제술(포경수술)은 음경꺼풀을 수술로 제거하는 것이다.

____ 25. 고환내 정자의 생산은 뇌하수체에사 분비되는 테스토스테론에 의해 자극된다.

____ 26. 배란후기의 주된 호르몬은 프로게스테론이다.

서술형

27. 어떤 부속기관 및 부속샘이 정액의 조성에 관여할까? 각각의 기능은 무엇일까?

28. 평균 28일의 기간을 사용하여, 자궁주기를 구성하는 세 단계의 각각에 대해 설명하라.

29. 질의 세 주된 기능은 무엇일까?

30. 다이앤(Diane)은, 의사가 말하길 요로감염(비뇨관감염)에 의해 복막에 염증이 생기는 배막염(복막염, peritonitis)이 생겼다고 했다. 남성이 아닌 여성에서 이 증상이 생길 수 있는 이유는 무엇일까?

✔ 개념확인 문제의 답

(p. 353) **1.** 첨단체모자에는 난자와의 수정에 필요한 효소들이 들어 있다. 이들 효소가 없다면, 수정이 일어나지 않게 된다. **2.** 음경에 공급되는 동맥이 확장되면 발기가 일어난다. **3.** FSH는 정자의 형성을 지지하는 테스토스테론을 높은 양으로 유지하기 위해 필요하다. FSH의 양이 낮다면 곱슬정세관내 테스토스테론의 양이 낮아지며 따라서 정자의 생산 및 정자의 수치가 낮아지게 된다.

(p. 359) **1.** 자궁관이 막히면 불임이 유발된다. **2.** 월경 동안 자궁속막의 바깥층이 탈락된다. **3.** 각각의 유방이 15~20개의 젖샘관팽대를 갖고 있기 때문에 젖샘관의 하나가 막히면 젖꼭지로 가는 젖의 이동이 방해되지 않는다.

(p. 361) **1.** 만일 LH의 분비상승이 배란주기에서 일어나지 않는다면, 배란 및 황체의 형성이 일어나지 않게 된다. **2.** 자궁주기 혹은 월경주기 동안 에스트로겐과 프로게스테론의 양이 감소되면 그 신호에 의해 월경이 개시된다.

(p. 362) **1.** 폐경 시에 순환 에스트로겐의 양이 떨어지기 시작한다. 에스트로겐은 GnRH와 FSH에 대해 억제효과를 가지고 있으며, 에스트로겐의 양이 감소되면서 FSH와 GnRH의 양은 증가된 채로 있게 된다.

CHAPTER

21

발생과 유전

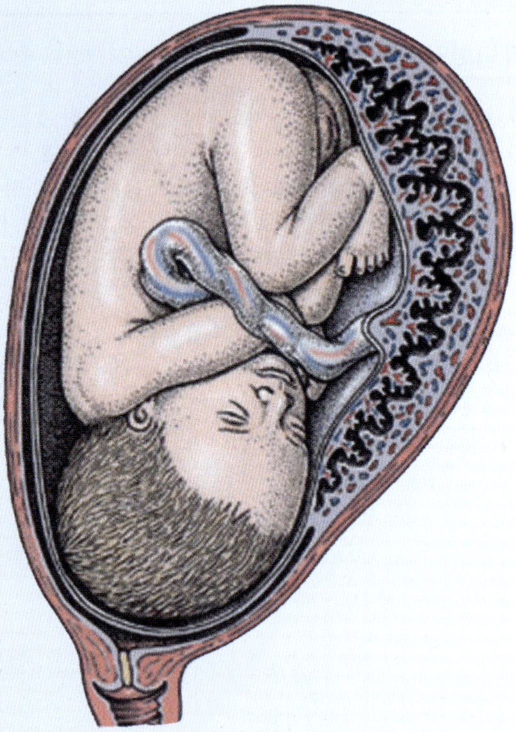

단원개요

발생단계

수정

임신

첫 석달

배아형성

착상

조직과 막의 형성

태반

둘째 석달과 셋째 석달

임신이 모체에 미치는 영향

자궁의 변화

진통과 분만

진통의 단계

다태출산

출생후 발달

신생아기, 유아기, 소아기

청소년기와 성숙기

유전과 유전자

유전자와 염색체

임상노트: 인간유전체프로젝트

단원개요

1. 수정의 과정에 대해 설명한다.
2. 출생전 기간 세 종류에 대해 나열하며 각 기간의 주요 변화에 대해 설명한다.
3. 세 종류의 기본배엽층을 나열하고 몸의 주요 계통들을 형성하는 이들의 역할에 대해 설명한다.
4. 배아의 각기 다른 막들의 역할에 대해 설명한다.
5. 발생 중인 태아의 존재에 대한 반응으로 모체의 기관계가 어떻게 조정되는지 설명한다.
6. 진통과 분만 동안 일어나는 변화들에 대해 설명한다.
7. 인간 형질의 기본 유전 양상에 대해 설명한다.

인간은 자궁 안에서 9개월 동안 발생과정을 거치며, 자라서 성숙하는데 15~20년이 걸리고 거의 100년 가까이 생존할 수 있다. 전체 시간 동안 인간은 계속 변화된다. 출생, 성장, 성숙, 노화, 그리고 죽음은 모두 하나로 이어지는 과정의 일부이다. 그 과정은 개인으로서 끝나는 것이 아니며 인간은 최소한 그의 특질들 일부를 자손들에게 넘겨 준다. 따라서 각 세대는 동일한 주기를 반복하게 되는 새로운 세대를 낳게 된다. 본 장에서 우리는 임신에서 성숙까지 일어나게 되는 복잡한 신체적 변화인 **발생(development)** 그리고 부모로부터 자손에게 형질을 전달하는 **유전(inheritance)**에 대해 알아본다.

발생단계

발생은 수정 혹은 **임신(conception)**과 함께 시작된다. **출생전 발생(prenatal development)**의 기간은 임신부터 출산까지 이어진다. **출생후 발달(postnatal development)**은 출생 시에 시작되어 성숙할 때까지 계속된다. 출생전 발생은 두 단계가 있다. 첫 2달에 걸쳐 발생하는 개체를 **배아(embryo)**라 부른다. **발생학(embryology)**은 배아의 발생을 다루는 학문이다. 2개월 후에 발생하는 개체를 **태아(fetus)**라 부른다. 태아의 발생은 9주가 되면서 시작되어 출생 시까지 계속된다.

수정

수정(fertilization)은 각각이 23개의 염색체를 갖고 있는 정자세포와 난자세포가 융합되어 인간의 정상 염색체 개수인 46개의 염색체를 갖는 **접합체(zygote)**를 생산하는 것이다. 그림 21-1a • 에서 볼 수 있는 바와 같이 정상적인 수정은 대개 배란 1일에 자궁관(uterine tube)의 상부

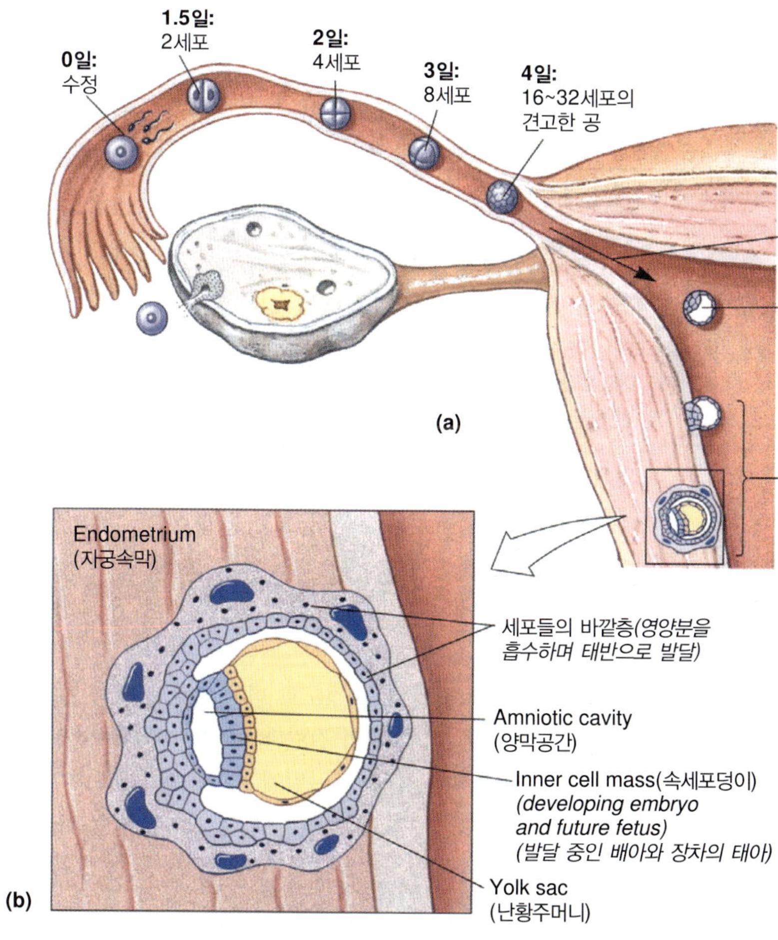

• **그림 21-1 수정과 착상.**
(a) 난할과 주머니배의 형성은 수정 후 첫 5일에 자궁관 안에서 일어난다. **(b)** 착상 후에 바깥 세포들은 태반을 형성하기 전에 주위의 자궁속막으로부터 영양분들을 흡수한다. 몸을 형성하게 되는 속세포덩이는 양막공간과 난황주머니를 형성함으로써 바깥 세포들로부터 분리된다.

에서 일어난다.

자궁근육의 수축과 자궁관의 섬모운동은 정자가 수정부위로 이동하는 것을 돕는다. 전형적으로 질 안으로 사정된 2억 개의 정자들 중 단지 약 1만 개가 자궁을 지나며 실제적으로 약 100개 이하의 정자가 난자에 도달된다. ml당 2000만 개 이하의 정자 수를 갖는 남성은 난자에 도달되도록 생존하는 정자의 수가 너무 적기 때문에 대개 불임이다.

난소를 떠난 난자가 한 층의 난포세포들로 보호되기 때문에 많은 수의 정자가 수정에 필요하다. 정자는 난자의 세포막에 장애물이 없는 통로를 형성하기 위하여 난포세포들을 서로 분리시키는 효소를 분비한다. 정자세포 하나로는 이러한 일을 수행할 수 없으며, 난자로 가는 길을 확보하기 위해서는 많은 수의 정자로부터 분비되는 복합적인 효소가 필요하다. 하나의 정자가 난자의 표면에 도달되면, 이들의 세포막이 융합하여 정자의 핵이 난자의 세포질로 들어간다. 이는 난자를 활성화시키며 세포막을 변화시켜 다른 정자의 수정을 방지한다.

임신

출생 전 발생 시기를 **임신(gestation)**이라 한다. 평균 임신 기간 즉 정상 임신의 길이는 38주 즉 266일이 된다. 편리를 위해 임신 기간은 대개 각각 3개월이 지속되는 3개의 **석달(trimester)**로 구분한다.

첫 석달(first trimester)은 배아 및 초기 태아가 발생하는 기간이다. 이 기간 동안 모든 주요 기관계의 기본 성분들이 출현한다.

둘째 석달(second trimester) 동안 기관 및 기관계들이 대부분의 발생을 완료한다. 몸의 비율이 바뀌며 둘째 석달의 끝에 태아는 확실히 사람의 모습을 보인다.

셋째 석달(third trimester)의 특징은 태아의 성장이 빠르게 일어난다는 점이다. 셋째 석달의 초기에는 대부분의 주요 기관계들이 완전히 기능적이 되며, 1달 혹은 심지어 2달 먼저 태어나는 신생아도 생존이 가능하다.

첫 석달

첫 석달은 출생 전 혹은 출생 후 시기 중 가장 위험한 시기이다. 수정된 난자의 단지 약 40%만이 첫 석달 동안 생존할 수 있는 배아가 되며 둘째 석달로 들어가는 특별한 수의 태아는 어떤 발생학적 잘못에 의해 기형이 되거나 혹은 이미 죽는다. 첫 석달의 발생학적 변화들이 쉽게 방해받을 수 있기 때문에 임신부는 첫 석달 동안 약물이나 기타 물리적 혹은 화학적 스트레스를 최대한 피하도록 권장된다. 첫 석달 동안 일어나는 핵심적인 변화에는 (1) 배아의 형성 및 자궁벽내 배아의 **착상**, (2) 조직 및 배아막(embryonic membrane)의 형성, (3) 태반(placenta)의 형성, 그리고 (4) 기관형성의 시작이 포함된다.

배아형성

수정 후, 새로이 형성된 접합체는 소위 **난할(cleavage)**이라 부르는 빠른 세포분열의 시기를 거치게 된다. 난할 동안 새로운 세포들이 성장할 시간이 없을 정도로 너무 빠르게 생겨난다. 첫 번째 분열로 2개의 세포가 만들어지는데 수정 후 약 1.5일이 걸린다. 이 초기 단계는 대략 이 문장 끝에 있는 마침표의 크기이다. 그림 21-1a • 에서 보듯이, 4일에 배아는 세포들로 이루어진 딱딱한 공처럼 되며 그 후 자궁안으로 들어간다. 난할 5일 후 속이 빈 강소가 나타나며, 이 배아 단계를 **주머니배(포배, blastocyst)**라 한다. 이 단계를 이루는 세포들은 안쪽과 바깥쪽의 세포집단들을 형성하기 시작한다. 세포들의 바깥층은 결국 발달하는 배아가 되는 속세포덩이(내세포괴, inner cell mass)를 위해 영양분을 얻는다.

착상

착상(implantation)은 주머니배의 표면이 자궁 내벽과 접촉하여 붙게 되는 7일에 시작된다(그림 21-1a•). 다음 수 일 동안, 주머니배는 자궁벽에 완전히 묻히게 되며 자궁안(uterine cavity)과의 접촉을 잃게 되며 완전히 자궁속막 안에서 더 발달을 진행하게 된다. 그림 21-1b•는 착상된 주머니배 그리고 몸으로 발달할 속세포덩이를 보여준다. 자궁속막 안에서 자궁샘세포들이 분해되면서 글리코겐과 기타 영양물질들이 분비된다. 이러한 영양소들은 초기 배아형성을 지지하기 위해 필요한 에너지를 제공한다.

착상이 되려면 자궁속막이 기능적이 되어야 한다. 착상이 되면서 주머니배의 일부 세포들이 **사람융모생식샘자극호르몬(human chorionic gonadotropin, hCG)**을 분비하기 시작한다. hCG로 인해, 퇴화되지 않고 에스트로겐과 프로게스테론을 계속 생산한다. 그 결과, 자궁속막의 내층은 완전히 기능적인 상태로 있게 되며 월경이 일어나지 않고 계속 임신이 지속된다. hCG는 이후 태반이 발달하면서 태반에서 분비된다. 혈액이나 소변 시료내 hCG가 있다는 것은 임신이 되었다는 지표가 되며, 시판되는 조기임신진단키트는 이 호르몬의 존재에 민감하게 반응한다.

조직과 막의 형성

배엽층

착상 후에, 주머니배의 속세포덩이는 세포들의 세 배엽으로 조직화된다. 이들 **배엽층(germ layer)**의 각각은 각기 다른 몸 조직을 형성하게 된다. 바깥층은 **외배엽(ectoderm)**이며, 가운데층은 **중배엽(mesoderm)**이고, 그리고 가장 안쪽의 층은 **내배엽(endoderm)**이 된다. 결과적

표 21-1 기본배엽층에 의해 형성되는 조직 및 기관들

기본배엽층	발생후 인체에서의 운명
외배엽	*외피계*: 표피, 털주머니와 털, 손톱, 피부와 교통하는 샘들(부분분비와 전분비 땀샘, 젖샘, 기름샘) *골격계*: 배아의 인두굽이연골은 나비뼈와 목뿔뼈의 일부, 귓속뼈와 관자뼈 붓돌기로 발생한다. *신경계*: 뇌와 척수를 포함한 모든 신경조직 *내분비계*: 뇌하수체와 부신속질 *호흡계*: 코안(비강)의 점막상피 *소화계*: 입과 항문의 점액상피, 침샘
중배엽	*골격계*: 외배엽에서 기원되는 것을 제외한 모든 뼈 *근육계*: 모든 근육 *내분비계*: 부신겉질, 심장, 콩팥, 생식샘의 내분비조직 *심장혈관계*: 골수를 포함한 모든 성분 *림프계*: 모든 성분 *비뇨계*: 콩팥단위 그리고 집합관계의 시작부분을 포함하는 콩팥 *생식계*: 생식샘 및 생식관계의 인접 부분들 *기타계*: 체강(가슴안, 심장막안, 배안)의 속면과 모든 기관계를 지지하는 결합조직
내배엽	*내분비계*: 가슴샘, 갑상샘, 이자 *호흡계계*: 호흡상피(코안 제외) 그리고 그와 연관된 점막샘 *소화계*: 점막상피(입과 항문 제외), 외분비샘(침샘 제외), 간, 그리고 이자 *비뇨계*: 방광 그리고 집합관계의 먼쪽 부분 *생식계*: 생식관계의 먼쪽 부분, 생식자를 만드는 줄기세포

으로 이러한 배엽층들은 몸의 기관 및 기관계를 형성한다.

간단히 말해, 외배엽은 피부조직과 신경계를 만들며, 중배엽은 결합조직과 근육조직을 만들고, 그리고 내배엽은 소화계의 안쪽 상피층을 만든다. 표 21-1은 이전 장들에서 설명했던 몸의 여러 계들을 만드는 각 배엽층에 대해 나열하였다.

배아밖막

착상 후 배아의 밖에서 4개의 **배아밖막(extraembryonic membrane)**, 즉 난황주머니, 양막, 요막, 그리고 융모막이 형성되기 시작한다. 그림 21-2 • 는 4주와 10주에서 이 배아밖막들을 보여준다.

가장 처음 나타나는 배아밖막은 **난황주머니(yolk sac)**(그림 21-b • 참조)이다. 이는 영양소들의 운반에 도움을 주며 혈구가 형성되는 중요한 초기 부위가 된다. 첫 6주 후에는 이의 역할이 줄어든다.

양막(amnion)은 양막공간(amniotic cavity)을 싸고 있는데 여기에는 발달하는 배아 및 태아를 위해 충격을 흡수하고 보호하는 체액이 들어 있다(그림 21-1b • 참조). 양막은 발생 동안 그 크기가 증가된다.

요막(allantois)은 배아로부터 확장되어 나온다. 요막은 배아발생 동안 콩팥에 의해 형성된 소량의 소변 일부를 축적한다. 요막의 바닥은 방광을 형성하게 된다. 요막의 나머지 부분은 대부분의 탯줄(umbilical cord)을 형성한다.

융모막(chorion)은 양막의 바깥을 형성한다. 융모공간 안에서 발달하는 혈관들은 성장과 발생이 계속되기 위해 필요한 산소와 영양소들을 제공한다. 융모막은 태반(placenta) 안에서 발달한다.

태반

태반(placenta)은 처음으로 모체의 조직과 접촉하게 되는 융모막융모(chorionic villi)라 부르는 융모로부터 돌출되어 발생한다(그림 21-2a •). 배아의 혈관은 각 융모 안에서 발달하며 발

• 그림 21-2 **배아막.**
(a) 성장 4주째에 발생 중인 배아와 그의 배아밖막. **(b)** 10주가 되면, 양막이 크게 확대되어 자궁안을 채우게 된다. 태아로 전환되는 배아는 요막과 난황주머니막, 그리고 혈관의 부분들을 포함하고 있는 탯줄에 의해 (융모막으로부터 형성되는) 태반과 연결되어 있다. 혈관들이 붕괴되면서 모체의 혈액이 새로이 열려진 공간을 통해 천천히 흐르게 된다. 융모혈관들은 바로 인접하여 지나면서 배아순환과 모체순환 사이에서 융모막을 통한 확산으로 교환이 일어난다.

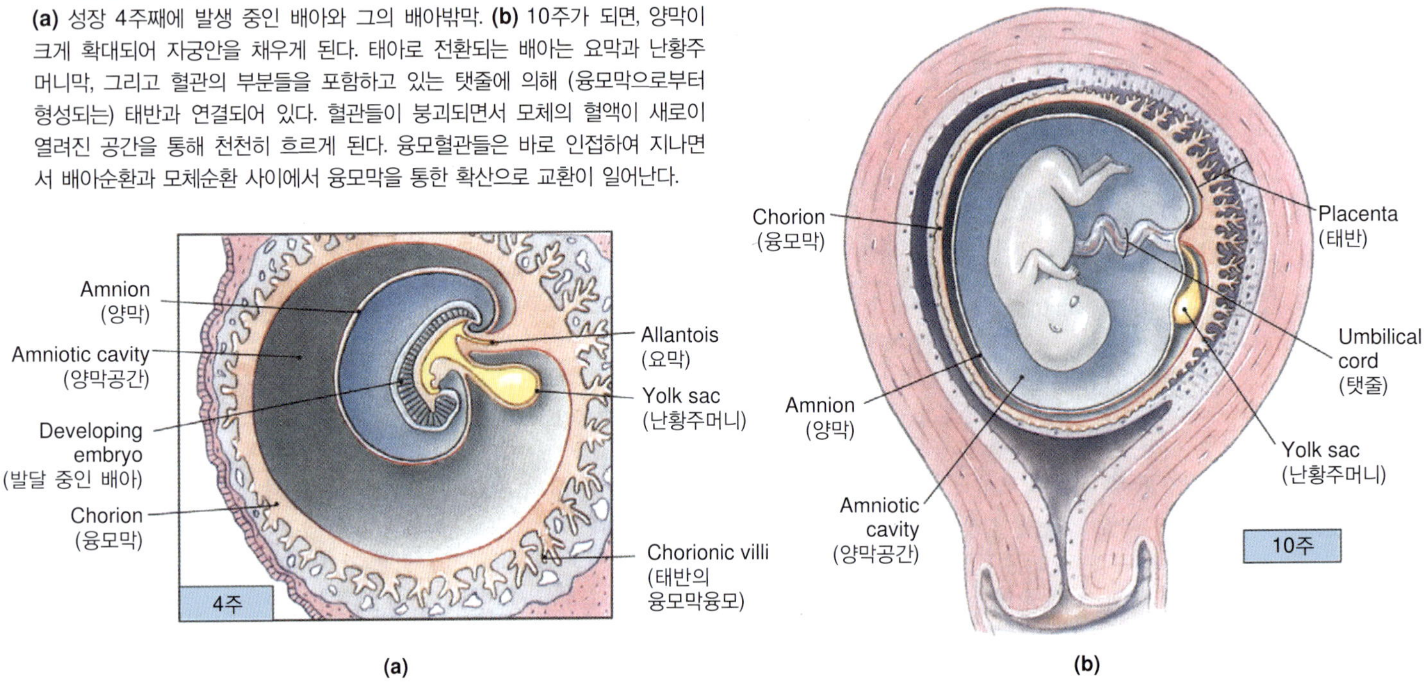

생 3주 초기 심장이 박동을 시작하면서 이들 융모혈관들을 통해 순환이 시작된다. 이 융모들은 계속 확장되고 가지를 쳐서 자궁속막 속에서 복잡한 얼기를 형성한다. 혈관들이 붕괴되면서 모체의 혈액이 새로이 형성된 공간 속으로 천천히 흐르게 된다. 융모막의 혈관이 인접하여 지나며, 융모막을 통한 확산에 의해 배아 순환과 모체 순환 사이에서 교환이 일어난다.

태반순환

그림 21-3 •은 첫 석달 말기 근처에 태반에서 일어나는 태아순환을 보여준다. 혈액은 한 쌍의 **배꼽동맥(umbilical artery)**을 통해 태반으로 흘러들어가서 하나의 **배꼽정맥(umbilical vein)**을 통해 되돌아온다. 융모막융모는 태아혈류와 모체혈류 사이에 기체, 영양소, 그리고 노폐물의 교환을 위한 표면적을 제공한다.

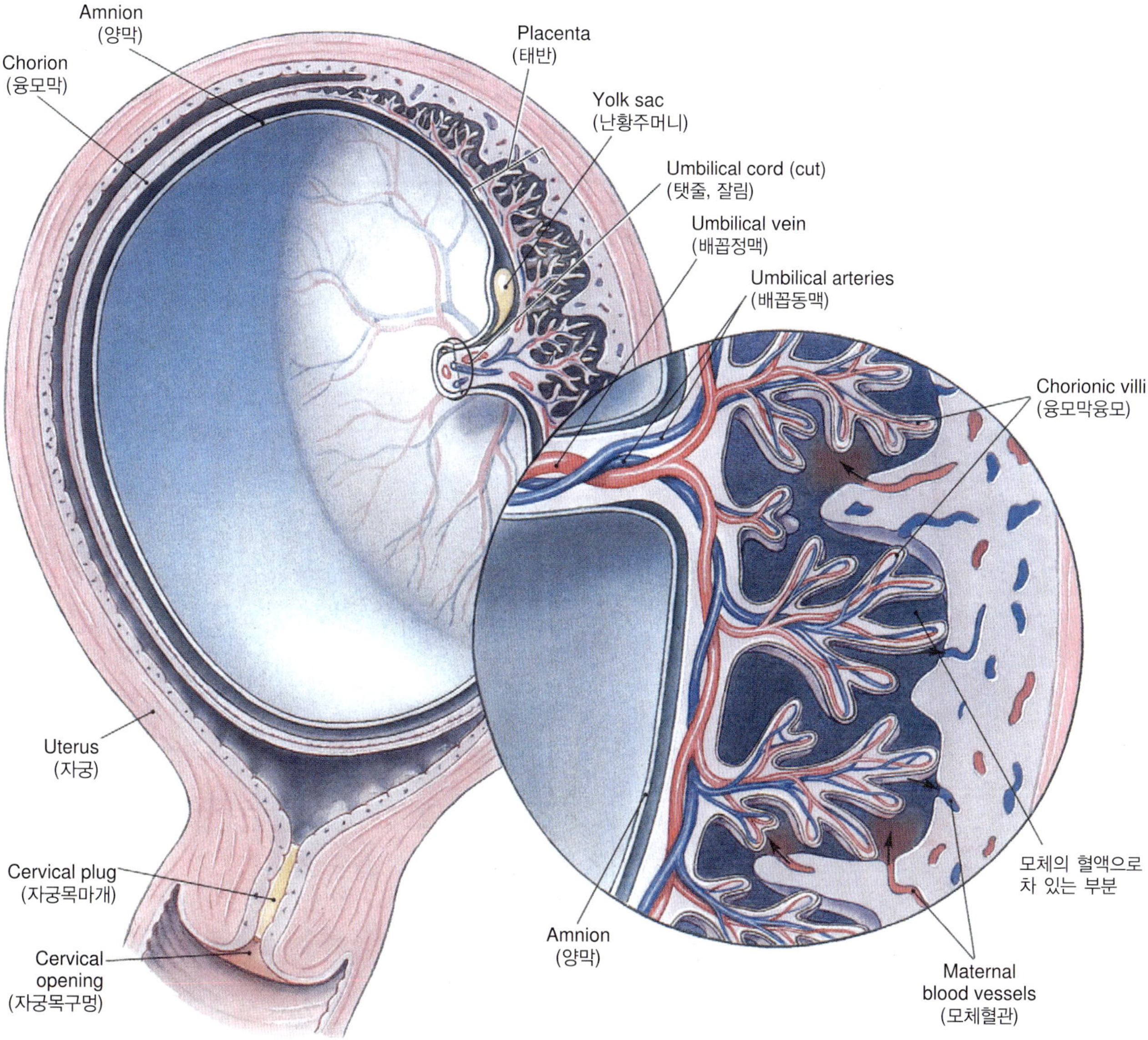

• 그림 21-3 **태반의 삼차원 구조.**
자궁을 분명하게 보이게 하기 위해 배아를 제거하고 탯줄을 자른 상태로 그렸다. 혈액은 파열된 모체동맥을 통해 태반으로 흘러들어간다. 그 다음 혈액은 융모막의 손가락 같은 돌기(융모막융모) 주위로 흘러가는데, 이 융모막융모에는 태아의 혈관이 있다. 태아의 혈액은 한 쌍의 배꼽동맥으로 들어오며 하나의 배꼽정맥을 통해 떠나게 된다. 모체의 혈액은 작은 자궁정맥의 파열된 벽을 통해 모체의 정맥계로 다시 돌아간다. 모체의 혈액과 태아의 혈액이 실제적으로 서로 섞이는 것은 아니다.

- 수정이 일어나기 위해 하나의 정자보다 더 많은 정자가 필요한 이유는 무엇일까?
- 주머니배 안에 있는 속세포덩이의 운명은 무엇일까?
- 어떤 막이 발생 중인 배아를 둘러싸고 있는 체액을 담고 있을까?
- 태반이 갖고 있는 두 가지 중요한 기능은 무엇일까?

태반호르몬

태아에 영양을 공급하는 역할 외에도, 태반은 호르몬을 분비하는 내분비기관으로서 작용한다. 이 호르몬들은 임신 동안 월경이 일어나는 것을 방지하며 젖을 생산하도록 젖샘을 준비하고, 그리고 진통과 분만을 위해 몸을 준비하게 한다.

사람융모생식샘자극호르몬(hCG)이 처음 주머니배로부터 분비되고 이후 자궁에 의해 분비되기 때문에, 황체는 프로게스테론을 분비하면서 3~4개월간 지속되는데, 이로 인해 자궁속막이 온전하게 보존될 수 있다. 황체가 퇴화하면서 월경이 일어나지 않는데, 그 이유는 첫 석달의 말기에 태반이 충분한 양의 프로게스테론을 분비하여 자궁속막의 속층과 임신을 유지시키기 때문이다. 셋째 석달의 말기에 도달함에 따라, 태반에 의한 에스트로겐의 분비가 가속화된다. 에스트로겐의 양적인 증가는 진통과 출산을 자극하게 된다.

둘째 석달과 셋째 석달

둘째 석달이 시작되면서 모든 주요 기관계의 기본 골격이 형성된다. 다음 4달에 걸쳐, 태아는 체중이 0.026 kg에서 약 0.64 kg까지 성장한다. 첫 석달과 둘째 석달 동안 형성되는 몸의 변화는 그림 21-4 • 에서 볼 수 있다.

셋째 석달 동안 모든 기관계의 기본 구조들이 나타나며, 대부분 정상적인 기능을 할 준비가 된다. 또한 태아는 셋째 석달 동안 대부분의 체중을 얻게 된다. 3개월 사이에 태아는 약 2.6 kg에 되며, 만삭 체중인 약 3.2 kg에 도달하게 된다.

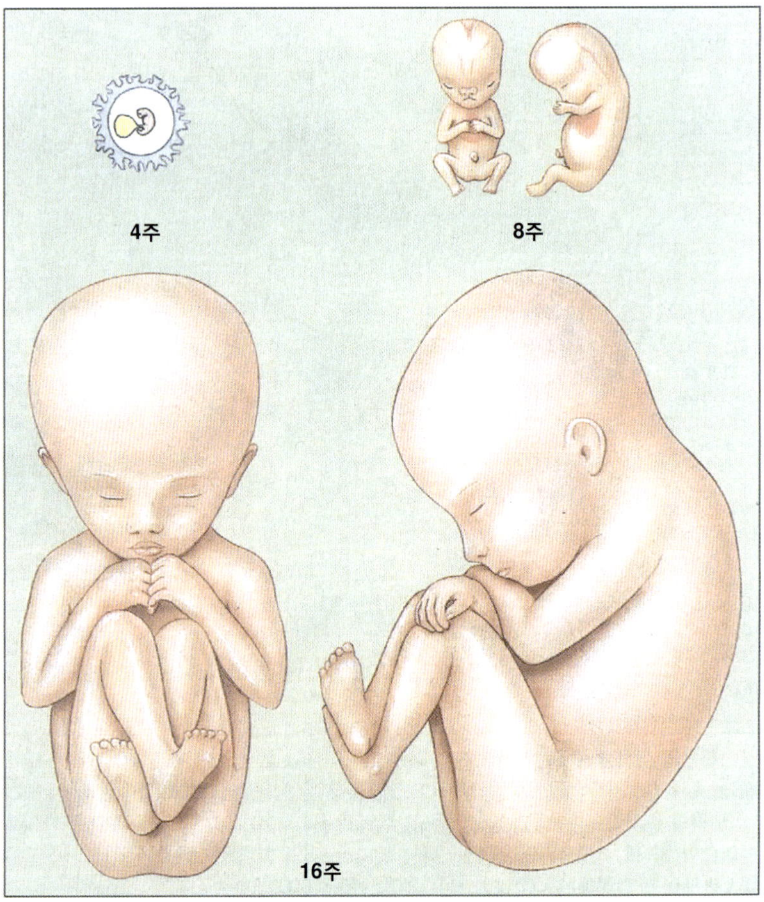

• 그림 21-4 **몸의 형태적 성장과 변화.** 본 그림에서 배아(4~8주)와 태아(16주)의 크기는 실제 크기로 나타내었다.

임신이 모체에 미치는 영향

발달하는 태아는 음식과 산소를 얻고, 그리고 노폐물을 제거하기 위해 전적으로 모체의 기관계에 의존한다. 이는 모체가 충분한 산소, 영양소, 그리고 비타민을 산모 자신뿐 아니라 태아를 위해서 섭취해야만 하며 그리고 생성된 모든 노폐물을 제거해야만 한다는 의미이다. 실제적으로 산모는 둘을 위해 숨쉬고, 먹고, 그리고 배설해야만 한다. 태아가 성장함에 따라 산모가 지는 부담이 증가하며, 그리고 산모의 몸 계통들이 주된 조정을 해야만 한다.

임신 중에 일어나는 모체의 변화에는 호흡률, 혈액량, 그리고 식욕의 증가가 있다. 혈액량이 증가되기 때문에, 콩팥은 여과율을 증가시키게 된다. 소변의 생산 증가와 자궁의 무게 증가로 인해 방광이 압박되어 산모는 자주 배뇨의 필요성을 느낀다. 생식기관의 변화에는 자궁 크기가 굉장히 커지며 임신 6개월 말이 되면 젖샘의 크기가 증가되고 젖이 저장되거나 나오게 된다.

자궁의 변화

임신 말기가 되면 자궁은 전형적으로 길이가 7.5 cm, 무게가 60 g에서 길이가 30 cm, 무게가 1100 g까지 증가된다. 자궁은 이후 약 5 L의 체액을 포함하게 되어 태아까지 합하면 그 무게는 약 10 kg이 된다. 이렇게 대단히 확장되는 자궁은 자궁내 기존의 세포(특히 민무늬근세포)들이 확장되고 길어지기 때문이다.

자궁벽의 놀랄만한 신축성은 민무늬근의 자연적인 수축력이 점차적으로 증가되는 것과 관련이 있다. 임신의 초기에는 그 수축이 짧고, 약하고, 통증이 없다. 태반에 의해 분비되는 프로게스테론은 자궁 민무늬근에 대해 억제효과를 가지며, 더 많은 강한 수축을 억제시킨다.

프로게스테론의 억제 효과에 대항하는 세 주된 요인들이 있다.

1. **에스트로겐 양의 증가.** 태반에 의해서도 생산되는 에스트로겐은 자궁 민무늬근의 민감도를 증가시키며 보다 더 쉽게 수축하도록 만든다. 임신 전반적으로 프로게스테론의 효과가 더 지배적이지만 분만의 시간이 가까워짐에 따라 에스트로겐의 생산이 가속화되고 자궁근육이 그 자극에 더 민감하게 변한다.
2. **옥시토신(oxytocin) 양의 증가.** 옥시토신의 양이 증가되면 자궁수축의 빈도와 힘을 증가시킨다. 뇌하수체에서의 옥시토신 분비는 높은 에스트로겐의 양 그리고 자궁목의 신장에 의해 자극된다.
3. **프로스타글란딘(prostaglandin)의 생산.** 에스트로겐과 옥시토신 외에, 임신 후기의 자궁조직은 민무늬근의 수축을 자극하는 프로스타글란딘을 생산한다.

임신 9개월이 지나면, 자궁벽의 근육에서 **진통수축(labor contraction)**이 시작된다. 일단 시작되면, 그 수축은 분만이 완료될 때까지 계속된다.

진통과 분만

진통의 목적은 태아를 강제로 방출시키는 것이며 이 과정은 **분만(parturition)** 혹은 **출산(birth)**이라 한다. 진통의 과정에서 자궁수축은 자궁의 가장 위쪽에서 시작하여 자궁목을 향해 파도 치듯 진행된다. 이러한 수축은 강하고 규칙적인 간격으로 계속된다. 출산이 가까워짐에 따라 수축은 힘과 빈도가 증가되어 태아의 위치가 바뀌면서 자궁목관(cervical canal)을 향해 이동한다.

• 그림 21-5 진통의 단계.

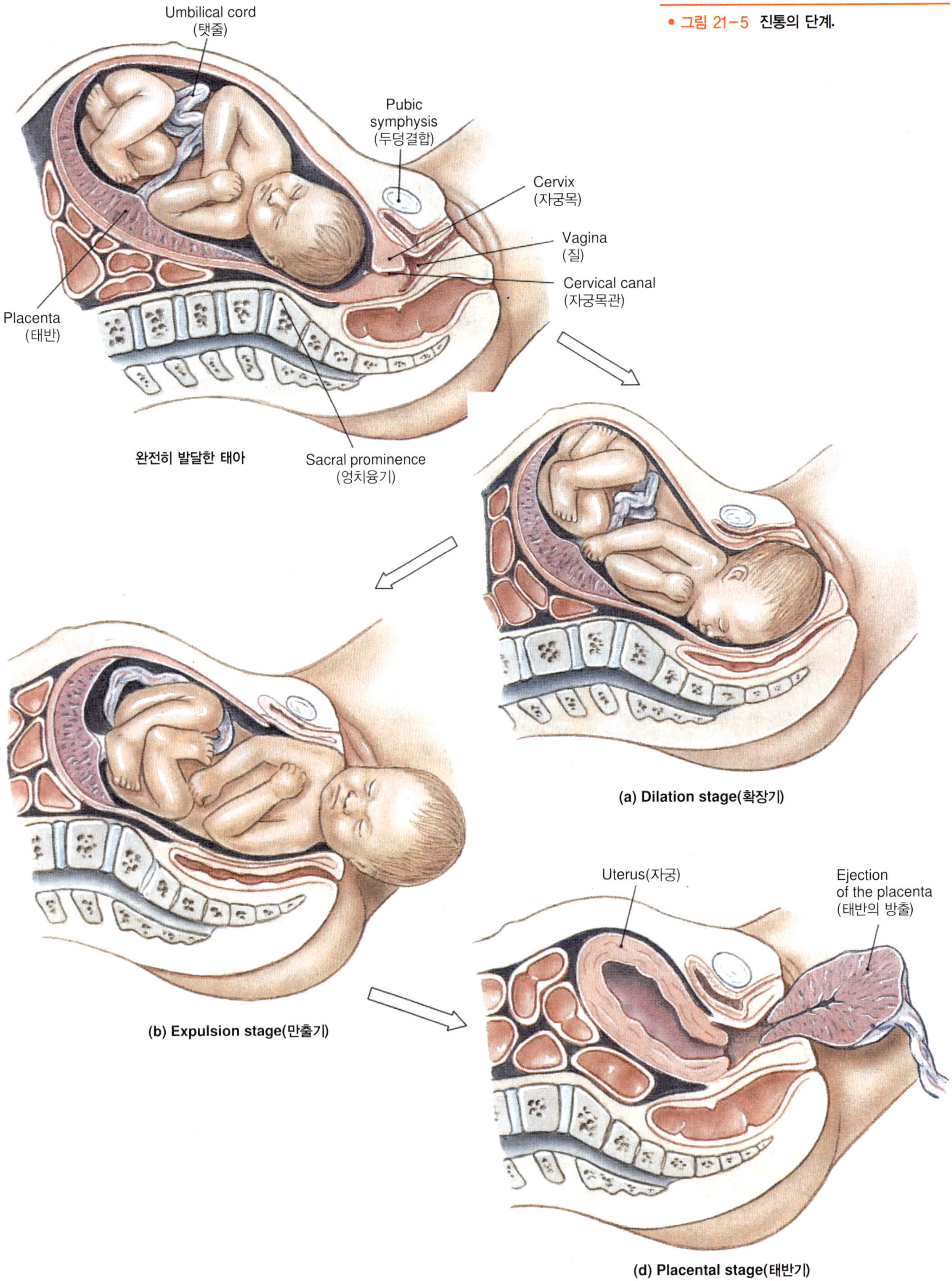

Umbilical cord
(탯줄)
Pubic
symphysis
(두덩결합)
Cervix
(자궁목)
Vagina
(질)
Cervical canal
(자궁목관)
Placenta
(태반)
완전히 발달한 태아
Sacral prominence
(엉치융기)
(a) Dilation stage(확장기)
(b) Expulsion stage(만출기)
Uterus(자궁)
Ejection
of the placenta
(태반의 방출)
(d) Placental stage(태반기)

진통의 단계

진통은 전통적으로 세 단계, 즉 확장기, 만출기 그리고 태반기로 구분한다(그림 21-5 •).

확장기

확장기(dilation stage)는 진통의 개시와 함께 시작되며 자궁목이 완전히 확장되고 그리고 태아는 자궁목관을 향해 아래로 내려오기 시작한다. 이 단계는 8시간 이상 지속될 수 있지만, 이 기간 동안 진통의 수축은 매 10~30분 간격으로 일어난다. 이 과정의 말기에 양막이 대개 파열되어 양수(amniotic fluid)가 방출된다. 이 사건은 종종 "양수가 터진다(water break)"라고 표현한다.

만출기

만출기(expulsion stage)는 자궁목이 완전히 확장된 후에 시작되며 접근한 태아에 의해 강제로 열린다. 만출은 태아가 질로부터 완전히 빠져나올 때까지 계속되며 대개 2시간보다 작게 걸린다. 새로이 태어나는 신생아가 바깥 세상으로 나오는 것은 출산 혹은 **분만(delivery)**이라고 한다.

만일 질의 입구가 태아가 지나기에 너무 좁다면 배벽이 순간 파열될 위험이 있어 질과 항문 사이의 샅근육(perineal musculature)을 절개하여 입구를 일시적으로 넓히게 된다. ∞ *[p. 359]* 분만 후에 이 **외음절개술(episiotomy)**은 봉합에 의해 복구될 수 있는데, 이는 잠재적으로 과도한 샅찢김(회음열상, perineal tear)에 비해 훨씬 더 간단한 시술이다. 확장기 혹은 만출기에 만일 예기치 않은 합병증이 발생된다면 태아는 **제왕절개(cesarean section)** 즉 "C-절개(C-section)"에 의해 꺼낼 수 있다. 이러한 경우 배벽을 절개하며, 몸에서 가장 큰 부위인 신생아의 머리가 나올 수 있을 만큼 자궁을 열게 된다.

태반기

진통의 세 번째 단계인 **태반기(placental stage)** 동안 부분적으로 빈 자궁의 벽 안에서 근육의 긴장이 있게 되며, 자궁은 점차적으로 그 크기가 작아지게 된다. 이 자궁수축은 자궁속막과 태반 사이의 연결을 찢는다. 대개 분만 후 1시간 안에 태반의 방출 즉 "후산(afterbirth)"과 함께 끝난다. 태반의 탈락은 출혈을 동반하는데 그 양은 대략 500~600 ml이나 되지만 모체의 혈액량이 임신 중에 증가되기 때문에 그 출혈은 어려움 없이 견딜 수 있다.

다태출산

여러 이유로 다태출산(multiple birth, 즉 쌍둥이, 세쌍둥이, 네쌍둥이 등등)이 있을 수 있다. 미국인 집단에서 쌍둥이가 태어나는 확률은 1/89이다. 모든 쌍둥이의 약 70%는 **이란성 쌍둥이(fraternal twin)**이며 나머지 30%는 **일란성 쌍둥이(identical twin)**이다. 이란성 쌍둥이는 2개의 알이 동시에 수정되어 2개의 분리된 접합체가 만들어지는 경우 생긴다. 이란성 쌍둥이는 성이 같을 수도 있고 다를 수도 있다. 일란성 쌍둥이는 초기 발생과정에서 하나의 접합체로부터 세포들이 분리되는 경우에 생긴다. 그러한 사람들은 유전적 구성이 동일하며 항상 동일한 성(모두 남성 혹은 모두 여성)을 갖는다. 세쌍둥이 혹은 그 이상의 쌍둥이들도 쌍둥이가 생겨나는 동일한 과정으로부터 기인될 수 있다.

- ✔ 임신 동안 산모의 콩팥에서 여과율이 증가되는 이유는 무엇일까?
- ✔ 임신 동안 어떤 과정에 의해 자궁의 크기가 증가될까?
- ✔ 임신 후기 동안 프로게스테론의 감소는 자궁에 어떤 효과를 미치게 될까?

출생후 발달

발생은 출산과 함께 끝나는 것이 아니다. 출생후 발달(postnatal development)과정에서 각 개인들은 여러 **인생단계(life stage)** 즉 신생아기, 유아기, 소아기(아동기), 청소년기(adolescence)

그리고 성숙기(maturity)를 거치게 된다.

신생아기, 유아기, 소아기

신생아기(neonatal period)는 출생된 순간부터 그 후 1개월의 기간까지이다. **유아기(infancy)**는 그 후 2살까지 이어지며 **소아기(childhood)**는 사춘기가 시작될 때까지 지속된다.

이러한 발달단계에서 나타나는 아래와 같은 두 주된 변화가 있다.

1. 생식과 연관된 것을 제외한 주요 기관계들이 완전히 기능적으로 바뀌며 점차 기능적인 성인 구조의 특징을 갖게 된다.
2. 빠르게 성장하며 몸의 비율이 현저하게 변한다.

소아과학(pediatrics)은 출생부터 소아기를 통해 청소년기까지의 기간에 초점을 맞추는 전문 의학분야이다.

신생아기

태아가 새로이 태어난 아기, 즉 **신생아(neonate)**가 되면서 구조적이고 기능적인 다양한 변화들이 나타난다. 분만 전에는 용해 기체, 영양소, 노폐산물, 호르몬, 그리고 항체들의 운반이 태반을 통해 이루어졌다. 출생 시 신생아는 호흡, 소화, 그리고 배설의 과정들을 자기 자신의 기관이나 기관계를 통해 스스로 해결해야만 한다.

신생아는 특히 분만 후 며칠 동안 체온을 조절할 능력이 거의 없다. 이러한 이유로 신생아는 대개 따뜻하게 덮어 주어야만 한다. 유아가 더 자람에 따라 지방조직이 절연 담요처럼 작용하며, 대사율 또한 증가되고 그리고 열조절 능력이 더욱 발달하게 된다.

유아의 영양 요구성은 젖샘에 의해 생산되는 젖이 가장 잘 맞는다. 임신 6개월 말에 젖샘이 완전히 발달하며 샘세포들이 소위 **초유(colostrum)**라는 젖을 분비하기 시작한다. 생후 첫 2일 혹은 3일 동안 유아에게 제공되는 초유는 젖보다 상대적으로 더 많은 단백질 그리고 더 적은 지방을 함유하고 있다. 많은 단백질들이 스스로 면역계가 기능하기 전까지 감염과 싸우게 되는 항체들이다.

• 그림 21-6 **젖분출반사.**

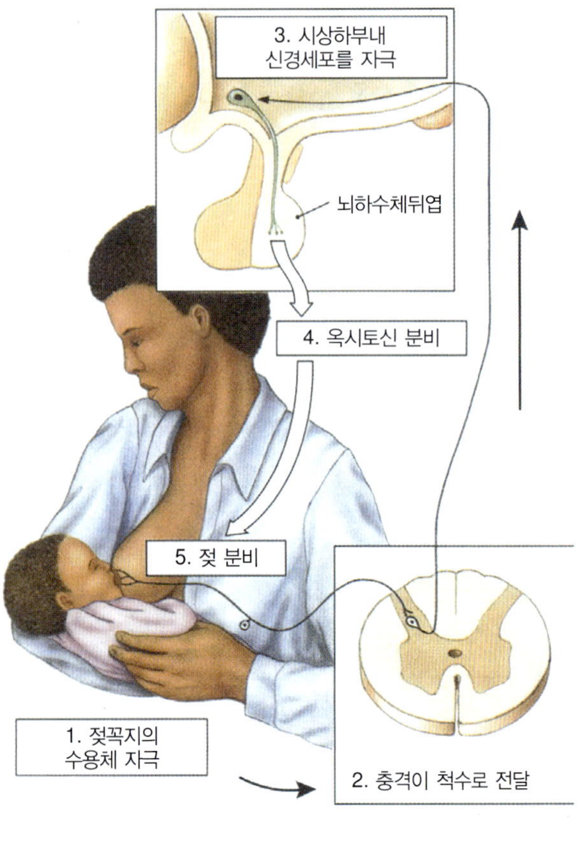

초유의 생산이 감소함에 따라 젖의 생산이 증가된다. 젖은 물, 단백질, 아미노산, 지질, 당, 그리고 염이 혼합된 것이다. 젖은 또한 항생제의 특성을 갖는 **용해효소(lysozyme)**를 다량 함유하고 있다.

젖샘의 실질적인 분비는 신생아가 젖꼭지를 빨 때 촉발된다. 그곳에 있는 촉각수용체를 자극함으로써 뇌하수체뒤엽에서 옥시토신이 분비되기 시작한다. 옥시토신은 젖샘관 및 젖샘관팽대 안에 있는 세포들을 자극하여 수축하게 한다. 이 결과 젖의 방출 즉 젖분출이 일어난다(그림 21-6 •). **젖분출반사(모유반사, milk let-down reflex)**는 전형적으로 출생 1~2년 후 **젖뗌(weaning)** 때까지 계속 기능을 한다.

유아기와 소아기

출생전 발생 동안 가장 빨랐던 성장은 분만 후 상대적인 성장 속도가 감소하기 시작한다. 유아기와 소아기 동안의 출생후 성장은 순환호르몬 주로 뇌하수체로부터 분비되는 성장호르몬(growth hormone), 부신 스테로이드호르몬, 그리고 갑상샘호르몬의 지령에 따라 일어난다. 이 호르몬들은 각 세포의 민감도에 따라 특이적인 방식으로 각 조직 및 기관에 영

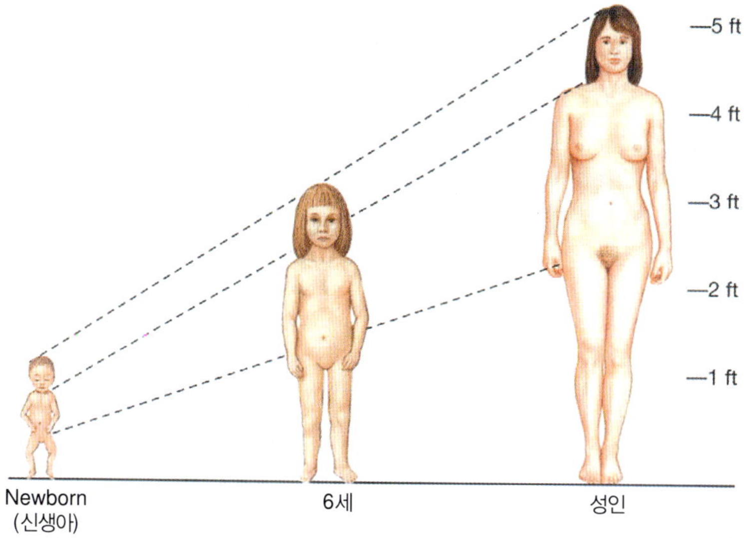

• 그림 21-7 **몸의 형태에서의 성장 및 출생 후 변화.**
발달이 진행됨에 따라 몸의 형태 및 비율이 바뀌는 것에 주목하자. 예를 들어, 뇌와 감각기관이 있는 머리는 출생 시 상대적으로 더 크다.

향을 미친다. 결과적으로, 그림 21-7 • 에서 보듯이 균일하게 성장이 일어나지 않으며 몸의 비율이 점차 바뀌게 된다.

청소년기와 성숙기

청소년기(adolescence)는 **사춘기(puberty)**에 시작되는데, 이때 호르몬의 생산 증가 및 성적인 성숙을 증진시키는 세 종류의 상호작용이 있다.

1. 시상하부는 생식샘자극호르몬방출호르몬(gonadotropin-releasing hormone, GnRH)의 생산을 증가시킨다.
2. 뇌하수체앞엽은 GnRH의 존재에 더욱 민감해지며, 순환 FSH 및 LH의 양이 빠르게 상승한다.
3. 난소세포 및 고환세포들이 FSH와 LH에 더욱 민감해진다. 이러한 변화들은 남성 혹은 여성 생식자의 생산을 개시시키며 성호르몬들은 이차성징 및 행동을 자극한다.

그 후, 에스트로겐 혹은 테스토스테론의 계속적인 분비는 이러한 성적 특성들을 유지시킨다. 또한 성호르몬과 성장호르몬, 부신호르몬, 티록신(thyroxine)은 복합적으로 성장률을 갑자기 가속화시킨다. 사춘기의 개시 시기가 다르기 때문에 크기의 증가 시점은 성별에 따라 다르다. 소녀는 10~13세 사이에 최대 성장률을 보이지만 소년의 경우에는 12~15세 사이에 가장 빠르게 성장한다. 18~21세가 될 때까지 느린 속도로 성장은 계속 일어난다.

10대 말 혹은 20대 초 성장이 정지되면서 성숙기가 시작된다. 비록 성숙기에는 발달이 끝나지만, 기능적인 변화는 계속 일어난다. 이러한 변화들은 노화(aging 또는 senescence)과정의 일부이다. 노화는 개인의 효율성 및 능력을 감소시키며, 다른 요인들이 없는 상태에서도 궁극적으로 죽음에 이르게 한다. 우리는 이전 장들에서 몸의 계통들에 미치는 노화의 영향에 대해 설명하였다.

✔ 정상적인 사람의 젖과 초유는 어떻게 다를까?

유전과 유전자

쇼핑몰에서 행하는 가장 흔한 활동 중의 하나인 "인간관찰(people-watching)"은 다양한 인간 특성 즉 **형질(trait)**의 풍부한 예를 제공해 준다. 가족집단은 이들이 유사한 특성 특히 눈의 형태 및 색깔과 같은 얼굴 특성들을 가지고 있기 때문에 가장 확실하다. 이는 한 세대에서 다음 세대로 유전적으로 전달되는 유전형질의 예가 된다. 유전(heredity)에 관한 학문 혹은 어떻게 각기 다른 형질들이 유전되는가를 다루는 학문을 **유전학(genetics)**이라 부른다.

생식세포(정자와 난자)를 제외하고 몸의 모든 세포들은 수정된 난자 즉 접합체 속에 존재하는 원래의 염색체 46개의 복사체를 운반한다. 발생과 분화를 통해, 염색체의 유전자(gene) 안에 들어 있는 정보가 여러 각기 다른 방식으로 발현된다. 어떠한 단일의 살아 있는 세포나 조직도 포함하고 있는 유전정보 모두를 다 사용하는 것은 아니다. 예를 들어, 근육세포들의 경우 수축단백질들에 중요한 유전자가 활성화되는 반면, 다른 유전자 세트는 신경세포에서 작동한다.

유전자와 염색체

염색체의 구조와 유전자의 기능은 제3장에서 소개하였다. ∞ *[p. 45]* 염색체는 DNA를 갖고 있으며 유전자는 DNA의 분절이 된다. 각각의 유전자는 특정 단백질의 합성을 지시하는데 필요한 정보를 운반한다.

몸 세포에 있는 46개의 염색체는 모두 23쌍이다. 각 쌍의 한 구성원은 정자로부터 기인되며, 다른 것은 난자로부터 온다. 그 중 22쌍은 오직 몸 전체에만 영향을 주어 털의 색깔이나 피부의 색소침착과 같은 특징을 나타나게 한다. 23번째 쌍의 염색체는 성염색체(sex chromosome)라 부르는데 그 이유는 이들에 의해 남성 혹은 여성이 결정되기 때문이다.

성염색체(뒤에 설명)를 제외한 각 쌍의 두 염색체는 구조가 동일하고 동일한 형질에 영향을 주는 유전자를 갖고 있다. 만일 염색체 쌍의 한 구성원이 1번은 털의 색깔, 2번은 눈의 색깔, 그리고 3번은 색소침착을 결정하는 3개의 유전자를 일렬로 갖고 있다면, 다른 염색체도 동일한 형질에 영향을 주는 유전자를 운반하며, 그리고 동일한 순서로 되어 있다.

각 쌍의 두 염색체 모두는 특정 형질에 대한 동일한 형태의 유전자를 운반한다. 예를 들어, 만일 접합체가 정자로부터 곱슬머리 유전자를 받았다면 하나는 난자로부터 곱슬머리 유전자를 받으며 따라서 그 사람은 곱슬머리가 된다. 쌍을 만드는 염색체의 하나는 아버지로부터 하나는 어머니로부터 유래되어 그 기원이 다르기 때문에 이들은 동일한 형태의 유전자를 운반하지 않는다. 이 경우, 그 사람에서 나타나는 형질은 어떻게 두 유전자가 상호작용하는지에 따라 결정될 것이다.

만일 다른 유전자에 의해 운반되는 지시와 관계없이 특정 형질의 유전자가 발현된다면 그 유전자는 **우성유전자(dominant gene)**라고 부른다. **열성유전자(recessive gene)**는 만일 한 쌍의 두 염색체 모두에 존재하는 경우에 발현되는 유전자를 의미한다. 예를 들어, 백색증 피부 상태는 황갈색 색소인 멜라닌(melanin)을 합성하지 못하는 특징이 있다. 단일의 우성유전자는 정상 피부색을 결정하며, 백색증인 사람은 두 열성유전자 모두가 존재해야만 한다.

형질에 대한 모든 유전자가 우성 혹은 열성의 특징을 갖지 않을 수 있다. 이 중 일부는 표 21-2에 정리하였다. 만일 이러한 유전자들에 대한 정보가 있다면 이들의 부모에 기반하여 그 사람의 특징을 예측할 수 있을 것이다.

다유전자유전(polygenic inheritance)은 둘 혹은 그 이상의 서로 다른 유전자 사이의 상호작용에 의한다. 예를 들어, 눈의 색깔과 피부의 색깔의 결정은 여러 유전자들이 관여한다. 다유전자유전은 또한 고혈압 및 심장동맥질환(관상동맥질환)과 같은 여러 중요한 질환들을 발현할 수 있다. 이러한 경우, 그 사람의 특정 유전자 조성은 그 자체로 그 질환이 시작되도록 결정하지는 않는다. 대신에 그 유전자들은 특정 환경적 영향에 대한 감수성을 결정한다. 만일 그 사람이 이러한 영향에 노출되면 질환이 발병하게 된다. 이는 질환에 대한 유전적 소인을 가진 모든 사람들이 다 실제적으로 질병에 걸리지는 않는다는 의미이다. 이는 세대를 거쳐 다유전자유전

표 21-2 서로 다른 유전 양상들

우성형질
정상 피부색
짧은손/발가락증(brachdactyly)
떨어진 귓불(free earlobe)
곱슬머리
적혈구막의 Rh 인자 존재
적혈구막의 A 혹은 B 항원(상호우성의 경우, 우성유전자 모두가 발현됨)
열성유전
백색증(albinism)
금발
빨강머리
적혈구막의 A, B 항원의 결여(O형)
혀를 U자로 말지 못함
성염색체연관형질
색맹(color blindness)
다유전자유전
눈의 색깔
금발과 빨강머리를 제외한 머리카락 색

의 상태를 추적하거나 가족의 어떤 구성원이 영향을 받게 될지 예측하는 것을 힘들게 만든다. 그러나 여러 유전적 다유전자유전의 상태가 결국 발병될 가능성이 있으므로 이를 예방하기 위한 조치는 취할 수 있다. 예를 들어, 음식이나 체액량을 조절함으로써 고혈압을 줄이거나 예방할 수 있으며, 혈중 콜레스테롤의 양을 낮춤으로써 심장동맥질환이 예방될 수 있다.

성염색체

성염색체(sex chromosome)는 개인의 유전적 성을 결정한다. 다른 염색체 쌍과는 달리, 성염색체는 형태가 동일하지 않으며 포함하고 있는 유전자의 수도 다르다.

두 각기 다른 성염색체, 즉 **X 염색체**와 **Y 염색체**가 있다. Y 염색체가 갖고 있는 유전자의 수는 훨씬 적다. 정상 남성 염색체 쌍은 *XY*이며, 여성은 *XX*쌍을 갖는다. 여성에 의해 생산되는 난자는 항상 *X* 염색체만을 운반하며, 정자는 *X* 혹은 *Y* 염색체를 운반한다. 결과적으로 수정이 일어나면서 *Y*를 운반하는 정자는 남성이 되며, *X*를 운반하는 정자는 여성이 되도록 한다. 그림 21-8 •은 정상 남성이 갖는 모든 염색체를 찍은 사진이다. Y와 X 염색체 사이의 크기 차이에 주목해 보자.

X 염색체는 또한 몸의 구조에 영향을 주는 유전자를 운반한다. 이러한 유전자들에 의해 조절되는 형질은 대개 Y 염색체 상에 상응하는 유전자가 없기 때문에 대부분의 경우에 발현된다. 그러한 형질은 관여하는 유전자가 성염색체 상에 있기 때문에 **성염색체연관형질(sex-linked trait)**이라 한다.

• 그림 21-8 **정상 남성의 염색체.**

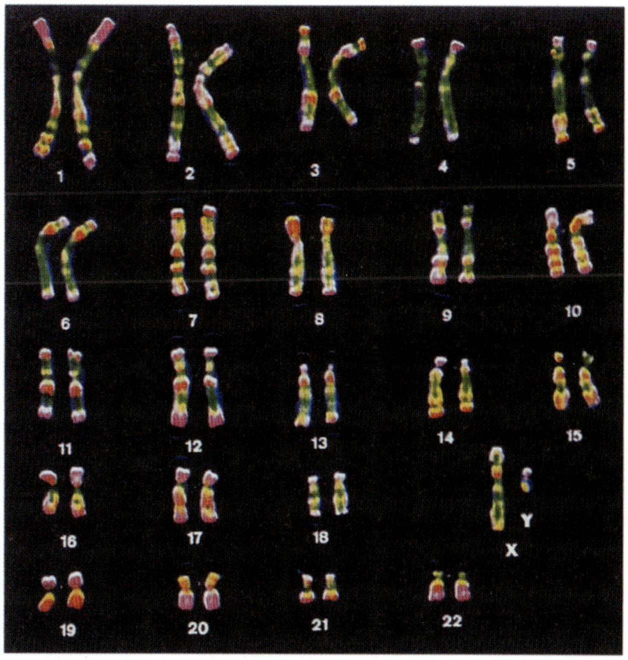

색맹(color blindness)은 성염색체연관으로 유전된다. 상대적으로 일반적인 형태의 색맹은 X 염색체 상의 우성 혹은 열성 유전자의 존재와 연관된다. 정상 색각(color vision)은 우성유전자 *C*의 존재에 의해 결정되며 색맹은 열성유전자 *c*의 존재에 의해 결정된다. 두 X 염색체를 갖는 여성은 2개의 우성유전자 *CC*를 갖거나 혹은 하나는 우성이며 하나는 열성인 *Cc* 유전자를 갖지만 여전히 정상적인 색각을 갖는다. 정상 색각을 갖지만 열성유전자를 갖는 그러한 사람(*Cc*)을 **보인자(carrier)**라 부른다. 그 여성은 만일 2개의 열성유전자 *cc*를 갖는 경우에만 색맹이 된다. 그러나 남성의 경우 X 염색체가 하나이기 때문에, X 염색체가 옮기는 유전자에 따라 정상 색각을 가질지 혹은 색맹이 될지가 결정된다.

예를 들어, 어떤 형태의 혈우병(hemophilia), 요붕증(diabetes insipidus), 그리고 근육퇴행위축(muscular dystrophy)과 같은 많은 수의 다른 질환들 역시 X 염색체연관 형질이다. 여러 경우에 있어, 분자유전학기법의 발전으로 X 염색체 상의 특정 유전자의 위치를 알게 되었다. 이 기법은 증상이 나타나기 전 심지어 출생 전에도 특정 상태의 존재를 알아볼 수 있는 상대적으로 직접적인 방법을 제공한다.

- ✔ 혀를 말 수 있는 능력은 우성형질이다. 그 형질에 대해 우성유전자와 열성유전자를 모두를 가진 사람은 혀를 말 수 있을까? 그 이유는 무엇일까?
- ✔ 조(Joe)는 딸이 셋이 있는데 아들이 없다는 것에 대해 부인에게 불평한다. 조에게 무어라 말해 줄 수 있을까?

임상노트(Clinical Note)

인간유전체프로젝트

인간유전학의 연구는 오랫동안 유전질환들이 어떻게 이들이 가계에서 전달되는지에 기초하였다. 세대가 지나려면 20~25년이 흐르기 때문에, 그러한 질환이 어떻게 유전되는지 알기 위한 진행은 일반적으로 더뎠다. 그러나 유전질환에 관여하는 것으로 확인되는 유전자의 수가 점차 증가되어 현재 특정 염색체 상에서 이들의 위치를 확인할 수가 있다. 그러한 업적은 **인간유전체프로젝트(human genome project)**와 연관된 활동으로 인한다. 미국국립보건원(National Institutes of Health)과 미국에너지부(Department of Energy)의 자금을 받은 이 프로젝트는 인간의 염색체에 들어 있는 완전한 세트의 유전자, 즉 유전체(genome)를 확인하기 위해 시행되었다. 이 프로젝트는 1990년 10월에 시작되어 10~15년간 진행되었다. 기대했던 것보다 진행이 빨라 실제적으로는 대단히 시간이 단축되었다.

지금까지 발견된 것은 무엇일까? 첫째, 8개의 염색체 상에 위치하는 유전자들이 완전히 결정(지도화)되었으며, 다른 모든 염색체에 대한 예비 지도가 만들어졌다. 7400개 이상의 유전자들이 확인되었다. 비록 많은 수이긴 해도, 이는 인간 유전체 안에 100,000개로 추정되는 것 중의 일부에 속한다. 60개 이상의 유전질환에 관여하는 특정 유전자들 역시 확인되고 있다. 이러한 발견들 때문에, 염색체 상의 특정 유전자를 확인할 수 있는 기법인 유전자검색(genetic screening)이 현재 여러 다른 질환들에 대해 이용 가능하다.

복습

핵심용어

주머니배(blastocyst): 발생 중인 배아의 초기 단계. 바깥세포층과 속세포덩이로 구성된다.

발생(development): 복잡성이 적은 상태에서 더 큰 상태로 성장하고 확장되는 과정.

배아(embryo): 수정과 함께 시작되는 발생 단계로서 셋째 발생 개월이 시작되면서 끝난다.

수정(fertilization): 난자와 정자가 융합하여 접합체를 형성하는 것.

태아(fetus): 셋째 발생 개월의 시작부터 분만까지 지속되는 발생 단계.

임신(gestation): 자궁 안에서의 발생 기간.

착상(implantation): 자궁벽으로 주머니배가 이동하는 것.

젖분비(lactation): 젖샘에 의한 젖의 생산.

분만(parturition): 출산.

태반(placenta): 태아 및 모체 순환계 사이에 확산 가능한 자궁벽의 복잡한 구조. 후산을 한다.

임신(pregnancy): 몸 속에서 발생 중인 배아 혹은 태아를 갖는 상태.

사춘기(puberty): 빠른 성장, 성적인 성숙, 그리고 이차성징이 나타나는 기간. 대개 10~15세 사이에 일어난다.

학습개요

서론(p. 369)

1. 발생(development)은 수태로부터 성숙까지 신체적 특성이 점차로 바뀌는 것이다. **유전(inheritance)**은 부모의 특성이 다음 세대로 전달되는 것을 뜻한다.

발생단계(p. 369)

1. 출생전 발생(prenatal development)은 출생 전에 일어나며 여기에는 **배아(embryo)** 및 **태아(fetus)**의 발생이 포함된다. **출생후 발달(postnatal development)**은 출생과 함께 시작되어 성숙기까지 계속된다.

수정(p. 369)

1. 수정은 2개의 생식자 즉 난자와 정자세포가 융합되는 것이다.

2. 정상적으로 수정은 배란 후 1일에 자궁관 안에서 일어난다(그림 21-1a).

3. 정자의 첨단체모자는 난자 주위의 난포세포들을 분리하여 난자의 막을 노출시키는 효소들을 방출한다. 하나의 정자가 난자의 막과 접촉될 때 수정이 일어난다.

임신(p. 370)

1. 9개월(266일)의 **임신 기간(gestation period)**은 3개의 **석달(trimester)**로 나눌 수 있다.

첫 석달(pp. 370~374)

1. 이 시기의 주된 변화는 (1) 세포의 분열 및 배아의 형성, (2) 자궁벽 내 배아의 **착상**, (3) 조직 및 배아막의 형성, (4) 태반의 형성, 그리고 (5) 기관 형성의 시작이 포함된다.

배아형성(p. 370)

2. 난할(cleavage)은 일련의 유사분열을 통해 접합체의 세포질을 나누며, 접합체는 **주머니배(blastocyst)**가 된다. 주머니배의 속세포덩이는 사람으로 발달한다(그림 21-1b).

착상(p. 371)

3. 착상(implantation)은 수정 후 약 7일에 주머니배가 자궁 내벽에 부착하여 묻히기 시작하면서 일어난다(그림 21-1b).

4. 주머니배의 바깥층이 **사람융모생식샘자극호르몬(human chorionic gonadotropin, hCG)**이라는 호르몬을 분비하기 시작하면서 자궁속막이 붕괴되지 않게 된다.

조직과 막의 형성(p. 371)

5. 착상 후, 배아는 **내배엽(endoderm)**, **외배엽(ectoderm)**, 그리고 그 사이의 **중배엽(mesoderm)**이라는 3개의 세포층으로 구성된다. 이들 **배엽층(germ layer)**으로부터 몸의 계통들이 형성된다(표 12-1).

6. 이 배엽층들은 4개의 **배아바깥막(extraembryonic membrane)** 즉 난황주머니, 양막, 요막, 그리고 융모막이 형성되도록 돕는다(그림 21-2).

7. 난황주머니(yolk sac)는 혈구가 형성되는 중요한 부위이다. **양막(amnion)**은 발달하는 배아를 둘러싸고 완충시키는 체액을 담고 있다. **요막(allantois)**의 바닥은 방광으로 된다. **융모막(chorion)**은 배아를 위한 영양소 섭취의 수단을 제공한다.

태반(p. 372)

8. 융모막융모는 모체의 조직 안으로 들어가서 모체의 혈액이 흐르도록 복잡한 가지를 치는 얼기를 형성한다. 발생이 진행됨에 따라, **탯줄(umbilical cord)**이 태아와 모체를 연결한다(그림 21-3).

9. 태반은 또한 hCG, 에스트로겐, 그리고 프로게스테론과 같은 호르몬들을 합성한다.

둘째 석달과 셋째 석달(pp. 374~375)

1. 기관계들은 둘째 석달 동안 형성되며 셋째 석달 동안 기능적으로 된다. 또한 태아가 커지며 더 인간다워진다(그림 21-4).

임신이 모체에 미치는 영향(p. 375)

2. 발달 중인 태아는 영양분, 호흡, 그리고 노폐물 제거를 위해 전적으로 모체의 기관에 의존한다. 산모는 혈액량, 호흡률 그리고 영양분의 섭취가 증가되며 콩팥에서의 여과율이 증가되는 적응이 있게 된다.

자궁의 변화(p. 375)

3. 태반에 의해 형성되는 프로게스테론은 자궁근육에 대해 억제효과를

갖는데, 이의 효과는 에스트로겐, 옥시토신, 그리고 프로스타글란딘에 의해 대항된다. 어떤 점에서 여러 인자들이 상호작용하여 자궁벽의 **진통수축(labor contraction)**을 야기한다.

진통과 분만(pp. 375~377)

1. 진통의 목적은 **분만(parturition**; 태아의 강제적 방출)이다.

진통의 단계(p. 377)

2. 진통은 **확장기(dilation stage)**, **만출기(expulsion stage)**, 그리고 **태반기(placental stage)**라는 세 단계로 구분될 수 있다(그림 21-5).

다태출산(p. 377)

3. **일란성(indentical)** 쌍둥이의 성은 언제나 같다. **이란성(fraternal)** 쌍둥이는 성이 같을 수도 있고 다를 수도 있다.

출생후 발달(pp. 377~379)

1. 출생후 발달에는 일련의 **인생**단계들이 있는데, 여기에는 **신생아기(neonatal period)**, **유아기(infancy)**, **소아기(childhood)**, **청소년기(adolescence)**, 그리고 **성숙기(maturity)**가 포함된다. **노화(senescence)**는 성숙기에 시작되어 개인의 죽음에서 끝난다.

신생아기, 유아기, 소아기(p. 378)

2. **신생아기**는 출생 후부터 생후 1개월까지이다. **유아기**는 2세까지 계속되며, 소아기는 사춘기가 시작되면서 끝난다. 이러한 단계 동안 주요 기관계(생식계 제외)들이 기능적으로 되며 점차 어른의 특징을 갖게 되고 매우 빠르게 성장한다.

3. 태아로부터 **신생아(neonate)**로 바뀌면서 호흡계, 순환계, 소화계, 그리고 비뇨계들이 독자적으로 기능하기 시작한다. 신생아는 자신의 체온을 조절하기 시작해야만 한다(체온조절).

4. 신생아의 첫 며칠 동안 젖샘은 단백질이 풍부한 **초유(colostrum)**를 생산하며, 이후 젖 생산으로 전환된다. 이러한 분비물들은 **젖분출반사**의 결과 분비된다(그림 21-6).

5. 출생후 발달 동안 몸의 비율이 점차 바뀌게 된다(그림 21-7).

청소년기와 성숙기(p. 379)

6. 청소년기는 (1) 시상하부가 GnRH 생산을 증가시키고, (2) FSH 및 LH의 순환 농도가 빠르게 증가되며, 그리고 (3) 난소 혹은 고환 세포들이 FSH 및 LH에 더욱 민감해지는 **사춘기(puberty)**에 시작된다. 이러한 변화는 생식자와 성호르몬의 생산을 촉발시키며 성장률이 갑자기 가속화된다.

유전과 유전자(pp. 379~382)

1. 생식세포를 제외한 몸의 모든 세포들은 접합체 안에 있는 46개의 원래 염색체를 운반한다. 염색체는 유전정보를 운반한다.

유전자와 염색체(p. 380)

2. 인간의 모든 체세포는 23쌍의 염색체를 갖는다. 이 중 22쌍은 오직 온몸의 체세포 특징에만 영향을 미친다. 23번째 염색체 쌍은 이들이 개인의 유전적 성을 결정하기 때문에 **성염색체(sex chromosome)**가 된다.

3. 염색체는 DNA를 포함하고 있으며 유전자는 DNA의 기능적인 부위가 된다. 염색체 쌍 모두는 특정 유전자의 동일한 형태 혹은 다른 형태를 운반할 수 있다.

4. 유전자의 각기 다른 형태는 이들의 형질이 어떻게 발현되는지에 따라 우성 혹은 열성으로 간주된다(표 21-2).

5. **단순유전(simple inheritance)**의 경우, 개인의 형질은 단일 유전자 쌍 사이의 상호작용에 의해 결정된다. **다유전자유전(polygenic inheritance)**은 여러 염색체 상에 있는 유전자 쌍들 사이의 상호작용에 의한다.

6. 두 종류의 각기 다른 **X 염색체(X chromosome)**와 **Y 염색체(Y chromosome)**라는 성염색체가 있다. 정상 남성의 성염색체는 XY이며, 여성은 XX이다. X 염색체는 **성염색체연관유전자(sex-linked gene)**를 운반하는데, 이는 몸의 구조에 영향을 미치며 이에 상응되는 유전자는 Y 염색체 상에 없다(그림 21-8).

복습문제

연결형

A열의 각 항목과 가장 가까운 항목을 B열에서 찾아 연결하라. 옆의 밑줄에 답을 적으라.

A열	B열
___ 1. 임신(gestation)	a. 주머니배의 형성
___ 2. 난할	b. 태반의 방출
___ 3. 외배엽	c. 결합조직 및 근육조직을 형성
___ 4. 중배엽	d. 임신의 지표
___ 5. 사람융모생식샘자극호르몬	e. 배아-모체 순환 교환
___ 6. 출생	f. XY
___ 7. 외음절개술	g. 출생 전 발생기간
___ 8. 후산	h. XX
___ 9. 노화(senescence)	i. 샅근육층절개
___ 10. 신생아	j. 새로 태어난 유아
___ 11. 남성 성염색체	k. 나이가 들어감
___ 12. 여성 성염색체	l. 분만
___ 13. 융모막	m. 피부조직과 신경조직으로 됨

선택형

14. 접합체는 ___ 안에서 형성된다.
(a) 질 (b) 자궁관
(c) 난소 (d) 자궁

15. 배아는 발생 ___ 주 후에 태아로 된다.
(a) 2 (b) 4
(c) 8 (d) 16

16. 임신부터 성숙기까지의 기간 동안 몸의 구조가 점진적으로 바뀌는 것은 ___ (이)라고 한다.
(a) 발생 (b) 분화
(c) 분만 (d) 노화

17. 발생 중인 배아와 태아를 둘러싸며 완충시키는 액체를 담고 있는 막은 ___ (이)다.

(a) 융모막 (b) 양막
(c) 난황주머니 (d) 요막

18. 청소년기 동안 호르몬 생산의 증가와 성적 성숙은 ___ 의 활성에 의한다.

(a) 시상하부 (b) 뇌하수체앞엽
(c) 난소와 고환 (d) a, b, c 모두 맞음

19. 젖분출은 ___ 와(과) 연관된다.
(a) 젖꼭지 빨기에 의해 촉발되는 반사작용
(b) 태반호르몬의 분비
(c) 착상
(d) 젖뗌

20. 우리 몸 세포들의 정상 염색체 수는 ___ (이)다.
(a) 23 (b) 24
(c) 46 (d) 48

OX 문제

____ 21. 착상이란 배엽층이 형성되는 것을 의미한다.

____ 22. 배아의 첫 번째 혈구세포는 난황주머니에 의해 형성된다.

____ 23. 개인의 성은 출생 시 결정된다.

____ 24. 만일 형질의 발현을 위해 유전자의 부계 복사체와 모계 복사체가 모두 필요하다면, 그 유전자는 열성이다.

____ 25. 분만은 세 번째 단계의 진통 동안에 일어난다.

____ 26. 옥시토신 호르몬은 자궁의 강한 수축을 자극한다.

서술형

27. 출생부터 약 10세 사이에 일어나는 인생단계 세 가지에 대해 설명하라.

28. 진통의 세 단계에 대해 확인하고 이들 각각의 특징적인 변화에 대해 설명하라.

29. 임신 동안 산모의 몸 계통에서 일어나는 변화에 대해 설명하라.

30. 왜 남성이 여성보다 더 색맹인 경우가 많을까?

✔ 개념확인 문제의 답

(p. 374) **1.** 정자 하나로는 난자세포의 주위에 있는 난포세포들 사이의 연결을 끊을 충분한 효소가 없기 때문에 많은 수의 정자가 수정을 위해 필요하다. 그러나 일단 난자세포막이 노출되면, 오직 1개의 정자세포가 난자를 수정시키게 된다. **2.** 주머니배의 속세포덩이가 몸으로 발생한다. **3.** 양막은 체액 및 발생 중인 배아를 싸고 있는 배아바깥막이다. **4.** 태반의 기능에는 (1) 발생 중인 태아에게 기체의 교환, 영양소의 운반, 그리고 노폐산물의 제거를 위한 경로를 제공하며, 그리고 (2) 모체의 몸 계통들에 영향을 주는 호르몬의 생산이 있다.

(p. 377) **1.** 혈액량의 증가로 인해 토리여과율(glomerular filtration rate)이 증가된다. 여과율의 증가는 태아에 의해 생성되는 부수적인 대사 노폐물의 배출을 빠르게 한다. **2.** 민무늬근세포들이 확장되고 신장되면서 자궁의 크기가 증가된다. **3.** 프로게스테론은 자궁의 수축을 감소시킨다. 임신 동안 어떤 주어진 시간에 프로게스테론의 감소는 자궁의 수축을 야기하며 그리고 임신 후기에는 진통을 일으킨다.

(p. 379) **1.** 초유는 사람의 정상적인 젖에 비해 지방이 적으며 단백질이 더 많이 들어 있다. 단백질의 많은 양이 항체로서 이는 신생아가 그 자신의 면역계가 기능적으로 발달하기 이전에 감염과 싸울 수 있도록 돕게 된다.

(p. 382) **1.** 우성유전자와 열성유전자를 모두 가진 사람은 그의 혀를 말 수 있다. 존재하는 한 그 우성유전자는 발현될 것이다. **2.** 두 종류의 각기 다른 성염색체, 즉 X 염색체와 Y 염색체가 있다. 정상적인 남성의 염색체 쌍은 XY이며, 여성의 염색체 쌍은 XX이다. 조의 부인에 의해 생성된 난자는 X를 운반하며, 조에 의해 감수분열 동안 생성된 정자는 X 혹은 Y를 운반한다. 결과적으로 조의 아이들의 성은 어떤 종류의 정자가 난자세포와 수정되었는지에 따라 결정된다.

APPENDIX

I 무게와 측정

표 1 미국 측정체계

물리적 특성	단위	미국의 다른 단위와의 관계	가정용 단위와의 관계
길이	인치(inch, in.)	1 in. = 0.083 ft	
	피트(foot, ft)	1 ft = 12 in. = 0.33 yd	
	야드(yard, yd)	1 yd = 36 in. = 3 ft	
	마일(mile, mi)	1 mi = 5280 ft = 1760 yd	
부피	액체 온스 (fluid ounce, fl oz)	1 fl oz = 0.0625 pt	= 6 티스푼 (teaspoon, tsp) = 2 테이블스푼 (tablespoons, tbsp)
	핀트(pint, pt)	1 pt = 16 fl oz 0.5 qt	= 32 tbsp = 2 컵(cups, c)
	쿼츠(quart, qt)	1 qt = 32 fl oz = 2 pt 0.25 gal	= 4 c
	갤런(gallon, gal)	1 gal = 128 fl oz = 8 pt = 4 qt	
무게	온스(ounce, oz)	1 oz = 437.5 gr	
	파운드(pound, lb)	1 lb = 7000 gr = 16 oz	
	톤(ton, t)	1 t = 2000 lb	

관련 자료를 보고하는 정밀한 방법이 없이 물체를 정확하게 기술한다는 것은 불가능하다. 길이와 폭과 같은 차원은 인치 혹은 센티미터와 같은 표준측정단위로 보고해야 한다. 이러한 값들은 물체의 **부피(volume)**, 즉 그 물체가 차지하는 공간의 양을 측정하고 계산하는데 이용된다. 또 다른 중요한 물리적 특성은 **질량(mass)**이다. 물체의 질량은 그것이 포함하고 있는 물질의 양에 의해 결정되는데, 지구상에서 물체의 질량은 그의 무게가 된다.

대부분의 미국 독자들은 길이와 넓이를 인치(inch), 피트(feet), 혹은 야드(yard)로 나타내며, 부피는 핀트(pint), 쿼트(quart), 혹은 갤런(gallon)으로 표현하고, 그리고 무게는 온스(ounce), 파운드(pound) 혹은 톤(ton)으로 나타낸다. 이것은 미국식 측량단위가 된다. 표 1은 **미국체계(U.S. system)**에서 사용하는 익숙한 용어들을 요약하였다. 참고 목적으로 이 표는 또한 요리법이나 요리책에서 익숙한 "가정식단위(household unit)"도 포함시켰다. 미국식 체계가 다양한 단위 사이에 어떠한 논리적인 상관관계가 없어 실제로는 사용하기가 불편하다. 예를 들어, 일 푸트(foot)는 12인치(inch)이며, 1야드(yard)는 3피트(feet)이고, 1마일은 1760야드가 된다. 구성에 있어 분명한 패턴이 없이 피트를 인치로 혹은 마일을 피트로 변환시키는 것이 혼란스럽고 또 시간이 걸린다. 온스, 핀트, 쿼츠, 그리고 갤런 혹은 온스, 파운드, 그리고 톤 사이의 상관관계 역시 더 이상 논리적이지 않다.

반면, **미터체계(metric system)**는 표 2에 나타낸 바와 같이 10배에 기반을 두기 때문에 논리적이다. 예를 들어, **1미터(meter, m)**는 크기의 측정에 있어 기본 단위가 된다. 더 큰 물체를 측정하기 위해 일반적으로 **킬로미터(kilometer, km,** *chilioi*, 1000을 의미함**)**라는 용어가 사용되며, 더 작은 물체를 측정하는 데는 **센티미터(centimeter, cm, cm** = 0.01 m, *centrum*, 100), **밀리미터(millimeter, mm** = 0.001 m, *mille*, 1000) 등등이 사용된다. 무게에 대해서는 **그램(gram, g)**, 부피에 대해서는 **리터(liter, l)**에 기반하여 동일한 접두사가 사용된다는 점에 주목하자. 이 책은 미터 단위 그리고 이와 동등한 미국식 단위로 숫자를 나타내었다. 대부분의 기술적인 자료들은 미터 단위로 보고하며 그리고 전세계적으로 미터 단위만 사용하기 때문에,

표 2 미터식 측정체계

물리적 특성	단위	표준 미터단위에 대한 관계	미국식 변환	
길이	나노미터(nanometer, nm)	1 nm = 0.000000001 m (10^{-9})	= 4 x 10^{-8} in.	25,000,000 nm = 1 in.
	마이크로미터(micrometer, μm)	1 μm = 0.000001 m (10^{-6})	= 4 x 10^{-5} in.	25,000 mm = 1 in.
	밀리미터(millimeter, mm)	1 mm = 0.001 m (10^{-3})	= 0.0394 in.	25.4 mm = 1 in.
	센티미터(centimeter, cm)	1 cm = 0.01 m (10^{-2})	= 0.394 in.	2.54 cm = 1 in.
	미터(meter, m)	길이의 표준 단위	= 39.4 in.	0.0254 m = 1 in.
			= 3.28 ft	0.3048 m = 1 ft
			= 1.09 yd	0.914 m = 1 yd
	킬로미터(kilometer, km)	1 km = 1000 m	= 3280 ft	
			= 1093 yd	
			= 0.62 mi	1.609 km = 1 mi
부피	마이크로리터(microliter, μl)	1 μl = 0.000001 l (10^{-6}) = 1 입방밀리미터 (mm^3)		
	밀리리터(ml)	1 ml = 0.001 l (10^{-3}) = 1 입방센티미터(cm^3 또는 cc)	= 0.03 fl oz	5 ml = 1 tsp
				15 ml = 1 tbsp
				30 ml = 1 fl oz
	데시리터(deciliter, dl)	1 dl = 0.1 l (10^{-1})	= 3.38 fl oz	0.29 dl = 1 fl oz
	리터(liter, l)	질량의 표준 단위	= 33.8 fl oz	0.0295 l = 1 fl oz
			= 2.11 pt	0.473 l = 1 pt
			= 1.06 qt	0.946 l = 1 qt
무게	피코그램(picogram, pg)	1 pg = 0.000000000001 g (10^{-12})		
	나노그램(nanogram, nm)	1 ng = 0.00000000 g (10^{-9})		
	마이크로그램(microgram, μg)	1 μg = 0.000001 g (10^{-6})	= 0.000015 gr	66.666 mg = 1 gr
	밀리그램(milligram, mg)	1 mg = 0.001 g (10^{-3})	= 0.015 gr	66.7 mg = 1 gr
	그램(gram, g)	무게의 표준 단위	= 0.035 oz	28.35 g = 1 oz
			= 0.0022 lb	453.6 g = 1 lb
	킬로그램(kilogram, kg)	1 kg = 1000 g	= 2.2 lb	0.453 g = 1 lb
	메트릭톤(metric ton, mt)	1 mt = 1000 kg	= 1.1 t	
			= 2205 lb	0.907 mt = 1 t
온도		*섭씨*	*화씨*	
순수한 물의 어는 온도		0°	32°	
정상 체온		36.8°	98.6°	
순수한 물의 끓는 온도		100°	212°	
변환		°C → °F: °F = (1.8 × °C) + 32	°F → °C: °C = (°F − 32) × 0.56	

여러분에게는 이번 기회를 통해 미터체계 및 미국체계에 익숙해질 기회가 될 것이다. 표 2에는 변환인자를 포함시켰다.

미국식과 미터식체계는 또한 온도를 나타내는 방법에도 차이가 있어, 미국의 경우 온도는 대개 화씨(Fahrenheit, ℉)로 나타내는 반면, 과학문헌 및 대부분의 국가에서는 온도를 섭씨(centigrade, Celsius, ℃)로 나타낸다. 화씨와 섭씨로 나타내는 온도 사이의 관계는 표 2의 아래에 나타내었다.

다음의 그림은 이 책에서 설명하는 전체 측정 범위를 보여준다. 육안해부학(gross anatomy)은 전통적으로 맨눈으로 볼 수 있거나 돋보기로 볼 수 있는 구조를 다룬다. 현미경은 높은 배율을 제공할 수 있어 더 상세히 다룰 수 있다. 1950년대 전에는 대부분의 정보가

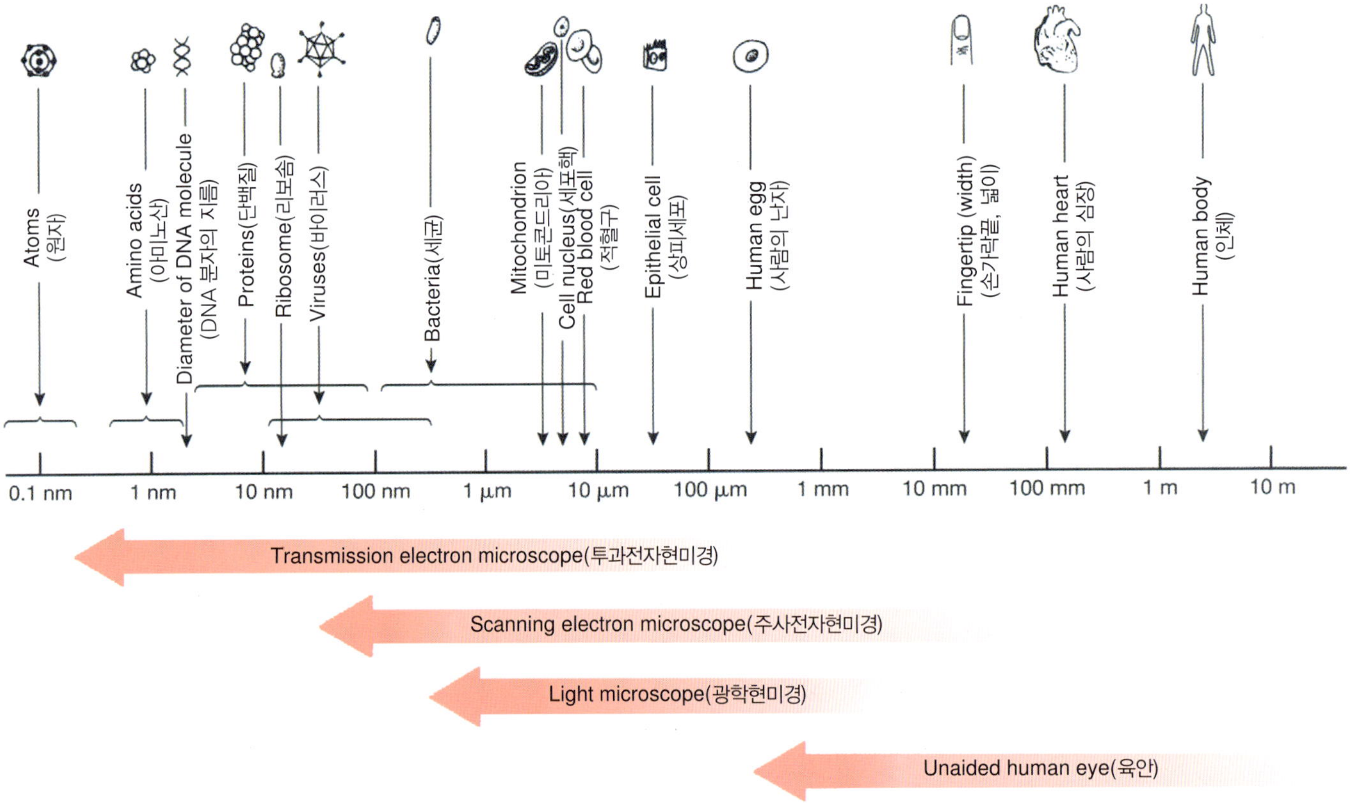

광학현미경(light microscope)에 의해 제공되었다. 광학현미경을 통해 찍은 사진은 **광학현미경사진**(light micrograh, LM)이라 부른다. 광학현미경은 약 1000배 정도로 세포 구조를 확대할 수 있으며 0.25 μm 정도 미세하게 볼 수 있도록 한다. 기호 **μm**는 **마이크로미터(micrometer)**이며, 1 μm는 0.001 mm 혹은 0.00004 인치가 된다. 광학현미경을 통해 근육세포 혹은 신경세포와 같은 세포유형을 확인할 수 있으며 세포내 큰 구조들을 볼 수 있다. 각 세포들이 상대적으로 투명하기 때문에, 세포를 얇은 절편으로 만들어 특정 구조를 염색하는 염색약을 사용하여 더 쉽게 볼 수 있도록 한다.

비록 특수염색기법으로 세포에서 단백질, 지질, 탄수화물, 그리고 핵산의 일반적 분포를 볼 수 있지만, 세포 안의 많은 미세구조들은 **전자현미경(electron microscope)**을 사용하여 연구를 시작하기 전까지는 불가사의한 것으로 남아 있었다. 전자현미경은 빛의 빔이 아니라 집중시킨 전자의 빔을 사용하여 세포의 구조를 관찰한다. **투과전자현미경(transmission electron microscope)**의 경우, 전자는 초박편(ultrathin)을 통과하여 사진판에 도달한다. 그 결과 **투과전자현미경사진**(transmission electron micrograph, TEM)이 얻어진다. 투과전자현미경은 세포막과 세포 속 구조의 미세구조를 보여준다. **주사전자현미경(scanning electron microscope)**의 경우, 전자는 노출된 표면에 닿아 **주사전자현미경사진**(scanning electron micrograph, SEM)을 얻을 수 있다. 비록 주사전자현미경이 투과전자현미경만큼 배율이 크지 않다고 해도, 이는 세포구조를 삼차원으로 볼 수 있도록 한다.

APPENDIX II

외래어 어근, 접두사, 접미사, 그리고 복합형태

각 표제어들은 흔히 접하는 형태(들)의 접두사, 접미사, 혹은 복합형태로 시작되어 영어 번역과 함께 어근(이탤릭체)을 나타내었다. 각 표제어 형태가 사용되는 예는 뒤에 있다.

a-, *a-*, without: avascular
ab-, *ab*, from: abduct
-ac, *-akos*, pertaining to: cardiac
acr-, *akron*, extremity: acromion
ad-, *ad*, to, toward: adduct
aden-, adeno-, *adenos*, gland: adenoid
adip-, *adipos*, fat: adipose
aer-, *aeros*, air: aerobic metabolism
af-, *ad*, toward: afferent
-al, *-alis*, pertaining to: brachial
alb-, *albicans*, white: albino
-algia, *algos*, pain: neuralgia
ana-, *ana*, up, back: anaphase
andro-, *andros*, male: androgen
angio-, *angeion*, vessel: angiogram
ante-, *ante*, before: antebrachial
anti-, ant-, *anti*, against: antibiotic
apo-, *apo*, from: apocrine
arachn-, *arachne*, spider: arachnoid
arter-, *arteria*, artery: arterial
arthro-, *arthros*, joint: arthroscopy
-asis, -asia, state, condition: homeostasis
astro-, *aster*, star: astrocyte
aur-, *auris*, ear: auricle
auto-, *auto*, self: autonomic
baro-, *baros*, pressure: baroreceptor
bi-, *bi-*, two: bifurcate
bio-, *bios*, life: biology
blast-, -blast, *blastos*, precursor: blastocyst
brachi-, *brachium*, arm: brachiocephalic
brachy-, *brachys*, short: brachydactyly
brady-, *bradys*, slow: bradycardia
bronch-, *bronchus*, windpipe, airway: bronchial
carcin-, *karkinos*, cancer: carcinoma
cardi-, cardio-, -cardia, *kardia*, heart: cardiac
cephal-, *cephalos*, head: brachiocephalic
cerebr-, *cerebrum*, brain: cerebral hemispheres
cerebro-, *cerebros*, brain: cerebrospinal fluid
cervic-, *cervicis*, neck: cervical vertebrae
chole-, *chole*, bile: cholecystitis
chondro-, *chondros*, cartilage: chondrocyte
chrom-, chromo-, *chroma*, color: chromatin
circum-, *circum*, around: circumduction
-clast, *klastos*, broken: osteoclast
coel-, -coel, *koila*, cavity: coelom
colo-, *kolon*, colon: colonoscopy
corp-, *corpus*, body: corpuscle
cortic-, *cortex*, rind or bark: corticosteroid
cost-, *costa*, rib: costal
cranio-, *cranium*, skull: craniosacral
cribr-, *cribrum*, sieve: cribriform
-crine, *krinein*, to separate: endocrine
cut-, *cutis*, skin: cutaneous
cyan-, *kyanos*, blue: cyanosis
cyst-, -cyst, *kystis*, sac: blastocyst
cyt-, *cyto-*, kyton, a hollow cell: cytology
de-, *de*, from, away: deactivation
dendr-, *dendron*, tree: dendrite
dent-, *dentes*, teeth: dentition
derm-, *derma*, skin: dermatome
desmo-, *desmos*, band: desmosome
di-, *dis*, twice: disaccharide
dia-, *dia*, through: diameter
digit-, *digit*, a finger or toe: digital
dis-, apart, away from: disability
diure-, *diourein*, to urinate: diuresis
ecto-, *ektos*, outside: ectoderm
-ectomy, *ektome*, excission: appendectomy
ef-, *ex*, away from: efferent
emmetro-, *emmetros*, in proper measure: emmetropia
encephalo-, *enkephalos*, brain: encephalitis
end-, endo-, *endos*, inside: endometrium
entero-, *enteron*, intestine: enteric
epi-, *epi*, on: epimysium
erythema-, *erythema*, flushed (skin): erythematosis
erythro-, *erythros*, red: erythrocyte
ex-, *ex*, out, away from: exocytosis
extra-, outside of, beyond, in addition: extracellular
fil-, *filum*, thread: filament
-form, *-formis*, shape: fusiform
gastr-, *gaster*, stomach: gastrointestinal
-gen, -genic, *gennan*, to produce: mutagen
genio-, *geneion*, chin: geniohyoid
gest-, *gesto*, to bear: gestation
glosso-, -glossus, *glossus*, tongue: hypoglossal
glyco-, *glykys*, sugar: glycogen
-gram, *gramma*, record: electrocardiogram
gran-, *granulum*, grain: granulocyte
gyne-, gyno-, *gynaikos*, woman: gynecologist
hem-, hemato-, *haima*, blood: hemopoiesis
hemi-, *hemi-*, half: hemisphere
hepato-, *hepaticus*, liver: hepatic vein
hetero-, *heteros*, other: heterosexual
histo-, *histos*, tissue: histology
holo-, *holos*, entire: holocrine
homeo-, homo-, *homos*, same: homeostasis
hyal-, hyalo-, *hyalos*, glass: hyaline
hydro-, *hydros*, water: hydrolysis
hyo-, *hyoeides*, U-shaped: hyoid
hyper-, *hyper*, above: hypertonic
hypo-, *hypo*, under: hypotonic
hyster-, *hystera*, uterus: hysterectomy
-ia, state or condition: insomnia
ile-, *ileum:* ileocecal valve
ili-, ilio-, *ilium*: iliac
in-, in, within, or denoting negative effect: inactivate
infra-, *infra*, beneath: infraorbital
inter-, *inter*, between: interventricular
intra-, *intra*, within: intracapsular
iso-, *isos*, equal: isotonic
-itis, *-itis*, inflammation: dermatitis
karyo-, *karyon*, body: megakaryocyte
kerato-, *keros*, horn: keratin
kino-, -kinin, *kinein*, to move: cholecystokinin
lact-, lacto-, -lactin, *lac*, milk: prolactin
leuko-, *leukos*, white: leukocyte
liga-, *ligare*, to bind together: ligament
lip-, lipo-, *lipos*, fat: lipid
lyso-, -lysis, -lyze, *lysis*, dissolution: hydrolysis
macr-, *makros*, large: macrophage
mal-, *mal*, abnormal: malabsorption
mamilla-, *mamilla*, little breast: mamillary
mast-, masto-, *mastos*, breast: mastoid
mega-, *megas*, big: megakaryocyte
melan-, *melas*, black: melanocyte
men-, *men*, month: menstrual
mero-, *meros*, part: merocrine
meso-, *mesos*, middle: mesoderm
meta-, *meta*, after, beyond: metaphase
micr-, *mikros*, small: microscope
mono-, *monos*, single: monocyte
morpho-, *morphe*, form: morphology
multi-, *multus*, much, many: multicellular
myo-, *mys*, muscle: myofibril
narc-, *narkoun*, to numb or deaden: narcotics
nas-, *nasus*, nose: nasolacrimal duct
natri-, *natrium*, sodium: natriuretic
necr-, *nekros*, corpse: necrosis
nephr-, *nephros*, kidney: nephron
neur-, neuro-, *neuron*, nerve: neuromuscular
oculo-, *oculus*, eye: oculomotor
odont-, *odontos*, tooth: odontoid process
-oid, *eidos*, form, resemblance: lymphoid
oligo-, *oligos*, little, few: oligodendrocyte
-ology, *logos*, the study of: physiology
-oma, *-oma*, swelling: carcinoma
onco-, *onkos*, mass, tumor: oncology

oo-, *oon,* egg: oocyte
ophthalm-, *ophthalmos,* eye: ophthalmic nerve
-opia, *ops,* eye: optic
orb-, *orbita,* a circle: orbicularis oris
orth-, *orthos,* correct, straight: orthopedist
osteon, osteo-, *os,* bone: osteocyte
oto-, *otikos,* ear: otolith
para-, *para,* beyond: parathyroid
patho-, -path, -pathy, *pathos,* disease: pathology
pedia-, *paidos,* child: pediatrician
per-, *per,* through, throughout: percutaneous
peri-, *peri,* around: periosteum
phag-, *phagein,* to eat: phagocyte
-phasia, *phasis,* speech: aphasia
-phil, -philia, *philus,* love: hydrophilic
-phobe, -phobia, *phobos,* fear: hydrophobic
phot-, *phos,* light: photoreceptor
-phylaxis, *phylax,* a guard: prophylaxis
physio-, *physis,* nature: physiology
platy-, *platys,* flat: platysma
-plegia, *plege,* a blow, paralysis: paraplegia
-plexy, *plessein,* to strike: apoplexy
pneum-, *pneuma,* air: pneumotaxic center
podo, *podon,* foot: podocyte
-poiesis, *poiesis,* making: hemopoiesis
poly-, *polys,* many: polysaccharide
post-, *post,* after: postnatal
pre-, *prae,* before: premolar
presby-, *presbys,* old: presbyopia
pro-, *pro,* before: prophase
proct-, *proktos,* anus: proctology
pulmo-, *pulmo,* lung: pulmonary
pyel-, *pyelos,* trough or pelvis: pyelitis
quadr-, *quadrans,* one quarter: quadriceps
re-, back, again: reinfection
retro-, *retro,* backward: retroperitoneal
rhin-, *rhis,* nose: rhinitis
-rrhage, *rhegnymi,* to burst forth: hemorrhage
-rrhea, *rhein,* flow, discharge: amenorrhea
sarco-, *sarkos,* flesh: sarcomere
scler-, sclero-, *skleros,* hard: sclera
-scope, *skopeo,* to view: colonoscope
-sect, *sectio,* to cut: transect
semi-, *semis,* half: semitendinosus
-septic, *septikos,* putrid: antiseptic
-sis, state or condition: metastasis
som-, -some, *soma,* body: somatic
spino-, *spina,* spine, vertebral column: spinalis
-stalsis, *staltikos,* contractile: peristalsis
-stomy, *stoma,* mouth, opening: colostomy
stylo-, *stylus,* stake, pole: styloid
sub-, *sub,* below; subcutaneous
super-, *super,* above or beyond: superficial
supra-, *supra,* on the upper side: suprarenal
syn-, *syn,* together: synthesis
tachy-, *tachys,* swift: tachycardia
telo-, *telos,* end: telophase
therm-, thermo-, *therme,* heat: thermoregulation
thromb-, *thrombos,* clot: thrombocyte
-tomy, *temnein,* to cut: appendectomy
tox-, *toxikon,* poison: toxin
trans-, *trans,* through: transport
tri-, *tres,* three: trimester
-tropic, *trope,* turning: adrenocorticotropic
tropho-, *trophe,* nutrition: trophoblast
-trophy, *trophikos,* nourishing: atrophy
uni-, *unus,* one: unicellular
uro-, -uria, *ouron,* urine: glycosuria
vas-, *vas,* vessel: vascular
zyg-, *zygotos,* yoked: zygote

국문 찾아보기

ㅅ

ㅇ

기타

영문 찾아보기

C

D

E

F

G

T

U

V

W~Z